Allergiepflanzen

Handbuch und Atlas

Allergische Spätreaktionen (Hausen)
Allergische Frühreaktionen (Hausen · Vieluf)

Kontaktallergene
Allergische Frühreaktionen

2., erweiterte Auflage

Hausen · Vieluf

Allergiepflanzen

Handbuch und Atlas

Kontaktallergene
Allergische Frühreaktionen

2., erweiterte Auflage

Nikol Verlagsgesellschaft mbH & Co. KG
Hamburg

Dieses Werk will Sie beraten. Die Angaben sind nach bestem Wissen zusammengestellt, jedoch kann eine Verbindlichkeit aus ihnen nicht hergeleitet werden.

Allergiepflanzen, Handbuch und Atlas
Verfasser: Prof. Dr. B. M. Hausen und Dr. I. K. Vieluf

Sonderausgabe für Nikol Verlagsgesellschaft mbH & Co. KG, Hamburg
Mit freundlicher Genehmigung des Originalverlages

Einband-und Schutzumschlaggestaltung: Callena Creativ GmbH, 19412 Jülchendorf
Abbildungen auf dem Einband/Schutzumschlag:
Hortensie (Hydrangea spp.),
Riesen-Herkulesstaude (Heracleum mantegazzianum), von Lavendelfoto, Hamburg,
Gräser
Satz: Fotosatz H. Buck, 84036 Kumhausen, Hachelstuhl
Druckerei: Delo Tiskarna
Printed in Slowenia

ISBN 3-933203-48-1

Vorwort zur zweiten Auflage

Im Laufe von 10 Jahren ist eine Reihe von neuen Kontaktallergenen isoliert worden. Neue Pflanzenarten sind hinzugekommen, die vorher unberücksichtigt blieben. Im Jahr der Herausgabe dieser Auflage zählt z.B. Teebaumöl zu den „Rennern“ unter den Natur-„Wundermitteln“. Eine Vielzahl von Fallbeschreibungen über Nebenwirkungen liegt vor. Gegenwärtig durchgeführte Untersuchungen belegen, daß oxidiertes Teebaumöl wesentlich stärker sensibilisierend wirksam ist als frisch gewonnenes. Innerhalb von vier Tagen steigt die Peroxidzahl von 50 auf >500, wenn Teebaumöl dem Sonnenlicht in einem geschlossenen Gefäß auf der Fensterbank ausgesetzt wird. Oxidations- und Abbauprodukte wie z.B. das p-Cymen zählen zu den Hauptallergenen.

Die ursprünglich als separate Ausgabe geplante Erfassung und Beschreibung aller eine Soforttypallergie (Typ-I-Allergie) hervorrufenden Arten wurde durch die lange Bearbeitung des Themas so spät fertig, daß sie gemeinsam mit der zweiten Auflage jetzt in einem Band zusammengefaßt werden konnte. Dieser Teil beruht im wesentlichen auf der Dissertation von Frau Dr. I. K. Vieluf. Alle erfaßten Pflanzen wurden fotografiert. Eine Wiedergabe sämtlicher Aufnahmen hätte jedoch den Rahmen dieses Buches gesprengt. Da weder der Autor noch die Ko-Autorin über professionelle Fähigkeiten (und Ausrüstungen) in der Anfertigung von Fotografien verfügen, wird der Leser um Nachsicht bei einigen nicht ganz gelungenen Abbildungen gebeten.

Dezember 1997 Björn M. Hausen

Danksagung

Teil I:

Folgenden Personen und Institutionen möchte ich an dieser Stelle ausdrücklich für ihre Hilfe beim Zustandekommen des Buches meinen Dank aussprechen:

Beschaffung von Abbildungen
J. Apel, Dr. R. Carle, Dr. E. Cramer, P. Eggers, Dr. B. Esser, Prof. Dr. B. Falck, Dr. G. Frings, Dr. E. Hoting, Prof. Dr. N. Hilschmann, K. Kormann, Dr. J. Kresken, H. Rühling, Dr. Y. K. Sarin, B. Schipke, J. Schimmitat, Dr. K. Senghas, Prof. Dr. E. Sprecher, Dr. O. Spring, Dr. H. Stolze, Prof. Dr. F. Storrs, Portland, Oregon, Prof. Dr. E. Wollenweber, Prof. Dr. G. Willuhn

Formelzeichnungen
Dr. H.-G. Zoch

Beschaffung von Literatur
Prof. Dr. K. F. Lampe, Chicago, III; Prof. Dr. G. Leigheb, Novarra, Italien; Dr. J. Menz, Perth, Australien, Dr. H. Schmidt, Dr. Heidelore Fiedler

Übersetzung aus fremden Sprachen
N. B. Dabrowski (russ.); Dr. E. Dachow-Siwiec (poln.); M. Pavlic-Kern (serbokroatisch); Prof. Dr. F. Saito (Jap.); U. Stozcek (tschechisch); B. Urbanek (russ.)

Beschaffung von Rohmaterial, Test- und Vergleichsubstanzen
Prof. Dr. F. Bohlmann, Prof. Dr. K. H. Gensch, Prof. Dr. G. Hänsel, Prof. Dr. V. Herout, Prag, Prof. Dr. W. Herz, Tallahassee, Florida, Dr. H.-D. Herrmann, Prof. Dr. K. Krohn, Dr. K. Maier, Prof. Dr. T. J. Mabry, Austin, Texas, Dr. G. Reynolds, Irvine, California, Regierungspräsident in HIldesheim, Prof. Dr. G. Schneider, H. Schwarmann, O. Sellnow, Dr. O. Spring, Prof. Dr. G. Willuhn, Prof. Dr. E. Wollenweber, Prof. Dr. A. Ulubulen, Istanbul

Überlassung von anamnestischen Unterlagen und Epikutantestung an ihren Patienten
Prof. Dr. G. Bäurle, Dr. J. Boyle, Bristol, Dr. B. Esser, Prof. Dr. G. Leigheb, Novarra, Dr. J. C. Mitchell, Vancouver, Dr. Pinedo Jimenez, Huelva, Spanien, Dr. B. Post, Dr. A. Rothe, Prof. Dr. K. H. Schulz, Dr. A. Shoji, Osaka, Japan

Finanzielle Unterstützung der Forschungsarbeiten
Deutsche Forschungsgemeinschaft, Bundesministerium für Forschung und Technologie

---

Teil II:

Den im folgenden Bildnachweis genannten Personen sprechen wir unseren besten Dank für die freundliche Überlassung der Abbildungen aus.
Frau I. Albers und B. Nielsen danken wir für die technische Assistenz.

Bildnachweis:

Abb. 3: Dr. H. Gall, Ulm
Abb. 4: Prof. Dr. H. Mensing, Hamburg
Abb. 7: Prof. Dr. B. Wüthrich, Zürich
Abb. 9: Wolff & Olsen GmbH, Hamburg
Abb. 18: Prof. Dr. F.J. Storrs, Portland, OR
Abb. 25a: Dr. M. Gajhede, Kopenhagen
Abb. 22, 26, 37, 41, 49, 57, 57a: Prof. Dr. K. Knobloch, Erlangen
Abb. 38: Dr. U. Wagner, Phoenix AG, Hamburg
Abb. 40: Prof. Dr. X. Baur, Bochum
Abb. 46: Dr. H.-H. Poppendieck, Hamburg
Abb. 50: Frau Priv.-Doz. Dr. G. Dreyling, Hamburg

Inhaltsverzeichnis

Teil I
Allergische Spätreaktionen (Kontaktallergie)

von B.M. Hausen

1
Einführung

Pflanzen und Pflanzenprodukte, roh oder aufbereitet, bilden einen Großteil der menschlichen Nahrung. Eine Reihe von Arten, unter denen sich auch viele giftige befinden, dient als Phytopharmaka in der Therapie verschiedenster Erkrankungen [4] und der Rehabilitation. Nicht zu unterschätzen ist der Anteil jener Pflanzen, die als Hauptkomponente oder in Kombination mit anderen Stoffen in der Kosmetik verwendet werden. Schließlich verdient ein nicht geringer Teil der Bevölkerung seinen Lebensunterhalt mit der Züchtung und Kultur von Gemüse- und Zierpflanzen. Pflanzen begegnet man überall, sei es in der Küche, im Haus und im Garten, auf dem Markt, im Büro, im Laden und in der freien Natur. Es ist kaum zu verhindern, mit Pflanzen oder Pflanzenextrakten in Berührung zu kommen, denn sie sind ein Bestandteil unseres täglichen Lebens. Eine Wechselwirkung zwischen Pflanze und Mensch ist daher obligat, auch wenn das Individuum sich dessen häufig nicht bewußt ist.
Gewöhnlich verläuft der Umgang mit Pflanzen ohne nachteilige Folgen, wenn es sich nicht gerade um giftige oder hautreizende Arten handelt. Es gibt jedoch Individuen, die auf die Einwirkung von Pflanzen in unterschiedlicher Form reagieren, sei es an der Haut, an den Schleimhäuten oder durch eine Beeinträchtigung des Allgemeinbefindens. Daß diese Wirkung auch eine nicht toxische, d.h. eine allergische Reaktionsweise sein kann, ist vielen Menschen nicht bekannt. Erst in jüngster Zeit hat sich in der Bevölkerung die Bereitschaft entwickelt, auch Pflanzen und deren Produkte, z.B. Pollen, ins Kalkül zu ziehen, wenn das Schlagwort „Allergie“ zur Sprache kommt.

Wie viele Dinge in der Natur, unterliegen auch die Kultur-, Gemüse-, Garten- und Wildpflanzen starken Schwankungen der Inhaltsstoffe, die je nach Standort, Zuchtform, Witterungsverhältnissen, Jahreszeit, Erntezeit und anderen inneren wie äußeren Einflüssen variieren. In Abhängigkeit von solchen Schwankungen kann auch die Konzentration der gesundheitsgefährdenden Inhaltsstoffe entweder sehr niedrig und damit harmlos sein, oder andererseits so hoch ausfallen, daß eine Beeinträchtigung der Gesundheit resultiert. Ebenso ins Gewicht fällt aber die Tatsache, daß auch von der Seite des Individuums eine unterschiedliche Bereitschaft (individuelle Disposition) zu reagieren vorliegen kann, die vom Alter, Gesundheitszustand, Gewöhnung und anderen Faktoren abhängig ist.

Gegenwärtig befinden wir uns im aufschwingenden Ast einer Welle, die uns unter der Parole „weg von der Chemie“ und „zurück zur Natur“ eine Vielzahl von Artikeln, Büchern, Fernsehsendungen, Reportagen und Werbeschriften beschert. In den Medien werden alte Hausmittel, Gesundheitstees, Medikamente auf Pflanzenbasis und Anleitungen zur eigenen Herstellung von „Natur“-Kosmetika angepriesen. Auch die Pharmazeutische Industrie hat die Chance dieser Entwicklung schnell genutzt und bringt eine Flut von „Bio“-, „Kräuter“- und „Natur“-Produkten auf den Markt, die der Kunde dankbar abnimmt. In steigendem Maße geben Apotheken und Kaufhäuser Verkaufshilfen, indem sie „Kräuter“ und „Tee-Ecken“ einrichten, die ein umfangreiches Sortiment an Tees oder Büchern im Angebot halten. Schulungskurse geben dem Städter das Rüstzeug zum Umgang mit Frischpflanzen, getrockneten Drogen- und Heilkräutern, etherischen Auszügen und Extrakten für die Hautpflege und die Gesundheitsvorsorge. Zahlreiche Gebrauchsanweisungen und Anleitungen zur Herstellung von Kräuterkosmetik *(→ Abb. 1)* als Antwort auf die herkömmlichen Kosmetika, die ja mit „bestialischen Tierversuchen“ *(→ Abb. 2)* erkauft wurden, werden jährlich neu in Buch- und Taschenbuchform auf den Markt geworfen. Sogar Krankenkassen suggerieren den Lesern ihrer hauseigenen Periodika, daß alte Hausmittel als „Alternativmedizin“ ihre Berechtigung haben. All diesen Publikationen, getragen vom steigenden Interesse der Bevölkerung an diesem Thema und nicht immer rational erklärbar, ist der Tenor eigen, daß die Natur als Quelle des menschlichen Wohlbefindens neu zu nutzen sei und daß Naturstoffe in Therapeutika und Kosmetika auf „rein pflanzlicher Basis“ eine Alternative zur „Chemie“ darstellen, die völlig ungefährlich seien. Den Beweis für die wissenschaftlich abgesicherte Wirksamkeit der Mittel bleiben sie durchweg schuldig. In der Mehrzahl der Fälle liegt nicht einmal eine Kenntnis der verantwortlichen Pflanzeninhaltsstoffe vor. Vielmehr besteht der dringende Verdacht, daß dort, wo keine Nebenwirkung vorliegt, auch keine Wirkung vorhanden ist. Manche Autoren sprechen von Augenwischerei und einem groß angelegten „Bio“-Betrug [2, 6]. Während jedermann giftige Pflanzen meidet, wird bei nichtgiftigen vollkommen ignoriert, daß diese eine potentielle allergene Wirkung aufweisen und damit ein ebenso großes Gesundheitsrisiko darstellen können. Genau wie bei den giftigen gilt auch bei allergie-induzierenden Pflanzen, daß der Wirkstoffgehalt – und damit die allergie-induzierende Potenz – quantitativen und qualitativen Schwankungen unterliegt.

Der Bedarf an Heil- und Arzneipflanzen hat in den letzten Jahren deutlich zugenommen. Ein bemerkenswertes Beispiel ist die derzeitige Nachfrage nach Arnika, Kamille, Ringelblume und Teebaumöl. Während die Einfuhr der Kamille sich bereits 1986 von 1000 auf mehr als 4000 Tonnen pro Jahr erhöht hat [1], ist bei der Arnika ein Engpaß im Feldanbau eingetreten [7]. Inzwischen gelang es, verwandte Arnikaarten wie z.B. die nordamerikanische *Arnica chamissonis* Less. für den gleichen Zweck verfügbar zu machen. Es bleibt abzuwarten, welche Folgen – aus allergologischer Sicht – dieser Trend zeitigen wird.

Auch die Kultivierung und Züchtung von Zierpflanzen umfaßt einen großen Bereich des Umgangs des Menschen mit der Natur. Während man sich im Mittelalter noch damit begnügte, einheimische Pflanzen, vor allem Kräuter, zu ziehen, gab es zum Ende des 18. Jahrhunderts bereits mehr als 5000 außereuropäische Arten, die vor allem in Deutschland, England und Frankreich gezüchtet und kultiviert wurden. Heute ist diese Zahl um ein Vielfaches gestiegen. Allein für Zimmerpflanzen gibt es enzyklopädische Werke, die mehr als 1500 exotische Arten genau beschreiben [5]. Die um die Jahrhundertwende einsetzende Kultivierung exotischer Arten – als Beispiel wäre hier die Becherprimel *Primula obconica* Hance zu nennen [3] – ging einher mit der stürmischen technischen Entwicklung, die es vor knapp 100 Jahren endlich ermöglichte, Gewächshäuser in großem Umfange zu heizen, so daß auch tropische und subtropische Arten in ständig steigender Zahl gezogen werden konnten. Der weltweite Siegeszug der Zierpflanzen setzte allerdings erst nach dem 2. Weltkrieg ein und erlebte mit dem Beginn der Ökologiebewegung vor 25 Jahren einen ungeheuren Aufschwung. Zierpflanzen nehmen heute als Gartenschmuck und Schnittblumen sowie als Topf- und Kübelpflanzen in der Wohnung, im Haus, im Büro und in öffentlichen Gebäuden eine außerordentlich wichtige Stellung ein. Diese Beobachtung ist nicht allein auf die traditionellen mitteleuropäischen Länder Deutschland, die Niederlande und Dänemark beschränkt, sondern macht sich weltweit bemerkbar. Besonders auffällig ist dieser Trend in den Vereinigten Staaten und in Japan, wo die Europäer den Brauch, statt einer Bonbonniere einen Blumenstrauß mitzubringen, durchgesetzt haben. In Japan ist das Interesse für Schnitt- und Topfblume erst wenige Jahre alt (ca. 1981). Eine der Ursachen ist wohl die Verstädterung des Menschen. Da Hunderttausende in Etagenwohnungen leben, keinen eigenen Garten haben und oft nicht einmal einen Balkon besitzen, holen sie sich die Natur in die eigenen vier Wände. Am deutlichsten wird diese Entwicklung in Deutschland: in keinem anderen Land der Erde gibt es so viele Blumengeschäfte wie in der Bundesrepublik.

Weltweite Organisationen, wie Fleurop®, machen es möglich, daß man statt einer Karte Blumen verschickt. Die Errungenschaften der modernen Technik haben in bedeutsamer Weise ihren indirekten Beitrag zur Pflanzenallergie geleistet. Es ist heute nahezu unbedeutend, in welchem Land der Erde eine Pflanze wächst, da die modernen Verkehrsmittel jede exotische Art an den Ort bringen, an dem sie benötigt wird. Täglich transportieren Düsenflugzeuge Tausende von Tonnen an Schnittblumen (Nelken, Rosen, Tulpen, Lederfarn, Orchideen, Schleierkraut) aus Israel, USA, Kenia, Kolumbien, Guatemala, Argentinien, Mexiko, Costa Rica, Ecuador, Südafrika, Sambia, Simbabwe und Brasilien in die Bundesrepublik, während Lastwagen des Nachts Topfpflanzen aus den Niederlanden, Italien, Dänemark und Belgien auf die Blumengroßmärkte karren. Mit dieser

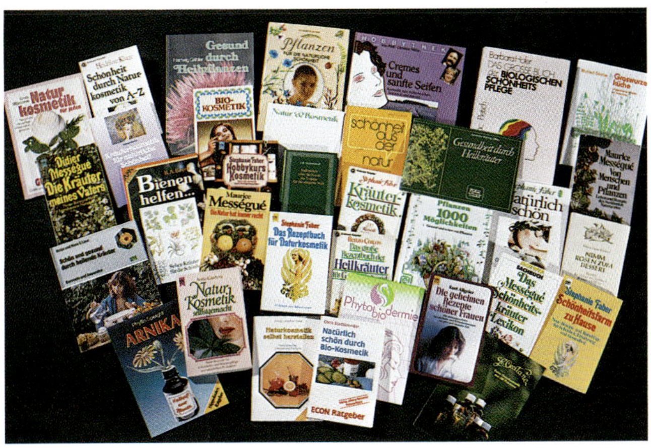

Abb. 1: Bücher über Naturkosmetik

det hat, muß ihnen von vorn herein drei wesentliche Pluspunkte zugute halten, die für bewußt lebende Menschen sehr wichtig sind:
1. Die Produkte sind gesund: wir stellen die Kosmetika selbs her und können deshalb versichern, daß wir keine synthetischen Zusätze hinzufügen und auch auf künstliche Konservierungsstoffe völlig verzichten.
2. Keine Tierversuche: zig-tausende von Tieren werden verstümmelt und getötet, um den Gefährdungsgrad der kosmetischen Wundermittel festzustellen, die wir alle aus der Werbung kennen. Wer mit den Grundstoffen der Natur arbeitet, braucht keine bestialischen Tierversuche vorzunehmen.
3. Die Produkte sind umweltfreundlich: wer Naturstoffe über Badewanne, Waschbecken oder auch über die Abfallbeseitigung an die Natur zurückgibt, kann nicht umweltfeindlich handeln.
Über die vielen weiteren Vorteile unserer Körperpflegemittel informieren wir auf den nächsten Seiten dieser Mappe. Dabei berichten wir über Schwierigkeiten im

Abb. 2: Text aus einem Buch über Naturkosmetik

Transporterleichterung werden aber auch die Probleme, die mit einigen dieser Pflanzen verbunden sind, und denen sonst nur eine lokale Bedeutung zukommt, zu uns getragen. Exotische Arten werden auf europäischen Wochenmärkten angeboten wie im Ursprungsland selbst. Ihre Kultivierung in großen Gewächshäusern ist heute nur noch eine Frage der Kosten. Viele Arten, die früher nur zu bestimmten Jahreszeiten zu haben waren, stehen nun auch im Winter zur Verfügung. Die Züchtung von Hybriden hat ebenfalls einen ungeheuren Aufschwung genommen. Allein sich damit zu beschäftigen, würde ein ganzes Buch füllen. Als Beispiel sei wiederum die Becherprimel angeführt, die von einer winzigen, unscheinbaren, nur wenige Zentimeter hohen Wildpflanze mit blaßrosa Blüten *(→ Abb. 3)* zu großblütigen Exemplaren mit kräftigen Farben *(→ Abb. 4)* gezüchtet wurde [3].

In Kenia, Sambia und Simbabwe werden Zierpflanzen auf riesigen Plantagen gezogen und in wenigen Stunden nach Europa oder in die USA geflogen. Viele europäische Zuchtbetriebe sind dazu übergegangen, ihre Stecklinge auf Mallorca oder Teneriffa anzuziehen, sie dann in den Heimatbetrieb zu fliegen und dort weiterzukultivieren, um sie zum richtigen Zeitpunkt auf dem Markt anbieten zu können (Saisongeschäft). Ein Blick in eine Gartenbauzeitschrift zeigt die Vielfalt an modernen Methoden und Anlagen, mit denen jedes gewünschte Klima nachgeahmt, jede Düngung ermöglicht und die Beregnung automatisiert werden kann. Viele

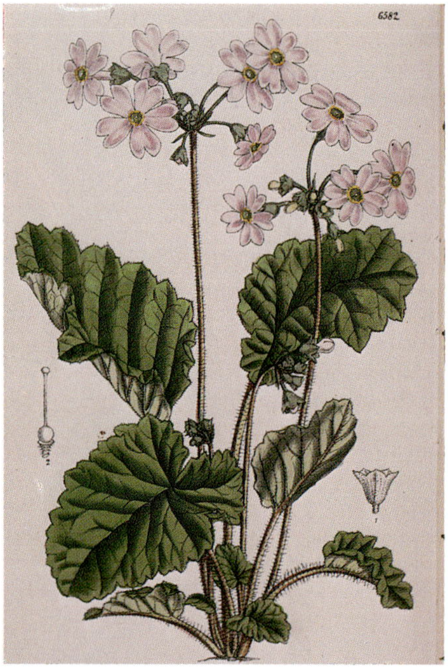

Abb. 3: Primel-Blütenfarben zur Zeit der Entdeckung (blaßrosa)

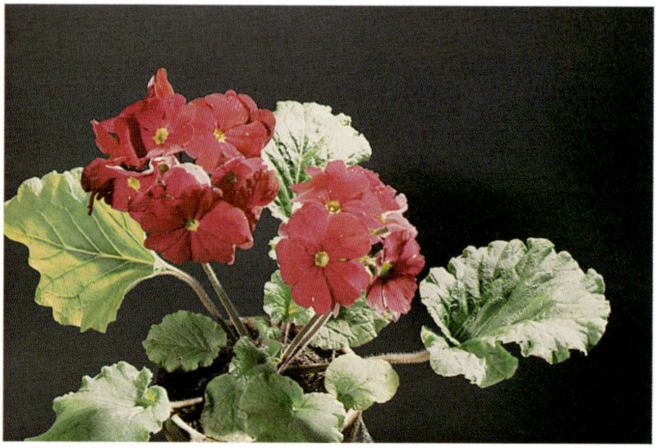

Abb. 4: Primel (heute) (gemeint ist immer die Becherprimel)

Zierpflanzen sind durch diese Maßnahmen so preiswert geworden, daß sie heute keinen Luxusartikel mehr darstellen. Wer erinnert sich nicht, wie teuer eine Orchidee noch vor 30 Jahren war und gegen welch geringes Entgelt man heute die schönsten Exemplare eines Frauenschuhs, einer Cymbidie, Cattleya oder Phalaenopsis erwerben kann. Allergische Phänomene, die sich früher auf das Herkunftsland oder wenige spezialisierte Zuchtbetriebe beschränkten, sind damit keine lokale Randerscheinung mehr, sondern ein weltweit diskutiertes Problem. Dies kommt auch in der Bildung von internationalen wissenschaftlichen Arbeitsgruppen zum Ausdruck, die sich mit den berufsbedingten Problemen aus Züchtung, Kultivierung, Verkauf und Vertrieb von Zierpflanzen beschäftigen. In diesem Zusammenhang sei auch auf das in einem späteren Kapitel besprochene Unkrautproblem in Indien durch die Einschleppung der tropisch-amerikanischen Art *Parthenium hysterophorus L.* hingewiesen *(→ S. 28, 36)*.

Die Einführung neuer und die Vermarktung größerer Mengen an Zierpflanzen und Sträuchern birgt das Risiko des vermehrten Auftretens von allergischen Erkrankungen in sich. So beobachtet man regelmäßig zwei bis drei Jahre nach Einführung einer neuen verdächtigten Art das Auftreten von Krankheitssymptomen, die zunächst nicht in einen Zusammenhang mit dem Pflanzenkontakt gebracht werden. Anamnese, Diagnostik, Suche nach den ätiologisch verantwortlichen Inhaltsstoffen und Therapie erfolgen häufig erst dann, wenn es bereits zu massiven und rezidivierenden Krankheitserscheinungen gekommen ist. Betroffen sind weniger die Käufer, als vielmehr die sich beruflich mit den Pflanzen abmühenden Gärtner, Floristen und Gartenbauarbeiter. Berufsbedingte Pflanzen-Kontaktdermatitiden – seltener auch eine Inhalationsallergie – machen dann die Weiterarbeit des Betroffenen häufig unmöglich und zwingen ihn zur Aufgabe seines Berufes. An diesem Punkt setzt gewöhnlich erst das Interesse an der ätiologisch verantwortlichen Art ein und löst als Folge (gelgentlich) die Erforschung der Struktur der Allergene und ihrer Sensibilisierungpotenz aus. Die meisten der heute bekannten Kontaktallergene wurden auf diese Weise entdeckt. In einigen Fällen führte die experimentelle Bearbeitung von Phytodermatosen zur Kenntnis neuer Substanz- und Stoffgruppen und damit auch zur Klärung chemotaxonomischer Zusammenhänge, die vorher unbekannt oder nicht erkennbar waren.

Das vorliegende Buch soll dazu beitragen, die Naturstoffe nicht so einseitig zu sehen, wie es heute im Zuge der „Öko"- und „Bio"-Bewegung der Fall ist. Wie jeder Stoff, haben auch natürliche Substanzen, im vorliegenden Fall Pflanzeninhaltsstoffe, Haupt- und Nebenwirkungen, die es gilt zu erkennen und sich darauf einzustellen. Mit der Absicht, ihre Schattenseiten offenzulegen, soll wieder ein ausgewogenes Verhältnis zwischen dem, was sich der Mensch mit seinen synthetischen Produkten geschaffen hat und dem, was ihm die Natur an Stoffen bietet, erreicht werden.

Literatur zu Kap. 1

[1] ANONYM: Einfuhr und Ausfuhr von Drogen und Gewürzen. hgk-Mitt. **29**, 27 und 62, 1986

[2] AHRENS, D. & THURMAIER E.: Bio-Betrug? Eine Beweisaufnahme. Heyne-Verlag, München, 1984, Nr. 7198

[3] ARENDS, G.: Mein Leben als Gärtner und Züchter. Ulmer-Verlag, Stuttgart 1951

[4] HÄNSEL, R. & HAAS, H.: Therapie mit Phytopharmaka. Springer-Verlag, Berlin, Heidelberg, 1983

[5] HERWIG, R.: Parey's Zimmerpflanzen Enzyklopädie. Parey-Verlag, Berlin, Hamburg, 1983

[6] OEPEN, I.: Diagnostik, Therapie und Auslösung allergischer und entzündlicher Reaktionen durch unkonventionelle medizinsche Verfahren. Allergologie **10** : 34 (1987)
OEPEN, I. (Hrsg.): An den Grenzen der Schulmedizin. Dtsch. Ärzte-Verlag, Köln 1985

[7] WILLUHN, G.: Arnika-Kontaktdermatitis und die sie verursachenden Kontaktallergene. Dtsch. Apoth.Ztg **126**, 2038–43, 1986

[8] ZEPERNIK, B. et al.: Lexikon der offiziellen Arzneipflanzen. W. de Gruyter, Berlin, 1984

1.1 Botanische Bestimmung (Identifizierung)

Für den nicht botanisch geschulten allergologisch tätigen Mediziner ist es sehr schwierig, die vom Patienten mitgebrachte Pflanze anhand ihres äußeren Erscheinungsbildes oder einer vom Patienten gegebenen Beschreibung zu identifizieren. Der Sinn dieses Buches ist es, diese Arbeit zu erleichtern. Mit den Farbaufnahmen wurde versucht, die Abbildung der Zier-, Nutz- und Wildpflanzen möglichst so wiederzugeben, wie sie uns täglich begegnen. Mit ihrer Hilfe soll eine Bestimmung oder zumindest Einengung auf jene Arten ermöglicht werden, die als Ursache der vom Patienten geschilderten Hautveränderungen und Beschwerden infragekommen. Ein Nachteil ist sicher die Vielzahl der im Volksmund gebräuchlichen Trivialbezeichnungen, die selten mit dem botanischen Artnamen identisch sind. Gewöhnlich haben diese mit der eigentlichen Spezies nichts zu tun. Für einige Arten existieren bis zu 50 verschiedene Namen, die auch noch von Region zu Region unterschiedlich ausfallen können. Als Beispiel für eine abwegige Bezeichnung sei das „Franzosenkraut“ *(Galinsoga parviflora* Cav.*)* genannt, dessen Artnahme richtig „Kleinblütiges Knopfkraut“ lautet. Als Orientierungshilfe sei auf das „Handbuch der Pflanzennamen“ (den sogenannten ZANDER) und PAREY'S Blumenbuch [1, 2] hingewiesen. Beide leisten als Nachschlagewerke mit Angaben zu botanischen Bestimmungsmerkmalen und Pflanzennamen gute Dienste. Gelingt es nicht, die verdächtigte Art festzulegen, so sollte unbedingt ein Botanisches Institut zu Rate gezogen werden. Gelegentlich ist dies unvermeidbar, da einige gezüchtete Kulturformen morphologisch so stark von der Wildform abweichen können, daß eine Identifizierung für den Laien unmöglich wird. Als Beispiel sei hier die Zuchtform des Mutterkrautes genannt, die unter der populären Bezeichnung „Knopfkamille“ vor einigen Jahren auf den Markt kam (siehe: *Tanacetum parthenium).*

Liegt eine nachgewiesene Kontaktallergie gegenüber einer bestimmten Pflanze vor, so ist es sowohl für den behandelnden Arzt als auch für den Patienten eine absolute Notwendigkeit, den wissenschaftlichen Namen der ätiologisch verantwortlichen Spezies herauszubekommen, da sonst nicht festgestellt werden kann, welche Gruppe von Inhaltsstoffen für die Erscheinungen verantwortlich ist und wie sich der Patient vor Kontakt mit diesen oder dem Auftreten von Rezidiven infolge von Kreuzreaktionen durch andere schützen kann. Dies gilt auch für die eventuelle Verwendung eines Extraktes der verdächtigten Pflanze in Kosmetika und anderen Dingen des täglichen Bedarfs. Die binomische (binomiale) botanische Nomenklatur legt eine Spezies eindeutig fest und wird überall auf der Welt verstanden. Sortennamen werden in einfachen Anführungsstrichen an den Artnamen angefügt und sollten nicht latinisiert werden. Leider hält sich der Handel nicht an diese Regelung. Man findet immer wieder Formen oder Varietäten, die im Sinne einer reinen Art benannt sind, wie z.B. die gärtnerische Phantasiebezeichnung: „Abutilon marmorata“. Hiermit wird etwas vorgetäuscht, was in Wirklichkeit nicht besteht. Richtig muß es heißen: *Abutilon pictum* (Gillies ex Hooker et Arn.) Walp. 'Thompsonii', wobei der Zusatz ('Thompsonii') auf die Sortenbezeichnung hinweist. (Auch die lateinische Schreibweise ist inkorrekt, denn es müßte richtig heißen „Abutilon marmoratum“).

Die immer populärer werdende Färbung von Pflanzen durch kurzes Eintauchen in Farblösungen (z.B. Statice) sowie das Besprühen mit Blattglanz und Silberpartikeln stiftet noch zusätzliche Verwirrung. Sie verfälscht die natürliche Farbe einer Blütenpflanze und macht diese als Bestimmungshilfe unbrauchbar.

Literatur zu Kap. 1.1

[1] ENGKE, F., BUCHHEIM, G., SEYBOLD, S. (Hrsg.): Zander – Handwörterbuch der Pflanzennamen. Verlag Eugen Ulmer, Stuttgart 1984, 13. Auflage

[2] FITTER, R., FITTER, A. & BLAMEY, M.: Parey's Blumenbuch, Verlag Paul Parey, Hamburg, Berlin, 2. Auflage, 1986

1.2 Abkürzungen

OET	Offen epikutaner Sensibilisierungstest
FCAT	Sensiblisierungstest mit komplettem Freund'schem Adjuvans
GPMT	Sensibilisierungstest nach Magnusson und Kligman
DC	Dünnschichtchromatographie
DEP	Diethylphthalat
b	als Allergen nachgewiesen (bei Strukturformeln)
p	potentielles Kontaktallergen (bei Strukturformeln)
STL	Sesquiterpenlakton
sp.	spezies (Singular)
spp.	spezies (Plural – mehrere Arten)

1.3 Allgemeine Literatur und Nachschlagewerke

ADMAS, R. M.: Occupational skin disease. Grune & Stratton, N. Y., London, 1983

ARCTANDER, S.: Perfume and flavour chemicals. Vol. 1 & 2, Priv. Publ. Montclair, N. J., 1969

BEHL, P. N., CAPTAIN, R. M.: Skin-irritant and sensitizing plants found in India. S. Chand & Comp. Ltd, New Delhi, 1979

BENEZRA, C., DOCUMBS, J., SELL, Y. & FOUSSERAU, J.: Plant contact dermatitis. B. C. Decker, Inc. Toronto, Philadelphia 1985

BONNEVIE, P.: Ätiologie und Pathogenese der Ekzemkrankheiten. J. A. Barth-Verlag, Leipzig, 1939

BURCKHARDT, W.: Die beruflichen Hautkrankheiten. In: J. Jadassohn, Handbuch der Haut- und Geschlechtskrankheiten II,1, Springer-Verlag, Heidelberg, 1962 S. 369–461

BUFF, W., van der DUNK, K.: Giftpflanzen in Natur und Garten. Augsburger Bücher-Verlag, Augsburg, 1981

CHOPRA, R. N., BADHWAR, R. L.: An account of the poisonous plants of India. Ind.J.Agric.Sci **10**, 1–44 (1940)

CORNEVIN, C.: Des plantes vénéneuses et des empoisonnements quelles déterminent. Firmin-Didot et Cie, Paris, 1882

CRONIN, E.: Contact Dermatitis. Churchill Livingstone, Edinburgh, 1980

DEBELMAS, A. M., DELAVEAU, P.: Guide des plantes dangéreuses. Maloine S. A. Editeur, Paris, 1978

DUKE, J. A.: Handbook of medicinal herbs. CRC Press, Boca Raton, Fla, 1988

ENCKE, F., BUCHHEIM, G., ZANDER (Hrsg.): Handwörterbuch der Pflanzennamen, E. Ulmer-Verlag, Stuttgart 13. Auflage, 1984

EVANS, S. J., SCHMIDT, R. J.: Plants and plant products that induce contact dermatitis. Planta med. **38**, 289–316 (1980)

FITTER, R., FITTER, A., BLAMEY, M.: Pareys Blumenbuch. P. Parey-Verlag, Hamburg, Berlin, 2. Auflage, 1986

FRANCIS, D. F., SOUTHCOTT, R. V.: Plants harmful to man in Australia. Mics. Bull No 1, Botan.Garden Adelaide, Australia, 1967

FIEDLER, H. P.: Lexikon der Hilfsstoffe. Band 1 u. 2. 4. Auflage, Editio Cantor, Aulendorf, 1996

FISHER, A.A.: Contact Dermatitis, 3rd Ed., Lea & Febiger, Philadelphia, 1986

FOUSSEREAU, J.: Les éczema allergiques. Masson, Paris, 1987

FROHNE, D., PFÄNDER, H. J.: Giftpflanzen. Wiss.Verlagsgesellschaft, Stuttgart, 1986

GREENBERG, L. A., LESTER, D.: Handbook of cosmetic materials. Interscience, N.Y. 1954

GRIEVE, M.: A modern herbal. Dover Publ.Inc., Vol. 1 & 2, N.Y. 1971

HAARMANN & REIMER: Lexikon der Duftbausteine, Band 4 der H & R Edition. Glöss-Verlag, Hamburg, 1985

HÄNSEL, R., HAAS, H.: Therapie mit Phytopharmaka. Springer-Verlag, Berlin, Heidelberg, 1983

HAGER'S: Handbuch der Pharmazeutischen Praxis. 5. Auflage und Ergänzungsmitteilungen, Springer-Verlag, Berlin, Heidelberg, 1990

HARDIN, J. W., ARENA, J.M.: Human poisoning from native and cultivated plants. Duke Univ.Press, Durham, North Carolina, 1974

HARNISCHFEGER, G., STOLZE, H.: Bewährte Pflanzendrogen in Wissenschaft und Medizin. Notabene-Verlag, Bad Homburg, 1983

HAUSEN, B. M.: Woods injurious to human health. W. de Gruyter-Verlag, Berlin, 1981

HEGNAUER, R.: Chemotaxonomie der Pflanzen. Birkhäuser-Verlag, Stuttgart, Basel, 1964 u. Nachträge bis 1986

HERWIG, R.: Parey's Zimmerpflanzen Enzyklopädie. P. Parey-Verlag, Hamburg, Berlin, 1983

KARRER, W.: Konstitution und Vorkommen der organischen Pflanzenstoffe. 1958 sowie 2. Auflage 1976 und Ergänzungsband 1977 Birkhäuser-Verlag, Stuttgart, Basel.

KINGHORN, A. D. (Ed.): Toxic plants. Columbia University Press, N.Y. 1979

KINGSBURY, J. M.: Poisonous plants of the United States and Canada. Prentice-Hall, Inc. Englewood Cliffs, N.J. 1964

LAMPE, K. F., FAGERSTRÖM, R.: Plant toxicity and dermatitis. Williams & Wilkins, Co, Baltimore, 1968

LAMPE, K. F., MCCANN, M. A.: Handbook of poisonous and injurious plants. American Medical Association, Chicago, III. 1985

LEWIN, L.: Gifte und Vergiftungen. 5. Auflage, K. F. Haug-Verlag, Ulm, 1962, S. 589–933

LOVELL, C. R.: Plants and the skin. Blackwell Scientific Publ. London, 1993

MANSFELD, R.: Verzeichnis der landwirtschaftlichen und gärtnerischen Kulturpflanzen. Band 1–4, Springer-Verlag, Berlin, Heidelberg, 1986

MARTINDALE, (Hrsg.: J. E. F. REYNOLDS): The Extra Pharmacopoeia. 28. Auflage. Pharm. Press, London, 1982

MC CORD, C. P.: The occupational toxicity of cultivated flowers. Ind.Med.Surg. **31**, 365–68 (1962)

MITCHELL, J. C., ROOK, A.: Botanical Dermatology. Greengras. Vancouver, 1979

MORTON, J. F.: Plants poisonous to people in Florida and other warm areas. Southeastern Print. Comp., Florida, 1977

NATER, J. P., de Groot, A. C.: Unwanted effects of cosmetics and drugs used in dermatology. Excerpta Medica, Amsterdam 1983

NESTLER, A.: Hautreizende Primeln, Gebrüder Bornträger-Verlag, Berlin, 1904

OTT, A.: Haut und Pflanzen. Gustav Fischer-Verlag, Stuttgart, 1991

ROTE LISTE: Herausgegeben vom Bundesverband der Pharmazeutischen Industrie, Editio Cantor-Verlag, Aulendorf 1995, 1996

ROTH, L., DAUNDERER, M., KORMANN, K.: Giftpflanzen-Pflanzengifte. Ecomed-Verlag, Landsberg, 4. Auflage, 1994

ROOK, A.: Plant dermatitis in general practice. Practit. **188**, 627–638 (1962)

SCHULZ, K.H.: Berufsdermatosen. In: H. H. Gottron, W. Schönfeld: Dermatologie und Venerologie, V,1, S. 574–636, G. Thieme-Verlag, Stuttgart, 1963

SCHWARTZ, L., TULIPAN, L., BIRMINGHAM, D. J.: Occupational diseases of the skin, 3rd ed. Lea & Febiger, Philadelphia, 1957, S. 637–668

STONER, J. G., RASMUSSEN, J. E.: Plant dermatitis. J.Am.Acad.Derm. **9**, 1–15 (1983)

TOUTON, K.: Die Hauterkrankungen durch Pflanzen und Pflanzenprodukte. Zbl. Haut- und Geschlechtskrankh. **17**, 713–824 (1926)

TOUTON, K.: Nachträge zu dem Ergebnisbericht „Die Hauterkrankungen durch Pflanzen und Pflanzenprodukte". Zbl. Haut- u. Geschlkrkh. **20**, 833–854 (1926)

TOUTON, K.: Hauterkrankungen durch phanerogamische Pflanzen und ihre Produkte. In: Handbuch der Haut- und Geschlechtskrankheiten (Hrsg. J. Jadassohn) IV, I, S. 487–679, Springer-Verlag, Berlin, Heidelberg, 1932

TRESTRAIL, J. H.: Books on plants and/or phytotoxins. Vet.Hum.Toxicol. **21**, 206–207 (1979)

TYLER, V. E.: The new honest herbal. George F. Stickley Co, Philadelphia, 2n ed. 1987

WEBER, L. F.: External causes of dermatitis. Arch.Derm. **35**, 129–179 (1937)

WEISS, R. F.: Lehrbuch der Phytotherapie. Hippokrates-Verlag, Stuttgart, 4. Auflage 1980

WHITE, J. C.: Dermatitis venenata. Cupples & Hurd, Boston, 1887

WIDMAIER, W.: Pflanzenheilkunde. WBV Biologisch-medizinsche Verlagsgesellschaft, Schorndorf, 1986

WOODS, B.: Irritant plants. Trans.St.John's Hosp.Derm.Soc. **48** , 75–82 (1962)

ZEPERNICK, B., LANGHAMMER, L., LÜDCKE, J. B. P.: Lexikon der offiziellen Arzneipflanzen. W. de Gruyter-Verlag, Berlin, 1984

ZIEGLER, E.: Die natürlichen und künstlichen Aromen. A. Hüthig-Verlag, Heidelberg, 1982

2 Pflanzendermatitis

2.1 Wirkungen von Pflanzen auf die Haut

Verschiedene Mechanismen ermöglichen es der Haut, sich gegen äußere Einwirkungen, Beschädigungen und Verletzungen zu schützen [24]. Wird diese Schutzfunktion oder -barriere durch temporäre oder permanente Beanspruchung geschädigt oder zerstört (z.B. durch Säuren, Laugen, organische Lösemittel, ständiges Waschen) oder ist sie – wie im Falle des atopischen Ekzems – durch Krankheit geschädigt, so können sich Juckreiz, Rötung, Entzündung, Pusteln, Blasen und sogar Ulzera einstellen, wenn ein Kontakt mit entsprechenden Noxen vorliegt.

Die Wirkung von Pflanzen und pflanzlichen Produkten auf die Haut ist unterschiedlicher Natur. Sie kann:

- mechanisch,
- hautreizend (irritativ),
- phototoxisch,
- photoallergisch und
- allergisch sein.

2.1.1 Mechanisch und irritativ hervorgerufene Hautveränderungen

Die **mechanische** Einwirkung erfolgt über Stacheln, Dornen, Haare und Härchen wie z.B. durch Rosen, Stechpalme, Kakteen, Kletten, Disteln. Sie verletzen die Haut und lösen dabei Traumen und Mikrotraumen aus [3, 19, 26]. Auch Pflanzensäuren können eine erheblich irritative Wirkung auf die Haut haben, die jedoch nicht immer auf ihre Azidität zurückzuführen ist.

Spitze Raphiden, die in verschiedenen Pflanzenteilen enthalten sein können, perforieren die Haut oder die Schleimhäute zunächst rein mechanisch und lassen dann Reiz- und Scharfstoffe durch die verletzte Epidermis eindringen. In diesem Fall haben wir es mit einer Kombination aus mechanischer und chemischer Einwirkung zu tun [6, 9, 10, 15]. In jüngster Zeit sind in dieser Hinsicht besonders die Zimmerpflanzen der Gattung *Dieffenbachia* in den Vordergrund getreten [10, 13]. Die Einstichstelle kann sich auch entzünden, weil Bakterien eindringen. Auch Granulome können die Folge sein [21]. In einigen Berufen kommt es zur Ausbildung von papulo-vesikulösen oder erythematös-squamösen Dermatitiden bzw. Keratokonjunktivitiden nach dem Umgang mit Gerste, Hafer, Mais und anderen Getreiden und Früchten des Feldes [6, 19]. Bekannt ist auch die berufs- und saisonbedingte Dermatitis der Kaktusfeigenpflücker („sabra dermatitis"), hervorgerufen durch den indischen Feigenkaktus *Opuntia ficus-indica* (L.) Miller (Cactaceae) im Nahen Osten und Südafrika [22, 23].

Eine **irritative**, d.h. rein hautreizende Wirkung weisen ebenfalls viele Pflanzen beziehungsweise deren Inhaltsstoffe auf. Sie rufen auf der Haut Entzündungsreaktionen hervor (irritative Kontaktdermatitis), ohne daß ein immunologischer Mechanismus zugrundeliegt. Am bekanntesten ist die hautreizende Wirkung der pharmakologisch aktiven Substanzen aus der Brennessel *Urtica dioica* L. (Urticaceae) Acetylcholin, Histamin, Serotonin. Milchsäfte oder Latices bzw. sekundäre Pflanzeninhaltsstoffe mit histaminliberierender und acetylcholinfreisetzender Wirkung finden sich bevorzugt auch in der Familie der Wolfsmilchgewächse (Euphorbiaceae) [17, 23].

Wird eine Pflanze oder Teile davon abgeschnitten, gequetscht, abgebrochen, zerdrückt oder abgedreht, so treten die Inhaltsstoffe mit dem Saft aus und verursachen Juckreiz, Rötung, Bläschen, Ödem, Nekrosen und gelegentlich Ulzerationen. In vielen Fällen genügt es schon, die kleinen, oft kaum wahrnehmbaren Härchen (Trichome) abzubrechen, die dann ihren hautreizenden Inhalt freigeben und die genannten Reaktionen verursachen. Viele der hautreizenden Verbindungen, wie z.B. in den Araceae [10] oder im Hopfen („Hopfenpflückerdermatitis") [1] sind bis heute unbekannt. Die folgende, keinesfalls vollständige Liste *(→ Tabelle 1)* gibt einen Überblick über jene Familien und deren typische Vertreter, die eine primär hautreizende Wirkung haben [2, 4, 5, 7, 8, 11, 12, 14, 16, 17, 20, 26]. Wer sich noch tiefer in dieses Gebiet hineinlesen möchte, der sei auf die Bücher von FROHNE (1986) und LOVELL (1993) verwiesen [7, 14a].

Einige pflanzlich Enzyme rufen nur eine milde Veränderung an der Haut hervor. Ihre relative Ungefährlichkeit gestattet sogar die Verwendung der Pflanze als Nahrungsmittel. Beispiele sind das Enzym Papain aus der Papaya-Frucht *Carica papaya* L. (Caricaceae), die auch zu Marmelade verarbeitet wird und das Bromelin aus der Ananas *Ananas comosus* (L.) Merr. (= *A. sativus)* (Bromeliaceae). Beide Enzyme sind auch für anaphylaktische Reaktionen verantwortlich zu machen.

Die hautreizende Wirkung vieler Pflanzen ist aber keinesfalls allein auf die primär irritativen Inhaltsstoffe zurückzuführen. Auch *stark wirksame* Kontaktallergene rufen in der Regel in höheren Konzentrationen eine Hautreizung hervor, die unter dem klinischen Bild einer Kontaktdermatitis abläuft und allzuleicht als allergische Reaktion mißdeutet werden kann. Verwirrung stiften hier besonders das Primin aus der Becherprimel, die Urushiole, Cardole und anderen sensibilisierenden Verbindungen aus *Rhus*- (Giftefeu) und anderen Anacardiaceae-Arten, die Tuliposide aus den Liliengewächsen und Alstroemeriaceae, einige Sesquiterpenlaktone wie z.B. aus dem Ochsenauge *Telekia speciosa* (Schreiber) Baumg. oder das (R)-3,4-dimethoxydalbergion aus der südamerikanischen Nutzholzart Pao ferro (häufig auch als „Santos-Palisander" bezeichnet) *Machaerium scleroxylon* Tul. (Fabaceae = Papilionaceae). Weitere Einzelheiten sind der nachfolgenden Tabelle 1 und den dort zitierten Übersichtsarbeiten zu entnehmen.

Tabelle 1: Arten mit primär hautreizenden Inhaltsstoffen [2, 4, 5, 7, 7a, 8, 10, 11, 12, 14, 14a, 16, 17, 18, 20, 25, 26]

Familie	Arten	Bezeichnung	Reizstoffe
Agavaceae	**Agave americana L.**	Amerikanische Agave, Hundertjährige Aloe	Oxalsäure und -salze, Saponine
Alliaceae	**Allium sativum L.**	Knoblauch	Lauchöle (Mono-, Di- und Polyalkylsulfide
	Allium cepa L.	Küchenzwiebel	
Amaryllidaceae	**Narcissus pseudonarcissus L.**	Narzisse, Osterglocke	Oxalsäure und -salze, Alkaloide
Apiaceae	**Thapsia garganica L.**	–	Thapsigargin, Thapsigargicin (Histaminliberatoren [27,28]
Apocynaceae	**Strophanthus gratus** (Wall. et Hooker ex Bentham) Baillon	Drehblume	Cardenolide (herzwirksame Glykoside, Strophanthin)
	Strophanthus combe Oliver		
Araceae	**Zantedeschia aethiopica** (L.) Sprengel	Zimmerkalla	Glykoside, Alkaloide,
	Monstera deliciosa Liebm.	Monstera, Fensterblatt	Oxalsäure und -salze und andere unbekannte Scharfstoffe
	Alocasia spec.	Alokasia, Elefantenohr	
	Epipremnum aureum (Linden et André) Bunt.	Scindapsus, Efeutute	
	Dieffenbachia spp.	Dieffenbachie	Oxalsäure und -salze, proteolytische Enzyme
Araliaceae	**Hedera helix L.**	Efeu	Polyacetylene (Polyine)
	Schefflera spp.	Schefflera, Lackblatt	z.B. Falcarinol
	Polyscias spp.	Fiederaralie	z.B. Falcarinol
Berberidaceae	**Podophyllum peltatum L.**	Maiapfel, Fußblatt	Lignan-β-glykosid, z.B. Podophyllotoxin
Brassicaceae	**Brassica-, Sinapis-, Raphanus**-Arten	Senf, Rübe, Kohl, Radieschen	Lauchöle (Senfölglykoside)
Cannabaceae	**Cannabis sativa L.**	Hanf	Cannabinoide
	Humulus lupulus L.	Hopfen	Säuren, Typ Humolon, Lupolon
Capparidaceae	**Capparis spinosa L.**	Kapernstrauch	Lauchöle (Senfölglykoside)
	Cleome spinosa Jacq.	Kleopatranadel, Spinnenpflanze	Scharfstoffe, Cleoprenole?
Droseraceae	**Drosera rotundifolia L.**	Rundblatt-Sonnentau	Naphtochinone, Typ Droseron

Familie	Arten	Bezeichnung	Reizstoffe
Euphorbiaceae	**Euphorbia spp.**	z.B. Weihnachtsstern, Christusdorn	hochgradig irritative Phorbolester
	Croton tiglium L.	Krotonölbaum	
	Codiaeum variegatum (L.) Blume	„Croton“, Wunderstrauch	
	Hippomane mancinella L.	Manzinellenbaum	
	Hura crepitans L.	Sandbüchsenbaum	
Fabaceae	**Phaseolus vulgaris L.**	Garten-Bohne	Lektine (Toxalbumine)
	Mucuna pruriens (L.) DC.	Juckbohne	proteolytische Enzyme, z.B. Mucunain
Iridaceae	**Iris spp.**	Iris, Schwertlilie	Scharfstoffe, Ca-oxalat
Liliaceae	**Hyacinthus orientalis L.**	Hyazinthe	Ca-oxalat (bis zu 6 %) u.a. Scharfstoffe
Loganiaceae	**Strychnos nux-vomica L.**	Strychnin-Baum, Brechnuß	Indol-Alkaloide, Typ Strychnin
Plumbaginaceae	**Plumbago spp.**	Bleiwurz	Naphthochinone, Typ Plumbagin, u.a. Scharfstoffe
	Limonium spp.	Statice, Standflieder	
Polygonaceae	**Polygonum Aviculare L.**	Vogelknöterich	Oxalsäure u. -salze sowie Anthrachinonglykoside
	Polygonum persicaria L.	Flohknöterich	
	Rheum rhabarbarum L.	Rhabarber	
Ranunculaceae	**Anemone spp.; Ranunculus spp.; Pulsatilla spp.; Clematis spp.; Helleborus spp.**	Anemone, Hahnenfuß, Küchenschelle Waldrebe, Nieswurz	Laktonglykoside, Typ Protoanemonin Protoanemonin
Scrophulariaceae	**Digitalis purpurea L.** u.a. **Digitalis**-Arten	Fingerhut	Cardenolide
Solanaceae	**Capsicum spp.**	Paprika, Cayenne-Pfeffer	Capsaicinoide, z.B. Capsaicin
	Nicotiana tabacum L.	Tabak	Alkaloide, Typ Nicotin
	Atropa bella-donna L.	Tollkirsche	Alkaloide, Typ Atropin
Thymelaeaceae	**Daphne mezereum L.**	Seidelbast	Daphnetoxin, Mezerein
Tiliaceae	**Sparmannia africana L.** fil.	Zimmerlinde	Scharfstoffe
Urticaceae	**Urtica dioica L.**	Brennessel	Acetylcholin, Histamin, Seratonin u.a. schmerzverursachende Stoffe (Laportea)
	Laportea moroides Wedd.	Laportea, Brennpflanze	
Zingiberaceae	**Zingiber officinale** Roscoe	Ingwer	Scharfstoffe vom Typ Gingerol, Shogaol

Literatur zu Kap. 2.1.1

[1] ANONYMOUS: Lancet (1927) II, 82
[2] BEHL, P. N., CAPTAIN, R. M.: Skin irritant and sensitizing plants found in India. S. Chand + Co Ltd, New Delhi, 1979
[3] Buhr, A. J.: Lancet (1960) I, 309
[4] BUFF, W., von der DUNK, K.: Giftpflanzen in Natur und Garten. Augsburger Bücher Verlag, 1981
[5] DEBELMAS, A. M., DELAVEAU, P.: Guide des plantes dangéreuse. Maloine S. A., Paris, 1978
[6] FANIGER, A.: Berufsderm. **9**, 130 (1961)
[7] FROHNE, D., PFÄNDER, H. J.: Giftpflanzen. Wiss. Verlagsanstalt, Stuttgart, 1986
[7a] HAHN, G. et al.: Notabene Med. **15**, 183 (1985) (Clematis spp.)
[8] HAUSEN, B. M.: Woods injurious to human health. W. de Gruyter-Verlag, Berlin, New York, 1981
[9] HJORTH, N., WILKINSON, D. S.: Brit.J. Derm. **80**, 696 (1968)
[10] IPPEN, H. et al.: Derm. Beruf Umwelt **34**, 93 (1986)
[11] KINGHORN, A. D.: Toxic plants. Columbia Press, New York, 1979
[12] KINGSBURY, J. M.: Poisonous plants of the United States and Canada. Prentice Hall Inc., New Jersey, 1964
[13] LADEIRA, A. M. et al.: Toxicol.appl.Pharmacol. **34**, 363 (1975)
[14] LAMPE, K. F., MCCANN, M. A.: Handbook of poisonous and injurious plants. American Medical Association, Chicago, 1985
[14a] LOVELL, C.R.: Plants and the skin. Blackwell Scientific Publ. London, 42–63 (1993)
[15] LÜDERS, G.: Hautarzt **28**, Supp II, 49 (1977)
[16] MITCHELL, J. C., ROOK, A.: Botanical Dermatology. Greengras, Vancouver, 1979
[17] MORTON, J. F.: Plants poisonous to people. Fairchild Tropical Garden, Miami, 1977
[18] POLEMANN, G.: Hautarzt **11**, 181 (1960)
[19] POWELL, R. I., SMITH, E. B.: Arch.Derm. **114**, 751 (1978)
[20] ROTH, L., DAUNDERER, M., KORMANN, K.: Giftpflanzen-Pflanzengifte. Ecomed-Verlag, Landsberg, München, 4. Auflage, 1994
[21] SCHREIBER, M. M. et al.: Arch.Derm. **104**, 347 (1971)
[22] SHANON, J., SAGHER, F.: Sabra dermatitis. Arch.Derm. **74**, 269 (1956); Derm.Int. **4**, 125 (1965)
[23] SPOERKE, D. G., TEMPLE, A. R.: Am.J. Dis.Child. **133**, 28 (1979)
[24] van der VALK, R. G. M., NATER, J. P.: Ärztl. Kosmet. **16**, 205 (1986)
[25] WHITING, D. A., et al.: S.Afric.Med.J. **49**, 1445 (1975)
[26] WOODS, B.: Trans. St.John's hosp.Derm. Soc. **48**, 75 (1962)
[27] RASMUSSEN, U. et al.: Acta Pharm. Suec. **15**, 133 (1978)
[28] PATKAR, S. A. et al.: Agents Actions **9**, 53 (1979)

2.1.2 Phototoxische und photoallergische Kontaktdermatitis

Die **phototoxische** Dermatitis ist eine obligat auftretende Entzündungsreaktion der Haut auf eine direkt durch Kontakt einwirkende oder systemisch applizierte phototoxische Substanz bei gleichzeitiger oder nachfolgender Belichtung. Die auslösenden Wellenlängen liegen vorwiegend im UVA und im sichtbaren Bereich. Klinisch handelt es sich um zwei zeitlich nacheinander auftretende Vorgänge. Nach der Einwirkung des Lichtes kommt es zunächst zu einem brennenden und juckenden Erythem, das sich bis zu einem Ödem (Urtikaria) weiterentwickeln kann. In der 2. Phase, etwa 20–48 Stunden später, entwickelt sich eine auf das belichtete Areal beschränkte, scharf begrenzte Dermatitis mit Juckreiz und Rötung. In schweren Fällen bilden sich große Blasen *(→ Abb. 5)*. Die Veränderungen heilen nach 1 bis 2 Wochen langsam ab und hinterlassen gewöhnlich langandauernde Hyperpigmentierungen.

Im Gegensatz zur **phototoxischen** setzt die **photoallergische** Reaktion eine immunologische Antwort vom Spättyp, d.h. eine Sensibili-

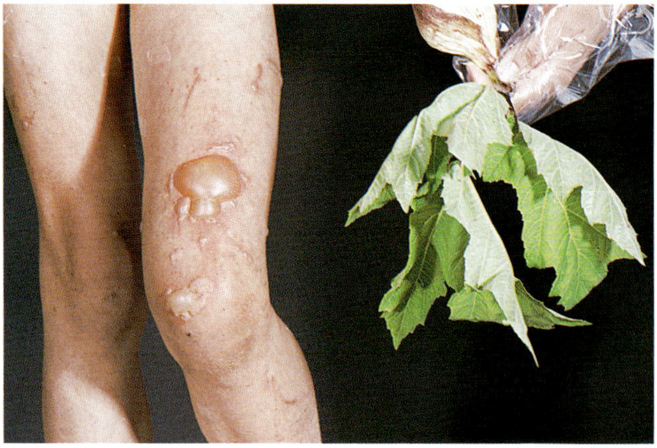

Abb. 5: Bullöse Reaktion nach Kontakt mit einer phototoxischen Pflanze

sierung gegenüber dem Stoff voraus. Pathologisch unterscheidet sie sich nicht vom allergischen Kontaktekzem.

Neben einer größeren Zahl von synthetischen Verbindungen, u.a. auch von Arzneimitteln, sind es vor allem pflanzliche Inhaltsstoffe, die eine **phototoxische** Reaktion auslösen. Es handelt sich um die in den Familien der Rutaceae, Apiaceae (= Umbelliferae) und Moraceae weit verbreiteten sowie in einigen Arten der Fabaceae, Solanaceae, Pittosporaceae, Thymelaeaceae und Asteraceae (= Compositae) vorkommenden Furocumarine [47, 58, 64]. Bei Kontakt mit der Haut und anschließender Belichtung verursachen sie charakteristische Veränderungen. Im Falle der sogenannten *Wiesengräserdermatitis* ist dabei nicht selten die Pflanzenform als Abdruckmuster auf der Haut deutlich zu erkennen [48]. In anderen Fällen bilden sich scharf begrenzte Spuren, die dem Herunterrinnen einer Flüssigkeit genau entsprechen *(→ Abb. 6)*. Diese als *„Berloque-Dermatitis“*

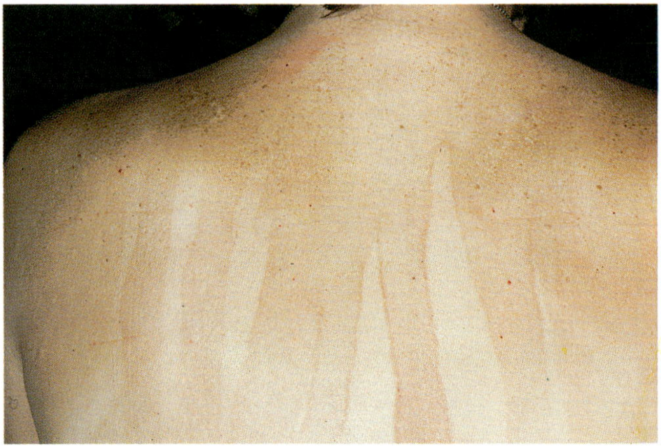

Abb. 6: Berloque-Dermatitis (phototoxischer Stoff in Kosmetikum)

bezeichneten Hautveränderungen [20, 26, 31] sind auf furocumarinhaltige Extrakte in Kosmetika und Parfüms zurückzuführen *(→ Abb. 7)*. Die früher verschiedenen Kompositenpflanzen, vor allem der gewöhnlichen Schafgarbe angelastete Verstärkung der Dermatitis durch Sonnenlicht, ist nicht auf Furocumarine oder verwandte Verbindungen zurückzuführen, sondern entsteht aus einer Kombination von allergischer und phototoxischer Reaktion auf zwei vollkommen verschiedene Substanzgruppen, auf die weiter unten näher eingegangen wird.

Die Furocumarine stellen den größten Anteil an **phototoxischen** Verbindungen in unseren einheimischen Pflanzen dar. Im Vergleich zur relativ weiten Verbreitung von *Heracleum mantegazzianum* Sommier et Levier (Herkulesstaude, Riesenbärenklau) *(→ Abb. 8)* und *Heracleum sphondylium L.* (Wiesenbärenklau) spielen andere phototoxische Arten, wie die Wiesenraute *(Ruta graveolens L.)*, der Engelwurz *(Angelica archangelica L.)*, der Meisterwurz *(Peucedanum ostruthium L.)* und der Pastinak *(Pastinaca sativa L.)* nur eine untergeordnete Rolle. Der Diptam *(Dictamnus albus L.)* ist nur noch äußerst selten zu finden. Nach Ippen [35] ist die Herkulesstaude nur wegen ihrer dekorativen Wirkung und der Tatsache, daß sie sich mit ihren vielen Samen selbst aussät, bei uns so weit verbreitet. Mit mehreren Fallberichten und farbigen Abbildungen gibt seine Arbeit eine eindrucksvolle Übersicht zur Häufigkeit photoxischer Reaktionen auf *Heracleum*-Arten in der Bundesrepublik [35]. Über ein ähnlich häufiges Vorkommen wie für den Bärenklau bei uns, be-

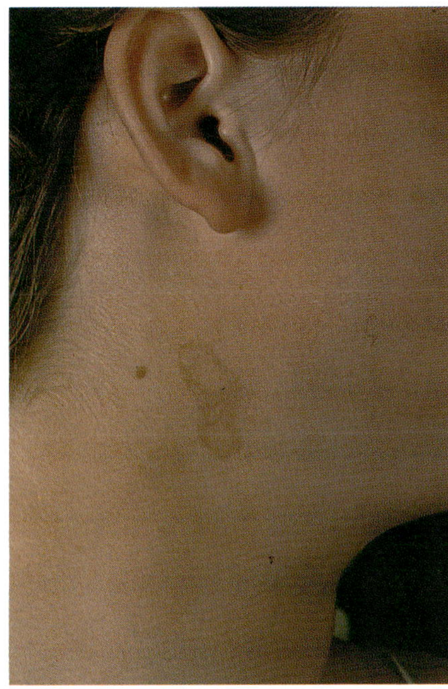

Abb. 7: Berloque-Dermatitis, Parfüm, Ohr

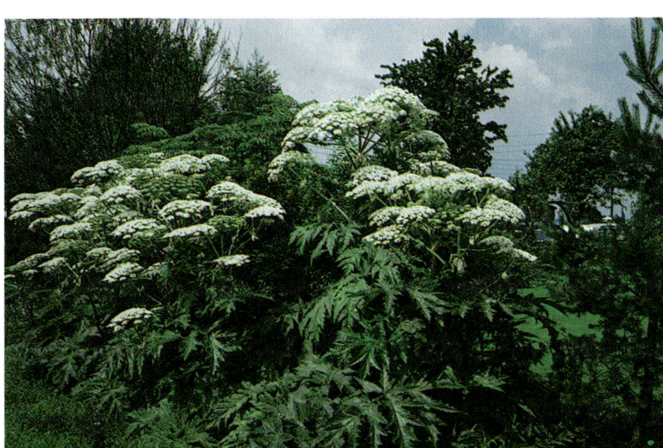

Abb. 8: Herkulesstaude

richten KAVLI et al. [40, 41, 42] von der als „Tromsø-Palme“ bezeichneten Art *Heracleum laciniatum* auct. scand. von der Küste Norwegens. Viele typische Fälle mit charakteristischen strichförmigen Blasen wurden von ihnen beschrieben und untersucht. Wie bei vielen Pflanzen konnte auch hier eine starke Variation des Gehaltes an phototoxischen Inhaltsstoffen in Abhängigkeit von der Jahreszeit festgestellt werden [40]. Der höchste Gehalt fand sich während des Sommers in den Blättern [45].

Nach hiesigen Beobachtungen werden in der Klinik jährlich 2–3 Fälle einer durch den Riesenbärenklau verursachten bullösen Dermatitis behandelt. In der Mehrzahl der Fälle handelt es sich um Kinder, bevorzugt Buben, die sich während der Sommerferien Rohre zum Blasen oder Stöcke zum Fechten aus den Stämmen der Staude schneiden. Auch Hobbygärtner und Hausfrauen sind gelegentlich betroffen, wenn sie mit nacktem Oberkörper bzw. Bikini und kurzen Hosen die ausufernde Herkulesstaude zerkleinern und als Paket unter dem Arm zum Komposthaufen transportieren. Nach Kontakt mit der Haut und entsprechender Sonneneinstrahlung kommt es dann zu den bekannten schweren Hautveränderungen *(→ Abb. 9)*. Diese führen gelegentlich zu einem mehrwöchigen Krankenhausaufenthalt, bilden sich nur langsam zurück und hinterlassen narbenähnliche, strichförmige Hyperpigmentierungen.
Neben den Furocumarinen kennt man noch einige andere Stoffgruppen mit gleicher Wirkung wie Anthrachinonderivate (z.B. Fagopyrin, Hypericin) und Polyacetylene (Polyine).

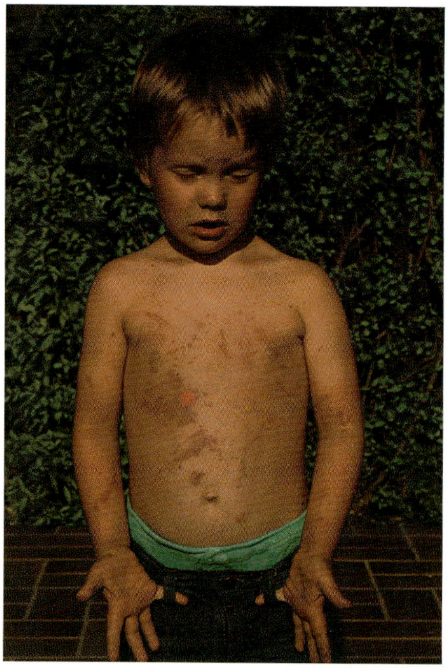

Abb. 9: Phototoxische Reaktionen nach Kontakt mit dem Riesenbärenklau (Mit freundl. Genehmigung von E. Cramer)

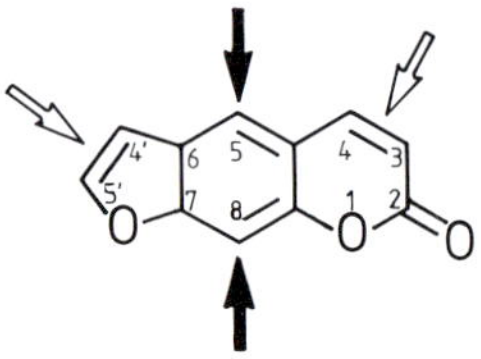

1 *aktive Zentren am Psoralen*

2.1.2.1
Photoaktive Wirkung und chemische Struktur

Seit Verwendung phototoxischer Stoffe, besonders der Psoralene, in der Therapie verschiedener Hautkrankheiten wie Vitiligo [59, 64, 65, 77], Psoriasis [68] und anderer Dermatosen, beschäftigt man sich auch mit ihrer photoaktiven Wirkung und den zwischen chemischer Struktur und photoaktiver Wirkung bestehenden Beziehungen.

Ausgehend vom Psoralen (**1**), dem am stärksten wirksamen Stoff dieser Gruppe [11, 56], hat man in der Natur eine Reihe weiterer Abkömmlinge gefunden. Für die Therapie der Psoriasis wurden daneben auch neue Furocumarine synthetisiert [62, 63, 64]. Experimentellen Untersuchungen zufolge ist weder der Furanring, noch der Cumarinring allein aktiv. Erst die lineare Kopplung dieser beiden Systeme führt zu einem photoaktiven Effekt [62]. Nichtlineare Verbindungen sind weniger oder gar nicht aktiv. Aktive Zentren im Furocumarinmolekül (**1**) sind die Doppelbindung zwischen C(3) und C(4), die C-Atome C(5) und C(8), ein intakter Laktonring und der ungesättigte Charakter (Doppelbindung) zwischen C(4') und C(5'). Die Substitution mit elektronenliefernden (z.B. Methoxy-, Amino-, Acetamid-) oder elektronenabziehenden (z.B. Nitro-, Acet-) Substituenten oder Gruppen, die größer sind als Alkyl, verringern die photoaktive Wirksamkeit. Die Aufhebung der Doppelbindung im Laktonring sowie der Ersatz eines C-Atoms durch ein N-Atom in diesem Ring lassen die Verbindung ebenso unwirksam werden, wie eine andersweitige Kopplung des Furanringes (z.B. Isopsoralen) [63]. Bezüglich der letztgenannten Aussage ergibt sich allerdings ein Widerspruch, da Kavli et al. [40] inzwischen nachweisen konnten, daß Pimpinellin (ein 5,6-Dimethoxyisopsoralen) eine nur um die Hälfte geminderte Photoaktivität gegenüber 5-Methoxypsoralen (5-MOP) zeigt, während das lineare Isopimpinellin (5,8-DiMOP) bei ihren Patienten negativ blieb.

In der Natur sind bisher nur hydroxylierte und methoxylierte Furocumarine gefunden worden [47, 58, 64], von denen das unsubstituierte Psoralen die stärkste Phototoxizität besitzt [11, 56]. Die Einführung einer Methylgruppe in C(5) bzw. C(8) bei synthetisch hergestellten Derivaten läßt die phototoxische Wirkung noch um das 5fache ansteigen [11, 56]. Einige Autoren machen sich inzwischen Sorgen wegen der photokarzinogenen und mutagenen Wirkung der linearen Psoralene in bestimmten Nahrungsmitteln (z.B. Pastinak, Karotte), die nicht durch den Kochprozeß zerstört werden [37]. Tabelle 2 (→ S. 22) gibt eine Übersicht über die wichtigsten Pflanzenarten mit phototoxischen Inhaltsstoffen. Aufgrund der bisher vorliegenden Untersuchungsbefunde sind unter den natürlich vorkommenen Furocumarinen als Ursache phototoxischer Reaktionen an der Haut nur das Psoralen (**1**), 8-MOP (**2**), 5-MOP (**3**) und Imperatorin (**4**) von wesentlicher Bedeutung.

Für die Testtechnik bei der Photopatchtestung gibt Jung [38] eine anschauliche Anleitung.
Neben dem Furocumarinen werden auch Flechteninhaltsstoffen, wie z.B. der Usninsäure, Everninsäure, Atranorin und anderen Flechtensäuren **phototoxische** Wirkungen zugeschrieben [16, 84, 85]. Experimentell ließen sich solche Hinweise durch positive Befunde bei der Photohämolyse bestätigen [93]. Beim Epikutantest am Menschen kam es jedoch zu widersprüchlichen Befunden, da in den meisten Fällen eine Verstärkung der Reaktion nach Belichtung nicht verifiziert werden konnte [17, 25, 54, 86]. Auch in eigenen Untersuchungen ließ sich eine photoaktive Wirkung weder für Atranorin noch für Everninsäure nachweisen. Zwar war mit den Isomeren der Usninsäure [74] und Atranorin experimentell eine, wenn auch schwache, Sensibilisierung zu erzielen, doch führte die Belichtung mit UV-Strahlung in keinem Fall zu einer Verstärkung der Ekzemreaktionen.

2, 3, 4

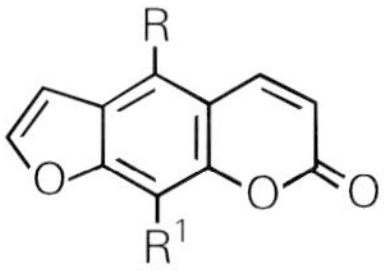

2 *8-MOP* $R = H, R_1 = OCH_3$ *(Xanthotoxin)*

3 *5-MOP* $R = OCH_3,$ $R_1 = H$ *(Bergapten)*

4 *Imperatorin* $R = H,$ $R_1 = O\text{-}CH2\text{-}CH = C(CH_3)_2$ *= 8-(3-Methyl-2-butenyl)-oxypsoralen*

Zu den nicht aus der Gruppe der Furocumarine stammenden phototoxischen Verbindungen zählen die beiden Anthrachinonderivate Fagopyrin (5) aus dem Buchweizen und Hypericin (6) aus dem Johanniskraut [1, 43, 60, 88], die bei Weidetieren phototoxische Reaktionen auslösen können.

Erst seit wenigen Jahren ist bekannt, daß Polyacetylene und Thiophenderivate des Typs α-Terthienyl (7) ebenfalls eine **phototoxische** Wirkung aufweisen können [53, 88]. Entdeckt wurde diese Wirkung bei den Inhaltsstoffen der Sammetblume *Tagetes patula* L. (Legion of honour, Asteraceae = Compositae) [13].

5, 6

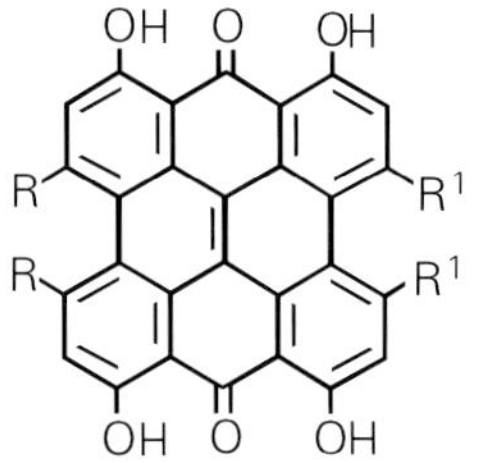

5 *Fagopyrin* $R = OH$, $R_1 = CH_2\text{-}[C_5H_8(CH_3)NO]$

6 *Hypericin* $R = OH$, $R_1 = CH_3$

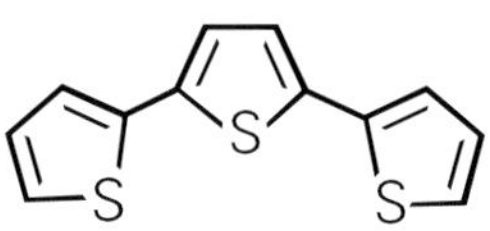

7 *α-Terthienyl*

Eine elegante Methode zum Nachweis der **phototoxischen** Wirkung, die der antibiotischen Wirkung häufig parallel läuft, besteht darin, die Verbindungen in-vitro auf *Candida albicans* oder *Escherichia coli* einwirken zu lassen [2, 10, 39, 89]. Eine Bestätigung der an solchen Mikroorganismen gefundenen phototoxischen Wirkung konnte für α-Terthienyl auch am Menschen erbracht werden [14, 72, 87]. Elf andere Polyacetylene waren zwar im *Candida*-Test positiv, aber beim Menschen negativ! Für die der Schafgarbe in älteren Arbeiten immer wieder nachgesagte photoxische Wirkung liegt nach neueren Erkenntnissen kein Beweis vor [10, 19, 89, 96]. Auch andere Kompositenextrakte, wie die der Chrysantheme, Zinnie, Ringelblume und Dahlie ergaben keinen Hinweis auf eine phototoxische Wirkung [18]. Lediglich für die Wurzeln der Ackerkratzdistel *(Cirsium arvense)* (L.) Scop. [89] und die Blätter der Margerite *(Chrysanthemum leucanthemum) (= Leucanthemum vulgare* Lam.) konnte an *Candida albicans* ein entsprechender Effekt [10] festgestellt werden. Es ist jedoch nicht auszuschließen, daß infolge der weiten Verbreitung der Polyactylene und Thiophene in der Familie der Kompositen [9] noch die eine oder andere Art entdeckt wird, die eine Verstärkung der Hautreaktion nach Belichtung bewirkt.

2.1.2.2 Photoallergische Wirkung phototoxischer Substanzen

Nur selten kommt es vor, daß die Psoralene neben ihrer ausgeprägt toxischen Wirkung auch einmal eine Allergie vom Spättyp induzieren (Photokontaktallergie). Dies wird z.B. gelegentlich beobachtet, wenn die zur Psoriasistherapie benutzten Furocumarine, in erster Linie 8-MOP, über längere Zeit während der PUVA-Behandlung (Psoralen und UVA-Licht) in größeren Mengen in den humanen Organismus gelangen. SAIHAN [73] erhielt bei zwei Patienten auf eine 1 %ige 8-MOP-Verdünnung nach 72 Stunden eine ++–Reaktion. Bei drei Personen von FULTON & WILLIS [27] ließ sich eine kontaktallergische Reaktion provozieren, die durch sehr niedrige Bestrahlungsdosen auszulösen war. Auch PLEWIG et al. [46a,68,82a] schildern, wie nach oraler Applikation des 8-MOPs und anschließender UVA-Behandlung eine Photoallergie induziert wurde. Über einen neuen Fall berichten HOFFMANN et al. 1996 [33a].

In einer anderen Mitteilung berichten WESTPHAL et al. [94] über drei Patienten, die nach oraler und lokaler PUVA-Therapie eine Sensibilisierung gegenüber 8-MOP erlitten. In diesen Fällen konnte die spezifische Überempfindlichkeit auch mittels Leukozyten-Migrationstest nachgewiesen werden. Schon 1970, also vor Einführung der PUVA-Therapie, hatten CHUNG et al. [15] in einer ausführlichen tierexperimentellen Studie festgestellt, daß das 8-MOP zu den wenigen Furocumarinen gehört, die auch als Kontaktsensibilisator in Erscheinung treten können. Damit ist in 8-MOP eine Mehrfachwirkung vereinigt, wie man sie bei Stoffen dieser Gruppe selten findet: 8-MOP ist zugleich phototoxisch, photoallergen und ein Kontaktallergen.

Die **photoallergischen** Reaktionen auf Psoralene, besonders auf 8-MOP, müssen als Sonderfall einer Pflanzendermatitis aufgefaßt werden, da diese Stoffe zwar aus einer Pflanze stammen (z.B. *Ammi majus L.* *→ Tab. 2, S. 22)*, aber nur in isolierter Form für den Zweck der Phototherapie eingesetzt werden. Daß der direkte Kontakt mit einer Pflanze, die solche Inhaltsstoffe enthält, auch einmal selbst zu einer Photokontaktallergie führen kann, wurde bisher nur einmal beschrieben [51]. LJUNGGREN'S Patient hatte Kontakt mit drei Pflanzen, die für ihre phototoxischen Inhaltsstoffe bekannt sind: Pastinak, Herkulesstaude und Petersilie. Von den Psoralenen, die in allen drei Arten vorkommen, wurde 8-MOP, 5-MOP, Imperatorin sowie das synthetische Trimethylpsoralen getestet. Der Patient reagierte auf die drei natürlichen Psoralene, besonders auf das 8-MOP bis zu einer Verdünnung von 0,0001 %, nicht aber auf das synthetische Derivat. Die Kontrollen waren bereits bei wesentlich höheren Konzentrationen negativ.

Eine Sonderstellung unter den phototoxischen Arten nimmt die Sellerie *(Apium graveolens* L.) ein. Diese Apiaceae-Art enthält in natürlichem, d.h. nicht-infiziertem Zustande nur geringste Spuren von Furocumarinen [3, 5]. Sie reichen gewöhnlich nicht aus, um eine phototoxische Reaktion an der Haut auszulösen. Sind die Sellerieknollen jedoch durch den Pilz *Sclerotinia sclerotiorum* infiziert, so wächst die Konzentration auf so hohe Werte an, daß phototoxische Reaktionen obligat werden können. Vergleichende Untersuchungen von BEIER et al. [5] und ASHWOOD et al. [3] zeigen, daß in nichtinfizierter Sellerie der Gehalt an Furocumarinen für Psoralen bei 0,02–0,16 µg/g und für 5-MOP sowie 8-MOP bei 0,7 bis 1,2 µg/g liegt. Nach erfolgter Pilzinfektion steigt die Psoralenkonzentration um mehr als das 200fache an, bei 5-MOP und 8-MOP immerhin noch um das 20fache. Photopatchtests von PERONE et al. [66] bestätigen diesen Zusammenhang. Während sich mit nichtinfizierter Sellerie keine Reaktion im Photopatchtest erzielen läßt, fällt der gleiche Test mit infizierter Sellerie eindeutig positiv aus.

Von den Furocumarinen aus infizierter Sellerie spielen Psoralen (**1**), 5-MOP (**2**), 8-MOP (**3**) die wichtigste Rolle [4, 97]. In England, Amerika und Italien führte die als „pink rot" bezeichnete infizierte Sellerie beim Erntepersonal bereits mehrfach zu krankheitsbedingten Ausfällen, da bis zu 26 % der mit dem Ernten beschäftigten Personen eine schwere, z.T. bullöse Kontaktdermatitis erlitten [6a, 8, 52, 76a]. Besonders unangenehme Folgen stellen sich ein, wenn man sich nach dem Genuß einer infizierten Sellerie auf die Sonnenbank legt. Über eine schwere Verbrennung berichtet LJUNGGREN [51a] bei einem solchen Fall aus Schweden. Nach neueren Untersuchungen liegen bei der Karotte *(Daucus carota)* bezüglich der Infektion analoge Verhältnisse vor [12].

Tabelle 2: Pflanzen mit phototoxischen Inhaltsstoffen

Die zitierten Fallbeschreibungen sind vorwiegend neueren Datums. Wer sich eingehender auch mit der älteren Literatur befassen möchte, lese bei Gray [30], Kuske [47], Nielsen [58], Pathak [64] und Mitchell & Rook (Botanical Dermatology, Greengras, Vancouver, 1979) [100], nach. MOP = Methoxypsoralen

Familie	Art	Name	photoaktive Verbindung	Fallbeschreibungen
Rutaceae	**Citrus bergamia Risso et Poit.**	Bergamotte	Bergaptol, 5-MOP, 5-Geranyloxypsoralen [23,30]	Girard [29] Harber[31] Zaynoun [98]
	Citrus limetta Risso	Limette	5-Geranyloxypsoralen, Bergaptol, 5,8-DiMOP [23,30]	Israel [36] Sams [75] White [95]
	Citrus paradisi Macfad.	Grapefruit	Bergamottin, Bergaptol [23,83]	Puglusi [70]
	Citrus sinensis (L.) Osb.	Apfelsine	Psoralen, Bergaptol, Xanthyletin [23,30]	Volden [91]
	Citrus limon (L.) Burm.fil.	Zitrone	Psoralen, 5-MOP, Oxipeucedanin [57]	Naganuma [57] Puglusi [70]
	Dictamnus albus L.	Diptam	5-MOP, 8-MOP, Dictammin [90]	Knüchel [46] Möller [55] Suhonen [81] Henderson [32]
	Ruta graveolens L.	Weinraute, Gartenraute	Psoralen, 5-MOP, 8-MOP, Isopsoralen [23,30]	Gawkrodger [28] Heskel [33]
Apiaceae (= Umbelliferae)	**Ammi majus L.**	Knorpelmöhre	5-MOP, 8-MOP, Imperatorin [30]	Sidi [77]
	Anthriscus cerefolium (L.) Hoffm.	Garten-, Gewürzkerbel	Apterin [22]	Bellringer [6]
	Anthriscus sylvestris (L.) Hoffm.	Wiesenkerbel	5-MOP, 8-MOP [79]	van Dijk [19] Freemann [24]
	Angelica archangelica L.	Erzengelwurz	5-MOP, 8-MOP, Imperatorin, Isopsoralen [58]	van Dijk [19] Pathak [65]

Familie	Art	Name	photoaktive Verbindung	Fallbeschreibungen
	Apium graveolens L. (Der Gehalt der photoaktiven Verbindungen steigt in infizierter Sellerie um das Mehrhundertfache an [3,5]	Sellerie	Psoralen, 5-MOP, 8-MOP [3,5,12,97]	Birmingham [8] Luppi [52] Perone [66]
	Daucus carota L. subsp. **sativus** (Hoffm.) Arcang.	Karotte, Mohrrübe	5-MOP, 8-MOP (nach Infizierung starker Anstieg [12]	van Dijk [19]
	Heracleum laciniatum auct.scand.non Hornem.	„Tromsø-Palme“	5-MOP, Pimpinellin, Sphondin u.a. [40,45]	Kavli [40,41,42]
	Heracleum mantegazzianum Somm.et Levier	Riesen-Herkulesstaude	5-MOP, 8-MOP, u.a. [22]	Ippen [35], Prinz [69], Quadripur [71] Schulz [76]
	Heracleum sphondylium L.	Wiesen-Herkuleskraut	5-MOP, 8-MOP, Isopimpinellin, Imperatorin u.a. [22]	Weimarck [92]
	Levisticum officinale Koch	Liebstöckel	5-MOP, Psoralen [58]	Mitchell & Rook [100]
	Pastinaca sativa L.	Pastinak	5-MOP, 8-MOP, Imperatorin u.a. [7,61,79]	Klaber [44] Picardo [67] Sommer [78]
	Petroselinum crispum (Miller) A. W. Hill	Petersilie	5-MOP, 8-MOP, 5,8-Di-MOP [34]	Luppi [52] Stransky [80]
	Peucedanum ostruthium (L.) Koch	Meisterwurz	Imperatorin, Ostruthol [58,64]	Kuske [47]
Moraceae	**Ficus carica L.**	Echter Feigenbaum	Psoralen 5-MOP, 8-MOP (nicht in der Frucht) [99]	Lee [49] Lembo [50]
Polygonaceae	**Fagopyrum esculentum** Moench	Buchweizen	Fagopyrin u.a. [88]	Kingsbury [43]
Hypericaceae (= Guttiferae)	**Hypericum perforatum L.**	Tüpfel-Johanniskraut	Hypericin [21,60]	Araya [1], Kingsbury [43]
Asteraceae (= Compositae)	**Tagetes patula L.**	Studentenblume	α-Terthienyl [13]	Chan [14]
Capparidaceae	**Cleome spinosa** Jacq.	Kleopatranadel, Spinnenpflanze	furocumarinähnliche Verb. [82]	Szegö [82]

Literatur zu Kap. 2.1.2

[1] Araya, O. S. et al.: J.Comp.Path, **91**, 135 (1981)
[2] Arneson, T. et al.: Photochem. Photobiol. **33**, 821 (1981)
[3] Ashwood-Smith, M. J. et al.: Brit.med.J. **209**, 1249 (1985)
[4] Austad, J. et al.: Cont.Derm. **9**, 448 (1983)
[5] Beier, R. C. et al.: Food Chem. Toxicol. **21**, 163 (1983)
[6] Bellringer, H. E.: Brit.med. J. (1949) I, 984
[6a] Berkley S. T. et al.: Ann.Int.Med. **105**, 351 (1986)
[7] Beyrich T.: Pharmazie **21**, 365 (1966)
[8] Birmingham, D. J. et al.: Arch.Derm. 83, 73 (1961)
[9] Bohlmann, F., Burkhardt, I., Zdero, C.: Naturally occurring acetylenes, Academic Press, London, N.Y., 1973
[10] Camm, E. L. et al.: Phytochem. **14**, 2007 (1975)
[11] Caporale, S. et al.: Experinetia **23**, 985 (1967)
[12] Ceska, O. et al.: Phytochem. **25**, 81 (1986)
[13] Chan, G. F. Q. et al.: Phytochem. **14**, 2295 (1975)
[14] Chan, G. F. Q. et al.: Cont.Derm. **3**, 215 (1977)
[15] Chung, C. W. et al.: J.invest.Derm. **55**, 396 (1970)
[16] Fernandez de Corres, L. et al.: Cont.Derm. **9**, 528 (1983)
[17] Dahlquist, I. et al.: Cont.Derm. **6**, 111 (1980)
[18] Daniels, F.: J.invest.Derm. **44**, 259 (1965)
[19] van Dijk, E. et al.: Dermatologica **129**, 321 (1964)
[20] Espersen, E.: Acta derm.-venerol. **32**, Suppl. **29**: 91 (1952)
[21] Farmer, P. W.: Med.J.Austr. (1941) I, 9
[22] Fischer, F. C. et al.: Phytochem. **15**, 1079 (1976)
[23] Fischer, J. F. et al.: J.agric.Food Chem. **27**, 1334 (1979)
[24] Freeman, K. et al.: Cont.Derm. **10**, 117 (1984)
[25] Fregert, S. et al.: Cont.Derm. **9**, 227 (1983)
[26] Freund, E.: Derm.Wschr. **63**, 931 (1916)
[27] Fulton, J. E. et al.: Arch.Derm. **98**, 445 (1968)
[28] Gawkrodger, D. J. et al.: Cont.Derm. **9**, 224 (1983)
[29] Girard, J. et al.: Dermatologica **158**, 229 (1979)
[30] Gray, A. I. et al.: Phytochem. **17**, 845 (1978)
[31] Harber, L. C. et al.: Arch.Derm. **90**, 572 (1964)
[32] Henderson, J. A. M. et al.: Can.Med. Assoc.J. **130**, 889 (1984)
[33] Heskel, N. S. et al.: Cont.Derm. **9**, 278 (1983)
[33a] Hofmann, S. et al.: Akt. Derm. **22**, 222 (1996)
[34] Innocenti, G. et al.: Planta med. **29**, 165 (1976)
[35] Ippen, H.: Derm. Beruf Umwelt **32**, 134 (1984)
[36] Israel, E.: MMWR Comm.Dis.Cent. Surv.Sum. **34**, 462 (1985)
[37] Ivie, G. W. et al.: Science **213**, 909 (1981)
[38] Jung, E. G.: Akt.Derm. **7**, 163 (1981)
[39] Kagan, J. et al.: Photochem.Photobiol. **31**, 465 (1980)
[40] Kavli, G. et al.: Cont.Derm. **9**, 257 (1983)
[41] Kavli, G. et al.: Cont.Derm. **9**, 269 (1983)
[42] Kavli, G. et al.: Cont.Derm. **9**, 27 (1983)
[43] Kingsbury, J. M.: Poisonous plants of the United States and Cancada. Prentice-Hall, Inc. New Jersey, 1964
[44] Klaber, R.: Brit.J.Derm. **54**, 193 (1942)
[45] Knudsen, E. A.: Cont.Derm. **9**, 281 (1983)
[46] Knüchel, M. et al.: DMW **111**, 1445 (1986)
[46a] Korffmacher, H. et al.: Cont.Derm. **30**, 283 (1994)
[47] Kuske, H.: Dermatologica **82**, 273 (1940)
[48] Lancucki, J. et al.: Przeg. Derm. **70**, 201 (1983)
[49] Lee, C. B. et al.: Korean J.Derm. **24**, 278 (1986)
[50] Lembo, G. et al.: Photodermatol. **2**, 119 (1985)
[51] Ljunggren, B.: Cont.Derm. **3**, 85 (1977)

[51a] LJUNGGREN, B.: Arch.Derm. **126**, 1334 (1990)
[52] LUPPI, A. et al.: ig.Med. **63**, 617 (1970)
[53] MC LACHLAN, D. et al.: Photochem.Photobiol. **39**, 177 (1984)
[54] MITCHELLI, J. C.: J. invest.Derm. **47**, 61 (1967)
[55] MÖLLER, H.: Cont.Derm. **4**, 264 (1978)
[56] MUSAJO, L. et al.: Experimentia **18**, 153 (1962)
[57] NAGANUMA, M. et al.: Arch.Derm.Res. **278**, 31 (1985)
[58] NIELSEN, B. L.: Coumarins of Umbelliferae plants. The Danish School of Pharmacy, Kandrup & Wunsch, Kopenhagen, 1970
[59] NOWAK, A. et al.: Przegl. Derm. **61**, 77 (1974)
[60] PACE, N. et al.: J.Am.Chem.Soc. **63**, 2570 (1941)
[61] PAGANI, T.: Boll.Chim.Farm. **120**, 213 (1981)
[62] PATHAK, M. A. et al.: J.invest.Derm **32**, 255 (1959)
[63] PATHAK, M. A. et al.: J.invest.Derm. **35**, 165 (1960)
[64] PATHAK, M. A. et al.: J.invest.Derm. **39**, 225 (1962)
[65] PATHAK, M. A.: Phytophotodermatitis, Chap. 32 in: Sunlight and Man, Ed: T. B. FITZPATRICK, M. A., Pathak, L. C. Harber, M. Seji; Univ. of Tokyo Press, 1974, S. 495–513
[66] PERONE, V. B. et al.: J.invest.Derm. **42**, 267 (1964)
[67] PICARDO, M. et al.: Cont.Derm. **15**, 98 (1986)
[68] PLEWIG, G. et al.: Arch.Derm.Res. **261**, 201 (1978)
[69] PRINZ, L. et al.: Derm.Mschr. **162**, 881 (1976)
[70] PUGLUSI, V.: Giorn.Ital.Derm.Sif. **92**, 237 (1951)
[71] QUADRIPUR, S. A. et al.: Hautarzt **26**, 495 (1975)
[72] RAMPONE, W. M. et al.: J.invest.Derm. **87**, 354 (1986)
[73] SAIHAN, E. M.: Brit.med.J. (1979), 20
[74] SALO, H. et al.: Cont.Derm. **7**, 9 (1981)
[75] SAMS, W. M.: Arch.Derm. **44**, 571 (1941)
[76] SCHULZ, K. H. et al.: Hautarzt **2**, 77 (1951)
[76a] SELIGMAN, P. J. et al.: Arch.Derm. **123**, 1478 (1987)
[77] SIDI, E. et al.: Press.Med. **61**, 436 (1953)
[78] SOMMER, R. G. et al.: New Engl.J.Med. **276**, 1484 (1967)
[79] STEIN, M. L. et al.: Fitoterapia **55**, 119 (1984)
[80] STRANSKY, L. E. et al.: Cont.Derm. **6**, 233 (1980)
[81] SUHONEN, R.: Cont.Derm. **3**, 127 (1977)
[82] SZEGÖ, C. et al.: Derm.Wschr. **154**, 49 (1968)
[82a] TAKASHIMA, A. et al.: Br.J.Derm. **124**, 37 (1991)
[83] TATUM, J. H. et al.: Phytochem. **18**, 500 (1979)
[84] THUNE, P. O.: Cont.Derm. **3** , 267 (1977)
[85] THUNE, P. O. et al.: Cont.Derm. **6**, 81 (1980)
[86] THUNE, P. O. et al.: Cont.Derm. **8**, 396 (1982)
[87] TOWERS, G. H. N. et al.: Cont.Derm **5**, 140 (1979)
[88] TOWERS, G. H. N.: Photosensitizers from plants and their photodynamic action. Progr. Phytochem. **6**, 183 (1980)
[89] TOWERS, G. H. N. et al.: Lloydia **40**, 487 (1977)
[90] TOWERS, G. H. N. et al.: Cont.Derm. **6**, 508 (1980)
[91] VOLDEN, G. et al.: Cont.Derm. **9**, 201 (1983)
[92] WEIMARCK, G. et al.: Planta med. **38**, 97 (1980)
[93] WENNERSTEN, G.: Acta derm.-venerol. **59**, 197 (1979)
[94] WESTPHAL, A. J. et al.: Akt.Derm. **12**, 10 (1986)
[95] WHITE, W.: New Engl.J.Med. **314**, 319 (1986)
[96] WOODS, B.: Trans.St.John's hosp.Derm. Soc. **48**, 75 (1962)
[97] WU, C. M. et al.: Appl.Microbiol. **23**, 852 (1972)
[98] ZAYNOUN, S. T. et al.: Cont.Derm. **3**, 225 (1977)
[99] ZAYNOUN, S. T. et al.: Cont.Derm. **11**, 21 (1984)

2.1.3 Allergische Kontaktdermatitis

2.1.3.1 Häufigkeit und Bedeutung pflanzlicher Kontaktdermatitiden

Über die Häufigkeit allergischer Reaktionen vom Ekzemtyp auf Pflanzen liegen keine statistischen Angaben vor. Schätzungen ist mit großer Skepsis zu begegnen, da die Zahlen sicher zu niedrig angegeben und die Dunkelziffer wahrscheinlich hoch ist [4]. Pflanzendermatitiden sind im allgemeinen recht unbekannt und werden daher in der Diagnose häufig verkannt, selbst bei allergologisch geschulten Dermatologen.

MITCHELL & ROOK geben in dem bisher umfassendsten zu diesem Thema erschienenen Werk BOTANICAL DERMATOLOGY [17] mehr als 10 000 Arten in 1405 Genera und 248 Familien an, die als Ursache einer irritativen oder allergischen Kontaktdermatitis beschrieben wurden. Nicht eingerechnet sind dabei die Giftpflanzen. Deren Vorkommen auf der ganzen Welt wird auf mehr als 189 000 geschätzt [5]. Dabei zählt die Familie der Kompositen (Korbblütler) zu derjenigen mit den wenigsten Giftpflanzen. Eine Aufstellung der im europäischen Raum als allergie-induzierend hervorgetretenen Arten weist demgegenüber die Familie der Korbblütler als die wichtigste Pflanzenfamilie mit sensibilisierenden Spezies aus *(→ Tab. 3)*.

Tabelle 3: *Übersicht zur Verbreitung von allergieinduzierenden Arten innerhalb der verschiedenen Pflanzenfamilien in Mitteleuropa.*

Familie		sensibil. Arten
Compositae (= Asteraceae)		> 200
Primulaceae		30
Alliaceae	früher	15
Alstroemeriaceae	Liliaceae	3
Amaryllidaceae		12
Apiaceae (= Umbelliferae)		12
Orchidaceae		6
Gesneriaceae		3

Die statistischen Angaben der Berufsgenossenschaften zu beruflich bedingten Phytodermatosen sind kaum zu verwerten, da sie zu wenig aufgeschlüsselt sind. Nach vorsichtigen Schätzungen leiden etwa 10–15 % der Bevölkerung an einer Pollinosis. Der Anteil der an einer allergischen Kontaktdermatitis leidenden Personen macht erfahrungsgemäß etwa 1/10 dieser Zahl aus und müßte daher zwischen 1 % und 2 % liegen. Die im privaten Bereich auftretenden, zum Teil nur als einmalige Ereignisse zu bewertenden Phytodermatosen sind wohl kaum richtig einzuschätzen. Der gegenwärtige Trend sich Pflanzen im Garten, auf dem Balkon und im Zimmer zu halten, scheint zuzunehmen. Damit verbunden steigt zwangsläufig auch der Umgang und direkte Kontakt mit Pflanzen an, der sich möglicherweise in einer leichten Zunahme von Sensibilisierungen gegenüber Pflanzen niederschlägt. Dies gilt in erster Linie für Hobbygärtner und Hausfrauen, die sich besonders intensiv mit Pflanzen beschäftigen.

Über berufsbedingte Hauterkrankungen durch Pflanzen liegen ebenfalls keine verläßlichen Zahlen vor. Epidemiologische Untersuchungen fehlen. Die den Berufsgenossenschaften gemeldeten und von diesen entschädigten Fälle bei Gärtnern, Floristen, Pflanzenzüchtern, Drogisten, Apothekern und Gemüsehändlern sind – wie oben bereits ausgeführt – nicht auszuwerten. Mit Einschränkung können hingegen die Berichte der Bundesanstalt für Unfallforschung und Arbeitsschutz aus den Jahren 1974 und 1980 [6, 7, 31] vermerkt werden. Von den 12 499 im Jahre 1974 den Berufsgenossenschaften gemeldeten beruflichen Hauterkrankungen wurden 6 952, also fast die Hälfte, als berufsbedingt anerkannt. Pflanzliche Allergene rangierten dabei an 9. Stelle bei den Männern und an 10. Position bei den Frauen. Innerhalb der Häufigkeitsverteilung der ätiologisch wichtigen Kontaktallergene lagen die pflanzlichen bei 3,49 %. Zum Vergleich sei erwähnt, daß z.B. Chromat in 55 % der Fälle als verursachendes Allergen im Epikutantest nachgewiesen wurde.

Der Forschungsbericht aus dem Jahre 1980 gibt etwas genauere Auskunft über das Auftreten von Berufserkrankungen innerhalb der einzelnen Berufsgruppen. Danach waren im Berufsstand der Gärtner pro Jahr 0,2 berufsbedingte Berufserkrankungsfälle auf 1000 Erwerbstätige zu verzeichnen. In absoluten Zahlen ausgedrückt fallen somit 14 berufsbedingte Erkrankungsfälle auf 66 000 Gärtner pro Jahr. Bei kritischer Betrachtung muß hier jedoch noch eine weitere Einschränkung vorgenommen werden, da Gärtner nicht allein mit Pflanzen, sondern noch mit einer Vielzahl anderer Noxen in Kontakt kommen. Damit fällt die durch Pflanzen nachgewiesene Kontaktallergie der Gärtner in den Bereich der – im Vergleich zu anderen – ganz selten gesehenen Berufserkrankungen.

In einer Untersuchung über pflanzenbedingte Kontaktdermatitiden auf dem Blumengroßmarkt Hamburg, der zu den größten Europas zählt, stellte OESTMANN [19] kürzlich fest, daß etwa 30 % der untersuchten Personen von insgesamt 625 Marktbeschickern des Großmarktes irritative oder allergische Hautveränderungen verschiedenster Genese aufwiesen. Die Häufigkeit der allergischen Kontaktdermatitiden auf Pflanzen lag im Testkollektiv bei 6,4 %. An erster Stelle der allergieinduzierenden Arten rangierten die Kompositen (= Asteraceae = Korbblütler), gefolgt von den Tulpen und Alstroemerien. Eine berufsbedingte Primelallergie war nur in zwei Fällen nachzuweisen. Auch Narzissen und Hyazinthen wurden für die Häufung jahreszeitlich bedingter Kontaktdermatitiden verantwortlich gemacht. Sowohl diese Befunde [11a] als auch neuere experimentelle Untersuchungen [9] ergaben jedoch, daß es sich bei den durch Narzissen verursachten Hautschäden in über 90 % der Fälle um *irritative* Kontaktdermatitiden handelt. Eine echte Narzissenallergie ist außerordentlich selten.

Einer der Gründe für das seltene Auftreten von Primelekzemen bei Gärtnern und Floristen ist die Tatsache, daß in dieser Berufsgruppe das Risiko einer Primelallergie seit Jahrzehnten bekannt ist und entsprechende Vorsichtsmaßregeln eingehalten werden. Viel häufiger sieht man jedoch eine Primelallergie bei Hausfrauen und Hobbyzüchtern, da diesen das Sensibilisierungspotential dieser Pflanze unbekannt ist. Nach eigenen Schätzungen liegt das Verhältnis von nicht-berufsbedingten zu beruflich erworbenen Primelsensibilisierungen bei 7 : 1.

Zwar wird im Zusammenhang mit dem Begriff Pflanzenallergie am häufigsten spontan an die Primel gedacht, jedoch scheint mit zunehmender Popularität der Primeln das bestehende Risiko geringer eingeschätzt zu werden. Auch die allgemeine Behauptung, daß es heute nur noch priminarme bzw. sogar „priminfreie" Primeln gäbe, scheint zu dieser Auffassung beizutragen. Daß dies trotz Aufzucht geklonter Exemplare keineswegs der Fall ist, konnte durch eigene Untersuchungen nachgewiesen werden. Danach hängt es entscheidend vom Standort und den Zuchtbedingungen ab, vor allem von der Temperatur bei der Kultivierung, ob eine Becherprimel *(Primula obconica* Hance) geringe oder hohe Mengen Primin enthält. Sowohl jahreszeitliche Schwankungen als auch Konzentrationsunterschiede von Jahr zu Jahr haben einen wesentlichen Einfluß auf die Zahl der Primelfälle. Zwischen 1977 und 1981 konnte in der Becher-Primel nur wenig Primin nachgewiesen werden. Seither schwankt die Quantität des Primins in den Primeln beträchtlich. Im Gegensatz zu einigen anderen europäischen Ländern hat die Becherprimel in Deutschland in den letzten 50 Jahren einen schweren Stand gehabt. Ein historischer Rückblick macht deutlich, daß sie wegen ihrer „giftigen" Wirkung heftig angefeindet wurde. Verschiedene Pressekampagnen führten zu einer Ächtung, wie sie für eine Pflanze wohl als beispiellos angesehen werden darf [11]. Von dieser Verunglimpfung hat sie sich erst in jüngster Zeit wieder erholt. Am Beispiel der seit ihrer Einführung im Jahre 1881 veröffentlichten Publikationen läßt sich dies gut ablesen *(→ Abb. 10)*.

Geographische Unterschiede und lokale Gegebenheiten können ein sehr unterschiedliches Bild von der Häufigkeit und Bedeutung bestimmter Phytodermatosen geben. So ist z.B. in den Niederlanden die Tulpenallergie die am weitesten verbreitete Hauterkrankung bei Gärtnern und Züchtern. Das klinische Bild der charakteristischen Veränderungen an den Händen ist in die Medizingeschichte unter dem Namen „Tulpenfinger" eingegangen [30]. Für die durch Hyazinthen und verschiedene Liliengе-

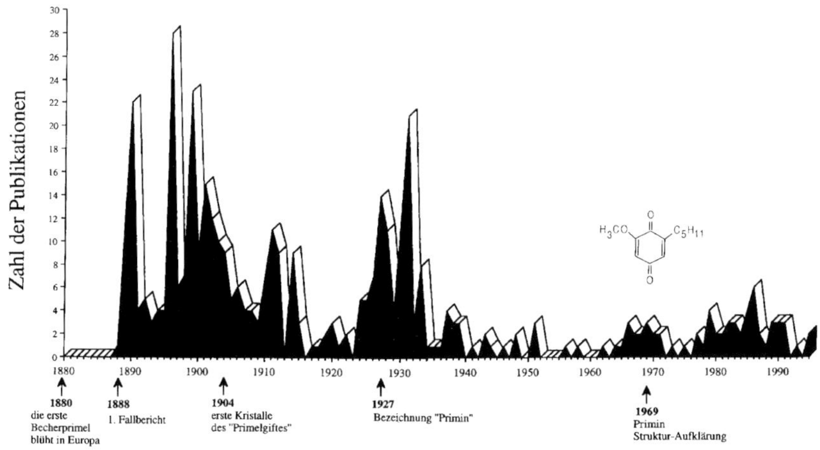

Abb. 10: Publikationen zur Primelallergie 1988–1995

wächse hervorgerufenen, meist ebenfalls berufsbedingten Hautveränderungen, prägte man in den angelsächsischen Ländern den Begriff „hyacinth itch" und „lily rash" [13].

In England und Dänemark steht die Primelallergie an erster Stelle [5, 15a]. Die bisher gründlichste Untersuchung zum Primelekzem nahm Hjorth in Dänemark vor, der von 1935 bis 1961 mehr als 48 000 Personen testete und bei 4,6 % eine Primelallergie nachweisen konnte [12]. Die Hälfte der in Skandinavien beobachteten Pflanzendermatitiden sind Primelekzeme [14]. Auch die häufig belegte Tatsache, daß wesentlich mehr Frauen an einer Primeldermatitis erkranken als Männer ist einfach und logisch damit zu erklären, daß die Primel als Zimmerpflanze meistens von (Haus-)Frauen gepflegt wird und somit ein häufigerer Kontakt mit der Pflanze besteht. Im Gegensatz zu den skandinavischen Ländern konnte Bandmann im Jahre 1973 im Münchener Raum nur einen prozentualen Anteil an Primelüberempfindlichkeit von 0,9 feststellen [2]. Neuere Zahlen aus den Jahren 1984 bis 1993, in denen Primin routinemäßig in der Standardreihe getestet wurde, belegen eine Sensibilisierungsrate von 1,8 % (57/3057) [14a] bzw. (8/444) [27a].

In den Vereinigten Staaten sind 60 bis 80 % der Bevölkerung allergisch auf „poison ivy" (Giftefeu, *Rhus toxicodendron* L.) und verwandte Arten [2, 8]. In Mitteleuropa hingegen kommt es nur ganz selten einmal vor, daß sich ein Gärtner durch den Umgang mit dem „Giftefeu" in einem botanischen Garten sensibilisiert [15]. In Ungarn überwiegt die Sonnenblumen-Allergie [22], während in Frankreich allergische Kontaktdermatitiden bei Artischokkenpflückerinnen als Berufserkrankungen im Vordergrund stehen [26]. Nur noch von historischem Interesse sind die früher zu Tausenden beobachteten Fälle von Kontaktdermatitiden bei Spargelschälern in Konservenfabriken [27] sowie Hopfenpflückern, da die zunehmende Automatisierung den direkten Kontakt mit den Noxen auf ein Minimum einschränkt. Wohl auch der Vergangenheit angehören jene Fälle von „Pyrethrum-Dermatitis", die in Kenya und anderen Ländern in jenen Produktionsstätten auftraten, in denen die Blütenköpfchen verschiedener Chrysanthemenarten (z.B. *Chrysanthemum cinerariifolium* (Trev.) Vis. = *Tanacetum cinerariifolium* (Trev.) Schultz-Bip.) zur Insektizidherstellung zerkleinert und extrahiert wurden. Schon beim Pflücken kam es zu den befürchteten und als „Pyrethrum rash" bekannten Hautveränderungen [32]. Auch beim Verbraucher löste die Verwendung von „pyrethrum"-haltigem Insektenspray und -puder eine „Pyrethrumdermatitis" aus [21].

Ein anschauliches Beispiel für die verheerenden Folgen, die die Einschleppung einer allergieinduzierenden Pflanze in ein fremdes Land haben kann, ist aus Indien zu melden. Hier hat die *Parthenium hysterophorus*-Allergie inzwischen epidemische Ausmaße angenommen. Diese aus dem tropischen Amerika und dem Süden der USA stammende und mit unserem Mutterkraut verwandte Art wurde 1956 nach Indien mit Getreide eingeschleppt und hat sich seither – begünstigt durch das Klima – so stark ausgebreitet, daß mehr als die Hälfte der indischen Bundesstaaten mit diesem Kraut zu kämpfen hat. Die Bewältigung des „Unkrautproblems" führte zu administrativen Maßnahmen von höchster Stelle, die der Pflanze den Spitznamen „Congress weed" einbrachten [10]. Bei Tausenden von Personen führte die Exposition mit den verwelkenden und in den Staub gefallenen Pflanzenteilen zu einer aerogenen Kontaktdermatitis („airborne contact dermatitis") *(→ S. 35)*, die durch die geringe Bekleidung noch weiter begünstigt wird. Eine Verstärkung durch Sonnenlicht wurde gleichfalls beobachtet [3]. Gegen die mit der Luft transportierten Pflanzenteile konnten sich auch Stadtmenschen nicht schützen. Eine Vielzahl von Personen erkrankte bei der manuellen Vernichtung durch Ausreißen und Verbrennen des Unkrautes. Die stark allergen wirksamen Inhaltsstoffe (Sesquiterpenlaktone) diese Krautes führen zu akut entzündlichen Hautveränderungen an den exponierten Arealen, die nach längerer Exposition in ein chronisches Ekzem übergehen [28]. Durch Sekundärinfektionen ist es auch zu Todesfällen gekommen [16]. Eine wirksame Bekämpfung ist nur mit arsenhaltigen Herbiziden (z.B. Ansar 529®) möglich, die eine starke Verseuchung der Umwelt zur Folge haben. In der Zwischenzeit sind auch aus Neuseeland und Australien Berichte über die Einschleppung und die unaufhaltsame Ausbreitung von *Parthenium hysterophorus* gemeldet worden [28].

Auch über die Verwendung Pflanzenextrakten und -auszügen in Kosmetika liegen keine verläßlichen Zahlen vor [18,20,24]. Eine Zunahme ist jedoch weltweit zu verzeichnen. Die Rückwendung zu Naturprodukten führt zur Wiederbelebung alter Rezepturen und Vorschriften für die Herstellung von Haus- und Volksmitteln und zum Nachdruck alter Kosmetik-Handbücher wie z.B. der Kallopistria von J. B. TROMMSDORFF aus dem Jahre 1805 [29]. Nach einer Auflistung von NATER [18] beläuft sich die Zahl der in Kosmetika eingesetzten Pflanzen auf 96. Eine Überprüfung in der Bundesrepublik ergab ebenfalls 95 Arten (eig. Ergebnisse). Den Schwerpunkt stellen dabei die Haut- und Haarpflegemittel dar. Die Wirksamkeit pflanzlicher Kosmetika ist für die Mehrzahl der Phytokosmetika aber keineswegs erbracht. Der positive Eindruck für die Behauptung der Wirksamkeit liegt viel mehr in der Tatsache begründet, daß diese Mittel sich in der Volksheilkunde seit Jahrhunderten bewährt haben. Die gleichzeitige Beschreibung und Abbildung der im Produkt enthaltenen Pflanze suggeriert dem Verbraucher psychologisch durchaus eindrucksvoll, daß das Natürliche zwangsläufig als gesund und wirksam anzusehen ist.

Auch wenn die Zahl der bisher durch direkte Einwirkung eines pflanzlichen Kosmetikums beschriebenen Kontaktdermatitiden nur langsam ansteigt, so darf dies nicht darüber hinwegtäuschen, daß das Risiko gegenwärtig – und wohl noch mehr in der Zukunft – in der Gefahr der Sensibilisierung liegt, die durch die Selbstherstellung von Tinkturen, Pinselungen, Salben und Cremes aus Pflanzen entsteht. Es ist weder etwas über die Nebenwirkungen bekannt [23], noch liegen Maßstäbe für eine gleichbleibende, standardisierte Qualität vor [25]. Ohne experimentelle Untersuchungen ist aber auch bei Phytoprodukten keine Aussage über die Hautverträglichkeit und damit über eine potentielle Sensibilisierungsgefahr zu machen.

Literatur zu Kap. 2.1.3.1

[1] ANONYMOUS: Lancet 1927 II, 582
[2] BANDMANN, H. J.: Hautarzt **24**, 240 (1973)
[2a] BAER, R.: Cutis **46**, 34 (1990)
[3] Forschungsbericht Nr. 123 der BDA Arbeitsschutz, Unfallforschung 1974

[4] CRONIN, E.: Contact Dermatitis. Churchill Livingstone, Edinburgh, London, New York, 1980
[5] CULVENOR, C. C. J.: Search **1**, 103 (1980)
[6] EGGELING, F.: Zur Epidemiologie der Berufskrankheiten. Forsch.bericht d. BDA No 254, 1980
[7] EGGELING, F.: Berufskrankheitenrisiken. Forschungsbericht Nr. 248 der BDA Arbeitsschutz, Unfallforschung, 1980
[8] EPSTEIN, W. L.: Cutis **13**, 544 (1974)
[9] GUDE, M. et al.: Cont. Derm. **19**, 1 (1988)
[10] HAUSEN, B. M.: Derm.Beruf Umwelt **26**, 115 (1978)
[11] HAUSEN, B. M.: Primelallergie. Mat.Med. Nordmark **31**, 57–76 (1979)
[11a] HAUSEN, B. M., OESTMANN, G.: Dermatosen **36**, 117 (1988)
[12] HJORTH, N.: Trans.St.John's Hosp. Derm.Soc. **52**, 207 (1966)
[13] HJORTH, N. et al.: Brit.J.Derm. **80**, 696 (1968)
[14] HJORTH, N.: Fortschr. Derm. Venerol. **6**, 75 (1970), Springer Heidelberg, 1970
[14a] INGBER, A. et al.: Cont.Derm. **23**, 15 (1990)
[15] IPPEN, H.: Derm.Beruf Umwelt **31**, 140 (1983)
[15a] LOGAN, R. A. et al.: Cont.Derm. **19**, 68 (1988)
[16] KRISHNAMURTHY, K.: Pestic. **10**, 33 (1976)
[17] MITCHELL, J. C. & ROOK, A.: Botanical Dermatology, Greengrass Vancouver, 1979
[18] NATER, J. P. & de GROOT, A. C.: Unwanted effects of cosmetics and drugs. Excerpta Medica, Amsterdam, 1983
[19] OESTMANN, G.: Untersuchungen zur Häufigkeit von berufsbedingten allergischen Hauterkrankungen auf dem Blumengroßmarkt Hamburg. Med. Dissertation, Hamburg, 1985
[20] PROSPERIO, G. et al.: Relata Technica **15**, 63 (1983)
[21] RAMIREZ, M. A.: J. Allergy **1**, 148 (1930)
[22] RAVNAY, T. et al.: Zbl. H.u.G. **92**, 320 (1955)
[23] RÖDER, E.: Dtsch.Apoth.Ztg **122**, 2081 (1982)
[24] RUDOWSKA, J. et al.: Ärztl. Kosmetol. **16**, 56 (1986)
[25] SCHMIDINGER, O.: Seifen, Öle, Fette, Wachse **122**, 3 (1986)
[26] SIDI, E. et al.: Presse méd. **58**, 382 (1950)
[27] STERNTHAL, A.: Derm.Wschr. **80**, 254 (1925)
[27a] TABAR, A. I. et al.: Cont. Derm. **30**, 47 (1994)
[28] TOWERS, G. H. N. et al.: Cont.Derm. **9**, 465 (1983)
[29] TROMMSDORFF, J. B.: Kallopistria oder die Kunst der Toilette für die elegante Welt. Henningsche Buchhandlung, Erfurt, 1805 (Nachdruck, Leipzig 1981)
[30] VERSPYK-MIJNSSEN, G. A. W.: Pathogenesis and causative agent of „tulip finger". Brit.J.Derm. **81**, 737–45 (1969)
[31] WENDE, E. und EGGELING, F.: Schwerpunkte der Berufskrankheiten in der BRD. Forschungsbericht Nr. 123 der BDA Arbeitsschutz, Unfallforschung 1974
[32] ZUCKER, A.: Pyrethrum Post **8**, 7 (1966)

2.1.3.2
Immunologische Aspekte der allergischen Kontaktdermatitis

Unter A l l e r g i e versteht man

> „eine in zeitlicher, qualitativer und quantitativer Hinsicht *erworbene, spezifische* Reaktionsveränderung des Organismus auf der Basis einer pathogenen Immunreaktion".

Die Allergie vom verzögerten Typ, auch Kontaktallergie, Allergie vom Ekzemtyp oder Typ-IV-Reaktion genannt [1] ist durch die Tatsache gekennzeichnet, daß die Reaktion im Gegensatz zur Sofortreaktion (Allergie vom Frühtyp, IgE-vermittelte Allergie, Typ-I-Reaktion [1]) mit einer starken Verzögerung nach dem Kontakt mit dem Allergen auftritt. Gewöhnlich beträgt diese Verzögerung 12 bis 24 Stunden, sie kann sich aber auch auf 48 bis 96 Stunden erstrecken. Bevor sich eine Allergie vom verzögerten Typ entwickelt, bedarf es *mindestens eines* vorherigen Kontaktes – in der Regel jedoch mehrerer Kontakte – mit dem allergieinduzierenden Stoff (Kontaktallergen, Sensibilisator),

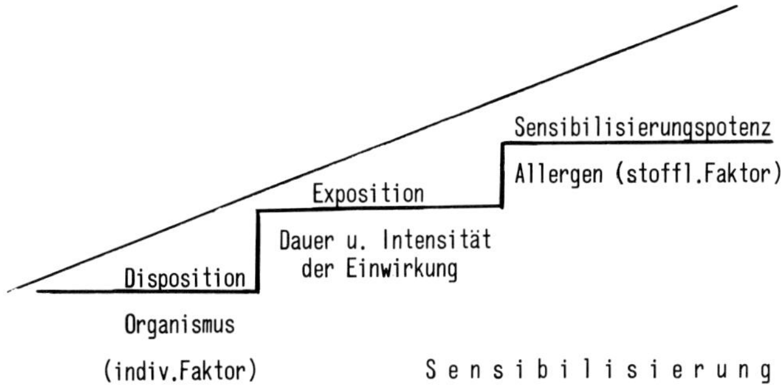

Abb. 11: Die drei Faktoren der Sensibilisierung

ehe es zur spezifischen Umstimmung des Organismus kommt. Diesen Vorgang bezeichnet man als Sensibilisierung. Zwischen dem Erstkontakt mit dem Allergen und dem Auftreten der ersten klinisch sichtbaren Reaktionen vergehen unterschiedlich lange Zeiträume, die der Organismus für die spezifische Umstimmung benötigt. Diese Induktionsphase oder Latenzzeit beträgt je nach unterschiedlicher Reaktionsbereitschaft des Individuums (die wiederum einer genetischen Kontrolle unterliegen kann) Tage, Wochen, Monate und sogar Jahre. Sie verläuft klinisch stumm.

Generell ist die allergische Reaktion immer spezifisch. Sie richtet sich gegen einen oder mehrere fremde Stoffe, die bei der Kontaktallergie in der Regel niedermolekular sind, und läßt andere, gegenüber denen zur gleichen Zeit eine ebensogroße Exposition besteht, unbeachtet. Diese niedermolekularen Fremdstoffe wirken als Haptene. Sie werden erst durch die Bindung an körpereigenes Eiweiß zu Allergenen. Die Spezifität kann in Einzelfällen so differenziert sein, daß sich z.B. bei optischen Antipoden oder Isomeren die erworbene Sensibilisierung nur gegen eine der beiden Formen richtet. Neben individuellem Faktor und Spezifität haben Zeit, Quantität und Qualität des Allergens einen wesentlichen Einfluß auf das Entstehen einer Allergie *(→ Abb. 11)*. Während Allergene mit hohem Sensibilisierungsvermögen bereits nach wenigen Expositionen eine Sensibilisierung induzieren, können mittelstarke und schwache Allergene über längere Zeiträume in den Organismus eindringen, ohne daß es zur Entwicklung einer spezifischen Hypersensitivität kommt. Intensität und Häufigkeit der Einwirkung des Allergens bestimmen daher wesentlich den Erwerb einer Allergie, worauf besonders bei berufsbedingter Exposition gegenüber potentiellen Noxen zu achten ist.

Als Antwort auf dem antigenen Reiz werden – im Gegensatz zur Bildung spezifischer Antikörper beim Frühreaktionstyp – beim verzögerten Typ T-Lymphozyten aktiviert. Der T-Lymphozyt exprimiert auf seiner Oberfläche Glykoproteine (Oberflächenmarker, Membranoberflächenantigene, Oberflächenrezeptoren), mit denen er nicht nur seinesgleichen und andere Zellen, sondern auch Allergene in Verbindung mit körpereigenem Protein erkennt. Makrophagen, Langerhans-Zellen, Keratinozyten und möglicherweise noch andere Zellen gehören zu jenen Zellpopulationen in der Haut, die im Verlauf einer immunologischen Reaktion vom verzögerter Typ involviert sind und einen fremden, eingedrungenen Stoff über einen Rezeptor an ihrer Oberfläche an sich binden und dem T-Lymphozyten präsentieren können. Besonders spezialisiert für diese Aufgabe des Bindens und Präsentierens haben sich die Langerhans-Zellen in der Epidermis *(→ Abb. 12)*. Nach Durchtritt durch das Stratum corneum und Eindringen in die Epidermis konzentriert sich das Kontaktallergen auf der Oberfläche der mit vielen Dendriten ausgestatteten und in der Epidermis weit verzweigten Langerhans-Zellen. In Verbindung mit dem Oberflächenmarker, der beim Men-

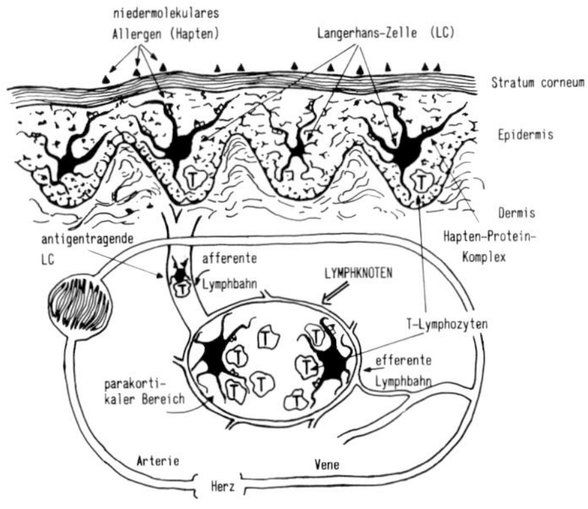

Abb. 12: Immunologischer Hintergrund bei der Entstehung einer Kontaktallergie

schen von den D/DR-Loci des HLA-Systems kodiert wird, präsentiert die Langerhans-Zelle das niedermolekulare Allergen dem Erkennungsrezeptor des T-Lymphozyten.

Die Hapten-Protein-Bindung ist bei starken Kontaktallergenen eine echte chemische, d.h. kovalente Bindung. Durch Freisetzung von chemischen Faktoren mit Signalfunktion (z.B. Interleukin I und Interleukin II, Interferon) wird der T-Lymphozyt aktiviert. Er wandert zusammen mit der Langerhans-Zelle über die Lymphbahnen in die nächstliegenden Lymphknoten, wo er proliferiert und sich ausdifferenziert.

Zahlreiche neue Lymphozyten, ausgestattet mit dem spezifischen Rezeptor für das eingedrungene, gebundene und erkannte Allergen (Effektorzellen) verlassen anschließend die Lymphknoten und verteilen sich im Organismus. Ein Teil der aktivierten T-Lymphozyten verbleibt als langlebige Gedächtniszelle im Organismus und zeichnet damit für die zum Teil lebenslang bestehende Kontaktallergie verantwortlich. Damit ist die Induktionsphase abgeschlossen, der Organismus befindet sich im Sensibilisierungszustand. Tritt nach abgeschlossener Sensibilisierung erneuter Allergenkontakt auf, so kommt es zu Entzündungsreaktionen durch Freisetzung verschiedener Faktoren (Lymphokine, Zytokine). Lymphozyten, Makrophagen und Leukozyten werden an den Ort der Allergenapplikation gelockt, dort festgehalten und selbst zur Freisetzung vieler weiterer Mediatoren angeregt. Am Ende der Freisetzung der Mediatoren finden sich wiederum Faktoren, die schließlich auch die Entzündungsreaktion zum Abklingen bringen.

Im akuten Sensibilisierungszustand sammeln sich Langerhans-Zellen dicht unter dem Stratum corneum und warten mit nach oben gerichteten Dendriten in einer Art Lauerstellung *(→ Abb. 13)* auf das eindringende Allergen, um es abzufangen. Diese Aufgaben können – wie man heute weiß – im akut-entzündlichen Stadium auch Keratinozyten übernehmen, die zu diesem Zweck HLA-D/DR-Determinanten auf ihrer Oberfläche exprimieren. Zusammengenommen bestimmen alle Vorgänge, die bei diesem Geschehen dicht unter der Hornschicht in der Epidermis, d.h. direkt darunter ablaufen, das eigentliche, klinische Bild der allergischen Entzündungsreaktion. Dabei ist das Immunsystem so eingerichtet, daß eine einmal initiierte Reaktion keineswegs zu einer steten Verstärkung führen muß: im Gegenteil: die über T-Suppressorzellen gesteuerte Gegenregulation wird bereits beim Initialkontakt mit dem Allergen aktiviert. T-Suppressorzellen hemmen die Proliferation und setzen damit einen Gegenmechanismus in Gang, der zu einer aktiven spezifischen Immuntoleranz führen kann. Nach heutigen Erkenntnissen entscheidet bei der Erstexposition die Art und Weise sowie die Menge der Allergene darüber, ob neben dem Effektor – auch der Suppressormechanismus aktiviert wird.

Verläuft der Weg des Kontaktallergens in den Organismus *nicht* über die Haut, d.h. findet keine Präsentation des Stoffes durch Langerhans-Zellen oder Makrophagen statt, so kommt es zu einer Aktivierung des Suppressormechanismus, da die Stoffe an andere Zellen gebunden und präsentiert werden. Dies erklärt möglicherweise, warum Kontaktallergene bei oraler und parenteraler Applikation – oder wenn sie in so großen Mengen auf die Haut ge-

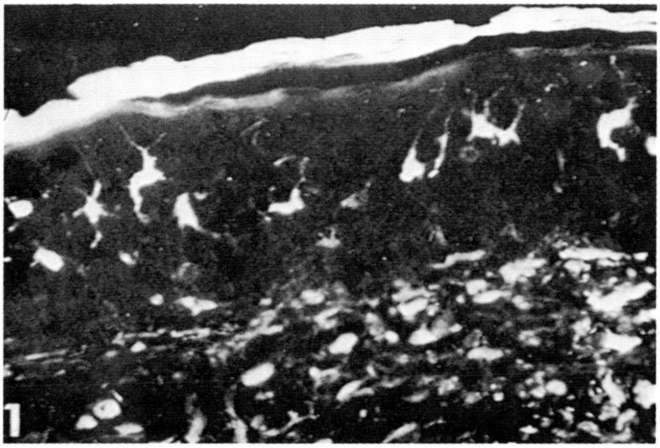

Abb. 13: Nach oben gerichtete Dendriten von Langerhans-Zellen (Mit freundlicher Genehmigung von B. Falck, Stockholm)

langen, daß sie nicht mehr abgefangen, sondern an den Langerhans-Zellen vorbeigeschleust werden – toleriert werden.

Literatur zu Kap. 2.1.3.2

[1] COOMBS R. R. A., GELL, P. G. H.: Clinical aspects of immunology, Hrsg.

[2] GELL, P. G. H., COOMS, R. R. A., LACHMAN, P. J.: Blackwell, Oxford, 1975

[3] HAUSEN, B. M.: Die Inseln des Paul Langerhans. Ueberreuter-Wiss. Verlag, Wien 1988

[4] SCHULER, G.: Epidermal Langerhans cells. CRC Press, Boca Raton, Fla, 1991

2.2
Klinik der Kontaktdermatitis

2.2.1
Klinische Aspekte der allergischen Kontaktdermatitis

Gelangt ein pflanzliches Allergen von außen auf die Haut, so kann es eine Entzündung im Sinne eines Ekzems – heute spricht man von Kontaktdermatitis – oder eine Kontakt-Urtikaria verursachen. Die zu den allergischen Frühreaktionen zu rechnende Kontakturtikaria wird von einer Reihe von Pflanzenarten hervorgerufen, auf die im nächsten Band eingegangen werden soll. Es sei jedoch auf die Übersicht von LAHTI [22] verwiesen. Während eine *obligat irritierende*, d.h. von vornherein hautreizende Noxe bei *jedem* Individuum zu einer Kontaktdermatitis führt (irritative Kontaktdermatitis), wirken weniger irritative Noxen nur dann in gleicher Weise, wenn sie über längere Zeiträume wiederholt auf die Haut gelangen und/oder die Haut individuell unterschiedlich empfindlich ist (toxisch-degeneratives oder chronisch-kumulatives Ekzem). Im Falle des *allergischen* Kontaktekzems ist eine *Sensibilisierung* gegenüber dem Allergen Voraussetzung für dessen Auslösung. Bei nicht-sensibilisierten Personen bleibt eine Applikation des Allergens auf die Haut negativ. Beim Allergiker führt die ständig wiederholte Exposition zu reproduzierbaren, in ihrer Ausprägung sich verstärkenden Reaktionen. Anders ausgedrückt bedeutet dies, daß bei jedem erneuten Kontakt mit dem Allergen die für die Auslösung der allergischen Reaktion notwendige Menge des Allergens geringer wird. Bei hochgradigem Sensibilisierungszustand genügt es, daß die sensibilisierte Person einen Raum betritt, in dem die für sie schädigende Pflanze steht. Ohne daß die Pflanze berührt wird, kann dann z.B. durch aerogene Übertragung – eine Reaktion ausgelöst werden.

Das Kontaktekzem entwickelt sich gewöhnlich an jenen Hautpartien, an denen der Kontaktstoff direkt mit der Haut in Berührung kommt (Kontakt-Allergie). Bei Floristen, Gärtnern und Pflanzenzüchtern treten die ekzematischen Veränderungen am häufigsten an den Fingern, Händen, Unterarmen, im Gesicht, V-Ausschnitt und Nacken auf. Gelegentlich wird das Allergen auch mit den Händen auf andere Körperteile ungewollt übertragen (z.B. in den Genitalbereich). Allergenhaltige Pflanzenteile können auch zwischen die Kleidung und die Haut gelangen und dort zu lokal begrenzten Ekzemherden führen. Dies geschieht z.B., wenn Pflanzenmaterial hochgewirbelt wird und in den Ärmel, in den Hosenbund, von unten in das Hosenbein oder in die Schuhe gelangt.

In einigen Fällen ist die Lokalisation so charakteristisch für den Einwirkungsbereich des Allergens, daß sie einen eigenen Namen erhalten hat. Als Beispiel sei der „Tulpenfinger" der Tulpen-, Lilien- und Alstroemerienzüchter genannt.
Innerliche Zufuhr bewirkt bei hochgradig Sensibilisierten gelegentlich eine generalisierte Reaktion in Form eines Exanthems.
Zu Beginn der sich entwicklenden Allergie werden zunächst die Fingerzwischenräume und Handrücken in Mitleidenschaft gezogen. Eine Reaktion der Handinnenflächen ist dagegen seltener, da diese durch die dickere Hornschicht besser gegen das Eindringen der Allergene geschützt sind. Zunächst kommt es zu einer Rötung, Ausbildung von kleinen Bläschen und Schwellung. Hauptmerkmal der subjektiven Mißempfindungen ist ein starker Juckreiz. Die Bläschen und Blasen platzen später auf, erodieren, fangen an zu nässen und trocknen schließlich unter Hinterlassung von Krusten ein. Schuppenbildung weist schon auf einen beginnenden Heilungsprozeß hin. Ein Erythem ist noch über längere Zeit zu beobachten.
Wiederholter Kontakt führt zu einer Exazerbation der Veränderungen, die sich von anfangs ein- bis fünfmarkstückgroßen Herden über die ganze Hand, die Unterarme und schließlich über noch größere Flächen ausdehnen können

(Generalisierung). Häufig geht eine deutliche Schwellung damit einher *(→ Abb. 14)*. Bei sich ständig wiederholendem Allergenkontakt geht das allergische Kontaktekzem schließlich in einen chronischen Zustand über. Dieser ist durch eine verstärkte entzündliche Hautverdickung, Verhornung, Lichenifikation und Vergröberung der Hautfelderung charakterisiert.

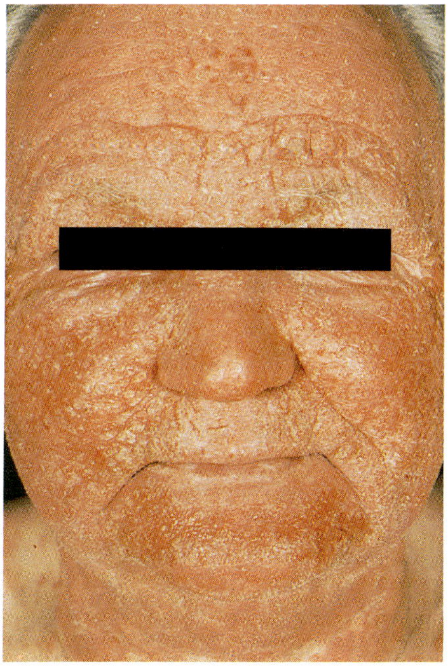

Abb. 14: Schwere Gesichtsdermatitis

Aerogene Kontaktdermatitis

Eine besondere Form der Kontaktdermatitis (KD) stellt die aerogene Kontaktdermatitis dar („airborne contact dermatitis", ABCD). Dieser Begriff wurde in den dreißiger Jahren in den USA geprägt [19] und beruht auf der Beobachtung entzündlicher Hauterscheinungen an den unbekleideten und lichtexponierten Hautpartien, die durch Kontakt mit frei in der Luft herumfliegenden, welken, vertrockneten und abgefallenen Pflanzenteilen sensibilisierender Arten entstehen. Bevorzugte Orte der Manifestation sind das Gesicht, der Halsausschnitt, Hän-

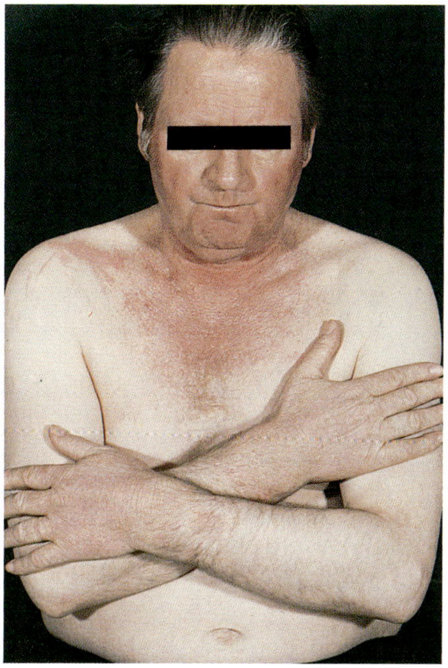

Abb. 15: Aerogene Kontaktdermatitis

de und Unterarme *(→ Abb. 15)*. Anamnestisch ist dieser Sensibilisierungsmodus etwas schwieriger zu erfassen, da ekzematische Veränderungen oder Folgeerscheinungen an lichtexponierten Körperpartien auch unter der Diagnose „Lichtdermatose", „polymorphe Lichtdermatose", „Persistierende Lichtreaktion" und „aktinisches Retikuloid" geführt werden. Daß eine Kontaktallergie gegenüber Pflanzen dahinterstecken kann und Licht häufig nur eine sekundäre Rolle spielt, wird oft verkannt und führt gelegentlich zu einer falschen Behandlung des Patienten. Ein wichtiges Unterscheidungsmerkmal zur Abgrenzung der aerogenen KD gegenüber rein phototoxischen bzw. photoallergischen Dermatitiden ist die Beobachtung, daß bei der ABCD die ekzematischen Veränderungen fast immer *auch* an den Oberlidern und retroaurikulär auftreten. Dabei ist vor allem der Bereich unterhalb des Kinns, wohin gewöhnlich kein Licht gelangt, *nicht* ausgespart. Nach statistischen Berechnungen ist die betroffene

Personengruppe bereits mindestens 39 Jahre alt und hält sich besonders viel im Freien auf [6, 13, 14, 14a, 17a, 19]. In den älteren amerikanischen Arbeiten werden in diesem Zusammenhang besonders Straßenbau und Telegrafenarbeiter genannt. Charakteristisch für den Verlauf der ABCD ist im Anfangsstadium ein Beginn der Veränderungen im Frühjahr, eine Verstärkung im Sommer und das Ausklingen im Herbst. Werden anfangs nur 3–4 Monate als Dauer der Dermatitis beobachtet, so dehnt sich die Periode im weiteren Verlauf der Erkrankung von April bis Ende Oktober aus, um schließlich in eine perenniale Dermatitis überzugehen (chronisches Ekzem). Von ROOK [16] 1962 und HJORTH et al. [13] 1976 nach dem 2. Weltkrieg auch in Europa beschrieben, wurde die ABCD auch in Deutschland [14, 18] in den letzten Jahren häufiger beobachtet. Der diagnostizierte Personenkreis umfaßt Landwirte, Hobbygärtner und Hausfrauen. Als Ursache der Kontaktallergie werden die in der Luft schwebenden und auf die unbekleideten Körperteile gelangenden Achänen (Früchte), Härchen und andere, beim Verwelken zu Staubpartikeln zerfallenden Pflanzenteilen gefunden. Eigene Trocknungsversuche unter Glas (→ *Abb. 16)* mit Schafgarbe, Rainfarn, Beifuß, Löwenzahn und Mutterkraut bestätigen, daß in den am Boden aufgefangenen Pflanzenteilen sensibilisierende Pflanzeninhaltsstoffe, z.B. Sesquiterpenlaktone, dünnschichtchromatographisch nachgewiesen werden können [11]. Dies gilt bei einigen Arten auch für deren Pollen, z.B. beim gewöhnlichen Beifuß *Artemisia vulgaris* L. (unveröff.).

Als eindrucksvolles Beispiel einer aerogenen Kontaktdermatitis sei hier die bereits im *Kapitel 2.1.3.1* besprochene *Parthenium hysterophorus*-Allergie noch einmal in Erinnerung gerufen. Die höchste Konzentration an allergen wirksamen Sesquiterpenlaktonen vom Typ Parthenin (**8**) und Ambrosin (**9**) fand man in den Blütenköpfchen und feinen Härchen der Unter- und Oberseite der Blätter (bis 5 %) [15]. Die

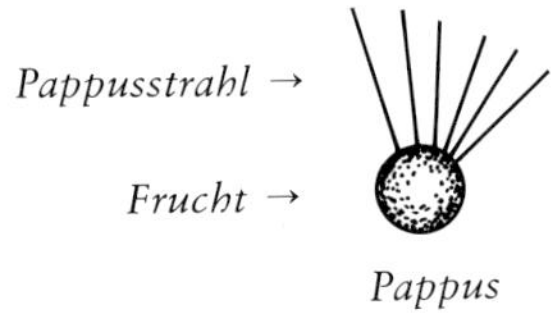

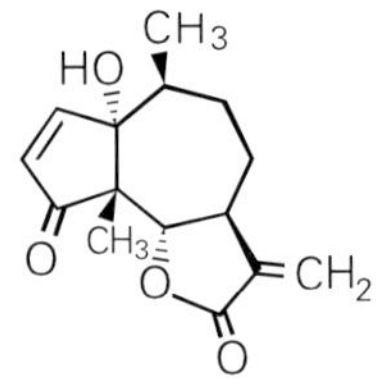

8 *Parthenin*

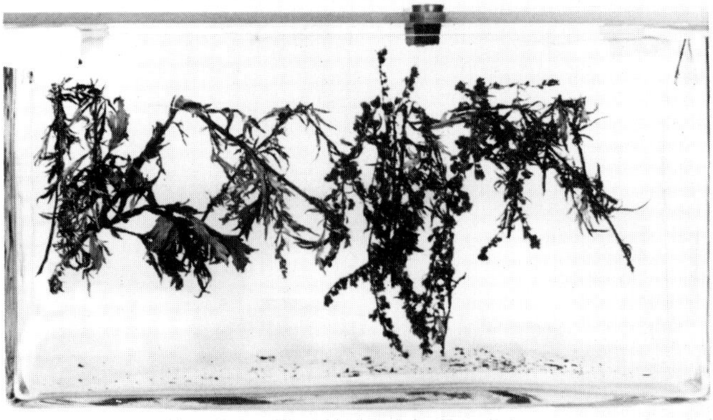

Abb. 16: Trocknungsversuch mit Kompositen (Beifuß)

Härchenexsudate wiesen dabei ein Maximum an Allergenkonzentration auf.

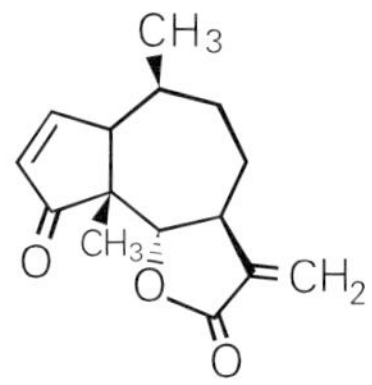

9 *Ambrosin*

In einigen Arten mit Windverbreitung lassen sich die allergie-induzierenden Verbindungen in den Achänen und sogar in den davon abgetrennten Pappusstrahlen chromatographisch nachweisen. Die Versuche zeigen, daß die Voraussetzungen für eine aerogene Kontaktdermatitis nicht auf die warmen Länder beschränkt, sondern auch bei uns – wenn auch in geringerem Maße – durchaus gegeben sind.

Die Frage, ob die bei der ABCD bestehenden ekzematischen Veränderungen durch Lichtexposition verstärkt werden, kann aufgrund neuerer Kenntnisse über die Chemie der Inhaltsstoffe von Asteraceae (= Compopsitae) und einiger anderer Pflanzenfamilien als geklärt gelten. Eine photoaktive Wirkung von Sesquiterpenlaktonen konnte weder von TOWERS et al. [20], noch von uns festgestellt werden. Unter 65 ausgewählten Sesquiterpenlaktonen aus Kompositenarten ergab allein Glaucolid G (**10**) im *Candida*-Test einen Hinweis auf eine phototoxische Wirkung.

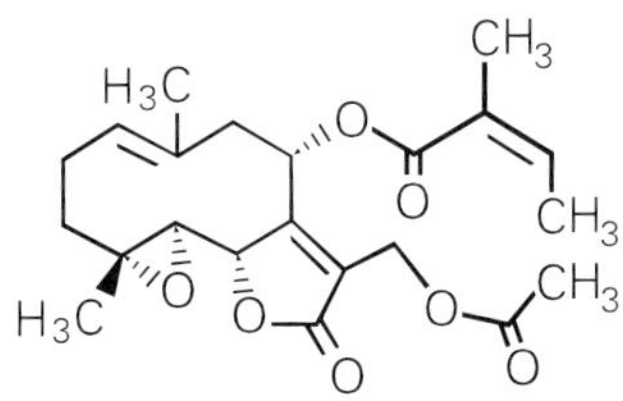

10 *Glaucolid G*

Mit Alantolakton, Parthenolid, Ambrosin oder Parthenin sensibilisierte Meerschweinchen, die nach Exposition mit dem verursachenden Kontaktallergen auf der Flanke dem Sonnenlicht ausgesetzt wurden, zeigten auch nach vier Stunden intensiver Bestrahlung (Hochsommer) keine Verstärkung der Testreaktionen (unveröff.). Damit scheiden die Sesquiterpenlaktone wegen Fehlens einer photoaktiven Wirkung aus. Der in älteren Arbeiten so häufig beschriebene Eindruck der Verstärkung von Ekzemreaktionen durch Sonnenexposition bei Kompositenallergikern konnte in neuen Mitteilungen nicht immer bestätigt werden [10,14]. Insbesonders nicht bei Reaktionen auf Schafgarbe und Rainfarn. Diese im Kompositen-Mix von der deutschen Photopatchtest-Gruppe über 5 Jahre geprüften Pflanzen zeigten trotz Belichtung an 1129 Patienten keine Verstärkung durch UV-Licht [13a]. Daß es dennoch zu solchen Beobachtungen kommen kann, ist auf die Tatsache zurückzuführen, daß noch eine zweite Gruppe von Inhaltsstoffen [10, 14] in den gleichen Familien, besonders aber in den Kompositen vorkommt, die eine phototoxische Reaktion provozieren kann. Polyacetylene und acetylenische Thiophenderivate (**11, 12**), die in

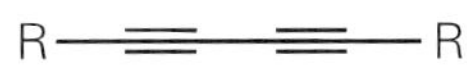

11

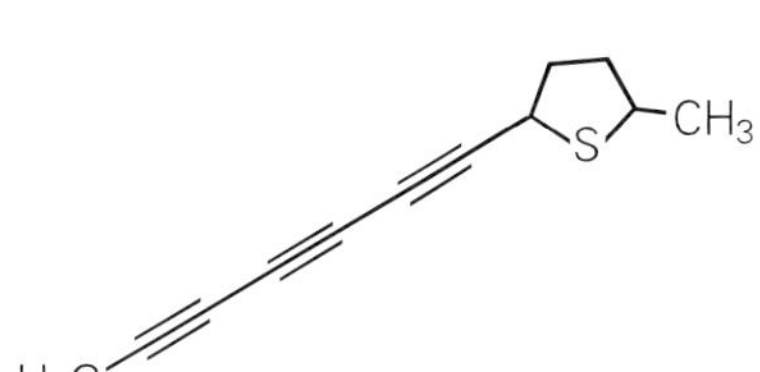

12

der Kompositenfamilie ihre größte Verbreitung haben [5], gelangen dabei gemeinsam mit den Sesquiterpenlaktonen durch die mit der Luft übertragenen Pflanzenpartikel auf die Haut.

Die durch diese Gruppe (Sesquiterpenlaktone) verursachte allergische Entzündungsreaktion wird durch die parallel entstehende phototoxische Reaktion auf die zweite Gruppe (Polyacetylene) bei gleichzeitiger Lichteinwirkung verstärkt und erweckt damit den Eindruck einer durch Licht bedingten oder verstärkten Dermatitis, („Lichtreaktion"), gelegentlich sogar eines aktinischen Retikuloids. Allerdings ist keineswegs sicher, daß die im *Candida*-Test [7] als phototoxisch oder antibiotisch wirksam erkannten Polyacetylene auch für die beim Patienten mit aerogener Kontaktdermatitis beobachtete Reaktionsverstärkung durch Lichteinfluß immer verantwortlich zu machen sind. Ein Beweis ist bisher nur für das Thiophenderivat α-Terthienyl erbracht worden [21]. Einige Beobachtungen von ARLETTE & MITCHELL [4] sprechen allerdings dafür, daß diese Stoffgruppe (Polyacetylene) hauptsächlich für die Reaktionesverstärkung durch Lichteinfluß verantwortlich ist. Das aktinische Retikuloid wurde bisher immer im Sinne einer persistierenden, sich im Laufe der Zeit verselbständigenden, ehemals wahrscheinlich photoallergisch-induzierten Lichtreaktion gedeutet.

FRAIN-BELL, ADDO und andere [1, 3, 8, 9, 10, 13, 14, 17] wiesen nach, daß eine häufig unterschätzte Zahl von Patienten mit aktinischem Retikuloid – in einigen Fällen waren es bis zu 85 % der Patienten [9] – allergisch auf Kompositenextrakte und Kompositeninhaltsstoffe (Sesquiterpenlaktone) reagiert. Dies bestätigt den seit langem gehegten Verdacht, daß beim aktinischen Retikuloid auch lichtunabhängige Sensibilisierungen ätiologisch eine Rolle spielen. Da die licht- und luftexponierten Hautpartien weitgehend identisch sind, ist eine rein morphologisch und lokalisationsorientierte Differenzierung nicht möglich. Unbelichtete und belichtete Epikutantests mit den relevanten Noxen sind daher zur differentialdiagnostischen Abgrenzung notwendig. Hierbei ist nicht allein an Kompositen und andere Wildkräuter zu denken, sondern es sollten auch Aromastoffe, etherische Öle und andere flüchtige Sensibilisatoren [12] in die Testung einbezogen werden [2].

Literatur zu Kap. 2.2.1

[1] ADDO, H. A. et al.: Brit.J.Derm. **103**, Suppl. **18**, 20 (1980)

[2] ADDO, H. A. et al.: Brit.J.Derm. **107**, 261 (1982)

[3] ADDO, H. A. et al.: Photodermatol. **2**, 68 (1985)

[4] ARLETTE, J., MITCHELL, J. C.: Cont. Derm. 7, 129 (1981)

[5] BOHLMANN, F., BURCKHARDT, T., ZDERO, C.: Naturally occuring acetylenes. Academic Press, London, New York, 1973

[6] BRUNSTING, L. A., WILLIAMS, D. H.: JAMA **106**, 153 (1936)

[7] DANIELS, I.: J.invest.Derm. **44**, 259 (1965)

[8] FRAIN-BELL, W. et al.: Brit.J.Derm. **101**, 491 (1979)

[9] FRAIN-BELL, W., JOHNSON, B. E.: Brit.J.Derm. **101**, 503 (1979)

[10] FRAIN-BELL, W., JOHNSON, B. E.: Brit.J.Derm. **101**, Suppl. **17**, 23 (1979)

[11] HAUSEN, B. M.: Allergol. **2**, 143 (1979)

[12] HAUSEN, B. M.: J.Am.Acad.Derm. 7, 500 (1982)

[13] HJORTH, N. et al.: Brit.J.Derm. **95**, 613 (1976)

[13a]HÖLZLE, E. et al.: J.Am.Acad.Dermatol. **25**, 59 (1991)

[14] MENSING, H. et al.: Hautarzt **36**, 398 (1985)

[14a]MURPHY, G. M. et al.: Photodermatol. 7, 38 (1990)

[15] RODRIGUEZ, E. et al.: Experientia **32**, 236 (1976)

[16] ROOK, A.: Practitioner **188**, 627 (1962)

[17] SCHMIEDEKAMPF, G. et al.: Derm.Beruf Umwelt **26**, 95 (1978)

[17a]SCHWANITZ, H. J. et al.: Z Hautkr. **63**, Suppl. **4**, 70 (1988)

[18] SENFF, H. et al.: Akt.Derm. **12**, 153 (1986)

[19] SHELMIRE, B.: South.Med.J. **33**, 337 (1940)

[20] TOWERS, G. H. N. et al.: Lloydia **40**, 487 (1979)

[21] TOWERS, G. H. N. et al.: Cont.Derm. **5**, 140 (1979)

[22] LAHTI, A.: Contact urticaria to plants. Clinics in Dermatology Vol. **4**, No 2, 127–136 (1986) J. P. Lippincott, Philadelphia

2.2.2 Diagnose der allergischen Kontaktdermatitis

Eine erworbene Kontaktallergie, die durch den wiederholten Umgang mit dem verursachenden Allergen hervorgerufen und anschließend durch gelegentlichen Kontakt unterhalten wird, kann experimentell an der Haut durch Zufuhr geringer Mengen des Allergens nachgewiesen werden. Jeder Testuntersuchung sollte eine ausführliche und genaue Erhebung der Anamnese vorausgehen. Als übliche diagnostische Maßnahme zum Nachweis einer Kontaktallergie dient der Epikutantest (Läppchentest, Patchtest). Bei diesem wird die verdächtigte Substanz oder das zu testende Material in *subirritativer* Konzentration unter Okklusivbedingungen für 24 Stunden auf die Haut gebracht. Bevorzugter Testort ist der Rücken, jedoch können auch Oberarm und Oberschenkel benutzt werden. Die Ablesung der Testreaktion erfolgt eine halbe Stunde nach Abnahme des Testpflasters (24 Stunden) sowie nach 48 und 72 Stunden. Die Erfolgsreaktion wird nach obenstehendem, halbquantitativen Schema bewertet [2]. Aufgrund von Empfehlungen der Deutschen Kontaktallergiegruppe (DKG) wird die Beurteilung von Epikutantestreaktionen seit März 1992 nach folgendem Schema vorgenommen:

Symbol	Bedeutung
–	negativ
?x	nur Erythem, kein Infiltrat; vom Untersucher nicht zu beurteilen, ob allergisch oder irritativ
?a	nur Erythem, kein Infiltrat; vom Untersucher als allergisch eingeschätzt
+	Erythem, Infiltrat, evtl. diskrete Papeln
++	Erythem, Infiltrat, Papeln, Vesikel
+++	Erythem, Infiltrat, konfluierende Vesikel

Bei stark wirksamen Allergenen zeigt sich bereits bei der Erstablesung eine positive Reaktion. In vielen Fällen treten die Reaktionen jedoch erst nach 72, 96 Stunden oder noch später auf. Daher sollte grundsätzlich nicht auf die Spätablesung verzichtet werden, um stark verzögert auftretende Reaktionen nicht zu übersehen.

Viele Kontaktallergene, besonders jene mit hohem Sensibilisierungsvermögen, können bei Überschreiten einer für sie spezifischen Konzentration, eine irritative („toxische")* Reaktion auslösen. Klinisch ist diese von einer allergischen Testreaktion nicht ohne weiteres zu unterscheiden. Die Interpretation der Testbefunde bedarf einer langen Erfahrung und ist daher unbedingt dem allergologisch geschulten Fachmann zu überlassen.

Beim Epikutantest mit Pflanzen stellt sich die Frage, ob mitgebrachtes frisches Material (Blüten, Blatt, Stengel, Knolle) direkt getestet werden darf, oder ob man erst einen Extrakt mit entsprechenden Verdünnungsstufen auf die Haut aufbringen soll, um eine evtl. bestehende Kontaktallergie nachzuweisen. Da die Konzentration der allergen wirksamen Pflanzeninhaltsstoffe von Art zu Art sowie in Abhängigkeit von Standort, Klima, Jahreszeit usw. starken Schwankungen unterliegt, besteht die Gefahr, daß die direkte Testung von Pflanzen mit bekannten hochpotenten oder noch völlig unbekannten Kontaktallergenen eine irritative, gelegentlich sogar bullöse Testreaktion oder eine Verätzung auslösen kann. Daher ist Vorsicht geboten. Dringend abzuraten ist von der direkten Testung folgender Arten:

Alstroemerie (alle Teile)
Becherprimel
Tulpe, Lilie (alle Teile)
Zwiebel
Knoblauch
Iris
Hyazinthe
Narzisse
Weihnachtsstern (Milchsaft)
„Croton" (Milchsaft)

Auch Chrysanthemen können gelegentlich irritative Reaktionen verursachen. Liegt im Pflanzenmaterial eine unbekannte, meist aber zu hohe Konzentration des allergenen Inhaltsstoffes vor, so kommt es, wie bereits erwähnt, zu einer „falsch positiven" (= irritativen) Reaktion, die nicht als Nachweis einer Kontaktallergie gewertet werden kann. Darüber hinaus besteht die Möglichkeit, daß die Testperson durch diesen Test aktiv sensibilisert wird, z.B. durch die Becherprimeln [1]. Die „sichere", d.h. risikolos zu applizierende subirritative Testkonzentration einiger Allergene, die bereits in reiner Form zu Verfügung stehen, liegt bei:

*) Der heute immer noch übliche Ausdruck „toxisch" sollte vermieden werden, um einer Mißdeutung im Sinne von „giftig" vorzubeugen

Primin (Allergen der Becherprimel) . . .0,01 %
Tuliposid A (Allergen aus Tulpen
und Alstroemerien) . . . . .0,01 % – 0,1 %
Parthenolid u.a. Sesquiterpenlaktone
(aus Kompositen) . . . . .0,1 %

Nur die *subirritative* Konzentration, die bei einer nicht-sensibilisierten Person negativ bleibt, löst beim Allergiker eine Reaktion aus. Ihre Stärke sagt etwas über den augenblicklichen Sensibilisierungsgrad des Betroffenen aus. Auch „falsch negative" Testreaktionen (keine sichtbare Reaktion) können erhalten werden, wenn z.B. die Konzentration des Allergens in der Pflanze zu niedrig ist, oder wenn beim Probanden keine Sensibilisierung vorliegt.

Je nach Einrichtung des Labors wird es nur in wenigen Fällen möglich sein, eigene Testextrakte herzustellen. Zur Vermeidung der Auslösung stark irritativer (und damit „falsch positiver") Reaktionen empfiehlt es sich im einfachsten Fall, den Saft aus der Pflanze auszupressen und im Verhältnis 1:10 oder 1:100 zu verdünnen. Geben die Labormöglichkeiten etwas mehr Spielraum, so kann eine Kurzextraktion mit Diethylether (60–90 Sekunden) vorgenommen werden [3]. Eine Ausnahme bilden die Tulpen, Lilien, Alstroemerien und anderen Liliengewächse, die besser mit Methanol extrahiert werden, da man das Allergen dann in seiner glykosidisch gebundenen Form erhält, die wesentlich stabiler ist [4, 5]. Nach Abdampfen des Lösungsmittels am Rotationsverdampfer wird der Extrakt in der gewünschten Konzentration in ein hautverträgliches Vehikel z.B. Wasser, Methanol, Ethanol, Aceton, Essigester, Methylethylketon, Lutrol oder Pflanzenöl eingebracht. Erweist sich keins der genannten Lösungemedien als geeignet, so kann man sich jede gewünschte Konzentration einstellen, in dem man den Extrakt in Vaseline inkorporiert, auf einem Dreiwalzenwerk homogenisiert und in 1ml-Spritzen abfüllt. Aufbewahrung in Spritzen hat den Vorteil der leichteren Handhabung, des schnelleren Applizierens und des Wegfalls einer möglichen Konzentrationsanreicherung durch Lösungsmittelverlust. Eine ausreichende Zahl von Kontrolluntersuchungen ist jedoch in jedem Fall vorzunehmen. Die Mindestzahl sollte 10 nicht unterschreiten. Einige Autoren halten bis zu 50 Kontrollen für notwendig, was in der Praxis wohl nur selten praktikabel ist *(→ S. 56)*.

Solange Pflanzenextrakte und vor allem die aus ihnen isolierten reinen Kontaktallergene kommerziell nicht zur Verfügung stehen, bleibt nichts anderes übrig, als auf diese Methode der Selbsthilfe zurückzugreifen.

Viele pflanzliche Kontaktallergene sind lipophil. Sie liegen in der Pflanze nur selten in wasserlöslicher Form vor. Bei direkter Testung von frischen Pflanzenteilen oder bereits getrocknetem Material ist daher ein Vermittler zuzufügen. Das beste Ergebnis erzielt man nach eigenen Erfahrungen nicht mit Wasser oder Öl, sondern durch Befeuchten des Materials mit 2 Tropfen Alkohol. Auf diese Weise werden die allergenen Inhaltsstoffe leichter aus dem Zellverband gelöst und können ohne Behinderung in die Haut übergehen. Grundsätzlich sollten Extrakte und aus Pflanzen isolierte Allergene, die in Vaseline inkorporiert wurden, im Kühlschrank aufbewahrt werden.

Literatur zur Kap. 2.2.2

[1] Agrup, G. et al.: Brit.J.Derm. **81**, 897 (1969)
[2] Bandmann, H. J. & Agathos, H.: Akt. Derm. 7, 158 (1981)
[3] Hausen, B. M.: Cont.Derm. 3, 58 (1977)
[4] Hausen, B. M. et al.: Cont.Derm.**9**, 46 (1983)
[5] Santucci, B. et al.: Cont.Derm.**12**, 215 (1985)

2.2.3 Behandlung von Kontaktdermatitiden und deren Prophylaxe

An erster Stelle der Behandlung steht die Meidung der auslösenden Noxe, d.h. die strikte Karenz im Umgang und Kontakt mit der verantwortlichen Pflanze. Diese Forderung klingt simpel, ist aber in der Praxis oft gar nicht oder nur sehr schwer durchzuführen. Kennt man das verursachende Allergen nicht und weiß nichts über seine Verbreitung, so erschwert dies die Einhaltung der Karenz ganz wesentlich. Überraschend ausgelöste Rezidive können dann die unerwartete Folge sein.

In der Regel klingen die Hautveränderungen innerhalb weniger Tage ab, wenn die verursachende Pflanze gemieden wird. In akuten und schweren Fällen ist eine Entfernung von eventuell noch an der Haut haftenden Teilen und ausgetretenem Pflanzensaft durch gründliches Waschen oder auch Neutralisieren zu empfehlen. Je nach Ausprägung der entzündlichen Reaktion ist schließlich eine lokale, orale oder auch intrakutane Verabreichung von Kortikosteroiden anzuschließen. In jedem Fall ist es wichtig, daß sich der Betroffenen in die Hände eines erfahrenen Dermatologen begibt.

Wenn das Allergen nicht erkannt und somit die Ursache der Kontaktdermatitis nicht beseitigt wird oder in der Umwelt so weit verbreitet ist, daß es nicht gemieden werden kann, so ist vor allem an einen Schutz der Haut vor dem Eindringen der Noxen zu denken. Dies gilt besonders für eine beruflich erworbene spezifische Überempfindlichkeit. Eine Unterweisung des Patienten mit Hinweis auf die Konsequenzen der erworbenen Sensibilisierung steht am Anfang aller Bemühungen.

Unter einem wirksamen Hautschutz hat man alle jene Maßnahmen zu verstehen, die schädigende Einflüsse von der Haut fernhalten. Hierfür bieten sich verschiedene Möglichkeiten an. Zunächst kann versucht werden, die Pflanzen nicht direkt anzufassen. Zweckmäßigerweise eignet sich hierfür der Gebrauch von Schutzhandschuhen aus Leder, Plastik und Gummi, die für die Allergene undurchlässig sein müssen. Um eine übermäßige Schweißbildung zu vermeiden, sollten die Handschuhe häufig gewechselt werden. Durch Drunterziehen von Baumwoll- oder Zwirnhandschuhen wird ein Teil des Schweißes abgefangen und gleichzeitig verhindert, daß die Schutzhandschuhe selbst zur Allergenquelle werden. Dies kann z.B. bei Gummi-Inhaltsstoffen der Fall sein.

Eine Empfehlung, die Handschuhe alle 30 Minuten zu wechseln ist der Praxis abträglich, da die Erfahrung zeigt, daß dies allein schon aus zeitlichen und Kostengründen kaum einzuhalten ist. Floristen weisen ein solches Anliegen vor allem deshalb zurück, weil sie unter Schutzhandschuhen, sei es aus Gummi oder Plastik, kein Gefühl für die Pflanzen beim Schneiden und Binden haben. Auch schämen sie sich, den Kunden mit Handschuhen gegenüberzutreten.

Der Arbeit angepaßte Kleidung, die ein Eindringen von Pflanzenteilen an den Armen, Beinen und im Halsbereich durch dichtes Anliegen unterbindet, kommt ebenfalls ein nicht zu unterschätzender Schutzwert zu.

Über die Wirksamkeit protektiver Hautschutzsalben liegen in der Literatur vielfältige Erfahrungen vor [1, 3, 4, 5]. Schutzsalben für verschiedene Hauttypen und eine größere Zahl unterschiedlicher Berufszweige stehen heute in ausreichendem Maße kommerziell zu Verfügung. Wichtig ist auch eine eingehende Aufklärung der Betroffenen über eine gründliche Hautreinigung und die Durchführung von regenerierenden und konservierenden Hautpflegemaßnahmen [2, 5].

Beim Vorliegen einer berufsbedingten Erkrankung ist der Arzt verpflichtet, eine Berufskrankheiten-Anzeige (BK-Meldung) zu erstatten. Schon der Verdacht verpflichtet zu einer solchen Anzeige. Mit Hilfe eines grünen Vordrucks ist Mitteilung an die zustandigen Berufsgenossenschaften zu machen, die eine fachgerechte gutachterliche Untersuchung veranlaßt. Eine innerbetriebliche Umstellung, eine Umschulung in einen anderen Beruf und/oder die Zahlung einer anteiligen Rente, können die Folge einer solchen Minderung der Erwerbsfähigkeit aufgrund einer Berufskrankheit sein. Bei Floristen, Gärtnern und Pflanzenzüchtern bedeutet eine berufsbedingte Allergie gegenüber Primeln, Tulpen, Alstroemerien und Kompositen oft eine vollständige Umstellung des Betriebs auf andere, weniger sensibilisierende Zierpflanzen, gelegentlich sogar völlige Aufgabe des Berufes.

Ein Ersatz der sensibilisierenden Arten durch weniger irritierende oder nicht allergisierende Pflanzen ist zwar grundsätzlich durchführbar, bedarf jedoch eines großen finanziellen Aufwandes. Gewächshäuser müssen geändert oder Freilandkulturen auf Kultivierung unter Glas umgestellt werden. Erfahrungsgemäß läßt sich jedoch die Aufzucht der oben genannten sensibilisierenden Arten durch solche von Stauden, Topfpflanzen und Gemüse ersetzen. Zu den

Arten mit geringem Sensibilisierungsvermögen, die sich für eine Umrüstung anbieten, zählen Alpenveilchen, Nelken, Stiefmütterchen, Ringelblumen, Gerbera, Dahlien, Kornblumen und Rosen.

Experimentelle Untersuchungen zur Züchtung allergenfreier Zierpflanzen, insbesondere einer priminfreien Primel, wurden bereits 1936 begonnen [4], haben aber bis heute zu keinem befriedigenden Ergebnis geführt *(→ S. 27)*.

Auch wenn die Ursache einer pflanzenbedingten Kontaktallergie erkannt ist, besteht immer noch das Risiko einer Rezidiventwicklung, da der Kontakt mit pflanzlichen Extrakten auch in versteckter Form vorkommen kann. Pflanzenallergiker müssen sich vergegenwärtigen, daß auch in den Dingen des täglichen Lebens Wirkstoffe und Extrakte aus vielen Arten weit verbreitet sind. Nicht selten finden sich Kräuterextrakte in Seifen, Shampoos, Badezusätzen, Massageölen, Parfüm, Rasierwasser, Tages-, Nacht-, Pflege-, Feuchtigkeitscremes, Zahnpasta, Kaugummi, Wund- und Heilsalben, Zäpfchen, Rheumamitteln und vielem anderen mehr. Der Genuß von Kräutertees und Kräuterlikören („Bitter"), Kräuter- und Fruchtbonbons kann ebenso wie die Anwendung von Medikamenten auf pflanzlicher Basis zu einem Rezidiv oder Exanthem führen. Zu den am häufigsten in Shampoos, Kosmetika, Tinkturen, Wund- und Heilsalben verwendeten Pflanzenauszügen zählen solche von Kamille, Arnika, Ringelblume, Schafgarbe, Lavendel und Perubalsam.

Daher ist eine Aufklärung der Betroffenen über die Art, Wirkung und Verbreitung des Allergens sowie möglicher Kreuzbeziehungen zu strukturell verwandten Sensibilisatoren in anderen Arten und Familien von äußerster Wichtigkeit.

Bei der besonderen Form der aerogenen Kontaktdermatitis *(→ S. 35)*, die hierzulande nur eine untergeordnete Rolle spielt, aber in den südlichen USA und in Indien ein ernstzunehmendes Problem als Ursache epidemische Kontaktdermatitiden darstellt – erwähnt sei die Kontaktallergie gegenüber *Parthenium hysterophorus* – machen PICMAN & PICMAN [6] den Vorschlag, die Haut mit einer 10%igen wässrigen Cystein-Lösung zu pinseln. Sie gehen dabei von der Vorstellung aus, daß die eindringenden Sesquiterpenlaktone aus den Kompositenpflanzen durch Bindung ihrer α-Methylengruppe an das Cystein unwirksam werden. Tierexperimentell läßt sich zeigen, daß durch Bildung des Sesquiterpenlakton-Aminosäurekomplexes die allergischen Reaktion rascher abklingt und geringer ausgeprägt ist. Ob sich diese – nach Meinung der Autoren auch prophylaktisch anzuwendende – Methode in der Praxis am Menschen bewähren wird, steht noch aus und bleibt abzuwarten.

Literatur zu Kap. 2.2.3

[1] BURROWS, D. et al.: Rec.Adv.Derm. 7, 69 (1986)
[2] CHURCH, R.: Brit.J.Derm. **105**, Suppl. **21**, 85 (1981)
[3] KOMP, B.: Derm. Beruf Umwelt **33**, 20 (1985)
[4] MAURER, E. et al.: Gartenbauwiss. **10**, 1–50 (1936)
[5] ORFANOS, C. E. & GARBE, C.: Therapie der Hautkrankheiten. Springer, Berlin, Heidelberg, 1995
[6] PICMANN, J. et al.: Cont.Derm. **13**, 9 (1985)

3 Allergene Wirkung von Pflanzen

3.1 Chemie und Struktur-Wirkungsbeziehungen bei allergenen Pflanzeninhaltsstoffen (Phytoekzematogene)

Die nicht direkt dem Wachstum dienenden Inhaltsstoffe von Pflanzen werden als akzessorische oder sekundäre Stoffe bezeichnet. Einige dienen als Abwehrstoffe gegen Tierfraß, Angriffe von Insekten, Pilzen, Bakterien und Viren, andere werden als Antwort auf bestimmte Umwelteinflüsse gebildet. Einige schließlich sind Metaboliten des pflanzlichen Stoffwechsels, die irgendwo abgelagert werden müssen. Bei Bäumen und Sträuchern ist es der verkernende Innenteil des Stammes (Kernholz), dessen Zellen die Stoffe aufnehmen. Dieser ist daher gewöhnlich dunkler gefärbt als der lebende Außenteil des Holzes (Splintholz). Viele Sekundärstoffe haben jedoch keine für uns bisher erkennbare sinnvolle Funktion. Daß einige dieser Verbindungen eine allergie-induzierende und damit primär gegen den Menschen gerichtete Wirkung aufweisen, ist daher als zufällig oder als Laune der Natur anzusehen. In die Diskussion über den Sinn solcher Stoffe soll aber an dieser Stelle nicht eingegriffen werden [9, 27, 30].

Unterteilt man die Kontaktallergene nach Zugehörigkeit zu bestimmten Stoffklassen, so sind in der Natur folgende in der Tabelle 4 aufgeführten Gruppen bereits gefunden worden. Bei den Phorbolestern, Limnoiden, Steroiden und Saponinen ist eine allergene Wirkung noch nicht genügend abgesichert.

Die in Nutz-, Arznei- sowie Wildpflanzen vorkommenden Farb-, Duft-, Geschmacks- und Drogenstoffe weisen vielfältige biologisch-pharmakologische Wirkungen auf. Bakterizide,

Tabelle 4: *Kontaktallergene aus der Natur, unterteilt nach Stoffklassen*

Allylsulfide	Kaffesäureester
Allylisothiocyanate	Laktone
AlkaloidePhenole	Polyacetylene
Chinone	Sesquiterpenlaktone
Catechole	Stilbene
Cumarine, Isocumarine	Schwefelverbindungen, cyclische
Flavonoide	Tropolone
Glucosinolate (Senfölglucoside)	Terpene, Terpenhydroxide
Isoferulasäureester	Zimtsäureester

fungizide, antiseptische hat man ebenso beschrieben wie stimulierende und regulierende Eigenschaften. Arten der gleichen Gattung können sowohl tumorinhibierende als auch tumorerzeugende Verbindungen enthalten [11, 22, 29]. Auch so gegensätzliche Eigenschaften wie histaminliberierend und allergen einerseits und antiallergisch andererseits können innerhalb einer Stoffgruppe, wie z.B. bei den Sesquiterpenlaktonen, vereinigt sein [7, 8, 44].

Im folgenden wird auf die allergene Wirkung von Pflanzeninhaltsstoffen, deren Kenntnis noch relativ wenig verbreitet ist, näher eingegangen. Als Beispiele für die Verwendung von pflanzlichen Stoffen, denen man eine allergene Wirkung nachweisen konnte, seien Eugenol (**13**), L-Carvon (**14**) und Thymol (**15**) aus dem zahnärztlichen Bereich sowie Citral (**16**) als Parfümkomponente angeführt [3, 17, 20, 33].

V–1

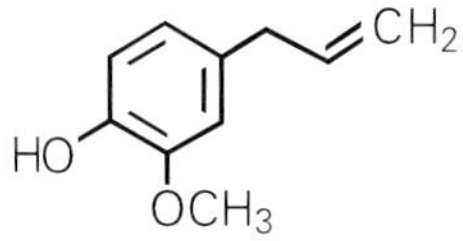

13

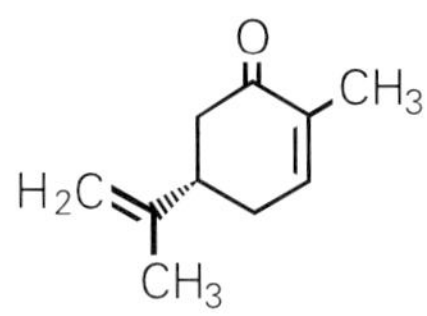

14

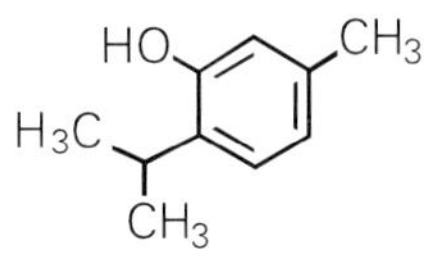

15

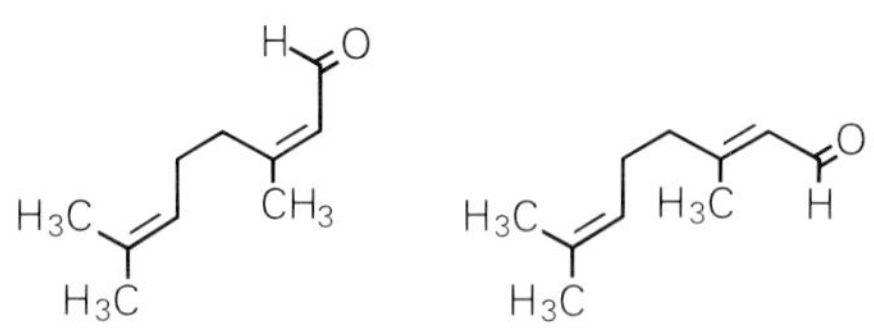

16

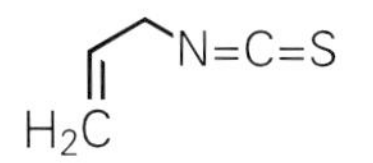

17

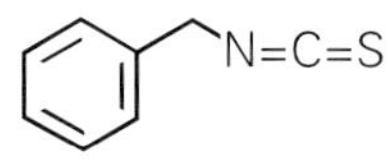

18

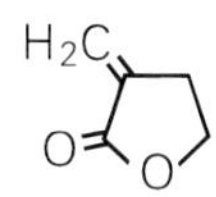

19

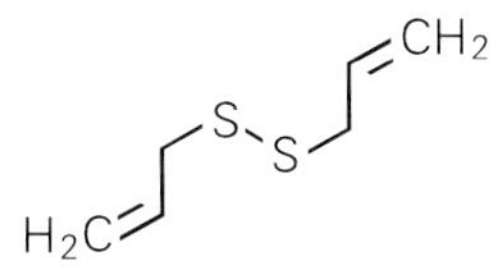

20

Glykosidisch gebundene Sensibilisatoren findet man u.a. in den Familien der Brassicaceae, Liliaceae, Alliaceae, Alstroemeriaceae und anderen der Ordnung Liliales. Während im Rettich *(Raphanus sativus* L.) Allyl- und Benzylisothiocyanate (**17**,**18**) vorherrschen [28] und in den Tulpen, Lilien und Alstroemerien nur *ein* Allergen weit verbreitet ist (α-Methylen-γ-butyrolakton = Tulipalin A) (**19**), sind es im Knoblauch *Allium sativum* L.) Allylsulfide wie z.B. das Diallyldisulfid (**20**), die als allergen wirksame Inhaltsstoffe erkannt wurden [35,39].

Allergische Reaktionen vom Ekzemtyp auf Alkaloide sind relativ selten. Eine strenge Stereoisomerie beobachtet man bei der Allergie gegenüber Opium-Alkaloiden. Starke Reaktionen auf Morphin (**21**) und Codein (**22**), aber negative Befunde mit Hydromorphon (**23**) und Dihydrocodeinon (**24**) weisen darauf hin, daß die Hydroxygruppe am C(6) einen wesentlichen Einfluß auf das Sensibilisierungsverhalten dieser Phenanthrenalkaloide hat [42].

Die strenge Stereospezifität drückt sich weiterhin darin aus, daß Morphin und Codein nur dann als Allergene in Erscheinung treten, wenn

21–24

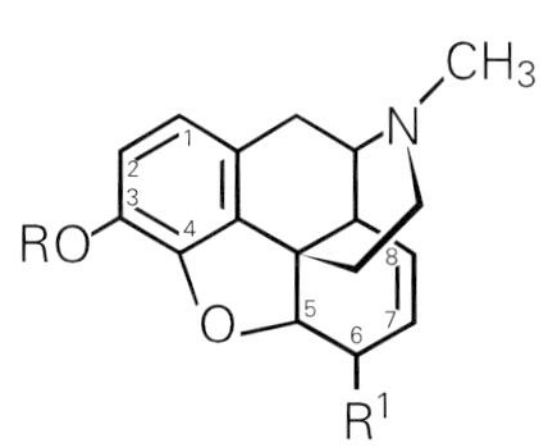

21 *Morphin* $R = H, R_1 = OH$

22 *Codein* $R = CH_3, R_1 = OH$

23 *Hydromorphon* $R = H, R_1 = (= O)$

24 *Dihydrocodeinon* $R = CH_3, R_1 = (= O)$

die Hydroxygruppe am C(6) äquatorial an den Cyclohexanring des Phenanthrens gebunden ist. α-Isomorphin und α-Isocodein sind daher nicht allergen wirksam [42].

Die äußerst stark wirksamen Kontaktallergene der Anacardiaceae bestehen aus einem phenolischen Grundkörper und einer aliphatischen, unverzweigten, ungradzähligen Seitenkette mit 15 bzw. 17 C-Atomen (Alkylcatechole). Ihre hautreizende und sensibilisierende Wirkung ist seit Jahrtausenden bekannt. Die allergische Kontaktdermatitis auf Giftefeu („poison ivy") und verwandte Arten ist die am häufigsten beobachtete Kontaktallergie in den Vereinigten Staaten.

Eine nahezu unübersehbareZahl von Publikationen beschäftigt sich mit diesem Problem. Vorschläge für die Behandlung und ebensoviele Ideen für eine Prävention sind zu Hunderten veröffentlicht worden. Die meisten gehen in die Richtung, die Allergene zu binden, bevor sie auf der Haut wirksam werden können. In einer der neueren Arbeiten wird vorgeschlagen, die Urushiole an Polyoxypropylenamine zu binden [34].

Für Europa haben diese Pflanzen keine Bedeutung, da sie nur vereinzelt in Botanischen Gärten angetroffen werden. In den vergangenen Jahren beobachtet man gelegentlich Hautveränderungen bei Personen, die die USA bereist und dort Kontakt mit Rhus-Arten gehabt haben. In zwei Fällen ließ sich eine Sensibilisierung nachweisen (eig. Beobachtungen). Aus der etwa 250 Arten umfassenden Gattung *Rhus* wird nur der Essigbaum (*Rhus typhina* L.) bei uns häufig angepflanzt. Er enthält so geringe Mengen der bekannten Sensibilisatoren bzw. verwandter Verbindungen, daß praktisch keine Sensibilisierungsgefahr besteht. Dagegen können Gebrauchs- und Kunstgegenstände aus Fernost, die mit „Japanlack" behandelt wurden (Harz aus *Rhus verniciflua* Stokes), noch aktive Bestandteile enthalten. Das am stärksten sensibilisierend wirksame 3-n-Pentadecylcatechol (**25 b**) aus der Gruppe der „Urushiole" weist in der Seitenkette am C(8) eine Doppelbindung auf. In den anderen Ekzematogenen sind dagegen zwei und drei Doppelbindungen vertreten.

25 Urushiole	Doppelbindungen
a $C_{15}H_{31}$ gesättigt	–
b $C_{15}H_{29}$ mono-olefinisch	8. C-Atom
c $C_{15}H_{27}$ di-olefinisch	8. u. 11. C-Atom
d $C_{15}H_{25}$ tri-olefinisch	8., 11., 14. C-Atom

Urushiole und verwandte Allergene kommen noch in verschiedenen anderen Gattungen vor, deren Vertreter bei uns nicht angepflanzt werden. Dennoch gelangen einige von ihnen als Nahrungsmittel zu uns, wie z.B. Mango *(Mangifera indica* L.) oder die Acaju-Nuß (auch Cashew oder Kaschu) (*Anacardium occidentale* L.). Die allergenen Verbindungen in der Schale können eine Sensibilisierung verursachen oder bei bereits Sensibilisierten eine Reaktion auslösen. Eine Übersicht ist der Arbeit von IPPEN [18] sowie den Abhandlungen diverser Autoren im Heft 2, Volume 4 der ‚Clinics in Dermatology' von 1986 zu entnehmen.

Es gilt heute als gesichert, daß die Alkylcatechole zunächst zu ihren korrespondierenden Chinonen oxidiert werden, bevor sie als Kontaktallergen wirksam werden. Wahrscheinlich binden sich die als Hapten fungierenden Chinone an das Glykoprotein (Oberflächenrezeptor) von Langerhans-Zellen oder Makropha-

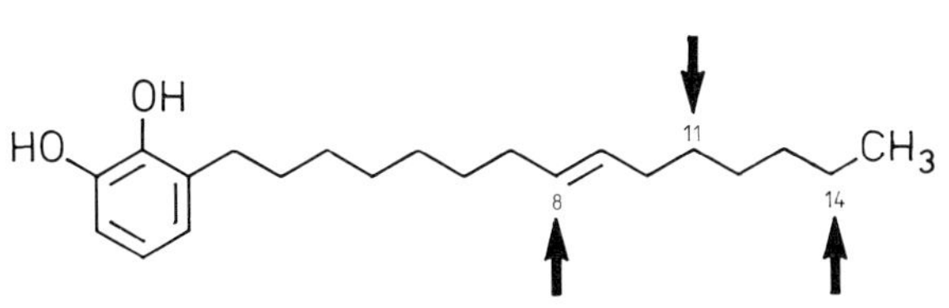

25 *Urushenol*

gen und werden als Hapten-Protein Komplex dem T-Lymphozyten präsentiert. Der nukleophile Angriff erfolgt über eine freie Stelle am chinoiden Ring:

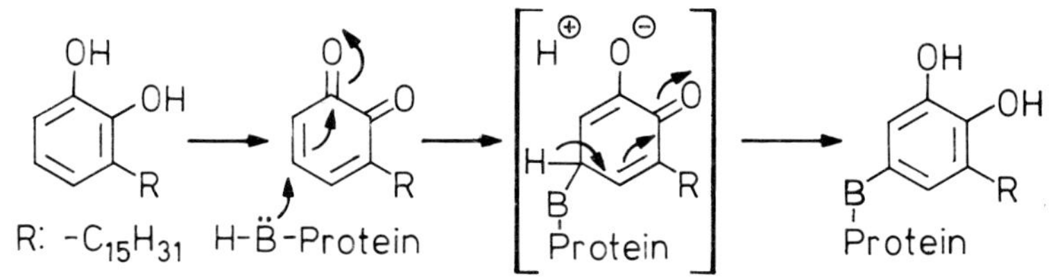

Hapten *Haptenchinon* *Antigen*

Experimentelle Studien an Urushiolen und verwandten Verbindungen zeigen [1, 2, 5, 23, 25, 26], daß die Sensibilisierungsfähigkeit mit der Länge der Seitenkette und der Zahl der Doppelbindungen wächst. Ein Optimum wird bei einer Kettenläge von 11 bis 12 C-Atomen erreicht. Bei weiterer Erhöhung der Kohlenstoffzahl fällt die Wirksamkeit wieder ab. Cyclische und verzweigte Seitenketten führen ebenfalls zu einer Minderung. Die Kopplung zwischen chinoidem Allergen und Protein wird durch den Grad der Substitution am Ring wesentlich beeinflußt [5]:

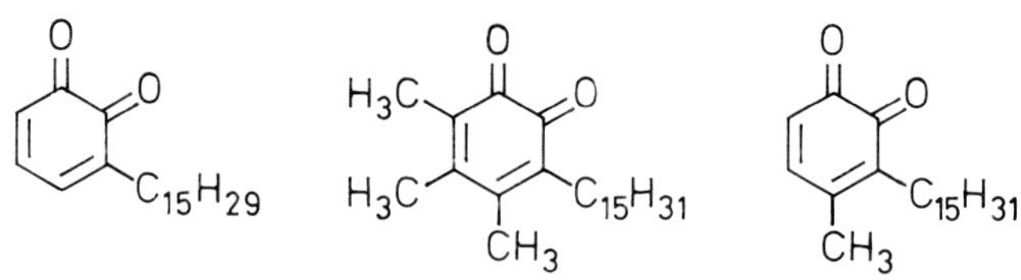

am stärksten wirksam *unwirksam* *schwach wirksam*

Die Bindung bei starken Allergenen ist eine kovalente Bindung. Sie erfolgt durch nukleophile Addition. Chinone mit einem freien C-Atom in Nachbarschaft zur Karbonylgruppe oder in Para-Stellung zur Ketogruppe sind besonders für einen nukleophilen Angriff prädestiniert. Vollständig substituierte Moleküle sind in der Regel unwirksam (siehe oben).

Analoge Verhältnisse finden wir bei einem anderen stark wirksamen, natürlich vorkommenden Chinon, dem Primin aus der Becherprimel (*Primula oconica* Hance) (**26**).

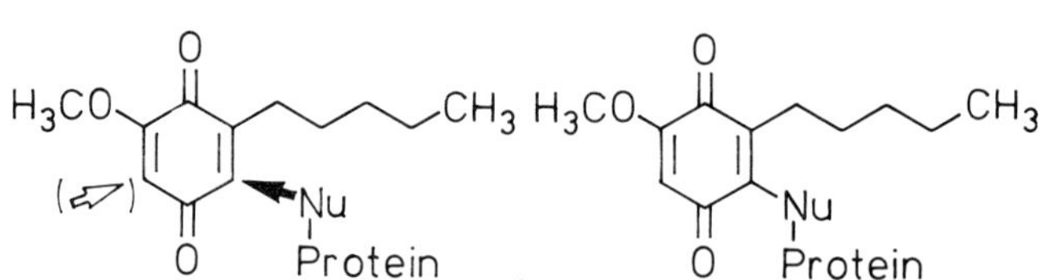

26

Eigenen Untersuchungen bestätigten, daß die Verlängerung der Seitenkette auf 10 bis 11 C-Atome zu einer noch weiteren, wesentlichen Verstärkung der priminanalogen Derivate führt. Darüber hinausgehende Verlängerungen (z.B. auf 15 C-Atome) bewirkten wieder eine Abschwächung [17a].

Vorstellungen über den Ort der Bindung zwischen einem Fremdantigen (Allergen) und einem Oberflächenrezeptor (Membranglykoprotein) sind bisher noch wenig durch Untersuchungen belegt und daher im wesentlichen spekulativ. Mit Sicherheit ist jedoch anzunehmen, daß sich die niedermolekularen Haptene an den variablen Teil der Klasse-II-(HLA-DR kodierten) Antigene von Langerhans-Zellen und/oder anderen Zellen in der Epidermis, die diese Oberflächenantigene exprimieren, binden [35a]. Sitz dieser Marker, mit denen sich die Zellen gegenseitig erkennen und „selbst" von „nicht-selbst" unterscheiden, sind vor allem die Dendriten der Langerhans-Zellen, die im oberen Bereich der Haut bis unmittelbar unter das Stratum corneum und nach unten bis ins subkutane Fettgewebe reichen. Abbildung 17 *(→ Abb. 17)* zeigt eine solche Langerhans-Zelle mit ihren Dendriten aus der Originalarbeit von PAUL LANGERHANS aus dem Jahre 1868 [24]. Die Membranglykoproteine sind durch zwei unterschiedlich lange Ketten mit einem Molekulargewicht von einem kurzen hydrophoben Abschnitt (ca. 10 %) in der Zellmembran verankern, während der N-terminale Teil (ca. 85 %) mit den immunologisch wirksamen Deter-

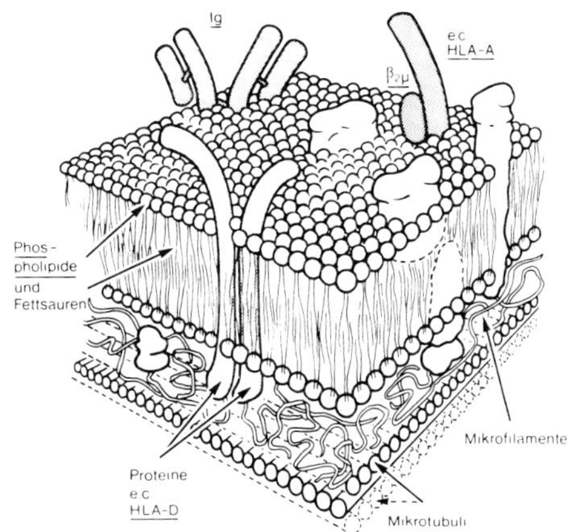

Abb. 18: Schematische Darstellung von Membranoberflächenantigenen auf immunkompetenten Zellen (Mit freundl. Genehmigung von N. Hilschmann)

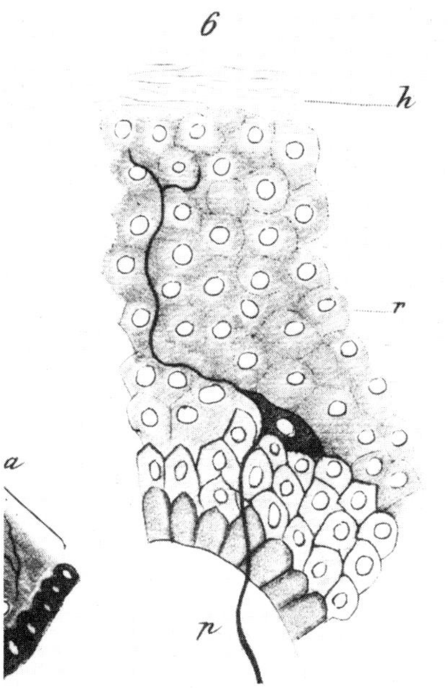

Abb. 17: Langerhans-Zelle. Originalzeichnung von 1868

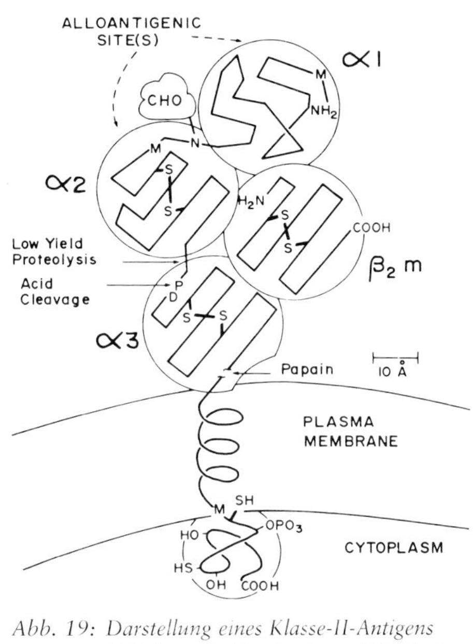

Abb. 19: Darstellung eines Klasse-II-Antigens (Mit freundl. Genehmigung N. Hilschmann)

minanten außerhalb der Membran liegt (→ *Abb. 18, Abb. 19*). Die Sequenzen der DR-α-Ketten und β-Ketten der Klasse-II-Antigene des Menschen sind bereits bekannt [21, 43]. Diskutiert wurde lange die Frage, ob die Erkennung des Fremdantigens (Allergens) durch nur einen Rezeptor erfolgt, der mit dem Komplex aus Klasse-II-Glykoprotein plus Hapten reagiert, oder ob es zwei Rezeptoren gibt, von denen der eine die Klasse-II-Antigene und der andere das gekoppelte Allergen erkennt. Nach neueren Erkenntnissen ist die zweite Vorstellung eher wahrscheinlich. Die Bindung des niedermolekularen Allergens erfolgt auf jeden Fall an den variablen, N-terminalen Teil der DR-β-Kette.

3.1.1 Bindungsarten niedermolekularer Kontaktallergene an Proteinstrukturen

Die Verbindung zwischen einem niedermolekularen Kontaktallergen und bestimmten Proteinstrukturen der Haut im sensibilisierten Organismus wird – wie oben bereits ausgeführt – im wesentlichen durch *kovalente* Bindungen bestimmt. Daneben sind auch *elektrostatische* (ionische) Bindungen möglich, die aber bei der Hapten-Carrier-Konjugation keine so große Rolle spielen. Die kovalenten Interaktionen unterteilt man in nukleophile, elektrophile und Radikalbildungsreaktionen. Darüberhinaus gibt es eine Reihe von Verbindungen (Prohaptene), die nicht direkt mit einem Protein reagieren können, sondern erst durch eine chemische oder photochemische Reaktion in ein reaktives Hapten umgewandelt werden müssen (Metabolisierung).

Bei der allergischen Kontaktdermatitis kommt eine Bindung zwischen einem Hapten (Kontaktnoxe) und Carrier (Oberflächenmarker von Langerhans-Zellen, Makrophagen) immer dann besonders leicht zustande, wenn eine *elektrophile* Verbindung von der *nukleophilen* Gruppe einer Proteinseitenkette angegriffen wird. Beispiele für *elektrophile* (Elektronensuchende) Substanzen sind:

: Metallsalze, quaternäre Ammoniumbasen (CU^{++}, Ni^{++}, R_4N^+)

: ungesättigte Doppel- und Dreifachbindungen mit elektronenabziehenden Gruppen (Ethylacrylat: $H_2C{=}CH{-}CO_2{-}C_2H_5$)

: aromatische Verbindungen mit elektronenabziehenden Substituenten (NO_2, CN, $COCH_3$)

: Zentren mit stark elektronegativen Atomen

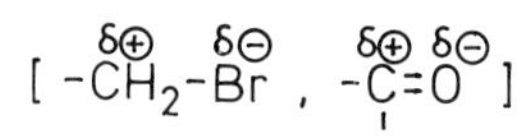

Beispiele für *nukleophile* (elektronenabgebende) Gruppen sind: Aminosäuren mit $-NH_2$ (Lysin), -SH (Cystein) oder Imidazol (Histidin)

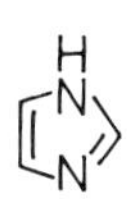

Schwächere Nukleophile sind OH- und CH_3-Gruppen, die nur unter bestimmten Bedingungen an nukleophilen Reaktionen beteiligt sind.

Die häufigsten Formen der *nukleophilen* Reaktion sind die *nukleophile Substitution* und/oder die *nukleophile Addition* (R = Protein).

Beispiele: Chloracetamid (**27**), Chloracetophenon (**28**), Chloramphenicol (**29**)

Nukleophile Substitution an einem gesättigten Zentrum:

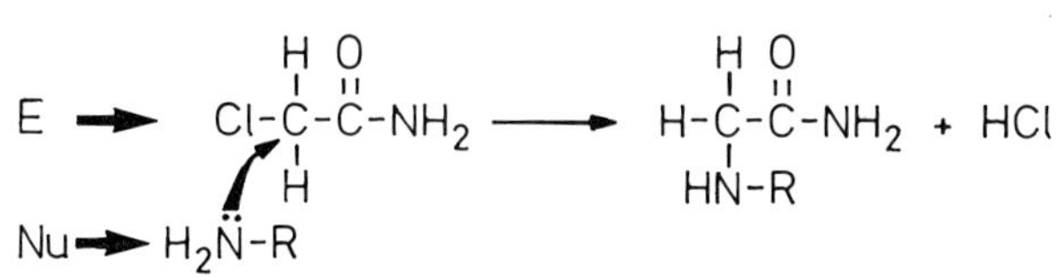

27 *Chloracetamid (Konservierungsmittel)*

Nukleophile Substitution an einem ungesättigten Zentrum:

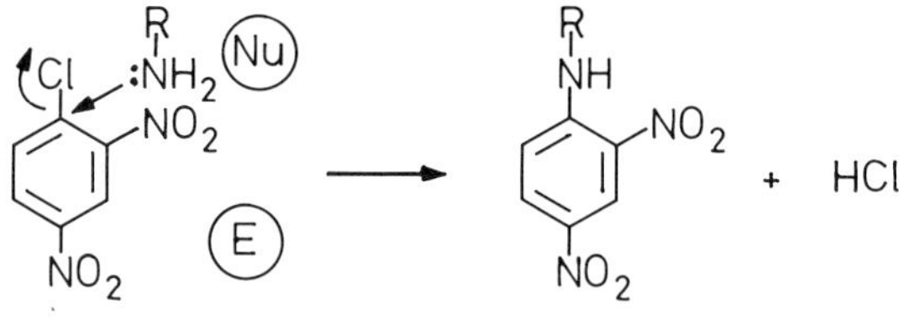

28 *2,4-Dinitro-1-chlor-benzol (DNCB)*

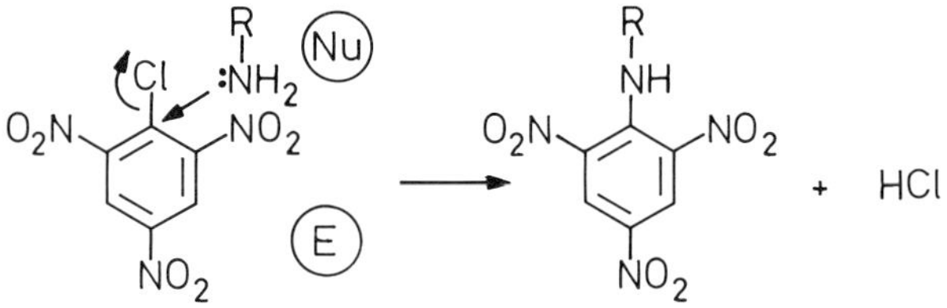

29 *Pikrylchlorid (noch stärker allergen wirksam als DNCB durch die 3. elektronenabziehende NO_2-Gruppe)*

Nukleophile Addition an einem ungesättigten Zentrum:

Beispiele aus dem Pflanzenreich:

30 *Sesquiterpenlaktone*

z.B. Parthenolid (**125**)
Pyrethrosin (**122**)
Arteglasin (**71**)
Costunolid (**77**)
Alantolakton (**89**)

31 *Chinone*

z.B. Primin (**26**)
2,6-Dimethoxy-1,4-benzochinon (**65**)
Acamelin
(R)-3,4-Dimethoxydalbergion
Cypripedin (**69**)
Macassarchinon

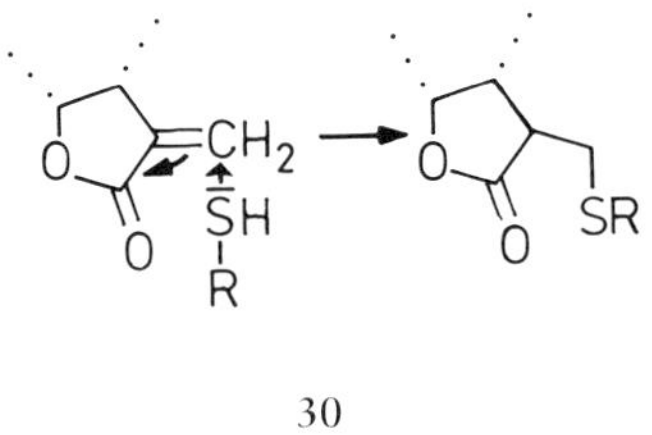

30

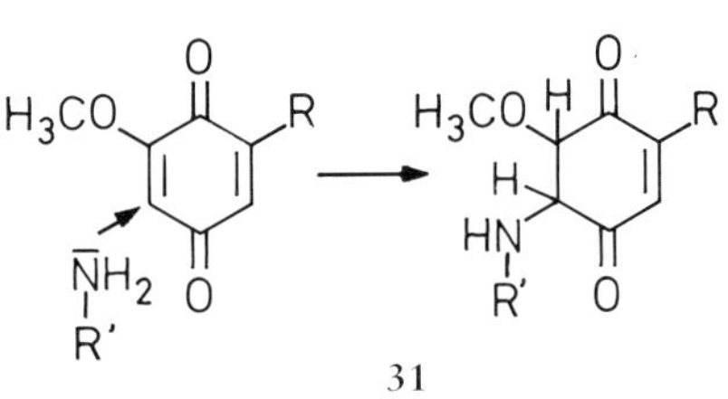

31

V–1

Prohapten, Metabolisierung

Nicht alle Verbindungen können direkt mit einem Protein reagieren, einige müssen zunächst chemisch oder photochemisch in ein reaktives Hapten transformiert werden.

Beispiele: 5,8-Dihydroxyflavon (Primetin), Stilben, Phenanthren, Isokumarin (Hydrangenol) (**32**, **33**).

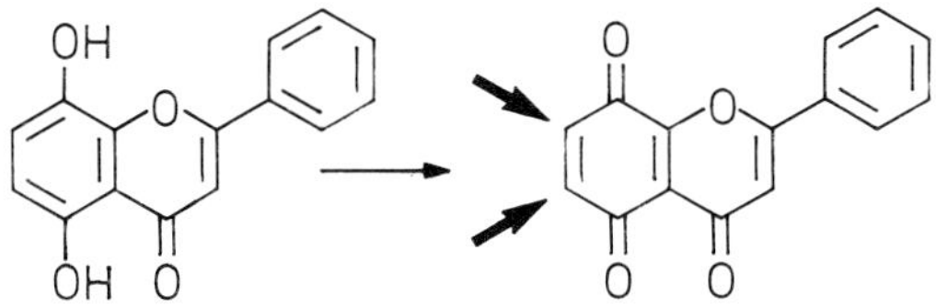

5,8-Dihydroxyflavon *Primetinchinon*

32 *Primetin (Allergen aus Primula mistassinicia)*

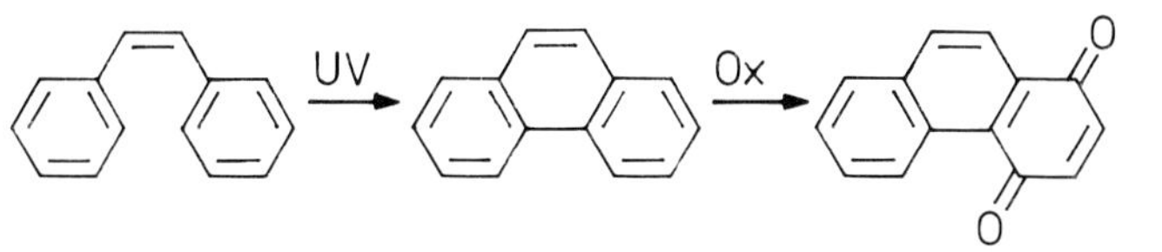

Stilben (z.B. Chlorophorin) *Phenanthren (z.B. Orchinol)* *Phenanthrenchinon (z.B. Cypripedin)*

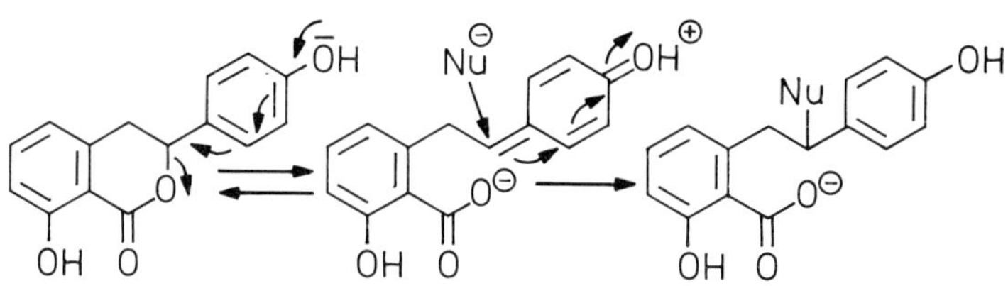

33 *Hydrangenol (Allergen der Hortensie)* *Chinonmethid* *Konjugationsprodukt*

Wie erwähnt, beruhen die hier gezeigten Beispiele auf hypothetischen Vorstellungen und sind nur in wenigen Fällen durch in vitro-Experimente belegt, z.B. Alantolakton mit Cystein, Tryptophan, Histidin und Lysin [10] sowie Urushiol mit Cysteinderivaten [26].

Zusammenfassend ist daraus die allgemeine Aussage abzuleiten, daß sich das Strukturmerkmal 0 = C – C = CH – R dabei als wesentlich für eine kovalente Bindung erweist:

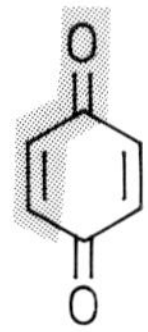

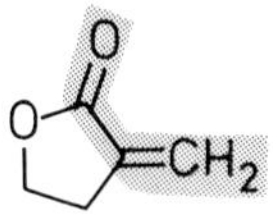

3.1.2 Die Bedeutung der Molekülgestalt an der Proteinbindungsstelle

Nicht nur die Bindungsarten spielen bei der Kopplung des Haptens an ein Protein eine wichtige Rolle, sondern auch die Molekülgestalt (Konfiguration). Wie aus den Ergebnissen der Röntgenbeugungsanalyse einiger pflanzlicher Sesquiterpenlaktone hervorgeht, hängt die niedrige oder hohe Sensibilisierungspotenz auch von der Form des Moleküls, der Lage der Substituenten, dem Winkel der Seitenkette zum Grundmolekül und deren Verlauf in ihrer gesamten Länge ab. Bei Sesquiterpenlaktonen kommt es zum Beispiel zu einer sterischen Hinderung der Hauptbindungsstelle am Laktonring (exocyclische Methylengruppe) durch Substituenten wie – OCH_3 oder eine Seitenkette am benachbarten C-Atom des Grundmoleküls (Sesquiterpen). Als Beispiel für ein schwach wirksames Allergen sei das Lactupicrin aus dem Kopfsalat genannt *(→ Abb. 20)* [4, 16]. Ist diese Gruppierung dagegen unbehindert, kann der Winkel der Laktongruppe zum Grundmolekül oder ein anderer Substituent an einem anderen C-Atom bzw. dessen Gestalt bereits eine kleine Differenz des Sensibilisierungsvermögens bewirken [36]. Die Abbildungen 21 und 22 zeigen, daß die Methylgruppe am C(4) des Alantolaktons in eine andere Richtung aus der Ebene herausragt als die Me-

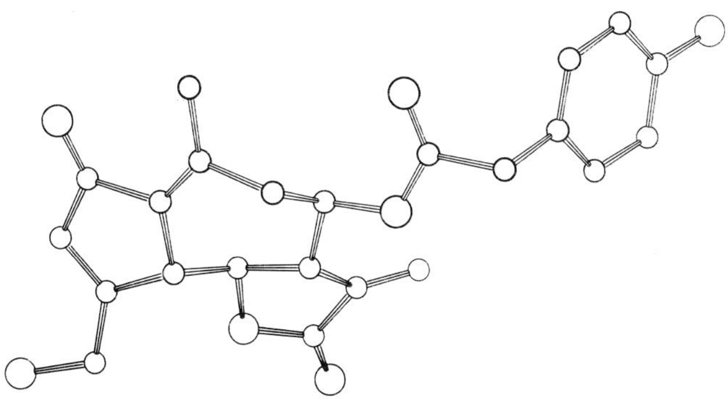

Abb. 20: Konfiguration von Lactupicrin nach Röntgenbeugungsanalyse (Mit freundl. Genehmigung von H.W. Schmalle)

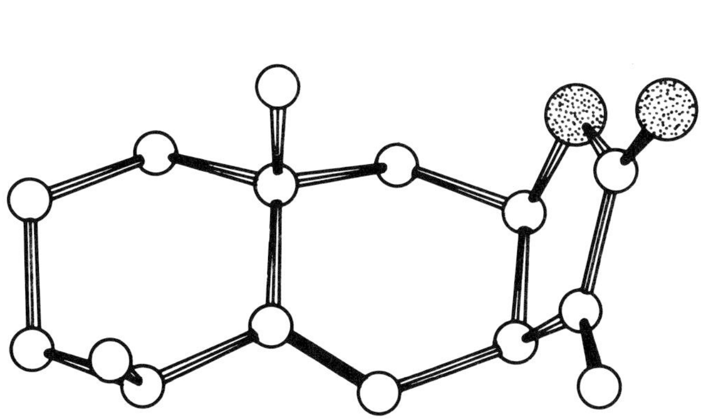

Abb. 21: Konfiguration von Alantolakton nach Röntgenbeugungsanalyse (Mit freundl. Genehmigung von H.W. Schmalle)

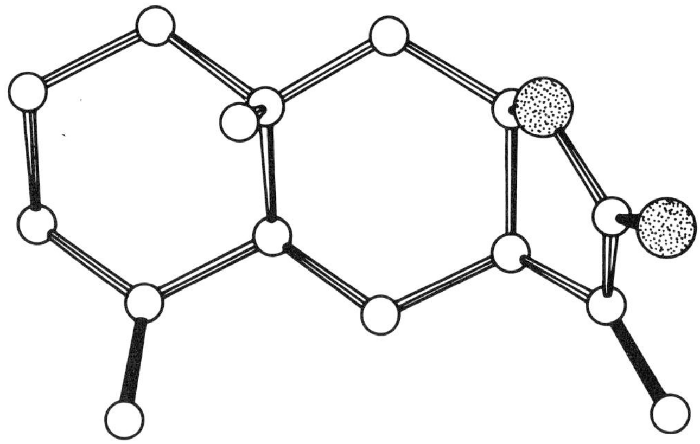

Abb. 22: Konfiguration von Isoalantolakton nach Röntgenbeugungsanalyse (Mit freundl. Genehmigung von H.W. Schmalle)

thylengruppe am C(4) des Isoalantolaktons. Die gleichzeitig damit verbundene Veränderung des lipophilen Verhaltens des Isoalantolaktons führt dazu, daß diese Verbindung das etwas stärker wirksame Kontaktallergen von beiden ist [38, 41]. Für die Unterschiede zwischen Parthenolid (122) und Pyrethrosin (125) gelten analoge Aussagen [15].

Neben der α-Methylen-γ-butyrolaktongruppe (= CH_2) können noch weitere Zentren am Sesquiterpenlakton (STL) aktiv werden. Befindet sich am Laktonring in exocyklischer Stellung z.B. nur eine Methylgruppe (–CH_3), die in der Regel zum Verlust der sensibilisierenden Wirkung führt, so wird dieses STL nicht allergologisch unwirksam, wenn ein anderes aktives Zentrum wie z.B. eine Cyclopentenon- oder Epoxygruppe vorhanden ist [14, 16]. In der Regel wird die biologische Wirkung von STL durch gleichzeitiges Vorhandensein einer α-Methylen-γ-laktongruppe *und* eines Cyclopentenonringes erhöht [19, 22].

Nach heutiger Vorstellung passen die niedermolekularen Kontaktallergene in bestimmte „Höhlungen" („cavities") des β-Mikroglobulins der Klasse-II-Antigene genau hinein, wobei die starken Sensibilisatoren durch echte chemische, d.h. kovalente Bindungen – wie erwähnt – über NH_2, SH und andere Gruppen gebunden werden. Bei mittelstarken und besonders bei schwachen Allergenen werden dagegen nur van der Waal'schen Kräfte, Wasserstoffbindungen und π,π-Interaktionen wirksam. Optimal geeignet für eine Bindung bzw. Einpassung in eine „Höhlung" scheinen Verbindungen zu sein, deren Ausdehnung über die gesamte Länge einen Wert von 20 Å nicht überschreitet [37]. Dies gilt neben den allergen wirksamen Chinonen und Sesquiterpenlaktonen auch für die Urushiole. Obwohl deren Länge, gemessen an der Zahl der Kohlenstoffatome in der Seitenkette über die geforderte Ångströmzahl hinausgeht, zeigt die Konfiguration der besonders stark wirksamen Urushiole *(→ Formel, vgl. auch* **25 b**, S. 45), daß deren Seitenkette infolge einer Abknickung an der Doppelbindung (bzw. den Doppelbindungen) die insgesamte Ausdehnung von 20 Å letztendlich doch nicht überschreitet [1, 2].

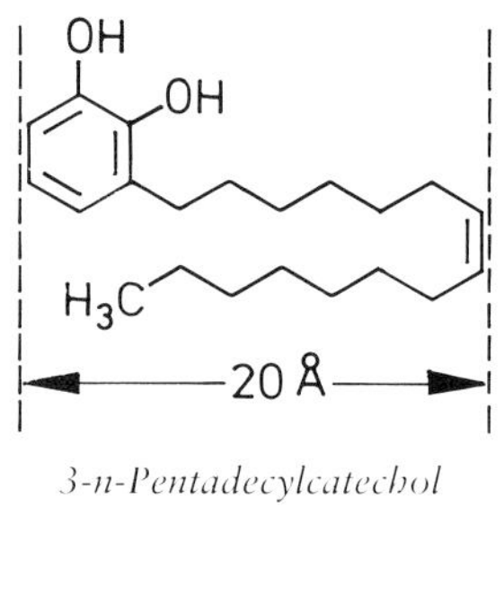

3-n-Pentadecylcatechol

Die Frage nach dem Sitz der allergenen Substanzen in der Pflanze ist schon früh gestellt und zum Teil auch beantwortet worden. So konnte Nestler [31] bereits im Jahre 1900 nachweisen, daß die damals noch als „Hautgift" bezeichnete allergene Verbindung der Becherprimel in den feinen Härchen auf der Unterseite des Primelblattes und der Stengel lokalisiert ist. Diese wird bei der leichtesten Berührung, Verletzung oder Zerstörung des Härchens freigesetzt und kristallisiert aus der Härchenflüssigkeit aus, was Nestler unter dem Mikroskop gut erkennen konnte und durch eine anschauliche Zeichnung darstellte *(→ Abb. 23)* [32]. Nestler war der erste, der das Allergen Primin, welches erst 1926 diesen Namen erhielt, in kristalliner, d.h. reiner Form gesehen und in Händen gehabt hat. Spätere Untersuchungen ergaben, daß Primin – wenn auch in wesentlich geringeren Mengen – auch in den farbigen Blütenblättern vorkommt [13], weil diese ebenfalls feine Härchen auf der Ober- und Unterseite besitzen *(→ Abb. 24)*.

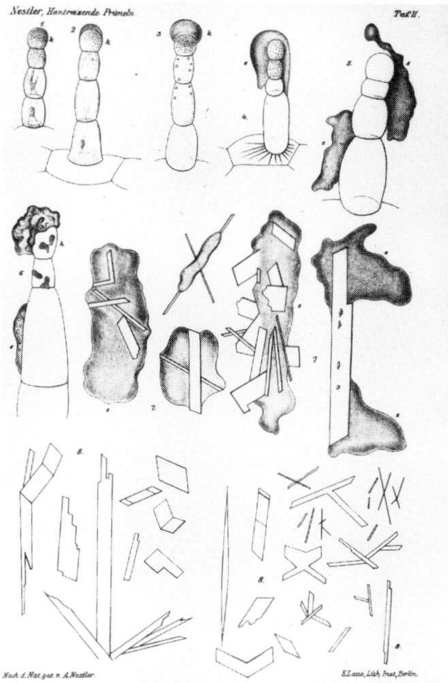

Abb. 23: Primin, Kristalle (Härchen aus dem Buch von Nestler 1904)

Die Tatsache, daß bereits durch leichtes Berühren einer Pflanze Hautveränderungen hervorgerufen werden können, weist darauf hin, daß die allergenen Wirkstoffe leicht zugänglich sein müssen und nicht tief in den Zellen von Blättern, Stengeln und Blüten verborgen liegen. Die von uns seit Jahren praktizierte Kurzetherextraktion *(→ S. 56)*, bei der die Pflanze für nur 60 bis 90 Sekunden in Diethylether getaucht wird, ist ein weiterer Beweis für die leichte Erfaßbarkeit der Kontaktallergene. Mit dem Kurzetherextrakt werden über 90 %

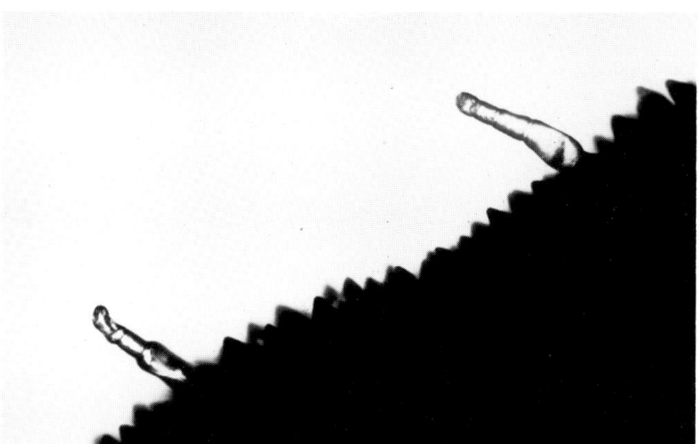

Abb. 24: Härchen auf rosafarbenem Becherprimel-Blütenblatt

der Sensibilisatoren auf einmal erfaßt [12]. Während in vielen Arten Haare und Härchen vorhanden sind *(→ S. 28 Parthenium hysterophorus)* und somit die allergenen Inhaltsstoffe als leicht zugänglich erkennbar werden, stellt sich die Frage, wo die Ekzematogene bei jenen Pflanzen sitzen, die bei oberflächlicher Betrachtung keinen Hinweis auf Härchen, Trichome, Stacheln oder ähnliche Zellformationen, die diese enthalten könnten, erkennen lassen, aber gleichfalls durch Kurzetherextraktion ihre Allergene sofort freigeben. Unter den vielen dafür anzuführenden Beispielen wäre die Sonnenblume zu nennen, die ein nachgewiesenes starkes Sensibilisierungsvermögen besitzt. Kürzlich durchgeführte Untersuchungen haben gezeigt [40], daß die allergen wirksamen Sesquiterpenlaktone (STL) der Sonnenblume *Helianthus annuus* L. u.a. auf den Blättern lokalisiert sind. Sie befinden sich dort in den Blasen der „Blasenhaare" *(→ Abb. 26)*, von wo sie nach mechanischer Zerstörung als öliger Film auf die Blattoberfläche gelangen und ohne Zerstörung anderer Zellen abgewaschen werden können. Die Blasenhaare sind so klein und dabei in Vertiefungen der Blattoberfläche versteckt angeordnet, daß sie bei oberflächlicher Betrachtung unbemerkt bleiben. Nur bei genauer Inspektion kann man sie als kleine Punkte ausmachen *(→ Abb. 25)*. Die gleichzeitig in größerer Zahl auf der Blattfläche vorkommenden „Spitz- und

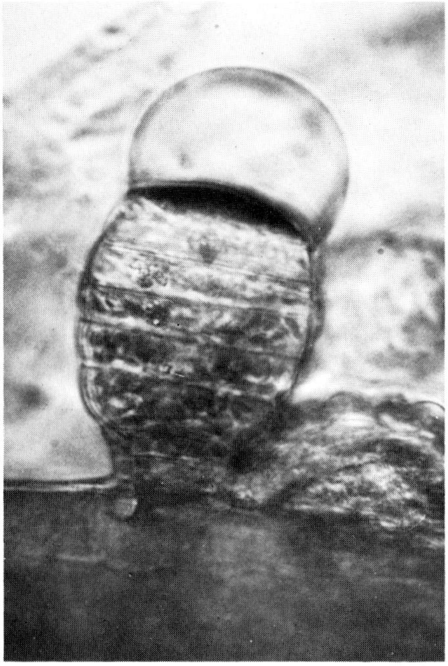

Abb. 26: Blasenhaar auf Sonnenblumenblatt (Mit freundl. Genehmigung von O. Spring)

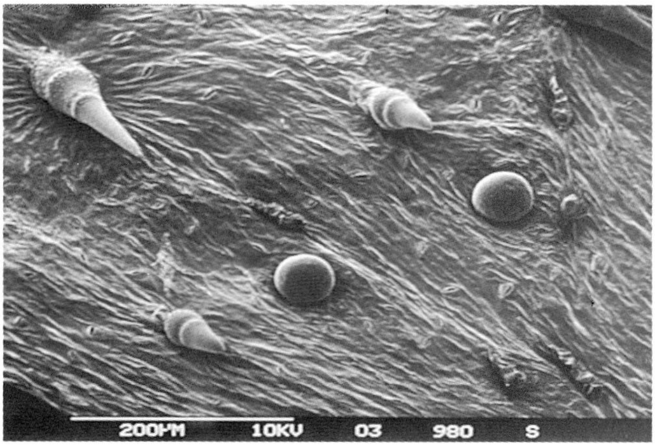

Abb. 25: REM-Aufnahme von Blasenhaaren auf dem Blatt der Sonnenblume (Mit freundl. Genehmigung von O. Spring)

Glandularhaare" kommen als Produktionsstätten und Speicher der STL nicht infrage. In einer Untersuchung von SPRING ließen sich pro Quadratzentimeter Blattfläche von den beiden gefundenen STL nach mechanischer Ernte 1,3 µg bzw. 6,2 µg bestimmen [40].

Literatur zu Kap. 3.1

[1] BAER, H. et al.: J.Immunol. **98**, 370 (1967)
[2] BAER, H. et al.: J.Immunol. **101**, 1243 (1968)
[3] BEINHAUER, L. G.: Arch.Derm. **41**, 892 (1940)
[4] BENEZRA, C. et al.: Cont.Derm. **15**, 223 (1986)
[5] BYCK, J. S. et al.: Anal.Biochem. **25**, 123 (1968)
[6] BYERS, V. S. et al.: J.clin.Invest. **64**, 1437 und 1449 (1979)
[7] CHRISTENSEN, S. B.: J.Lab.Comp.Radiopharm. **22**, 71 (1985)
[8] CHRISTENSEN, S. B. et al.: Tetrahedron letters **26**, 107 (1985)
[9] CULVENOR, C. C. J.: Search **1**, 103 (1970)
[10] DUPUIS, G. et al.: Can.J.Biochem. **52**, 575 (1974)
[11] HARTWELL, L. et al.: Ad.Pharm.Chemother. 7, 117 (1969)
[12] HAUSEN, B. M.: Cont.Derm. **3**, 58 (1977)
[13] HAUSEN, B. M.: Arch.Derm.Res. **261**, 311 (1978)
[14] HAUSEN, B. M. et al.: Cont.Derm. **13**, 329 (1985)
[15] HAUSEN, B. M.: Derm.Beruf Umwelt **33**, 62 (1985)
[16] HAUSEN, B. M. et al.: Cont.Derm. **15**, 246 (1986)
[17] HAUSEN, B. M.: Akt.Derm. **12**, 23 (1986)
[17a] HAUSEN, B. M. et al.: Cont.Derm. **33**, 12 (1995)
[18] IPPEN, H.: Derm.Beruf Umwelt **31**, 140 (1983)
[19] KALSI, P. S. et al.: Phytochem. **24**, 103 (1985)
[20] KOCH, G. et al.: Odont.Rev. **22**, 275 (1971) und **24**, 109 (1973)
[21] KRATZIN, H. et al.: Allergologie **8**, 145 (1985)
[22] KUPCHAN, S. M.: Trans. N.Y.Acad.Sci **32**, 85 (1970)
[23] KURTZ, A. P. et al.: J.med.Chem. **14**, 633 und 729 (1971)
[24] LANGERHANS, P.: Virchow's Arch.path. Anat. **44**, 325 (1868)
[25] LEPOITTEVIN, J.-P. et al.: J.Med.Chem. **29**, 606 (1986)
[26] LIBERTADO, D. J. et al.: J.med.Chem. **24**, 28 (1981)
[27] MIDDLETON, J.: Experientia **40**, 299 (1984)
[28] MITCHELL, J. C. et al.: Brit.J.Derm. **91**, 183 (1974)
[29] NAHRSTEDT, A.: Pharm. in unserer Zeit **6**, 150 (1977)
[30] NAHRSTEDT, A.: Pharm. in unserer Zeit **8**, 129 (1979)
[31] NESTLER, A.: Ber.dtsch.Bot.Ges. **18**, 189 (1900)
[32] NESTLER, A.: Hautreizende Primeln. Gebrüder Bornträger-Verlag, Berlin, 1904
[33] OPDYKE, D. L. J.: Food Cosm.Toxicol. **17**, 259 (1979)
[34] ORCHARD, S. et al.: Arch.Derm. **122**, 783 (1986)
[35] PAPAGEORGIOU, C. et al.: Arch.Derm.Res. **275**, 229 (1983)
[35a] RAMMENSEE, H. G.: MHC-Moleküle und Antigenprozessierung. In: Food allergy and intolerances. G. Eisenbrand et al. (Hrsg), Deutsche Forschungsgemeinschaft, Verlag Chemie, Weinheim 1996
[36] SCHMALLE, H. W. et al.: Funkt.Biol.Med. **2**, 9 (1983)
[37] SCHMALLE, H. W. et al.: Naturwiss. **71**, 581 (1984)
[38] SCHMALLE, H. W.: Acta Cryst. **C 42**, 705 (1986)
[39] SLOB, A.: Phytochem. **12**, 811 (1973)
[40] SPRING, O. et al.: J. Plant Physiol. 130: **433** (1987)
[41] STAMPF, J.-L. et al.: Cont.Derm. **8**, 16 (1982)
[42] VOORHORST, R. et al.: Ann.Allergy **44**, 116 und **45**, 100 (1980)
[43] de VRIES, R. R. P. et al. (Ed.): Progr. Allergy **36**, 1 (1985), S. Karger, Basel
[44] WU, J. B. et al.: Chem.Pharm.Bull. **33**, 4091 (1985)

3.2 Experimentelle Untersuchungen in der Phytoallergologie

3.2.1 Extraktion, Isolierung, Identifizierung von Kontaktallergenen

Die Extraktion von allergen wirksamen Inhaltsstoffen erfolgt am besten durch kurzfristiges Eintauchen (60 bis 90 Sekunden) der ganzen Pflanze oder der suspekten Pflanzenteile in peroxid-freien (!) Diethylether. Diese Methode hat sich als zweckmäßig erwiesen, da über 90 % der Kontaktallergene durch die Schnellextraktion erfaßt werden, ohne daß eine Kontaminaton des Extrakts durch Begleitstoffe resultiert [2]. Gleichzeitig ist die Kurzetherextraktion ein Beweis dafür, daß sich die meisten Allergene leicht zugänglich an der Oberfläche der Pflanze befinden und mit Ether abgewaschen werden können *(→ S. 43 ff)*. Nach Evaporation des Lösungsmittels wird der Extrakt in Vaseline oder einem hautverträglichen Lösungsmittel (z.B. Methanol, Ethanol, Aceton, Essigester, Pflanzenöl) aufgenommen und in subirritativer Verdünnung zur Epikutantestung herangezogen. Die analytische und präparative Auftrennung des Estraktes zur Isolierung der verantwortlichen Allergene erfolgt mit den üblichen Methoden der organischen Chemie. Als vorteilhaft und wenig arbeitsaufwendig erweist sich immer noch die Dünnschichtchromatographie (DC), mit der Chinone, Sesquiterpenlaktone und diverse andere Kontaktallergene aufgetrennt und nach Anwendung entsprechender Farbreagentien direkt nachgewiesen werden können. Zum Nachweis von Chinonen zeigt sich der Craven-Test [1] als sehr nützlich, da *ortho-* und *para-*Chinone mit mindestens einer freien Stelle am chinoiden Ring mit einer charakteristischen Blau- oder Grünfärbung reagieren. Die Craven-Lösung ist eine Mischung aus gleichen Anteilen von Ammoniak (25 %) und Ethanol, der wenige Tropfen von Cyanessigsäureethylester zugegeben werden. Sesquiterpenlaktone lassen sich mit einem Schwefelsäurereagenz nachweisen, das zwar nicht unbedingt spezifisch ist, aber den Kreis der verdächtigen Stoffe so weit einengt, daß die weitere Aufarbeitung keine Schwierigkeiten bereitet [3].

Nicht oder nur bedingt geeignet für die Extraktion mit Ether sind die Allergene der Liliiflorae. Da das Hauptallergen der Tulpen- und Alstroemerien (Tulipalin A = α-Methylen-γ-butyrolakton) sehr labil ist, erscheint es zweckmäßiger, dieses in seiner glykosidischen Form, d.h. als Tuliposid A zu isolieren. Zu diesem Zweck verwendet man Methanol als Extraktionsmittel. Der Nachweis auf der DC-Platte erfolgt dann mit einem Diphenylamin/Anilin-Reagenz [4]. Auch bei den Cichoriaceae empfiehlt es sich, diese Extraktionsmethode anzuwenden.

Erfahrungsgemäß werden von den isolierten Kontaktallergenen aus Pflanzenmaterial nur geringe Mengen im Milligramm-Bereich gewonnen. Gelingt es, diese zu kristallisieren, steht einer Strukturbestimmung mittels Röntgenbeugungsanalyse nichts mehr im Wege. Mit dieser Methode gelang es in den vergangenen Jahren die Struktur einer Reihe von Kontaktallergenen aus dem Pflanzenreich aufzuklären [5].

3.2.2 Experimentelle Bestimmung des Sensibilisierungsvermögens

Trotz heftiger Widerstände der Tierschützer ist die Prüfung der allergenen Potenz eines Stoffes oder Extraktes bis heute nur im Tierexperiment möglich. Alle Bemühungen, das Sensibilisierungsvermögen von Substanzen in vitro, d.h. durch Labormethoden zu bestimmen, haben bisher nicht zum Erfolg geführt.

Für die Bestimmung der *Sensibilisierungsfähigkeit niedermolekularer* Verbindungen, zu denen auch alle Phytoekzematogene zählen, erweist sich das Meerschweinchen als Versuchstier der Wahl. Gegenüber Mäusen hat es den Vorteil, auch durch mittelstarke und schwache Allergene noch sensibilisierbar zu sein. Unter den gebräuchlichen Methoden bedient man sich heute allgemein der Zuhilfenahme des kompletten Freundschen Adjuvans' (FCA) als Reaktionsvermittler oder Sensibilisierungshilfe. Da alle *starken* pflanzlichen Kontaktallergene bereits bekannt und mittels des offen epikutanen Testverfahrens (OET) bereits untersucht sind, müssen nur die Extrakte und Inhaltsstoffe noch unbekannter oder neu auf den Markt kommender Arten untersucht werden.

Dem FCA-Test, wie er heute durchgeführt wird, liegt folgende Sensibilisierungsprozedur zugrunde: 15 Milligramm des isolierten Allergens oder 30 mg des Extraktes werden in 4 ml FCA oder – wenn sie darin nicht löslich sind – in 4 ml physiologischer Kochsalzlösung gelöst. Aus gleichen Mengen beider Vehikel (4 ml + 4 ml) wird eine Emulsion gefertigt, die im Nackenbereich auf einem Halbkreis streng intradermal injiziert wird. Es werden 6 Quaddeln à 0,1 ml appliziert. Dieser Vorgang wird noch zweimal wiederholt, wobei sich ein Intervall von vier Tagen als zweckmäßig erwiesen hat, so daß die Injektionen am 1., 5. und 9. Tag erfolgen. Für jedes verdächtige Allergen oder einen Extrakt werden 10 Albino-Meerschweinchen eingesetzt. Während des Sensibilisierungsvorganges erhält jedes Tier 4,5 mg des zu untersuchenden Stoffes (oder Extraktes). Neun bis vierzehn Tage nach Beendigung der Sensibilisierungsprozedur (in der Regel 11 Tage) wird die Erfolgsreaktion mit dem zu untersuchenden Stoff (oder Extrakt) in einem hautverträglichen Vehikel in subirritativer Konzentration und weiteren Verdünnungen offen epikutan auf der geschorenen und rasierten Flanke der Meerschweinchen ausgelöst. Die Bestimmung der Irritationsgrenze muß vorher an Tieren vorgenommen wurden, die nur mit einer Emulsion aus FCA und phys. NaCl in den gleichen Intervallen behandelt wurden. Die Ablesung und Beurteilung der Erfolgsreaktion bedient sich des im Kapitel „Diagnose der allergischen Kontaktdermatitis“ *(→ S. 38 ff)* angegebenen Schemas. Die mittlere Reaktionsstärke (mR) als Maßstab für das erhaltene Sensibilisierungsvermögen ergibt sich demnach als Quotient aus der Summe der abgelesenen Reaktionen und der Zahl der verwendeten Tiere:

$$mR = \frac{\text{Summe der Reaktionen}}{\text{Zahl der Tiere}}$$

Eine andere Möglichkeit der Beurteilung des Untersuchungsergebnisses besteht in der Prozentangabe der positiv reagierenden Meerschweinchen. Naturgemäß kann die Einteilung des erhaltenen Sensibilisierungsvermögens in „sehr stark“, (mittel)-„stark“ und „schwach“ nur grob sein. Ein Vergleich mit den Ergebnissen anderer ist nur möglich, wenn gleiche Konzentrationen und Versuchsbedingungen eingehalten werden. Dennoch erlaubt diese Methode eine relativ gültige Aussage über die Stärke der Sensibilisierungsfähigkeit eines pflanzlichen Allergens oder Extraktes zu machen und diese mit der allergenen Potenz anderer Stoffe zu vergleichen. Der Nutzen dieser tierexperimentellen Methode besteht darin, daß die individuellen Faktoren, die beim sensibilisierten Individuum im Ergebnis des Epikutantests ein völlig falsches Bild von der allergenen Potenz eines Stoffes liefern können, auf ein Minimum reduziert werden. Voraussetzung sind Tiere mit möglichst bekannten biologischen Eigenschaften aus Zuchten, die annähernd gleiche Erbanlagen gewährleisten. Sensibilisierungsversuche an Menschen mit pflanzlichen Inhaltsstoffen, deren pharmakologisch-toxikologische Wirkung unbekannt ist, sind aus ethischen Gründen nicht vertretbar.

Literatur zu Kap. 3.2

[1] Craven, R.: Chem. Soc. (1931), 1605
[2] Hausen, B. M.: Cont.Derm. 3, 58 (1979)
[3] Hausen, B. M. et al.: Arch.Derm.Res. **255**, 111 (1976)
[4] Hausen, B. M. et al.: Cont.Derm. **9**, 46 (1983)
[5] Schmalle, H. W. et al.: Funkt.Biol.Med. **2**, 9 (1983)

4
Pflanzenmonographien von A–Z

Im nachfolgenden Kapitel sind alle wesentlichen Informationen über eine Pflanzenart systematisch nach einheitlichen Kriterien zusammengestellt. Jeweils eine oder mehrere Farbaufnahme(n) erleichtern die Identifizierung der Pflanze. Soweit möglich, erfolgt eine Charakterisierung der Spezies nach Vorkommen, Verbreitung, Verwendung. Weist eine Art mehrere Synonyme auf, unter denen sich in jüngster Zeit eine Änderung ergeben hat, so sind auch die früheren, jahrzehntelang gebrauchten Artnamen aufgeführt, z.B. Echte Kamille, heute: *Chamomilla recutita*, früher: *Matricaria chamomilla*. Berücksichtigt wurden auch Arten, die zwar bei uns nicht heimisch sind, deren Extrakte und Inhaltsstoffe aber hierzulande Verwendung finden, wie z.B. der Wassernabel *(Centella asiatica)* oder ‚costus root oil' *(Saussurea lappa)*.

Es folgen Angaben zur Struktur, Sensibilisierungspotenz und Testkonzentration des Allergens sowie zur Häufigkeit des Auftretens von allergischen Reaktionen (Fallbeobachtungen). Die Testkonzentrationen bei den Extrakten beruhen auf jahrelangen Erfahrungen und sind als Richtwerte zu betrachten. Bei den Reinsubstanzen können sie als konkrete Angabe gewertet werden, die verhindern soll, daß „falsch positive" bzw. „falsch negative" Befunde erhalten werden.

In Fällen, die ein für das Allergen oder die verursachende Pflanze charakteristisches klinisches Erscheinungsbild geben, sind Farbaufnahmen der Reaktion beigefügt, zum Beispiel bei den „Tulpenfingern".

Die Unterteilung des Sensibilisierungsvermögens in „schwach", „mittelstark" und „stark" ist unter allem Vorbehalt der Übertragbarkeit von tierexperimentellen Befunden auf den Menschen zu verstehen. Diese Unterteilung soll als Anhaltspunkt und Orientierungshilfe dienen, damit eine Vorstellung davon entsteht, wie stark oder wie schwach die Potenz einer Pflanze oder eines Inhaltsstoffes hinsichtlich des Sensibilisierungsvermögens ist. Ihre Berechtigung besteht darin, daß es zur Zeit keine andere – wie auch immer geartete – Möglichkeit gibt, z.B. das so unterschiedlich ausgeprägte Sensibilisierungsvermögen der Becherprimel (und seines Allergens, des Primins) mit dem des Kopfsalats (und dessen Sensibilisatoren) zu vergleichen bzw. einander zuzuordnen.

Die Literatur zu den einzelnen Arten beschränkt sich auf eine Auswahl, da es in vielen Fällen nicht möglich ist, aufgrund der großen Zahl von Publikationen zu einem Taxon (z.B. Arnika, Kamille) sämtliche Arbeiten zu zitieren. Wer sich weiter informieren will, sei auf das Literaturverzeichnis *(→ S. 8)*, und hier besonders auf das Buch von MITCHELL & ROOK hingewiesen. Besonderer Wert wurde auf die Angabe des Erstbeschreibers, von Übersichtsarbeiten sowie von Mitteilungen zu experimentellen Untersuchungen gelegt. Deutschsprachige Arbeiten wurden – soweit möglich – zugunsten anderer bevorzugt, um das Nachlesen zu erleichtern.

Achillea millefolium-Artengruppen

Gewöhnliche Schafgarbe, Ungar. Schafgarbe, Hügel-Schafgarbe, Feinblättrige Schafgarbe (Engl. Yarrow, Milfoil)

Botanische Information und Verwendung

Familie: Asteraceae (= Compositae)

Herkunft und Verbreitung: Europa, Westasien, Kaukasus, Nord-Iran. In Australien, Neuseeland und Nord-Amerika eingebürgert.

Verwendung: In der Medizin sind das Kraut und die Blüten offizinell (Herba millefolii, Flores millefolii). Aufgrund der spasmolytischen Wirkung bei unspezifischen Magenbeschwerden, Dyspepsien und Magen-Leber-Gallen-Tees verwendet. In der Volksmedizin auch bei Hämorrhoiden, Unterleibsbeschwerden, Frauenleiden, eiternden Wunden sowie als Rheuma-, Abführ-, Blutreinigungs-, Gicht und Schlaf-Tee. Auch zum Gurgeln bei Entzündungen des Mund- und Rachenraums, sowie bei Appetitlosigkeit. Die Liste der Fertigpräparate verzeichnet mehr als 70 Positionen, in denen Schafgarbenextrakte enthalten sind. Eine weitere wichtige Verwendung ist der Gebrauch der Schafgarbe in Kräutershampoos, Badezusätzen und einer großen Reihe von Naturkosmetika.

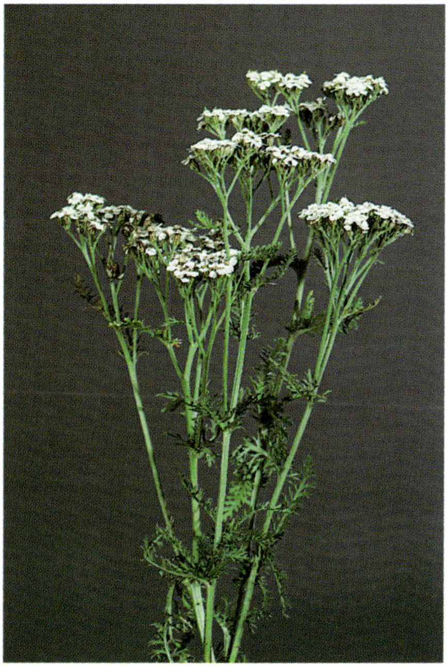

Abb. 27: Gewöhnliche Schafgarbe

Bemerkungen: In der alten Volksmedizin bei Kriegsverletzungen verwendet, daher auch die angelsächsische Bezeichnung „Knight's milfoil", „Soldier's woundwort" und „Military herb". In den volkstümlichen deutschen Bezeichnungen finden sich für die Gewöhnl. Schafgarbe keine Hinweise auf eine derartige Verwendung. Neben der Gewöhnlichen Schafgarbe im engeren Sinne (*A. millefolium* L. s. str.) werden in Europa noch sieben nächstverwandte Arten unterschieden. Da nicht ersichtlich ist, ob die auf der rechten Seite zitierten Arbeiten ausschließlich die erstgenannte meinen, werden die mitgeteilten Ergebnisse hier auf die ganze Artengruppe bezogen.

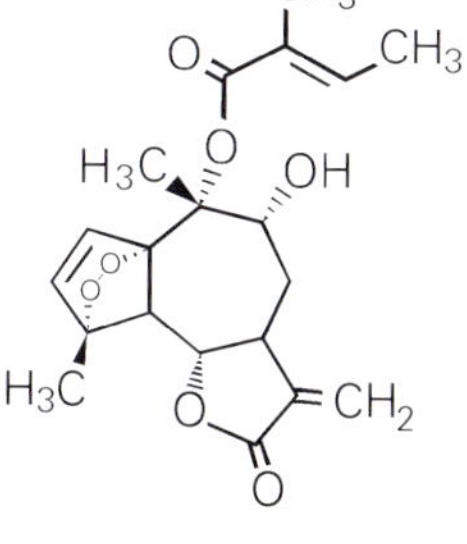

34 *α-Peroxyachifolid*

Allergologische Information

Das Hauptallergen der Schafgarbe ist das α-Peroxyachifolid (**34**), ein Endoperoxid mit zwei

▷

V–2

Achillea millefolium

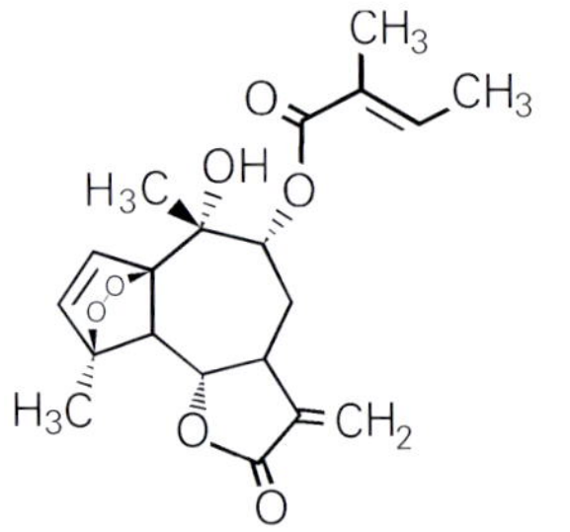

35 β-*Peroxyisoachifolid*

Sauerstoffatomen. Vier weitere Endoperoxide, die als potentielle Sensibilisatoren angesehen werden müssen, wurden identifiziert, kommen jedoch nur in sehr geringen Mengen vor (HAUSEN 1991, RÜCKER 1993). Alle weiteren in der Schafgarbe gefundenen STL (z.B. Achillin, Matricin, Balabanoldiacetat) weisen keine exocyclischen Methylengruppe am Laktonring oder eine andere Gruppierung auf, die auf eine sensibilisierende Wirkung schließen lassen könnte (HOCHMANNOVA, FISHER, KASYMOV, ROMO DE VIVAR). Aus der Klasse der Polyacetylene isolierten BOHLMANN et al. (1962a, b) die Verbindungen Dehydromatricariaester, Ponticaepoxid und Tridecatriintrien, über deren mögliche Sensibilisierungsfähigkeit jedoch noch keine Untersuchungsergebnisse vorliegen, α-Peroxyachifolid konnte auch in der Sumpf-Schafgarbe (*Achillea ptarmica* L.) nachgewiesen werden (HAUSEN 1991).

Sensibilisierungspotenz: Schwach bis mittelstark
Die experimentelle Sensibilisierung mit dem Kurzetherextrakt der Gesamtpflanze ergab eine mittlere Reaktionsstärke von mR = 1 (OET, 10 %) (HAUSEN 1979a). Eine spätere Untersuchung mit dem modifizierten FCA-Test führte zu einer mR = 2,7, bei 1 % (HAUSEN 1991). α-Peroxyachifolid selbst erwies sich als starker Sensibilisator mR = 2,3 bei 0,1 % (HAUSEN 1991). β-Peroxyisoachifolid (**35**) löste auf Meerschweinchen, die mit dem Schafgarbengesamtextrakt sensibilisiert waren, eine einfach positive Reaktion aus (0,1 % Auslösekonzentration). Bereits 1932 gelang STÜMPKE die experimentelle Sensibilisierung mit dem ausgepreßten Saft der Schafgarbe.

Häufigkeit: Gelegentlich
Das Schrifttum verzeichnet zwischen 1899 und 1990 mindestens 80 Fälle einer Schafgarben-Kontaktallergie (Übersicht bei HAUSEN 1991). Die routinemäßige Epikutantestung der Schafgarbe im Kompositen-Mix zeigt, daß die Hälfte (52 %) aller Kompositenallergiker deutlich positiv auf die Schafgarbe reagiert (Auswertung 1984–1990, n = 3851, auf Kompositen positiv = 118) (HAUSEN 1992). Diese Beobachtung wird auch von anderen Autoren bestätigt (WRANGSJÖ 1990, PAULSEN 1993).

Testkonzentration: 1 % Kurzetherextrakt in Vaseline, α-Peroxyachifolid 0,1 % in Vaseline.

Kreuzreaktionen: Kreuzreaktionen auf die Gewöhnliche Schafgarbe (im weiteren Sinne) sieht man häufig bei Kompositenallergikern, besonders wenn diese primär durch Chrysanthemen und Mutterkraut sensibilisiert sind. Die Artengruppe der Gewöhnl. Schafgarbe zählt damit zu den fünf wichtigsten Kompositensippen, die bei Kompositenallergikern am häufigsten eine Kreuz-

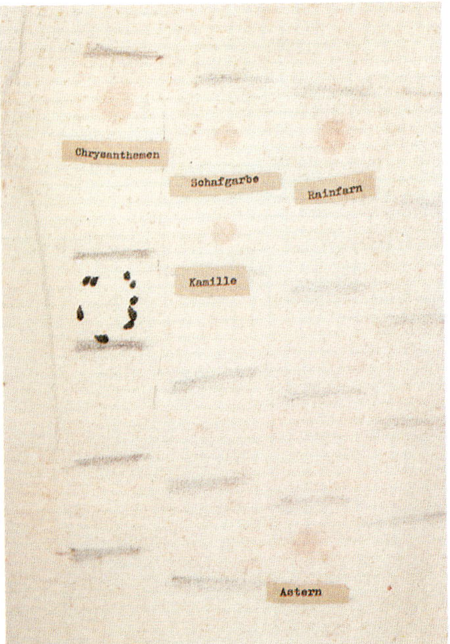

Abb. 28: Kreuzreaktionen auf Schafgarbe bei Kompositenallergiker

Achillea millefolium

reaktion auszulösen vermögen (HAUSEN 1979b (→ *Abb. 28*). Auch experimentell wurden derartigte Kreuzreaktionen erhalten (unveröff.). Die Sumpf-Schafgarbe *Achillea ptarmica* L. und die Gartenzierpflanze *Achillea filipendulina* Lam. enthalten gleiche oder nah verwandte Inhaltsstoffe, so daß sie regelmäßig auf Schafgarbe-sensiblen Organismen (Kreuz-)Reaktionen auslösen. Obwohl eine Sensibilisierungspotenz für die anderen bisher bekannten STL der Gewöhnlichen Schafgarbe nicht nachgewiesen ist, gelingt es, mit STL aus verwandten Kompositenarten wie Parthenolid, Burrodin, Ambrosiol, Apoludin und Coronopilin Kreuzreaktionen auszulösen (unveröff.).

Hinweis: Personen mit einer Kompositenallergie sollten schafgarbenhaltige Externa, wie Kräutershampoos, Kräuterkosmetika und Kräuterbonbons auf jeden Fall meiden.

Bemerkungen: Obwohl der Gewöhnlichen Schafgarbe i.w.S. seit langem auch in der jüngsten Literatur immer wieder eine phototoxische Wirkung nachgesagt wird (Schafgarbe als Verursacher der „Wiesengrasdermatitis“), gibt es für diese keine experimentellen Belege. Im Gegenteil, nach Untersuchungen von VAN DIJK et al. und CAMM et al. läßt sich bei der Gewöhnlichen Schafgarbe *keine* phototoxische Wirkung nachweisen.

Eine ausführliche Übersicht zur Ethnobotanik und Chemie der Inhaltsstoffe der Schafgarbe liegt von CHANDLER vor. Mit den Inhaltsstoffen und der medizinischen Anwendung beschäftigen sich SERBIN & KARTMAZOVA. Bienenzüchter verwenden die Schafgarbe gern auch als Bienenweide.

Literatur:

BOHLMANN F. et al.: Chem.Ber. **95**, 1320 und 1742 (1962) (neue Polyacetylene)

CAMM E. L. et al.: Phytochem. **14**, 2007 (1975).

CHANDLER R. F. et al.: Econ.Bot, **36**, 203 (1982) (Übersicht zur Chemie u. Ethnobotanik)

VAN DIJK E. et al.: Dermatologica **129**, 321 (1964)

FISHER N. H. et al.: Progr.Chem.Org.Nat. Prod. **38**, 47 (1979) (Übersicht STL)

HAUSEN B. M. et al.: Cont.Derm. **24**, 274 (1991) (neue Sesquiterpenlaktone als Allergene)

HAUSEN B. M.: Akt.Derm. **18**, 96 (1992) (Auswertung Kompositen-Mix 1984–1992)

HAUSEN B. M.: Allergologie **2**, 143 und 275 (1979a) (experim. Untersuchungen)

HAUSEN B. M.: Dermatologica **159**, 1 (1979b) (Kreuzreaktionen)

KASYMOV Z. et al.: Khim.Prir.Soed. (1971) II, 246 (STL)

LEWIN L.: Die Nebenwirkungen der Arzneimittel. 3. Aufl. A. Hirschwald, Berlin 1899, S. 646 (Erstbeschreibung)

PAULSEN E. et al.: Cont.Derm. **29**, 6 (1993) (Auswertung Kompositen-Mix, Dänemark) 6 und 195

PHILADELPHY A.: Derm. Wschr. **92**, 713 (1931) (5 Fallbeschreibungen)

ROMO DE VIVAR A. et al.: Rev.Soc.Quim.Mex. **23**, 212 A (1968) (STL)

RÜCKER, G. et al.: Arch.Pharmazie **326**, 901 (1993) (neue Guaianolid-Peroxide)

SERBIN A. G. et al.: Rastit.Resur. **23**, 275 (1987) (Übersicht zu *Achillea*)

STÜMPKE G.: Klin.Wschr. **11**, 58 (1932 (Tierexperimentelle Sensibilisierung)

TOUTON K.: In: Handbuch der Haut- u. Geschlkrkh. IV, 1 S. 547 (1932) (Fallbeschreib.)

WRANGSJÖ K. et al.: Cont.Derm. **22**, 148 (1990) (Auswertung Kompositen-Mix, Schweden)

Allium cepa L.

Küchen-Zwiebel (Engl. Onion)

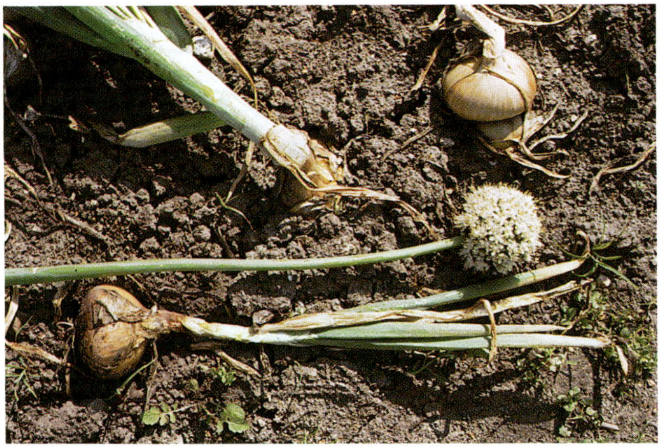

Abb. 29: Küchen-Zwiebel mit Stengel und Blüte

Botanische Information und Verwendung

Familie: Alliaceae

Herkunft und Verbreitung: Die Zwiebel stammt aus Mittelasien. Sie ist seit Jahrtausenden auf der ganzen Welt als Nahrungsmittel bekannt und verbreitet.

Verwendung: Die Küchen-Zwiebel ist eine der ältesten Kultur- und Nutzpflanzen des Menschen. Die Lauchöle der Küchen-Zwiebel fördern die Gallensekretion und haben eine karminative und antibakterielle Wirkung. Zwiebelsaft wird in Hustenmitteln und Grippemitteln sowie äußerlich zur Gewebserweichung in Keloidsalben eingesetzt. Die Stoffliste verzeichnet etwa 8 Präparate.

Allergologische Information

Die verantwortlichen Allergene sind noch nicht identifiziert. Im Verdacht stehen Propanthiol-S-oxid und Alliin (= (+)-S-Allyl-L-cysteinsulfoxid). Auch Tuliposid A ist von SLOB (1975) in Spuren nachgewiesen worden (siehe Alstroemerien). VAN KETEL konnte diesen Befund nicht bestätigen. Auch eigene Untersuchungen ergaben keinen Hinweis auf das Vorkommen von Tuliposid A.

Sensibilisierungspotenz: Niedrig
Experimentelle Untersuchungen mit den verdächtigen Inhaltsstoffen liegen noch nicht vor.

Häufigkeit: Gelegentlich
Risikogruppen sind Köche, Sandwichmaker, Hausfrauen, Gemüsehändler (SINHA, VEIEN, LAUTIER). Bei Handekzemen sollte immer auch an die Möglichkeit einer Sensibilisierung durch Küchen-Zwiebel oder Knoblauch (bei entsprechender Anamnese) gedacht werden.

Testkonzentration: 1 % des wäßrigen oder ethanolischen Extraktes (oder ausgedrückten Saftes).

Kreuzreaktionen: Kreuzreaktionen auf Knoblauch, Lauch und Schalotten sowie gelegentlich auf Tulpen und andere Liliengewächse sind beobachtet worden (BLEUMINK, VAN KETTEL, SINHA, LAUTIER).

Bemerkungen: Ethanol- und Chloroformextrakte aus Küchen-Zwiebel haben nachweislich einen antiasthmatischen Effekt. Als Ursache

Allium cepa

des antiasthmatischen Wirkungsprinzips wurden Thiosulfinsäureester identifiziert (DORSCH 1984–1987, WAGNER). Eine inhibitorische Wirkung auf die Thrombozytenaggregation wird dem kürzlich aus der Küchen-Zwiebel isolierten Alliin zugeschrieben (LIAKOPOULOU-KYRIAKIDES 1985).
Ob der stark tränenerzeugende Faktor Propanthiol-S-oxid (BLOCK) auch für die allergischen Reaktionen verantwortlich zu machen ist, bleibt weiteren Untersuchungen vorbehalten.

Literatur:

BLEUMINIK E. et al.: Arch.Derm.Forsch. **247**, 117 (1973) (Kreuzreaktionen)
BLOCK E.: Spektr.Wiss. Mai 1985, S. 66–72 (Übersicht)
DORSCH W. et al.: Allergy **39**, 43 (1984) (antiasthmat. Komp.)
DORSCH W. et al.: Agents Actions **14**, 625 (1985a) (antiasthmat. Komp.)
DORSCH W. et al.: Europ.J.Pharmacol. **107**, 17 (1985b) (antiasthmat. Komp.)
DORSCH W. et al.: Allergologie **10**, 316 (1987)
VAN KETEL W. G. et al.: Cont.Derm. **4**, 53 (1978) (Tuliposid A in Liliaceae)
LAUTIER R. et al.: Derm. Beruf Umwelt **33**, 213 (1985) (Fallbeschreib.)
LIAKOPOULOU-KYRIAKIDES M. et al.: Phytochem. **24**, 600 (1985) (Alliin)
SINHA S. M. et al.: Arch.Derm. **113**, 776 (1977) (pos. Tests)
SLOB A.: Phytochem. **14**, 1997 (1975) (Tuliposid A)
VEIEN N. H. et al.: Derm. Beruf Umwelt **31**, 84 (1983) (Fallbeschreib.)
WAGNER H. et al.: Ztschr. Phytother. **9**, 165 (1988) (Thiosulfinate als Wirkprinzip)

Allium sativum L.

Knoblauch (Engl. Garlic, Span. Ajo)

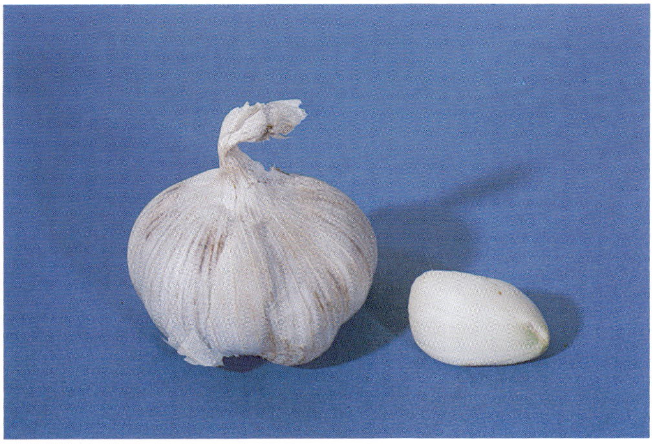

Abb. 30: Knoblauchzwiebel und -zehe

Botanische Information und Verwendung

Familie: Alliaceae

Herkunft und Verbreitung: Der Knoblauch stammt ursprünglich aus Mittelasien. Sehr früh schon erfolgte der Anbau in Kleinasien und im Vorderen Orient. Heute wird Knoblauch weltweit angebaut und kultiviert.

Verwendung: Knoblauch ist eine der ältesten Heil- und Gewürzpflanzen der Erde. In Ägyp- ▷

V–2

Allium sativum

ten diente sie nachweislich bereits 2600 Jahre v.u. Zeitrechnung zur Krankheitsprophylaxe. In Indien, China, Afrika und den Balkanländern ist ihre Heilkraft seit Jahrhunderten wohlbekannt und begründet damit den hohen Verbrauch. Auch die Volksmedizin in unseren Breiten bedient sich des Knoblauchs seit altersher wegen seiner antibakteriellen, antiseptischen, spasmolytischen, karminativen, anthelmintischen und anderen Wirkungen in den verschiedensten Mitteln zu Behandlung von gastrointestinalen Beschwerden, bei Hautkrankheiten, Entzündungen, Rheuma, Geschwüren, Krämpfen und Schmerzen. Die gegenwärtig steigende Popularität des Knoblauchs als Gewürz ist nicht allein auf die Touristikreisen in südliche Länder, sondern auch auf die heute mehr ins Bewußtsein gerückte Heilwirkung und die Hinwendung zu Naturprodukten zurückzuführen. Die Stoffliste verzeichnet nicht weniger als 35 Präparate mit Extrakten, etherischem Öl und Ölmazerat aus der Knoblauchzehe.

Bemerkungen: Ein wesentlicher Fortschritt in der Erkenntnis der Bedeutung einiger zum Teil seit fast 100 Jahren bekannten Knoblauchinhaltsstoffe ist der experimentelle Nachweis ihres antiarteriosklerotischen Effekts. Bei Tier und Mensch läßt sich der Cholesterinspiegel durch Knoblauch signifikant senken. Regelmäßiger Verzehr größerer Knoblauchmengen hat einen günstigen und dosisabhängigen Effekt auf den Lipidstoffwechsel. Für die antibakterielle, antivirale, thrombozytenaggregationshemmende Wirkung liegen ebenfalls experimentelle Beweise vor. Verantwortlich zeichnen verschiedene, z.T. schwefelhaltige Verbindungen. Vor allem das charakteristisch riechende Allicin, das aus der Aminosäure Alliin unter Einwirkung des knoblaucheigenen Enzyms Alliinase entsteht, spielt eine wichtige Rolle. Weitere Abbauprodukte sind verschiedene Thiosulfinsäureester. Während bei der Extraktion mit Wasser und Alkohol (bei Zimmertemperatur) vor allem Allicin gewonnen wird, liefert die Wasserdampfdestillation das antibakteriell wirksame Diallyldisulfid. Gegenüber Bakterien weist Knoblauch ein breites Wirkungsspektrum auf, wobei die antibiotische Wirkung von 1 mg Allicin etwa der von 15 I.E. Penicillin entspricht. Einzelheiten sind den Übersichtsarbeiten von BLOCK, ERNST, KOCH, REUTER und WAGNER zu entnehmen.

Allergologische Information

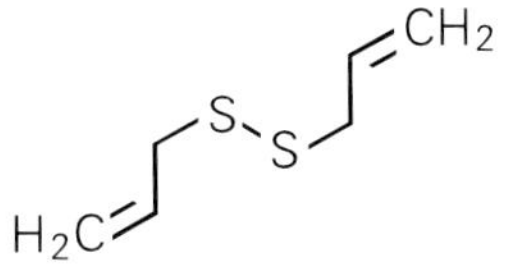

20 *Diallyldisulfid (Hauptallergen), nicht wasserlöslich*

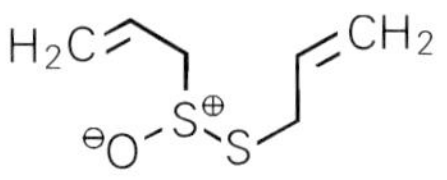

36 *Allicin, wasserlöslich*

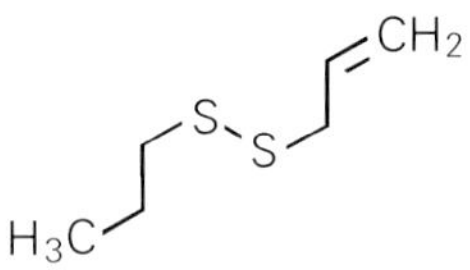

37 *Allylpropyldisulfid*

Sensibilisierungspotenz: Mittelstark
Experimentelle Untersuchungen mit Ethanolextrakt und Diallyldisulfid erfolgreich (FCA-Methode) (PAPAGEORGIOU).

Häufigkeit: Selten
Risikogruppen sind Köche, Hausfrauen, Küchenpersonal (berufsbedingt). Bei Handekzemen sollte daher auch immer an eine mögliche Sensibilisierung durch Knoblauch und Küchen-Zwiebeln gedacht werden (LAUTIER, BLEUMINK, BURKS, SINHA, YOSHIKAWA, MITCHELL, CAMPOLMI, BOJS, BURDEN, EDELSTEIN, FERNANDEZ DE CORRES, HJORTH, GONCALO, KRAMER, LEMBO, MARTINESCH, MCFADDEN, RAUTENBERG, SAITO).

Testkonzentration: Diallyldisulfid 1 %, Allicin 1 % in Vaseline. Ethanolextrakt 1 %; wäßriger Extrakt 10 % (BLEUMINK, PASRICHA).

Allium sativum

Kreuzreaktionen: Gelegentlich auf Küchen-Zwiebeln (BLEUMINK, BURKS, MENEZES BRANDÃO).

Bemerkungen: Knoblauch und Knoblauchpulver können auch ein allergisches Asthma verursachen, worüber bereits 1940 von HENSON und in jüngster Zeit häufiger berichtet wird (MOLINA, COUTURIER, KIRSTEN, MENEZES BRANDÃO).

Literatur:

BLEUMINIK E. et al.: Brit.J.Derm. **87**, 6 (1972); Arch.Derm.Forsch. **247**, 117 (1973)

BLOCK E.: Spektr.d.Wissensch. Mai 1985, 66–72 (Übersicht)

BOJS G. et al.: Cont.Derm. **18**, 179 (1988) (1 Fall, Knoblauch wurde als Wundheilmittel verwendet)

BURDEN A. D. et al.: Cont.Derm. **30**, 299 (1994) (1 Fall durch Schlucken von Knoblauchpillen)

BURKS W.: Ann. Allergy **12**, 592 (1954) (Fallbeschreibung)

CAMPOLMI P. et al.: Cont.Derm. **8**, 352 (1982) (Allergie vom Früh- *und* Spättyp)

COUTURIER P. et al.: Rev.franc.Allergol. **20**, 145 (1980) (Asthma)

EDELSTEIN A. J.: Arch.Derm. **61**, 111 (1950) (1 Fall, berufsmäßige Fleischzubereitung)

ERNST E.: Notab.Med. (1984), 23 (Übersicht)

FERNANDEZ DE CORRES L. et al.: Allergol.Immunpathol. **13**, 291 (1983) (11 Fälle, berufsbedingt)

GONCALO M. et al.: Am.J.Cont.Derm. **3**, 102 (1992) (1 Fall, Typ I und Typ IV)

HENSON G. E.: J.Flo.Med.Assoc. **27**, 86 (1940) (Erstbeschreibung Asthma)

HJORTH N. et al.: Cont.Derm. **2**, 28 (1976) (mehrere Fälle, Lebensmittelhändler)

KIRSTEN D. et al.: Allergol. **8**, 511 (1985) (Asthma, berufsbedingt)

KOCH H. P., HAHN G.: Knoblauch – Grundlagen der therapeutischen Anwendung von *Allium sativum* L. Urban & Schwarzenberg, München, 1988 (ausgezeichnete Übersicht, 1366 Literaturstellen)

KRAMER H.: Allergologie **7**, 204 (1984) (1 Fall, Koch)

LAUTIER R. et al.: Derm. Beruf Umwelt **33**, 213 (1985) (Kontaktekzem, berufsbedingt)

LEMBO G. et al.: Cont.Derm. **25**, 330 (1991) (8/115, Hausfrauen, Handekzem, Diallyldisulfit pos: 5/5)

MARTINESCH E.: Rev.Med.Chir.Soc.Med.Nat. IASI **85**, 541 (1981) (1 Fall, Hausfrau)

MCFADDEN J. P. et al.: Cont.Derm. **27**, 333 (1992) (22/34, Lebensmittelhandel, Partyservice)

MENEZES BRANDÃO F.: Trab.Portug.Derm.Vener. **34**, 27 (1977) (7 Fälle; 4/7 auch auf Zwiebeln)

MITCHELL J. C.: Cont.Derm. **6**, 356 (1980)

MOLINA C. et al.: Rev.franc.Allergol. **24**, 25 (1984) (Asthma)

PASRICHA J. S. et al.: Arch.Derm. **115**, 230 (1979) (Extraktherstellung)

PAPAGEORGIOU C. et al.: Arch.Derm.Res. **275**, 229 (1983) (Allergenidentifizierung)

RAUTENBERG A.: Akt.Derm. **21**, 317 (1995) (1 Fall, Köchin)

REUTER H. D.: Ztschr.Phytother. 7, 99 (1986) (Übersicht)

SAITO F. et al.: Hifu (Skin Research) **24**, 238 (1982) (4 Fälle, 1975–1980)

SINHA S. M. et al.: Arch.Derm. **113**, 776 (1977) (Testbefunde)

WAGNER H. et al.: Planta med. **53**, 305 (1987) (Einfluß auf Arachidonsäure-Stoffwechsel)

YOSHIKAWA K. et al.: Cont.Derm. 5, 274 (1979) (Fallbeschreibungen)

V–2

Alstroemeria spp.

Alstroemeria, Inkalilie

Botanische Information und Verwendung

Familie: Alstroemeriaceae

Herkunft und Verbreitung: Die Alstroemerien stammen aus Südamerika. Sie sind besonders in Chile und Peru sowie Guatemala verbreitet (BAYER).

Verwendung: Nur als Zierpflanzen kultiviert.

Bemerkungen: Die Alstroemerien wurden bereits zu Beginn dieses Jahrhunderts nach Europa eingeführt, waren aber nur bei Hobbyzüchtern bekannt. Seit 1970 macht sich eine stark wachsende Popularität bemerkbar. Heute zählen die Alstroemerien zu den beliebtesten Zier-Schnittblumen mit langer Haltbarkeit. Der europäische Markt wird vorwiegend im Winter mit Alstroemeria-Kultivaren aus Italien, Israel und Kenya versorgt. Gewächshaus-Kultivare gewinnen zunehmend an Bedeutung, besonders aus den Niederlanden. Die beliebtesten Farbtöne der Hybriden reichen von blaßrosa (Regina) über orange (Orange King) und gelb (Orchid Flower) bis zu sehr kräftigen Rottönen.
Die angebotenen Kultivare stammen von *Alstroemeria ligtu* L. ab. *Alstroemeria aurea* Graham (= A. *aurantiaca* D. Don ex Sweet) ist als nah verwandte Art ebenfalls in Kultur, wird aber nur selten als Schnittblume angeboten.

Allergologische Informationen

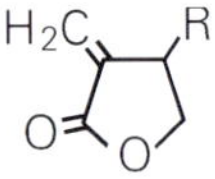

19 *Tulipaline*
Tulipalin A (= α-Methylen-γ-butyrolakton), R = H
Tulipalin B, R = OH

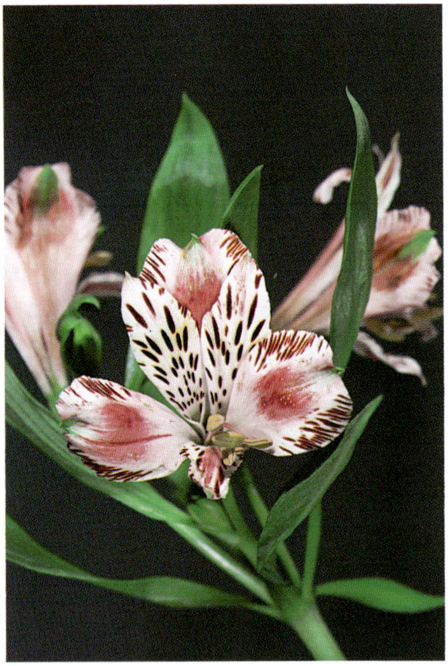

Abb. 31: Alstroemeria-Blüte (nah)

Sensibilisierungspotenz: Stark
Die experimentelle Sensibilisierung ergab eine mittlere Reaktionsstärke von mR > 2 (HAUSEN).
Kontakt mit Alstroemerienblatt- und -blütenteilen verursacht bei Züchtern, Blumenbindern und Floristen das gleiche charakteristische klinische Bild der „Tulpenfinger" (VERSPYCK MIJNSSEN), wie es bei den Tulpenzüchtern bekannt ist (→ *Abb. 32*). Eine Dermatitis der freigetragenen Körperteile mit Befall des Gesichts und V-Ausschnitts im Sinne einer aerogenen Kontaktdermatitis (→ *S. 34*) wird ebenfalls beobachtet (→ *Abb. 33*) (HAUSEN, ILLUMINATI).

Alstroemeria

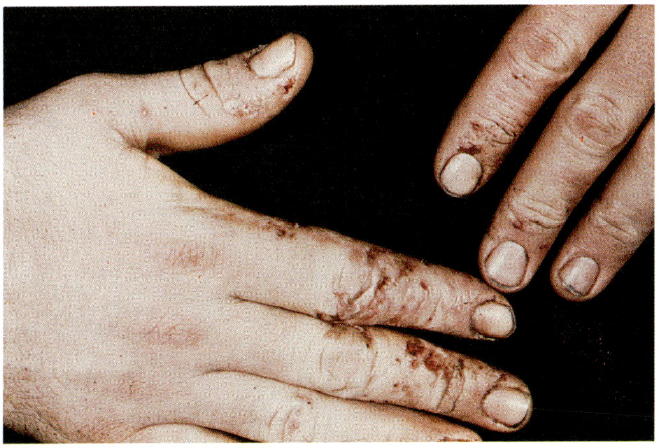

Abb. 32: Tulpenfinger

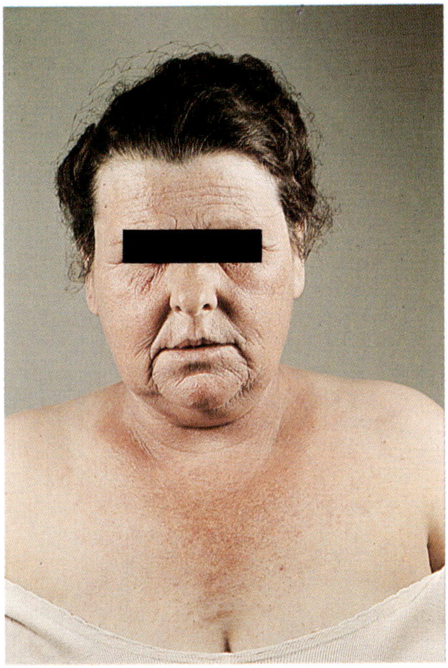

Abb. 33: Aerogene Kontaktdermatitis durch Alstroemerien (mit freundl. Gen. H. Schubert, Erfurt)

Häufigkeit: Gelegentlich
Die Literatur verzeichnet seit 1961 eine größere Zahl von Fällen einer Kontaktdermatitis, die vorwiegend durch den beruflichen Umgang mit Alstroemerien hervorgerufen wurde (Apted, Cronin, Hausen, Illuminati, van Ketel, Marks, Rook 1961/1970/1981, Rycroft, Storrs, Thiboutot).

Testkonzentration: 0,1 % des Tuliposids A in Vaseline. Der direkte Epikutantest mit Pflanzenteilen wie Blatt, Blüte, Stengel und Saft führt zu „falsch-positiven“, d.h. irritativen Reaktionen und kann damit auch eine aktive Sensibilisierung herbeiführen. Es ist daher davon abzuraten, mitgebrachte Pflanzenteile direkt zu testen (→ *S. 39*). Björkner beschreibt eine langandauernde Depigmentierung der Haut nach direkter Testung von Pflanzenmaterial. Die Konzentration des Glukosids Tuliposid A beträgt in den verschiedenen Pflanzenteilen bis zu 2,5 % (unveröffentlicht).

Kreuzreaktionen: Sind bisher nicht sehr überzeugend nachgewiesen (z.B. mit Küchen-Zwiebeln und Knoblauch). Eine Kreuzreaktivität mit den Sesquiterpenlaktonen aus der Familie der Kompositen besteht nicht! Da Tuliposid A

▷

V–2

Alstroemeria

(**38**) in einer Vielzahl anderer Arten in der gesamten Ordnung der Liliales weit verbreitet ist, sollte *jede* verwandte Art bei bestehender Sensibilisierung gemieden werden. Insbesondere folgende Arten, in denen das Allergen bereits nachgewiesen wurde: *Tulpia Spp.* (mehr als 100 Arten), *Erythronium spp.* (Hundszahnlilien), *Fritillaria spp.* (z.B. Kaiserkrone), *Lilium spp.* und *Allium triquetrum L.* (Dreikant-Lauch) (SLOB; HAUSEN et al.).

Bemerkungen: Die Alstroemerien enthalten, genauso wie die Tulpen, mehrere Glukoside (Tuliposide A–D), die beim Quetschen, Schneiden, Zerdrücken oder anderen Verletzungen des Pflanzengewebes (z.B. durch Mikroorganismen, Pilze) in den (die) Zucker und Buttersäurederivate aufgespalten werden. Spontane Laktonisierung führt dabei sofort zur Entstehung der eigentlichen aktiven Verbindungen Tulipalin A und B. Während das freigesetzte Tulipalin A (→ *Abb. 19*) ein starkes Kontaktallergen *und* Fungizid ist, weist Tulipalin B (→ *Abb. 19*) zwar eine starke antimykotische aber nur schwache allergene Wirkung auf. Das kürzlich entdeckte Tuliposid D (**39**) (CHRISTENSEN) kommt nur in verhältnismäßig geringen Mengen (aber ebenfalls in allen Pflanzenteilen) vor. Über seine allergenen/sensibilisierenden Eigenschaften ist bisher nichts bekannt. Aufgrund der strukturellen Ähnlichkeit mit Tuliposid A ist jedoch eine allergieinduzierende Wirkung zu vermuten. Auch Kreuzreaktionen sind nicht auszuschließen. Zur weiteren Chemie der Tuliposide siehe TSCHESCHE, HAUSEN, SANTUCCI, CHRISTENSEN.

Während die Bestimmung der Tuliposide mittels HPLC (high pressure liquid chromatography) einen großen technischen Aufwand erfordert (CHRISTENSEN), kommt man bei Anwendung der DC (Dünnschichtchromatographie) mit geringen Mitteln zum gleichen Ziel. Eigene Erfahrungen bei der jährlichen Isolierung des Tuliposids A mittels präparativer DC aus Alstroemerien-Preßsaft oder Tulpenzwiebeln zeigen, daß genügend Mengen gewonnen werden können, um eine größere Zahl von Epikutantests durchzuführen und auch die Aufbewahrung im normalen Kühlschrank keinen Verlust der Aktivität des Tuliposids durch Abbau bewirkt.

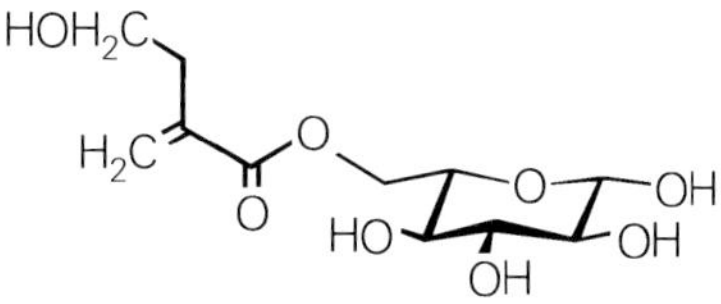

38 *6-Tuliposid A*

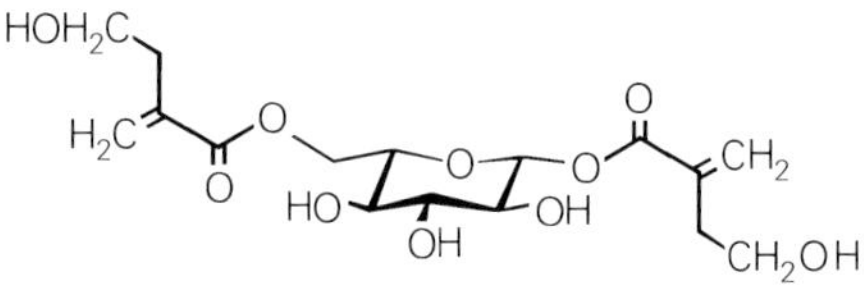

39 *Tuliposid D*
Strukturen der Alstroemerien-Inhaltsstoffe Tuliposid A und Tuliposid D

Literatur:

APTED J. H.: Australas.J.Derm. **31**, 111 (1990) (2 Fälle, Floristen)

BAYER E.: Mitt.Bot.Staatssamml. München **24**, 1–362 (1987) (Zur Botanik der Alstroemeria-Arten)

BJÖRKNER B. E.: Cont.Derm. **8**, 178 (1982) (Depigmentierung)

CHRISTENSEN L. P. et al.: Cont.Derm. **32**, 199 (1995) (HPLC-Analyse der Tuliposide)

CHRISTENSEN L. P. et al.: Cont.Derm. **33**, 188 (1995) (Isolierung von Tuliposid D)

CRONIN E.: Cont.Derm.Newslett. No 11, **286** (1972) (1 Fall, Florist)

HAUSEN B. M. et al.: Cont.Derm. **9**, 46 (1983) (Fallbeschreibungen, experim. Sensibil., Chemie d. Tuliposide, Literaturübersicht)

ILLUMINATI R. et al.: Cont.Derm. **18**, 246 (1988) (1 Fall, Florist, aerogene Kontaktdermatitis)

van KETEL W. G. et al.: Cont.Derm. **1**, 323 (1975) (Fallbeschreib.)

MARKS J. G.: Arch.Derm. **124**, 914 (1988) (2 Fälle, Tuliposid A pos.)

ROOK A. J.: Br.J.Derm. **73**, 283 (1961) (1 Fall, Erstbeschreibung)

ROOK A. J.: Cont.Derm.Newslett No 7, **166** (1970) (1 Fall; identisch mit Fall von CRONIN)

Alstroemeria

ROOK A.: Cont.Derm. 7, 355 (1981) (Fallbeschr.)

RYCROFT R. J. G. et al.: Cont.Derm. 7, 284 (1981) (2 Fälle, Floristen)

SANTUCCI B. et al.: Cont.Derm. **12**, 215 (1985)

SLOB A.: Phytochem. **12**, 811 (1973); **14**, 1997 (1975) (Vorkommen i.d. Familie)

STORRS F. J.: Cutis **52**, 301 (1993) (mehrere Fälle, Zahl nicht genannt)

THIBOUTOT D. M. et al.: J.Am.Acad.Derm. **22**, 54 (1990) (15/57 Handekzem; 3/7 pos. Tuliposid A)

TSCHESCHE R. et al.: Tetrah.letters (1968), 701 (Chemie d. Tuliposide)

VERSPYCK MIJNSSEN G. A.: Br.J.Derm. **81**, 737 (1969) (Tulpenfinger)

Anthemis cotula L.

Stink- oder Stinkende Hundskamille (Engl. Dog fennel, Stinking may-weed)

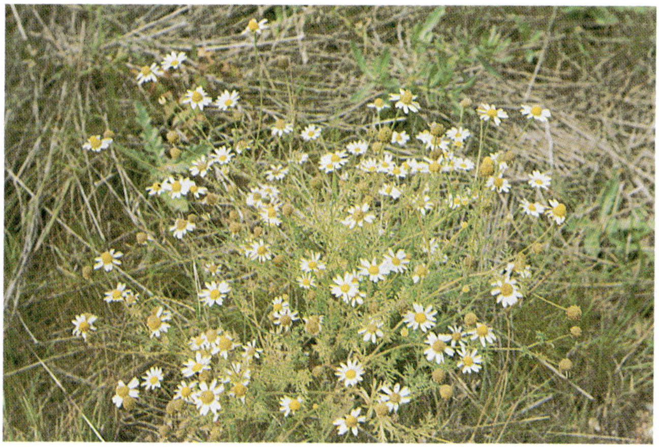

Abb. 34: Hundskamille (mit freundl. Gen. H. Rühling)

Botanische Information und Verwendung

Familie: Asteraceae (= Compositae)

Herkunft und Verbreitung: Europa, weltweit verschleppt. Bei uns zerstreut bis selten vorkommendes Wildkraut.

Verwendung: Nicht offizinell, aber in der Volksmedizin verwendet wie die Echte Kamille. GRIEVE schreibt der Hundskamille brechreizverursachende, menstruationsfördernde und spasmolytische Wirkungen zu. In den USA soll der Aufguß des Krauts bei Erkältungen, rheumatischen Beschwerden, Kopfschmerzen und Fieber eingesetzt werden.

Bemerkungen: Im äußeren Erscheinungsbild ist die Stink-Hundskamille von der Echten Kamille schwer zu unterscheiden. Hilfreich ist die Tatsache, daß sich die Stink-Hundskamille durch das Vorhandensein von Spreublättern auf dem Köpfchenboden und durch den recht unangenehmen Geruch deutlich unterscheidet ▷

V–2

Anthemis cotula
(→ *Chamomilla recutita, Abb. 50, 51*). Auch das Vieh meidet wegen des Geruchs und bitteren Geschmacks das mit der Stink-Hundskamille versetzte Heu (KINGSBURY).

Allergologische Information

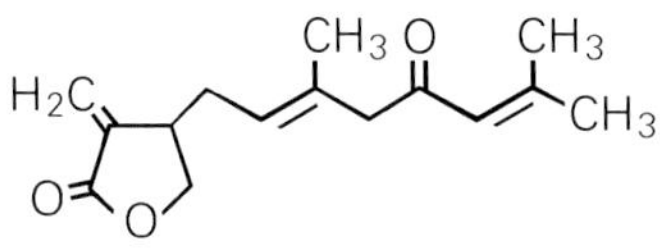

40 *Anthecotulid*

Sensibilisierungspotenz: Stark
Die experimentelle Sensibilisierung ergab eine mittlere Reaktionsstärke von mR = 2 (FCAT, 0,1 %!) (HAUSEN et al.).

Häufigkeit: Gelegentlich
In der Literatur sind zwar Hunderte von Fällen einer Kontaktdermatitis beschrieben, jedoch handelte es sich in der Mehrzahl um irritative Kontaktdermatitiden. Die erste Mitteilung stammt von WHITE 1887. Die häufigsten Beobachtungen wurden aus den USA, Südamerika und Italien mitgeteilt. Eine ausführliche Übersicht findet sich bei HAUSEN et al. (1984). Im amerikanischen Sprachgebrauch wird „chamomile" meistens mit *Anthemis cotula* gleichgesetzt.
Über schwere bullöse Reaktionen der Haut nach Kontakt mit der Pflanze beim Unkrautjäten bei 14 Feldarbeitern berichten ADAMS und O'MALLEY (1990) aus den USA. Auf Epikutantests wurde verzichtet, da das SL nicht zur Verfügung stand. MENZ et al. (ebenfalls aus den USA) fanden bei 92 % ihrer auf Pflanzen allergischen Patienten (n = 74) eine positive Testreaktion auf *Anthemis cotula*. Nur 19 wurden als irritativ eingestuft.

Testkonzentration: 0,1 % des Anthecotulids in Vaseline.
1 % des Kurzetherextrakts in Vaseline.
Da die Konzentration des Kontaktallergens in der Pflanze die subirritative Testkonzentration von 0,1 % in der Regel erreicht und sogar oft wesentlich überschreitet, sollte der direkte Epikutantest mit dem Pflanzenmaterial vermieden werden („falsch-positive" Reaktionen → *Abb. 112*). In eigenen Untersuchungen wurde 1984 eine Konzentration von 1,8 % bestimmt; YAMAZAKI et al. wollen als Höchstwert 7,3 % gefunden haben.

Kreuzreaktionen: Kreuzreaktionen mit anderen Kompositenarten sind zu erwarten und auch schon beobachtet worden (BENEZRA, FRAIN-BELL, HJORTH et al., HAUSEN, unveröff., MITCHELL).

Bemerkungen: Die Verbindung Anthecotulid wurde erstmals 1969 von BOHLMANN et al. in der Stink-Hundskamille beschrieben. Mit der Identifizierung wurde ein Sesquiterpenlakton (STL) entdeckt, das eine von der üblichen Struktur der STL abweichende Form aufweist. Es kommt einem „idealen" Allergen, das aus einer cyclischen Verbindung mit allergener Wirkung (α-Methylen-γ-butyrolakton) und einer ebenfalls allergen wirksamen Seitenkette zusammengesetzt ist, relativ nahe.

Literatur:

ADAMS R. M. et al.: Cont.Derm. **23**, 259 (1990) (Kurzfassung)
BENEZRA C. et al.: Plant Contact Dermatitis, BC Decker Inc, Toronto 1985
BOHLMANN F. et al.: Tetrahedr.lett No 28, 2417 (1969)
FRAIN-BELL W.: Brit.J.Derm. **101**, 503 (1979)
GRIEVE M.: A modern herbal, Dover Publ.Inc., N.Y. 1971
HAUSEN B. M. et al.: Planta med. **50**, 229 (1984) (Exp.Unters., Literaturübersicht)
HJORTH N. et al.: Brit.J.Derm. **95**, 613 (1976)
KINGSBURY J. M.: Poisonous plants of the United States and Canada. Prentice-Hall, N.J. 1964
MENZ J. et al.: Cont.Derm. **16**, 169 (1987) (*Anthemis cotula* bei 92 % von 74 Patienten positiv)
MITCHELL J. C.: Int.J.Derm. **14**, 301 (1975)
O'MALLEY M. A. et al.: Am.J.Cont.Derm. **1**, 34 (1990) (14 Fälle)
WHITE J. C.: Dermatitis venenata, Cupples & Hurd, Boston 1887
YAMAZAKI H. et al.: Lloydia **45**, 508 (1982)

Arctium lappa L.

Große Klette (Engl. Great Burdock)

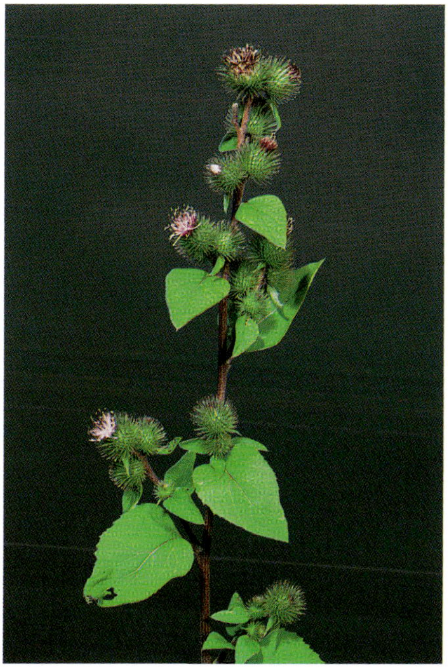

Abb. 35: Große Klette

Botanische Information und Verwendung

Familie: Asteraceae (= Compositae)

Herkunft und Verbreitung: In Europa relativ weit verbreitet, in den USA eingeführt und verwildert.

Verwendung: Extrakte aus den Blättern und der Wurzel (Radix Bardanae) werden in Tees gegen Rheuma, Gicht und Hautausschläge eingesetzt, meist jedoch in Kombination mit anderen Pflanzenextrakten. Wesentlich weiter verbreitet ist die Anwendung des Klettenwurzelöls zur Anregung des Haarwachstums bei Alopezie und trockener Seborrhoe. Oleum Bardanae erfreut sich in Haarbehandlungsmitteln in jüngster Zeit wieder steigender Beliebtheit.

Bemerkungen: Die medizinischen Eigenschaften der Großen Klette sind seit dem Altertum bekannt. Sowohl den Blätterextrakten als auch dem Öl werden antidiabetische, antiseptische, harn- und schweißtreibende Wirkungen nachgesagt. Experimentelle Beweise für diese Wirkungen liegen kaum vor.

Allergologische Information

Als wahrscheinliche Ursache der wenigen beobachteten Fälle einer Kontaktdermatitis ist das 1968 (Drozdz) isolierte Sesquiterpenlakton Arctiopicrin (**41**) anzusehen.

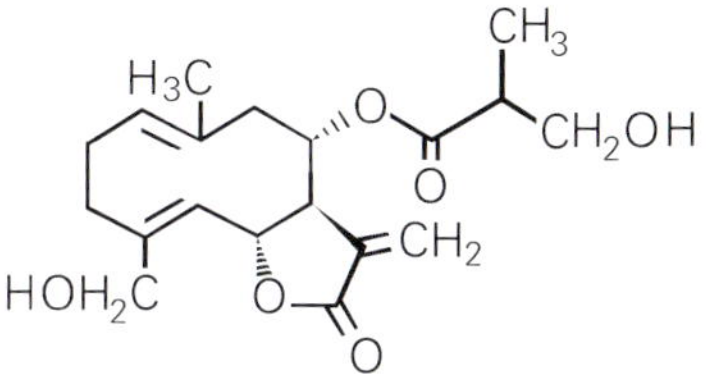

41 *Arctiopicrin (p)*

Sensibilisierungspotenz: Schwach
Die experimentelle Sensibilisierung ergab eine mittlere Reaktionsstärke von mR = 0,4 (OET, 10 %) (unveröff.).

Häufigkeit: Selten
In der Literatur wird zwar mehrfach erwähnt, daß Kletten und ihr Wurzelöl Dermatitiden verursachen können, jedoch liegen als Fallbeschreibungen nur zwei Veröffentlichungen vor. Dreyer beobachtete die Entwicklung einer Dermatitis im Gesicht nach jahrelanger Anwendung von Klettenwurzelöl. Rodriguez et al. sahen drei Fälle nach Gebrauch eines Klettenwurzelpflasters, das gegen Entzündungen eingesetzt wird.

Testkonzentration: 0,1 % des Arctiopicrins in Vaseline.
10 % des Kurzetherextrakts in Vaseline.

Kreuzreaktionen: Kreuzreaktionen auf andere sesquiterpenlaktonhaltige Kompositen sind zu

▷

Arctium lappa

erwarten. HJORTH et al. fanden in 2 Fällen positive Testreaktionen auf die Große Klette bei Kompositenallergikern.

Bemerkungen: Das bittere Prinzip der Großen Klette wurde 1945 von CAVALLITO et al. isoliert. Es wies antibakterielle Eigenschaften auf. Die Konzentration lag bei 1,8 %. Später wurde seine Struktur als die des Sesquiterpenlaktons Arctiopicrin bestimmt (SUCHY et al.). Arctiopicrin und das nah verwandte Germacranolid Onopordopicrin kommen auch in der Kleinen Klette *Arctium minus* Bernh. vor (SUCHY et al.). Eigene Untersuchungen zeigen in der Dünnschichtchromatographie des Kurzetherextrakts der kleingeschnittenen Wurzel eine auf ein Sesquiterpenlaktonreagenz ansprechende Verbindung, die sich auch im handelsüblichen Klettenwurzelöl nachweisen läßt. Sehr wahrscheinlich handelt es sich dabei um das oben angeführte Arctiopicrin (unveröff.).

Literatur:

CAVALLITO C. J. et al.: J.Am.Chem.Soc. **67**, 948 (1945) (Bitterprinzip, antibakt. Wirkung)

DREYER: Derm.Zschr. **54**, 44 (1928) (Fallbeschreibung)

DROZDZ B.: Diss.Pharm.Pharmacol. **20**, 93 (1968) (Isolierung des STL)

HJORTH N. et al.: Brit.J.Derm. **95**, 613 (1976) (Kreuzreaktionen)

RODRIGUEZ T. et al.: Cont.Derm. **33**, 134 (1995) (3 Fälle)

SUCHY M. et al.: Tetrah.lett. No 51, 3907 (1964) (Strukturaufklärung)

Arnica montana L.
Arnica chamissonis Less. subsp. foliosa (Nutt.) Maguire

Arnika, Berg-Wohlverleih und Chamisso-Wohlverleih

Botanische Information und Verwendung

Familie: Asteraceae (= Compositae)

Herkunft und Verbreitung: Europa, vor allem in den Mittel- und Hochgebirgen (Alpen) westliches Nord-Amerika. Arnika steht in einigen Ländern unter Naturschutz*).

Verwendung: Arnika ist ein altes Hausmittel. Seit dem 16. Jahrhundert in Europa verwendet, im 18. Jahrhundert auch in die Schulmedizin übernommen. Heute verzeichnet die 'Rote Liste' nahezu 200 Fertigpräparate, die Arnika allein oder in Kombination mit anderen enthalten. Die Beliebtheit dieses alten Hausmittels nimmt in jüngster Zeit wieder zu. Extrakte aus den Blütenköpfchen, aber auch aus den Blättern, Stengeln und Wurzeln dienen in erster Linie zur äußerlichen Anwendung bei Prellungen, Muskelzerrungen, Quetschungen, Hämatomen, rheumatischen Beschwerden, Neuralgien, Ischialgien, venösen Durchblutungsstörungen etc. Die Verwendung erstreckt sich auf Hygieneartikel, Kosmetika, Liköre (Kräuterbitter) wie z.B. Shampoos, Badezusätze, Seifen, Massageöle, Heilsalben, Wundtücher zur Fuß- und Mundpflege. Am weitesten verbreitet ist wohl der Einsatz der Arnika-Tinktur bei leichten Verletzungen und Verstauchungen in Kompressen und Umschlägen (Sportmedizin).

Bemerkungen: Die Nachfrage nach Arnika, deren heilende Wirkung auch experimentell nachweisbar ist (WILLUHN), stieg in den vergangenen Jahren so stark an, daß der Bedarf aus den natürlichen Vorkommen und feldmäßig angebauten Beständen der so gut wie nicht kultivierbaren Art (*A. montana*) nicht mehr gedeckt werden konnte. Als Ersatz wird

Arnica

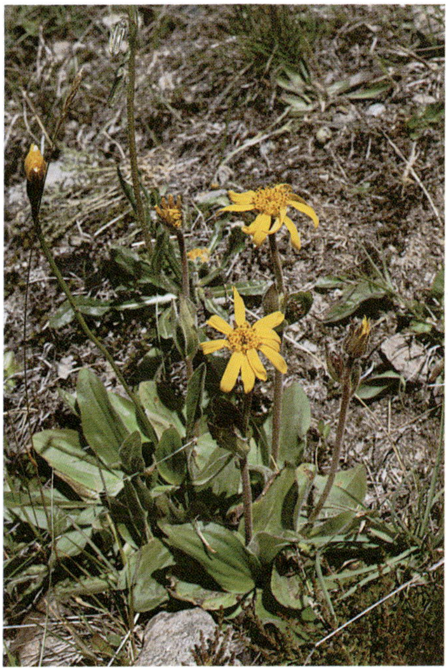

Abb 36: Arnica montana (mit freundl. Gen. E. Hoting)

laut DAB9 als zweite Stammpflanze nun der leicht kultivierbare amerikanische Chamisso-Wohlverleih *Arnica chamissonis* Less. subsp. *foliosa* (Nutt.) Maguire (→ *Abb. 37*) zugelassen, dessen pharmakologisch aktive Bestandteile weitgehend denen von *A. montana* entsprechen (WILLUHN 1986, 1987; HAHN et al. 1984).

Allergologische Information

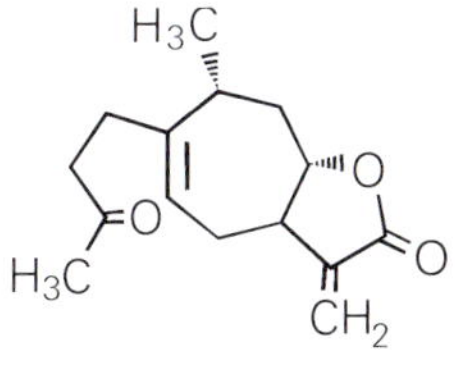

42 *(b) Xanthalongin (b) (A. montana)*

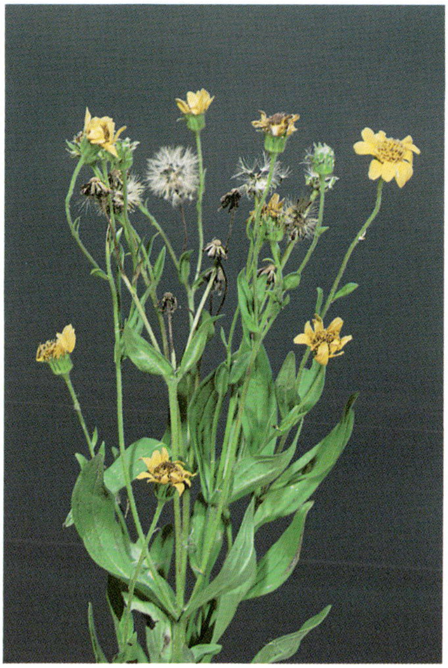

Abb. 37: Arnica chamissonis

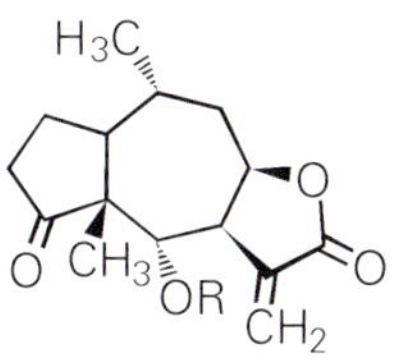

43 *Helenalin (A. montana)*
R = H, sowie verschiedene Helenalinester (R = Acetyl, Methacryl, Isobutyroyl usw.)

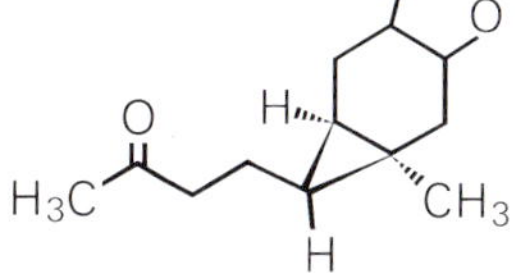

44 *Carabron (b) (A. chamissonis)*

Weitere, noch nicht experimentell untersuchte Sesquiterpenlaktone müssen als potentielle Kontaktallergene angesehen werden.

▷

V–2

Arnica

Sensibilisierungspotenz: Stark
Die experimentelle Sensibilisierung ergab sowohl mit den Wildpflanzen als auch mit dem handelsüblichen Drogenmaterial sowie den einzelnen isolierten Sesquiterpenlaktonen ein starkes Sensibilisierungsvermögen (HERRMANN et al., HAUSEN 1980).

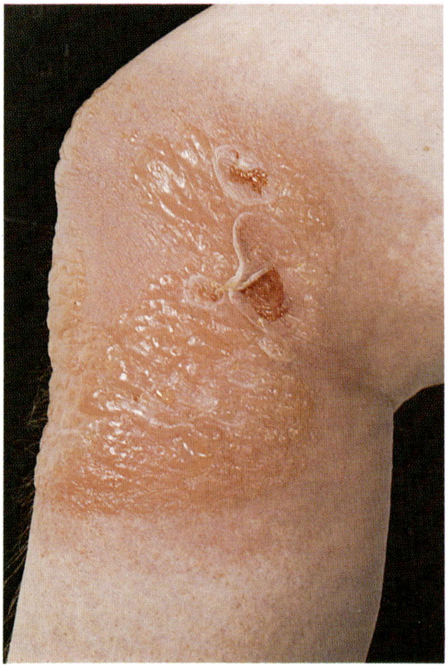

Abb. 38: Arnika, Reaktion nach Selbstbehandlung mit Arnikatinktur

Häufigkeit: Im Vergleich zu anderen Pflanzen tritt die Arnika-Allergie aufgrund ihrer vielseitigen Verwendung relativ häufig auf. Die Literatur verzeichnet eine große Zahl von Fallbeschreibungen. Übersichten sowie Hinweise auf weitere Nebenwirkungen finden sich bei HAUSEN (1980, 1992) und WILLUHN (1986, 1987). Einzelfallbeschreibungen jüngeren Datums liegen von DE LEEUW und VAN KETEL vor.

Testkonzentration: Arnika-Tinktur 1:10 verdünnt in Ethanol.
Arnika-Kurzetherextrakt 0,5 % in Vaseline.
Arnika-Sesquiterpenlaktone: 0,1 % in Vaseline.

Kreuzreaktionen: Kreuzreaktionen mit anderen Kompositen, insbesondere mit Rainfarn, Gewöhnl. Schafgarbe, Chrysanthemen, Mutterkraut und Sonnenblumen werden häufig beobachtet (PASCHOUD 1965, HAUSEN 1979, 1992; PIRKER 1992). Auch andere Arten mit Inhaltsstoffen der gleichen Gruppe (STL) können kreuzreagieren, z.B. Lorbeerextrakte, Magnolien.

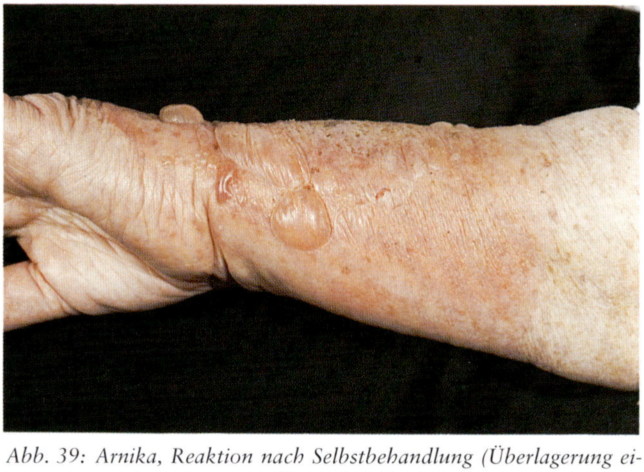

Abb. 39: Arnika, Reaktion nach Selbstbehandlung (Überlagerung einer irritativen und allergischen Reaktion)

Arnica

Bemerkungen: Arnika gehört innerhalb der Kompositenfamilie zu den wichtigsten kontaktallergie-induzierenden Arten. Nicht nur bei Personen, die die Pflanzen züchten, ernten, extrahieren und aufarbeiten (berufsbedingt), sondern vor allem bei Individuen, die Arnika-Tinktur und andere arnikahaltige Externa benutzen, kommt es zu einer Sensibilisierung. (Paschoud 1962). Als Beispiel sei die unsachgemäße, weil nicht herabverdünnte Verwendung von Arnika-Tinktur unter Kompressen und Umschlägen bei leichten Verstauchungen anhand der → Abb. 38, 39 demonstriert. Hier kommt es zunächst zu einer irritativen Reaktion mit Blasenbildung, aus der anschließend eine Sensibilisierung resultiert. Bei einmal eingetretener Arnika-Sensibilisierung entwickelt sich bei anschließender Anwendung kräuterhaltiger (und damit meistens auch arnika- oder schafgarbehaltiger) Shampoos, Badezusätze, Salben, Kosmetika leicht ein Rezidiv.

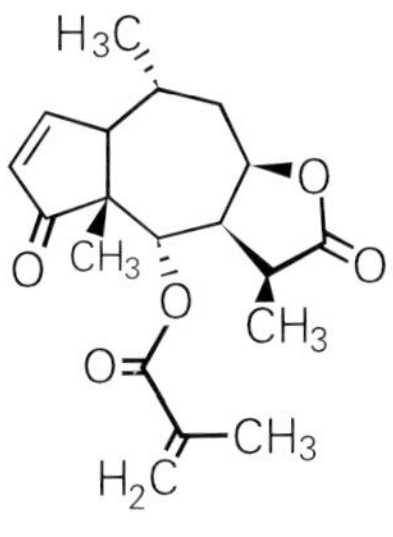

45 *Arnicolid D*

Neben den oben angeführten Allergenen aus der Sesquiterpenlaktongruppe ließ sich kürzlich ein weiterer Arnika-Inhaltsstoff als Kontaktallergen nachweisen (**45**), obwohl diesem die immunologisch wirksame Methylengruppe in exocyclischer Stellung am Laktonring fehlt. Der neu erkannte Sensibilisator weist stattdessen eine zusätzliche Cyclopentenonstruktur am Grundmolekül und eine Methylengruppe in Konjugation zu einer Ketogruppe in der Seitenkette auf, die beide als immunologisches Merkmal für die sensibilisierende Wirkung angesprochen werden müssen (Hausen et al. 1985).

Literatur:

Hahn G. et al.: Notabene med. **14**, 210 (1984) (Geschichte, Inhaltsstoffe, Wirkungen, Nebenwirkungen)

Hausen B. M.: Dermatologica **159**, (1979) (Kreuzreaktionen)

Hausen B. M.: Hautarzt **31**, 10 (1980) (Übersicht, exper. Untersuchungen)

Hausen B. M. et al.: Cont.Derm. **13**, 329 (1985) (Arnicolid D)

Hausen B. M.: In: Adverse effects of herbal drugs (de Smet Pagm et al., Hrsg.), Springer Berlin, 1992, S. 237–242 (Übersicht über alle Schädigungen durch Arnika)

Hausen B. M.: Akt.Dermatol. **18**, 96 (1992) (12 von 118 Kompositenallergikern allergisch auf Arnika)

Herrmann H. D. et al.: Planta med. **34**, 229 (1978) (exper. Unters. STL)

van Ketel W. G. et al.: Ned.Tijdschr.Geneesk. **132**, 609 (1988) (1 Fall durch med. Therapeutikum)

de Leeuw J. et al.: Cont.Derm. **17**, 260 (1987) (Kontaktallergie durch „jogging cream", u.a. positiv: Arnika)

Paschoud J. M.: Dermatologica **124**, 196 (1962) (Häufigkeit)

Paschoud J. M.: Hautarzt **16**, 229 (1965) (Kreuzreaktionen)

Pirker C. et al.: Cont.Derm. **26**, 217 (1992) (Kreuzreaktionen auf Tagetes)

Willuhn G.: Planta med. 22, 1 und 329 (1972) (Inhaltsstoffe, Wirkungen)

Willuhn G.: Dt.Apoth.Ztg **126**, 2038 (1986) (Übersicht)

Willuhn G.: Dtsch.Apoth.Ztg **127**, 2511 (1987) (Übersicht)

Artemisia absinthium L.

Wermut, Absinth, Wurmkraut
(Engl. Wormwood)

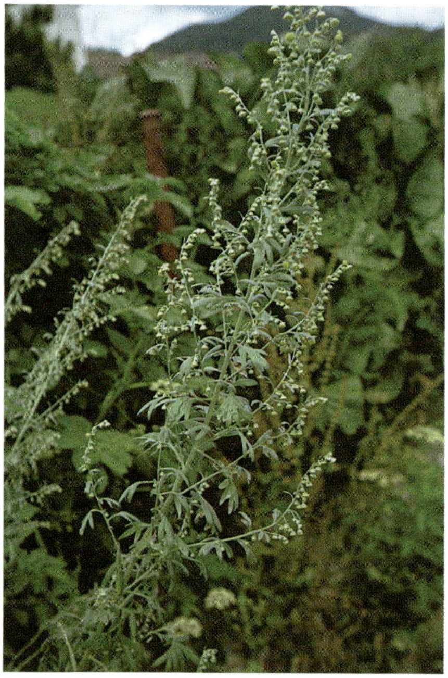

Abb 40: Wermut

Botanische Information und Verwendung

Familie: Asteraceae (= Compositae)

Herkunft und Verbreitung: Im gemäßigten Europa und Asien, außer im nördlichsten Teil. In Nordamerika eingebürgert.

Verwendung: Offizinell sind das Wermutkraut (Herba Absinthii) und die Wermut-Tinktur (Tinctura Absinthii). Wermut ist ein Cholagogum, Stomachicum und Anthelmintikum, welches daher als Magen-, Gallen- und Wurmmittel eingesetzt wird. Hauptsächliche Darreichungsformen sind Tee, Tropfen („Wermut(s)-tropfen"), Tinktur und Saft sowie Tabletten und Dragees. Wegen des würzigen Geruchs und des stark bitteren Geschmacks dienen Wermutliköre oder -weine (z.B. Cinzano, Martini) als Aperitif zur Anregung der Magensekretion. In der Schweiz auch als Insektizid zum Vertreiben von Flöhen (Mar).
Die Herstellung von Absinthlikör ist in Deutschland wegen seiner systemischen Nebenwirkungen (Krämpfe, Sensitivitäts- und Bewußtseinsstörungen) seit 1923 nicht mehr erlaubt. Die Stoffliste verzeichnet mehr als 40 wermuthaltige Fertigpräparate.

Bemerkungen: Für die starke Bitterkeit sind verschiedene Sesquiterpenlaktone, wie Absinthin, Isoabsinthin, Artabsin etc. verantwortlich (Vokac, Kelsey). Die toxische Wirkung wird auf das ebenfalls vorhandene Thujon im etherischen Wermutöl zurückgeführt.

Allergologische Information

Allergene nicht bekannt. Es wurden bisher 8 Sesquiterpenlaktone (Kelsey) isoliert, von denen jedoch keines eine chemische Gruppierung aufweist (z.B. exocyclische Methylengruppe am Laktonring), die Anhalt für eine potentielle Allergenität geben würde.

Sensibilisierungspotenz: Negativ
Experimentell konnte keine Sensibilisierung im OET erzielt werden (unveröff.). Mit dem Wermutöl (2 % in Vaseline) war auch bei 25 Freiwilligen keine Sensibilisierung zu erreichen (Opdyke).

Häufigkeit: Sehr selten
Behl gibt an, daß der Kontakt mit den Blüten eine scharlachähnliche Rötung der Haut verursachen kann. Underwood et al. beschreiben einen Fall nach Anwendung eines Absinth-haltigen Externums.

Testkonzentration: 10 % des Kurzetherextrakts in Vaseline.

Kreuzreaktionen: Bei Kompositenallergikern (z.B. Chrysanthemenallergie) wird gelegentlich eine positive Reaktion auf Wermut gefunden (unveröff.). Kreuzreaktionen beobachtet man auch bei Personen mit einer *Frullania*-Allergie

Artemisia absinthium

(Storrs) (*Frullania* ist ein Lebermoos, das bei Holzarbeitern das sog. Holzfällerekzem hervorrufen kann; Ursache: Sesquiterpenlaktone). Auch Burry berichtet aus Australien über Kreuzreaktionen auf Wermutextrakte bei Individuen mit einer „bush dermatitis". Im Experiment ließen sich am Chrysanthemen-sensitiven Organismus Kreuzreaktionen mit Wermutextrakt auslösen (unveröff.).

Bemerkungen: Es ist auffällig, daß auch in einer Reihe anderer *Artemisia*-Arten, die medizinisch genutzt werden – z.B. *Artemisia herba alba* Asso – verschiedenste Sesquiterpenlaktone nachzuweisen sind, die alle keine Methylengruppe am Laktonring tragen (Segal).

Literatur:

Behl P. N. et al.: Skin-irritant and sensitizing plants found in India. Chand & Co Ltd, New Delhi 1979

Burry J. N. et al.: Med.J.Austr. (1973) I, **110**

Kelsey R. G.: Phytochem. **18**, 1591 (1979) (Übersicht, STL)

Mar L.: Mod. Leben, natürl. Heilen **106**, 214 (1981)

Opdyke D. L. J.: Food Cosm. Toxicol. **13**, 721 (1975)

Segal R. et al.: Phytochem. **24**, 1381 (1985)

Storrs B. J. et al.: Cutis **18**, 681 (1976)

Underwood G. B. et al.: JAMA **138**, 570 (1948) (1 Fall)

Vokac V. et al.: Coll.Czech.Chem.Comm. **34**, 2288 (1969) und **37**, 1346 (1972) (STL)

Artemisia vulgaris L.

Gewöhnlicher Beifuß, Fliegenkraut
(Engl. Mugwort)

Botanische Information und Verwendung

Familie: Asteraceae (= Compositae)

Herkunft und Verbreitung: Eines der am weitesten verbreiteten Wildkräuter Europas, in Asien und Nordwestafrika. In Nord-Amerika eingebürgert.

Verwendung: Früher offizinell (Herba Artemisiae). Heute kaum oder gar nicht mehr wegen seiner „Giftigkeit" verwendet. Im Handel nur noch ein Präparat; in der Homöopathie gelegentlich anzutreffen.
In der Volksmedizin als Amarum, Anthelmintikum und Aromatikum.
Dem etherischen Öl, bzw. dem darin enthaltenen Cineol wird die wurmtreibende Wirkung zugeschrieben. Das Aufstellen eines Beifußstraußes in der Wohnung soll Fliegen, Mücken und Flöhe vertreiben.
Wegen der Bitterkeit auch in einigen Magenbittern anzutreffen.
Am beliebtesten ist die Verwendung von Gewöhnl. Beifuß als Gewürz zu Fleisch und Fisch.

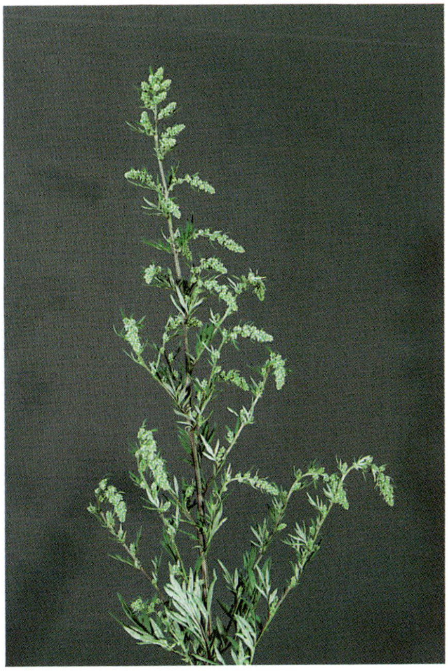

Abb. 41: Beifuß (Nahaufnahme)

Bemerkungen: Wie Gewöhnl. Beifuß wird auch die nah verwandte Art *Artemisia dracunculus* L. = Estragon als Küchengewürz verwendet.

▷

V–2

Artemisia vulgaris

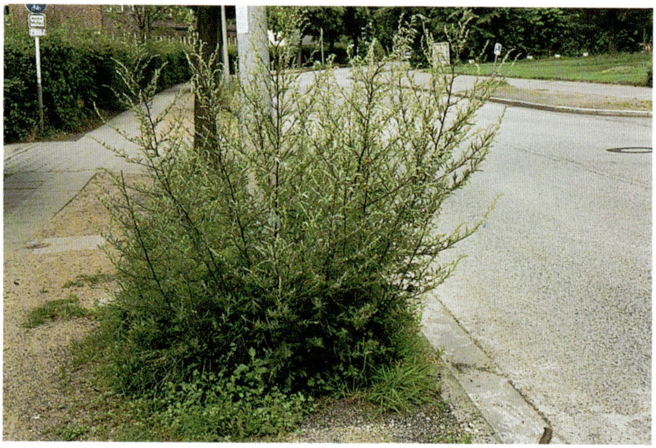

Abb. 42: Beifuß (so wie er „bei Fuß" am Straßenrand steht)

Allergologische Information

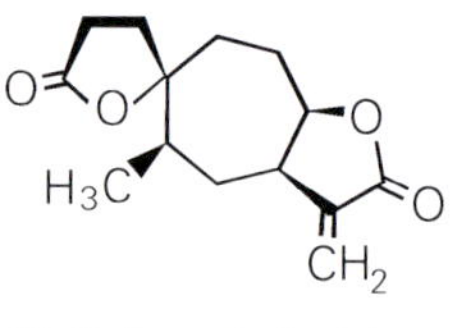

46 *Psilostachyin (p)*

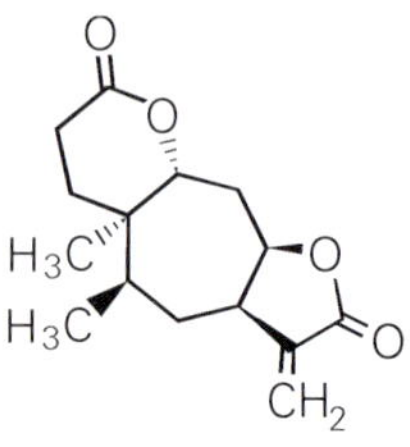

47 *Psilostachyin-C (p)*

Sensibilisierungspotenz: Schwach
Die experimentelle Sensibilisierung ergab eine mR = 0,3 (GPMT, 10 %; ZELLER et al.).

Häufigkeit: Sehr selten
Obwohl vielfach in der Literatur behauptet wird, daß es eine Beifuß-Kontaktallergie gäbe, sind im Schrifttum nur zwei Mitteilungen zu finden (MACKOFF, KURZ). In dem von KURZ et al. geschilderten Fall hatte ein Mann versucht, seine Giftefeu-Allergie (*Rhus toxicodendron*) durch tägliche Applikation eines Beifußaufgusses auf den betroffenen Arm zu kurieren. Dabei sensibilisierte er sich mit diesem „alten Hausmittel" („folk remedy").

Testkonzentration: Psilostachyin 0,1 % in Vaseline. Kurzetherextrakt 10 % in Vaseline.

Kreuzreaktionen: Bei Chrysanthemen-Allergikern sieht man durchaus nicht selten eine Kreuzreaktion auf Beifuß (unveröff.). BLEUMINK et al. erzielten mit Psilostachyin starke Kreuzreaktionen bei Chrysanthemenpatienten.

Bemerkungen: Wie STEFANOVIC et al. nachwiesen, sind die Sesquiterpenlaktone Psilostachyin und Psilostachyin-C (**46, 47**) in jugoslawischen Provenienzen in wesentlich höheren Konzentrationen enthalten als in unseren. Vulgarin hingegen (keine Methylengruppe am Laktonring), – zusammen mit den o.g. von GEISSMANN im amerikanischen Beifuß gefunden –, konnte nicht nachgewiesen werden. Die geringe Konzentration der potentiellen Allergene im Gewöhnl. Beifuß unserer Breiten erklärt, warum wir keine Fälle beobachten. Dennoch lassen sich Spuren von Sesquiterpenlaktonen in verwelkendem Beifußmaterial und sogar in den Pollen nachweisen (→ *S. 35, Aerogene Kontaktdermatitis*) (HAUSEN 1979).

Artemisia vulgaris

Literatur:

BLEUMINK E. et al.: Cont.Derm. **2**, 81 (1976)
GEISSMAN T. A.: J.Org.Chem. **27**, 1855 (1962)
HAUSEN B. M.: Allergologie **2**, 143 (1979)
KURZ G. et al.: Cont.Derm. **5**, 407 (1979) (1 Fall)
MACKOFF S. et al.: Minn.Med. **34**, 1169 (1951) (auch positive Reaktionen auf Beifuß unter seinen 25 Kompositenallergikern)
STEFANOVIC M. et al.: Glas-Hem.Drust. (Beograd) **37**, 463 (1972)
ZELLER W. et al.: Arch.Derm.Res. **277**, 28 (1985)

Asparagus officinalis L.

Echter Spargel, Asparagus

Botanische Information und Verwendung

Familie: Asparagaceae

Herkunft und Verbreitung: Ursprünglich in großen Teilen Europas und in Vorderasien beheimatet wird der Echte Spargel heute überall auf der Welt als Nutz- (Gemüse-)pflanze angebaut. Der besonders gute Geschmack bestimmter Züchtungen spiegelt sich auch in den Bezeichnungen vieler Spargelsorten wider, wie z.B. 'Ruhm von Braunschweig'.

Verwendung: Der Echte Spargel ist seit der Antike als Kulturpflanze bekannt. Er galt aber keineswegs immer als „Luxusgemüse", sondern war z.B. bei den Römern ein ganz normales Nahrungsmittel. Wurde bis ins 19. Jahrhundert in der Medizin verwendet (*A. officinalis!*). Heute ist die Wurzel (Radix Asparagi) gelegentlich noch als Diuretikum gebräuchlich (Blasen- und Nierentee). Äußerlich gebrauchte man ihn im 16. Jahrhundert in Umschlägen bei Verrenkungen und Hautausschlägen. In einer neueren Arbeit empfiehlt MAR (1981) eine Salbe aus zerquetschtem Spargel zusammen mit Oliven als Mittel gegen Insekten- und Bienenstiche. Das Kraut von *Asparagus densiflorus* (Kunth) Jessop 'Sprengeri' (= *A. sprengeri* Regel) und *A. setaceus* (Kunth)Jessop (= *A. plumosus* Baker) wird im Blumengewerbe als Bindegrün verwendet. (Beide Arten werden neuerdings in die Gattung *Protasparagus* gestellt).

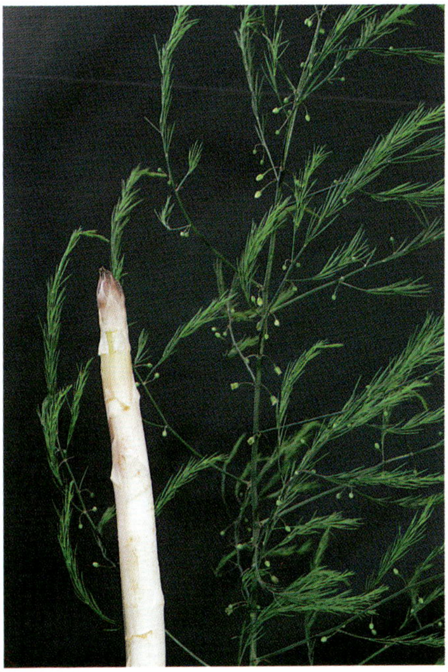

Abb. 43: Spargel und Spargelkraut

Bemerkungen: Nach Genuß wird eine der im Echten Spargel enthaltenen Schwefelverbindungen (S-Methyl-3(methylthio)-thiopropionat) zu einer Verbindung metabolisiert, die dem Urin einen ganz charakteristischen Geruch ▷

V–2

Asparagus officinalis

verleiht. Die harntreibende Wirkung junger unterirdischer Sprossen ist experimentell nachgewiesen. Die roten Früchte des Echten Spargels gelten als giftig. Hierfür liegt jedoch bis heute kein Beweis vor.
Wer sich über die Geschichte, Anbau und Rezepte informieren möchte, dem sei das lesenswerte Buch von ENGLERT und WODARZ (1985) empfohlen.

Allergologische Information

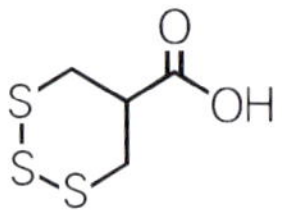

48 *1,2,3-Trithian-5-karboxylsäure*

Der Spargel enthält mehr als 20 Wuchsstoffe, von denen die 1,2,3-Trithian-5-karboxylsäure (**48**) inzwischen als eines der Kontaktallergene identifiziert wurde. Vier Spargelallergiker reagierten deutlich positiv auf die 1 %ige Konzentration (PILZ, HAUSEN).

Sensibilisierungspotenz: Schwach
Experimentell gelang sowohl mit dem Etherextrakt als auch mit dem ausgedrückten Spargelsaft die Sensibilisierung; mR = 0,6 (1 %, FCA-Test). Nach erfolgreicher Synthese des Allergens konnte eine experimentelle Bestimmung des Sensibilisierungsvermögens vorgenommen werden. Die mittlere Reaktionsstärke im modifizierten FCA-Test lag bei mR = 1,4 (3 %, 72^{h}-Ablesung) (HAUSEN).

Häufigkeit: Selten
Kontaktdermatitiden wurden sowohl beim Ernten als auch beim Schälen, Einmachen in Dosen (Konservenfabrik), Hantieren (Gastwirte, Köche) und während des Verkaufs beim Gemüsehändler beschrieben (PERUTZ, SCHOENHOF, KREBS, BRENNING, URBACH, TOUTON, KADLEC, BONNEVIE, HALBERG). Die Literatur verzeichnet zwischen 1880 und der jüngsten Zeit mehr als 130 Fälle (HAUSEN). Nur in einem Fall war die Spargelallergie nicht berufsbedingt, sondern durch die Hobbygärtnerei

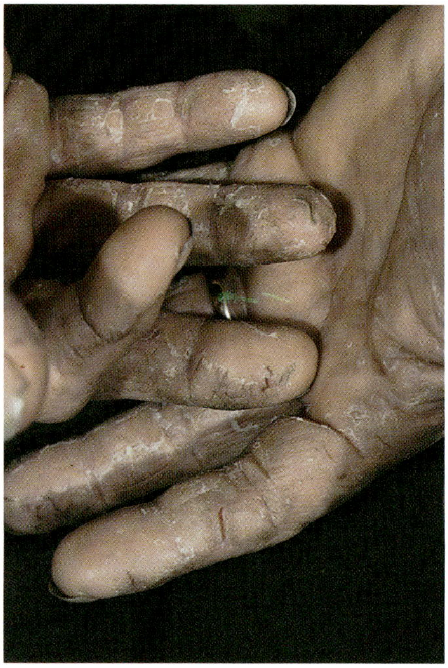

Abb. 44: Handekzem durch Spargel

entstanden (HAJOS) (Eigener Fall: Spargelzüchter; Fall von Prof. Kleinhans, Stuttgart: Gastwirt). Im Raume Braunschweig, einem Hauptanbaugebiet, trat nach dem 1. Weltkrieg bei Tausenden von Arbeitern in einer Konservenfabrik eine „Spargelkrätze" auf (STERNTHAL). Nach Genuß kann es gelegentlich auch zu einer Urtikaria und Purpura kommen (COURMONT). Der erste Fall einer Spargeldermatitis wurde bereits 1880 mitgeteilt (GÜNTZ). Der eigene Fall sei hier kurz skizziert: Spargelzüchter, der seit Jahren Spargel anbaut und verkauft, entwickelt eine schwere Dermatitis mit jährlicher Verschlimmerung, die schließlich zur Aufgabe des Berufes zwingt. Die Hautveränderungen treten zuerst nur an den Händen (→ *Abb. 44*), dann auch im Gesicht auf. Schließlich dringt der Spargelsaft beim Schälen auch durch die Lederschürze und die Kleider und verursacht einen faustgroßen Ekzemherd oberhalb des Bauchnabels (→ *Abb. 45*).

Asparagus officinalis

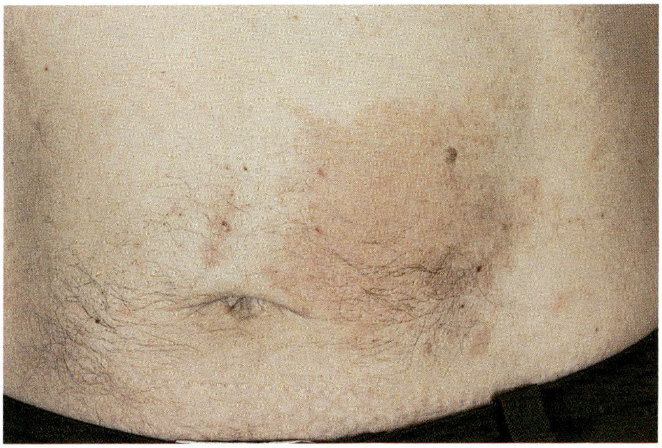

Abb. 45: Ekzemreaktion am Bauch durch Spargelsaft

Testkonzentration: 10 % Etherextrakt in Aceton oder Vaseline;
Ausgepreßter Spargelsaft, 10 % in Wasser.
1,2,3-Trithian-5-karboxylsäure 1 % in Vaseline.

Wichtig: Den Zeitpunkt der Epikutantestung so früh wie möglich in der Spargelsaison wählen, da sonst „falsch negativ".

Kreuzreaktionen: Keine bekannt.

Bemerkungen: Daß der Spargelsaft eine irritative Wirkung aufweist, ist sowohl experimentell nachweisbar als auch in der Literatur beschrieben. Das jetzt entdeckte Spargel-Kontaktallergen kommt nur im jungen, nicht aber im reifen Spargel vor. Daher ist eine Epikutantestung am Ende der Spargelsaison fast immer negativ. Entsprechende Mitteilungen liegen auch von STEWART vor und sind im eigenen Fall mehrfach bestätigt.
Eine Vielzahl von Verbindungen sind bereits aus dem Spargel bekannt. Darunter befinden sich weitere aliphatische und cyclische Schwefelverbindungen mit Wuchsstoffcharakter, die typisch für einige Liliaceen-Arten sind. Das zweite bisher nicht vollständig in der Struktur aufgeklärte Spargelallergen scheint ebenfalls einer dieser Gruppen anzugehören (HAUSEN). (GORIANU, KASEI 1981, 1982, TRESSL, TAKASUGI, YANAGAWA 1972, 1973).

Literatur:

BONNEVIE P.: Ätiologie und Pathogenese der Ekzemkrankheiten. J. A. Barth-Verlag, Leipzig, 1939
BRENNING: Derm.Wschr. **71**, 851 (1920)
COURMONT P.: Lyon Méd. **145**, 184 (1930)
ENGLERT K. et al.: Spargel. Prisma-Verlag, Gütersloh, 1985
GORIANU G. M.: Farmatsiia **25**, 66 (1976) (Glycoside)
GÜNTZ E. J.: Viert.jahrsschr.Derm.Syph. **12**, 65 (1880) (Erstbeschreibung)
HAJOS B. et al.: Klin.Wschr. **8**, 1024 (1929)
HALBERG V.: Hospitalstid. **75**, 1235 (1932)
HAUSEN B. M. & WOLF C.: Am.J.Cont.Derm. **7**, 41 (1996) (4 Fälle, Synthese des Allergens, exper. Sensib., weitere Literatur)
KADLEC K.: Csl.Derm. **55**, 335 (1980)
KASAI I. et al.: Phytochem. **20**, 2209 (1981) (Cystein-Derivate)
KASEI T. et al.: Agric.Biol.Chem. **46**, 821 (1982) (Trithiancarbolsäure)
KREBS A. et al.: Dermatologica **169**, 272 (1984)

▷

V–2

Asparagus officinalis

MAR L.: Mod.Leben, natürl. Heilen **106**, 214 (1981) (Spargel gegen Insekten)

PERUTZ A.: In: Oppenheim, Rille, Ullmann: Die Schädigungen der Haut durch Beruf und gewerbliche Arbeit. Voss-Verlag, Leipzig, 1926, Band II, S. 479–84

PILZ J. et al.: Akt.Derm. **18**, 361 (1992) (1 Fall, Koch)

SCHÖNHOF S.: Derm.Wschr. **79**, 1221 (1924)

STERNTHAL A.: Derm.Wschr. **80**, 254 (1925)

STEWART W. C. zit. in: MITCHELL & ROOK: Botanical Dermatology, Greengras, Vancouver, 1979 S. 440

TAKASUGI M. et al.: Chem.Letters (1975), **43** (Asparagusinsäure)

TOUTON K.: Zbl. Haut u. Geschlkrkh. **17**, 713 (1926)

TRESSL R. et al.: J.Agric.FoodChem. **25**, 458 (1977) (Aromastoffe)

URBACH E.: Zbl. Haut u. Geschlkrkh. **32**, 35 (1930)

YANAGAWA H. et al.: Tetrahedr.Lett. No 25, **2549** (1972) (Wuchsstoffe)

YANAGAWA H. et al.: Tetrahedr.Lett. No 13, **1073** (1973) (Wuchsstoffe)

Calendula officinalis L.

Garten-Ringelblume, Goldblume
(Engl. Marigold)

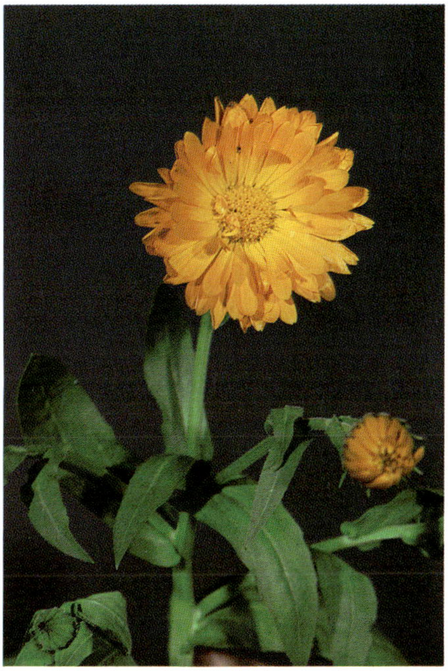

Abb. 46: Ringelblume

Botanische Information und Verwendung

Familie: Asteraceae (= Compositae)

Herkunft und Verbreitung: Süd- und Osteuropa, Vorderer Orient. Heimat wahrscheinlich das Mittelmeergebiet.

Verwendung: Die Garten-Ringelblume ist eine alte Heilpflanze. Schon Hildegard von Bingen erwähnt sie in ihrem berühmten Heilkräuterbuch. Offizinell sind heute noch die Ringelblumenblüten (Flores Calendulae). Wegen der spasmolytischen, choleretischen und diaphoretischen Wirkung werden diese noch in geringem Umfange innerlich angewandt. Fertigpräparate zum Gurgeln, Spülen und als Tee sowie Heilsalben, Wundtinkturen, Wundpuder, Hämorrhoidalsalben, Gingivitis- und Ulcus cruris-Präparate begründen ihre Verwendungsberechtigung wohl auf die entzündungshemmende und granulationsfördernde Wirkung. Neuerdings wird die Garten-Ringelblume wieder in vielen Bio- und Naturkosmetikläden angeboten.

Allergologische Information

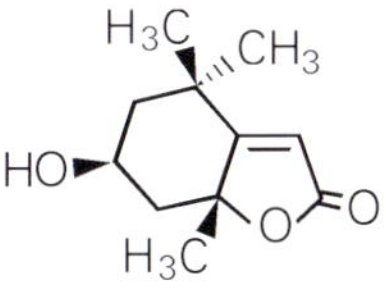

49 *Loliolid*

Allergene unbekannt. Möglicherweise spielt das 1961 von SUCHY et al. isolierte und für ein Sesquiterpenlakton gehaltene „Calendin“ eine Rolle. Nach einer kürzlich vorgenommenen Nachuntersuchung scheint es sich beim „Calendin“ jedoch nicht um ein Sesquiterpenlakton, sondern um das Lakton Loliolid (**49**) zu handeln, das als Abbauprodukt aus den weitverbreiteten Carotinoiden der Ringelblume entstehen kann (WILLUHN).

Sensibilisierungspotenz: Schwach
Die experimentell erzielte Sensibilisierung war nur gering ausgeprägt. mR = 0,65 (OET, 10 %) (unveröff.).

Häufigkeit: Sehr selten
WRANGSJÖ gibt an, einmal einen positiven Test auf einen 10 %igen Extrakt und einmal auf die ganze Pflanze erhalten zu haben. Detailliertere Fallbeschreibungen sind nicht bekannt. Zwei Fälle wurden selbst beobachtet. In einem Fall hatte sich die Patientin durch den Anbau, das Ernten und die Herstellung von Ringelblumenextrakten für Schönheitssalben sensibilisiert.

Testkonzentration: 10 % des Kurzetherextrakts in Vaseline.

▷

Calendula officinalis

Kreuzreaktionen: Keine beschrieben. Gelegentlich werden positive Testreaktionen auf Ringelblumenextrakt (10 %) bei Kompositenallergikern beobachtet (unveröff.).

Bemerkungen: Das experimentell nachgewiesene schwache Sensibilisierungsvermögen der Garten-Ringelblume steht in guter Übereinstimmung mit dem Fehlen eindeutiger Fallbeschreibungen von Kontaktdermatitiden in der Literatur. Calendula wird sehr viel angewandt. Als bitteres Prinzip wurde in der Pflanze bisher nur „Calendin“ nachgewiesen (SUCHY et al. 1961), dessen Höchstgehalt mit 0,01 % angegeben wird. Ob dieses allergologisch eine Rolle spielt oder vielleicht eine der vielen anderen nachgewiesenen Verbindungen (u.a. pentacyclische Triterpenalkohole) (WILKOMIRSKI, KUROWSKA), ist ungeklärt.

Als umfassende Übersicht zur Botanik, Chemie, Pharmakologie, Toxikologie und therapeutischen Verwendung der Ringelblume sei dem interessierten Leser das Buch von ISAAC empfohlen.

Literatur:

ISAAC, O.: Die Ringelblume. Wiss. Verlagsgesell. Stuttgart, 1992

KUROWSKA A. et al.: Pollena-TSPK **24**, 64 (1980) (Übersicht Inhaltsstoffe)

SUCHY M. et al.: Coll.Czech.Chem.Comm. **26**, 89 (1961) (Calendin)

WILKOMIRSKI B.: Phytochem. **24**, 3066 (1985) (Triterpenverbindungen)

WILLUHN G.: Planta med. **53**, 890 (1987)

WRANGSJÖ K. et al.: Cont.Derm. **22**, 148 (1990)

Centaurea cyanus L.

Kornblume (Engl. Cornflower)

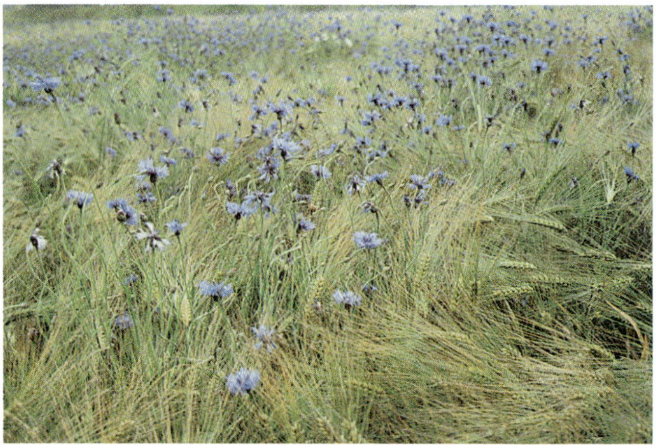

Abb. 47: Kornblume

Botanische Information und Verwendung

Familie: Asteraceae (= Compositae)

Herkunft und Verbreitung: Ursprünglich in Südosteuropa und Sizilien heimisch; mit dem Getreide aber in vielen Ländern der Erde verbreitet.

Verwendung: In der schweizerischen Pharmakopöe ist die Kornblumenblüte offizinell (Flores cyani). Verwandt bei Verdauungsbeschwerden als Magentonikum.

Centaurea cyanus

In der Volksmedizin als Diuretikum.
Neuerdings auch in einigen Büchern zur Bio- und Naturkosmetik empfohlen (Kopfhautpflege, Tönung der Haare).

Bemerkungen: Die Kornblume ist zur Zeit als Zierpflanze sehr beliebt und wird daher kultiviert. Dagegen ist sie in der freien Natur bedroht und geht zurück. Kontakt besteht vor allem bei Floristen, die sie als 'hautreizend' bezeichnen.

Allergologische Information

Allergene unbekannt.
Möglicherweise spielt Cnicin (**63**) eine Rolle (→ *Cnicus benedictus*). In der älteren Literatur wird das Vorkommen von Centaurein (= Cnicin) in der Kornblume genannt. Da das Sesquiterpenlakton Cnicin in nah verwandten *Centaurea*-Arten gefunden wurde, ist aus chemotaxonomischer Sicht sein Vorkommen in *C. cyanus* nicht unwahrscheinlich.

Sensibilisierungspotenz: Schwach
Die experimentell erzielte Sensibilisierung war nur schwach ausgeprägt. mR = 0,23 (OET, 10 %) (ZELLER 1985).

Häufigkeit: Sehr selten
Fallbeschreibungen liegen in der Literatur nicht vor. Bei Kompositenallergikern findet man gelegentlich eine positive Testreaktion im Epikutantest mit 10 % Extrakt in Vaseline (unveröff.).

Testkonzentration: 10 % des Kurzetherextrakts in Vaseline.
Evtl. 0,1 % Cnicin in Vaseline.

Kreuzreaktionen: Wie oben genannt gelegentlich bei Kompositenallergikern. Im Experiment wurden Kreuzreaktionen auf Chrysanthemen beobachtet (ZELLER).

Bemerkungen: Da sich das Sensibilisierungsvermögen als äußerst schwach erwies, sind die gelegentlich von Floristen behaupteten Hauterscheinungen als primär irritativ einzustufen. Positive Testreaktionen auf Kornblumenextrakte beobachteten HJORTH et al. bei Personen mit einer aerogenen Kontaktdermatitis.
Die verwandten Arten *Centaurea solstitialis* L. und *C. iberica* Trev. ex Sprengel erwiesen sich im Experiment ebenfalls als relativ schwach allergen wirksam (ZELLER). In beiden wurden Sesquiterpenlaktone vom Typ des Cnicins und Cynaropicrins gefunden (GONZALEZ GONZALEZ 1977, 1983).

Literatur:

GONZALEZ GONZALEZ A. et al.: Rev.Latinoameric.Quim. 8, 176 (1977)
GONZALEZ GONZALEZ A. et al.: Anal-Quim, Ser C. **79** (Suppl. 1), 469 (1983)
HJORTH N. et al.: Brit.J.Derm. **95**, 613 (1976)
ZELLER W. et al.: Arch.Derm.Res. **277**, 28 (1985)

Centella asiatica (L.) Urban (= Hydrocotyle asiatica L.)

Asiatischer Wassernabel

Botanische Information und Verwendung

Familie: Apiaceae (= Umbelliferae)

Herkunft und Verbreitung: Wärmeres Ost- und Südostasien, Indien und Indonesien sowie tropische Länder der Alten Welt. Bei uns nicht angepflanzt.

Verwendung: Traditionell werden Frischpflanzen oder Frischpflanzenextrakte, z.B. in Afrika, sowohl lokal als auch innerlich als Wundheilmittel verwendet. Eine ausführliche Beschreibung geben MESCHIG et al. Experimentell läßt sich eine wundheilungsfördernde und das Hautwachstum stimulierende Wirkung nachweisen (LAERUM). Daher erfreuen sich Präparate wie Centellase® (Italien), Emdecassol® (BRD), Madecassol® bzw. Marticassol® (Frankreich) und Blasteostimulina® (Spanien) wachsender Popularität. Diese als Salbe und Streupuder zugelassenen Extrakte aus dem Wassernabel werden bei Verletzungen, Geschwüren, Schorf, Verbrennungen, Zellulitis, Lepra und allgemein als Narben- und Keloidbehandlungsmittel eingesetzt (VOIGTLÄNDER, CATTANEO).

Bemerkungen: Der Extrakt des Asiatischen Wassernabels besteht aus einem Triterpengemisch, das Asiaticosid, Asiatsäure, Madecass- und Madasiatsäure enthält. Besonders dem anteilig mit mehr als 40 % vertretenen Asiaticosid wird die Stimulierung des Hautwachstums zugeschrieben. Bringt man den Extrakt auf die Haut, so verspürt man ein Gefühl der Wärme und des Prickelns, besonders an den Händen und Füßen. Nach Tagen entwickelt sich ein Hitzegefühl durch die Erhöhung der Kapillarzirkulation. Auch der Appetit wird angeregt.

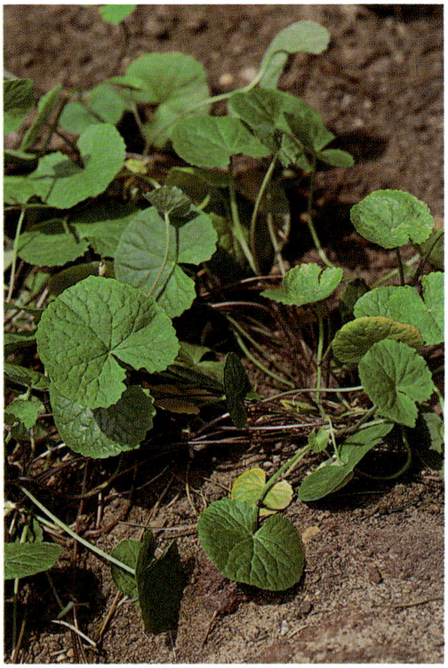

Abb. 48: Asiatischer Wassernabel (mit freundl. Gen. P. Eggers)

Allergologische Information

Die sensibilisierende Wirkung ist dem ganzen Pflanzenmaterial und dessen Triterpenbestandteilen, z.B. den Säuren und dem Asiaticosid (50), zuzuschreiben (HAUSEN).

Sensibilisierungspotenz: Schwach
Die experimentelle Sensibilisierung mit dem Gesamtextrakt ergab eine mR von 0,5 bei 30 % (!), FCAT.
Madecass- und Asiatsäure sowie Asiaticosid erwiesen sich in der experimentellen Untersu-

Centella asiatica

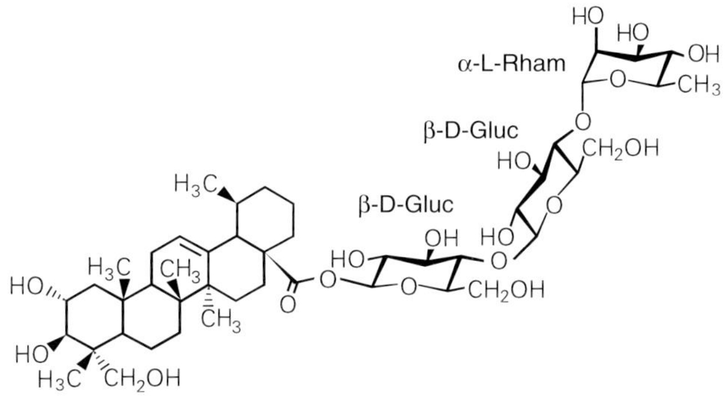

R = ß-D-Glucose-ß-D-Glucose-α-L-Rhamnose

50 *Asiaticosid*

chung als schwache Sensibilisatoren; mR = 0,13 bis 0,26 (mod. FCA-Test, 10 %) (HAUSEN).

Häufigkeit: Selten

Eine Reihe von Fallbeschreibungen, vor allem aus Italien liegt vor (DOOMS-GOOSSENS, HURIEZ et al., SANTUCCI et al., VENA et al., EUN et al., IZU et al., AGUIRRE et al., DANESE et al.). HURIEZ und MARTIN erhielten in 3 Fällen positive Testbefunde mit Asiaticosid. EUN et al. konnten dies bei ihren 4 Fällen nicht bestätigen. Sie erzielten mit den anderen Triterpenfraktionen eine – nicht besonders stark ausgeprägte – Epikutantestreaktion.

Testkonzentration: Salbe oder Streupuder: 1:10 oder unverdünnt.

Asiaticosid und die anderen Triterpenderivate 10 % in Vaseline.

Kreuzreaktionen: DOOMS-GOOSSENS, HURIEZ et al. und EUN et al. berichten übereinstimmend, daß Kreuzreaktionen auf Terpentinöl, Geraniumöl und in einem Fall auch auf Lavendelöl erhalten wurden.

Bemerkungen: Die wundheilende und narbenbessernde Wirkung steht außer Zweifel; sie wurde in vielen kontrollierten Studien nachgewiesen. Bei den oben genannten Fällen einer Kontaktallergie ist nur wenige Male auch die Triterpenfraktion getestet, bzw. eine Aufschlüsselung in deren einzelne Bestandteile vorgenommen worden. Es ist somit nicht auszuschließen, daß in einigen Fällen nicht der Wassernabelanteil, sondern die anderen Salbenbestandteile (z.B. Konservierungsmittel, Salbengrundlage) die Ursache der beobachteten Hautveränderungen gewesen sein mögen.

Literatur:

AGUIRRE A. et al.: Cont.Derm. **28**, 186 (1993)

CATTANEO M. et al.: Med.Estetica **8**, 95 (1984) (Prüfung der Centella-Wirkung bei Zellulitis)

DANESE P. et al.: Cont.Derm. **31**, 201 (1994)

DOOMS-GOOSSENS A.: Allergic contact dermatitis to ingredients used in topically applied pharmaceutical products and cosmetics, Univ.-Press, Leuven 1983

EUN H. C. et al.: Cont.Derm. **13**, 310 (1985)

HAUSEN B.M.: Cont.Derm. **29**, 175 (1993) (exper. Sensib., Literaturübersicht, 52 Lit.stellen)

HURIEZ C. et al.: Giorn.Ital.Derm.Min. **44**, 463 (1969)

IZU R. et al.: Cont.Derm. **26**, 192 (1992)

LAERUM C. D. et al.: Cancer Res. **32**, 1463 (1972) (Wirkung von Centella auf Tumorwachstum)

MESCHIG R. et al.: DMW **105**, 1817 (1980) (Wundheilung nach operativ. Eingriff)

SANTUCCI B. et al.: Cont.Derm. **13**, 39 (1985)

VENA G. A. et al.: Cont.Derm. **15**, 108 (1986)

VOIGTLÄNDER V.: Therapiewoche **34**, 4108 (1984) (Übersicht pflanzliche Dermatika, u.a. Centella)

weitere Übersichtsarbeiten zur Wirkung von Centella:

FISCHER H.: Z.Allgemeinmed. **54**, 936 (1978)

LAWRENCE J. C.: Europ.J.Pharmacol. **1**, 414 (1967)

V–2

Chamaemelum nobile (L.) All. (= Anthemis nobilis L.)

Römische Kamille, Römische Hundskamille, Edelkamille
(Engl. Roman Chamomile, Span. Manzanilla común

Botanische Information und Verwendung

Familie: Asteraceae (= Compositae)

Herkunft und Verbreitung: Heimisch in West-Europa, Nordwestafrika und auf den Azoren. In den USA und Argentinien kultiviert.

Verwendung: Offizinell sind die Blüten (Flores Anthemidis). Da die Römische Kamille ähnlich wie die Echte Kamille (*Chamomilla recutita*) entzündungshemmende und spasmolytische Wirkung aufweist, wird sie auch für die gleichen Anwendungen eingesetzt wie diese. Beispiele: Aufgüsse für Wund- und Mundspülungen sowie in Leber-Galle-Präparaten. Die wohl am weitesten verbreitete Anwendung ist in Kosmetika und Toilettenartikeln, z.B. Salben, Cremes, Lotionen und vor allem Haarwasch- und -pflegemittel (zum Aufhellen von blondem Haar). Auch in Kräuterlikören gelegentlich wegen der Bitterstoffe (STL) (MERKES).

Bemerkungen: Bereits die Ägypter sollen die Römische Kamille gegen Fieberschübe eingesetzt haben. Besonders in England, Frankreich und Belgien ist diese Pflanze seit dem Mittelalter medizinisch genutzt worden und auch heute noch populär. Hauptanbaugebiet für die Römische Kamille ist bezeichnenderweise daher auch Belgien. HAGER gibt an, daß ein pulvriger Extrakt bis zum 1. Weltkrieg in Kapseln als Abortivum verwendet wurde.

Allergologische Information

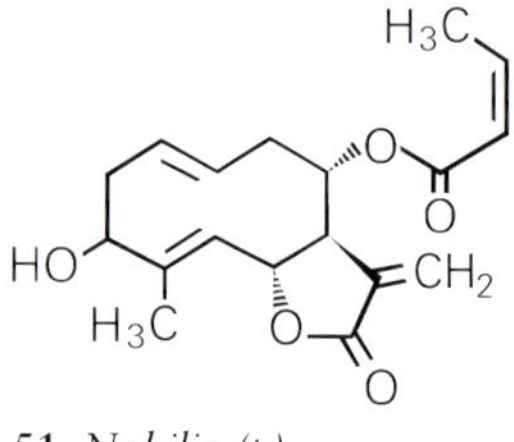

51 *Nobilin (p)*

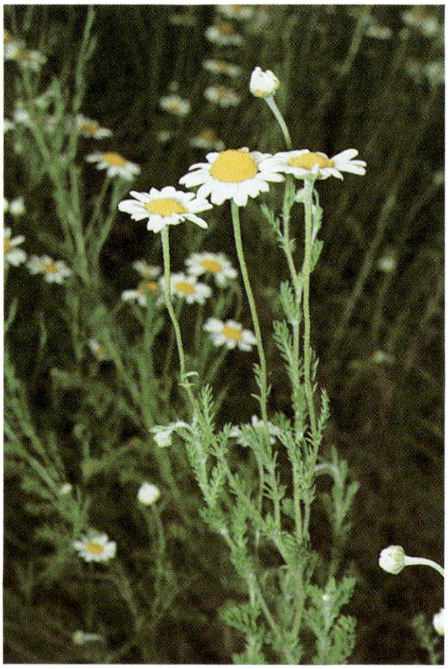

Abb. 49: Römische Kamille

Nobilin (**51**), das Haupt-Sesquiterpenlakton, sowie die STL 1,10-Epoxynobilin, Isohydroxynobilin und 3-Dehydronobilin (GRABARCYK, HOLUB) kommen als potentielle Kontaktallergene in Frage. Eine Überprüfung ihrer allergenen Wirkung steht noch aus.

Sensibilisierungspotenz: Mittelstark
Die experimentelle Sensibilisierung ergab eine mR von 1,2 (OET; 2,5 %) (unveröff.).

Häufigkeit: Selten
Es liegen nur wenige Fallbeschreibungen vor (MÖSLEIN, SCHLEICHER, BABINI, MCGEORGE, MANZANO, BOSSUYT) u.a. auch aus einem Anbaugebiet in Argentinien (RAIMONDO).

Chamaemelum nobile

In einem Fall waren nicht die Sesquiterpenlaktone im Epikutantest positiv, sondern das Bisabolol (1 %) (WILKINSON).

Testkonzentration: 1 % Kurzetherextrakt in Vaseline.
0,1 % Nobilin und evtl. die anderen STL, in Vaseline.

Kreuzreaktionen: Im Experiment auf Gewöhnl. Schafgarbe, Echte Kamille, Salat, Chrysanthemen beobachtet. Auf *Anthemis cotula* und *Anthemis arvensis* zu erwarten. Gelegentlich sieht man bei Kompositenallergikern (Floristen, Gärtnern) eine positive Reaktion auf die Römische Kamille (MÜLLER 1965; HAUSEN unveröff.).

Bemerkungen: Nobilin ist mit bis zu 0,6 % der Haupt-STL-Inhaltsstoff (BENESOVA). Bei einem der weiteren STL ist eine cytotoxische Wirkung nachgewiesen (GRABARCZYK 1977). In eigenen DC-Untersuchungen ließen sich in der handelsüblichen Droge (Flores Anthemidis) nur drei Stoffe nachweisen, die auf ein STL-Reagenz ansprachen (unveröff.).
Eine sehr empfehlenswerte Übersicht zur Geschichte, Botanik, Verwendung, den Inhaltsstoffen und dem Anbau veröffentlichte ISAAC 1993.

Literatur:

BABINI G.: Minerva Med. 2, **917** (1949)
BENESOVA V. et al.: Coll.Czech.Chem.Comm. **29**, 3096 (1964) (Nobilin, Isolierung)
BOSSUYT L. et al.: Cont.Derm. **31**, 131 (1994) (1 Fall)
GRABARCYK H. et al.: Pol.J.Pharmacol.Pharm. **29**, 419 (1977) (weitere STL und Nachweis der cytotoxischen Wirkung)
HOLUB M. et al.: Coll.Czech.Chem.Comm. **42**, 1053 (1977) (Strukturen, STL)
ISAAC O.: Ztschr.Phytother. **14**, 212 (1993) (54 Lit.stellen)
MANZANO D. et al.: Cont.Derm. **31**, 188 (1994) (1 Fall)
MCGEORGE B. C. et al.: Cont.Derm. **24**, 139 (1991) (2 Fälle durch Brustwarzensalbe)
MERKES K.: pta in der prakt.Pharmazie, Beilage No 8, Aug. 1981, S. 29 (Übersicht)
MÖSLEIN P.: Berufsderm. **11**, 24 (1983)
MÜLLER H.: Derm.Wschr. **151**, 820 (1965)
RAIMONDO A. et al.: Rev.Argent.Dermatosif. **46**, 156 (1962)
SCHLEICHER H.: Derm.Mschr. **160**, 433 (1974)
WILKINSON S. M. et al.: Cont.Derm. **33**, 58 (1995)

Chamomilla recutita (L.) Rauschert (= **Matricaria chamomilla** L. pro parte)

Echte Kamille (Engl. Camomile, auch Chamomile)

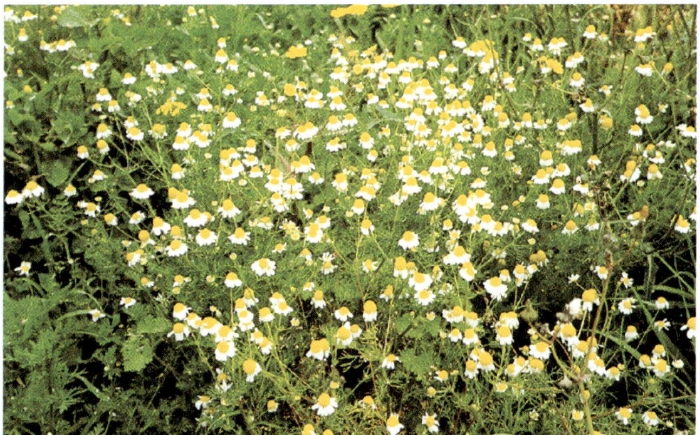

Abb. 50: Echte Kamille

▷

Chamomilla recutita

Botanische Information und Verwendung

Familie: Asteraceae (= Compositae)

Herkunft und Verbreitung: Heimisch in Europa, ursprünglich vielleicht nur im Süden und Osten; Kleinasien, Marokko, Kanarischen Inseln. In Nord-Amerika eingeschleppt. In Spanien, Ägypten und Argentinien wird die Echte Kamille als Monokultur angebaut.

Verwendung: Die Echte Kamille ist eine der ältesten und wichtigsten Arzneipflanzen der Welt. Wegen ihrer nachgewiesenen spasmolytischen und entzündungshemmenden Wirkung wird sie in einer Vielzahl von Fertigpräparaten entweder allein oder in Kombination mit anderen Stoffen und Extrakten eingesetzt. Beispiele sind Salben (z.B. Arnikamill®), Tinkturen (Kamillosan®), Abführmittel (Agiolax®), Suppositorien, Medizinische Seifen, Husten- und Grippemittel, Augentropfen, Akne-Lotionen, Prostata-Kapseln, Hautschutzsprays u. viele andere. Mehr als 150 Fertigpräparate sind zu verzeichnen. Ebensoweit verbreitet ist die Anwendung von Echter Kamille in Kosmetik- und Hygieneartikeln, vor allem in Shampoos, Haarkuren und Badezusätzen, Kamillentee und Inhalation von Kamillendämpfen nicht zu vergessen. Ausführliche Informationen zur Kamille finden sich bei SCHILCHER, KLASCHKA, HAUSEN.

Bemerkungen: Die Echte Kamille gehört zu den wenigen Pflanzen, deren heilende Wirkung experimentell belegt ist und deren Verbrauch von Jahr zu Jahr steigt. Über 60 % müssen inzwischen importiert werden. Hauptlieferant ist Argentinien (hgk-Mitt. 1986). Morphologisch, d.h. rein äußerlich ist die Echte Kamille von der Stinkenden Hundskamille (→ *Anthemis cotula*) schwer zu unterscheiden. Die Echte Kamille weist aber im Gegensatz zu *A. cotula* auf dem Köpfchenboden keine Spreublätter auf (→ *Abb. 51*) und hat einen angenehmen Duft.

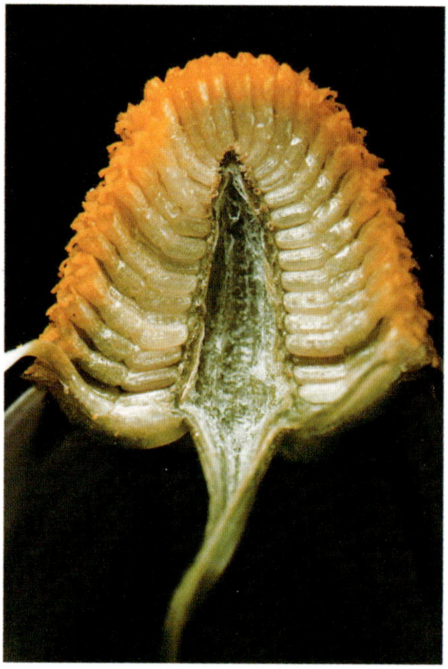

Abb. 51: Kamille, Blütenboden ohne Spreublätter (mit freundl. Gen. R. Carle, Frankfurt)

Allergologische Information

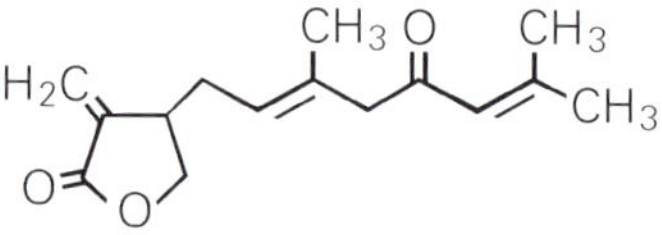

40 *Anthecotulid (b)*

Sensibilisierungspotenz: Kamille (als Gesamtpflanze): sehr gering
Anthecotulid (als Reinsubstanz): stark (HAUSEN et al. 1984).

Häufigkeit: Sehr selten
In der gesamten Weltliteratur finden sich wenig mehr als 10 Arbeiten, in denen eine Kontaktallergie auf Echte Kamille durch Nachweis der eindeutigen Zuordnung zu *Chamomilla recutita* belegt ist. In der Mehrzahl der insgesamt 55

Chamomilla recutita

Arbeiten war eine andere Kamillenart, größtenteils die Stinkende Hundskamille *Anthemis cotula* für die beobachteten Kontaktdermatitiden verantwortlich. Eine kritische Auseinandersetzung mit den Fallmitteilungen findet sich bei HAUSEN et al. 1984. Am häufigsten wird die Kamillenallergie in der CSSR beobachtet (SINKA 1983, HEGYI 1994). Neuere Fallbeschreibungen stammen von VAN KETEL 1987, 1988, KLASCHKA 1988a, b, HAUSEN 1992, PAULSEN 1993 und SCHLEUSSINGER 1993.

Testkonzentration: 2,5 % des Kurzetherextrakts in Vaseline.
0,1 % des Anthecotulids in Vaseline.
1 % Herniarin in Vaseline.

Kreuzreaktionen: Bei Kompositenallergikern wird häufig eine Kreuzreaktion auf die Echte Kamille beobachtet. Die selten gesehenen Kamillenallergiker reagieren ebenfalls auf eine Reihe von Kompositen, besonders auf Chrysanthemen, Gewöhnl. Schafgarbe, Rainfarn und Margerite.

Bemerkungen: Das lineare Sesquiterpenlakton Anthecotulid ist in der Echten Kamille, sofern diese aus europäischen Wild- oder Kulturbeständen stammt, entweder überhaupt nicht oder nur in Spuren nachzuweisen (z.B. nicht in der dem Kamillosan® zugrundeliegenden Sorte 'Degumille' (Bisabolonoxid-Typ). In Handelsmustern chilenischer und argentinischer Provenienz findet sich hingegen ein Anteil von 0,003 bis 0,01 %.

Hinweis: Da bei zunehmendem Import der Kamille aus Argentinien ein ansteigender Anteil an Verfälschungen, speziell durch *Anthemis cotula* zu registrieren ist, die höhere Konzentrationen des Kontaktallergens Anthecotulid enthält, ist mit einer Zunahme der Kamillenallergie zu rechnen. Neben dem Anthecotulid scheinen auch andere Inhaltsstoffe als Kontaktallergene beteiligt zu sein, da man nicht selten einen positiven Epikutantest auf den Kamillengesamtextrakt erhält, das ebenfalls getestete Anthecotulid aber negativ bleibt. In Betracht kommen als Ursache die ebenfalls in der Echten Kamille bekannten und biologisch aktiven Verbindungen aus der Kumarin- und Flavonoidgruppe. Unterstützt wird diese Vermutung durch positive Testreaktionen von HEGYI et al. auf Herniarin (2 %) bei 5 von 28 Kamillenallergikern (alle anderen Stoffe waren negativ). Während im Experiment für Herniarin (7-Methoxycumarin) (**52**) durchaus eine allergie-induzierende Wirkung nachzuweisen ist (HAUSEN & SCHMIEDER), kann eine solche für Apigenin (4',5,7-Trihydroxyflavon) mit Bestimmtheit ausgeschlossen werden (unveröff.).

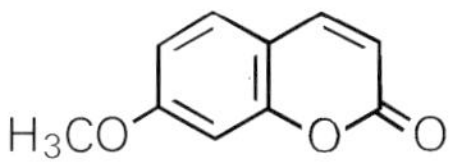

52 *Herniarin*

Literatur:

Anonym: hgk-Mitt. **29**, 27 und 62 (1986) (Statistik, Kamillenimport)

HAUSEN B. M. et al.: Planta Med. **50**, 229 (1984) (exper. Sensib.; Literaturübersicht bis 1984 mit 65 Zitaten)

HAUSEN B. M. et al.: Cont.Derm. **15**, 157 (1986) (Herniarin, exper. Sensib.)

HAUSEN B. M.: Akt.Derm. **18**, 96 (1992) (48 von 118 Kompositen-Mix-Positiven)

HAUSEN B. M.: In: Adverse effects of herbal drugs (DE SMET PAGM et al. Eds), Springer, Berlin, 1992, S. 243–248 (neuere Übersicht zur Kamille, 46 Lit.stellen)

HEGYI E. et al.: Farm.Obzor. **55**, 29 (1986) (pos. Tests auf Herniarin)

HEGYI E. et al.: Dermatosen **42**, 148 (1994) (in der Slowakei bei Männern an 8. Stelle, bei Frauen an 9. Stelle in der Rangordnung der wichtigsten Kontaktallergene)

VAN KETEL W. G.: Cont.Derm. **16**, 50 (1987)

VAN KETEL W. G. et al.: Ned.Tijschr.Geneesk. **132**, 609 (1988) (1 Fall)

KLASCHKA F. et al.: Wirkungsweise und Anwendungsformen der Kamille. Grosse-Verlag, Berlin 1988 (a)

KLASCHKA F. et al.: Allergol. **11**, 100 (1988b) (1 von 231)

PAULSEN E. et al.: Cont.Derm. **29**, 6 (1993) (18 von 24 Kompositen-Mix-Positiven)

SCHILCHER H.: Die Kamille. Wiss. Verlagsgesell. Stuttgart 1987

SCHLEUSSINGER T.: Kontaktallergie aktuell, Juni 1993 (Mitt.blatt der HERMAL) (1 Fall)

SINKA L. et al.: Bratisl.Lek.Listy **80**, 423 (1983) (Kamillenallergie an dritter Stelle in der CSSR)

Cichorium intybus L.
Cichorium endivia L.

Wegwarte, Zichorie, Kaffeezichorie (Engl. Chicory) Endivie, Escariol

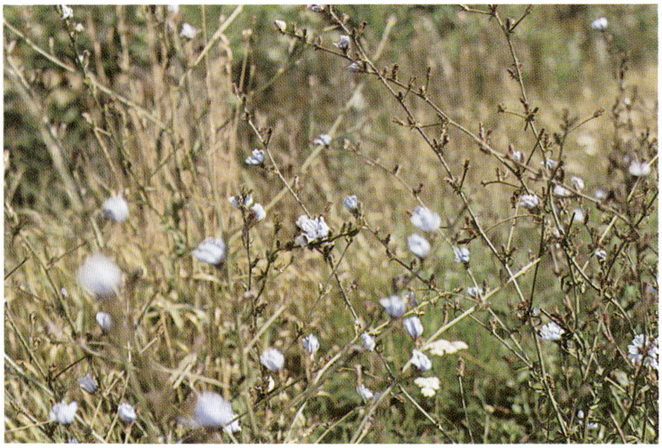

Abb. 52: Wegwarte

Botanische Information und Verwendung

Familie: Asteraceae (= Compositae)

Herkunft und Verbreitung: Wegwarte: Europa, Westasien, Nordafrika. Eingeschleppt in Ostasien, Nord- und Südamerika, Südafrika, Australien und Neuseeland. In einigen Gebieten wird die Zichorie angebaut.
Endivie: Mittelmeergebiet.

Verwendung: Offizinell sind die Wegwarten- bzw. Zichorienwurzel (Radix Cichorii) und das Wegwartenkraut (Herba Cichorii). Der Pflanze werden tonisierende, laxative und diuretische Wirkung nachgesagt. Experimentell ließ sich eine Anregung des Gallenflusses nachweisen. Wegwarten-Aufgüsse (Tee) und -extrakte sind in einigen Fertigpräparaten (z.B. Gallentropfen) enthalten. Die Pflanze enthält große Mengen an Inulin (Balbaa). Die geröstete Wurzel der Zichorie (*C. intybus* L. var. *sativum* DC.) diente bereits seit 1722, besonders aber nach dem 1. und 2. Weltkrieg als Kaffee-Ersatz (der heute wieder zu haben ist).
Weit wichtiger ist die Verwendung der oberirdischen Teile einer Zichorienvarietät als schmackhafter Salat: *Cichorium intybus* var. *foliosum* Hegi (Chicorée) (→ *Abb. 53*). Ähnlich genutzt wird die nah verwandte Winterendivie (*Cichorium endivia* L.) mit ihren Varietäten *C.e.* var. *crispum* Lam. (Krause Endivie) (→ *Abb. 54*) und *C.e.* var. *latifolium* Lam. (Escariol). Besonderer Beliebtheit erfreuen sich die genannten Wintersalate in Frankreich, Belgien, Deutschland und neuerdings auch England (Lovell). Die Wurzeln werden auch als Tierfutter verwendet (Malten).

Bemerkungen: Die Pflanze produziert ebenso wie der Kopfsalat einen Milchsaft, der in unterirdischen Anteilen und unteren Stengeln besonders reichlich vorhanden ist. Beim Abschneiden der Salatblätter tritt er aus und kann über die Hände laufen. 8-Desoxylactucin kommt auch im Herbst-Milchkraut *Leontodon autumnalis* L. vor (Pyrek), dessen Sensibilisierungsvermögen ebenfalls als sehr niedrig einzustufen ist.

Cichorium intybus

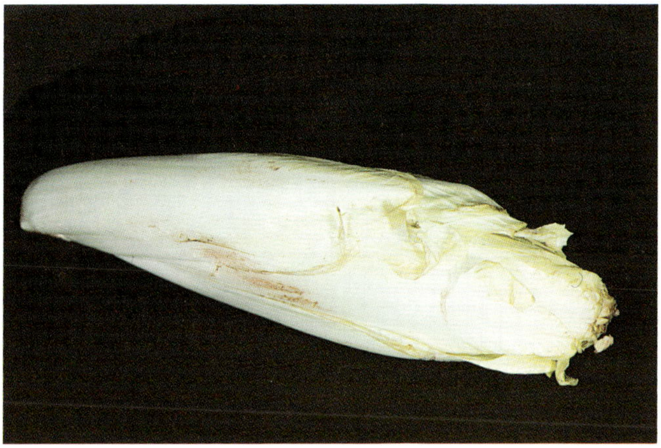

Abb. 53: Chicorée

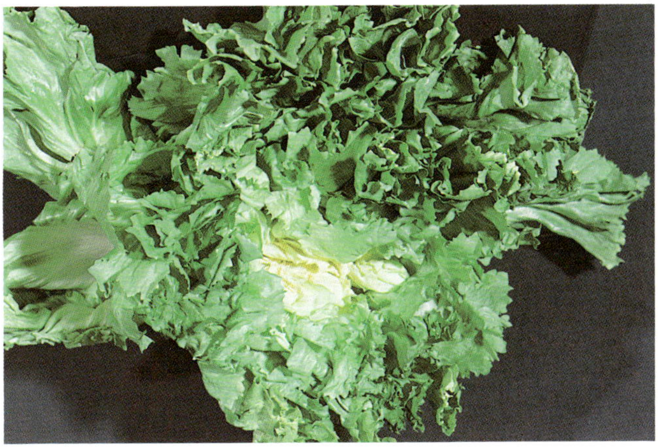

Abb. 54: Krause Endivie

V–2

Cichorium intybus

Allergologische Information

Allergene = Lactucin (b), Lactucopicrin (b), Desoxylactucin (p)

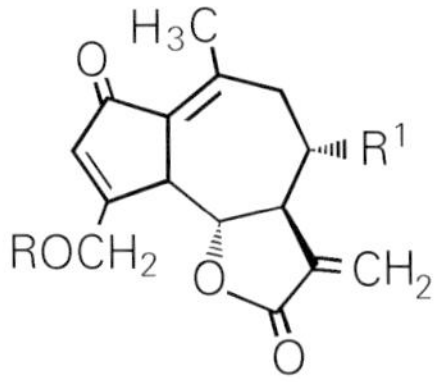

53– 55 *Lactucine*

53 *Lactucin R = H, R1 = OH*

54 *8-Desoxylactucin R = R1 = H*

55 *Lactupicrin (→ Abb. 20)*

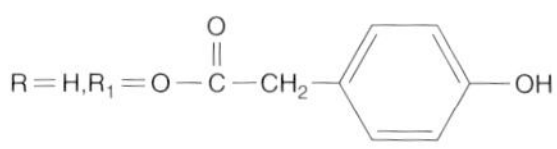

Sensibilisierungspotenz: Schwach
Experimentell ist ein Gesamtextrakt der Wegwarte und der Endivie bisher nicht geprüft. Aus dem Vorkommen der gleichen, bereits im Kopfsalat (→ *Lactuca sativa*) als schwach allergen wirksam erkannten STL Lactucin und Lactupicrin, ist analog zu schließen, daß auch hier nur eine geringe Sensibilisierungspotenz vorliegt. Die wenigen beschriebenen Fälle einer Kontaktallergie bestätigen diese Annahme.

Häufigkeit: Selten
Sowohl die Wegwarte und die Endivie (als Pflanze und Wurzel) als auch die verschiedenen Varietäten (Salate) sind nur in wenigen Fällen als Ursache einer Kontaktallergie in Erscheinung getreten (Fries, Bonnevie, Lapière, Malten, Krook, Vail). Rycroft et al. berichten über berufsbedingte irritative Kontaktdermatitiden, Konjunktividen und Bronchospasmus mit Kopfschmerzen bei 21 Arbeiterinnen, die beim Bleichen von Chicorée mit der Pflanze Kontakt hatten.

Testkonzentration: 10 % des Kurzetherextrakts in Vaseline.
Das Pflanzenmaterial kann auch direkt appliziert werden.
Lactucin, Lactupicrin etc. 1 % in Vaseline.

Kreuzreaktionen: Nicht beschrieben, aber zu erwarten bei Kontakt mit anderen Kompositen und anderen STL-enthaltenden Arten (z.B. Lorbeer). Reaktionen auf Kopfsalat sind wohl obligat, dürfen aber nicht als „Kreuzreaktion" interpretiert werden, da diese Komposite identische Inhaltsstoffe aufweist.

Bemerkungen: Der bittere Geschmack von Endivie, Zichorie und Chicorée rührt von den drei oben aufgeführten Sesquiterpenlaktonen her (Leclerc, Rees et al.). Während gemeinhin Lactucin und Lactupicrin als die Hauptsesquiterpenlaktone der Wegwarte angesehen werden (Holzer, Pyrek, Zellner), wiesen Rees et al. nach, daß in englischen Provenienzen der Chicorée-Pflanze Lactupicrin und 8-Desoxylactucin im Milchsaft überwiegen. In der Wurzel scheint generell eine höhere Konzentration der STL vorzuliegen als in den übrigen Pflanzenteilen (Perret).

Literatur:

Balbaa S. I. et al.: Planta Med. **24**, 133 (1973) (Inhaltsstoffe)

Bonnevie P.: Ätiologie und Pathogenese der Ekzemkrankheiten, Verlag J. A. Barth, Leipzig 1939 (Fallbeschreibung)

Friis B. et al.: Cont.Derm. **1**, 311 (1975) (Chicorée-Fall)

Holzer K. et al.: Monatshefte Chem. **84**, 901 (1953) (Inhaltsstoffe)

Krook G.: Cont.Derm. **3**, 27 (1977) (Endivien-Fall)

Lapière S. et al.: Arch.belg.Derm.Syph. **12**, 10 (1956) (10 Fälle)

Leclerq E. et al.: Z.Lebensmitt.Unters. Forsch. **181**, 475 (1985) (STL)

Malten K. E.: Cont.Derm. **9**, 232 (1983) (Allergie durch Kontakt mit Schweinefutter-Zichorienwurzel)

Perret C. M. et al.: Arch.Derm.Res. **281**, 123 (1989) (STL-Konzentration in d. Wurzel)

Pyrek J. S.: Phytochem. **24**, 186 (1985) (STL)

Rees S. B. et al.: Phytochem. **24**, 2225 (1985) (STL)

Rycroft R. J. G. et al.: Boll.Derm.Allergol. Profess. **2**, 77 (1987) (21 Fälle)

Vail J. T. et al.: Cont.Derm.Newsletters No 14, **413** (1973) (Fallbeschr.)

Zellner J. et al.: Monatsh.Chem. **47**, 681 (1926) (Inhaltsstoffe)

Cinnamomum zeylanicum Blume (= Cinnamomum verum J.S. Presl)

Ceylon-Zimtbaum, Kaneelbaum

Botanische Information und Verwendung

Familie: Lauraceae

Herkunft und Verbreitung: Ceylon, Südwest-Indien. Auf Ceylon und in anderen tropischen Gebieten (Südindien, Jamaica, Antillen, Südamerika) in sog. Zimtgärten kultiviert.

Verwendung: Zimt ist eines der ältesten Gewürze der Welt. Es wird bereits in der Bibel erwähnt.
Offizinell sind die geschälte Droge (Cortex cinnamomi zeylanici), das Zimtöl aus den Blättern bzw. der Rinde sowie Zimtpulver. Zimtöl und Zimtaldehyd finden Verwendung als Gewürz für Süßspeisen, Back- und Süßwaren, Obstkonserven, in der Likörherstellung, in Cola-Getränken, in der Parfüm- und Kosmetikherstellung und bei Toilettenartikeln (z.B. Lippenstift, Zahnpasta, Seifen, Mundwässer) sowie in der präparativen organischen Chemie. In der Medizin als Stomatikum zur Appetitanregung, meist in Kombination mit anderen Stoffen. Die Stoffliste verzeichnet mehr als 50 Präparate (z.B. Tropfen, Syrup).
Übersichten über die Verwendung und Verbreitung finden sich bei Collins et al., Thiele et al., Grimalt sowie in Hagers Handbuch der Pharmazeutischen Praxis.

Bemerkungen: Das etherische, goldgelbe, typisch riechende Zimtöl enthält 65 bis 80 % Zimtaldehyd, bis 10 % Eugenol sowie Thymol, Linalool, Methyleugenol und eine Reihe anderer Terpenverbindungen. Die verwandte Art *Cinnamomum aromaticum* Nees (= *C. cassia* Blume) (Zimtkassie oder Chinesischer Zimtbaum) hat einen noch höheren Zimtaldehydgehalt (bis 90 %). Sie unterscheidet sich vom Ceylonzimt durch die Anwesenheit von Cumarin und eines graubraunen Korkes.

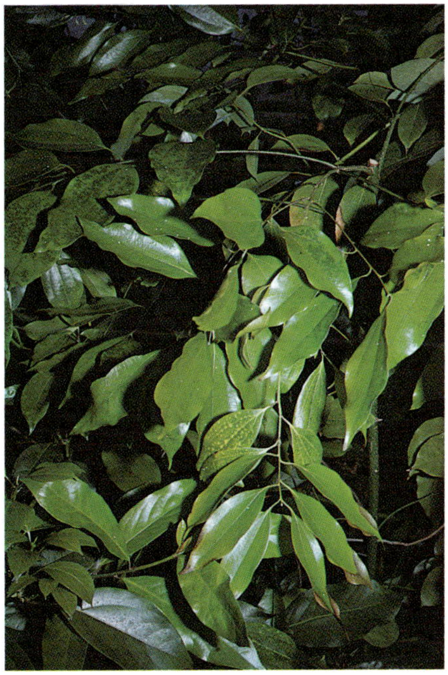

Abb. 55: Zimtpflanze (mit freundl. Gen. Chr. Roth)

Allergologische Information

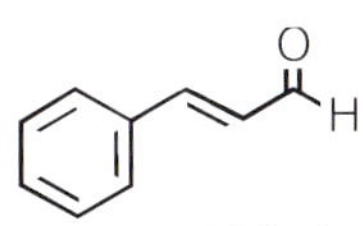

56 *Zimtaldehyd*

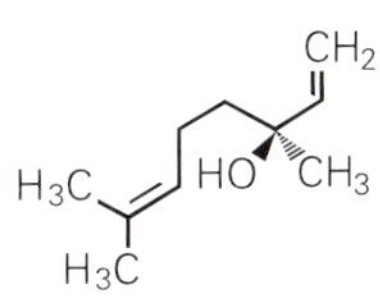

57 *Linalool*

▷

Cinnamomum zeylanicum

Neben dem Hauptallergen Zimtaldehyd (**56**) kommen noch → Thymol (**15**), → Eugenol (**13**) und → Linalool (**57**) als weitere – aber geringer ins Gewicht fallende – Sensibilisatoren in Frage.

Sensibilisierungspotenz: Mittelstark
Untersuchungen zur Bestimmung des Sensibilisierungsvermögens sind mehrfach vorgenommen worden. OPDYKE konnte im „human maximization test" einmal 18, dann 20 von 25 Freiwilligen mit Zimtblätteröl und Zimtrindenöl sensibilisieren, aber auch mit Zimtaldehyd (OPDYKE 1979). Die experimentelle Sensibilisierung gelang SHARP (1978) mit Zimtaldehyd im Draize-Test, KLECAK et al. im FCA-Test sowie MAISEY et al. sogar bei Mäusen. Im offen epikutanen Sensibilisierungsverfahren ergab sich eine mittlere Reaktionsstärke von mR = 1,5 bis 2,0 (OET, 10 %; SCHULZ, RICKERT, THELEN, HAUSEN, unveröff.).

Häufigkeit: Häufig
Zimtaldehyd steht an der Spitze aller Verbindungen, die für eine Parfüm- oder Kosmetikallergie verantwortlich gemacht werden (MALTEN, LARSEN, VAN JOOST, EMMONS, EIERMANN). Eine aufgeschlüsselte Testung der Einzelbestandteile bei positiver Reaktion auf den Duftstoff-Mix zeitigt in 50–60 % der Fälle eine deutliche Reaktion auf Zimtaldehyd (MIRANDA, JOHANNSEN). Eine Vielzahl von Fallbeschreibungen liegt vor, aus der nur eine kleine Auswahl hier angeführt werden kann. Dabei war sowohl Zimtaldehyd allein, als auch das etherische Zimtöl Ursache der Hautveränderungen: CALNAN 1976 (Salbe), MORRIS, MALTEN 1979 (bei Bäckern), MILLER (durch Zimtöl in Kaugummi), KERN (Herstellung von „Zimtkerzen"), KIRTON, MAGNUSSON, LEIFER (Zimtaldehyd in Zahnpasta), DOWING (bei der Bonbonherstellung), Verwendung von Ylang-Ylang-Öl (KANERVA).

Testkonzentration: Zimtöl 1 %, Zimtaldehyd 1 %, Eugenol 2 %, Thymol 1 %, Linalool 30 % (alle in Vaseline).

Kreuzreaktionen: Kreuzreaktionen werden vor allem bei Perubalsamallergikern beobachtet, sind aber auch auf Zimtalkohol und vereinzelt auf Holzteere zu erwarten (RUDZKI 1976, 1977).

Bemerkungen: Auch die Zimtkassie, bzw. das aus ihr gewonnene Cassiaöl sind als Ursache von allergischen Kontaktdermatitiden in Erscheinung getreten (SILVERS, RUDZKI 1976). Auch wenn Zimtaldehyd im Epikutantest häufig positiv wird (und damit eine Sensibilisierung anzeigt), bleibt der Genuß zimthaltiger (meist süßer) Nahrungsmittel (z.B. Zimtkuchen, Zimtgebäck) in der Regel ohne Folgen für den sensibilisierten Patienten (HÜRLIMANN). Liegt neben dem Allergen eine zweite Verbindung im Gemisch oder in der Lösung vor, so kann es zum sog. Quencheffekt kommen. Dabei wird die allergene Wirkung des Sensibilisators (z.B. Zimtaldehyd, Citral) durch den zweiten Stoff (z.B. Eugenol, Limonen) aufgehoben oder reduziert. Diese erstmals von OPDYKE 1976 beschriebene und angeblich später (1982) bestätigte Beobachtung konnte nicht in überzeugender Weise von anderen Autoren reproduziert werden (GUIN, ALLENBY, BARBIER). Es wäre sowohl für die Patienten als auch für die Parfüm- und Kosmetikindustrie von unschätzbarem Wert, wenn sich der Quencheffekt bewahrheiten würde.
Zur Geschichte, Herkunft, Gewinnung, Verwendung und Pharmakologie des Zimts sei auf die Übersicht von SCHNEIDER hingewiesen.

Literatur:

ALLENBY C. F. et al.: Cont.Derm. **11**, 322 (1984)

BARBIER P. et al.: Acta derm.-venereol. **63**, 93 (1983)

CALNAN C. D.: Cont.Derm. **2**, 167 (1976)

COLLINS F. W. et al.: Cont.Derm. **1**, 43 (1975)

DOWNING J. G.: New Engl.J.Med. **237**, 755 (1947)

EIERMANN H. et al.: J.Am.Acad.Derm. **6**, 909 (1982)

EMMONS W. W. et al.: Cont.Derm. **13**, 258 (1985)

GRIMALT S. F.: Ärztl. Kosmetol. **10**, 9 und 81 (1980)

GUIN J. D. et al.: J.Am.Acad.Derm. **10**, 45 (1984)

HÜRLIMANN A. F. et al.: Hautarzt **46**, 660 (1995)

JOHANSEN J. D. et al.: Cont.Derm. **32**, 18 (1995) (14-Jahres-Übersicht zum Duftstoff-Mix)

Cinnamomum zeylanicum

VAN JOOST T. et al.: Cont.Derm. **12**, 115 (1985)
KANERVA L. et al.: Cont.Derm. **33**, 198 (1995) (Zimtaldehyd: +++ bei Allergie auf Ylang-Ylang)
KERN A. B.: Arch.Derm. **81**, 599 (1966)
KIRTON V. et al.: Cont.Derm. **1**, 77 (1975)
KLECAK G. et al.: J.Soc.Cosm.Chemists **28**, 53 (1977)
LARSEN W. G.: J.Am.Acad.Derm. **12**, 1 (1985)
LEIFER W.: Arch.Derm. **64**, 52 (1951)
MAGNUSSON B. et al.: Cont.Derm. **1**, 70 (1975)
MALTEN K. E.: Acta derm.-venereol. **59**, Suppl. **85**, 117 (1979)
MAISEY J. et al.: Cont.Derm. **15**, 17 (1986)
MILLER J.: JAMA **116**, 131 (1941)
MIRANDA F. et al.: Cont.Derm. **23**, 242 (1990) (häufig positiv)
MORRIS G. E.: Ind.Med.Surg. **23**, 343 (1954)
OPDYKE D. L. J.: Food Cosm.Toxicol. **13**, 111 und 749 (1975)
OPDYKE D. L. J.: Food Cosm.Toxicol. **14**, 197 (1976)
OPDYKE D. L. J.: Food Cosm.Toxicol. **17**, 253 (1979)
OPDYKE D. L. J.: Food Cosm.Toxicol. **20**, 649 (1982)
RUDZKI E. et al.: Cont.Derm. **2**, 196 (1976)
RUDZKI E. et al.: Dermatologica **155**, 115 (1977)
SCHNEIDER E.: Ztschr. Phytother. **9**, 193 (1988) (Übersicht)
SHARP D. W.: Toxicology **9**, 261 (1978)
SILVERS S. H.: Dental items interest **61**, 649 (1939)
THIELE B. et al.: Ärztl.Kosmetol. **15**, 108 (1985)

Citrus sinensis (L.) Osb.

Apfelsine, Orange

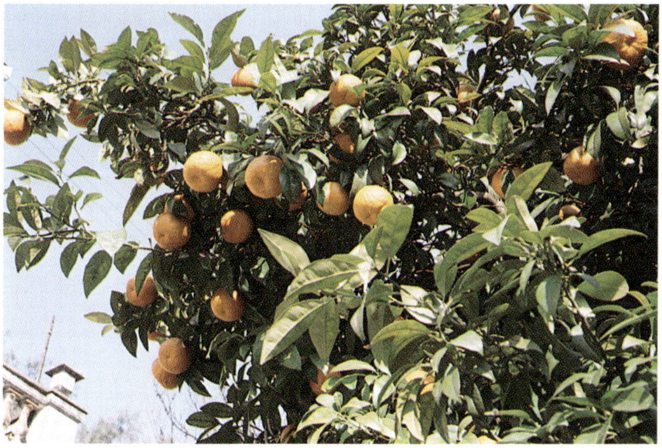

Abb. 56: Apfelsinenbaum

Botanische Information und Verwendung

Familie: Rutaceae

Herkunft und Verbreitung: Wahrscheinlich Ost-Indien, Birma und Südchina. In vielen tropischen und subtropischen Ländern der Erde auf Plantagen angebaut.

Verwendung: Als Nahrungsmittel.
Das Öl der Orangenblüten und -knospen sowie der Schalen hat zwar keine pharmakologische ▷

Citrus sinensis

Wirkung, wird aber aufgrund seines bitteraromatischen Geschmacks und angenehmen Geruchs vielfach als Geschmacks- und Geruchskorrigens eingesetzt. Ein weiteres wichtiges Anwendungsgebiet ist sein Einsatz in der Likör- und Nahrungsmittelindustrie, bei der Herstellung von Backwaren, Essenzen, Getränken, Sirup sowie in der Parfüm-, Kosmetik- und Seifenindustrie. GRIEVE nennt weiterhin die Verwendung in Mitteln gegen Bronchitis und als Tonikum.

Bemerkungen: Süßes Orangenöl besitzt den höchsten Limonengehalt aller Citrusöle. Für das volle Aroma werden die Verbindungen Citronellal, Citral, Nootkaton, Sinesal und verschiedene Aldehyde und Acetate verantwortlich gemacht. Im Orangen-Blütenöl hat Linalylacetat einen Anteil von 8–25 %.

Allergologische Information

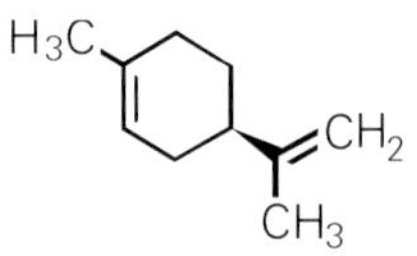

58 *D-Limonen (b)*

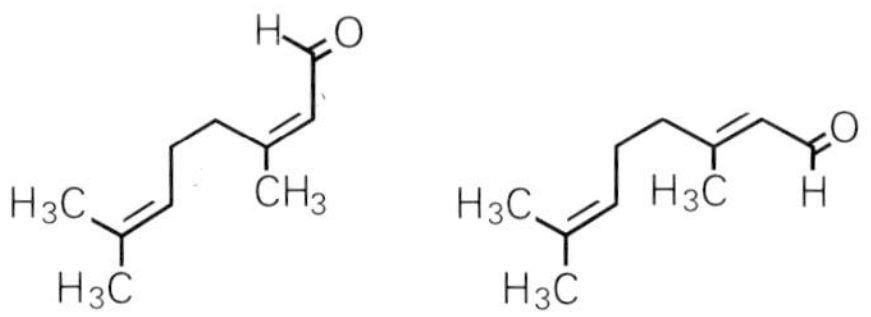

16 *Citral (b)*

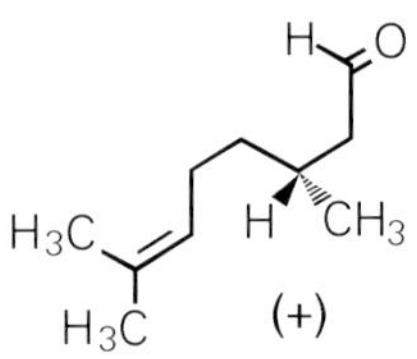

59 *Citronellal (b)*

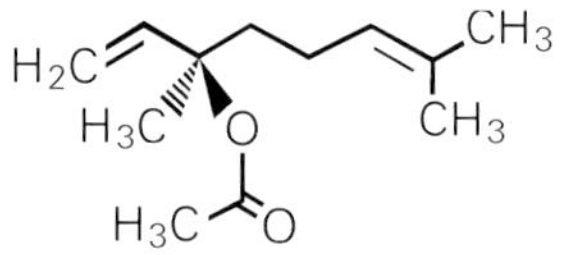

60 *Linalylacetat (b)*

Als Allergene kommen die Bestandteile des etherischen Öls wie D-Limonen, Citral, Citronellal, Linalylacetat, Geraniol u.a. in Frage.

Sensibilisierungspotenz: Schwach
Limonen, der Hauptbestandteil des Öls, zeigt bei der experimentellen Untersuchung eine so geringe Sensibilisierungspotenz (mR = 0,1), daß diese vernachlässigt werden kann. Die anderen Komponenten sind zwar etwas stärker wirksam (Citral: mR = 1,1), fallen aber wegen ihres geringen prozentualen Anteils kaum ins Gewicht (unveröff.). OPDYKE berichtet über den experimentellen Sensibilisierungsversuch an 21 Freiwilligen mit ausgepreßtem Orangenöl sowie D-Limonen (8 % in Vaseline). Eine Sensibilisierung konnte nicht induziert werden. SHARP hingegen gelang die experimentelle Sensibilisierung mit einem modifizierten Draize-Test sowohl mit dem ausgepreßten Öl als auch mit Citral und Limonen.

Häufigkeit: (Heute) Selten
Eine Reihe von Fällen, in denen die Orangenschale, das Öl und das Orangen-Blütenöl eine Kontaktallergie verursachten, sind beschrieben (AVITT-SCOTT, JANSON, KESTEN, MENEGHINI, MICHEL, MÜLLER, SUTTON); sie sind jedoch schon alle älteren Datums. In jüngster Zeit sind die Fallzahlen soweit zurückgegangen (AUDICANA, CARDULLO, GARIOCH), daß Zitrusfrüchte als Testkomponente aus den Standardreihen verschwunden sind. Früher hatten besonders Beschäftigte in der Fruchtindustrie beim Einmachen und Schälen (Dosenfrüchte, Marmelade) unter Kontaktdermatitiden zu leiden (BIRMINGHAM, MURRAY, SCHWARTZ). Heute diagnostiziert man noch gelegentlich eine Sensibilisierung bei einem Gemüse- oder Fruchthändler. Auch Cheilitiden sind bekanntgeworden (SUTTON, VOLDEN). Berühmt wurde jener Fall eines Analekzems bei einem jungen Mädchen, dessen

Citrus sinensis

Vater, ein Fruchthändler, die Familienmitglieder zwang, das zum Einwickeln der Apfelsinen verwendete Seidenpapier als Toilettenpapier zu benutzen (HANSEN). Die aus der Schale in das Seidenpapier übergetretenen etherischen Öle waren die Ursache.
Bei der Suche nach den ätiologisch verantwortlichen Substanzen der Parfümallergie erhält man gelegentlich positive Testbefunde auf einige der oben genannten Terpene aus dem etherischen Öl.

Testkonzentration: Zitrusfrüchte 20 % in Ethanol (wie früher in der Standardreihe); Orangenöl 1 % in Ethanol; D-Limonen 5 % in Ethanol, die anderen 1–2 %.

Kreuzreaktionen: Da die etherischen Öle der anderen *Citrus*-Arten ähnlich aufgebaut sind, ist bei Kontakt mit Rezidiven der allergischen Kontaktdermatitis bei sensibilisierten Individuen zu rechnen. Kreuzreaktionen auf andere Materialien, die Terpenderivate enthalten, wie z.B. Perubalsam und Terpentinöl, sind zu erwarten.
Hinweis: Durch Orangenschalen sensibilisierte Personen sollten auf das versteckte Vorkommen von Orangenölen in Kosmetika, Parfüm und Toilettenartikeln achten.
Über die phototoxische Wirkung von Inhaltsstoffen der Citrusfrüchte gibt → *Tabelle 2* auf Seite 22 Auskunft.
Auch das zum Schutz der Apfelsinen vor dem Verfaulen schon im Ursprungsland auf die Schale aufgebrachte Konservierungsmittel kann Ursache eines Kontaktekzems sein. Hierfür kommt weniger das früher viel verwendete Diphenylphenol als vielmehr das in letzter Zeit fast ausschließlich eingesetzte Antimykotikum und Fungizid Thiabendazol (Imidazolderivat) in Frage. Eine gegenüber diesem Stoff allergische Person muß sowohl den Kontakt mit gespritzten Citrusfrüchten als auch imidazolhaltigen Fußpilzmitteln meiden.

Literatur:

AUDICANA M. et al.: Cont.Derm. **31**, 183 (1994) (1 Fall)
AVIT-SCOTT J.: Brit.J.Derm. **46**, 378 (1934)
BIRMINGHAM D. J. et al.: Arch.industr.Hyg. **3**, 57 (1951)
CARDULLO A. C. et al.: J.Am.Acad.Derm. **21**, 395 (1989) (1 Fall, Barmixer)
GARIOCH J.J. et al.: Cont.Derm. **19**, 229 (1988) (1 Fall, Lithodrucker)
GRIEVE M.: A modern herbal. Dover Publ. Inc., New York, 1971
HANSEN K.: Allergie, Thieme-Verlag, Stuttgart, 3. Aufl. 1957
JANSON P.: Ztschr.Haut-Geschlkrkh. **14**, 144 (1953)
KESTEN B. et al.: J.Allergy **3**, 552 (1932)
MENEGHINI, C. L. et al.: Dermatologica **143**, 137 (1971)
MICHEL P. J.: Bull.Soc.franc.Derm. **63**, 320 (1953)
MÜLLER R.: Münch.med.Wschr. **73**, 864 (1926)
MURRAY F. A.: Brit.med. J. (1921) I, 739
OPDYKE D. L. J.: Food Cosm.Toxicol. **12**, 733 und 825 (1974)
SCHWARTZ L.: Arch.Derm. **37**, 631 (1938)
SHARP, D. W.: Toxicol. **9**, 261 (1978)
SUTTON R. L. et al.: Diseases of the skin. CV Mosby & Co, St. Louis, 1938, S. 1484
VOLDEN G. et al.: Cont.Derm. **9**, 201 (1983)

V–2

Cladonia stellaris (Opiz) Pouz. & Vězda (= Cladonia alpestris (L.) (Rabenh.)

Silbermoos, Rentierflechte

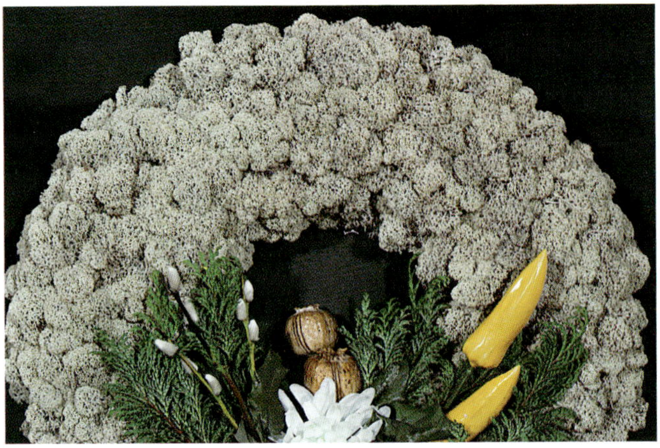

Abb. 57: Silbermoos

Botanische Information und Verwendung

Familie: Cladoniaceae

Herkunft und Verbreitung: Gebirge und kühlere Teile Europas, Asiens, Nordamerika und Tasmaniens.

Verwendung: Das Silbermoos kommt aus Skandinavien zu uns in nasser oder getrockneter Form in großen Paketen. Es wird zu Geschenkartikeln, Wandschmuck, Friedhofskränzen und Gestecken verarbeitet. Bevorzugte Verwendungszeiten sind Totensonntag, Buß- und Bettag, Weihnachten. Weiterhin dient es als Beigabe in Blumenarrangements und als Spielzeug, z.B. zur Herstellung von Bäumchen für Modelleisenbahnen. Die Usninsäure (**61**), der Hauptinhaltsstoff dieser Flechte, findet wegen ihrer antibiotischen Wirkung auch in Medikamenten Verwendung. In der ehemaligen DDR war die Usninsäure lange Zeit ein wichtiger Bestandteil von Deodorantien (HEINE). In Skandinavien verfüttert man die Flechte wegen des hohen Proteingehalts an das Vieh, besonders an die Rentiere, daher die Bezeichnung Rentierflechte.

Bemerkungen: Verwechslungen mit dem „Isländischen Moos", das ebenfalls eine Flechte ist (*Cetraria islandica* (L.) Ach.), kommen vor. In den Sommermonaten wird das Silbermoos in Skandinavien in großem Umfang gesammelt, getrocknet und dann im Herbst auf die europäischen Blumenmärkte gesandt.
Flechten reichern in beträchtlichem Maße Mineralien und Nuklide an, sie dienen daher als Indikatorpflanzen für Luftverschmutzungen (z.B. Tschernobyl). Extrakte aus verwandten Arten findet man vielfach wegen ihres „männlich-herben" Dufts in Parfüms, After-shave, Deodorantien und Lotionen, z.B. Eichenmoos (Extrakt aus → *Evernia prunastri* (L.) (Ach.) (BRASCH).

Cladonia stellaris

Allergologische Information

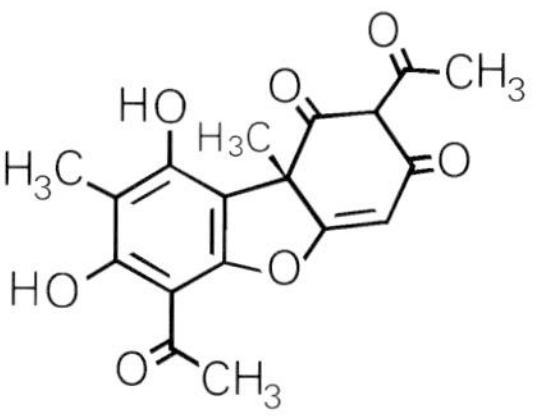

61 *Usninsäure (b)*

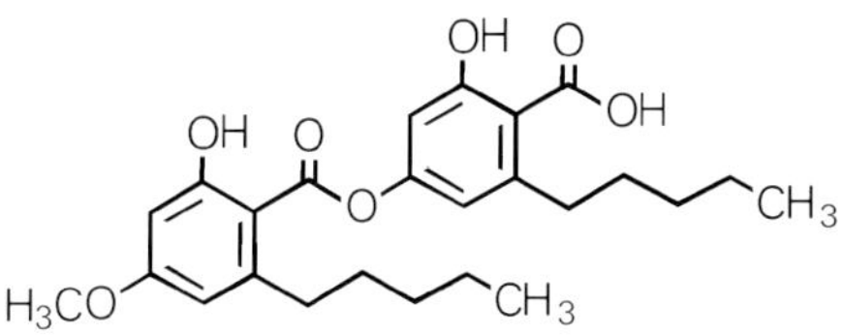

62 *Perlatolsäure (b)*

Als Allergene kommen die (–)- und (+)-Usninsäure (b), Perlatolsäure (b) sowie andere Flechteninhaltsstoffe mit Depsin/Depsidon-Charakter in Betracht.

Sensibilisierungspotenz: Schwach bis mittelstark
Die experimentelle Sensibilisierung ergab im OET eine mittlere Reaktionsstärke von 0,9 (bei 10 %), im FCAT lag die mR bei mehr als 1 (1 %). Die Sensibilisierungsversuche mit den einzelnen Flechtenkomponenten zeigten folgendes Ergebnis:

		mR
(–)-Usninsäure	1 %	0,72
(+)-Usninsäure	1 %	0,28
Atranorin	1 %	1,18
Fraktion I	1 %	2,17

		mR
Everninsäure	1 %	0,48
Stictinsäure	1 %	0,50
Fumarprotocetrarsäure	1 %	1,35

Die sensibilisierende Wirkung von *Cladonia stellaris* ist damit als eine Kombination der allergenen Einzelwirkungen von (–)- und (+)-Usninsäure, Perlatolsäure, Fumarprotocetrarsäure und anderen Flechteninhaltsstoffen anzusehen. Allerdings konnten Atranorin, Everninsäure, Stictinsäure nicht in den von uns chemisch aufgearbeiteten Silbermoosproben nachgewiesen werden, Fumarprotocetrarsäure war nur in Spuren vorhanden. Die Fraktion I, aus der später die Perlatolsäure isoliert (und identifiziert) wurde, ergab die höchste Sensibilisierungspotenz (→ *Tabelle*) (HAUSEN).

Häufigkeit: Selten
Während in Skandinavien, besonders Nordfinnland, beim Sammeln der Flechten bis zu 10 % der damit beschäftigten Sammler an Handekzemen erkranken (SALO et al.), sieht man bei uns nur gelegentlich eine Silbermoos-Kontaktallergie bei einem (Friedhofs-)Gärtner oder Floristen (DENZER-FÜRST et al.). Der Kontakt mit Weihnachts- und Modelleisenbahndekorationsmaterial führt ebenfalls nur gelegentlich zu einer Sensibilisierung (MITCHELL, DAHLQUIST).

Testkonzentration: Cladonia-Kurzetherextrakt 5 % in Vaseline.
(–)- und (+)-Usninsäure 1 % in Vaseline.
Die anderen Flechteninhaltsstoffe ebenfalls 1 % in Vaseline.

Kreuzreaktionen: Gelegentliche Beobachtung von Kreuzreaktionen auf Kompositen. Diese sind jedoch sehr kritisch zu bewerten, da möglicherweise nicht *Cladonia*-, sondern *Frullania*-Arten die Ursache der Sensibilisierung sein können. *Frullania*-Arten (siehe: dort) enthalten Sesquiterpenlaktone.

Bemerkungen: Mehrfach wurde der Flechte ein phototoxischer, bzw. sogar photoallergener Effekt zugeschrieben (THUNE). Bisher unveröffentlichte Untersuchungen im Modellversuch zeigten nur eine schwache photoallergene Wirkung für Atranorin, (–)- und (+)-Usninsäure (priv. Mitt. Th. Maurer, Basel).
Auch wenn die Flechtenstoffe Evernsäure, Stictinsäure, Atranorin und andere nicht in *Cladonia stellaris* von uns nachgewiesen werden konnten, empfiehlt es sich, diese bei Verdacht

▷

V–2

Cladonia stellaris

mitzutesten. Sie werden kommerziell angeboten. In einem kürzlich beobachteten Fall ergaben sich positive Epikutantests auf Atranorin und Evernsäure bei einem Landwirt mit dem klinischen Bild einer aerogenen Kontaktdermatitis. Da dieser viel Holz selbst eingeschlagen und verbrannt hatte, ist zu vermuten, daß die auf den Baumrinden wachsenden Flechten und Moose diese Stoffe enthalten haben (unveröff.).

Literatur:

BRASCH J. et al.: Allergologie **14**, 99 (1991) (Übersicht)

DAHLQUIST I. et al.: Cont.Derm. **6**, 11 (1980)

DENZER-FÜRST S. et al.: Vortrag, Allergen-aktuell, Münster, 4.–5.4.1986

HAUSEN B. M. et al.: Cont.Derm. **28**, 70 (1993) (chem. Unters., exper. Sens.; 43 Lit.stellen)

HEINE A.: Derm. Mschr. **173**, 221 (1987) (8 Fälle durch Usninsäure in Deo-Sprays)

MITCHELL J. C. et al.: Arch.Environm.Hlth **11**, 701 (1965)

SALO H. et al.: Cont.Derm. **7**, 9 (1981)

THUNE P. O.: Cont.Derm. **3**, 267 (1977)

THUNE P. O.: Cont.Derm. **6**, 81 (1980)

Cnicus benedictus L.

Benediktenkraut, Bitterdistel, Benediktendistel (Engl. Blessed thistle)

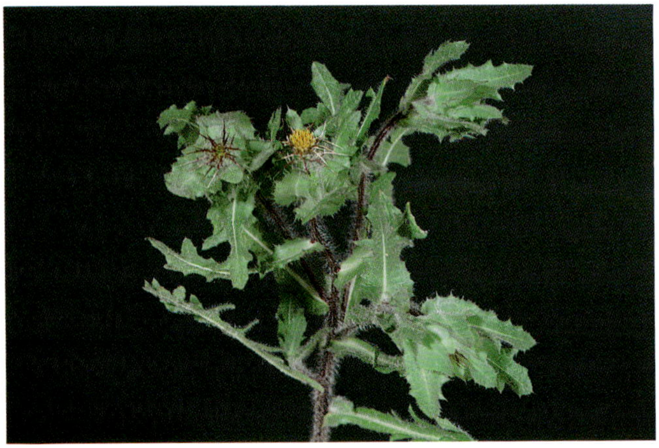

Abb. 58: Benediktenkraut

Botanische Information und Verwendung

Familie: Asteraceae (= Compositae)

Herkunft und Verbreitung: Mittelmeerraum, Vorderasien. Wird in Europa und den USA auch feldmäßig angebaut.

Verwendung: Bereits im Mittelalter in der Medizin angewandt, zählt daher zu den ganz alten Arzneipflanzen. Unter anderem früher auch äußerlich bei Geschwüren und Frostbeulen eingesetzt. Heute ist das Kraut noch offizinell (Herba Cardui benedicti). Das Hauptaugenmerk der heutigen Anwendung liegt auf der

Cnicus benedictus

Bitterwirkung. Daneben auch gelegentlich als Cholagogum und Gallentherapeutikum. In Kombination mit anderen Pflanzenextrakten in einigen Fertigpräparaten sowie als Tee und Kräuterkur.

Bemerkungen: Der Bitterstoff Cnicin wurde bereits im Jahre 1837 isoliert. Später sind weitere Bitterstoffe nachgewiesen worden, die sich alle als Verbindungen der Sesquiterpenlaktonklasse herausstellten. Charakteristisch für diese ist, daß sie wahrscheinlich in der Pflanze glykosidisch gebunden vorliegen und bereits im Blatt polymerisieren. Dadurch ergibt sich bei ihrem Nachweis eine starke Variation des Gehaltes. Höchstwerte erreichen die verschiedenen STL während oder kurz vor der Blüte. Das etherische Öl weist antibakterielle Eigenschaften auf. Zur Geschichte, Anwendung und Inhaltsstoffen siehe die Übersicht von HARNISCHFEGER et al.

Allergologische Information

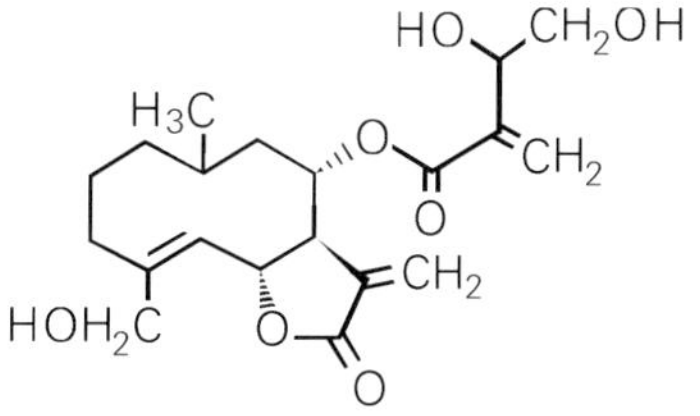

63 *Cnicin (p)*

Neben dem Haupt-Sesquiterpenlakton Cnicin (bis 0,27 %) (**63**) kommen noch weitere STL vor, die aber nur gelegentlich nachgewiesen werden können. Zu diesen zählen u.a. Artemisiifolin und Salotinolid (SUCHY et al., KORTE et al., THYIHAK et al., VANHAELEN-FASTRÉ et al.). Einer der Stoffe ist wahrscheinlich identisch mit dem von KORTE et al. gefundenen Benedictin.

Sensibilisierungspotenz: Stark
Das experimentell ermittelte Sensibilisierungsvermögen ergab eine mR von 2,15 (OET, 10 %) (ZELLER et al.). Die im modifizierten FCA-Test ermittelte Reaktionsstärke für Cnicin lag bei mR = 1,7 (3 %) (unveröff.).

Häufigkeit: Sehr selten
Eine Fallbeschreibung liegt von TOUTON vor.

Testkonzentration: 10 % des Gesamtextrakts in Vaseline.
Cnicin 1 %, die anderen STL 0,1 % in Vaseline.

Kreuzreaktionen: Experimentell ergaben sich Kreuzreaktionen auf *Artemisia-*, *Ambrosia-* und *Centaurea*-Arten (ZELLER et al.). Beim Kompositenallergiker sah PAUTRITZEL Kreuzreaktionen auf eine Vielzahl anderer Kompositenextrakte.

Bemerkungen: Cnicin ist ein relativ schwaches Kontaktallergen. Durch die Alkali- und Sauerstoffempfindlichkeit polymerisiert es leicht zu Oligomeren. Möglicherweise sind Di- oder Trimere des Cnicins oder die anderen, ebenfalls gelegentlich nachzuweisenden Sesquiterpenlaktone für das Sensibilisierungsvermögen verantwortlich. Die von VANHAELEN-FASTRÉ et al. gefundenen Polyacetylene könnten Ursache der phototoxischen Wirkung sein.

Literatur:

HARNISCHFEGER G. et al.: Notabene Med. **11**, 652 (1981) (Übersicht)

KORTE F. et al.: Naturwiss. **45**, 390 (1958) (Benedictin)

PAUTRITZEL R. et al.: Sem. Hôp. **35**, 1558 (1951) (Kreuzreaktionen)

SUCHY M. et al.: Chem.Ber. **93**, 2449 (1960); Coll.Czech.Chem.Com. **27**, 2398 (1962) (Cnicin)

TOUTON K.: Derm.Ztschr. **49**, 385 (1927) (Fallbeschr.)

TYIHAK E. et al.: Herba Hung. **3**, 469 (1964) (STL)

VANHAELEN-FASTRÉ R. et al.: Planta Med. **26**, 375 (1979) (STL, Polyacetylene)

ZELLER W. et al.: Arch.Derm.Res. **277**, 28 (1985) (exper. Sens.)

Codiaeum variegatum (L.) Blume (= **C. variegatum** var. **pictum** (Lodd.) Müller Arg.)

„Croton", Wunderstrauch

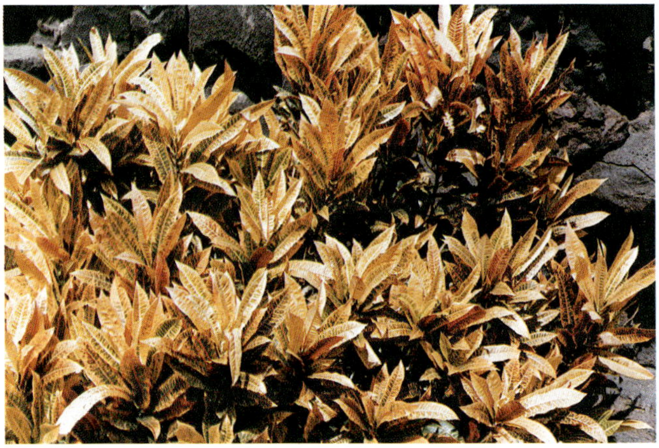

Abb. 59: Croton, wildwachsend

Botanische Information und Verwendung

Familie: Euphorbiaceae (Wolfsmilchgewächse)

Herkunft und Verbreitung: Ursprünglich aus Südostasien (Indonesien, Polynesien, Malaysischer Archipel) stammend, vor etwa 180 Jahren nach Europa eingeführt. Heute in vielen tropischen Gärten auf der ganzen Welt angepflanzt.

Verwendung: Eine der beliebtesten Zimmer-Topfpflanzen, nicht nur in Europa, sondern auch in den USA. Mehr als 100 Sorten sind im Handel, von denen einige so bekannte Bezeichnungen wie 'Zar Alexander III' oder 'Baron de Rothschild' tragen. KINGHORN gibt an, daß der Milchsaft, roh oder abgekocht, auch als Abführmittel, Abortivum, schweißtreibendes und Hustenmittel verwendet wird. Die ganz jungen Blätter bestimmter gelber Kultursorten können als Gewürz- bzw. Aromazutat benutzt werden.

Bemerkungen: Der Gärtnername „Croton" stammt von der Gattung *Croton*, die zur selben Familie (Euphorbiaceae) gehört und zu der *Codiaeum variegatum* früher gerechnet wurde.

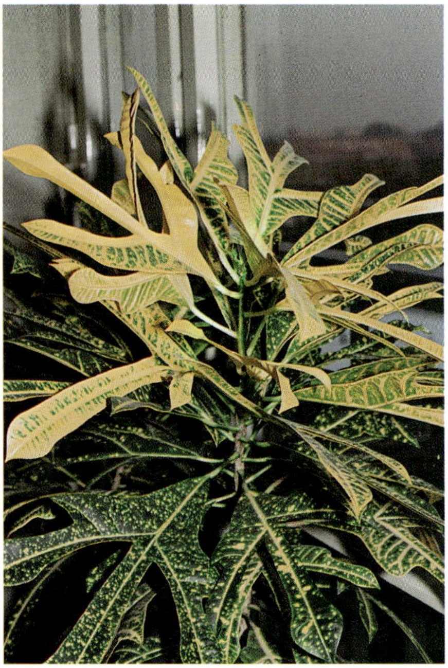

Abb. 60: Croton, als Topfpflanze

Codiaeum variegatum

Ein gemeinsames Merkmal aller Euphorbiaceae ist die stark hautreizende Wirkung ihres Milchsaftes.

Allergologische Information

Die verursachenden Kontaktallergene sind bisher nicht bekannt.

Sensibilisierungspotenz: Mittelstark
Die experimentelle Sensibilisierung ergab eine mittlere Reaktionsstärke im Bereich von 1–2 (HAUSEN et al.) (OET, 10 %).

Häufigkeit: Selten
Eine Reihe von Beobachtungen wurde in den letzten 20 Jahren publiziert. In den meisten Fällen war die allergische Kontaktdermatitis durch berufsbedingten Umgang mit den Topfpflanzen entstanden (CLEENEWERCK; HAUSEN et al.; KADLEC, VAN KETEL, MORTON, SCHMIDT et al., TAFELKRUYER). Die erste Fallbeschreibung stammt von ALLEN aus dem Jahre 1943. Bezogen auf die große Zahl der Tag für Tag verkauften Exemplare ist die Zahl der beobachteten Fälle als sehr niedrig anzusehen.

Testkonzentration: 3–10 % des Methanolextraktes der Blätter. In einigen Fällen liegt die Irritationsgrenze bereits bei 10 %, so daß eine Verdünnung unbedingt anzuraten ist.

Kreuzreaktionen: Kreuzreaktionen konnten mit dem Milchsaft vom Weihnachtsstern (*Euphorbia pulcherrima*) und der Korallen-Wolfsmilch (*Euphorbia fulgens*), nicht aber mit dem von *Croton tiglium* (Purgier-Croton) ausgelöst werden (HAUSEN et al.).

Bemerkungen: Der Milchsaft der meisten Euphorbiaceen ist primär hautreizend (LYNNE-DAVIES, AGRUP). Verantwortlich zeichnen die in dieser Familie weit verbreiteten Phorbolester (GSCHWENDT et al., HECKER), deren Irritationspotenz besonders stark ausgeprägt ist. Darüber hinaus haben sie einen nachgewiesenen cocarcinogenen Effekt. Ob die Phorbolester auch für die allergieinduzierende Wirkung in Frage kommen, ist bis heute ungeklärt.

Literatur:

AGRUP G.: Acta derm.-venereol. **49**, Suppl. **61**, 556 (1969)

ALLEN P. H.: Am.J.trop.Med. **23**, 1 (1943), (Suppl.)

CLEENEWERCK M. B. et al.: In: FROSCH P. et al. (Hrsg.): Current topics in contact dermatitis, Springer, Berlin, 1989 S. 149 (1 Fall, Fahrer eines Blumenladens)

GSCHWENDT M. et al.: Ztschr.Krebsforsch. **80**, 335 (1973) und **81**, 193 (1974)

HAUSEN B. M. et al.: Cont.Derm. **3**, 289 (1977)

HECKER E.: Cocarcinogens and Cocarcinogenesis. In: Handbuch der allgemeinen Pathologie. Bd. 6, Teil 6, 651–76, Springer, Heidelberg 1975

KADLEC K.: Csl.Derm. **55**, 335 (1980)

VAN KETEL W. G.: Derm.Beruf Umwelt **27**, 141 (1979)

KINGHORN A. D.: Toxic plants. Columbia Univ. Press, New York 1979

LYNNE-DAVIES G. et al.: Cont.Derm.Newslett. No 16, 501 (1974)

MORTON J. F.: Proc.Fla State Hort.Soc. **75**, 484 (1962)

SCHMIDT H. et al.: Cont.Derm. **3**, 100 (1977)

TAFELKRUYER J. et al.: Cont.Derm. **2**, 288 (1976)

V–2

Coleus-Blumei-Hybriden (Coleus blumei Benth.)

Buntblatt, Buntnessel (Engl. Common Coleus)

Botanische Information und Verwendung

Familie: Lamiaceae, Lippenblütler

Herkunft und Verbreitung: Stammt zusammen mit etwa 200 anderen Arten (der gleichen Gattung) aus dem tropischen Afrika und Asien. Die Buntnessel ist in Europa als Topfpflanze sehr populär.
Blütezeit: November – Januar
Zu den verwandten Arten zählen die auch bei uns gelegentlich im Blumenhandel anzutreffende *Coleus fredericii* G. Tayl., *C. pumilus* Blanco und *C. thyrsoideus* Bak. In einigen Ländern wegen der eßbaren Knollen angebaut. In Mexiko werden Coleus-Arten als Narkotikum bei rituellen Handlungen eingesetzt, auch als Blätter gekaut oder als Tee getrunken (DUKE). Das etherische Öl der Blätter enthält bis zu 45 % Carvacrol (LAWRENCE).
Verschiedene Inhaltsstoffe aus der Gruppe der Diterpene wurden isoliert, die man unter der Bezeichnung Coleone zusammenfaßt (z.B. Coleon E, Coleon O) (DEVRIESE, RÜEDI).

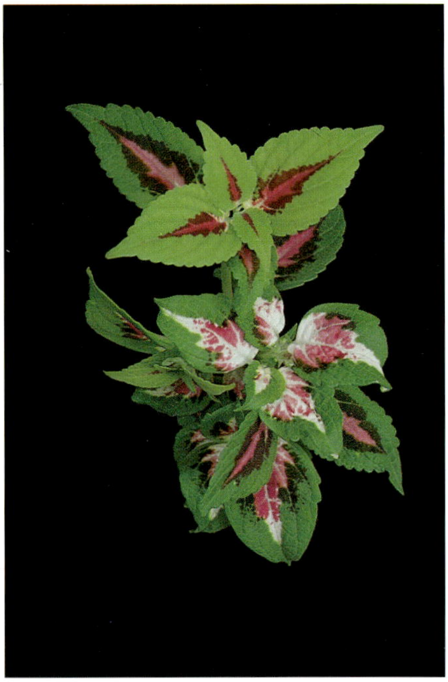

Abb. 61: Coleus-Blumei-Hybride

Allergologische Information

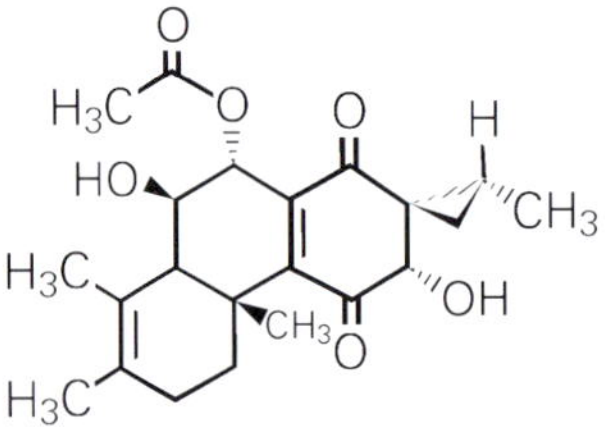

64 *Coleon O*

Coleon O (**64**) wurde 1988 als Sensibilisator identifziert. Ob die anderen Coleone aus den verwandten Gattungen ebenfalls eine allergieinduzierende Wirkung besitzen, ist bisher noch unbekannt.

Sensibilisierungspotenz: Stark
Die experimentelle Bestimmung der Sensibilisierungspotenz ergab eine mittlere Reaktionsstärke von mR = 2,3 (mod. FCA-Test, 1 %) (HAUSEN).
Bei einer Verdünnung auf 0,01 % reagierten immer noch 5 von 10 Meerschweinchen mit einer ++-Reaktion.

Häufigkeit: Selten
Trotz der Beliebtheit dieser Topfpflanze sind bisher nur wenige Fälle einer allergischen Kontaktdermatitis zu verzeichnen (DOOMS-GOOSSENS, VAN HECKE). Ein erster Hinweis liegt von WEBER aus dem Jahre 1937 vor. Die Erstbe-

Coleus-Blumei-Hybriden

schreibung ist SAIHAN & HARMAN zu verdanken. Von James S. Taylor, Cleveland, liegt ebenfalls eine Fallbeobachtung vor, die jedoch unveröffentlicht blieb. Sein Patient reagierte deutlich positiv auf die Blätter, drei Kontrolluntersuchungen verliefen negativ (priv. Mitt.).

Testkonzentration: Kurzetherextrakt 50 % in Vaseline. Coleon O 0,1 % in Vaseline. Bei direkter Testung des Blattmaterials sollte im positiven Fall unbedingt eine Kontrolluntersuchung an mindestens drei Freiwilligen erfolgen, da Konzentrationen oberhalb von 0,1 % irritativ sein können.

Kreuzreaktionen: Kreuzreaktionen mit den nah verwandten *Plectranthus*-Arten (z.B. Harfenstrauch, Mottenkönig) aus der gleichen Familie sind nicht auszuschließen, da diese ebenfalls Coleone enthalten (RÜEDI). Bestätigt wird dieser Zusammenhang durch Beobachtungen von OWILI in Kenya. Hier kam es bei 8 Personen nach Benutzung von Plectranthusblättern als Toilettenpapier innerhalb von 3 bis 12 Monaten zu einem Analekzem. Der Epikutantest mit einem öligen Extrakt sowie dem Blattmaterial selbst verlief bei 4 Probanden positiv. Die Pflanze wurde als *Plextranthus barbatus* identifiziert.

Bemerkungen: Das Vorkommen von Coleon O beschränkt sich auf die Blattdrüsen auf der Oberfläche der Blätter, die Wurzelknollen und Blüten. Konzentrationen bis zu 1 %, bezogen auf das Trockengewicht der Pflanze, konnten bestimmt werden (DEVRIESE).

Literatur:

DEVRIESE E. G. et al.: Phytochem. **27**, 293 (1988)

DOOMS-GOOSSENS A. et al.: Cont.Derm. **17**, 109 (1987) (aerogene Kontaktdermatitis)

DUKE J.A.: Handbook of medicinal herbs. CRC Press, Boca Raton, FLA, 1988

HAUSEN B. M. et al.: Cont.Derm. **19**, 217 (1988) (exper. Sensib.)

VAN HECKE E. et al.: Cont.Derm. **25**, 128 (1991) (1 Fall)

LAWRENCE B. M.: Essential oils 1976–1977. Allured Publ.Corp. Wheaton, Ill., 1978, S. 175

OWILI D. M.: East Afr.Med.J. **54**, 571 (1977)

RÜEDI P. et al.: Helv.chim.Acta **55**, 1994 (1972) (Coleon O als roter Farbstoff in den Blattdrüsen)

SAIHAN E. M. et al.: Cont.Derm. **4**, 234 (1978) (1 Fall, Gärtner)

WEBER L. F.: Arch.Derm. **35**, 129 (1937)

Cymbidium spp. und Kulturformen

Cymbidie, Zymbidie

Botanische Information und Verwendung

Familie: Orchidaceae

Herkunft und Verbreitung: Asien: vom Himalaya und Japan bis in die tropischen Regionen. In Europa, Amerika, Japan kultiviert. Auf Madeira als Topfpflanzen (im Freien).

Verwendung: Als Zierpflanze. Das Züchten und Kultivieren von Orchideen hat in den vergangenen Jahren einen ungeheuren Aufschwung genommen. Nicht nur in Israel und Kenya, sondern auch in den Niederlanden und in der Bundesrepublik werden Cymbidien in großen Mengen kultiviert (In den warmen Klimaten im Freiland, bei uns unter Glas). Die Preise sind in den letzten Jahren erheblich gefallen, wodurch die Popularität dieser Orchidee weiter angestiegen ist.

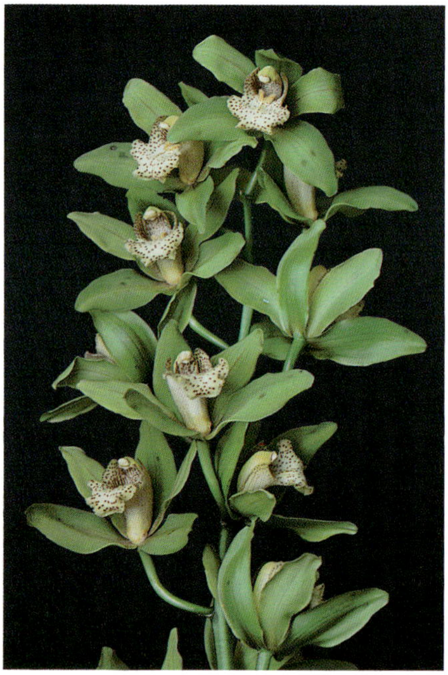

Abb. 62: Cymbidie

Allergologische Information

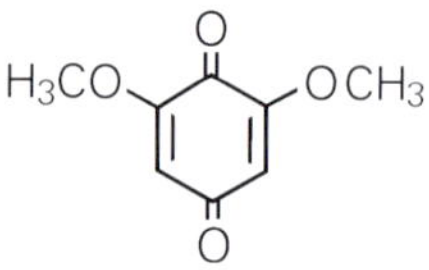

65 *2,6-Dimethoxy-1,4-benzochinon (b)*

Es sind zwei allergen wirksame Verbindungen nachzuweisen, von denen jedoch nur die eine, 2,6-Dimethoxy-1,4-benzochinon (**65**), eine Rolle zu spielen scheint.

Sensibilisierungspotenz: Schwach
Die experimentelle Sensibilisierung ergab eine mittlere Reaktionsstärke von mR = 0,95 (Hausen et al.; OET, 10 %).

Häufigkeit: Selten
Es liegen bisher nur zwei Fallbeschreibungen vor (Shoji; Hausen et al.; Mac Aulay). Erkundigungen bei holländischen Orchideenzüchtern lassen jedoch erkennen, daß Fälle einer allergischen Kontaktdermatitis bei der Kultivierung der Cymbidien aufgetreten, aber nicht weiter verfolgt worden sind.

Testkonzentration: 10 % Kurzetherextrakt in Vaseline.
10 % 2,6-Dimethoxybenzochinon in Vaseline.

Kreuzreaktionen: Kreuzreaktionen sind bisher nicht beobachtet worden, jedoch auf andere chinonhaltige Pflanzen und Hölzer zu erwarten.

Bemerkungen: Die Konzentration des schwach allergen wirksamen 2,6-Dimethoxybenzochinons in den Cymbidien unterliegt starken Schwankungen. In Exemplaren aus den Nie-

Cymbidium

derlanden fanden sich 1983 und 1984 wesentlich höhere Mengen als in den Jahren 1981 und 1982. 2,6-Dimethoxybenzochinon ist ein im Pflanzenreich weit verbreitetes Kontaktallergen. Es konnte in bisher mehr als 50 Arten nachgewiesen werden (HAUSEN 1978).
Das zweite, in geringeren Mengen vorkommende Chinon ist eine rote Verbindung, die nur in der experimentellen Untersuchung, nicht aber am Patienten (SHOJI), eine positive Testreaktion zeigte. 1988 wurde ein weiterer Fall bei einer Gärtnerin beobachtet. 2,6-Dimethoxybenzochinon: zweifach positiv.

Literatur:

HAUSEN B. M.: Cont.Derm. **4**, 204 (1978)
HAUSEN B. M. et al.: Arch.Derm. **120**, 1206 (1984)
MACAULAY J. C.: Cont.Derm. **17**, 112 (1987)
SHOJI A.: Hifu **24**, 255 (1982)

Cynara scolymus L.

Artischocke (Engl. Artichoke)

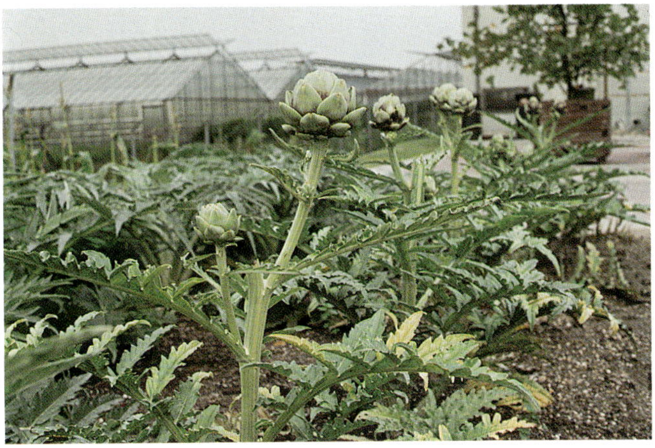

Abb. 63: Artischocke

Botanische Information und Verwendung

Familie: Asteraceae (= Compositae)

Herkunft und Verbreitung: Mittelmeergebiet. In vielen Ländern als Gemüsepflanze angebaut.

Verwendung: 1. Eine der ältesten Gemüsepflanzen der Welt. Bereits den Griechen und Römern bekannt. Etwa im 16. Jahrhundert nach Mitteleuropa, später auch nach Amerika eingeführt.
2. Medizinische Verwendung: als Lipidsenker und zur Anregung der Gallenproduktion werden Artischockenextrakte in mehr als 40 Fertigpräparaten (u.a. als Saft, Tinktur) angeboten. Die diuretische und choleretische Wirkung wird dem Inhaltsstoff Cynarin zugeschrieben. Dieser Bitterstoff ist kein Sesquiterpenlakton, sondern ein Kaffeesäurederivat (BRAND) (→ Propolis).
3. Wegen der Bitterkeit werden Auszüge aus Artischocken zwecks Anregung der Magensekretion (Aperitif) in Italien und Spanien *(→ Abb. 64)* zu Likörwein verarbeitet.

▷

Cynara scolymus

4. Artischocken kennt man auch als Zierpflanzen. Früher in Klostergärten, heute in Trockensträußen.

Bemerkungen: *Cynara scolymus* ist als Wildpflanze unbekannt. Von manchen wird sie als Kulturform von *Cynara cardunculus* L. (Kardone, Gemüse-Artischocke, Cardy) angesehen. Auch letztere wird gelegentlich kultiviert. Im Gegensatz zur Artischocke, von der die jungen Blütenköpfe verspeist werden, ißt man bei der Kardone die (meist gebleichten) Blätter.

Allergologische Information

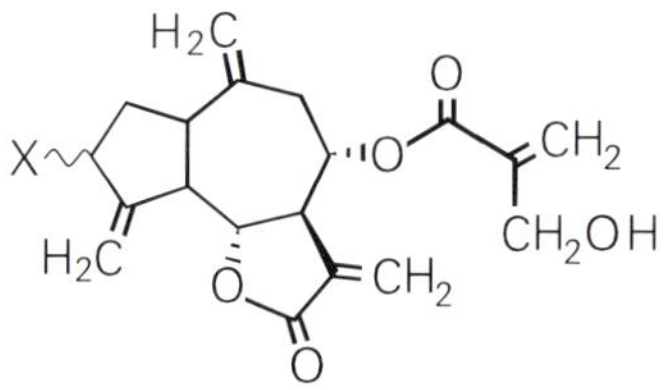

66 *Cynaropicrin (b)*
X : HO▸

67 *Dehydrocynaropicrin (p)*
X : O =

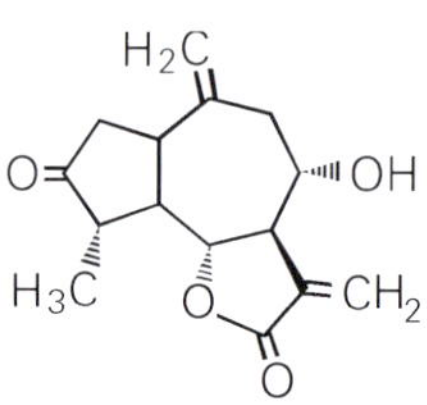

68 *Grosheimin*

Bis zu sieben Sesquiterpenlaktone liegen in der Aritschocke vor (SUCHY, CORBELLA, SAMEK, SCHNEIDER, GONZALEZ). Die sensibilisierende Wirkung ist bisher nur für Cynaropicrin (**66**) und Grosheimin (**68**) erbracht (unveröff.).

Sensibilisierungspotenz: Mittelstark
Die experimentelle Sensibilisierung ergab eine mittlere Reaktionsstärke von mR = 1,9 (OET, 10 %) (unveröff.).

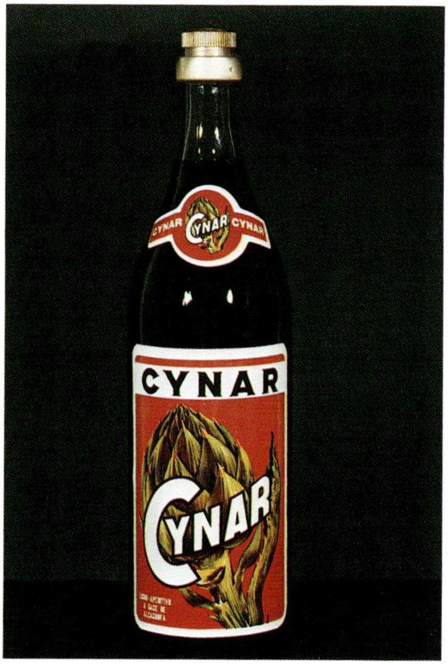

Abb. 64: Cynar-Artischockengetränk

Häufigkeit: Gelegentlich
In Frankreich ist die Artischocken-Allergie wesentlich häufiger als bei uns. Sie ist als Berufskrankheit bei Artischockenpflückern (hauptsächlich sind es Artischockenpflückerinnen) anerkannt. Fallbeschreibungen liegen daher vorwiegend aus Frankreich, aber auch aus Italien von 1902 bis in die jüngste Zeit vor. Es handelte sich fast ausschließlich um allergische Kontaktekzeme der Hände (→ *Abb. 65*) (DAVEZAC, LABARRÈRE, SANTORI, GOUGEROT, TZANCK, SIDI (1950–1955), L'EPÉE, VALLET, HURIEZ, TURNER, MEDING). Weitere Risikogruppen sind die mit dem Einmachen der Artischockenböden beschäftigten Personen in Konservenfabriken, Köche, Gemüsehändler und Hausfrauen sowie Personen, die Artischocken für Trockensträuße trocknen (eig. Fallbeobachtung, unveröff.).

Testkonzentration: 1–5 % des Kurzetherextrakts in Vaseline (je nach Irritationsgrenze), siehe: Bemerkungen.

Cynara scolymus

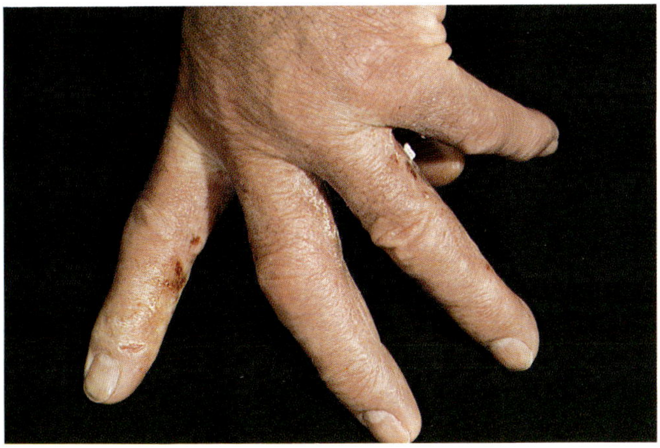

Abb. 65: Handekzem, verursacht durch Artischocke

0,1–1% des Cynaropicrins und Grosheimins in Vaseline.

Kreuzreaktionen: PAUTRITZEL beobachtete bei Artischockenpflückern mit berufsbedingter allergischer Kontaktdermatitis eine Vielzahl von Kreuzreaktionen auf 49 verschiedene andere Kompositenarten, u.a. Chrysanthemen, Arnika, Kamille und Pyrethrum. Umgekehrt ist bei Kompositenallergikern daher auch die Gefahr der Rezidivauslösung bei Kontakt mit Artischocken gegeben.

Bemerkungen: Während der Sensibilisierungsversuche und Aufarbeitung der Inhaltsstoffe war eine starke Schwankung der Zahl wie auch der Konzentration der Bitterstoffe (STL) festzustellen. Daraus resultierte eine erhebliche Variation der Irritationsgrenze des untersuchten Materials. Sie lag zwischen 2,5 % bei Artischocken aus Südafrika (Frühjahr) und 10 % bei französischem Gemüse im Sommer. Nach SCHNEIDER et al. liegt die Konzentration des Cynaropicrins in den Blättern zwischen 0,5 und 6,5 %. Die höchste Anreicherung findet sich in der äußersten Peripherie, wobei die Blattspitzen bis zu 80 % mehr enthalten als der Blattgrund. Während der Vegetationsperiode sind zwei Bitterstoffmaxima festzustellen, von denen das erste im Frühjahr und das zweite zwischen September und Oktober liegt. Cynaropicrin und die anderen STL sind sehr leicht mit Wasser abwaschbar. Unter Licht- und Sauerstoffeinwirkung polymerisieren Cynaropicrin und Dehydrocynaropicrin sehr leicht, so daß nach wenigen Tagen Zersetzungserscheinungen auftreten. Dies erklärt, warum Tests mit gewaschenen oder getrockneten Artischocken häufig negativ ausfallen. Epikutane Tests mit Cynaropicrin (freundlicherweise von Prof. Schneider zur Verfügung gestellt) und Grosheimin (freundlicherweise von Prof. Herout übersandt) ergaben im Experiment mittelstarke bis starke Reaktionen. Grosheimin war jedoch in einigen Monaten gar nicht und während der zweiten Vegetationsperiode nur in relativ geringen Mengen nachweisbar. Insgesamt konnten 7 verschiedene Sesquiterpenlaktone aus italienischen, französischen und südafrikanischen Artischocken isoliert und experimentell geprüft werden. Sie lösten nur mittelstarke Reaktionen aus. Cynaropicrin und Grosheimin waren eindeutig zu identifizieren. Der Likörwein „Cynar" *(→ Abb. 64)* enthielt nur zwei Verbindungen, eine davon war Cynaropicrin (unveröff.).

Literatur:

BRAND N. et al.: Ztschr.Phytother. **12**, 15 (1991) (Analyse und Bewertung des Cynaringehaltes)

▷

Cynara scolymus

CORBELLA A. et al.: Chem.Comm. (1972), **386** (Absolute Stereochemie der STL)
DAVEZAC: Gaz.Hebd.Sci Méd.Bordeaux **29**, 403 (1908)
L'EEPÉE P. et al.: Rev.Prat.(Paris) **9**, 2671 (1959)
GONZALES A. G. et al.: An.Real Soc.Esp.Fis. Quim. **69**, 563 (1973) (Grosheimin)
GOUGEROT H. et al.: Bull.Soc.franc.Derm. **43**, 1463 (1936)
HURIEZ C. et al.: Gazz.Méd.France **73**, 3389 (1966)
LABARRÈRE P.: Med.Dissertation, Bordeaux 1902 (Abhandlung des Problems mit Fallbeschreibungen) (Erstbeschreibung)
MEDING B.: Cont.Derm. **9**, 314 (1983)
PAUTRITZEL R. et al.: Sem.Hôp. **35**, 1558 (1959) (Kreuzreaktionen)
SAMEK Z. et al.: Tetrah.lett.No 50, 4775 (1971) (STL)
SANTORI G.: Policlinico (Rom), Sec.Med. **39**, 592 (1932)
SCHNEIDER G. et al.: Planta med. **25**, 149 (1974) und **26**, 174 (1974)
SIDI E. et al.: Presse méd. **58**, 24 (1950)
SIDI E. et al.: Clin. Ophthal. **2**,5 (1952) (1 Fall, Lidekzem durch Artischocken)
SIDI E. et al.: Bull.Soc.franc. Ophthal. **68**, 480 (1955) (2 Fälle, Lidekzem durch Artischocken)
SUCHY M. et al.: Coll.Czech.Chem.Comm. **25**, 507 und 2777 (1960) (STL)
TURNER T.: Cont.Derm. **6**, 444 (1980)
TZANCK A. et al.: Les dermatoses allergiques. Masson & Cie, Paris 1950
VALLET G.: Conc.Méd.Paris **86**, 3603 (1964)

Cypripedium calceolus L.

Frauenschuh, Marienfrauenschuh

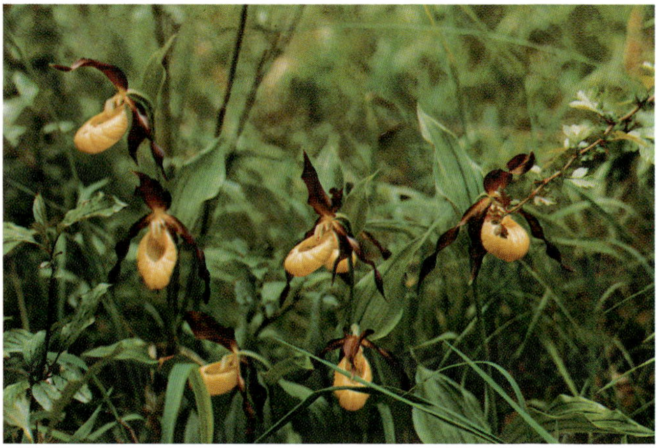

Abb. 66: Frauenschuh

Botanische Information und Verwendung

Familie: Orchidaceae

Herkunft und Verbreitung: Mittel- und Nordeuropa bis Sibirien und Korea. Nordamerika. Steht unter Naturschutz.

Verwendung: Wird als Zierpflanze in vielen Ländern, neuerdings sogar in Japan kultiviert. Extrakte aus verschiedenen Frauenschuharten (u.a. *Cypripedium reginae* Walter) wurden früher in Schlafmitteln verwendet. In den USA konnte man diese unter dem Namen „Cypripemin" als Mittel gegen Hysterie und Nervosität

Cypripedium calceolus

in Drogerien kaufen (GRIEVE). Der Schleim der Knollen verschiedener anderer Orchideenspezies, besonders aus den Gattungen Orchis, Platanthera und Anacamptis ist noch heute unter der Drogenbezeichnung „Tubera Salep“ als Mittel gegen Verstopfung im Handel.

Allergologische Information

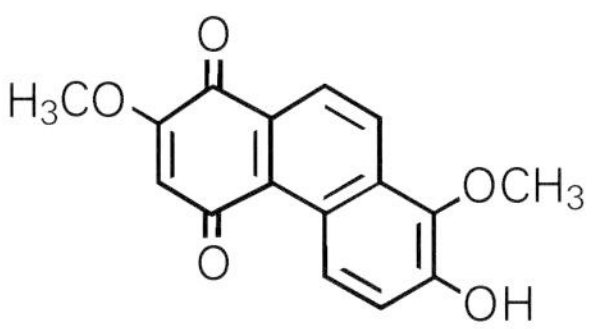

69 *Cypripedin*

(= 2,8-Dimethoxy-7-hydroxy-1,4-phenanthrenchinon)

Neben Cypripedin (**69**), das zweifellos das Hauptallergen des Marienfrauenschuhs darstellt, können noch mindestens vier weitere chinoide Verbindungen in der Pflanze nachgewiesen werden, deren Struktur noch unbekannt ist (SCHMALLE & HAUSEN).

Sensibilisierungspotenz: Schwach bis mittelstark
Die experimentelle Sensibilisierung ergab eine mittlere Reaktionsstärke von mR = 1,2 (OET, 10%) (unveröff.).

Häufigkeit: Selten
In der Literatur sind bisher nur wenige Fälle beschrieben (BABCOCK, BEIERLEIN, MAC AULAY, ULBRICH). Umfragen bei Orchideenzüchtern ergaben jedoch den Hinweis, daß Kontaktdermatitiden, bevorzugt an den Händen, aufgetreten sind. Jedoch wurde von allen Betroffenen energisch bestritten, daß „diese wunderschönen Pflanzen“ Ursache der beobachteten Hautveränderungen gewesen sein könnten.

Testkonzentration: 1% des Kurzetherextrakts in Vaseline
1% des Cypripedins in Vaseline

Kreuzreaktionen: Alle Phenanthrenchinone zeigen im Experiment untereinander Kreuzreaktivitäten. Der experimentell mit den verschiedensten Phenanthrenchinonen sensibilisierte Organismus reagiert auch auf eine ganze Reihe von chinoiden Inhaltsstoffen anderer Arten, z.B. auf Desoxylapachol (Teak), Primin (aus der Becherprimel), Dalbergione (aus Palisander-Arten) (unveröff.).

Bemerkungen: Nicht nur das Cypripedin, sondern auch die anderen aus dem Frauenschuh isolierten Chinone, von denen anzunehmen ist, daß sie eine Phenanthrenchinonstruktur aufweisen, werden aus den in der Pflanze als Vorstufe vorliegenden Phytoalexinen (Phenanthrenen, z.B. Orchinol) gebildet. Anlaß für ihre Bildung ist z.B. ein erhöhtes Pilzwachstum von der Wurzel her. Daher weisen alle bisher untersuchten Phenanthrenchinone auch eine fungizide Wirkung auf. Nicht nur im oben genannten Frauenschuh, sondern auch in einer Reihe weiterer Orchideen, wie z.B. aus den Gattungen *Orchis, Phalaenopsis, Dendrobium, Paphiopedilum, Ophrys* etc. lassen sich chinoide Verbindungen nachweisen, denen eine allergieinduzierende Wirkung zugeschrieben werden muß (HAUSEN). Die verwandte nordamerikanische Art des Pracht-Frauenschuhs *Cypripedium reginae* stellte sich bei der experimentellen Sensibilisierung als noch stärker allergen wirksam heraus, als der hiesige Frauenschuh C. *calceolus*. Die mittlere Reaktionsstärke wurde mit mR = 2,4 ermittelt. Mindestens 4 chinoide Verbindungen sind dafür verantwortlich zu machen. (Das Material für die Sensibilisierungsversuche stellte freundlicherweise Prof. R. T. Holman, Minnesota, zur Verfügung) (unveröff.).
Die beim Cypripedin entdeckte sensibilisierende Wirkung von Phenanthrenchinonen nahmen wir zum Anlaß, chemisch verwandte Verbindungen zu synthetisieren und auf ihre Sensibilisierungsfähigkeit zu untersuchen. Alle mit bis zu vier Methoxy- bzw. auch Hydroxygruppen versehenen 1,2- und 1,4-Phenanthrenchinone erwiesen sich – solange die Substituenten sich nicht am chinoiden Ring selbst befanden – als äußerst stark wirksame Sensibilisatoren. Ihre Potenz war zum Teil mit der der Urushiole vergleichbar (KROHN, LOOCK, WERDIN, GENT, SCHIEDERMAYR, HAUSEN, unveröff.).

▷

V–2

Cypripedium calceolus

Literatur:

BABCOCK H. H.: Pharmacist **8**, 1 (1875) (Erstbeschreibung)

BEIERLEIN H.: Orchidee **8**, 95 (1957)

HAUSEN B. M.: Arch.Derm.Res. **264**, 102 (1979)

HAUSEN B. M.: Toxic and sensitizing orchids. In: Orchid Biology (Hrsg. J. ARDITTI) Vol. 3, 261–282, Cornell Univ. Press. Ithaca, N.Y. 1984

MACAULAY J.C.: Cont.Derm. **17**, 112 (1987) (fraglicher Fall)

SCHMALLE H. W. et al.: Naturwiss. **66**, 527 (1979)

ULBRICH A.P.: J.Am.Osteopath.Ass. **64**, 1023 (1965) (beschuldigt 4 *Cypripedium*-Arten)

Dahlia x cultorum Thorsr. et Reis
Dahlia-Kulturformen
(= **D. variabilis** Hort.)

Dahlie, Georgine

Botanische Information und Verwendung

Familie: Asteraceae (= Compositae)

Herkunft und Verbreitung: Zentralamerika. Überall auf der Welt als Garten- und Zierpflanze kultiviert.

Verwendung: Als Zierpflanze.
Da die Dahlien viel Inulin enthalten, wurde früher eine Gewinnung in größerem Maßstab betrieben. Bis in den 1. Weltkrieg hinein diente dieses Inulin zur Gewinnung von Laevulose. Andere Verwendungen sind nicht bekannt.

Allergologische Information

Die Allergene sind unbekannt. Sesquiterpenlaktone wurden bis heute nicht gefunden.

Sensibilisierungspotenz: Nicht bekannt
Wahrscheinlich aber sehr schwach. Experimentelle Untersuchungen liegen nicht vor.

Häufigkeit: Sehr selten
Nur wenige Fallbeschreibungen liegen vor. So der Fall einer Kontaktdermatitis des Gesichts und der Hände (VRYMANN) mit positivem Test nach Applikation der Wurzel. Die beiden anderen Fälle stammen von CALNAN (1973, 1978). Beide Male war die Allergie berufsbedingt bei Gärtnern aufgetreten. Blätter positiv, 43 Kontrollen negativ. Aus Indien berichtet SHARMA über das Auftreten von Kontaktdermatitiden durch *Dahlia pinnata* Cav., eine der Stammpflanzen unserer heutigen Kulturformen der Dahlie. 32 von 40 Patienten reagierten im Epikutantest positiv, davon 20 ausschließlich auf diese Art. Die 12 anderen reagierten auch auf weitere Kompositen.

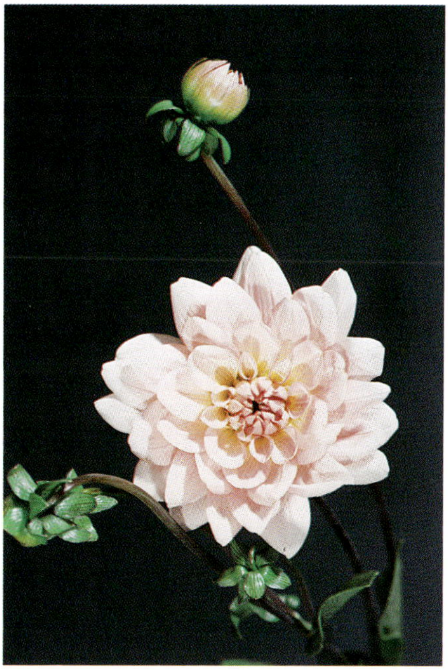

Abb. 67: Dahlie

Testkonzentration: 10% Kurzetherextrakt in Vaseline.

Kreuzreaktionen: Kreuzreaktionen werden gelegentlich bei Kompositenallergikern beobachtet (HJORTH; eig. Beob.).

Bemerkungen: Sesquiterpenlaktone, die für eine Sensibilisierung verantwortlich sein könnten, sind bisher nicht gefunden worden. Dafür ist aber seit langem das gehäufte Vorkommen von Polyacetylenen bekannt (LAM 1971, 1975). Es ist anzunehmen, daß diese eine pho- ▷

Dahlia x cultorum

totoxische Wirkung aufweisen. Nur in sehr seltenen Fällen induzierten Polyacetylene auch eine Kontaktallergie (→ *Schefflera*, Efeu). Auch das Auron Sulfuretin kommt als Ursache in Frage (NORDSTRÖM) (→ *Cosmos*).

Literatur:

CALNAN C. D.: Cont.Derm.Newslett. No 13, 366 (1973)

CALNAN C. C.: Cont.Derm. **4**, 168 (1978)

HJORTH N. et al.: Brit.J.Derm. **95**, 613 (1976)

LAM J.: Phytochem. **10**, 1877 und 2227 (1971) sowie **14**, 1621 (1975)

NORDSTRÖM C. G. et al.: Chem. and Ind. (1953), 823

SHARMA S.C. et al.: Cont.Derm. **21**, 1 (1989)

SHARMA S.C. et al.: Cont.Derm. **23**, 204 (1990)

VRYMAN L. H.: Arch. f. Dermatol. **168**, 233 (1933)

Daucus carota L. subsp. **sativus** (Hoffm.)Arcang.

Karotte, Mohrrübe, Möhre, Gelbe Rübe

Botanische Information und Verwendung

Familie: Apiaceae

Herkunft und Verbreitung: Offenbar von asiatischen Wildformen abstammend, in den gemäßigten und subtropischen Gebieten angebaut.

Verwendung: Seit mehr als 200 Jahren als Gemüse angebaut. Der natürliche Farbstoff Carotin dient zum Färben von Fetten, Fettprodukten, Nahrungsmitteln und für pharmazeutische und kosmetische Zubereitungen (z.B. Tablettenüberzüge). Carotin ist ein Antioxidans und Stabilisator. Daher auch als Lichtschutzmittel in Sonnenschutzcremes. Frischer Saft als Diuretikum, Trockenpräparate als Antidiarrhoicum. Vom Vitamin A abgeleitete Carotinoide dienen heute in der Therapie der Akne.

Bermerkungen: β-Carotin ist in Karotten bis 0,1% enthalten. Es wird jedoch heute nicht mehr aus der Mohrrübe durch Extraktion gewonnen, sondern synthetisch hergestellt. α-Carotin-4,4'-dipalmitat ist unter der Bezeichnung Helenien als Mittel gegen Sehstörungen im Handel. Weitere Inhaltsstoffe sind Acetylcholin, Myristicin, Porphyrine und Protoporphyrine (HÄNSEL).

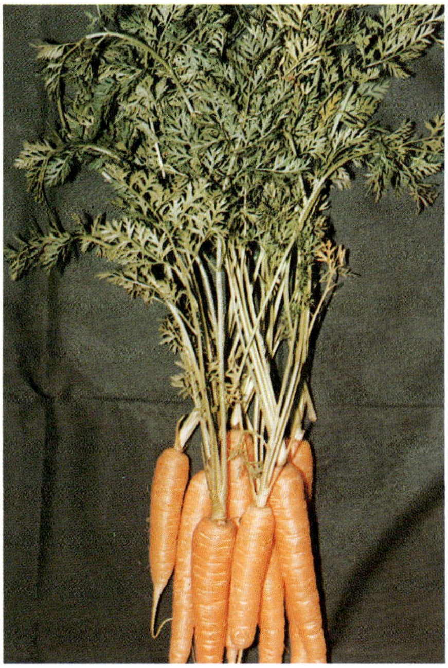

Abb. 68: Mohrrübe

Allergologische Information

BENTLEY et al. wiesen drei Polyacetylene in der Karotte nach; eine der Hauptkomponenten war Falcarinol (**70**). Erst vor kurzem wurde bekannt, daß Falcarinol auch ein Kontaktallergen ist ((HANSEN et al. 1986, HAUSEN). BENTLEY et al. stellten des weiteren fest, daß das bereits früher gefundene (auf Mäuse toxisch wirkende) Carotatoxin mit Falcarinol identisch ist.

Daucus carota

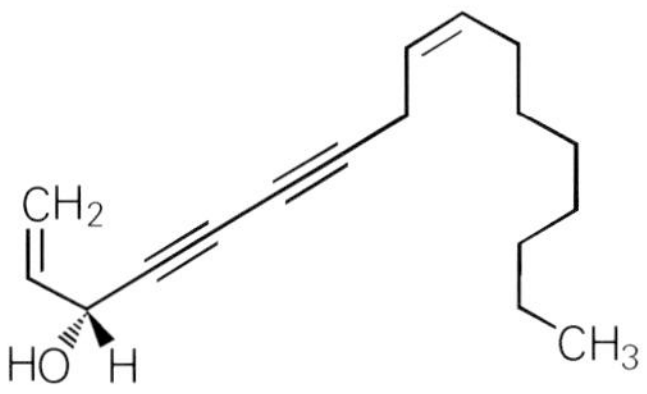

70 *Falcarinol (b)*

Sensibilisierungspotenz: Schwach
Experimentelle Untersuchungen zur kontaktallergie-induzierenden Wirkung liegen nicht vor.

Häufigkeit: Selten
Die *Mehrzahl* der durch Karotten hervorgerufenen Kontaktdermatitiden sind irritativer oder phototoxischer Natur (SINHA) (→ *S. 11 ff*). Echte allergische Reaktionen sind sehr selten (VEIEN, KLAUDER, FOULDS).

Testkonzentration: Direkte Applikation der rohen äußeren Teile der Rübe oder wäßriger Auszug. Es ist sehr wichtig, eine genügend große Anzahl von Kontrollen bei positivem Testausfall vorzunehmen.

Kreuzreaktionen: Auf andere falcarinolhaltige Pflanzen wie *Schefflera* und *Hedera* (Efeu) zu erwarten (keine echte Kreuzreaktion).

Bemerkungen: Fast alle Fälle einer Kontaktdermatitis nach Einwirkung von Karotten sind als irritative bzw. phototoxische Reaktion anzusehen. Falls der Verdacht einer echten Kontaktallergie besteht, sollten zum Nachweis die Polyacetylene herangezogen werden. Bei Testung mit Extrakten sind entsprechende Verdünnungsreihen zu prüfen.

Literatur:

BENTLEY R. K. et al.: J.chem.Soc. Ser. C. (1969), 685
FOULDS I. et al.: Cont. Derm. **23**, 261 (1990) (2 Fälle)
HÄNSEL R.: Dtsch.Apoth.Ztg. **117**, 1672 (1977)
HANSEN L. et al.: Cont.Derm. **14**, 91 (1986)
HAUSEN B.M. et al.: Cont.Derm. **17**, 1 (1987)
KLAUDER J.V. et al.: Arch.Derm. **74**, 149 (1956)
SINHA S.M. et al.: Arch.Derm. **113**, 776 (1977) (zweifelhaft, ob wirklich allergische Reaktionen)
VEIEN N. K. et al.: Dermatosen **31**, 84 (1983)

Dendranthema indicum (L.) Desm. (= Chrysanthemum indicum L.) (= Chrys. japonicum Thunb.) Dendranthema morifolium (Ramat.) Tzvelev (= Chrysanthemum morifolium Ramat. (= C. sinense Sabine)

Chrysanthemen

Botanische Information und Verwendung

Familie: Asteraceae (= Compositae)

Herkunft und Verbreitung: Aus Ost-China und Japan stammend. Vor etwa 200 Jahren nach Europa eingeführt und seither auf der ganzen Welt als Zierpflanze kultiviert.

Verwendung: Die Chrysanthemen gehören zu den populärsten Zierpflanzen des Handels (besonders als Herbstblume). Eine medizinische Verwendung ist nicht bekannt. In Japan werden die jungen Chrysanthemenpflanzen als Salat gegessen *(→ Abb. 70)*.

Bemerkungen: Die uns heute begegnenden Kulturformen der Chrysanthemen sind das Resultat der mehr als tausendjährigen Kultivierungs- und Züchtungsbemühungen des Menschen. Als Ausgangsmaterial haben bereits in China und Japan hauptsächlich die oben genannten Arten gedient. Es steht jedoch außer Zweifel, daß noch weitere, in Japan wildwachsende Arten zur Entwicklung der heute bekannten Kulturformen beigetragen haben (Vogelmann). Da die Kulturformen nur noch wenig mit der ursprünglichen Ausgangsart gemeinsam haben, kann man sie auch unter dem wissenschaftlichen Namen *Dendranthema x hortorum* zusammenfassen. Schmidt (1985) schlägt vor, die Chrysanthemen in die Gattung *Dendranthema* zu überführen, da es sich bei diesen um perennierende Arten handelt. Der Name *Chrysanthemum* sollte einjährigen Chrysanthemen vorbehalten bleiben.
Die Bundesrepublik ist führend im Anbau und in der Kultivierung von Chrysanthemen unter Glas und im Freiland (Rahner). Zentren der

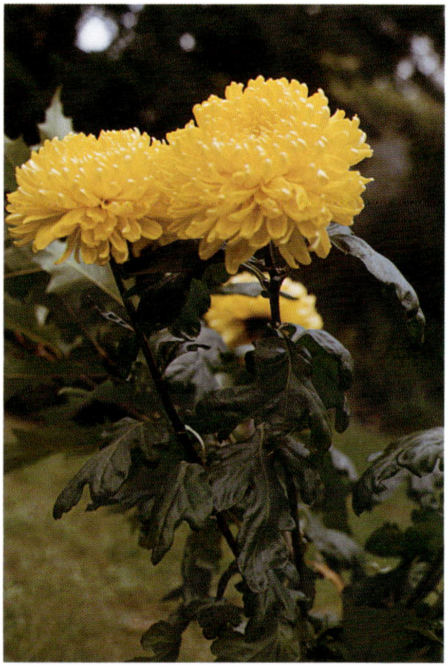

Abb. 69: Chrysantheme

Chrysanthemenzüchtung sind Hamburg und Umgebung sowie Nordrhein-Westfalen. Seit es Ende der fünfziger Jahre gelang, durch Einführung des künstlichen 8-Stunden-Tages die Chrysanthemen von ihrem natürlichen Wachstumsrhythmus abzubringen (früher waren Chrysanthemen frühestens ab Oktober verfügbar), stehen Chrysanthemen heute praktisch das ganze Jahr über zur Verfügung.

Dendranthema indicum

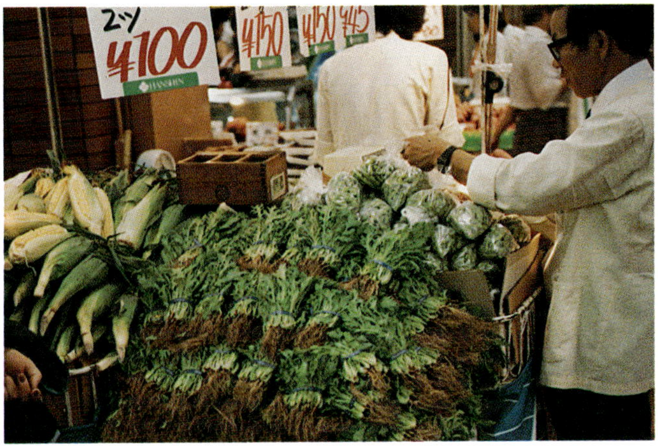

Abb. 70: Chrysanthemen-Jungpflanze, als Salatpflanze in einem jap. Kaufhaus

Allergologische Information

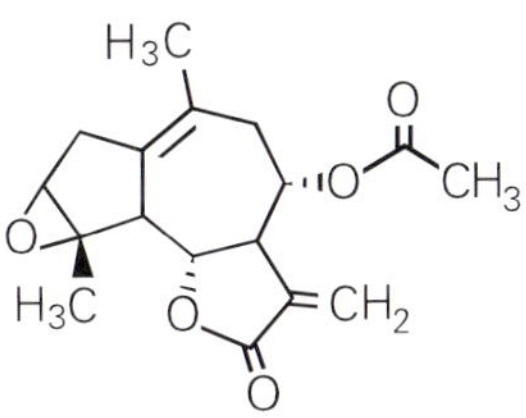

71 *Arteglasin A (b)*

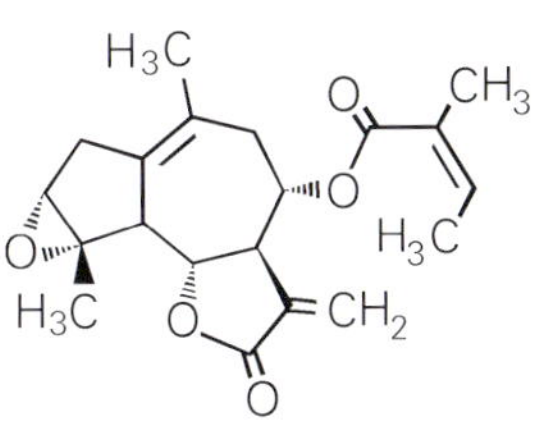

72 *Angeloylajadin (p)*

Von den mindestens 5 in Chrysanthemen nachgewiesenen Sesquiterpenlaktonen ist bisher nur Arteglasin A eindeutig als Kontaktallergen identifiziert worden (HAUSEN et al. 1976, SCHMALLE et al. 1977). Als weitere potentielle Sensibilisatoren kommen in Frage: Chlorochrymorin (OSAWA et al. 1973), das bis heute strukturell nur zum Teil identifizierte Yeyuhua-Lakton (CHIEN et al. 1963), Angeloylcumambrin B und Angeloylajadin (MLEDENOVA 1985). Bei den eigenen chemischen Untersuchungen ließen sich noch drei weitere STL nachweisen, deren Identifizierung aber bisher nicht weiter verfolgt wurde.

Sensibilisierungspotenz: Stark
Von allen bisher untersuchten Kompositenarten des mitteleuropäischen Raumes (Wild-, Zier- und Drogenpflanzen) weisen die Chrysanthemen das höchste Sensibilisierungspotential auf (SCHULZ et al. 1975, HAUSEN et al. 1976, HAUSEN 1979). Die mittlere Reaktionsstärke bei der experimentellen Sensibilisierung liegt generell über 2. Bereits 1932 gelang STÜMPKE die Sensibilisierung mit ausgepreßtem Chrysanthemensaft (OET).

Häufigkeit: Häufig
Die Chrysanthemenallergie zählt zu den am häufigsten durch Zierpflanzen hervorgerufenen Berufserkrankungen in der Bundesrepublik. Besonders im norddeutschen Raum, einem Zentrum der Chrysanthemenzüchtung, erkranken bis zu 30% der mit dem Anbau und Verkauf beschäftigten Personen (HAUSEN et al. 1973, 1988). Die ▷

bevorzugt befallenen Körperregionen bei den betroffenen Gärtnern und Floristen sind die Hände, Unterarme, das Gesicht und der V-Ausschnitt *(→ Abb. 71, 72)*. In nicht wenigen Fällen muß der Beruf und damit gelegentlich auch der eigene Betrieb aufgegeben werden, da eine Allergie auf Chrysanthemen eine spezifische Überempfindlichkeit gegenüber fast allen anderen Kompositen aufgrund der Kreuzreaktivitäten miteinschließt.

Kreuzreaktionen: Kreuzreaktionen sind nicht nur experimentell mehrfach bestätigt, sondern auch beim Chrysanthemenallergiker häufig zu beobachten. Zu den wichtigsten kreuzreagierenden Arten zählen Astern, Gewöhnliche Schafgarbe, Rainfarn, Mutterkraut, Arnika und Sonnenblume *(→ Abb. 28)*. Kreuzreaktionen auf andere Arten, die aus einer anderen Pflanzenfamilie stammen, wie z.B. → *Frullania* oder Lorbeer (*Laurus nobilis*), bestätigen die chemische Verwandtschaft der allergieinduzierenden Sesquiterpenlakton-Inhaltsstoffe (HAUSEN 1976, 1979, 1992, HJORTH et al., MARSCH et al., MITCHELL, BLEUMINK).

Bemerkungen: Arteglasin A, das Hauptallergen der Chrysanthemen, kommt auch in der amerikanischen Art *Artemisia douglasiana* Besser vor (LEE et al.). Aus allergologischer Sicht ist interessant, daß sowohl Arteglasin A als auch

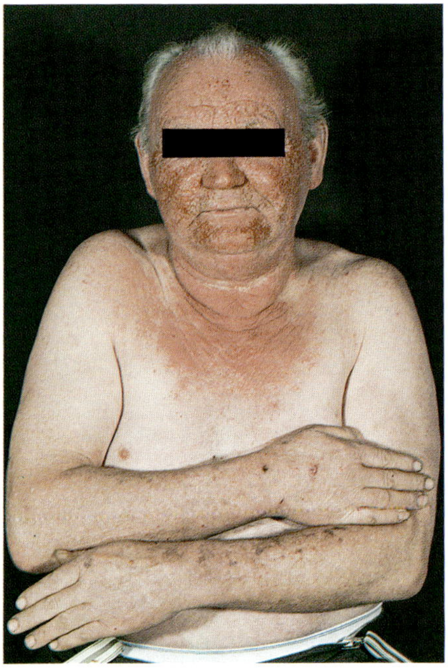

Abb. 71: Chrysanthemen-Allergie: Reaktionen an den Händen und im Gesicht

das noch nicht untersuchte Angeloylajadin (72) neben der immunologisch wirksamen Methylengruppe am Laktonring eine Epoxygruppe auf-

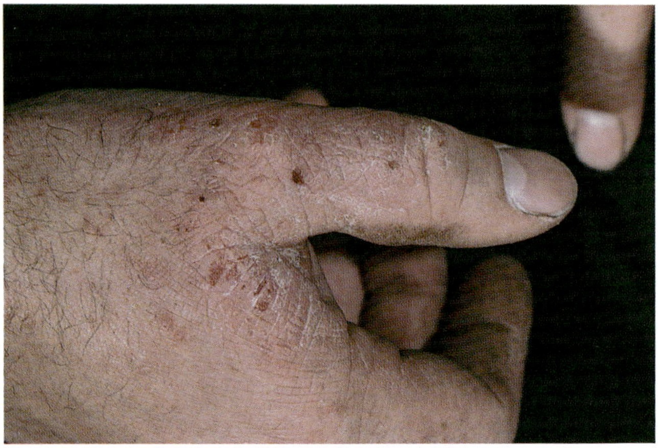

Abb. 72: Chrysanthemen-Allergie: Hände

Dendranthema indicum

weisen, die sicher zu einer Verstärkung der sensibilisierenden Potenz der beiden Sesquiterpenlaktone beiträgt. Der Gehalt an STL schwankt in Abhängigkeit von Standort und Jahreszeit und führt somit zu einer starken Variation der Allergenkonzentration in den verschiedenen Chrysanthemensorten. Es darf daher nicht verwundern, wenn ein Patient auf einige Chrysanthemen reagiert, auf andere aber nicht.

Nicht nur FRAIN-BELL et al. (1979), sondern auch andere Autoren machen schon lange darauf aufmerksam, daß zwischen persistierender Lichtreaktion, bzw. aktinischem Retikuloid und der Kontaktallergie gegenüber Kompositen ein Zusammenhang besteht. Bei Personen mit dem genannten Krankheitsbild findet man nicht selten positive Testreaktionen auf Extrakte aus Korbblütlern, besonders auf Chrysanthemen. Obwohl in unseren Breiten aufgrund der relativ geringen Sonneneinstrahlung ein solches Bild nicht zu erwarten ist, bestätigen eigene Beobachtungen und die anderer Autoren im nördlichen Europa diese Befunde (HJORTH, ADDO, SCHMIEDEKAMPF, EBERT, MARSCH). Es ist zu vermuten, daß am Anfang der Entwicklung zu einem solchen Krankheitsbild eine aerogene Kontaktdermatitis steht, die durch mit dem Wind übertragene Pflanzenteile mit allergenen (STL) und phototoxischen (Polyacetylene) Inhaltsstoffen hervorgerufen wird *(→ S. 34)*.

RICHARD et al. beschreiben eine Photoallergie gegen gelbe Chrysanthemenblüten. Sie machen die (gelben) Flavone in den Blütenblättern dafür verantwortlich.

Bezeichnenderweise sind in Japan Fälle einer Chrysanthemen-Kontaktallergie fast vollkommen unbekannt, – erst aus jüngerer Zeit liegen Mitteilungen vor (BANDO, TANAKA, UEDA) – obwohl seit 2000 Jahren intensiver Kontakt mit dieser Pflanze besteht (Nationalblume der Japaner). Eine mögliche Erklärung ist die Tatsache, daß in Japan seit jeher Chrysanthemenblätter als Salat verspeist werden. Die orale Zufuhr der Chrysanthemenallergene führt wahrscheinlich zu einer spezifischen Prägung des Immunsystems im Sinne einer Aktivierung des Suppressionsmechanismus (Toleranz), so daß das von außen zugeführte Allergen bei direktem Kontakt nicht wirksam werden kann. In Indien ist neben der *Parthenium hysterophorus*-Allergie auch eine aerogene Kontaktdermatitis durch Chrysanthemen nicht ganz unbekannt (SHARMA). Sowohl der Kompositen-Mix als auch der STL-Mix leisten beim Nachweis einer durch Chrysanthemen hervorgerufenen Kontaktallergie gute Dienste.

Literatur:

ADDO H.A. et al.: Photoderm. **2**, 68 (1985)
BANDO A. et al.: J.Jap.Assoc.Rur.Med. **25**, 410 (1976)
BLEUMINK E. et al.: Cont.Derm. **2**, 81 (1976)
CHIEN M. et al.: Yao Hsueh Hsueh Pao **10**, 129 (1963)
EBERT L.: Ztschr. Haut u. Geschlkrkh. **56**, 1014 (1981)
FRAIN-BELL W. et al.: Brit.J.Derm. **101**, 491 und 503 (1979)
HAUSEN B. M. et al.: Berufsderm. **21**, 199 (1973) (Literaturübersicht bis 1973)
HAUSEN B. M. et al.: Naturwiss. **62**, 585 (1975) (Struktur Arteglasin A)
HAUSEN B. M. et al.: Arch.Derm.Res. **255**, 111 (1976) (Exper.Sensibil.u.Kreuzreaktionen)
HAUSEN B. M.: Allergologie **2**, 143 (1979) (Kompositen im Vergleich)
HAUSEN B. M.: Dermatologica **159**, 1 (1979) (Kreuzreaktionen bei Patienten)
HAUSEN B. M. et al.: Dermatosen **36**, 117 (1988) (Untersuchungen auf einem Blumengroßmarkt)
HAUSEN B. M.: Akt.Derm. **18**, 96 (1992) (6-Jahres-Auswertung der Tests mit dem Kompositen-Mix)
HJORTH N. et al.: Brit.J.Derm. **95**, 613 (1976)
LEE V. H. et al: Phytochem. **10**, 405 (1971) (Arteglasin in *Art.douglasiana)*
MARSCH W. C. et al.: Akt.Derm. **10**, 48 (1984)
MLADENOVA K. et al.: Planta Med. **51**, 248 (1985) (Weitere STL-Isolierung)
MITCHELL J. C. et al.: Brit.J.Derm. **84**, 139 (1971)
OSAWA T. et al.: Tetrahedr. lett. No 51, 5135 (1973) (Chlorochrymorin)
RAHNER M.: Standorte der Zierpflanzenzüchtung in der BRD. Diss.Hannover 1965
RICHARD M. A. et al.: Nouv.Dermatol **12**, 690 (1993)
SCHMALLE H. W. et al.: Acta Cryst. **B 33**, 2213 (1977) (Röntgenstruktur d. Allergens)

▷

Dendranthema indicum

SCHMIDEKAMPF G. et al.: Derm. **26**, 95 (1970)
SCHMIDT R. J.: Cont.Derm. **13**, 115 (1985)
SCHULZ K. H. et al.: Arch.Derm.Forsch. **251**, 235 (1975)
SHARMA S. C. et al.: Cont.Derm. **21**, 1 (1989)
STÜMPKE G.: Klin.Wschr. **11**, 58 (1932)
TANAKA T. et al.: Cont.Derm. **16**, 152 (1987)
UEDA A. et al.: J. Jap.Assoc.Rural Med. **35**, 55 (1986) (allerg. Erkrankungen bei Chrysanthemenzüchtern in Japan, n = 105)
VOGELMANN A.: Chrysanthemen. Eugen Ulmer-Verlag, Stuttgart 1963

Dianthus caryophyllus L.

Garten-Nelke (Engl. Carnation)

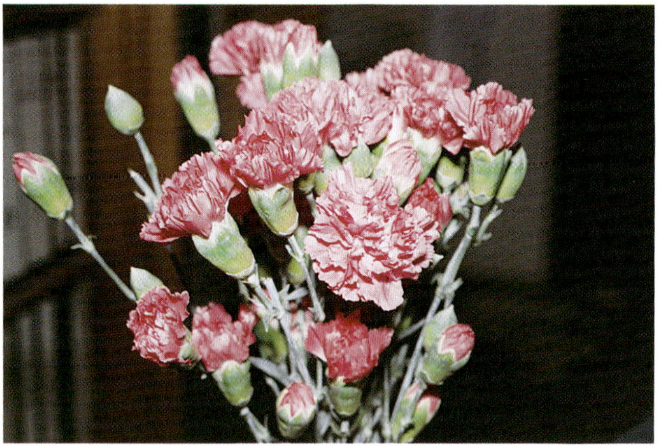

Abb. 73: Garten-Nelke

Botanische Information und Verwendung

Familie: Caryophyllaceae

Herkunft und Verbreitung: Südspanien, Italien, Sardinien, Sizilien, Ionische Inseln. Überall auf der Welt als Zierpflanze kultiviert.

Verwendung: Als Zierpflanze (Schnitt- und Gartenblume); andere Verwendungen sind nicht bekannt.

Bemerkungen: Es gibt eine Vielzahl von Kultursorten, die durch Kreuzung und Auslese entstanden sind. Dabei wurden auch andere *Dianthus*-Arten eingekreuzt.

Hinweis: Die unter der gleichen Bezeichnung geführte (Gewürz-)Nelke (siehe: *Syzygium aromaticum*) wird verbal sehr häufig mit der Zierpflanze verwechselt.

Allergologische Information

Allergene unbekannt.
Es wird zwar immer wieder behauptet, daß Eugenol (**13**) die Ursache sei, doch kommt diese Verbindung in der Garten-Nelke meist nur in sehr geringen Spuren vor. Bei eigenen Untersuchungen ließ sich Eugenol nicht nachweisen

Dianthus caryophyllus

Sensibilisierungspotenz: Äußerst schwach
Eine Sensibilisierung ließ sich experimentell nicht erzeugen (FCAT, 10% und 30%) (unveröff.).

Häufigkeit: Äußerst selten
In älteren Arbeiten wird gelegentlich eine positive Testreaktion auf Nelkenblätter angegeben, doch läßt sich nicht mehr feststellen, ob die Pflanze botanisch identifiziert und ob Kontrolluntersuchungen vorgenommen wurden (STAUFFER, SHELMIRE, WHITFIELD). Nur van GRUTTEN beschreibt ausführlich eine Kontaktdermatitis des Gesichts bei einem 37jährigen Blumenverkäufer, die ausschießlich durch den Umgang mit Garten-Nelken (carnations) hervorgerufen wurde. Der Test mit den Blättern war positiv. Eugenol wurde nicht untersucht (van GRUTTEN, persönl. Mitt.).

Testkonzentration: 10 – 30%iger Kurzetherextrakt in Vaseline.
Eugenol 2% in Vaseline
Benzylsalicylat 2% in Vaseline.

Kreuzreaktionen: Nicht bekannt. Möglicherweise bei Perubalsamallergikern zu erwarten.

Bemerkungen: Die große Zahl der der Garten-Nelke zugeschriebenen Kontaktdermatitiden ist fast immer auf eine Verwechslung mit der Gewürznelke (*Syzygium aromaticum*) zurückzuführen.
Neben Eugenol, das möglicherweise als Inhaltsstoff des Öls eine Rolle spielen könnte, kommen noch Ester der Benzoe- und Salicylsäure mit Benzyl- und β-Phenylethylalkohol als Ursache in Frage. Diese sind für den charakteristischen süßen Duft der *Dianthus*-Arten verantwortlich. Benzylsalicylat ist vereinzelt als schwaches Kontaktallergen in Erscheinung getreten (OPDYKE, KAHN). Von 1985 bis 1994 wurde bei der routinemäßigen Epikutantestung der Nelke (Pflanzenreihe) nie ein positiver Testbefund erhalten (Univ.-Hautklinik, Hamburg, unveröff.).
Hinweis: Die botanische Identität der ätiologisch verdächtigten Art sollte immer geprüft werden.

Literatur:

van GRUTTEN M.: Cont.Derm. **6**, 289 (1986)
KAHN G.: Arch.Derm. **103**, 497 (1971)
OPDYKE D. L. J.: Food Cosm.Toxicol. **11**, 1029 (1973)
SHELMIRE B.: Southern Med.J. **33**, 337 (1940)
STAUFFER H.: Arch.f.Dermatol. **162**, 517 (1931)
WHITFIELD In: WHITE PR: The dermatergoses of occupational affections of the skin. Ed. H.K. Lewis, London 1934

Epipremnum pinnatum cv. 'aureum' (Linden et André) Bunting (= **Scindapsus aureus** (Linden et André) Engler) (= **Raphidophora aurea** (Linden et André) Birdsey) (= **Pothos aureus** Linden et André)

Scindapsus, Efeutute (Engl. Hunter's robe, Taro vine, Devil's ivy)

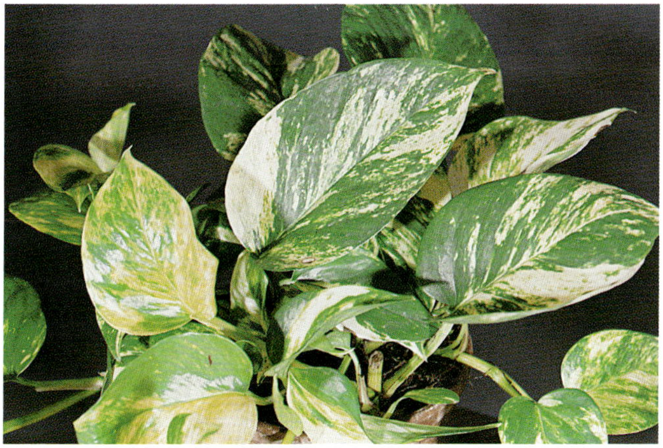

Abb. 74: Epipremnum (Efeutute)

Botanische Information und Verwendung

Familie: Araceae

Herkunft und Verbreitung: Auf den Salomon-Inseln beheimatet, dort auch schon lange in Kultur. 1879 nach England eingeführt und in Kultur genommen, seither erfreut sich die Pflanze steigender Beliebtheit in vielen Ländern.

Verwendung: Beliebte Zierpflanze (Topfpflanze). Mehrere Sorten sind in Kultur, z.B. „Marble Queen" mit fast reinweißer Zeichnung; „Tricolor" mit gelber, cremefarbener und grünlicher Zeichnung, „Willcoxii" mit gegen das Blattgrün abgesetzter Zeichnung.
Eine medizinische Verwendung ist nicht bekannt.

Bemerkungen: Erstbeschreibung als *Pothos aureus* Linden et André im Jahre 1880, dann in eine andere Gattung als *Scindapsus aureus* übernommen (1908); erneut in die Gattung *Raphidophora* übernommen (1962) und nach Bekanntwerden und Untersuchung von Blütenständen schließlich vorerst letzte Einreihung als *Epipremnum pinnatum* cv. *'aureum'*

Allergologische Information

Sensibilisierungspotenz: Schwach
Die experimentelle Sensibilisierung ergab eine mittlere Reaktionsstärke von mR = 0,9 (OET; GPMT, 3%) (unveröff.).

Häufigkeit: Selten
Das Schrifttum verzeichnet nur wenige Fallmit- ▷

Epipremnum pinnatum

teilungen (MOBACKEN, MITCHELL 1976), die als echte allergische Kontaktdermatitis interpretiert werden können. Irritative Reaktionen scheinen wesentlich häufiger vorzukommen (MORTON). Auf Hawaii soll Scindapsus die häufigste Ursache einer durch Pflanzen hervorgerufenen Hautentzündung sein (SOUDER 1963, MITCHELL 1975). Aus der Bundesrepublik liegen Hinweise auf zwei Fälle bei Floristen vor, die aber nicht weiter verfolgt werden konnten.

Testkonzentration: 1% des Kurzetherextrakts. **Hinweis:** Ab 3% muß mit einer irritativen Reaktion gerechnet werden.

Kreuzreaktionen: Nicht bekannt.

Bemerkungen: Der Kontakt mit der Efeutute scheint in erster Linie eine Reizung der Haut hervorzurufen. Epikutantests mit steigenden Dosen des Kurzetherextrakts bestätigen dies. Neben Oxalatkristallen (SOUDER) könnte auch ein bisher unbekannter Hautreizstoff in Frage kommen, der im Kurzetherextrakt eine der Hauptverbindungen darstellt. Der Versuch, ihn zu identifizieren, mißlang (unveröff.). Es könnte sich dabei um einen Aldehyd handeln, wie er als Hautreizstoff in der Araceae-Art *Pinellia ternata Breitenbach* (3,4-Dihydroxybenzaldehyd) vor einigen Jahren gefunden wurde (SUZUKI). Mit dem allergen wirksamen Inhaltsstoff des Etherextrakts ist er nicht identisch (unveröff.).

Die Suche nach dem Allergen sollte auch auf Polyacetylene ausgedehnt werden, von denen einige bereits in Araceae-Arten gefunden wurden (→ *Philodendron*).

Literatur:

MITCHELL J. C.: Int.J.Derm. **14**, 239 (1975)

MITCHELL J. C. et al.: Cont.Derm. **2**, 125 (1976)

MOBACKEN H.: Cont.Derm. **1**, 60 (1975)

MORTON J. F.: Plants poisonous to people in Florida and other warm countries. Southeastern Printing Comp., Florida, 1977

SOUDER P.: Poisonous plants of Guam. In: Venomous and poisonous animals and noxious plants of the pacific region. (Ed. L. H. Keegan, WV Macfarlane) Pergamon Press, Oxford 1963, S. 15–29

SUZUKI M.: Arzneimittelforsch. **19**, 1307 (1969)

Euphorbia pulcherrima Willd. ex Klotzsch (= **Poinsettia pulcherrima** (Willd. ex Klotzsch) Graham)

Weihnachtsstern, Poinsettie (Engl. Christmas star)

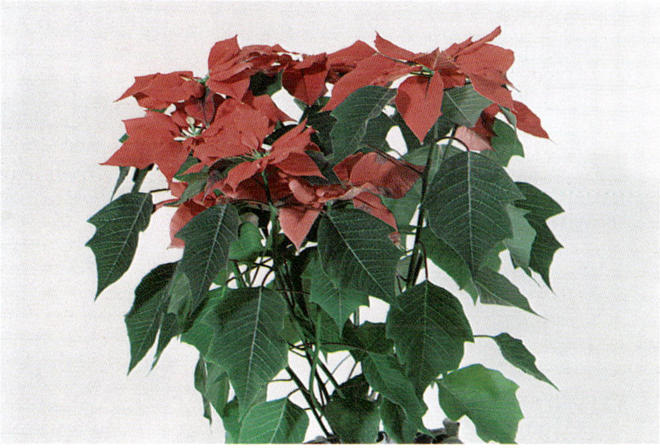

Abb. 75: Weihnachtsstern

Botanische Information und Verwendung

Familie: Euphorbiaceae (Wolfsmilchgewächse)

Herkunft und Verbreitung: Mexiko, Zentralamerika. Auf der ganzen Welt kultiviert.

Verwendung: Als Zierpflanze (Zimmerpflanze). In warmen Klimaten auch draußen (z.B. Kanaren, Madeira, Spanien, Portugal, Florida). Gelegentlich wird der Milchsaft auch als Depilatorium (Enthaarungsmittel) benutzt.

Bemerkungen: Alle Euphorbien sind für ihre hautreizende Wirkung bekannt (KINGHORN et al.).

Allergologische Information

Allergene unbekannt.
Ob die für die hautreizende Wirkung verantwortlichen Phorbolester auch eine Kontaktallergie induzieren können, ist nicht bekannt. Eigene Untersuchungen mit einem von Prof. E. Hecker, Heidelberg, zur Verfügung gestellten Phorbolester (TPA) verliefen ergebnislos. Wegen der extrem niedrigen Grenzkonzentration der Irritation (0,0001%) war nach erfolgter Sensibilisierungsprozedur keine Erfolgsreaktion auszulösen.

Sensibilisierungspotenz: Unbekannt
Wahrscheinlich sehr schwach.

Häufigkeit: Sehr selten
Eine echte Kontaktallergie auf den Weihnachtsstern ist äußerst selten. Die Mehrzahl der beobachteten Kontaktdermatitiden waren rein irritativ. Von d'ACRY stammt die Beschreibung einer wahrscheinlich allergischen Kontaktdermatitis aus dem Jahre 1974. SANTUCCI et al. untersuchten 31 Beschäftigte in zwei Zuchtzentren und erhielten auf entsprechend verdünnte Wasser-, Methanol- und Acetonextrakte (10%) in 3 Fällen eine positive Testreaktion. Kontrolluntersuchungen waren negativ. Die histologische Untersuchung der Testbiopsien ließ in zwei Fällen auf ein allergisches Geschehen schließen.

▷

V–2

Euphorbia pulcherrima

Testkonzentration: 10% des Wasser- oder Methanolextraktes.

Kreuzreaktionen: Kreuzreaktionen werden auf andere *Euphorbia*-Arten beobachtet, die ebenfalls als Zierpflanzen bei uns kultiviert werden, z.B. die Korallen-Wolfsmilch (*Euphorbia fulgens*) und → Croton (*Codiaeum variegatum*) (HAUSEN et al.).

Bemerkungen: Der Milchsaft der Euphorbien und damit auch des Weihnachtssterns verursacht Blasenbildung, Rötung und Schwellung auf der Haut und kann bei versehentlichem Verschlucken zu schweren Störungen des Allgemeinbefindens führen (WINEK, RUNYON). Es gibt jedoch auch einige Kultursorten, die bei Applikation des Saftes auf der Haut keine Irritation hervorrufen (MITCHELL & ROOK, KINGHORN et al.).

Literatur:

d'ARCRY W. G.: Arch.Derm. **109**, 909 (1974)
HAUSEN B. M. et al.: Cont.Derm. **3**, 289 (1977)
KINGHORN A. D. et al.: Planta med. **28**, 325 (1975)
MITCHELL J. C. & A. ROOK: Botanical Dermatology, Greengras, Vancouver 1979, S. 281
RUNYON R.: Clin.Toxicol. **16**, 167 (1980)
SANTUCCI B. et al.: Cont.Derm. **12**, 285 (1985)
WINEK C. L. et al.: Clin.Toxicol. **13**, 27 (1978) (Übersicht, 63 Literaturstellen)

Evernia prunastri (L.) Ach.

Echtes Eichenmoos

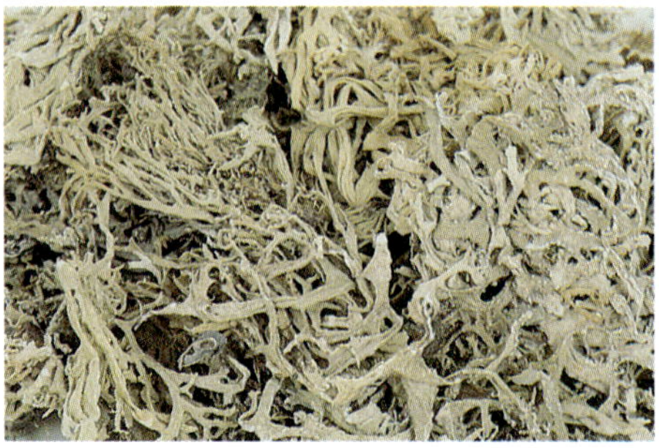

Abb. 76: Echtes Eichenmoos

Botanische Information und Verwendung

Familie: Usneaceae, Bartflechten

Herkunft und Verbreitung: Weit verbreitet im Mittelmeergebiet und in Ländern mit subtropischem Klima. Importe stammen z.B. aus Frankreich, Indien, Marokko, Nepal – aber auch aus Osteuropa. Hauptsammelgebiete sind die Auvergne (Frankreich), Mazedonien, Atlas (Marokko), Bulgarien, Ungarn, ehemalige Tschechoslowakei und Jugoslawien.
Das Eichenmoos wächst hauptsächlich auf der Rinde von Eichen (daher die Bezeichnung), wird per Hand gesammelt und in Ballen gepreßt versandt. Durch Extraktion mit Benzol oder Toluol

Evernia prunastri

gewinnt man das Eichenmoosöl „concrete", aus dem wiederum nach Extraktion mit Alkohol das herb-moosige und würzig duftende „absolue" entsteht. Die herbe, erdig-holzige Note sowie seine exzellenten Eigenschaften als Fixateur machen es besonders geeignet für Herrenparfüms, Rasierwässer, Rasierschaum und „after shave". In Fougère und Chypre-Noten muß ebenfalls mit seinem Vorkommen gerechnet werden. Nicht selten finden sich im Eichenmoos des Handels auch andere Arten z.B. aus den Gattungen *Parmelia, Ramalina, Sticta* und *Usnea*. Der typische Duft des Eichenmooses ergibt sich aus der Kombination einer Vielzahl flüchtiger Verbindungen, von denen Geraniol, Citronellol, D-Limonen, α- und β-Pinen sowie die Ester des Orcins und der Orsellin- bzw. Chlorhematommsäure zu nennen sind.
Eine andere wichtige Fraktion des Eichenmooses bilden die Depside, Atranorin und die Flechtensäuren, z.B. Usnin-, Evernin-, Stictin- und Fumarprotocetrarsäure (NICOLLIER, ter HEIDE, TABACCHI).

Allergologische Information

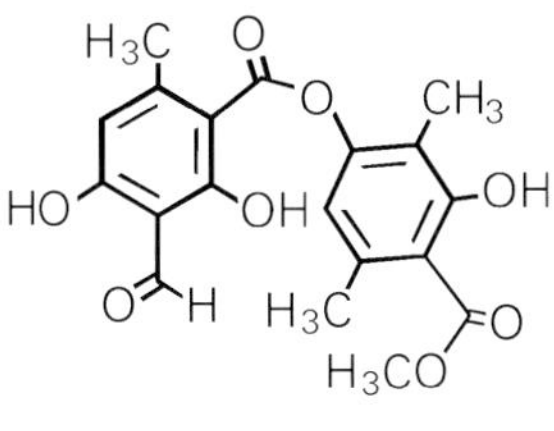

73 *Atranorin*

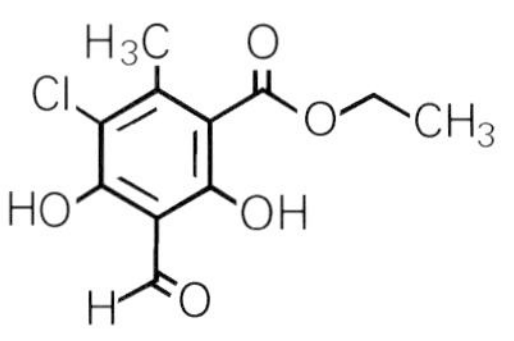

74 *Chlorhematommsäureethylester*

Eichenmoos befindet sich seit 1980 im Parfümgemisch (sog. Duftstoff-Mix) der Standardtestreihe und wird einzeln getestet, wenn das Gemisch zu einer positiven Testreaktion geführt hat. Seit 16 Jahren ist ein kontinuierliches Ansteigen der Reaktionshäufigkeit auf Eichenmoos zu verzeichnen (CALNAN, de GROOT, MALANIN, MIRANDA, JOHANSEN). In jüngster Zeit beobachtete Testreaktionen fallen besonders stark und deutlich aus (eig. Beobachtung).
Eine Sensibilisierung kann jedoch nicht nur über die Verwendung von Parfüm (bzw. parfümierte Produkte) erworben werden, sondern auch über den direkten Kontakt mit der Flechte selbst, z.B. nach dem Fällen und Entrinden von Bäumen (SPILLMANN, SCHULMANN, HAHN). Im angelsächsischen Raum werden Hautveränderungen durch Flechten als „wood cutter's disease" bezeichnet (CHAMPION, MITCHELL). Zum betroffenen Personenkreis zählen ferner: Forstaufseher, Botaniker, Jäger, Straßenbau- und Eisenbahnarbeiter, Landwirte und vor allem die Flechtensammler selbst (THUNE 1980, 1982, DAHLQUIST 1980, 1981, GONCALO 1987, 1988).
Als Ursache der beobachteten Kontaktdermatitiden werden Atranorin (**73**) und die Flechtensäuren angesehen.

Sensibilisierungspotenz: Schwach bis mittelstark
Der Maximisationstest an 25 Freiwilligen mit einer 10%igen Eichenmoosölkonzentration verlief negativ (OPDYKE 1975). FORD et al. (1990) gelang es, Meerschweinchen mit Eichenmoos concrete und absolue zu sensibilisieren. KLECAK führte 1985 Tests mit drei unterschiedlichen Methoden durch – OET, HMT, HRIPT* – erzielte jedoch keinen Erfolg. TERAJIMA erzielte mit dem Chlorhematommsäureethylester (**74**) aus der Duftfraktion des Eichenmooses eine hohe Sensibilisierungsquote. Über experimentelle Sensibilisierungsversuche mit Atranorin berichtete SANDBERG im Jahre 1984. Ihm gelang es, ein Drittel der Meerschweinchen zu sensibilisieren, woraufhin er die Verbindung als mittelstark (!) einstufte.

Häufigkeit: Gelegentlich (bei nachgewiesener Parfüm/Duftstoffallergie)
Eichenmoos wird erst seit 1980 routinemäßig an Patienten mit Verdacht einer Parfüm/Duftstoffallergie getestet. Hinweise aus der Zeit vor 1979 finden sich nur in Einzelfällen (RUDZKI, LARSEN). Die folgenden Zahlen geben einen Überblick über positive Reaktionen auf Eichenmoos aus

* human repeated insult patch test

▷

Evernia prunastri

der Zeit von 1980 bis 1995: CALNAN 1980 (29/172), ADDO 1982 (22/50), FREGERT 1983 (8/10), de GROOT 1985 (21/179), Hautklinik Hamburg 1985 (7/59, unveröff.), RUDZKI 1986 (14/86), GONCALO 1988 (31/69), MALANIN 1989 (14/121), MIRANDA 1990 (23/50), JOHANSEN 1995: an 1. Stelle bei aufgeschlüsselter Testung des Duftstoffgemisches.

Testkonzentration: 1% in Vaseline; Atranorin 0,5%; alle Flechtensäuren (falls vorhanden) 1% Vaseline.

Kreuzreaktionen: Zwischen Atranorin, Fumarprotocetrarsäure und Everninsäure werden Kreuzreaktivitäten vermutet (GONCALO 1988). Auf Chlorethylhematommat-sensitiven Meerschweinchen konnten TERAJIMA et al. Kreuzreaktionen mit Ethylhematommat auslösen.

Bemerkungen: Atranorin ist die häufigste in Flechten und Moosen vertretene Substanz. Sie ist z.Z. in mehr als 70 Arten bekannt (SCHULZ). Nach Auswertung der Literatur ist Atranorin das am häufigsten in Eichenmoos gefundene Allergen. Da die Flechtensäuren nur in seltenen Fällen epikutan getestet wurden, liegen sachgemäß auch nur geringe Zahlen an positiven Befunden vor. Chlorethylhematommat wurde bisher nur tierexperimentell untersucht; Tests am betroffenen Individuum müssen erst zeigen, ob sich die am Meerschweinchen beobachtete hohe Sensibilisierungspotenz auch am Menschen bestätigt.
Bei den meisten Testuntersuchungen zeigten Männer bisher häufiger eine allergische Reaktion auf Eichenmoos als Frauen (z.B. GONCALO 1988). Dieses Verhältnis scheint sich in jüngster Zeit (eigene Beobachtung aus den Jahren 1995 und 1996) zugunsten der Frauen zu verschieben. Einige Autoren berichten über eine Verstärkung der Reaktionen auf Eichenmoos durch Sonnenlicht (GIOVANAZZO, de CORRES, THUNE 1977, 1980). Diese Beobachtungen konnten weder durch eigene Erfahrung noch durch experimentelle Untersuchungen bestätigt werden. Tests auf mitgebrachtes, d.h. selbst gesammeltes Flechtenmaterial, können gelegentlich zu einer falsch-positiven Reaktion führen, da *Evernia-* und *Parmelia*-Arten häufig zusammen mit Lebermoosen der Gattung *Frullania* auf der Rinde vorkommen. *Frullania tamarisci* und verwandte Arten der gleichen Gattung enthalten Sesquiterpenlaktone, deren chemische Verwandtschaft zu den stark sensibilisierenden Inhaltsstoffen der Kompositen seit langem bekannt ist.

Literatur:

ADDO H. A. et al.: Br J Derm **107**, 261, 1982
CALNAN C. D.: Cont Derm **5**, 194, 1979
CALNAN C. D.: Cont Derm **6**, 500, 1980
CHAMPION R. H.: Br J Derm **77**, 285, 1965
de CORRES L. F. et al.: Cont Derm **9**, 528, 1983
DAHLQUIST J. et al.: Cont Derm **6**, 111, 1980
DAHLQUIST J. et al.: Cont Derm **7**, 168, 1981
FORD R. A. et al.: Cont Derm **23**, 249, 1990
FREGERT S. et al.: Cont Derm **9**, 227, 1983
GIOVANAZZO V. et al.: J Am Acad Derm **3**, 384, 1980
GONCALO S.: Cont Derm **16**, 84, 1987
GONCALO S. et al.: Cont Derm **19**, 355, 1988
de GROOT A. C. et al.: Cont Derm **12**, 87, 1985
HAHN M. et al.: Cont Derm **32**, 55, 1995
ter HEIDE R. et al.: J Agric Food Chem **23**, 950, 1975
JOHANSEN J. D. et al.: Cont Derm **32**, 18, 1995
KLECAK G.: Curr Probl Derm **14**, 152, 1985, Karger, Basel
LARSEN W. G.: Arch Derm **113**, 623, 1977
MALANIN G. et al.: Cont Derm **21**, 62, 1989
MIRANDA F. et al.: Cont Derm **23**, 242, 1990
MITCHELL J. C.: Br Columb Med J **7**, 489, 1965
NICOLLIER G. et al.: Helv chim Acta **59**, 2979, 1976 und **62**, 711, 1979
OPDYKE D. L. J.: Food Cosm Toxicol **13**, 891, 1975
RUDZKI E. et al.: Cont Derm **2**, 196, 1976
SANDBERG M. et al.: Cont Derm **11**, 168, 1984
SCHULMANN E. et al.: Paris méd. **83**, 55, 1932
SCHULZ H. et al.: J Chrom **466**, 301, 1989
SPILLMANN L. et al.: Bull Soc franc Derm **38**, 339, 1931
TABACCHI R.: Perfum Cosm Aromes No 16, 37, 1977
TERAJIMA Y. et al.: In: LAWRENCE BM et al. (Eds): Flavors and Fragrances, Amsterdam 1988
THUNE P. et al.: Cont Derm **3**, 267, 1977; **6**, 81, 1980; **8**, 394, 1982

Frullania spp., zum Beispiel: Frullania tamarisci (L.) Dum. subsp. tamarisci

Frullania, Sackmoos

Botanische Information und Verwendung

Familie: Frullaniaceae

Herkunft und Verbreitung: Europa, Asien, Nordamerika.

Verwendung: Keine bekannt.

Bemerkungen: Mindestens 12 Arten und Unterarten dieser Lebermoose sind bekannt, die allergologisch in Erscheinung treten. Die Lebermoose wachsen auf der Baumrinde der Eichen und Kastanien, aber auch auf Felsen. In den Alpen findet man sie bis in 2500 m Höhe. In den USA und Kanada sind vor allem *F. tamarisci* (L.) Dum. subsp. *asagrayana* (Mont.) Hatt. und *F. tamarisci* subsp. *nisquallensis* (Sulliv.) Hatt. auf Bäumen zu finden.
Frullania dilatata (L.) Dum. ist ebenso weit verbreitet und enthält die gleichen Wirkstoffe. Noch weitere aber weniger häufig anzutreffende *Frullania*-Arten werden von ASAKAWA 1983 und BENESOVA et al. 1986 aufgrund ihrer STL-Inhaltsstoffe zu den allergologisch wichtigen Arten gerechnet.

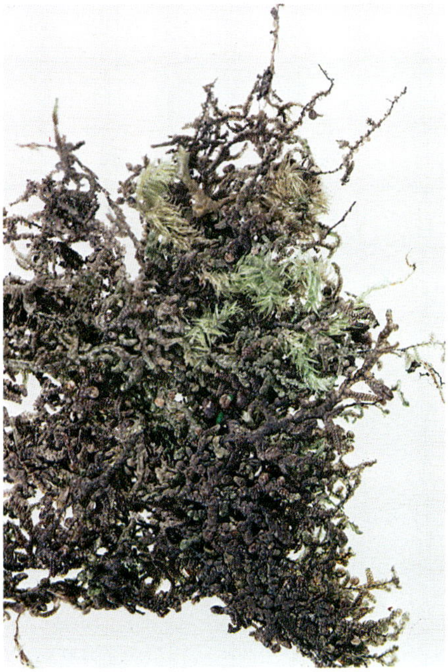

Abb. 77: Frullania

Allergologische Information

Mindestens 6 Sesquiterpenlaktone sind in *Frullania*-Arten bekannt (ASAKAWA, SCHLEWER, KNOCHE, PEROLD, SUIRE). Aus allergologischer Sicht spielen (+)- und (–)-Frullanolid (75, 76) sowie Costunolid (77) die wichtigste Rolle.

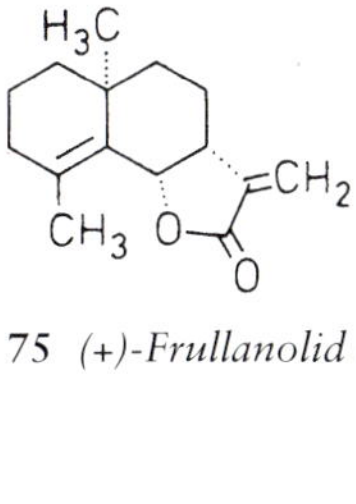

75 *(+)-Frullanolid (b)*

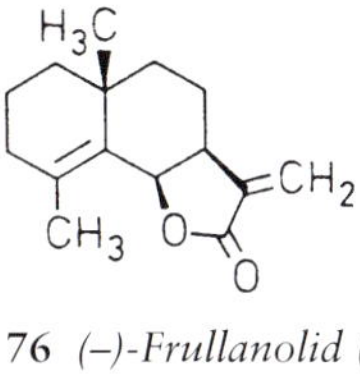

76 *(–)-Frullanolid (b)*

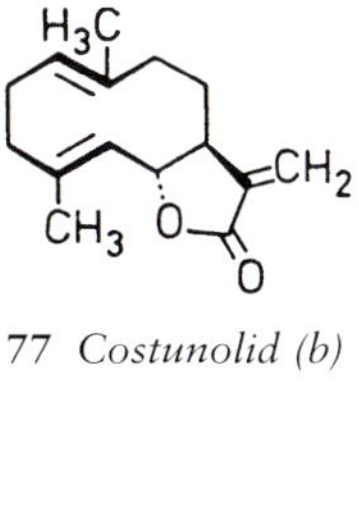

77 *Costunolid (b)*

▷

V–2

Frullania

Sensibilisierungspotenz: Stark
Eine experimentelle Untersuchung wurde bisher nur in beschränktem Umfange durchgeführt (SCHLEWER et al.). Doch weisen alle bisher vorgenommenen Epikutantests an den Betroffenen auf ein starkes Sensibilisierungsvermögen des *Frullania*-Mooses und der ätiologisch verantwortlichen STL hin.

Häufigkeit: In der Bundesrepublik noch nicht beschrieben.
In Frankreich, Spanien, Kanada und dem Norden der USA häufig. In Frankreich angeblich zwischen 2 und 18 % des dermatologischen Krankengutes (LECOULANT, ASAKAWA, TOMB 1992). In Spanien und Portugal ebenfalls häufig beobachtet (QUIRCE 1994, QUIRINO 1995). Der Kontakt mit *Frullania*-Arten ist fast ausschließlich berufsbedingt. Er kommt beim Fällen und Entrinden von Bäumen zustande. Die an den exponierten Körperarealen, d.h. im Gesicht, V-Ausschnitt, Halsbereich, Händen und Unterarmen *(→ Abb. 78)* auftretenden Hautveränderungen entsprechen dem klinischen Bild einer aerogenen Kontaktdermatitis. Sie haben im englischen Sprachgebrauch die Bezeichnung „woodcutter's disease" (MITCHELL 1969, 1981, FOUSSEREAU et al., STORRS, FERNANDEZ de CORRES). Auch aus der Tschechoslowakei sind Fälle bekannt (KRAUSKOPF). Eine bebilderte Übersicht findet sich bei LECOULANT und SUIRE et al. GONCALO et al. berichten über 12 Fälle einer allergischen Kontaktdermatitis bei Olivenpflückerinnen.

Testkonzentration: 1 % des Kurzetherextrakts. (+)- und (–)-Frullanolid, Costunolid und die anderen STL: 0,1 % in Vaseline.

Kreuzreaktionen: Aufgrund des Vorkommens der Sesquiterpenlaktone sind Kreuzreaktionen auf alle STL-enthaltenden Arten aus den Familien der Kompositen, Lauraceae, Magnoliaceae, Winteraceae etc. zu erwarten. Beobachtet wurden Kreuzreaktionen auf Löwenzahn (LARREGE), Lorbeer (FOUSSEREAU et al.; JELEN, Kamille (KRAUSKOPF) und andere Kompositen (MITCHELL 1970, STORRS, FERNANDEZ de CORRES, GONCALO 1987). Im Krankengut der Allergie-Abteilung der Univ.-Hautklinik Hamburg-Eppendorf werden bei Kompositen-Allergikern ebenfalls immer wieder Kreuzreaktionen auf *Frullania* beobachtet.

Bemerkungen: Am Beispiel der Kreuzreaktionen auf *Frullania*extrakte, bzw. -inhaltsstoffe läßt sich das Phänomen der Kreuzreaktivität am deutlichsten demonstrieren: Obwohl alle in der Allergie-Abteilung betreuten Kompositen-Allergiker nachweislich **nie** mit *Frullania* in Berührung gekommen sind, reagiert jeder einzelne auf den Extrakt oder einen der Inhalts-

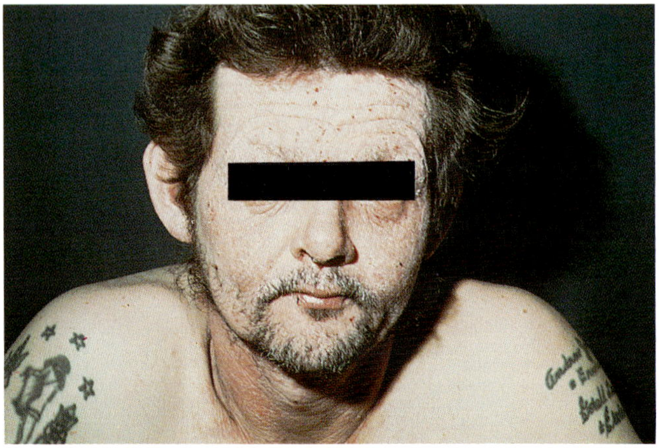

Abb. 78: „Wood cutter's disease" (mit freund. Gen. F. S. Storrs, Portland, Oregon)

Frullania

stoffe (meistens Costunolid), sofern eine Testung damit vorgenommen wurde (unveröff.). Es ist daher nicht auszuschließen, daß Kompositenallergiker während des Urlaubs in Frankreich, Spanien oder in den Alpen zufällig Kontakt mit dem Lebermoos auf Baumstämmen oder Felsen haben und ein Rezidiv entwickeln. Bei der experimentellen Sensibilisierung reagierten Meerschweinchen häufiger auf (+)-Frullanolid als auf (–)-Frullanolid (Barbier 1982, Benezra et al. 1985). Eine Photoallergie ist nicht auszuschließen (Bruley 1986).

Literatur:

Asakawa J. et al.: Arch.Derm. **110**, 957 (1974) (Häufigkeit, Kreuzreaktionen)

Asakawa Y. et al.: Phytochem. **22**, 961 (1983)

Barbier P. et al.: Naturwiss. **69**, 296 (1982)

Benesova V.: Rastit.Resur. **22**, 134 (1986) (STL in Jungermanniales)

Benezra C. et al.: Cont.Derm. **13**, 110 (1985)

Bruley C. et al.: Photodermatol. **1**, 49 (1986) (1 Fall, pos. nach Belichtung mit UV-B)

Fernandez de Corres L. et al.: Cont.Derm. **4**, 175 (1978)

Foussereau J. et al.: Cont.Derm. **1**, 223 (1975)

Goncalo S.: Cont.Derm. **11**, 54 (1984) und **16**, 84 (1987)

Jelen G. et al.: Acta derm.-venerol. Suppl. **85**, 91 (1979)

Knoche H. et al.: Science **166**, 239 (1969)

Krauskopf J.: Csl.Derm. **48**, 238 (1973) und **50**, 299 (1975)

Larrége M. et al.: Ann.Derm.Ven. (Paris) **105**, 547 (1978)

LeCoulant P. et al.: Bull.Soc.Franc.Derm. **73**, 440 (1966)

Mitchell J. C. et al.: Arch.Derm. **100**, 46 (1969)

Mitchell J. C. et al.: J.invest.Derm. **54**, 233 (1970)

Mitchell J. C. et al.: Can.med.Assoc.J. **110**, 653 (1974)

Mitchell J. C.: Cont.Derm. **7**, 268 (1981)

Perold G. W. et al.: Tetrah. **28**, 57 (1972) (Frullanolid-Struktur)

Quirce S. et al.: Cont.Derm. **30**, 73 (1994) (7 Fälle, Kreuzreaktionen auf Chrysanthemen)

Quirino A. P. et al.: Cont.Derm. **33**, 68 (1995) (1 Fall; SL-Mix und Alantolakton pos.)

Schlewer G. et al.: Can.J.Biochem. **56**, 153 (1978)

Storrs F. J. et al.: Cutis **18**, 681 (1976)

Suire C. et al.: Les dermites de contact aux Frullania. Broschüre der Université de Bordeaux, 1976 (ausführliche Übersicht)

Tomb R. R.: Cont.Derm. **26**, 220 (1992) (1981–1990: 37 Fälle; 9 aktiv durch Test sensibilisiert)

Gaillardia x grandiflora van Houtte

Garten-Kokardenblume (Engl. Blanket flower)

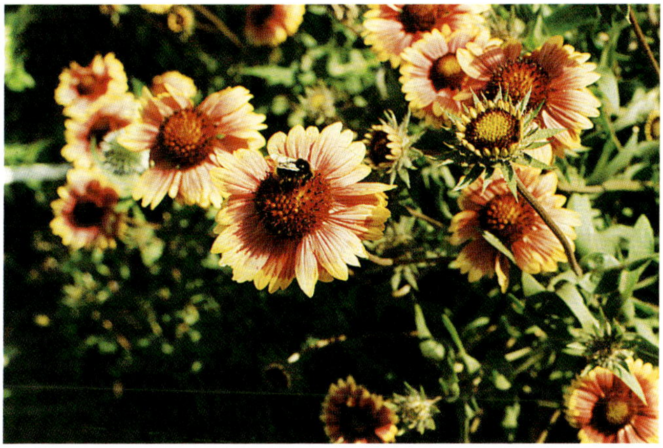

Abb. 79: Kokardenblume

Botanische Information und Verwendung

Familie: Asteraceae (= Compositae)

Herkunft und Verbreitung: Nordamerika, aber in vielen Ländern kultiviert.

Verwendung: Als Zierpflanze in Gärten. Eine andere Verwendung ist nicht bekannt.

Bemerkungen: Die heutigen Kultursorten der Garten-Kokardenblume sind Hybriden, zu deren Eltern mit ziemlicher Wahrscheinlichkeit *Gaillardia spathulata* A. Gray, *Gaillardia aristata* Pursh und *Gaillardia pulchella* Foug. zählen.

Allergologische Information

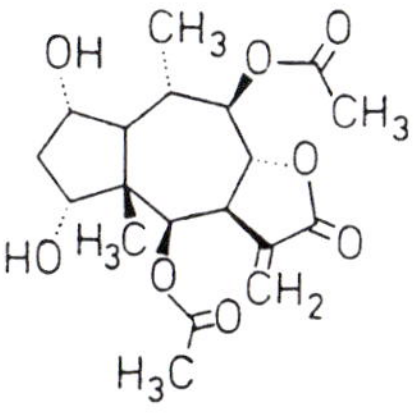

78 *Spathulin (b)*

Mindestens 8 Sesquiterpenlaktone sind in den Kokardenblumen-Hybriden nachzuweisen, vor allem Derivate des Spathulins. Nur für das Haupt-STL Spathulin (78) (GILL) liegt bisher ein Beweis seiner sensibilisierenden Wirkung vor (HAUSEN).

Sensibilisierungspotenz: Unbekannt
Eine experimentelle Untersuchung liegt bisher nicht vor.

Häufigkeit: Selten
Nur wenige Fallbeschreibungen sind bekannt (BONNEVIE, ROSTENBERG, ZSCHUNKE). In einem kürzlich beobachteten Fall führte der intensive außerberufliche Umgang mit der Garten-Hybride zu einer Kontaktdermatitis der Hände und des Gesichts bei einem Sparkassenangestellten. Die Anwendung eines arnikahaltigen Körperöls bewirkte eine Verschlimmerung der Hautveränderungen *(→ Abb. 80)* (HAUSEN). Nur Spathulin war im Epikutantest stark positiv.

Testkonzentration: 1 % – 10 % des Kurzetherextraktes in Vaseline (der STL-Gehalt kann erheblich schwanken).
Spathulin 0,1 % in Vaseline.

▷

V–2

Gaillardia x grandiflora

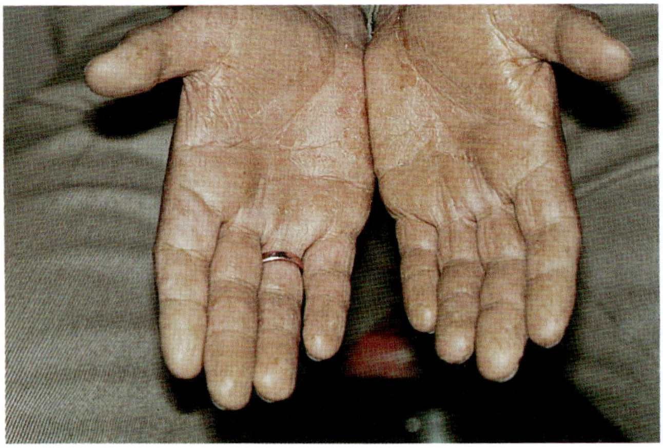

Abb. 80: Handekzem, verursacht durch Kokardenblume

Kreuzreaktionen: Kreuzreaktionen auf die Garten-Kokardenblume werden bei Kompositenallergikern gelegentlich beobachtet (unveröff.). Beim oben genannten Patienten ergaben sich starke Reaktionen auf Mutterkraut, Löwenzahn, Chrysanthemen, Margerite und Rainfarn sowie auf die Sesquiterpenlaktone Telekin, Alantolakton (**89**) und Parthenolid (**125**). Er reagierte auch auf Carabron (**44**) (Inhaltsstoff von *Arnica longifolia*). Diese Reaktion ist weniger als Kreuzreaktion, sondern vielmehr als Ausdruck der anschließend erworbenen Arnika-Allergie aufzufassen. Die Arnika-Sensibilisierung entwickelte sich besonders leicht, weil bereits eine Kokardenblumen-Allergie bestand („Propf-Allergie").

Bemerkungen: Sesquiterpenlaktone sind in der Gattung *Gaillardia* weit verbreitet. Die amerikanische Art *Gaillardia amblyodon* J. Gay (Blanket flower, Stumpfzähnige Kokardenblume) ergab bei der experimentellen Sensibilisierung eine mittlere Reaktionsstärke von mR = 1,22 (ZELLER et al.).

Literatur:

BONNEVIE P.: Ätiologie und Pathogenese der Ekzemkrankheiten. J. A. Barth-Verlag, Leipzig 1939

GILL S. et al.: Phytochem. **19**, 2049 (1980) (STL)

HAUSEN B. M.: Dermatosen Beruf Umwelt **33**, 62 (1985)

ROSTENBERG A. J. et al.: JAMA **104**, 1496 (1935)

ZELLER et al.: Arch.Derm.Res. **277**, 28 (1985)

ZSCHUNKE E.: Derm.Wschr. **132**, 1321 (1955)

Galinsoga parviflora Cav.

Kleinblütiges Knopfkraut, Franzosenkraut
(Engl. Gallant soldier)

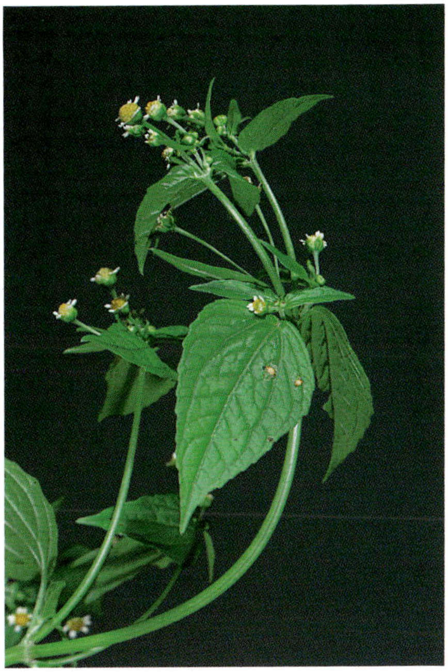

Abb. 81: Franzosenkraut

Botanische Information und Verwendung

Familie: Asteraceae (= Compositae)

Herkunft und Verbreitung: Aus Südamerika stammend, heute in Europa weit verbreitet. In vielen Gärten sehr lästig wegen der sehr wirksamen Vermehrung aus Saat. Nach einer von 1957 bis 1983 bestehenden „Verordnung zur Bekämpfung von Unkraut" war das Franzosenkraut, wo immer es auftrat, zu vernichten. In der Aufzählung der zu vernichtenden Arten stand es an 1. Stelle.

Verwendung: Nicht bekannt.

Allergologische Information

In dieser Gattung sind bisher keine Sesquiterpenlaktone gefunden worden. Dagegen sind Polyacetylene (in der Wurzel) und Flavonoide als Inhaltsstoffe bekannt. Eines der Polyacetylene – das Dehydrofalcarinol (**83**) (BOHLMANN 1962) – besitzt möglicherweise eine sensibilisierende Wirkung (siehe: Efeu *Hedera helix* L.).

Sensibilisierungspotenz: Schwach
Die experimentelle Sensibilisierung ergab eine mittlere Reaktionsstärke von mR = 0,95 (OET, 1 %) (HAUSEN).

Häufigkeit: Selten
Im Schrifttum finden sich nur zwei Fallbeschreibungen. MÖSLEIN sah ein Ekzem bei einem Maurer und einer Bäuerin. Beide waren in der Landwirtschaft tätig und hatten intensiven Umgang mit Wildkräutern. Bei der Epikutantestung reagierte die Bäuerin ausschließlich auf das Franzosenkraut (+ + +), während der Maurer auch auf die Acker-Hundskamille (*Anthemis arvensis* L.) eine positive Reaktion zeigte. MÜLLER berichtet über den Fall einer anderen Bäuerin, bei der sich nach Gartenarbeit und Unkrautjäten eine Kontaktdermatitis entwickelte. Auch hier fiel der Test mit Franzosenkraut positiv aus. Beide Autoren geben an, daß alle Kontrolluntersuchungen negativ verliefen.

Testkonzentration: 0,5 % des Kurzetherextrakts in Vaseline (wegen des niedrigen Irritations-Grenzwertes).

Kreuzreaktionen: Kreuzreaktionen wurden im Experiment auf Rainkohl, Herbst-Löwenzahn, besonders auf Sonnenblume sowie auf Margerite und Saat-Wucherblume beobachtet (unveröff.) Nur ganz gelegentlich wird bei Kompositenallergikern auch einmal eine positive Testreaktion auf Franzosenkraut gefunden (eig. Beobacht.).

Bemerkungen: Im Franzosenkraut liegen Stoffe vor, die mit Sicherheit eine hohe irritative Wirkung haben. Über ihre Natur ist nichts bekannt.

▷

Galinsoga parviflora

Ob Sesquiterpenlaktone dabei eine Rolle spielen, ist ungeklärt, aber aufgrund der beobachteten Kruezreaktionen auf andere Kompositen möglich. Kontaktdermatitiden sind sicher schon häufiger nach Unkrautjäten aufgetreten, wohl aber nicht auf diese Pflanze zurückgeführt worden.

Literatur:

BOHLMANN F. et al.: Chem.Ber. **95**, 1320 (1962)
HAUSEN B. M.: Dermatologica **159**, 1 (1979)
HAUSEN B. M.: Allergologie **2**, 143 (1979)
MÖSLEIN P.: Berufsderm. **11**, 24 (1963)
MÜLLER H.: Derm.Wschr. **151**, 820 (1965)

Ginkgo biloba L.

Ginkgo-Baum (Engl. Maiden hair tree)
Silberaprikose

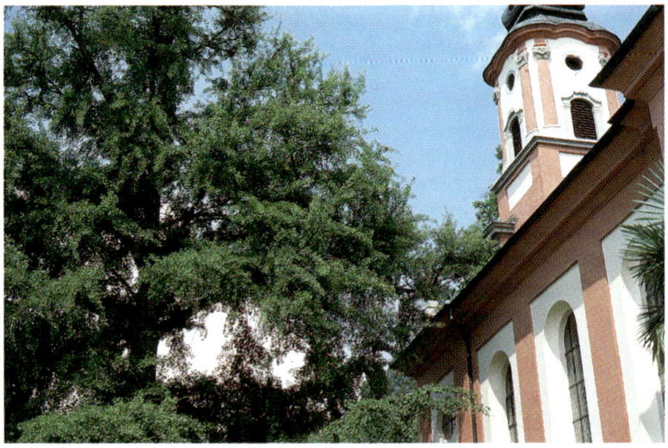

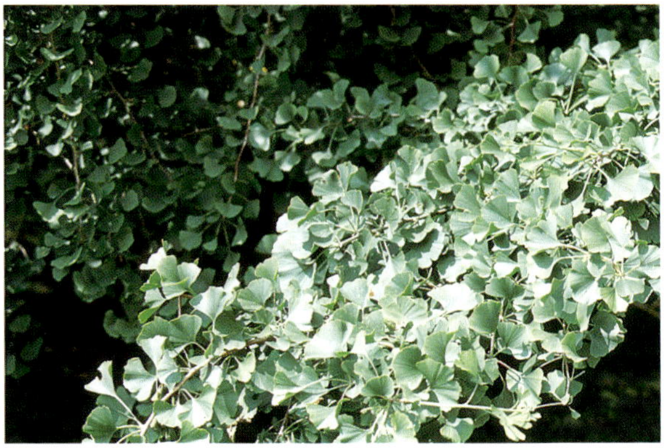

Abb. 82a u. b: Ginkgo biloba

Ginkgo biloba

Botanische Information und Verwendung

Familie: Ginkgoaceae

Herkunft und Verbreitung: Vor 150 bis 280 Millionen Jahren reichte die Verbreitung des Ginkgo-Baumes in Europa von Grönland bis Italien. Während der letzten Eiszeit zurückgedrängt, konnte er nur im ostasiatischen Raum (China) überleben. Als Heimat wird heute China, Japan und Korea angegeben. Vor 250 Jahren wurde der Baum wieder nach Europa eingeführt. Der Baum ist auch in den USA sehr beliebt und wird im Süden der Staaten auf Plantagen angebaut. Bei uns in Botanischen Gärten und Parkanlagen.

Verwendung:

1. Der Extrakt der *Ginkgo biloba*-Blätter (getrocknete Droge) (nicht offizinell) zeigt ein breites Wirkungsspektrum, z.B. Verbesserung der Fließeigenschaften des Blutes, Erhöhung der Hypoxietoleranz. Ginkgo-haltige Präparate verfügen über eine experimentell nachgewiesene antiischämische Wirkung, einen kurativen Effekt bei ödematösem Gehirn und Störungen des Elektrolythaushalts sowie ausgeprägte Radikalfängereigenschaften. In placebokontrollierten Doppelblindstudien ließen sich Schwindel, Ohrensausen, Kopfschmerzen, Gedächtnisschwäche und Stimmungslabilität deutlich bessern. Blätterextrakte dienen als Kosmetikkomponenten in der Hautpflege und in Haarwaschmitteln. Die Pharmazeutische Stoffliste verzeichnet mehr als 30 Präparate (Stand 1996).
2. Der Samen oder die Ginkgonüsse, fälschlich auch Ginkgofrüchte genannt, d.h. die von der fleischigen Außenschicht befreiten Samen, werden in der traditionellen chinesischen Medizin als Expectorans und Sedativum sowie bei Asthma und Tuberkulose verwendet. Die Wirksamkeit ist wissenschaftlich nicht belegt. Die gerösteten Samenkerne, die in der Größe einer Mandel ähneln, gelten in Ostasien, aber auch im Orient als Delikatesse.
3. Die fleischige Außenhaut der Ginkgo-Samen (fälschlich als Ginkgofruchtfleisch bezeichnet) wird gern verzehrt und kann auch zu Marmelade verarbeitet werden.
4. Das Blatt ist ein beliebtes Buchzeichen, um Papierschädlinge fernzuhalten.
5. Auch als Nutzholz für Möbel, Schnitzereien: Kunstgegenstände, Skulpturen und Schachfiguren.

Bemerkungen: Im Japanischen bezeichnet man den Baum als Ginkyo oder Ginnan, das Fruchtfleisch als Icho (Saito 1987). Zur Geschichte des Ginkgo-Baumes sowie der Wirksamkeit der Blätterextrakte sei auf die Arbeiten von Seward (1938), Li (1956), Franklin (1959) und Schilcher (1988) verwiesen. Eine ausführliche Übersicht findet sich in Hagers Handbuch der pharmazeutischen Praxis, 5. Auflage, 1993 (205 Literaturstellen). Über den Nachweis einer antitumorösen Wirkung berichten Itokawa et al.

Allergologische Information

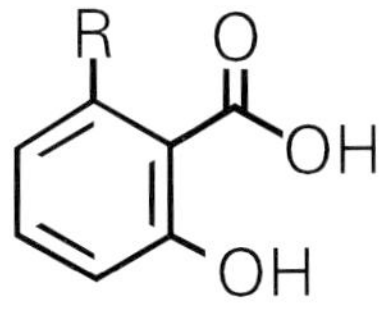

79 *Ginkgolsäuren*

z.B. $R = (CH_2)_7CH{=}CH(CH_2)_5CH_3$,
aber auch $R = C_{13}H_{17}$, $C_{15}H_{31}$, $C_{17}H_{35}$, $C_{17}H_{33}$, $C_{17}H_{31}$, $C_{19}H_{37}$

Ginkgo biloba enthält im Fruchtfleisch verschiedene aromatische Säuren (Ginkgolsäuren (79)), Cardanole (z.B. Ginkgol, Hydroginkgol) und Cardole (z.B. Bilobol, Hydrobilobol). Nur die verschiedenen Ginkgolsäuren mit ihren C_{13}- bis C_{19}-Seitenketten sind bisher eindeutig als Sensibilisatoren beschrieben worden (Morimoto 1968, Saito 1987, Lepoittevin 1989). Aufgrund der wesentlich niedrigeren Konzentrationen der Ginkgolsäuren in den Blättern (Gellermann 1968), sind Hautveränderungen nach Kontakt mit diesen nur äußerst selten zu beobachten (Saito 1987). Untersuchungen zur Identifizierung der Ursachen der Ginkgo-Dermatitis gehen bis in das erste Drittel des Jahr- ▷

hunderts zurück (KAWAMURA 1928; SAITO 1929, 1930; FURAKAWA 1934, 1935). Geringe Mengen der Ginkgolsäuren lassen sich auch in den Samenkernen nachweisen (GELLERMANN 1976).

Sensibilisierungspotenz: Stark
Nach Untersuchungen von LEPOITTEVIN (1989) lassen sich mit einem Gesamtextrakt des Fruchtfleisches Meerschweinchen im FCA-Test sehr leicht sensibilisieren. Diese Ergebnisse bestätigen damit die bereits von SAITO 1987 durchgeführten Versuche mittels GPMT (Maximisationstest).

Häufigkeit: Bei uns selten
Die Mehrzahl der Fallbeschreibungen stammt aus Japan, wo das Fruchtfleisch als Delikatesse besonders beliebt ist (SAITO 1929, OKAWA 1954, AOKI 1960, MINAMI 1969, SAITO 1982, NAKAMURA 1985). Auch die amerikanische Literatur verzeichnet eine nicht geringe Zahl von Fallmitteilungen (STARR 1913, BOLUS 1939, SOWERS 1965, BECKER 1975), unter denen jene von WHITE (1903) wohl als die erste Beschreibung einzustufen ist. Über einen Fall aus Deutschland berichten VOLLMER & HALTER 1938. Drei Fälle aus jüngerer Zeit liegen aus dem Straßburger Raum vor (TOMB 1988).

Testkonzentration: Alkoholischer Extrakt des Fruchtfleisches: 10 %
Ginkgolsäuren 1 % in EtOH (SAITO 1987).

Kreuzreaktionen: Aufgrund der chemischen Verwandtschaft der Ginkgolsäuren mit den Urushiolen aus den verschiedenen *Rhus*-Arten (poison ivy, Giftsumach, Japanlackbaum) ist leicht einzusehen, warum verschiedene Autoren über Kreuzreaktionen mit den genannten Spezies berichten (SOWERS 1965, SAITO 1987). Im Falle der drei Straßburger Patienten (Koreaner) bestand bereits vorher eine nachgewiesene *Rhus*-Kontaktallergie (TOMB 1988). LEPOITTEVIN (1989) konnten diesen Zusammenhang auch tierexperimentell nachweisen. MITCHELL (1981) berichtet jedoch, daß mit den Blättern von *Ginkgo biloba* auf *Rhus*-sensibilisierten Individuen keine Kreuzreaktionen auszulösen seien.

Bemerkungen: Mit der zunehmenden Einfuhr exotischer Früchte und der Beliebtheit von Auslandsreisen wächst die Möglichkeit, auch bei uns gelegentlich einen Fall von **Ginkgo biloba**-Sensibilisierung zu beobachten.

Literatur:

AOKI et al.: Jap.J.Derm. **70**, 589 (1960)
BECKER L. E. et al.: J.Am.Med.Assoc. **231**, 1162 (1975) (1 Fall)
BOLUS M. et al.: Arch.Derm. **39**, 530 (1939) (1 Fall)
FURUKAWA S.: Sci Papers Inst.Phys.Chem.Res. **24**, 304 (1934) und **26**, 178 (1935)
FRANKLIN A. H.: Virginia J. Sci **10**, 131 (1959) (571 Lit.stellen)
GELLERMANN J. L. et al.: Anal.chem. **40**, 739 (1968)
GELLERMANN J. L. et al.: Phytochem. **15**, 1959 (1976)
ITOKAWA H. et al.: Chem.Pharm.Bull. (Tokyo) **35**, 3016 (1987)
KAWAMURA J.: Jap.J.Chem. **3**, 89 (1928)
LEPOITTEVIN J. P. et al.: Arch.Derm. Res. **281**, 227 (1989)
LI H. L.: Morris Arbor Bull. **7**, 3 (1956)
MINAMI S.: Jap.J.clin.exper.Med. **46**, 1381 (1969)
MITCHELL J. C. et al.: Cont.Derm. **7**, 47 (1981)
MORIMOTO H. et al.: Chem.Pharm.Bull. (Tokyo) **16**, 2282 (1968)
NAKAMURA T.: Cont.Derm. **12**, 281 (1985) (4 Fälle)
OKAWA et al.: Jap.J.Derm. **64**, 41 (1954)
SAITO J.: Jap.J.Derm.Urol. **129**, 105 (1929)
SAITO J.: Tohoku J.Exp.Med. **16**, 413 (1930)
SAITO F. et al.: Hifu (Skin Research) **24**, 238 (1982) (1975–1980, 32 Fälle)
SAITO F.: Hifu **30**, Suppl. **4**, 155 (1987) (1970–1984, 98 Fälle, Tests mit Inhaltsstoffen)
SCHILCHER H.: Ztschr. Phytother. **9**, 119 (1988)
SEWARD A. C.: Sci Progr. **32**, 420 (1938)
SOWERS W. F. et al.: Arch.Derm. **91**, 452 (1965) (7 Fälle)
STARR A. M.: Bot.Gaz.Chicago **55**, 251 (1913)
TOMB R. R. et al.: Cont.Derm. **19**, 281 (1988) (3 Fälle)
VOLLMER H. et al.: Samml.Vergift.fällen **9**, 17 (1938) (1 Fall)
WHITE J. C.: J.cutan. Dis. **21**, 441 (1903) (1 Fall, Erstbeschreibung)

Gossypium hirsutum L.

Amerikanische Baumwolle

Botanische Information und Verwendung

Familie: Malvaceae

Herkunft und Verbreitung: Südliches Nordamerika, Mittelamerika. Weltweit in warmen Regionen angebaut.

Verwendung: Zur Herstellung von Textilien, Watte, Mull, Verbandmull. Die Baumwolle wird seit mehr als 3000 Jahren verwendet. Offizinell sind die gereinigten, d.h entfetteten und gebleichten Haare der Epidermis der Samenschale. Für medizinische Zwecke wird die Entfettung bzw. Reinigung mit Alkali oder organischen Lösungsmitteln vorgenommen.
Aus dem Baumwollsamenöl wird der Lipidsenker Sitosterin gewonnen. Auch die Baumwollwurzel ist als „Cortex gossypii radicis" offizinell und findet Verwendung als Fluidextrakt bei Frauenleiden und als Ersatz für Mutterkornalkaloide.

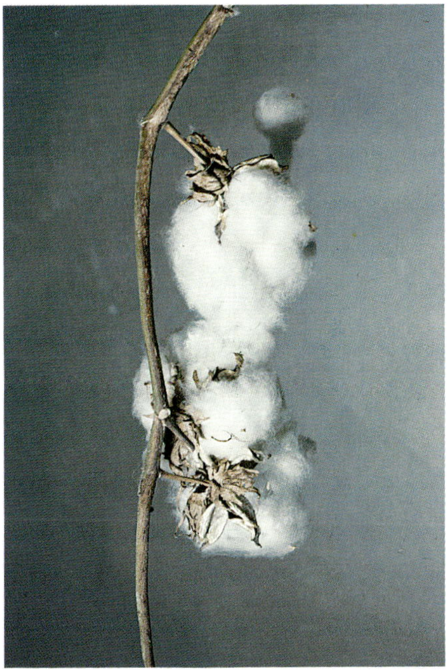

Abb. 83: Baumwolle

Bemerkungen: Die amerikanische ist die am meisten kultivierte Baumwollart. Daneben werden *G. herbaceum* L., *G. vitifolium* Lam.var. *brasiliense* (Macf.) Hutch. und *G. vitifolium* var. *vitifolium* („Sea Island cotton") u.a. angebaut.
Besonders in der Amerikanischen Baumwolle findet man verschiedene terpenoide Substanzen, u.a. das chinoide p-Hemigossypolon, dem die Resistenz der entsprechenden Zuchtlinie gegenüber dem Baumwollschädling *Heliothus virescens* Fabr. zu verdanken ist (Bell 1969, 1975, Chan, Gray, Stipanovic).

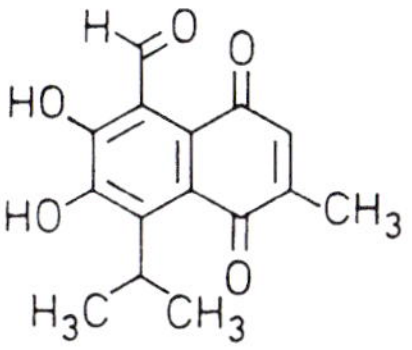

80 *p-Hemigossypolon*

Allergologische Information

p-Hemigossypolon (80) ist eine der terpenoiden, aromatischen Verbindungen aus Heliothus-resistenten Baumwoll-Zuchtlinien, der nachweislich eine allergene Wirkung zukommt. Ihre Vorstufe ist das toxische und antimikrobiell wirksame dimere Sesquiterpen Gossypol (Whithers). Nach chinesischen Untersuchungen führt es zu reversibler männlicher Unfruchtbarkeit.

Sensibilisierungspotenz: Mittelstark
Die experimentelle Sensibilisierung mit amerikanischer Rohbaumwolle ergab eine mittlere Reaktionsstärke von mR = 1,6 (OET, 10 %). Rohbaumwollproben aus Ägypten, Pakistan, Argentinien, dem Sudan, Tschad und der Tür- ▷

Gossypium hirsutum

kei zeigten dagegen eine schwächere Sensibilisierungsfähigkeit (< 1). Während mit p-Hemigossypolon eine zweifach positive Reaktion auszulösen war, ergab die Vorstufe Gossypol nur eine schwache Antwort (unveröff.). (Die beiden Verbindungen wurden freundlicherweise von Prof. T. J. Mabry, Austin, Texas, zur Verfügung gestellt.)

Häufigkeit: Sehr selten
Allergische und nicht-allergische Erkrankungen beim Ernten und bei der Weiterverarbeitung der Rohbaumwolle sind seit mehr als 200 Jahren bekannt. Die als „cotton-dermatitis" bezeichneten Hauterscheinungen werden häufig erwähnt, aber nie genau beschrieben. SHELMIRE schreibt in diesem Zusammenhang: „cotton has been proved to be the cause of annoying contact dermatitis". TAUB ermittelte unter 530 Patienten zwei Fälle einer Kontaktdermatitis nach Umgang mit Baumwolle. Epikutantests an 224 Personen in der industriellen Baumwoll-Textilfertigung ergaben nur in einem Fall eine schwache Reaktion auf Rohbaumwolle (AMMER). Aus der UdSSR wird ähnliches vermeldet (BOZIAN). Die ältere Literatur verzeichnet auch eine Reihe von Mitteilungen der Unverträglichkeitsreaktionen im Mundbereich nach Kontakt mit Watte (Watterollengingivitis, -stomatitis) (HOFFMANN, OVERDIECK, PORT, PRAEGER). Obwohl Epikutantests positiv ausfielen und Kontrolluntersuchungen negativ verliefen, bleibt es sehr zweifelhaft, ob wirklich eine durch Baumwolle hervorgerufene allergische Reaktion vorlag, da medizinische Baumwolle grundsätzlich vorher durch Entfettung gereinigt wird. Bei diesem Prozeß gehen auch die chinoiden Verbindungen, wie z.B. das oben aufgeführte p-Hemigossypolon, in das organische Lösungsmittel über, was durch dünnschichtchromatographische Untersuchungen an einer Vielzahl von Watteproben überprüft wurde (unveröff.).

Testkonzentration: Baumwollextrakt (Ether, Ethanol, Aceton) 10 % in Vaseline, p-Hemigossypolon 5 % in Vaseline.

Kreuzreaktionen: Experimentell wurden Kreuzreaktionen auf andere Baumwollzuchtlinien (Rohbaumwolle) erhalten. Verwandte Chinone wie Primin (**26**), Desoxylapachol und Dalbergione vermochten keine Kreuzreaktionen auszulösen (unveröff.).

Bemerkungen: Möglicherweise ist p-Hemigossypolon (und evtl. seine Vorstufe Gossypol oder die verwandten terpenoiden Verbindungen) für einige aufgetretene allergische Kontaktdermatitiden bei der Baumwollernte verantwortlich zu machen. p-Hemigossypolon kommt nur in Heliothus-resistenten Baumwoll-Zuchtlinien vor, so daß sich dieser Nebeneffekt auf diese Sorten der Baumwolle beschränkt.
Als Fazit der Untersuchungen kommt man zu dem Schluß, daß ein Risiko nur bei chinonhaltiger Rohbaumwolle besteht, von gereinigter Baumwolle in Textilien, Watte und anderen Verarbeitungsformen aber keine Gefahr ausgeht.

Literatur:

AMMER D.: Przgl.Derm. 1976 (Suppl.), 121
BELL A. A. et al.: Phytochem. **14**, 225 (1975)
BELL A. A. et al.: Phytopathol. **59**, 1119 (1969)
BOZIIAN K. A.: Vestn.Derm.Venerol. **41**, 59 (1967)
CHAN B. G. et al.: Entomol.Exp.Appl. **24**, 94 (1978)
GRAY J. R. et al.: J.chem.Soc.Chem.Comm. (1970), 109
HOFFMANN K. F.: Zahnärztl.Rundschau **63**, 42 (1954)
OVERDIECK H. T.: Dtsch.Zahnärztl.Ztschr. **10**, 90 (1955)
PORT T.: Zahnärztl.Rundschau **42**, 1432 (1933)
PRAEGER W.: Zahnärztl.Rundschau **39**, 2262 (1930)
STIPANOVIC R. D. et al.: Phytochem. **14**, 1077 und 1809 (1975)
TAUB S. J.: JAMA **103**, 334 (1934)
WITHERS W. A. et al.: J.Agric.Res. **5**, 261 (1916)

Grevillea robusta A. Cunn.

Grevillea, Silbereiche

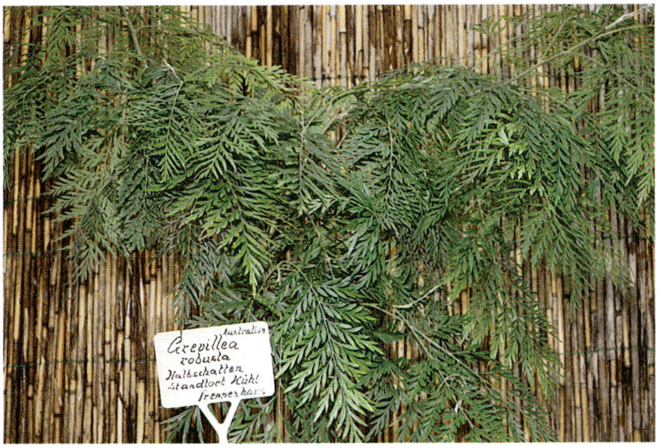

Abb. 84: Grevillea, Silbereiche

Botanische Information und Verwendung

Familie: Proteaceae

Herkunft und Verbreitung: Ost-Australien, überall auf der Welt kultiviert.

Verwendung: Junge, zierliche Bäumchen als Topfpflanze. Die Silbereiche gehört zu den häufigsten und gärtnerisch wichtigsten Zierpflanzen (STEIB).
Der Baum ist unter dem Namen „Australian silky oak“ oder „Silver oak“ im Ursprungsland Australien ein begehrtes Möbelholz (HAUSEN). Er wird in Indien und den Vereinigten Staaten auch als Schattenspender angepflanzt. Das Kernholz dient zur Herstellung von Holzschmuck, z.B. Armreifen.

Bemerkungen: Die gefiederten Blätter zeigen eine seidige Behaarung, die dem Baum die Bezeichnung Silbereiche eingetragen haben. In Australien zählen die Hybriden von *G. bipinnatifida* R.Br. und *G. banksii* R.Br. sowie *G. pteridiifolia* Knight, *G. sessilis* C. T. White et Francis u.a. zu den zur Zeit populärsten Zimmer- und Gartenpflanzen. Die Kultursorte ‘Robyn Gordon’ ist geradezu ein „Renner“ (GORDON). Dutzende von Kultivaren beherrschen den australischen Markt. Führend sind neben ‘Robyn Gordon’ die Sorten ‘Sandra Gordon’, ‘Misty Pink’, ‘Pink Surprise’, ‘Honeycomb’, ‘Manson’s Hybrid’, ‘Starfire’, ‘Majestic’ (COSTIN).
Grevillea-Arten haben eine lange Blühperiode und dienen daher den honigsaugenden Vögeln (in Amerika z.B. Kolibris) als Nahrungslieferant (MENZ 1985).

Allergologische Information

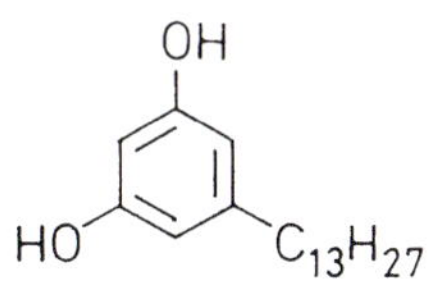

81 *Grevillol*

(= + 5-n-tridecylresorcinol)

▷

V–2

Grevillea robusta

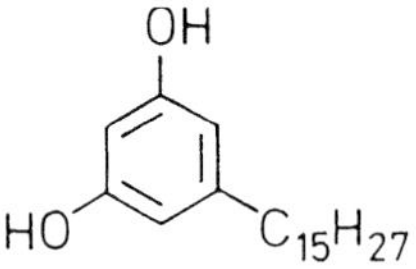

82

5-(pentadec-10-enyl)-resorcinol

Es ist anzunehmen, daß die im Holz als Hautreizstoffe und Kontaktallergene bereits identifizierten Alkylresorcinol-Verbindungen vom Typ Grevillol (**81**) und 5-(pentadec-109-enyl)-resorcinol (**82**) auch bei den häufig beobachteten Fällen einer Kontaktdermatitis nach Berührung mit Blüten und Blättern von *Grevillea*-Arten ätiologisch eine Rolle spielen.

Sensibilisierungspotenz: Unbekannt
Experimentelle Untersuchungen liegen nicht vor. Aufgrund der vielen Fallbeobachtungen und der chemischen Verwandtschaft der *Grevillea*-Inhaltsstoffe mit den stark wirksamen Urushiolen der Anacardiaceen ist die Sensibilisierungspotenz jedoch als hoch einzuschätzen.

Häufigkeit: In der Bundesrepublik noch nicht beschrieben.
Seit Einführung der *Grevillea*-Kultursorten in Australien im Jahre 1975 sind Dutzende von Fällen vor allem bei Frauen beschrieben worden (MENZ 1985, 1986; LOTHIAN 1989). Die Autorin MENZ vermutet, daß es sich dabei nur um die Spitze eines Eisbergs handelt. Bereits wesentlich früher, d.h. vor der Einführung der Topf- und Gartenkultivare, sind Kontaktdermatitiden bereits von CLELAND in Australien und ARNOLD auf Hawaii nach zufälliger Berührung von wildwachsenden *Grevillea*-Arten mitgeteilt worden. Auch eine Kontakturtikaria wurde beschrieben (APTED 1988).

Testkonzentration: Grevillol 0,01 % in Vas.

Kreuzreaktionen: Aufgrund der strukturellen Ähnlichkeit der *Grevillea*-Alkylresorcinole mit den Urushiolen des Giftefeus kommt es obligat zu Kreuzreaktionen (MENZ). Die in den USA beobachteten Reaktionen auf Armbänder aus *Grevillea robusta*-Holz waren einerseits als Kreuzreaktionen bei bestehender Giftefeu-Allergie zu interpretieren, andererseits führte das kurzfristige Tragen der Armbänder schnell zur Entwicklung einer spezifischen Überempfindlichkeit (HOFFMAN).

Bemerkungen: Derivate des Resorcinols, die den Urushiolen und anderen phenolischen Verbindungen aus den Anacardiaceen sehr ähneln, haben eine weite Verbreitung in der Familie der Proteaceae (CANNON 1970/1971, CIRRIGOTTIS). Ihre hautreizende Wirkung ist seit langem bekannt. CANNON et al. konnten zwar Grevillol 1970 in den Blättern von *Grevillea robusta* nicht nachweisen. Dies schließt jedoch nicht aus, daß diese und verwandte Verbindungen nicht doch in den Kultursorten vorkommen.

Hinweis: Die Konzentration der Alkylresorcinole in den australichen *Grevillea*-Hybriden ist so hoch, daß cs sowohl zu irritativen als auch zu allergischen Kontaktdermatitiden (nach entsprechender Sensibilisierung) kommt. Ob ähnlich hohe Konzentrationen in den bei uns kultivierten Exemplaren anzutreffen sind, ist nicht bekannt. Es ist jedoch anzuzweifeln, da bisher aus den hiesigen Kultivierungsbetrieben keine Fälle gemeldet wurden.

Literatur:

APTED J.: Cont.Derm. **18**, 126 (1988)
ARNOLD H. L.: Arch.Derm. **45**, 1037 (1942)
CANNON J. R. et al.: Tetrahedr.lett. No. 4, 325 (1970)
CANNON J. R. et al.: Aust.J.Chem. **24**, 1925 (1971)
CIRRIGOTTIS K. A. et al.: Aust.J.Chem. **27**, 345 (1974)
CLELAND J. B.: Med.J.Aust. **12**, 443 (1925) II
COSTIN R. & S.: Aust. Horticult. (1984), 16
GORDON D. N.: Aust. Plants 7, 303 (1974)
HAUSEN B. M.: Woods injurious to human health. W. de Gruyter, Berlin 1981
HOFFMAN T. E. et al.: J.AM.Acad.Derm. **13**, 778)1985)
LOTHIAN N.: Austral.J.Dermatol. **30**, 111 (1989)
MENZ J.: Aust.J.Derm. **26**, 74 (1985)
MENZ J.: Cont.Derm. **15**, 126 (1986)
STEIB T.: Topfpflanzenkulturen. E. Ulmer-Verlag, Stuttgart 1984, 6. Aufl.

Hedera helix L. subsp. helix

Gewöhnl. Efeu (Engl. Common ivy, Franz. Lièrre)

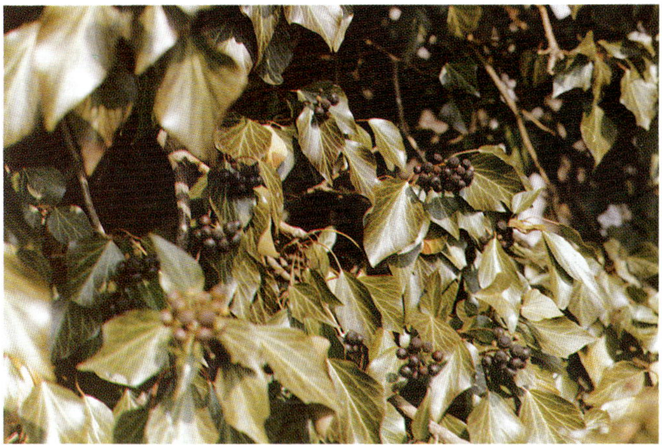

Abb. 85: Efeu

Botanische Information und Verwendung

Familie: Araliaceae

Herkunft und Verbreitung: Europa, Vorderasien, nach Amerika eingeführt. Im Gebirge bis 1200 m.

Verwendung: Als Zierpflanze kultiviert wie „Wilder Wein“, z.B. als Kletterpflanze an Hauswänden sowie als Topfpflanze. In der Medizin sind die Blätter offizinell (Folia Hederae). Efeublätterauszüge haben eine expektorierende, antiödematöse, antispasmodische und gefäßerweiternde Wirkung. In 15 Fertigpräparaten u.a. Gallenkapseln, Asthmamitteln, Grippetabletten) sind Efeuextrakte enthalten. In der Volksmedizin wird Gewöhnl. Efeu bei Keuchhusten, Bronchitiden und Ekzemerkrankungen eingesetzt. Aufgrund ihrer antibakteriellen und fungiziden Eigenschaften findet man Efeuextrakte auch in medizinischen Salben, Haarshampoos und Tinkturen (BALANSARD, BERNARDI, CIOACA) sowie in der Naturkosmetik. Eine beliebte efeuhaltige Massagecreme verspricht bei häufiger Anwendung die Beseitigung „unvorteilhafter Rundungen“ des weiblichen Körpers. Gewöhnl. Efeu zählt wegen seiner hautreizenden Wirkung auch zu den medizinisch verwendeten Rubefacientia. Nicht zuletzt werden dem Efeu tumorinhibierende Eigenschaften nachgesagt (EL-MERZABANI) Früher bediente man sich des Efeus sogar in der Technik und als Waschmittel (Saponingehalt).

Bemerkungen: In allen Pflanzenteilen finden sich Saponine vom Triterpentyp (z.B. Hederin, Hederasaponin B und C). Immer wieder wird über die angebliche Giftigkeit des Efeus berichtet. Besonders bei Kindern soll es zu Vergiftungen und Todesfällen nach Verzehr der Früchte gekommen sein. Zweifelsfreie Dokumentationen liegen aber nur zu einem einzigen Fall der Intoxikation vor (TURTON). Über nozizeptive Inhaltsstoffe berichten TANAKA et al. (1977).
Unter dem Gewöhnlichen Efeu versteht man im allgemeinen *Hedera Helix* L. subsp. *helix*. Zur selben Art gehört noch der Kanarische Efeu *H. helix* subsp. *canariensis* (Willd.) Coutinho, der bei uns als Topfpflanze ebenfalls beliebt ist. Eine dritte Unterart ist *H. helix* subsp. *poëtarum* Nyman. Als weitere Varietät des Kanarischen Efeus ist *H. canariensis* var. *variegata* bekannt.

▷

V–2

Hedera helix

Allergologische Information

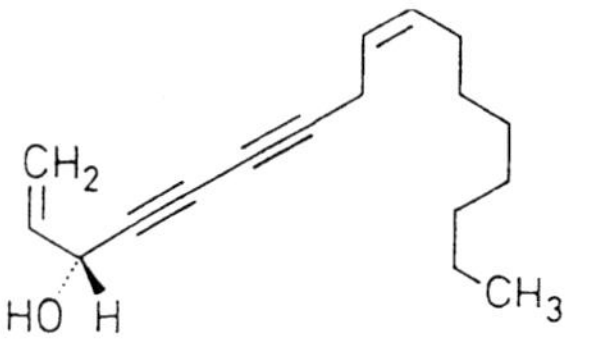

70 *Falcarinol (b)*
(Hauptallergen)

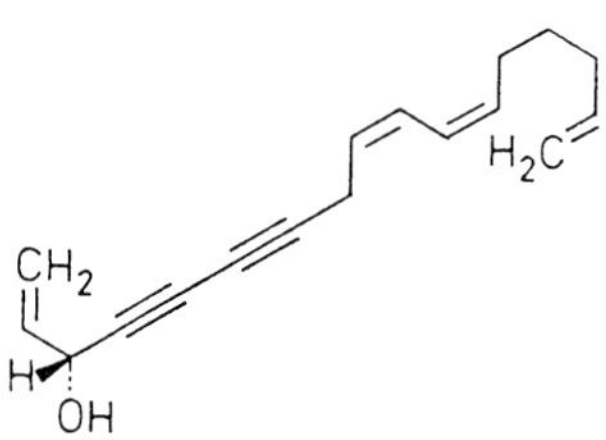

83 *Didehydrofalcarinol (b)*

Der Gewöhnliche Efeu enthält mindestens 2 Allergene, von denen Falcarinol (**70**) ätiologisch im Vordergrund steht. In den Unterarten und Varietäten läßt sich auch 11,12-Dehydrofalcarinol nachweisen (GAFNER 1988).

Sensibilisierungspotenz: Mittelstark
Die experimentelle Sensibilisierung ergab bei Anwendung zweier Methoden eine mittlere Reaktionsstärke von mR = 1,3 (OET, 0,3 %, FCAT, 0,3 – 1 %) (HAUSEN et al.). Die Irritationsgrenze liegt sehr niedrig.
Im human maximization test (HMT) konnten 10 von 20 Freiwilligen mit Falcarinol sensibilisiert werden (GAFNER 1988).

Häufigkeit: Gelegentlich
Das Schrifttum verzeichnet von 1899 (R.E.C.) bis 1995 mehr als 65 Fallbeschreibungen in 37 Publikationen (Übersicht bis 1987 bei HAUSEN et al.). Allerdings können nur die von BOYLE, DORSEY, HAMBLY, LEIGHEB, MITCHELL, ROED-PETERSEN, CALNAN, MASSMANIAN und GARCIA mitgeteilten Fälle als relevant angesehen werden, da es sich bei den Hautveränderungen mit hoher Wahrscheinlichkeit um allergische Kontaktdermatitiden gehandelt hat und Epikutantests durch ausreichende Kontrolluntersuchungen abgesichert wurden.

Testkonzentration: Der Allergengehalt unterliegt starken jahreszeitlichen Schwankungen.
Je nach Gehalt ergibt sich infolgedessen eine Irritationsgrenze zwischen 0,3 und 1 %. Ein Kurzetherextrakt sollte daher höchstens eine Konzentration von 1 % aufweisen und durch Kontrolluntersuchungen als subirritativ belegt sein. Didehydro- und Dehydrofalcarinol sind schwächer wirksam als Falcarinol. Falcarinol 0,03 % in Vaseline.
Didehydro- und Dehydrofalcarinol 0,1 – 1 % in Vaseline.

Kreuzreaktionen: Falcarinol ist in *Schefflera-*, *Fatsia-* und *Polyscias-*Arten aus der gleichen Familie (Araliaceae) sowie in Ginseng (*Panax ginseng* C. A. MEYER) und der Mohrrübe (*Daucus carota* L.) gefunden worden (BOLL, HANSEN et al., 1986). Die Selleriewurzel enthält zwischen 0,002 und 0,14 %, je nach *Fusarium*befall (GAFNER). Es ist daher falsch, von Kreuzreaktionen zu sprechen, wenn Personen mit einer Efeu-Allergie nach Kontakt mit einer der genannten Arten ein Rezidiv entwickeln.
Vermutlich bestehen Kreuzreaktionen mit anderen Polyacetylenen, die in der Familien der Korbblütler weit verbreitet sind. Experimentelle Untersuchungen liegen dafür aber ebensowenig vor wie stichhaltige Beobachtungen.

Bemerkungen: Efeu ist in erster Linie eine hautreizende Pflanze. Direkte Applikation der Blätter führt in der Mehrzahl der Fälle zu einer Irritation der Haut. Auch die auf der Vorseite erwähnte Massagecreme enthält das Hauptallergen des Efeus: Falcarinol. Durch Vergleich von synthetischem Razemat und dem durch katalytische Hydrierung von Falcarinol und Didehydrofalcarinol erhaltenen, optisch aktiven 3-Heptadecanol ließ sich zeigen, daß beide Verbindungen R-Konfiguration haben (BRUHN et al.). Das 1988 beschriebene dritte Kontaktallergen 11,12,-Dehydrofalcarinol (GAFNER) ist relativ instabil.

Literatur:

BALANSARD G. et al.: Planta med. **39**, 234 (1980) (fungizide Wirkung)
BERNARDI P. et al.: Bull.Soc.Pharm. (Marseille) **15**, 279 (1967) (fungizide W.)

Hedera helix

BOLL P. M. et al.: Phytochem. **26**, 2955 (1987)
BOYLE J. et al.: Cont.Derm. **12**, 111 (1985)
BRUHN G. et al.: Ztsch.Naturforsch. **42 b**, 1328 (1987)
CALNAN C. D.: Cont.Derm. **7**, 124 (1981) (1 Fall durch *H. canariensis* var. *variegata*)
CIOACA C.: Pharmazie **33**, 609 (1978) (antibakt. Wirkung)
DORSEY C. S.: Arch.Derm. **75**, 671 (1957) und Calif.Med. **90**, 155 (1959)
EL-MERZABANIM M. et al.: Plant med. **36**, 150 (1979) (Antitumor-Wirkung)
GAFNER F. et al.: Cont.Derm. **19**, 125 (1988)
GARCIA M. et al.: Cont.Derm. **33**, 133 (1995) (1 Fall)
HAMBLY E. M. et al.: Cont.Derm. **4**, 239 (1978)
HANSEN L. et al.: Cont.Derm. **14**, 91 (1986)
HANSEN L. et al.: Phytochem. **25**, 529 (1986)
HAUSEN B. M. et al.: Cont.Derm. **17**, 1 (1987)
LEIGHEB G. et al.: Cont.Derm. **13**, 15 (1982)
MASSMANIAN A. et al.: Cont.Derm. **18**, 247 (1988) (2 Fälle)
MITCHELL J. C.: Cont.Derm. **7**, 158 (1981)
R.E.C.: Gardener's Chronicle **25**, 305 (1899) (Erstbeschreibung)
ROED-PETERSEN J.: Cont.Derm. **1**, 57 (1975)
TANAKA S. et al.: Arzneimitt.forsch. **27**, 2039 (1977)
TURTON: Brit.med.J. (1925), 294

Helenium autumnale L.

Herbst-Sonnenbraut (Engl. False sunflower, Sneezeweed)

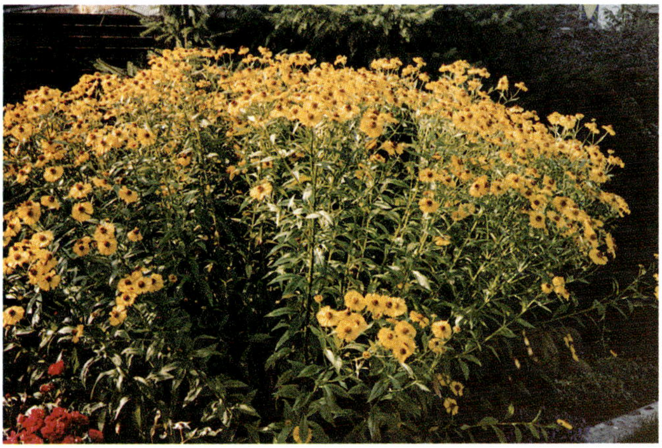

Abb. 86: Herbst-Sonnenbraut

Botanische Information und Verwendung

Familie: Asteraceae (= Compositae)

Herkunft und Verbreitung: Nordamerika, in vielen Ländern kultiviert.

Verwendung: Beliebte Zierpflanze in Gärten. Weitere Verwendungen nicht bekannt.

Allergologische Information

Die Herbst-Sonnenbraut enthält eine größere Zahl von Sesquiterpenlaktonen (ADAMS, LEE, MCPHAIL, SEAMAN), von denen die meisten als potentielle Kontaktallergene einzustufen sind, z.B. Florilenalin (**84**), Halshalin (**85**), Autumnolid (**86**) und Helenalin (**43**). Auch Isotenulin, Tenulin und Mexikanin haben bei Testuntersu- ▷

V–2

Helenium autumnale

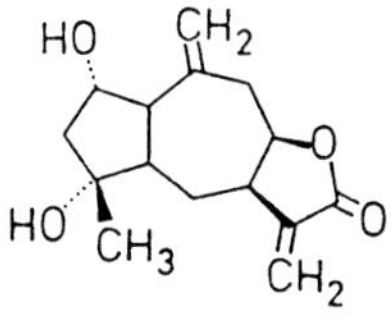

84 *Florilenalin (p)*

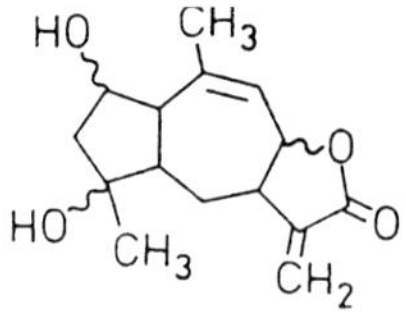

85 *Halshalin (p)*

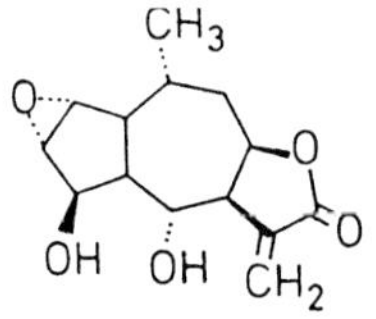

86 *Autumnolid (p)*

chungen an Kompositenallergikern positive Reaktionen ausgelöst, so daß man eine sensibilisierende Wirkung annehmen kann (EPSTEIN, MITCHELL 1970, BLEUMINK). Nur für Helenalin ist auch der *experimentelle* Beweis für seine allergie-induzierende Wirkung erbracht (→ Arnika).

Sensibilisierungspotenz: Mittelstark
Die experimentelle Sensibilisierung ergab eine mittlere Reaktionsstärke von mR = 1,9 (FCAT, 1 %, unveröff.)

Häufigkeit: Unbekannt
Das Schrifttum verzeichnet eine Reihe von Fallbeschreibungen. In nur wenigen Fällen wurde die verursachende Pflanze aber fachgerecht als *Helenium autumnale* identifiziert (MACKOFF, GRATER, BALYEAT, RINKEL).

Testkonzentration: Kurzetherextrakt 1 % in Vaseline.
Die Sesquiterpenlaktone 0,1 % in Vaseline.

Kreuzreaktionen: Es ist anhand der mitgeteilten Fälle nur schwer zu entscheiden, ob primär eine Sensibilisierung gegenüber der Herbst-Sonnenbraut vorlag, oder ob die positiven Testresultate mit den Blättern der Pflanze als Kreuzreaktionen bei bestehender Kompositenallergie zu interpretieren sind (MITCHELL 1975, HOWELL 1971, LONKAR). Mit Sicherheit kann man letzteres nur bei den von HJORTH, STORRS und CALNAN beschriebenen Fällen sagen. CALNAN erhielt darüber hinaus eine zweifach positive Reaktion auf Alantolakton (**89**), das nachweislich **nicht** in *Helenium autumnale* vorkommt.

Bemerkungen: Die nah verwandte Art *Helenium amarum* (Rafin.) H. Rock (= *H. tenuifolium* Nutt.), die nicht bei uns kultiviert wird, zeigte bei der experimentellen Sensibilisierung eine mittlere Reaktionsstärke von mR = 1,6 (ZELLER et al.).
Auch *Helenium microcephalum* DC ist als allergie-induzierende Art bekannt (HOWELL 1946, RINKEL, BALYEAT).

Literatur:

ADAMS R. et al.: J.Am.Chem.Soc. **71**, 2546 (1949) (Helenalin)
BALYEAT R. M. et al.: Am.J.Med.Soc. **184**, 547 (1932)
BLEUMINK E. et al.: Cont.Derm. **1**, 81 (1976)
CALNAN C. D.: Cont.Derm. **4**, 115 (1978)
EPSTEIN W. L. et al.: Arch.Derm. **116**, 59 (1980)
GRATER W. C.: Ann. Allergy **35**, 159 (1975)
HJORTH N. et al.: Brit.J.Derm. **95**, 613 (1976)
HOWELL J. B.: Arch.Derm. **53**, 265 (1946)
HOWELL J. B.: Cont.Derm. **4**, 365 (1978)
LEE K. H. et al.: Tetrahedron lett. No 26, 2287 (1974) (Florilenalin)
LONKAR A. et al.: Trans.St.John's Hosp. Derm.Soc. **60**, 43 (1974)
MACKOFF S. et al.: Minn.Med. **34**, 1169 (1951)
MCPHAIL A. T. et al.: Tetrahedron lett. No 14, 1229 (1975)
MITCHELL J. C. et al.: J.invest.Derm. **54**, 233 (1970)
MITCHELL J. C.: Int.J.Derm. **14**, 301 (1975)
RINKEL H. J.: zit.in: BALYEAT (siehe oben)
SEAMAN F. C.: Bot.Rev. **48**, 121 (1982) (STL)
STORRS F. J. et al.: Cutis **18**, 681 (1976)
ZELLER W. et al.: Arch.Derm.Res. **277**, 28 (1985)

Helianthus annuus L.

Große Sonnenblume (Engl. Sunflower)

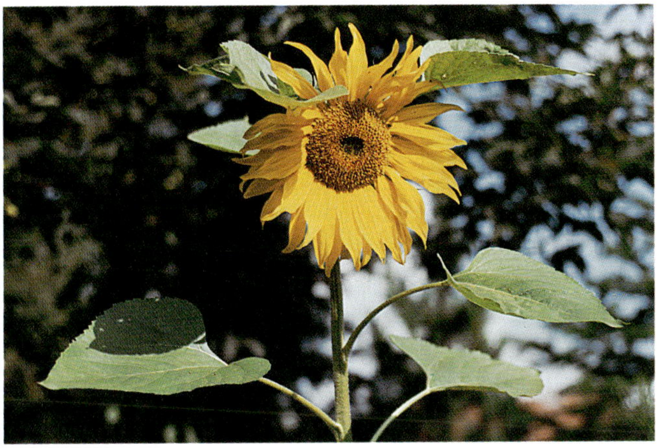

Abb. 87: Sonnenblume

Botanische Information und Verwendung

Familie: Asteraceae (= Compositae)

Herkunft und Verbreitung: Nordamerika bis Mexiko, auf der ganzen Welt kultiviert.

Verwendung:
a) Als Zierpflanze in vielen Gärten, auch verwildert.
b) Als Nahrungsmittel. Sowohl die Sonnenblumensamen (nach Entfernung der Fruchtschale) als auch das Öl daraus (z.B. Sonnenblumenöl zum Braten oder als Margarine) werden als Nahrungsmittel verwendet. Auch als Tierfutter. Die pharmazeutische Stoffliste verzeichnet ein Präparat mit Sonnenblumenblüten und neun, in denen Sonnenblumenöl enthalten ist.
c) In der Medizin dienen die Blüten (Flores Helianthi) in Tees und Tropfen, zusammen mit anderen Pflanzen, bei der Behandlung von varikösen Symptomen und als Spasmolytikum. Bestandteile der reifen Früchte sind auch in einer Psoriasis-Salbe enthalten.

Bemerkungen: Bereits im 16. Jahrhundert führte man die Große Sonnenblume aus Amerika ein. Sie wurde zunächst nur als Zierpflanze kultiviert, bis man im letzten Jahrhundert ihren kommerziellen Wert als Öllieferant entdeckte. Besonders in den Balkanländern und der UdSSR werden die Kerne gern gekaut.
Die in den Sonnenblumenblättern und -samen nachgewiesenen Sesquiterpenlaktone besitzen eine beträchtliche antibakterielle, fungizide und zytotoxische Wirkung (SPRING 1981, 1985). Die Akkumulation der STL in den Sonnenblumenkernen ist stark lichtabhängig (SPRING 1986 a). Gegenüber Kartoffelkäfern und ihren Larven zeigen die STL eine bemerkenswerte Hemmwirkung der Fraßaktivität (KLEMT).
Über die Verteilung und Konzentration der STL in den Blättern und Trichomen der Sonnenblume siehe das einleitende Kapitel sowie die → Abbildungen 25 und 26.

Allergologische Information

Je nach Provenienz sind in der Großen Sonnenblume bis zu 7 verschiedene STL anzutreffen. Die bei uns angepflanzten enthalten vorwiegend Niveusin C und 15-Hydroxy-3-dehydrodesoxy-fruticin (88) (SPRING et al.).

▷

Helianthus annuus

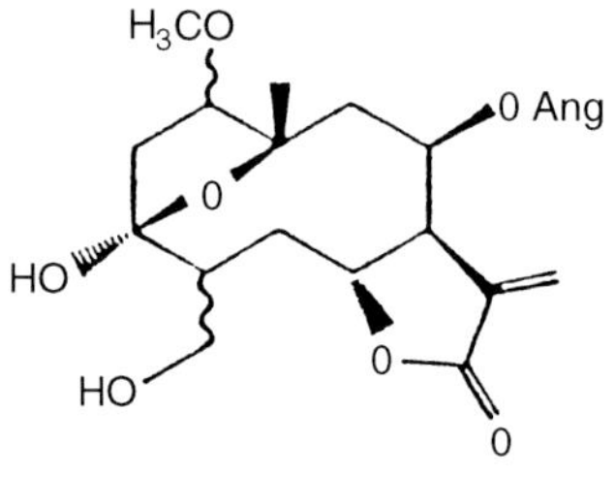

87 *1-O-Methyl-4,5-dihydroniveusin A (hemiketal form)*

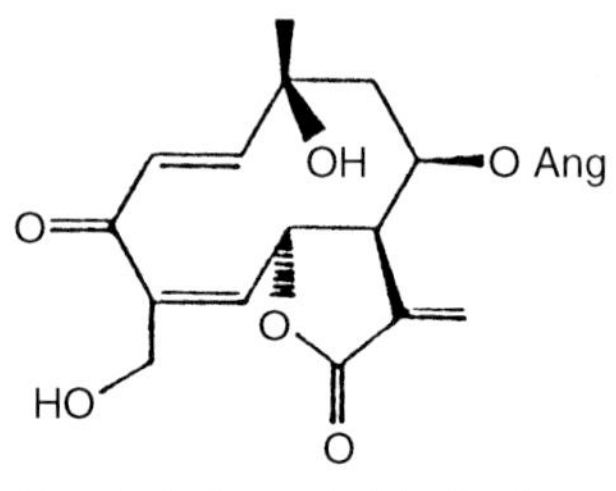

88 *15-Hydroxy-3-dehydrodesoxyfruticin*

Einige der STL sind inzwischen aus den Blasenhärchen isoliert und als stark wirksame Kontaktallergene erkannt worden (Spring et al., Hausen u. Spring). (87, 88)

Sensibilisierungspotenz: Mittelstark
Die experimentelle Sensibilisierung mit dem Gesamtextrakt ergab eine mittlere Reaktionsstärke von mR = 1,7. Die STL 87 und 88 ergaben eine mR > 2 (Hausen u. Spring).

Häufigkeit: Gelegentlich
Allergische Kontaktdermatitiden bei der Ernte (Machet) und dem Entschalen der Kerne sind vor allem aus Ungarn mitgeteilt worden (Raynay, Szegö). Doch auch in der älteren Literatur finden sich bereits einige wichtige Hinweise auf durch Sonnenblumen hervorgerufene Kontaktdermatitiden (Dreyer, Lehmann, Oppenheim, Nestler 1908 und 1929, Kren, Cramer, Noussitou). Szegö beziffert die Häufigkeitsquote bei dem in der Landwirtschaft Ungarns tätigen Personal auf 4,3 % (350 untersuchte Patienten).

Testkonzentration: Kurzetherextrakt 2,5 % in Vaseline.
Die STL 0,1 bis 1 % in Vaseline.

Kreuzreaktionen: Bei Kompositenallergikern, bevorzugt jedoch bei Individuen mit einer Chrysanthemenallergie, sieht man sehr häufig auch eine Reaktion auf Sonnenblumenextrakte (eig. Beob.). Experimentell wurden Kreuzreaktionen im Sonnenblumen-sensitiven Organismus auf Chrysanthemen, Margerite, Geruchlose Kamille, Arnika (Machet) und Herbst-Löwenzahn gesehen (unveröff.).

Bemerkungen: In texanischen Sonnenblumenkultivaren von *Helianthus annuus* sind nicht die oben aufgeführten STL, sondern 4,5-Didehydroniveusin A, Niveusin B sowie Argophyllin A und B nachzuweisen. Auch diese zeigen eine vergleichbare biologische Wirkung (Melek). Die experimentelle Sensibilisierung mit einem Kurzetherextrakt aus *Helianthus maximiliani* Schrader (OET, 10 %) ergab eine mR = 1,95 (unveröff.). Zwei aus dieser amerikanischen Art von Gershenzon isolierte STL (Heliangolide) bestätigten sich als verantwortliche Sensibilisatoren (unveröff.) (Herz, Gershenzon). Eine noch höhere Sensibilisierungspotenz fanden Zeller et al. bei der amerikanischen Art *Helianthus debilis* Nutt. (mR > 2) (Dwarf sunflower, Beach sunflower). Ursache sind sehr wahrscheinlich die kürzlich isolierten und identifizierten Furanoheliangolide (Spring 1986 b). Zu Isolierung, Strukturaufklärung und chemotaxonomischen Zusammenhängen sei auf die weiteren grundlegenden Arbeiten von Spring 1982–1989 verwiesen.

Literatur:

Cramer H. J. et al.: Berufsderm. 9, 135 (1961)
Dreyer: Derm.Zbl. 9, 135 (1906) und Münch. med.Wschr. 53, 943 (1906) (Erstbeschreibung)
Gershenzon J. et al.: Phytochem. 23, 1959 (1984) (STL)
Hausen B. M., Spring O.: Cont.Derm. 20, 326 (1989)
Herz W. et al.: Phytochem. 20, 93 (1981) (STL)
Klemt V.: Diplomarbeit, Univ. Tübingen (Biologie), 1986

Helianthus annuus

KREN O.: Arch.f.Dermatologie **149**, 96 (1925)
LEHMANN K. B.: in: RUBNER M.: Handbuch der Hygiene, S. Hirzel-Verlag, Leipzig 1919
MACHET L. et al.: Cont.Derm. **28**, 184 (1993)
MELEK F. R. et al.: Phytochem. **24**, 1537 (1985) (STL)
NESTLER A.: Lotos **56**, 184 (1908)
NESTLER A.: Die Umschau **33**, 611 (1929)
NOUSSITOU F. M. et al.: Prensa med.Argent. (1951), 1052
OPPENHEIM M.: Wien.klin.Wschr. **27**, 63 (1914)
RAVNAY T. et al.: Börg.Szemle **9**, 50 (1955)
SPRING O. et al.: Phytochem. **20**, 1883 (1981) (STL)
SPRING O. et al.: Phytochem. **21**, 2551 (1982)
SPRING O. et al.: J.Plant.Physiol. **120**, 321 (1985) (STL in Samen)
SPRING O. et al.: Z.Naturforsch. **41 C**, 695 (1986) (STL in *H.debilis*)
SPRING O. et al.: J.Plant.Physiol. **123**, 79 (1986) (light-induced accumulation)
SPRING O. et al.: J.Plant Physiol. **130**, 433 und 441 (1987)
SPRING O. et al.: Phytochem. **28**, 745 (1989)
SPRING O. et al.: Biochem.Syst.Ecol. **17**, 519 (1989)
SZEGÖ L.: Acta med.Hung. **21**, 19 (1965)
ZELLER W. et al.: Arch.Derm.Res. **277**, 28 (1985)

Hydrangea spp.

Hortensie (Engl. Hydrangea)

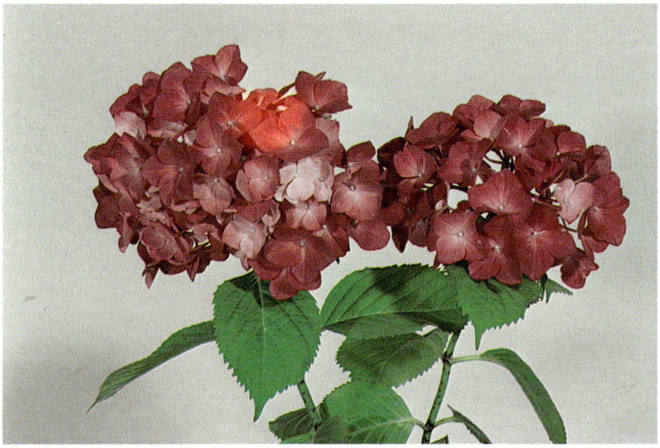

Abb. 88: Hortensie, rot

Botanische Information und Verwendung

Familie: Hydrangeaceae (auch zu den Saxifragaceae gestellt)

Herkunft und Verbreitung: Etwa 23 Arten sind in der Gattung der *Hydrangea* bekannt. Ihr Verbreitungsgebiet liegt zwischen dem Himalaya und Japan sowie in Nordamerika, Zentralamerika bis Chile. Um 1790 aus Japan nach Europa eingeführt.

Verwendung: Als Zier- (Topf-) und Gartenpflanze.

▷

V–2

Hydrangea

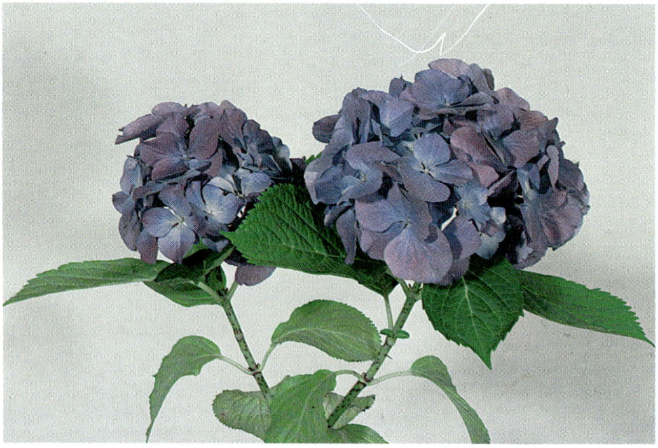

Abb. 89: Hortensie, blau

GRIEVE gibt an, daß die Wurzelextrakte in der Volksmedizin zur Behandlung von Gallensteinen eingesetzt werden. Es können zwar keine großen Steine damit entfernt werden, jedoch sei der Abbau kleinerer Ablagerungen und eine Schmerzlinderung durchaus zu erreichen. In geringem Umfang wird die Hortensienwurzel für den gleichen Zweck auch in der Homöopathie verwendet.

Bemerkungen: Die meisten der bei uns kultivierten Garten-Hortensien stammen von *Hydrangea macrophylla* (Thunb.) Seringe subsp. *macrophylla* ab. Auch *H. macrophylla* subsp. *serrata* (Thunb.) Mak. und *H. arborescens* L. subsp. *arborescens* (Virginischer Wasser- oder Pfeifenstrauch) werden häufig in Kultur gehalten. Die Blütenfarben der Hortensien sind stark vom pH-Wert des Bodens abhängig und können züchterisch entsprechend beeinflußt werden. Für die Blaufärbung *(→ Abb. 89)* sind blaue Komplexe aus Anthocyan, Aluminium und 4-Kaffeoylchinonsäure verantwortlich (TAKEDA et al.).

Allergologische Information

Bei der dünnschichtchromatographischen Aufarbeitung des Kurzetherextrakts erhält man mehrere Isokumarinderivate, unter denen Hydrangenol (**33**) eindeutig das Hauptallergen darstellt (HAUSEN et al., SCHMALLE et al.).

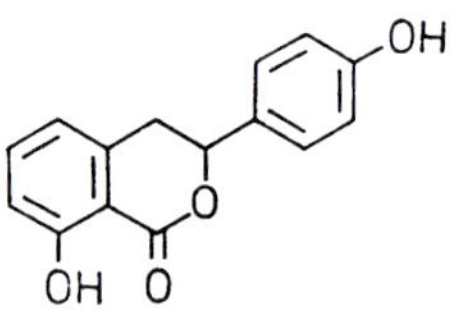

33 *(3,4-Dihydro-8-hydroxy-3-(4-hydroxyphenol)isokumarin)*

Sensibilisierungspotenz: Stark
Die experimentelle Sensibilisierung mit reinem Hydrangenol ergab eine mittlere Reaktionsstärke von mR = 2,4 (mod. FCA, 1 %, HAUSEN 1991)

Häufigkeit: Selten
Insgesamt zählt die Literatur inzwischen mehr als 10 Fallbeschreibungen einer allergischen Kontaktdermatitis (APTED, BROERS, BRUYNZEEL, BURRY, HAUSEN, MEIJER, KULIGOWSKI et al.). In allen Fällen hatte ein sehr langer, meistens berufsbedingter Umgang mit den Hortensien bestanden. Auch bei der eigenen Beobachtung handelte es sich um eine Floristin, die über 10 Jahre beschäftigt war. Die nach 1990 durchgeführten Epikutantests wurden mit dem von uns isolierten Hydrangenol vorgenommen.

Hydrangea

Testkonzentration: Hortensienblatt direkt. Kurzetherextrakt 10 % in Vaseline. Hydrangenol 1 % in Vaseline.

Kreuzreaktionen: Kreuzreaktionen sind bisher nicht beschrieben; möglicherweise wurden auch keine Testuntersuchungen mit anderen Arten bei Hortensienallergikern durchgeführt.

Bemerkungen: Die Wurzel der Hortensien enthält eine cyanogene, glykosidische Verbindung (Hydrangin). Auch Hydrangenol liegt in der Pflanze als Glykosid vor (IBRAHIM 1960, 1962), kann aber dennoch mittels Kurzetherextrakt innerhalb von 90 Sekunden als Aglykon gewonnen werden. Ausbeute: bis über 3 % (HAUSEN 1991). HASHIMOTO et al. isolierten 1987 drei weitere Dihydroisokumarine, die sie als Macrophylloside A, B und C bzeichneten.
Werden Hortensienblätter dem Salat beigegeben, so kann es zu Gastroenteritis und Erbrechen kommen. Auch der Virginische Wasserstrauch (*H. arborescens*) wird beschuldigt, Hautreizungen zu verursachen (LEWIN).

Literatur:

APTED J. H.: Arch.Derm. **108**, 427 (1973) (2 Fallbeobachtungen)

BROERS J. H. in : OPPENHEIM, RILLE & ULLMANN: Die Schädigungen der Haut durch Beruf und gewerbliche Arbeit. L.Voss, Leipzig 1926, Bd. 2, S. 548 (1 Fall)

BRUYNZEEL D. P.: Cont.Derm. **14**, 128 (1986) und **16**, 181 (1987)

BRUYNZEEL D. P.: Cont.Derm. **24**, 78 (1991) (1 Fall)

BURRY J. N. et al.: Med.J.Aust. (1973) II, 681 (1 Fall)

GRIEVE M.: A modern herbal. Dover Publ. Inc., New York 1971

HASHIMOTO Y. et al.: Phytochem. **26**, 3323 (1987)

HAUSEN B. M. et al.: Akt.Derm. **8**, 141 (1982) (1 Fall)

HAUSEN B. M.: Cont.Derm. **24**, 233 (1991) (Isolierung von 200 mg Hydrangenol aus 38 Pflanzen; exper. Sensib.)

IBRAHIM R. K. et al.: Can.J.Biochem. Physiol. **38**, 627 (1960) und **40**, 449 (1962)

KULIGOWSKI M. et al.: Cont.Derm. **26**, 269 (1992) (1 Fall)

LEWIN L.: Gifte im Holzgewerbe. G. STILKE, Berlin 1928

MEIJER P. et al.: Cont.Derm. **23**, 59 (1990) (2 Fälle)

SCHMALLE H. W. et al.: Acta Cryst. **B 38**, 2938 (1982) (Struktur u. Röntgenbeugungsanalyse)

TAKEDA K. et al.: Phytochem. **24**, 2251 (1985)

Inula helenium L.

Alant (Engl. Elecampane)

Botanische Information und Verwendung

Familie: Asteraceae (= Compositae)

Herkunft und Verbreitung: West- und Zentralasien, wohl auch Südeuropa. Von dort durch Anbau über ganz Europa verbreitet. Wird in Mitteleuropa, besonders in der Bundesrepublik, den Niederlanden, der Schweiz und der CSSR angebaut.

Verwendung: Der Alant zählt zu den ältesten bekannten Heilpflanzen, die wir kennen. Im Mittelalter galt der im Wein gelöste Alant als Universalheilmittel. Die Volksmedizin schätzt ihn nicht nur als Magen- und Hustenmittel, sondern auch zur Vertreibung böser Geister. Die Wurzeldroge Radix Helenii wurde und wird auch heute noch bei Keuchhusten, Bronchitis und anderen Erkrankungen der Atmungsorgane sowie als Wurmmittel und Stomachikum eingesetzt. Für die früher ebenfalls übliche äußerliche Anwendung bei Hautleiden finden sich in unseren Breiten heute keine Belege mehr. Jedoch werden Alantextrakte zur Behandlung von Ekzemen, Akne und zur Schönheitspflege in Büchern der Bio-Kosmetik heute wieder angepriesen. In der HNO-Medizin zum Auflösen von Zerumen (Ohrenschmalz)!
Die pharmazeutische Stoffliste verzeichnet zur Zeit noch ein Präparat (Stand 1996). Die Alant-Stärke Inulin, ein lineares Polyfructosan, wird zur Bereitung von Diabetikerbrot sowie zur Nierenfunktionsprüfung verwendet.

Bemerkungen: Neben Inulin, das die Pflanze auch als Viehfutter interessant macht, sind es vor allem die Sesquiterpenlaktone Alantolakton (**89**) und Isoalantolakton (**90**), denen die verschiedenen pharmakologischen Wirkungen zugeschrieben werden. Eine Übersicht findet sich bei Hahn et al. Die Kommission E (beim ehemaligen Bundesgesundheitsamt) hat sich bereits 1990 entschieden, die therapeutische Anwendung von Alantwurzelzubereitungen aufgrund der bekannten Risiken nicht zu befürworten (Anonym 1990).

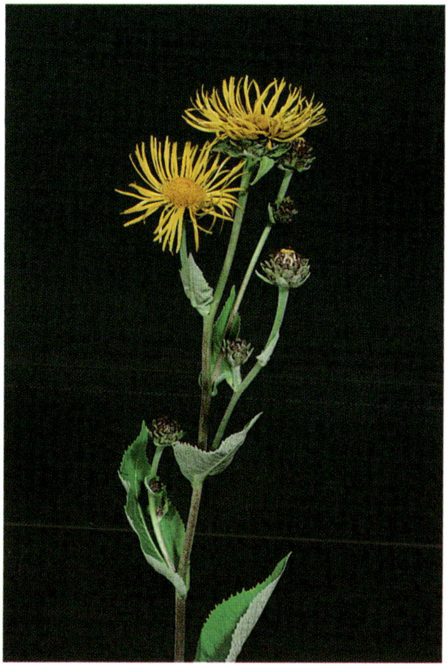

Abb. 90: Alant

Allergologische Information

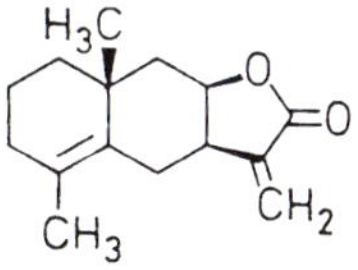

89 *Alantolakton*

Mindestens 17 verschiedene STL in den oberirdischen und 6 in den Wurzeln sind im Alant nachweisbar (Seaman, Bohlmann et al.). Als Kontaktallergene spielen vorwiegend Alantolakton (**89**) und Isoalantolakton (**90**) eine Rolle.

▷

V–2

Inula helenium

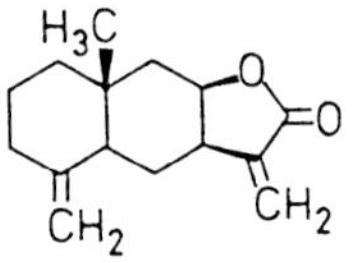

90 *Isoalantolakton*

Sensibilisierungspotenz: Stark
Die experimentelle Sensibilisierung ergab eine hohe Sensibilisierungspotenz. Wegen der niedrigen Irritationsschwelle konnte nur eine Sensibilisierungskonzentration von 0,3 % (des Kurzetherextrakts) eingesetzt werden (OET, unveröff.). Alantolakton ist ein starker Sensibilisator (STAMPF, HAUSEN 1992). Sensibilisierungsversuche unter Zuhilfenahme anderer Methoden, wie z.B. des FCAT, Draize-Test und Optimierungstests, bestätigten die hohe Sensibilisierungskapazität. Ein analoges Resultat lieferte die experimentelle Sensibilisierung mit dem STL-Gemisch Helenin. Bei intradermaler Applikation ist das Sensibilisierungsverhalten des Alantolaktons mit dem des Isoalantolaktons identisch. Erst bei der offen epikutanen Auftragung verschiebt sich dieses Verhältnis eindeutig zugunsten des Alantolaktons. Da Isoalantolakton leichter in Aceton löslich ist, kristallisiert es schnell auf der Haut aus, so daß geringere Mengen penetrieren als vom Alantolakton (STAMPF et al.). 23 von 25 Freiwilligen, die mit 4 % (!) Alantwurzelöl in Vaseline dem sog. 'human maximization test' unterzogen wurden, entwickelten schwere allergische Kontaktdermatitiden (OPDYKE 1976).

Häufigkeit: Gelegentlich
Trotz der stark sensibilisierenden Eigenschaften des Alants verzeichnet die Literatur nur eine relativ kleine Zahl von Fallbeschreibungen (HJORTH, LEWIN, GOURGEROT, PIYANIKOVA). Offensichtlich wird beim Anbau der Pflanze streng auf Vorsichtsmaßnahmen geachtet, so daß berufsbedingt kaum einmal eine Sensibilisierung auftritt (DASTYCHOVA). Die größte Gefahr, sich zu sensibilisieren, besteht bei der äußerlichen Behandlung von Dermatosen mit Alantextrakten, wie Beispiele aus der UdSSR zeigen (PIYANKOVA) und bei der Bio-Kosmetik (KIM, GILMATEO, PAZZAGLIA).

Testkonzentration: Kurzetherextrakt 0,1 % Vaseline.
Alantolakton 0,01 %–0,1 % Vaseline.
Isoalantolakton 0,1 % Vaseline.

Kreuzreaktionen: Alantolakton, bzw. das Helenin-Gemisch ist einige Jahre lang als Indikator für eine Kompositenallergie benutzt worden. In der Tat reagierten bis zu 50 % der gegenüber Korbblütlern allergischen Personen mit einem positiven Test im Sinne einer Kreuzreaktion (MITCHELL, CAMPOLMI) auf diese(s) Sesquiterpenlakton(e). Von der Testung des Helenins ist man aber wieder abgegangen, da nur die Hälfte der Kompositenallergiker erfaßt wurde, und gleichzeitig die Gefahr der aktiven Sensibilisierung besteht (HJORTH).
Im Experiment findet man Kreuzreaktionen auf Chrysanthemen, Sonnenblume und insbesondere auf den Nickenden Zweizahn (*Bidens cernua* L.) (unveröff.) (HAUSEN et al., SCHULZ et al.). Auch tierexperimentell lassen sich diese Kreuzreaktionen durch strukturchemische Untersuchungen untermauern (SCHAEFFER). Es ist eindeutig bewiesen, daß zwischen Sesquiterpenlaktonen und dem α-Methylen-γ-butyrolakton, bekannt als Tulipalin A (**19**), *keine* Kreuzreaktivitäten existieren (SCHLEWER et al.).

Bemerkungen: Das käufliche, aus dem Alant stammende Helenin ist keine Substanz, wie vielfach behauptet, sondern ein Gemisch aus Alantolakton, Isoalantolakton und Dihydroisoalantolakton. Die mittels Röntgenbeugungsanalyse bestimmte Konfiguration geben die beiden → Abbildungen 21 und 22 wieder (SCHMALLE). In den Wurzeln ist Alantolakton mit 0,7 %, Isoalantolakton sogar mit 2 % enthalten (BOHLMANN et al.).

Hinweis: Da die Grenze der Irritation sehr niedrig liegt – gewöhnlich zwischen 0,1 % und 1 % – ist von einer direkten Testung mit Pflanzenmaterial dringend abzuraten. Auch der auf weniger als 1 % herunterverdünnte Kurztetherextrakt kann gelegentlich eine stark irritative Testreaktion oder sogar eine aktive Sensibilisierung (ABERER, KANERVA) verursachen, wie in → Abb. 91 dokumentiert.

Inula helenium

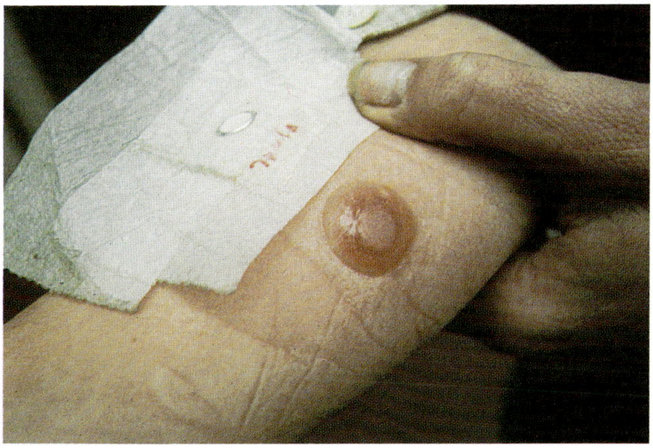

Abb. 91: Irritative Testreaktion auf Alant

Literatur:

ABERER W. et al.: Cont.Derm. **22**, 53 (1990)

ANONYM: Bundesanzeiger Nr. 85 vom 5.5.1988

BOHLMANN F. et al.: Phytochem. **17**, 1165 (1978) (STL)

CAMPOLMI P. et al.: Cont.Derm. **4**, 93 (1978)

DASTYCHOVA E.: Cesk.Dermatol. **66**, 50 (1991) (Handekzem beim Ernten)

GILMATEO M. P. et al.: Cont.Derm. **33**, 449 (1995) (1 Fall, Kräutermedizin)

GOUGEROT H. et al.: Bull.Soc.franc.Derm. **40**, 1702 (1933)

HAHN G. et al.: Notabene med. **13**, 201 (1983) (Übersicht)

HAUSEN B. M. et al.: Arch.Derm.Forsch. **255**, 111 (1976)

HAUSEN B. M.: in: Adverse effects of herbal drugs (de SMET et al.; Hrsg) Springer, Berlin 1992

HJORTH N.: Cont.Derm.Newslett. No 8, 175 und 180 (1970)

KANERVA L. et al.: Am.J.Cont.Derm. **5**, 30 (1994)

KIM S. C. et al.: Cont.Derm. **19**, 309 (1988) (1 Fall, Kräuter-„refreshener")

LEWIN L.: Die Nebenwirkungen der Arzneimittel. A. Hirschwald-Verlag, Berlin, 1899, 3. Auflage (Erstbeschreibung)

MITCHELL J. C. et al.: J.invest.Derm. **54**, 233 (1970)

OPDYKE D. L. J.: Food Cosm.Toxicol. **14**, 307 (1976)

PAZZAGLIA M. et al.: Cont.Derm. **33**, 267 (1995) (1 Fall, Massagegel)

PIYANKOVA Z. P. et al.: Vestn.Derm.Venerol. (Moskau) (1975), 52 (Dezemberheft)

SCHAEFFER M. et al.: Cont.Derm. **22**, 32 (1990)

SCHLEWER G. et al.: J.med.Chem. **23**, 1031 (1980)

SCHMALLE H. W.: Acta Cryst. **C 42**, 705 (1986) (Röntgenbeugungsanalyse)

SCHULZ K. H. et al.: Arch.Derm.Forsch. **251**, 235 (1975)

SEAMAN F. C.: Bot.Rev. **48**, 121 (1982)

STAMPF J.-L. et al.: Cont.Derm. **8**, 16 (1982)

Iva xanthiifolia NUTT. (= Cyclachaena xanthifolia FRESEN)

Spitzenklettenive (Amer. (Burweed) marsh elder)

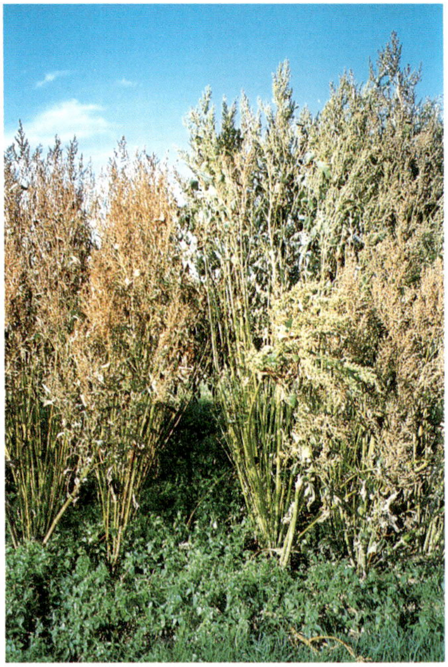

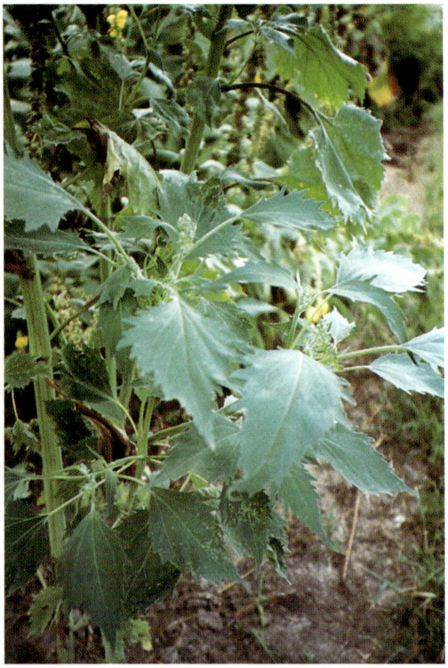

Abb. 92a u. b: Iva xanthiifolia (mit frdl. Gen. G. Horn)

Botanische Information und Verwendung

Familie: Asteraceae (= Compositae)

Herkunft und Verbreitung: *Iva xanthiifolia* ist eine amerikanische Kompositenart (Süden der USA, sowie Oregon, Idaho und Washington), die vor einigen Jahrzehnten nach Europa eingeschleppt wurde.
Um ihre Biomasse zu nutzen, wird diese Pflanze, die eine Höhe von 1,80 m erreichen kann, in den neuen Bundesländern sowie in der Slowakei kultiviert. Im Zuge eines Projektes zur technischen Verwendung von nachwachsenden Rohstoffen besteht das Bestreben, das Mark der Pflanze (und evtl. andere Teile) zur Herstellung von biogenen Dämmstoffen einzusetzen.

Allergologische Information

Bisher kennt man aus den oberirdischen Teilen die Sesquiterpenlaktone Ambrosin (**9**), Coronopilin (**91**) und Ivoxanthin (**92**) (NOVIKOV 1969, 1970; SAMEK 1970). Positive Testreaktionen auf jene Sesquiterpenlaktone, die auch in *Iva xanthiifolia* vorkommen, wurden von LONKAR, BLEUMINK auf Ambrosin, von PICMAN auf Coronopilin sowie von RODRIGUEZ und EPSTEIN auf Ambrosin und Coronopilin beschrieben.

Iva xanthiifolia

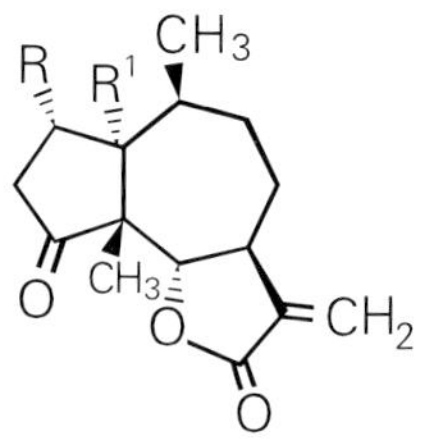

91 *Coronopilin, R=H, R_1=OH*
92 *Ivoxanthin, R=OH, R_1=H*

Sensibilisierungspotenz: Stark
Die experimentelle Sensibilisierung mittels Kurzetherextrakt ergab folgende Werte:
mR = 2,5 (10 % Auslösekonzentration)
mR = 1,9 (3 % Auslösekonzentration)
mR = 1,7 (1 % Auslösekonzentration)
In den Stengeln, Blättern, Wurzeln und Samen sowie im Mark verschiedener Herkünfte der Pflanze ließen sich bis zu vier verschiedene STL nachweisen. Mark und Wurzeln enthielten die höchsten Konzentrationen. Die in den Wurzeln gefundenen STL waren nicht mit denjenigen der oberirdischen Teile identisch, ihre Konzentration höher als die der anderen Sesquiterpenlaktone. Die höchsten Allergenkonzentrationen fanden sich in Exemplaren aus dem slowakischen Anbaugebiet (unveröff.).
Neben den drei Sesquiterpenlaktonen sind noch drei Polyine in *Iva xanth.* bekannt (BOHLMANN), denen ebenfalls eine sensibilisierende Wirkung zukommen könnte (z.B. Dehydrofalcarinol).

Häufigkeit: Bisher äußerst selten
In der Bundesrepublik liegen bisher nur Berichte über drei Fälle vor. Es handelt sich dabei um drei der 12 Mitarbeiter des oben genannten Dämmstoffprojektes. Die erworbene Sensibilisierung konnte in allen Fällen durch positiven Epikutantest mit einem 1 %igen Kurzetherextrakt (in Vas.) nachgewiesen werden (unveröff.).
Berichte über allergische Kontaktdermatitiden wurden in den USA und Kanada veröffentlicht. In mindestens 60 Fällen erhielt man einen positiven Epikutantest oder beobachtete eine Hautentzündung nach Kontakt mit der Pflanze (HUBER, BRUNSTING 1934, 1936, MACKOFF, TAN, GUIN, SHELMIRE).

Testkonzentrationen: Kurzetherextrakt 1 % in Vaseline.
Ambrosin, Coronopilin, Ivoxanthin jeweils 0,1 % in Vaseline.

Kreuzreaktionen: Wie bei allen Kompositen ist auch im vorliegenden Fall damit zu rechnen, daß bei erworbener Sensibilisierung gegenüber *Iva xanthiifolia* nach Kontakt mit anderen Arten dieser Familie – aber auch Lorbeeröl und *Magnolia*-Spezies – Rezidive ausgelöst werden. Tierexperimentelle Befunde liegen bereits vor (PICMAN).

Bemerkungen: Sollte es nicht gelingen, sesquiterpenlaktonfreie oder -arme Provenienzen der *Iva xanth.* für das oben genannte Projekt zur Herstellung von biogenen Dämmstoffen zu kultivieren, ist ein Risiko der Sensibilisierung beim Umgang mit der Biomasse beim Verwender nicht auszuschließen.

Literatur:

BLEUMINK E. et al.: Cont.Derm. **2**, 81 (1976)
BOHLMANN F. et al.: Chem.Ber. **95**, 1320 (1962)
BRUNSTING L. A. et al.: J.Am.Med.Assoc. **103**, 1285 (1934) (32 von 45 pos. im Test)
BRUNSTING L. A. et al.: J.Am.Med.Assoc. **106**, 1533 (1936) (13 von 18 pos. im Test)
EPSTEIN W. L. et al.: Arch.Derm. **116**, 59 (1980)
GUIN J. D. et al.: Cont.Derm. **18**, 240 (1988)
HUBER H. L. et al.: J.Allergy **3**, 578 (1932) (2 Fälle)
LONKAR A. et al.: Trans.St.John's Hosp.Derm. Soc. **60**, 43 (1974)
MACKOFF S. et al.: Minn.Med. **34**, 1169 (1951) (besonders häufig Reaktionen auf burweed marsh elder)
NOVIKOV V. I. et al.: Khim.Prir.Soedin **5**(5), 375 (1969)
NOVIKOV V. I. et al.: Khim.Prir.Soedin **5**, 487 (1969)
NOVIKOV V. I. et al.: Khim.Prir.Soedin **6**, 29 (1970)

▷

V–2

Iva xanthiifolia

PICMAN A. K. et al.: Cont.Derm. **8**, 294 (1982)
RODRIGUEZ E. et al.: Cont.Derm. **3**, 166 (1977)
SAMEK Z. et al.: Coll.Czech.Chem.Comm. **35**, 3818 (1970)
SHELMIRE B.: J.Am.Med.Assoc. **113**, 1085 (1939) (pos. Tests)
TAN K. S. et al.: Can.Med.Assoc.J. **98**, 252 (1968) (11 pos. Tests)

Jasminum grandiflorum L. (= Jasminum officinale f. grandiflorum (L.)Kobuski)

Großblütiger Jasmin, Spanischer Jasmin

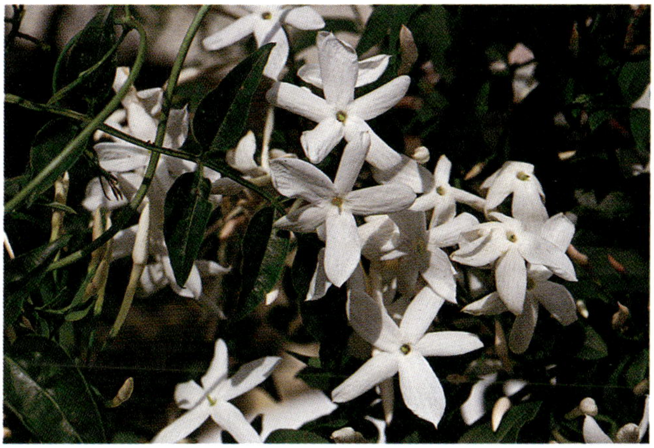

Abb. 93: Echter Jasmin (Großblütiger Jasmin) (mit freundl. Gen. K. Kormann)

Botanische Information und Verwendung

Familie: Oleaceae

Herkunft und Verbreitung: Heimat: Himalajagebiet, aber überall in den Mittelmeergebieten, besonders in Südfrankreich und Süditalien kultiviert. Vielfach auch auf wildwachsenden Jasmin aufgepfropft.

Verwendung: Flores Jasmini werden in erster Linie für die Gewinnung des Jasminöls verwendet, das in der Parfümerie, Kosmetik und Toilettenartikeln weiterverarbeitet wird. Gelegentlich auch als Duftnote in Teezubereitungen (Jasmintee). Hierzu dient vielfach auch *Jasminum odoratissimum* L. Die Blüten auch als Aphrodisiakum und Antispasmodikum (HAGER). Jasmin absolue, durch Enfleurage gewonnen, zählt zu den teuersten Parfümölen der Welt. Unter Enfleurage versteht man die Gewinnung des Blütenöls durch Einlegen der frisch gepflückten Blütenblätter auf mit tierischem Fett beschichteten Glasplatten. Der Blütenduft wird vom Fett absorbiert. Aus dem mit Duftstoffen gesättigten Fett (Pomade) gewinnt man die etherischen Öle durch Extraktion mit Alkohol. Bei der Weiterverarbeitung entstehen dann die für die Duftkomposition gebräuchlichen Essenzen mit der Bezeichnung Concrète und Absolue. Wird nur in exklusiven Parfüms und Seifen eingesetzt. In preiswerten Parfüms findet man ausschließlich synthetisches Jasminöl.

Bemerkungen: Hauptanbaugebiete für die Gewinnung von Jasmin absolue sind Ägypten, Marokko und Algerien. Die Verarbeitung erfolgt jedoch vorwiegend in Südfrankreich (Grasse). Zu den bekannten Bestandteilen des Jasminöls zählen Benzylacetat, Benzylbenzoat, Linalylacetat, Benzylalkohol, Geraniol, Nerol, α-Terpineol, D-Linalool, Eugenol, Jasmon (cis- und trans-Form) u.a. Den Hauptanteil mit 65 % macht das Benzylacetat aus. Als Verbindung mit der stärksten Duftexpression gilt ▷

V–2

Jasminum grandiflorum

(+)*epi*-Methyljasmonat (ACREE). Zwei der aus allergologischer Sicht interessantesten Verbindungen sind das *trans*-Jasmon (**93**) und Methyljasmonat.

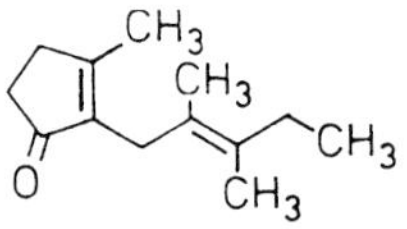

93 *trans-Jasmon*

Allergologische Information

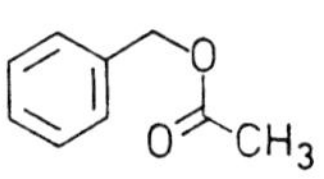

94 *Benzylacetat*

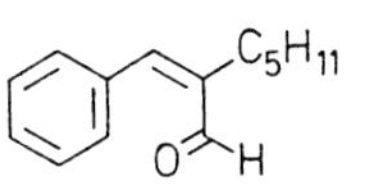

95 α-*Amylzimtaldehyd*

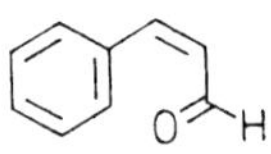

96 *Zimtaldehyd*

Die für eine Jasminöl-Allergie verantwortlichen Sensibilisatoren sind bis heute nicht bekannt. Benzylacetat (**94**), der Hauptbestandteil, steht in starkem Verdacht. Weitere Kandidaten sind α-Amylzimtaldehyd (**95**), der vor allem im synthetischen Jasminöl vorkommt, Zimtaldehyd (**96**) und andere oben genannte Verbindungen, wie Benzylalkohol, Geraniol, L-Terpineol und Eugenol. Da einige dieser Verbindungen auch in *Melaleuca alternifolia* vorkommen, reagieren auf Jasminöl allergische Patienten von vornherein auch auf Teebaumöl.

Sensibilisierungspotenz: Schwach
Tests an 25 Freiwilligen ('human maximization test') mit 3 % Jasmin absolue verliefen ebenso negativ wie mit Benzylacetat 8 % (OPDYKE 1973, 1976). Experimentelle Untersuchungen liegen noch nicht vor.

Häufigkeit: Selten
Nur in zwei Fällen hat der direkte Kontakt mit Jasmin zu einer Kontaktdermatitis geführt. Einmal war es das Tragen eines Blütenschmucks am Handgelenk (BEHL 1979), zum anderen das berufsmäßige Pflücken von Jasminblüten für die Extraktgewinnung (BEDI). Alle anderen Beobachtungen beruhen auf dem Kontakt mit Jasminöl in Parfüms und Kosmetika (SCHORR, LARSEN 1977, NAKAYAMA, SANTUCCI, MITCHELL). In der Mehrzahl der Fälle war nicht das echte Jasminöl, sondern das synthetisch hergestellte und die darin enthaltenen Verbindungen, vor allem der Zimtaldehyd, die Ursache (LARSEN, NOVAK, KLENIEWSKA, NAKAYAMA, EIERMANN).

Testkonzentration: Über die Testkonzentration finden sich widersprüchliche Angaben. Sie schwanken zwischen 1 % (SCHORR 1975) und 20 % (NAKAYAMA). Da die Zusammensetzung des Jasminöls abs. naturgemäß schwankt und der Allergengehalt nicht bekannt ist, sollte die Testkonzentration 1 %–2 % betragen.
Jasminöl, synth. 10 % Vaseline.
Benzylacetat 10 % Vaseline.
α-Amylzimtaldehyd 1 % in DEP oder Vaseline.
Zimtaldehyd 1 % in DEP oder Vaseline.

Kreuzreaktionen: Grundsätzliche ist die Feststellung zu treffen, daß beim Vorliegen einer Parfüm-Allergie immer damit gerechnet werden muß, daß der Betroffene auch auf viele andere Parfüms oder parfümhaltige Kosmetika und Toilettenartikel reagiert. Dies geschieht auch unabhängig davon, ob nun eine positive Testreaktion auf Jasmin oder auch andere Jasminbestandteile gefunden wurde (EIERMANN, LARSEN, NAKAYAMA).

Bemerkungen: STÜMPKE unternahm bereits 1932 den Versuch einer experimentellen Sensibilisierung mit Jasmin. Es stellte sich jedoch heraus, daß er die falsche Pflanze dafür verwendete: es handelte sich um *Philadelphus coronarius* L. (Falscher Jasmin, Pfeifenstrauch).

Jasminum grandiflorum

Die aus der Literatur ersichtliche Häufung von Reaktionen auf synthetisches Jasminöl lassen auf ein höheres Sensibilisierungspotential dieses Verbindungsgemisches schließen (Kleniewska). Benzylacetat riecht nach Birnen und Jasmin. Außer im Jasminöl, wo es bis zu 65 % Anteil haben kann, kommt es auch im Ylang-Ylang-Öl vor. Aus allergologischer Sicht kommt ihm keine große Bedeutung zu. Die Bestandteile des synth. Jasminöls Zimtaldehyd und α-Amylzimtaldehyd fallen hier wesentlich stärker ins Gewicht.

Literatur:

Acree T. E. et al.: J.Agric.Food Chem. **33**, 425 (1985)

Bedi B. M. S.: Indian J.Derm. **16**, 61 (1971)

Behl P. N. et al.: Skin-irritant and sensitizing plants found in India. S. Chand & Co, Ltd. New Dehli 1979

Eiermann H. J. et al.: J.Am.Acad.Derm. **6**, 909 (1982)

Kleniewska D. et al.: Przgl. Derm. **70**, 139 (1983)

Larsen W. G.: Arch.Derm. **113**, 623 (1977)

Mitchell D. M. et al.: Cont.Derm. **18**, 301 (1988) (1 Fall)

Nakayama H. et al.: Allergen controlled system (ACS). Kanehara Shuppan Co, Ltd, Tokyo 1974

Nakayama H. et al.: Int.J.Derm. **23**, 299 (1984) (1971–1980 viele Fälle, nur in Prozenten angegeben)

Novak M.: Csl. Derm. **49**, 375 (1974)

Opdyke D. L. J.: Food Cosm.Toxicol. **11**, 875 (1973)

Opdyke D. L. J.: Food Cosm.Toxicol. **14**, 331 (1976)

Santucci B. et al.: Cont.Derm. **16**, 93 (1987)

Schorr W. F.: Cont.Derm. **1**, 108 (1975)

Schorr W. F.: Cosm.Toil. **93**, 49 (1978)

Stümpke G.: Klin.Wschr. **11**, 58 (1932)

Krameria triandra Ruiz et Pavon

Ratanhia, Peru-Ratanhia (Engl. Rhatany root)

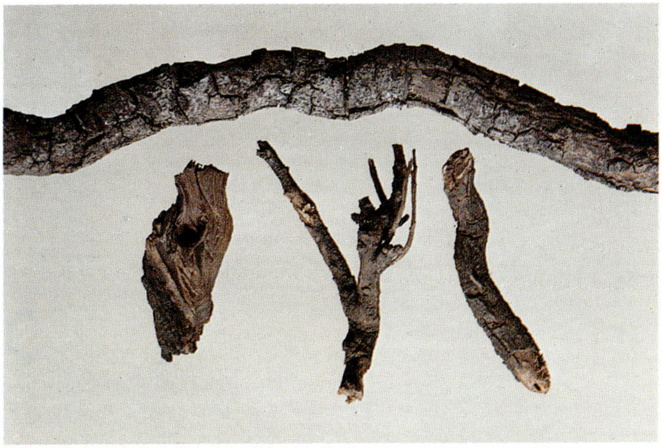

Abb. 94: Ratanhia-Wurzel

Botanische Information und Verwendung

Familie: Krameriaceae

Herkunft und Verbreitung: Peru, Bolivien (in den Anden bis 2500 m).

Verwendung: Offizinell ist die Ratanhia-Wurzel (Radix Ratanhiae) und die daraus gewonnene Ratanhia-Tinktur. Im Ursprungsland Peru seit uralten Zeiten als Heilmittel im Gebrauch, vornehmlich zur Erhaltung der Zähne. Aufgrund der adstringierenden Wirkung vor allem als Pinselung, Gurgelwasser, Mundspülung und Tinktur bei Schwellungen und Entzündungen der Schleimhäute (Gingivitis, Stomatitis). Ratanhia strafft die Rinde des Zahnfleisches, daher auch vorbeugend gegen Paradontose. Die innerliche Anwendung bei Diarrhoe, Menorrhagie und Ruhr ist heute nicht mehr gebräuchlich. Früher kamen Ratanhia-Extrakte auch in Zahnpasta, Hämorrhoidalpräparaten und Frostmitteln zur Anwendung; in der Dermatologie zur Behandlung von Dermatosen und Geschwüren (MIBELLI, OPPENHEIM). Auch die Homöopathie bediente sich ihrer.

Bemerkungen: Die aus der Wurzel gewonnene Ratanhia-Tinktur hat einen hohen Anteil an Catechin-Gerbstoffen (15–18 %). Durch Kondensation und Oxidation entstehen leicht rotgefärbte Phlobaphene, die dann wasserunlöslich und unwirksam sind. Aus der amerikanischen Pharmakopoe wurde die Ratanhia-Tinktur mittlerweile entfernt (MARTINDALE). Die pharmazeutische Stoffliste verzeichnet nur noch ein Präparat (Stand 1996). Wegen nicht belegter Wirksamkeit wurde die therapeutische Anwendung von der Komission E nicht befürwortet (Bundesanzeiger 1988). Auch die Wurzel von *Krameria argentea* Mart. ex Sprengel (Pará Ratanhia) wird in Südamerika für die gleichen Zwecke eingesetzt.
In der Heilmittellehre des vorigen Jahrhunders spielte die Ratanhia-Tinktur noch eine wesentliche Rolle, wie zahlreiche Arbeiten aus der damaligen Zeit beweisen. Eine ausführliche Übersicht über die Zusammensetzung und therapeutische Anwendung gibt OHMEYER in seiner 1893 erschienenen Dissertation.

▷

V–2

Krameria triandra

Allergologische Information

Allergene unbekannt.
Eigene, bisher unveröffentlichte Untersuchungen weisen darauf hin, daß es sich bei dem verantwortlichen Kontaktallergen um eine rote Verbindung handelt.

Sensibilisierungspotenz: Schwach bis mittelstark.
Die experimentelle Sensibilisierung ergab eine mittlere Reaktionsstärke von mR = 1,5 (GPMT, 10 %) (unveröff.). KLIGMAN sensibilisierte 22 Personen mit einer 25 %igen Konzentration des Extrakts bei Anwendung des „human maximization tests“ (Auslösungskonzentration: 10 %). GROLNICK gelang die willkürliche Sensibilisierung bei 32 von 37 Probanden durch einmalige Applikation eines Ratanhia-Extraktes, der 1 bis 7 Tage unter Okklusivbedingungen auf dem Oberarm belassen wurde. Mit der oralen Verabreichung von *Krameria*-Tinktur (1 Teelöffel pro Tag über 8 Wochen) konnte bei 8 von 11 Personen eine anschließend durchgeführte Sensibilisierung aber nicht unterbunden werden (GROLNICK 1951).

Häufigkeit: Selten
Der letzte Fallbericht liegt mehr als 45 Jahre zurück. Die Mehrzahl der Mitteilungen stammt aus den dreißiger Jahren (LEWITH, MUSGER, GROLNICK, RIEHL). Besonders GROLNICK hat sich ausführlich mit dem Sensibilisierungsvermögen der Ratanhiatinktur beschäftigt (1938 – 1951).

Testkonzentrationen: 5 % eines Ethanolextraktes der Wurzel.
10 % der offizinellen Ratanhia-Tinktur.

Kreuzreaktionen: Mitteilungen über beobachtete Kreuzreaktionen liegen nicht vor. HJORTH berichtet 1961 über 12 Personen mit einer Perubalsam-Allergie, die er mit einer 5 %igen Lösung des ethanolischen Wurzelextrakts testete. In einem Fall erhielt er eine zweifach positive Reaktion. Ob es sich dabei um eine Kreuzreaktion gehandelt hat, bleibt zweifelhaft.

Bemerkungen: Das Interesse an Ratanhia und seiner therapeutischen Wirkung hat nach dem 2. Weltkrieg stark nachgelassen. Experimentelle Untersuchungen findet man nur noch bis etwa 1950 in der Literatur (BRIESKORN, RINGER). Heute werden in einem modernen Krankenhaus (Größenordnung 3500 Mitarbeiter) noch etwa 5 kg der Wurzel pro Jahr extrahiert und als Tinktur verwendet.

Literatur:

BRIESKORN C. H.: Pharmazie **2**, 489 (1947) (Gerbstoffanalyse)
GROLNICK M.: JAMA **110**, 951 (1938) (Dermatitis durch Ratanhia-Salbe)
GROLNICK M.: J.invest.Derm. **1**, 179 (1938) (humane Sensibilisierungsversuche)
GROLNICK M.: J.Immunol. **41**, 127 (1941) (humane Sensibilisierungsversuche)
GROLNICK M.: J.Allergy **22**, 170 (1951) (Versuch der Hyposensibilisierung)
HJORTH N.: Acta derm.-venereol. **41**, Suppl. 46, 1–216 (1961)
KLIGMAN A. M.: J.invest.Derm. **47**, 393 (1967) („human maximization test“)
LEWITH R. et al.: Derm.Wschr. **90**, 477 (1930) (Fallbeschr.)
MARTINDALE (Ed.JEF Reynolds): The Extra Pharmacopoeia. 28. Auflage, Pharm.Press. London 1982
MIBELLI A.: Arch.ital.Derm. **4**, 281 (1929)
MUSGER A.: Wien.klin.Wschr. **46**, 974 (1933) (4 Fallbeschr.)
OHMEYER G.: Beiträge zur Kenntnis der chemischen Bestandteile der Ratanhiawurzel. Diss., Leipzig 1893
OPPENHEIM M.: Wien.klin.Wschr. **31**, 446 (1918)
RIEHL J.: Zbl.Haut u. Geschlkrkh. **44**, 504 (1933)
RINGER A.: Pharmazie **5**, 384 (1950)

Lactuca sativa L. und Varietäten

Lattich, Garten-Lattich, Salat, z.B. Kopf-, Eisberg-, Römischer-, Frisia-Salat
(Engl. Cabbage, Lettuce, Salad)

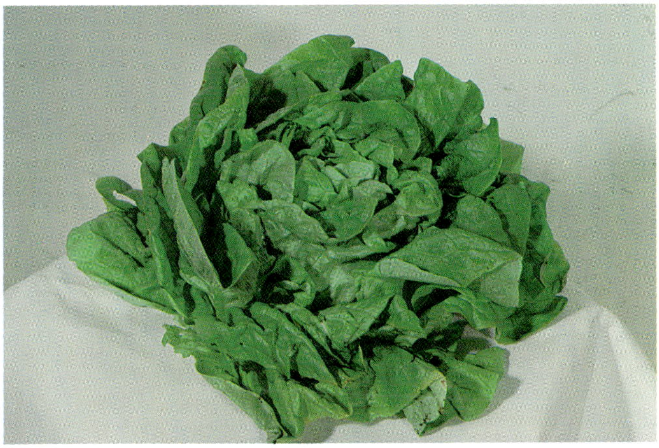

Abb. 95: Kopfsalat

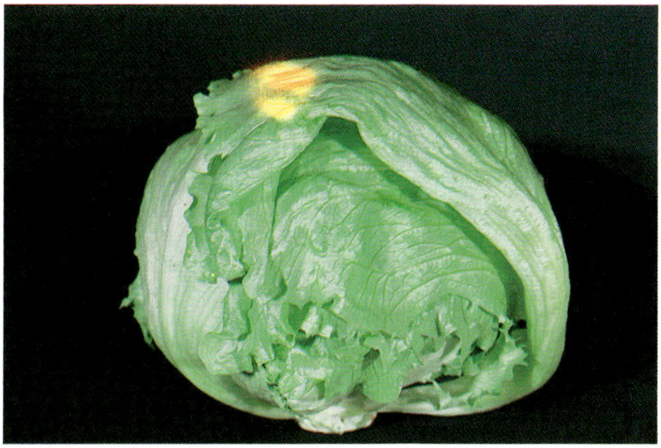

Abb. 96: Eisbergsalat

Botanische Information und Verwendung

Familie: Asteraceae (= Compositae)

Herkunft und Verbreitung: Vielleicht von *Lactuca serriola* L., dem Wilden Lattich, abstammend. Überall auf der Welt als Salat angebaut.

Verwendung: Vorwiegend als Nahrungsmittel, z.B. *Lactuca sativa* var. *capitata* L. = Kopfsalat, Eisbergsalat *(→ Abb. 95, 96)*, *Lactuca sativa* var. *longifolia* Lam. = Römischer Salat *(→ Abb. 97)*, *Lactuca sativa* var. *crispa* L. = Blatt-, Schnitt-, Pflücksalat.

▷

V–2

Lactuca sativa

Gelegentlich wird Salat als Gesichtsmaske in der Kosmetik empfohlen. Der eingedickte Saft (Milchsaft) war früher unter der Bezeichnung „Lactucyl" (Fa. Knoll AG) als Sedativum im Handel. Auch der Milchsaft der Wildart *Lactuca virosa* L. (Gift-Lattich) diente unter dem Namen „Lactucarium" lange Zeit als Sedativum. Während des Krieges setzte man den Saft als Ersatz für Codein in Hustenmitteln ein.

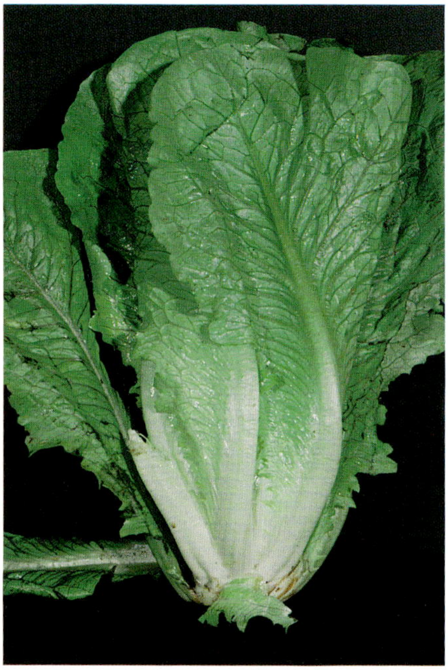

Abb. 97: Römischer Salat

Allergologische Information

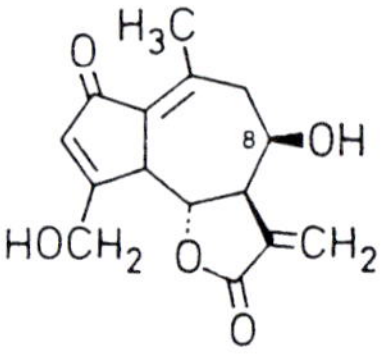

53 *Lactucin (b)*

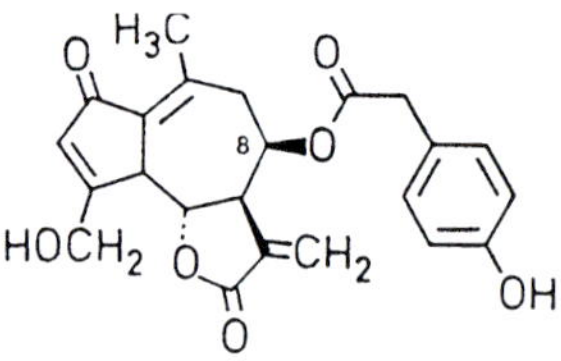

55 *Lactupicrin (b)*

Neben Lactucin (53) und Lactupicrin (55) als Hauptkomponenten finden sich im wildwachsenden Lattich noch drei weitere Sesquiterpenlaktone, von denen aber keines eine Methylengruppe im Laktonring besitzt (Zellner, Holzer, Mahmoud, Sarg).

Sensibilisierungspotenz: Schwach
Die experimentelle Sensibilisierung ergab eine mittlere Reaktionsstärke von mR = 0,5 für den Gesamtextrakt (GPMT, 10 %) (Zeller et al.). Die mittels FCAT untersuchten STL waren stärker wirksam: Lactucin, mR = ~1, Lactupicrin, mR = 1,25 (Hausen et al.).

Häufigkeit: Selten
Risikogruppen sind vorwiegend Personen, die sehr häufig – meist berufsbedingten – Umgang mit Salat haben, z.B. Köche und Küchenpersonal, „sandwichmaker" (z.B. in Dänemark), Hausfrauen und Gemüsehändler (Morris, Veien, Rinkel, Krook, Mitchell, Oliwiecki). Insgesamt liegen etwas mehr als ein Dutzend Fallbeschreibungen in der Literatur vor (Lapière, Friis et al., Krook, Helander, Vail, Rinkel). Die beiden schwach allergen wirksamen STL Lactucin und Lactupicrin scheinen die alleinige Ursache zu sein. Zur Kontakturtikaria liegen ebenfalls Fallbeobachtungen vor (siehe: Allergische Frühreaktionen).

Testkonzentrationen: Direkte Applikation der Blätter oder des Milchsaftes.
Kurzetherextrakt 10 % in Vaseline.
Lactucin und Lactupicrin 1 % in Vaseline.

Kreuzreaktionen: Die beobachteten Reaktionen auf den verwandten Chicorée- und Endivien-Salat (Vail et al., Fris et al.) können nicht als Kreuzreaktionen gewertet werden, da diese Ar-

Lactuca sativa

ten (*Cichorium intybus* und *Cichorium endivia*) die gleichen STL als allergene Inhaltsstoffe enthalten (→ Wegwarte). Im Experiment (ZELLER et al.) sowie bei der Epikutantestung von Kompositenallergikern erhält man gelegentlich positive Reaktionen auf Salatextrakte (OLIWIECKI und eigene Beobachtungen).

Die mittels Röntgenbeugungsanalyse erhaltene Konfiguration von Lactupicrin (HAUSEN et al. 1986) und Lactucin (RUBAN et al.) im Zusammenhang mit den experimentellen Befunden und den Testergebnissen an Salatallergikern lassen erkennen, daß Lactucin das stärker allergen wirksame Sesquiterpenlakton ist, auch wenn dies der oben angegebenen mR = 1,25 (Lactupicrin) zu widersprechen scheint. Die sterische Hinderung der Methylengruppe am Laktonring durch die in C (8) vorhandene Seitenkette (siehe oben) beim Lactupicrin muß als mögliche Ursache dafür angesehen werden. Auch die Tatsache, daß ihre leichte Abwaschbarkeit und der durch Einwirkung von Licht verursachte Abbau der STL schnell zu einem Verschwinden der Bitterstoffe aus der Peripherie führt, ist als Erklärung für die geringe Sensibilisierungspotenz des Salates anzuführen.

Literatur:

FRIIS B. et al.: Cont.Derm. **1**, 311 (1975)
HAUSEN et al.: Cont.Derm. **15**, 246 (1986)
HELANDER I.: Cont.Derm. **11**, 249 (1984)
HOLZER K. et al.: Monatsh.Chem. **84**, 901 (1953) (Lactupicrin)
KROOK G.: Cont.Derm. Newslett. No 13, 346 (1973) (1 Fall, Gärtner)
KROOK G.: Cont.Derm. **3**, 217 (1977)
LAPIÈRE S. et al.: Arch.belg.Derm.Syph. **12**, 10 (1956)
MAHMOUD Z. F. et al.: Phytochem. **25**, 747 (1986) (STL)
MITCHELL D. et al.: Cont.Derm. **20**, 398 (1989) (Lactucin ++, Lactucopicrin ø)
MORRIS G. E.: Indust.Med.Surg. **23**, 343 (1954)
OLIWIECKI S. et al.: Cont.Derm. **24**, 318 (1991) (2 Fälle, Kreuzreaktionen auf 8 andere Kompositen)
RINKEL H. J. et al.: JAMA **98**, 137 (1932)
RUBAN G. et al.: Acta Cryst. **B 34**, 1163 (1978) (Lactucin)
SARG M. et al.: Phytochem. **21**, 1163 (1982)
VAIL J. T. et al.: Cont.Derm.Newslett. No 14, 413 (1973)
VEIEN N. K. et al.: Dermatosen **31**, 84 (1983)
ZELLER W. et al.: Arch.Derm.Res. **277**, 28 (1985)
ZELLNER J. et al.: Monatsh. Chem. **47**, 681 (1926) (Bitterstoffe = STL)

Laurus nobilis L.

Echter Lorbeer, Lorbeerbaum (Engl. Roman oder Noble Laurel, Amerk. Sweet bay oder Bay leaf)

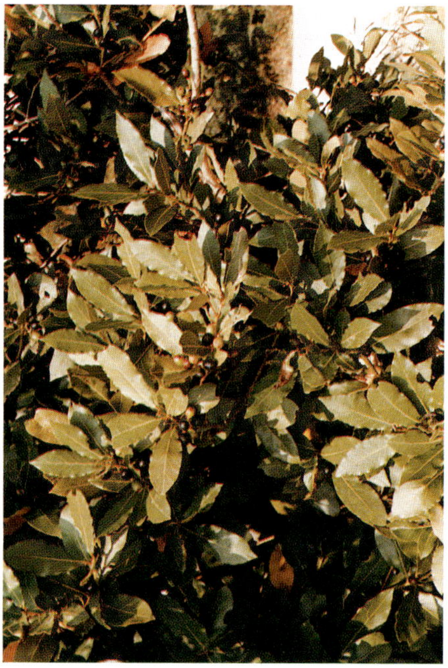

Abb. 98: Lorbeerblätter

Botanische Information und Verwendung

Familie: Lauraceae

Herkunft und Verbreitung: Mittelmeergebiet. In vielen warmen Ländern angepflanzt.

Verwendung:
1. Offizinell ist Lorbeeröl (Oleum Lauri). Bereits im Altertum bekannt und verwendet u.a. als „Lorbeerkranz" und als Seuchenmittel. Das aus der Steinfrucht gewonnen Öl (Oleum Lauri expressum) ist ein Gemisch aus fetten und etherischen Ölen von salbenartiger Konsistenz. Das Öl hat eine hyperämisierende Wirkung und wird daher bei Furunkeln, Abszessen (z.B. „grüne Zugsalbe"), rheumatischen Beschwerden und in der Tiermedizin zur Euterpflege eingesetzt. Gelegentlich auch als Magen-Darm-Mittel, vereinzelt als Antipsoriatikum sowie als Aromazusatz in Kräuterpackungen, Seifen und Zahnpasta. Die Früchte wirken eingenommen appetitanregend. Unter den Lorbeersalben, die bei uns nicht mehr auf dem Markt sind, erfreut sich in Österreich noch die Saliderm-Salbe® und in Frankreich die Vegebom-Salbe® recht großer Beliebtheit. Bis 1962 wurde Lorbeeröl als Appretur für Hut- und Stirnbänder verwendet. Im Zuge der gegenwärtigen Rückbesinnung auf die Natur wird Lorbeeröl als Rheumamittel und zur Behandlung von Geschwülsten wieder besonders angepriesen.
2. Das Lorbeerblatt dient zum Würzen von Soßen, Fleisch- und Fischgerichten und eingemachtem Gemüse.
3. Das Lorbeer-Blätteröl findet man auch als Gewürznote in einigen Parfümkompositionen, besonders in Herrennoten, die einen frischen, würzigen und leicht kampferartigen Duft von hoher Originalität abgeben sollen.
Früher auch in Seifen, Duftnoten, Cremes und Lotionen (OPDYKE).
4. Die pharmazeutische Stoffliste verzeichnet weiterhin das Lorbeer**frucht**öl als wirksamen Bestandteil in verschiedenen Salben, unter anderem zur Behandlung wunder Euter in der Tiermedizin (Stand 1996).
In Italien als Grundlage für einen Likör (Aperitif).

Allergologische Information

Insgesamt kennt man elf verschiedene STL im Lorbeer (STRACK), unter denen das allergen wirksame Dehydrocostuslakton (97) mit 65 % und das Costunolid (77) mit 35 % den größten Anteil im Öl haben. Eremanthin (98) und Laurenobio-

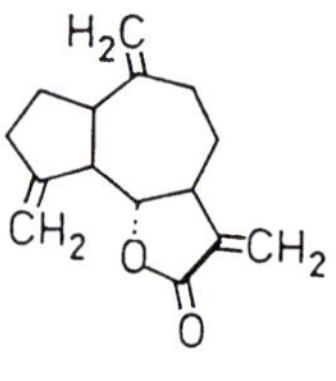

97 *Dehydrocostuslakton (p)*

Laurus nobilis

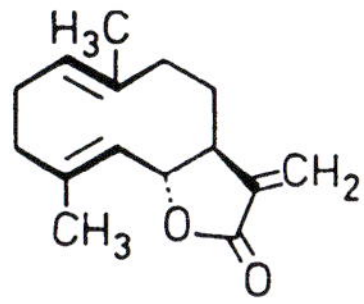

77 *Costunolid (b)*

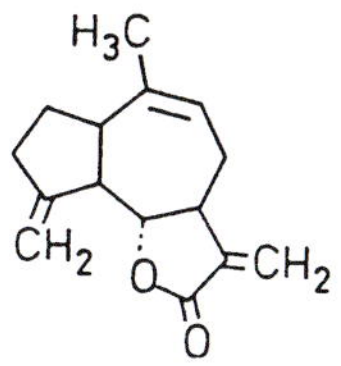

98 *Eremanthin (b)*

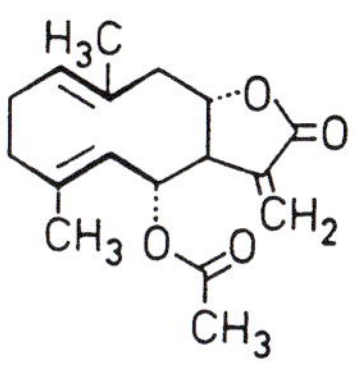

99 *Laurenobiolid (b)*

lid (99) spielen allergologisch ebenfalls eine Rolle. Letzteres ist nicht immer nachweisbar.

Sensibilisierungspotenz: Mittelstark
Die experimentelle Sensibilisierung mit Lorbeeröl ergab eine mittlere Reaktionsstärke von mR = 1,8 (FCAT, 1 %) (HAUSEN). CHEMINAT et al. konnten ebenfalls 2 x 8 Meerschweinchen mit dem Lorbeeröl sensibilisieren. OPDYKE erzielte trotz mehrfacher Versuche an seinen 25 Freiwilligen keine Sensibilisierung.

Häufigkeit: Gelegentlich
Bereits 1904 machte HOFFMANN darauf aufmerksam, daß Lorbeeröl Kontaktdermatitiden verursacht und deshalb nicht zur Linderung von rheumatischen Schmerzen eingesetzt werden sollte. Besonders häufig sah man eine Allergie, als das Lorbeeröl noch als Appretur für Hut- und Stirnbänder verwandt wurde (BONNEVIE). Zwischen 3,1 und 3,6 % an Hut- und Stirnbänder-Dermatitiden verzeichnete das dermatologische Krankengut noch vor 35 Jahren (BANDMANN, SCHULTHEISS). Seither ist Lorbeeröl aus den Standard-Epikutantestreihen eliminiert worden, da das Öl durch andere Glättungsmittel leicht zu ersetzen war. Auch bei Köchen ist eine Lorbeerblatt-Allergie bekannt (FUCHS, JIRASEK, SKACH). Der Genuß von Lorbeerblättern führte bei einigen Personen zu Cheilitiden und Stomatitiden (van den AKKER). Eine Übersicht der seit 1904 mitgeteilten Fälle ist der Arbeit von HAUSEN zu entnehmen. In einem eigenen Fall entwickelte sich eine schwere Kontaktdermatitis auf dem Oberschenkel *(→ Abb. 99)* mit späteren Streuungen auf den Unterbauch und

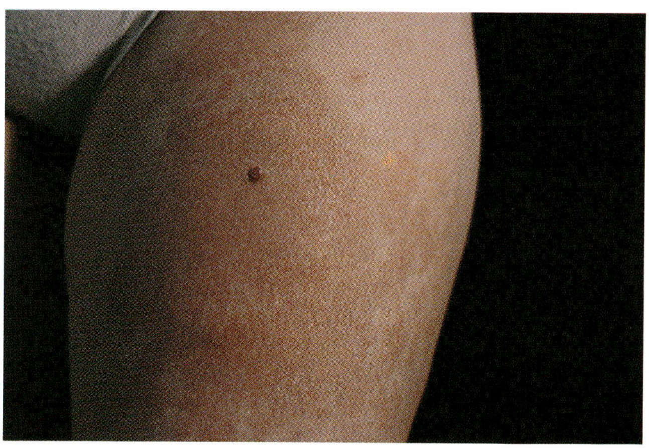

Abb. 99: Lorbeerallergie, Ekzematischer Herd am Oberschenkel

Laurus nobilis

andere Körperteile, nachdem Lorbeeröl zur Behandlung von Lipomen großflächig über 14 Tage auf den Oberschenkel aufgetragen worden war. Anlaß zu der Eigenbehandlung war ein Artikel über alte Hausmittel in einer Krankenkassenzeitschrift, der Lorbeeröl als „ideale Einreibung ... gegen Geschwüre, Geschwulste“ etc. anpries. Seit dem Erscheinen dieser Empfehlung wurden mindestens 20 weitere Kontaktsensibilisierungen durch Lorbeeröl in verschiedenen Orten der Bundesrepublik registriert.

Testkonzentrationen: Lorbeeröl 2 % in Vaseline.

Kreuzreaktionen: Nicht nur die Tatsache, daß eine Lorbeerallergie dem Betroffenen den Genuß verschiedener mit Lorbeer gewürzten Speisen verleidet, sondern mehr noch die experimentell und durch Epikutantests untermauerte Feststellung, daß ein Lorbeerallergiker auf eine Vielzahl von Arten aus anderen Familien, besonders aber aus der Familie der Kompositen Kreuzreaktionen zeigt (Zeller, Stampf, Foussereau, Hausen, Asakawa, Goncalo), berechtigt zu einer begründeten Warnung vor der Verwendung von Lorbeeröl in der Behandlung von Geschwüren, Geschwulsten, Lipomen, rheumatischen Beschwerden und evtl. in der Naturkosmetik. Die oben genannte, durch die Selbstbehandlung mit Lorbeeröl sensibilisierte Patientin, reagierte auf mehr als die Hälfte aller Extrakte und Sesquiterpenlaktone aus der Kompositenfamilie, obwohl sie mit den Arten nachweislich früher nie Kontakt gehabt hatte. Abb. 100 gibt eine Vorstellung von der Stärke der Kreuzreaktionen auf Parthenolid aus dem Mutterkraut und Alantolakton aus dem Alant. Rezidive wurden bei der Patientin auch durch Zäpfchen mit Kamillenöl ausgelöst. Umgekehrt beobachtet man regelmäßig Kreuzreaktionen auf Lorbeeröl bei Kompositenallergikern (Hausen 1990). In dieser Hinsicht ist Lorbeeröl noch wesentlich erfolgreicher als Indikator für eine Sesquiterpenlakton-Allergie als das früher verwendete Alantolakton (89) *(→ Alant)*.

Bemerkungen: Das Auftreten von Rezidiven aufgrund von Kreuzreaktivitäten ist am Beispiel der chemisch-allergologischen Beziehungen zwischen Lorbeer (aus der Familie der Lauraceae) und den verschiedenen Spezies aus den Kompositen besonders deutlich zu demonstrieren. Das Lorbeer-Hauptsesquiterpenlakton Costunolid (77) zählt zu den seit langem bekannten stark wirksamen Kontaktallergenen. Wir finden es als wichtige Komponente im „costus root oil“ wieder, das bis vor kurzem noch als Bestandteil vieler Parfümkompositionen eingesetzt wurde *(→ Saussurea lappa)*. Die oben erwähnte neuerliche Anpreisung von Lorbeeröl als Rheumabehandlungsmittel („auf Naturbasis“) läßt eine Wiederaufnahme von Lorbeeröl in die Standard-Epikutantestreihe berechtigt erscheinen.

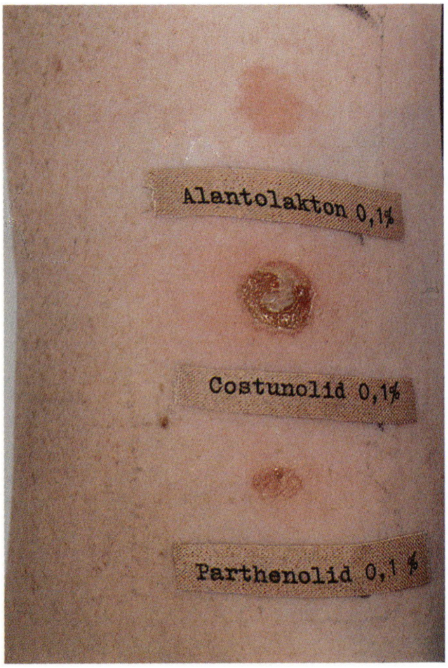

Abb. 100: Testreaktion auf Costunolid, Kreuzreaktionen auf Alantolakton und Parthenolid

Hinweis: Ein japanisches Patent aus dem Jahre 1978 beschreibt Extrakte aus *Camellia sp.* sowie Lorbeeröl als wirksame Bestandteile eines Deodorantpräparates (Kochi).

Laurus nobilis

Literatur:

van den AKKER, T. W. et al.: Cont.Derm. **27**, 267 (1990) (1 Fall durch Lorbeer als Gewürz)

ASAKAWA Y. et al.: Arch.Derm. **110**, 957 (1974)

BANDMANN H. J. et al.: Münch.med.Wschr. **102**, 680 (1960)

BONNEVIE P.: Ätiologie und Pathogenese der Ekzemkrankheiten. J.A. Barth, Leipzig, 1939 (Lorbeeröl als „Glättungsmittel")

CHEMINAT A. et al.: Arch.Derm.Res. **276**, 178 (1984)

FOUSSEREAU J.: Bull.Soc.franc.Derm. **70**, 698 (1963)

FOUSSEREAU J. et al.: Trans.St.John's Hosp. Derm.Soc. **53**, 141 und 147 (1967)

FOUSSEREAU J. et al.: Cont.Derm. **1**, 223 (1975)

FUCHS E.: Dtsche med.Wschr. **78**, 697 (1954)

GONCALO M. et al.: Cont.Derm. **24**, 40 (1991) (9 Fälle Kompositenallergie: Kreuzreaktionen auf Lorbeer u. *Frullania*)

HAUSEN B. M.: Dtsche med.Wschr **110**, 634 (1985)

HAUSEN B. M.: Akt.Derm. **18**, 96 (1990) (118 Kompositenallergiker, 48 pos. auf Lorbeeröl)

HOFFMANN E.: Münch.med.Wschr. **78**, 1966 (1904)

JELEN G. et al.: Acta derm.-venereol., Suppl. **85**, 91 (1979)

JIRASEK L. et al.: Csl.Derm. **37**, 18 (1962)

KOCHI J. et al.: jap.Patent No 78 66 434 vom 13.6.1978

OPDYKE D. L. J.: Food Cosm.Toxicol. **14**, 337 (1976)

SCHULTHEISS E.: Gummi und Ekzem. Editio Cantor, Aulendorf 1959 (Nr. 3)

SKACH M.: Oral Surg., Oral Med., Oral Path. **18**, 455 (1964)

STAMPF J. L. et al.: Brit.J.Derm. **99**, 163 (1978)

STARCK D. et al.: Ztschr.Naturforsch. **35 c**, 915 (1980)

Lavandula angustifolia Miller subsp. **angustifolia** (= **Lavandula officinalis** Chaix) (= **Lavandula vera** DC.)

Echter Lavendel

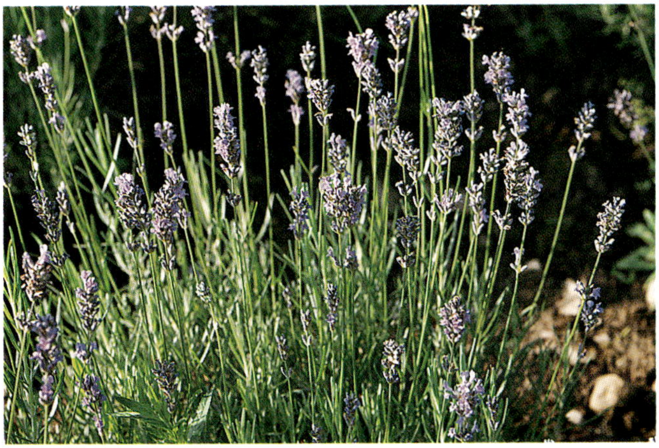

Abb. 101: Lavendel (mit freundl. Gen. H. Schrempp)

▷

V–2

Lavandula angustifolia

Botanische Information und Verwendung

Familie: Lamiaceae (= Labiatae)

Herkunft und Verbreitung: Mittelmeergebiet, in vielen Ländern verwildert. Vielfach angebaut, auch in Mitteleuropa bis Skandinavien.

Verwendung:
1. Offizinell ist das Lavendelöl (Oleum Lavandulae). Bereits im Altertum zur Herstellung wohlriechender Bäder verwendet. Heute hauptsächlich als Parfümkomponente (Hautduftgeber in Kölnisch Wasser), in Seifen (bis 0,3 %), Rasierwasser, Cremes, Lotionen (bis 0,1 %) und vielen anderen Kosmetika und Toilettenartikeln (z.B. Badezusatz, Shampoo) sowie als Geruchs- und Geschmackskorrigens. Die medizinische Verwendung begründet sich durch die antiseptische (stärker als Phenol), sedative, choleretische und spasmolytische Wirkung. Daher zu finden in Rheumasalben, Hustenmitteln, Wund- und Heilsalben sowie -pulvern (Sportverletzungen), Gurgellösungen, Fußbädern, Schlafmitteln, Nervenberuhigungsmitteln. Mehr als 60 Fertigpräparate der verschiedensten Form (Tee, Liniment, Einreibung, Dragée, Salbe, Crème, Lotion, Puder, Plasma, Gel, Öl, Tropfen) sind auf dem Markt erhältlich.
Als altes Hausmittel seit Jahrhunderten auch zur Bekämpfung von Motten und anderen Insekten in Kleidertruhen, -schränken und zwischen Wäschestücken gebräuchlich (Duftkissen, Lavendelkissen). Die antibakterielle Wirkung ist experimentell nachgewiesen (BLAKEWAY).
2. Als Zierpflanze in vielen Gärten.

Bemerkungen: Die Lavendelölherstellung bzw. -gewinnung erfolgt vor allem in Südfrankreich, Spanien und Italien durch Wasserdampfdestillation aus den frischen Stengeln und Blüten. Als Lavandinöl bezeichnet man das auf die gleiche Weise aus Hybriden von *L. angustifolia* und *L. latifolia* Medikus gewonnene und für die gleichen Zwecke verwendete etherische Öl.

Allergologische Information

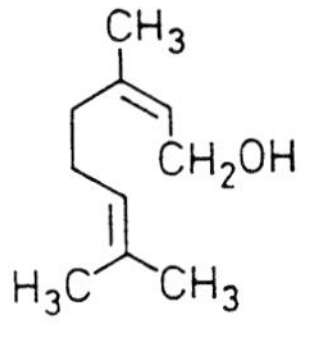

100 *Geraniol (p)*

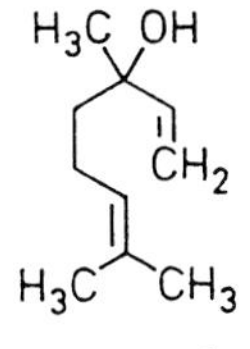

101 *Linalool*

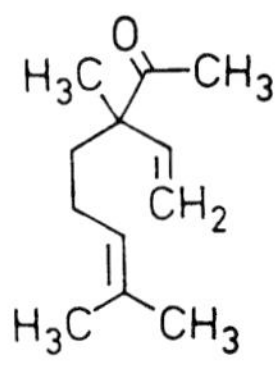

60 *Linalylacetat*

Lavendelöl besteht aus einer Vielzahl von Komponenten, unter denen Geraniol (**100**), Linalool (**101**), Linalylacetat (**60**) als Ursache der Kontaktallergie beschuldigt werden.

Sensibilisierungspotenz: Schwach
Die experimentelle Sensibilisierung mit Lavendelöl ergab eine mittlere Reaktionsstärke von mR = ~ 0,6 (FCAT und OET) (LAUGIER et al.). OPDYKES humaner Maximisationstest an 25 Freiwilligen führte sowohl mit Lavendelöl (16 %) als auch Lavendelöl absolue (10 %) und Lanvandinöl (5 %) in keinem Fall zu einer Sensibilisierung. Gleichfalls negativ blieben Untersuchungen mit Geraniol und Linalool (OPDYKE 1975, GREEF 1976). KLECAK et al. nennen Geraniol in einer tabellarischen Übersicht als erfolgreichen Sensibilisator bei Anwendung der OET- und FCA-Sensibilisierungsmethode. In eigenen Untersuchungen (mod. FCA-Test) ergab Geraniol eine mR = 0,7 (10 %) (HAUSEN 1990).

Häufigkeit: Sehr selten.
Trotz der Tatsache, daß Lavendelöl das in der Parfümerie am meisten verwendete etherische Öl ist, verzeichnet das Schrifttum nur ganz wenige Fälle einer allergischen Kontaktdermatitis, u.a. mehrmals bei Friseuren, die sich durch ständiges Hantieren mit Lavendelöl-haltigem

Lavandula angustifolia

Shampoo sensibilisierten (BRANDAO, MENARD, RUDZKI, LECOULANT, CALNAN, FINKENRATH, ZÜNDEL, SZANTO, PAUTRITZEL, ZINA, RADEMAKER). NAKAYAMA erhielt bei 5 von 98 Kosmetikallergiker(n/innen) einen positiven Testbefund mit 20 %igem Lavendelöl. Geraniol tritt als Ursache wohl nur selten in Erscheinung (van JOOST et al.). Linalool wird von KLARMAN und de GROOT als Ursache beschuldigt.

EIERMANN et al. sahen bei 149 getesteten Kosmetik- und Parfümallergikern zwischen 1977 und 1980 keine einzige positive Reaktione auf Linalool. De GROOT hält eine 20 %ige Konzentration für eindeutig zu niedrig und empfiehlt eine Testkonzentration von 30 %.

Testkonzentrationen: Lavendelöl 10 % in Vaseline oder DEP.
Linalool 30 % in DEP, Geranio 5 % in DEP, Linalylacetat 10 % in DEP.

Bemerkungen: Linalool wird synthetischem Lavendel- und Lavandinöl zugesetzt.

Hinweis: Es gibt auch ein etherisches Öl, das den Namen Geraniol trägt; es sollte nicht mit der definierten Verbindung Geraniol (**100**) verwechselt werden.

Literatur:

BLAKEWAY J.: Soap Perfum.Cosm. **58**, 201 (1986)

BRANDÃO F. M.: Cont.Derm. **15**, 249 (1986) (Friseuse, Handekzem, Shampoo)

CALNAN C. D.: Cont.Derm. Newslett.No 7, 148 (1970)

EIERMANN H. et al.: J.Am.Acad.Derm. **6**, 909 (1982)

FINKENRATH K.: Med.Klinik **37**, 1050 (1941) (Badeöl)

GREEF N.: Amer. Perfum.Cosmet. **82**, 54 (1976)

de GROOT A. C. et al.: Cont.Derm. **9**, 230 (1983)

HAUSEN B. M.: Z.Hautkr. **65**, 492 (1990)

van JOOST T. et al.: Cont.Derm. **12**, 115 (1985)

KLARMAN E. G.: Ann.Allergy **16**, 425 (1958)

KLECAK G. et al.: J.Soc.Cosmet.Chem. **28**, 53 (1977)

LAUGIER P. et al.: J.Med. Lyon **56**, 173 (1975)

LECOULANT P. et al.: Bull.Soc.franc.Derm. **71**, 234 (1964)

MENARD E.: Concours méd. **83**, 4308 (1961) (Friseuse)

NAKAYAMA H. et al.: The allergen controlled system. Kanahara Shuppan & Co, Ltd, Tokyo 1974

PAUTRITZEL R. et al.: Sem.hôp. **35**, 1566 (1959)

OPDYKE D. L. J.: Food Cosm.Toxicol. **13**, 827 (1975) (Linalool)

OPDYKE D. L. J.: Food Cosm.Toxicol. **14**, 447, 449, 451 (1976) (Lavendel- u. Lavandinöl)

RADEMAKER M.: Cont.Derm. **31**, 58 (1994) (1 Fall, Physiotherapeut)

RUDZKI E. et al.: Cont.Derm. **2**, 196 (1976)

SZANTO J.: Orvosi Hetilap. **72**, 836 (Ref. Zbl.H.u.G. **28**, 451 (1929)

ZINA G. et al.: Cont.Derm.Newslett. No 6, 117 (1969)

ZÜNDEL W.: Arch.f.Derm. **173**, 435 (1936)

Lawsonia inermis L. (= Lawsonia alba Lam.)

Hennastrauch, Ägyptischer Färberstrauch

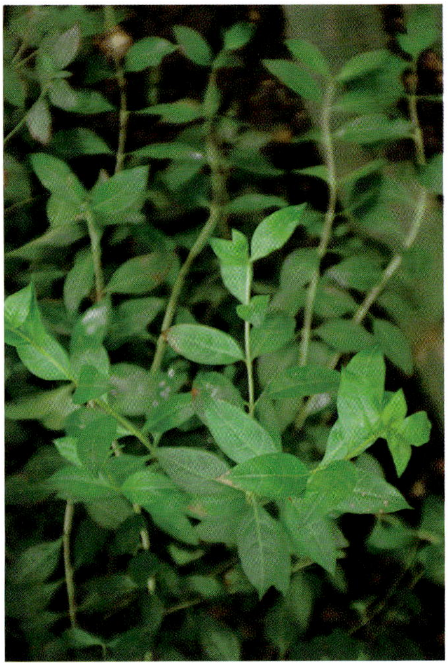

Abb. 102: Henna, Lawsonia inermis (mit freundl. Gen. K. Knobloch)

Botanische Information und Verwendung

Familie: Lythraceae

Herkunft und Verbreitung: Heimisch in den Mittelmeerländern, Kleinasien, Nord- und Ostafrika, Nordaustralien, Indien, Madagaskar. Im Orient kultiviert.

Verwendung:
1. Henna wird hauptsächlich zum Färben der Haare, der Haut und der Nägel verwendet. Die Anwendung des Hennastrauches zur Extraktion von Farbstoffen ist schon seit Jahrtausenden gebräuchlich. Die Mumie einer ägyptischen Prinzessin aus der 18. Dynastie (ca. 14. Jahrhundert v.d. Zeitrechnung) zeigte bereits hennagefärbtes Haar (Hughes et al.). Die gepulverten Blätter werden allein oder zusammen mit Indigoblättern in der modernen Haarfärbetechnik auch mit p-Phenylendiamin und anderen Stoffen auf die Haare gebracht. Es kommt zu einer kräftigen Färbung, die von blond über verschiedene Brauntöne bis schwarz reicht. Ein wesentlicher Faktor bei der Farbgebung ist dem 1920 isolierten und identifizierten Lawson (2-Hydroxy-1,4-naphthochinon) (**102**) zuzuschreiben (Tommasi). In Indien ist die Hennafärbung die häufigste Form der Haarfärbung überhaupt. In der mohammedanischen Bevölkerung färben sich die Frauen traditionell die Haut, die Haare und die Nägel. Bei Hochzeitsfeierlichkeiten tun dies auch die Männer (Gupta). Eine zweite Form der Herstellung einer Farbpaste ist die Einbringung von frischen grünen Hennablättern in Wasser.
2. Das Blatt und die Wurzel werden auch als Adstringens und Diureticum eingesetzt, z.B. gegen Amöbenruhr und bei Magen-Darm-Erkrankungen. Äußerlich ist die Anwendung bei Ekzemen und anderen Hautkrankheiten (Levidov), Pilzerkrankungen und Geschwüren gebräuchlich (Itani 1973, Schahadat). Hennaextrakte finden sich auch in Gesichts- und Haarwasser (z.B. gegen Schuppen). Bei den Afrikanern ist die Verwendung als Abortivum bekannt. Die Blüte dient als Parfümlieferant. Auch als Tierfutter (für Geflügel) kann Henna eingesetzt werden, da Lawson eine dem Vitamin-K gleichzusetzende Effektivität besitzt (Latif).
3. Nach Schahadat dienen Henna-Extrakte auch zum Färben von Kerzen, Salben und Kosmetika sowie als Lebensmittelfarbstoff.

Bemerkungen: Lawson ist fungizid (Tripathi, Itani) wirksam und war zusammen mit einigen seiner Derivate als Antimalariamittel und tumorinhibierender Wirkstoff im Gespräch (Machatzke). Zusammen mit Dihydroxyaceton erwies es sich als wirksames Lichtschutzmittel (Johnson). Der Lawsongehalt ist stark standortabhängig: je heißer die Gegend, in der Henna wächst, desto höher die Lawsonkonzentration (Karawaya).

Lawsonia inermis

Allergologische Information

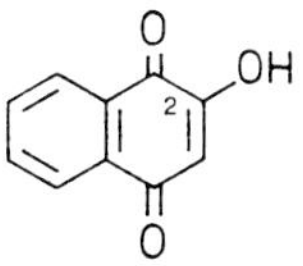

102 *Lawson (b)*
(= 2-Hydroxy-1,4-naphthochinon)

Sensibilisierungspotenz: Schwach
Die experimentelle Sensibilisierung mit Lawson ergab eine mittlere Reaktionsstärke von mR = 0,5 (GPMT, 10 %) (unveröff.). Der ebenfalls untersuchte Lawsonmethylether (statt OH eine OCH_3-Gruppe in C [2]) war nur unwesentlich stärker wirksam (unveröff. GARBE & HAUSEN).

Häufigkeit: Sehr selten.
Die Literatur verzeichnet zwar eine Reihe von Fallmitteilungen, doch halten nur wenige einer kritischen Überprüfung stand. Nur in den von PASRICHA et al., GUPTA et al. und WANTKE geschilderten Fällen wurde auch Lawson geprüft, das im Epikutantest eine stark positive Reaktion verursachte. In den Publikationen von ABRAMOWICZ, BEHL, STROBEL, SINGH, FUNFACK, WALL, RICHTER, BAB wird zwar eine Kontaktdermatitis durch positiven Testausfall nachgewiesen, u.a. auch auf das Blatt (NIGAM), doch ist – wie bei einigen weiteren Arbeiten von MEIROWSKI, GOLDFARB und FRÜHWALD – zweifelhaft, ob unter „Henna" tatsächlich *Lawsonia inermis* zu verstehen war, oder ob Verunreinigungen und Beimengungen wie z.B. Indigo, p-Phenylendiamin u.a. als Ursache verantwortlich gewesen sein könnten. Somit bleiben nur die drei erstgenannten Arbeiten als eindeutige Hinweise auf eine Henna-Allergie übrig, was die Seltenheit dieser spezifischen Überempfindlichkeit unterstreicht.

Testkonzentrationen: Lawson 10 % in Ethanol.

Kreuzreaktionen: Nicht beschrieben.

Bemerkungen: Im Zusammenhang mit der Verwendung von Henna als Haarfärbemittel kann es gelegentlich zu einer Allergie vom Frühtyp kommen (PEPYS, DRONIN, FROSCH, STARR). Lawson spielt dabei als Ursache keine Rolle. Vielmehr kommen hochmolekulare Verbindungen (Proteine) in Betracht (IgE-Nachweis im RAST). Interessenten seien auch auf das 'Handbuch der Naturfarbstoffe' von SCHWEPPE hingewiesen.

Literatur:

ABRAMOWICZ I.: Klin.Oczna **8**, 153 (1930) (Ref: Zbl.Ophtalmol. **25**, 674 (1931))
BAB W.: Klin.Monatsbl.Augenheilk. **80**, 665 (1928)
BAB W.: Arch.Ophtalmol. **128**, 238 (1932)
BEHL P. N. et al.: Skin-irritant and sensitizing plants found in India. S.Chand & Co, Ltd. New Dehli 1979 (2. Auflage)
COLE H. N.: JAMA **88**, 397 (1927)
CRONIN E.: Cont.Derm. **5**, 198 (1979)
FROSCH P. J. et al.: Allergologie **9**, 351 (1986)
FRÜHWALD: Derm.Wschr. **93**, 1563 (1931)
FUNFACK: Zb.Haut u.Geschlkrk. **22**, 472 (1927)
GOLDFARB M.: Derm.Ztschr. **50**, 440 (1927)
GUPTA B. N. et al.: Cont.Derm. **15**, 303 (1986)
HUGHES G. R.: J.Soc.Cosm.Chem. **10**, 159 (1959)
ITANI Z. S.: Hautarzt **24**, 83 (1973)
JOHNSON J. A. et al.: Dermatologica **147**, 104 (1973)
KARAWAYA M. S. et al.: Lloydia **32**, 76 (1969)
LATIF A.: Indian J.Agric. Sci **29**, 147 (1959)
LEVIDOV S.: Zbl.Haut u.Geschlkrkh. **24**, 756 (1927)
MACHATZKE H. et al.: J.Pharm.Sci **56**, 86 (1957)
MEIROWSKIY E.: Zbl.Haut u. Geschlkrkh. **19**, 104 (1926)
NIGAM P. K. et al.: Cont.Derm. **18**, 55 (1988) (1 Fall, Hennablatt ++)
PASRICHA J. S. et al.: Cont.Derm. **6**, 288 (1980)
PEPYS J. et al.: Clin.Allergy **6**, 389 (1976)
RICHTER W.: Derm.Wschr. **91**, 1327 (1930)
SCHAHADAT I.: Med. Diss. Düsseldorf 1979
SCHWEPPE H.: Handbuch der Naturfarbstoffe. ecomed, Landsberg 1993
SINGH R. et al.: Indian J.Med.Res. **68**, 656 (1978)
STARR C. et al.: Ann.Allergy **48**, 98 (1982)

▷

Lawsonia inermis

STROBEL M. et al.: Bull.Soc.Méd.Afr.Noire **23**, 124 (1978)

TOMMASI G.: Gazz.Chim.Ital. **50**, 263 (1920)

TRIPATHI R. D. et al.: Experientia **34**, 51 (1978)

WALL L. M. et al.: Cont.Derm. **24**, 101 (1991) (1980–1989; 9/993)

WANTKE F. et al.: Cont.Derm. **27**, 346 (1992) (1 Fall, Lawson 5 % = +++)

Leucanthemum vulgare Lam. (= Chrysanthemum leucanthemum L.)

Wiesen-Wucherblume, Margerite (Engl. Marguerite, Ox-eye daisy, Field daisy, Great ox-eye)

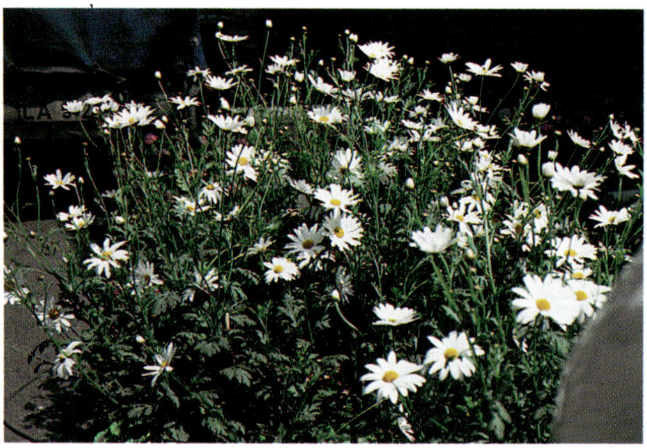

Abb. 103: Margerite

Botanische Information und Verwendung

Familie: Asteraceae (= Compositae)

Herkunft und Verbreitung: Europa, Kaukasus. In Südafrika, Neuseeland, Nordamerika eingebürgert.

Verwendung:
Beliebte Zierpflanze, wie die noch häufiger gezogenen Abkömmlinge von *Leucanthemum maximum* (Ramond) DC. In der Volksmedizin wegen der antispasmolytischen und diuretischen Wirkung bei Husten, Asthma und nervösen Leiden gebräuchlich (GRIEVE).

Bemerkungen: In der älteren Literatur wird die Margerite auch als Orakelblume bezeichnet.

Allergologische Information

Allergene unbekannt. Sesquiterpenlaktone bisher nicht gefunden (BOHLMANN, Berlin, pers. Mitt.).

Sensibilisierungspotenz: Stark
Die experimentelle Sensibilisierung ergab eine mittlere Reaktionsstärke von mR = >2 (GPMT, 7 %) (ZELLER et al.).

Leucanthemum vulgare

Häufigkeit: Gelegentlich
Die Margerite zählt zu jenen Kompositenpflanzen, die bereits im vorigen Jahrhundert als Ursache von Kontaktdermatitiden beschrieben wurden (Übersicht bei HAUSEN et al. 1973). Die älteste Fallbeschreibung datiert aus dem Jahre 1887 (HOWE). Der jüngste Fall wird von DUCOMBS und GENIAUX im Buch von BENEZRA geschildert.

Testkonzentrationen: 1–3 % Kurzetherextrakt in Vaseline.

Hinweis: Bei 10 % wirkt der Gesamtextrakt bereits stark irritativ!

Kreuzreaktionen: Bei Kompositenallergikern, besonders solchen, die durch Chrysanthemen oder nah verwandte Arten sensibilisiert sind (z.B. Mutterkraut, Astern, Rainfarn), werden häufig positive Testreaktionen auf Margerite beobachtet (unveröff.). Auch experimentell lassen sich solche Kreuzreaktivitäten nachweisen (ZELLER et al.).

Bemerkungen: Die Margerite zählt zu jenen Kompositenarten, die am Zustandekommen der aerogenen Kontaktdermatitis mit Sicherheit beteiligt sind (MENSING et al., SENFF et al.). Dafür spricht ganz besonders ihre *phototoxische* Wirkung (hervorgerufen durch Polyacetylene), die auch experimentell nachweisbar ist (CAMM et al.).

Literatur:

CAMM E. L. et al.: Phytochem. **14**, 200 (1975) (phototoxische Wirkung)
DUCOMBS G. et al.: in: BENEZRA C. et al.: Plant Contact dermatitis. B. C. Decker, Inc. Toronto, Philadelphia, 1985
GRIEVE M.: A modern herbal. Dover Publ. Inc, New York 1971
HAUSEN B. M. et al.: Berufsderm. **21**, 199 (1973) (Übersicht, Literatur)
HOWE J. S.: Boston med.surg.J. **116**, 227 (1887) (Erstbeschreibung)
MENSING H. et al.: Hautarzt **36**, 398 (1985)
SENFF H. et al.: Akt.Derm. **12**, 153 (1986)
ZELLER W. et al.: Arch.Derm.Res. **277**, 28 (1985)

Melaleuca alternifolia CHEEL.

Teebaum (Engl. tea tree)

Botanische Information und Verwendung

Familie: Myrtaceae

Herkunft und Verbreitung: Unter der Bezeichnung „Teebaum" faßt man eine größere Anzahl von Sträuchern und Bäumen der Gattungen *Melaleuca* und *Leptospermum* zusammen. Ihr wichtigster Vertreter ist der Australische Teebaum *Melaleuca alternifolia*. Es handelt sich um einen Baum, der eine Höhe von 6–7 Metern erreichen kann. Das natürliche Verbreitungsgebiet erstreckt sich auf die subtropischen Regionen des Küstengebietes von New South Wales in Australien. Ob das Vorkommen in Tasmanien natürlichen Ursprungs ist oder durch Verschleppung entstand, läßt sich nicht herausfinden. Seit 1976 wird der Teebaum auch in anderen Klimazonen auf Plantagen kultiviert.

Verwendung: Den Eingeborenen von New South Wales (Bundjabung-Aborigines) sind die „medizinischen" Eigenschaften des Teebaums vermutlich seit mehr als 1000 Jahren bekannt. Seit James Cook und seine Mannschaften auf ihrer zweiten Weltumsegelung im Jahre 1777 einen aromatisch duftenden Tee aus den Blättern dieses Baumes vorgesetzt bekamen, hat sich der Begriff „Teebaum" eingebürgert (ALTMAN 1988, DRURY 1989). Während dem Tee heute nur noch im Erzeugerland eine gewisse, geringe Bedeutung zukommt, gewinnt das etherische Öl, das 1925 erstmals von PENFOLD destilliert wurde, langsam an wirtschaftlicher Bedeutung. Es wird mittels Wasserdampfdestillation aus den Blättern gewonnen (PENFOLD 1934). Im Jahre 1985 lag die australische Produktion bei 10 Tonnen pro Jahr. Mit zunehmendem Interesse an der Naturheilkunde und Alternativmedizin stieg die Jahresproduktion auf 70 Tonnen im Jahre 1990 (eine Tonne Blätter liefert ca. 10 Liter Öl). Zur Zeit kann von einer regelrechten „Teebaumöl-Welle" gesprochen werden (Stand 1996).

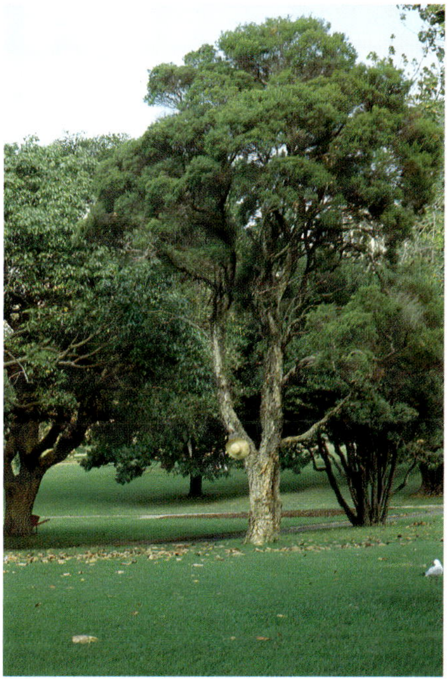

Abb. 104: Teebaum (Melaleuca alternifolia)

Obwohl für *Melaleuca alternifolia* und seine Zubereitungen in Deutschland weder eine Registrierung noch eine Zulassung als Arzneimittel vorliegen, werden diese als natürliche Heilmittel für die Selbstbehandlung z.Zt. intensiv beworben. In einigen Anzeigen, Aufklärungsbroschüren und Büchern (DRURY 1989, OLSEN 1990, 1995) erscheinen Teebaumöl oder auf diesem basierende Präparate geradezu als wahre Wundermittel. Teebaumöl wird empfohlen: bei offenen Wunden, Hautentzündungen jeglicher Art, Akne, Schuppenflechte, Pilzerkrankungen der Nägel, der Haut und der Geschlechtsorgane, Wundliegen, Herpes zoster, labiales und genitales, Warzen, Zahnfleischentzündungen, Muskelschmerzen, Läusebefall, Schuppen, Neurodermitis, Verbrennun-

▷

V–2

Melaleuca alternifolia

gen, Mundgeruch, Mundfäule, Rheuma, Windeldermatitis, Sonnenbrand, Frostbeulen, Krampfadern, Hühneraugen, Furunkeln, Insektenstichen, Raucherhusten, Stirnhöhlenvereiterungen u.a. Teebaumölprodukte liegen als Creme, Salbe, Lotion, Shampoo, Seife, Lippenstift, Milch und Öl zur Reinigung, Pflege und Behandlung der normalen, trockenen oder fetten Haut vor. Nicht weniger interessant erscheinen Teebaumöl-Zahncreme, -Mundwasser, -Pickeltupfer, -Pickelstifte, -Badeöl. Empfohlen wird es auch für die Aromatherapie (Olsen 1995).

Bemerkungen: Von den vielen als „Teebaum" zur Gewinnung herangezogenen Arten liefert jenes aus *Melaleuca alternifolia* das wirksamste Öl. Teebaumöl besitzt antiseptische, bakterizide, fungizide und wundheilungsfördernde Wirkungen, die im wesentlichen dem hohen Gehalt an 1,8-Cineol (=Eucalyptol) und dem in etwas niedrigeren Mengen vorliegenden Terpinen-4-ol zugeschrieben werden (Penfold 1925, 1937; Humphry 1930). Neuere Untersuchungen bestätigen die antimikrobiellen Effekte (Beylier 1979, Belaiche 1985, Williams 1988, Carson 1993, 1994; Pena 1962). Wenige andere Untersuchungen weisen auf eine klinische Wirksamkeit bei einigen dermatologischen Erkrankungen hin, z.B. Akne (Basset 1990), Onychomykose (Buck 1994) und Tinea pedis (Tong 1994). Gegenüber Phenol erweist sich das Teebaumöl als 10–15mal potenter in seiner Wirkung (Penfold 1937). Das Stoffgemisch enthält etwa 100 derzeit bekannte Bestandteile, von denen neben den o.g. noch D-Limonen, α-Terpinen, δ-Terpinen, α-Pinen, β-Pinen, Myrcen, α-Phellandren, p-Cymen, Aromadendren und δ-Cadinen erwähnenswert sind (Brophy 1989, Basset 1990, Williams 1988, Swords 1978, Southwell 1989).

Allergologische Information

Während des Zweiten Weltkrieges kam das etherische Öl bzw. dessen Extrakte als lokales Antispetikum bei australischen Soldaten zu umfangreichem Einsatz. Zeitweilig verpflichtete man Wehrpflichtige, Teebaumöl von „wilden" Bäumen zu sammeln (Altman 1988, Cribb 1985).

Mit zunehmendem Einsatz von modernen Antibiotika erlosch zunächst das Interesse an diesem Öl, bis es Anfang der 90er Jahre in der Naturheilkunde und Ethnomedizin „wiederentdeckt" wurde. Zuerst nur in Australien, inzwischen aber auch in Europa und in den USA, befindet sich das Teebaumöl z.Zt. auf dem besten Wege, einen Höhepunkt in seiner Popularität zu erreichen.

Nachdem Apted 1991 als erster auf die allergieinduzierende Wirkung des Teebaumöls hinwies, gehen mittlerweile auch Berichte aus anderen Ländern ein (de Groot 1992, 1993, NL;

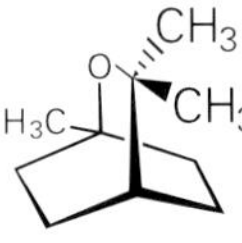

103 *1,8-Cineol*

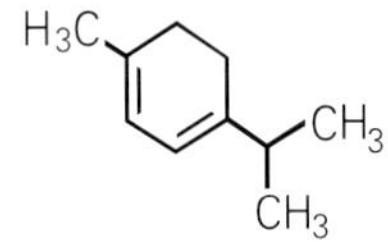

104 *α–Terpinen*

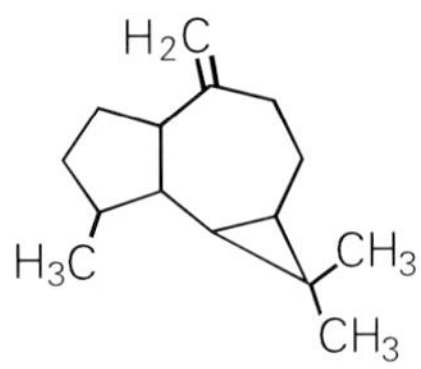

105 *Aromadendren*

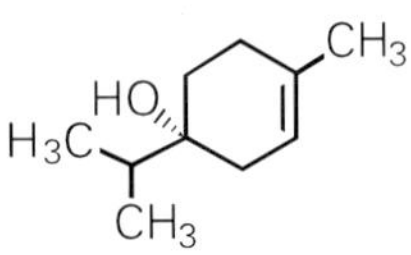

106 *Terpinen-4-ol*

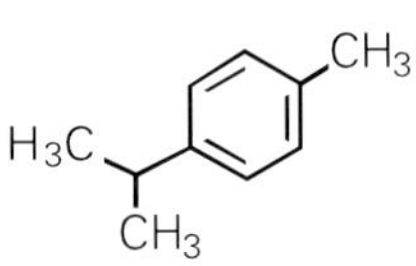

107 *p-Cymen*

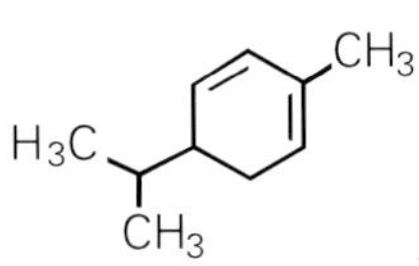

108 *α-Phellandren*

Melaleuca alternifolia

KNIGHT 1994, USA; van der VALK 1994, NL; SELVAAG 1994, N; FRANSWAY 1996). Während APTED nur das Öl testete, wies de GROOT bei seinem Patienten, der das Teebaumöl zur Behandlung seiner atopischen Dermatitis eingesetzt hatte, auch eine Sensibilisierung gegenüber dem Hauptbestandteil: Eucalyptol (= 1.8-Cineol) nach (**103**). Der norwegische Patient (SELVAAG 1994) hatte Teebaumöl zur Behandlung seiner Akne aufgetragen.

Eine genauere Untersuchung mit 11 Komponenten des Teebaumöls führten KNIGHT et al. im Jahre 1994 durch. Für diese Tests wurden allerdings wesentlich niedrigere Konzentrationen (1–5 %) eingesetzt, während die o.g. Autoren das 1.8-Cineol z.T. *pur* auf die Haut auftrugen. Folgende Ergebnisse wurden erhalten: sechs Personen reagierten positiv auf D-Limonen (**58**), fünf auf α-Terpinen (**104**) und Aromadendren (**105**), zwei auf Terpinen-4-ol (**106**) und eine auf p-Cymen (**107**) und α-Phellandren (**108**).

Seit Aufnahme der routinemäßigen Testung des Teebaumöls im Jahre 1996 beobachtete der Autor etliche Fälle einer allergischen Kontaktdermatitis, wofür die nebenstehende Abbildung (Abb. 105) als Beispiel stehen mag.

Über eine allergische Kontaktdermatitis durch das Niaouli-Öl der nah verwandten Art *Melaleuca viridifolia* SOLAND ex GAERTN. berichten SEZARY & HOROWITZ bereits im Jahre 1935. SIMONS (1935) macht auf Dermatitiden nach Anwendung des Cajeputöls (als Massageöl) aus der Art *Melaleuca leucodendra* L. aufmerksam, dessen Inhaltsstoff Cajeputol mit 1,8-Cineol identisch ist.

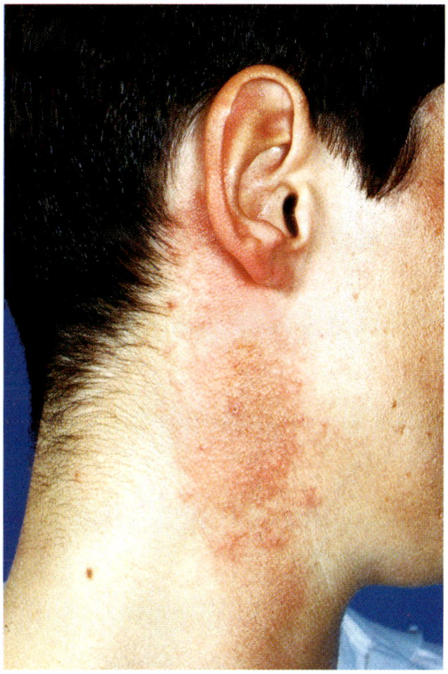

Abb. 105: Allergische Kontakt-Dermatitis nach Anwendung von Teebaumöl

Sensibilisierungspotenz:

OPDYKE prüfte Teebaumöl an 22 Freiwilligen im 'human maximisation test' (HMT) in 1 %iger Konzentration, ohne eine Sensibilisierung zu induzieren. Gleichfalls negative Resultate erzielte er mit den bekannten Inhaltsstoffen 1,8-Cineol, α-Terpinen, Terpinen-4-ol und D-Limonen (OPDYKE 1974, 1975, 1976, 1982, 1988). Versuche anderer Autoren mit älteren Methoden blieben ebenfalls negativ (KLECAK 1985, SHARP 1978). Im FCA-Test (Auslösekonzentration 10 %) erwies sich 1,8-Cineol als nur schwach sensibilisierend wirksam (eigene Untersuchung, unveröff.). Mittlerweile muß jedoch als gesichert gelten, daß die Untersuchungen von OPDYKE negativ ausfielen, weil zu niedrige Konzentrationen und eine zu wenig empfindliche Methode angewandt wurden. Die positiven Testergebnisse von de GROOT, van der VALK sowie KNIGHT lassen deutlich werden, daß dem 1,8-Cineol, α-Terpinen und einigen anderen der o.g. Inhaltsstoffe durchaus eine sensibilisierende Wirkung zugesprochen werden muß.

Häufigkeit: Selten

Da Teebaumöl seit Mitte der 90er Jahre den Markt zu erobern beginnt, ist die Zahl der bisher beschriebenen Fälle noch gering. Mit einer hohen Dunkelziffern ist jedoch zu rechnen. Bei weiter anhaltender Popularität und hoffentlich auch von anderen routinemäßig vorgenommenen Tests, wird die Zahl der Fälle mit Sicherheit einen deutlichen Aufschwung nehmen.

▷

Melaleuca alternifolia

Testkonzentrationen: 25 % in DEP
Unverdünntes Teebaumöl führt gelegentlich zu falsch-positiven Testreaktionen. Eigene Beobachtungen zeigen, daß oxidative Einflüsse, z.B. durch längere Lagerung und häufiges Öffnen der Fläschchen, zu einer Erhöhung des Sensibilisierungspotentials führen. Vermutlich entwickeln sich hier, ähnlich wie beim Terpentinöl, durch Einfluß von Licht, Wärme und Sauerstoff Peroxyde, Hydroperoxyde und vermutlich auch Endoperoxyde, d.h. Verbindungen, die bekanntermaßen wesentlich stärkere Sensibilisatoren darstellen, als die Ausgangsprodukte selbst. KARLBERG (1992) vermutet, daß L-Carvon (**14**) als Oxidationsprodukt des D-Limonens dabei eine Rolle spielt. Bisher konnte dies von KNIGHT et al. (1994) nicht bestätigt werden.

Kreuzreaktionen: Reaktionen auf andere Öle mit gleichen Inhaltsstoffen sind zu erwarten. In vielen Fällen, in denen der Gebrauch von Teebaumöl bereits bei *erstmaliger* Anwendung zu einer Kontaktdermatitis führte, ist anzunehmen, daß bereits eine Sensibilisierung gegenüber einem der vielen Inhaltsstoffe schon erworben worden war (eigene Beobachtung). Die im Teebaumöl enthaltenen Terpene kommen auch in anderen Pflanzen und Pflanzenölen häufig vor, z.B. Jasminöl.

Bemerkungen: Unerwünschte Nebenwirkungen im Sinne von Vergiftungserscheinungen können nach oraler Aufnahme oder zufälligem Verschlucken gelegentlich auftreten (ALTMAN 1988, 1989, BARNES 1989, MELIS 1989). Bei einem Kind wurde eine kurzfristige Verwirrtheit beobachtet (OLSEN 1994). Die toxische Wirkung ist möglicherweise dem in hohen Konzentrationen nicht risikolosen 1,8-Cineol zuzuschreiben (ELLIOTT 1993, MOSS 1994, JACOBS 1994). Bei Hunden und Katzen lassen sich reversible Vergiftungserscheinungen durch *kutane* Anwendung mit hohen Dosen erzeugen (VILLAR 1994). Berichte über Anwendungen und Nebenwirkungen während der Schwangerschaft und Stillzeit sind bisher nicht publiziert.
Eine Übersicht zum Thema „Teebaumöl" aus pharmazeutischer Sicht bieten SALLER & REICHLING 1995.

Literatur:

ALTMAN P. M.: Aust.J.Pharmacol. **69**, 276 (1988)
ALTMAN P. M. Aust.J.Biotechnol. **3**, 247 (1989)
APTED J. H.: Austral.J.Dermatol. **32**, 177 (1991) (2 Fälle)
BARNES R. G.: Mod.Phytother. **1**, 22 (1989)
BASSET I. B. et al.: Med.J.Aust. **153**, 455 (1990)
BELAICHE P.: Phytotherapy **15**, 15 (1985) (Wirksamkeit gegen Candida albicans)
BEYLIER M. F.: Perfum. and Flavour. **4**, 23 (1979) (bakterielle Wirkung)
BROPHY J. J. et al.: J.Agric. Food Chem. **37**, 1330 (1989)
BUCK D. S. et al.: J.Fam.Pract. **38**, 601 (1994)
CARSON C. F.: Lett.Appl.Microbiol. **16**, 49–56 (1993)
CARSON C. F.: Med.J.Aust. **169**, 236 (1994)
CRIBB J. W.: Med.J.Aust. **143**, 12 (1985)
DRURY S.: Tea tree oil – nature's miracle healer: Unity Press, Lindfield, NSW, Australia, 1989
ELLIOTT C.: Med.J.Aust. **159**, 830 (1993)
FRANSWAY A.: Abstracts Am.Cont.Derm.Soc. Meeting vom 9. 2. 1996, Washington (12 Fälle)
de GROOT A. C. et al.: Cont.Derm. **27**, 279 (1992) (1 Fall)
de GROOT A. C.: Cont.Derm. **28**, 309 (1993) (3 Fälle)
HUMPHREY E. M.: Med.J.Aust. (1930) I, 417
JACOBS M. R. et al.: J.Toxicol.Clin.Toxicol. **32**, 461 (1994)
KLECAK G.: Curr.Probl.Derm. **14**, 152 (1985) (s. Karger, Basel)
KNIGHT T. E. et al.: J.Am.Acad.Dermatol. **30**, 423 (1994) (7 Fälle)
MELIS K. et al.: Eur.J.Pediatr. **148**, 786 (1989)
MOSS A.: Med.J.Aust. **160**, 236 (1994)
OLSEN C. B.: Die Teebaumöl-Hausapotheke. 4. Aufl.. Winpferd Verlagsgesellschaft, Aitrang 1995
OLSEN C. B.: Australian tea tree oil. Kali Press, Santa Barbara, CA, 1990
OPDYKE D. L. J.: Food Cosm.Toxicol. **12**, 825 (1974)
OPDYKE D. L. J.: Food Cosm.Toxicol. **13**, 105 (1975)
OPDYKE D. L. J.: Food Cosm. Toxicol **14**, 873 (1976)

Melaleuca alternifolia

OPDYKE D. L. J.: Food Cosm. Toxicol. **20**, 833 (1982)

PENA E. F.: Obstet.Gynecol. **19**, 793 (1962)

PENFOLD A. R. et al.: J.Proc.Roy.. Soc. NWS (Part 3) **58**, 346 (1925)

PENFOLD A. R.: J.Proc.Roy. Soc. NSW **59**, 306 (1925)

PENFOLD A. R. et al.: Bull. Sydney Technol. Museum Nr. 14, 5 (1934)

PENFOLD A. R. et al.: Aust.J.Pharm. **30**, 274 (1937)

SALLER R. et al.: Klinische Pharmakologie und therapeutische Anwendung von Cineol und Menthol als Bestandteile ätherischer Öle. In: SALLER R. et al. (Hrsg.): Beiträge zur Phytotherapie. H. Marseille Verlag, München, S. 126–136 (1995)

SELVAAG E. et al.: Cont.Derm. **31**, 124 (1994) (1 Fall)

SEZARY A. et al.: Bull.Soc.Franc.Derm. **42**, 425 (1935) (1 Fall)

SHARP D. W.: Toxicol. **9**, 261 (1978)

SIMONS D. R. G.: Handbook of tropical dermatology and medical mycology **2**, 1444–1452, Elsevier, Amsterdam 1953

36. SOUTHWELL I. A. et al.: Phytochem. **28**, 1047 (1989)

SWORDS G. et al.: J.Agric.Food Chem. **26**, 734 (1978)

TONG: Australas.J.Dermatol. **33**, 145 (1994)

van der VALK et al.: Ned.Tijdschr Geneesk. **138**, 823 (1994) (4 Fälle)

VILLAR D. et al.: Vet.Hum.Toxicol. **36**, 139 (1994)

WILLIAMS I. R.: Int.J.Aromatherapy **1**, 15 (1988)

Mentha spp.

Pfefferminze, Krauseminze

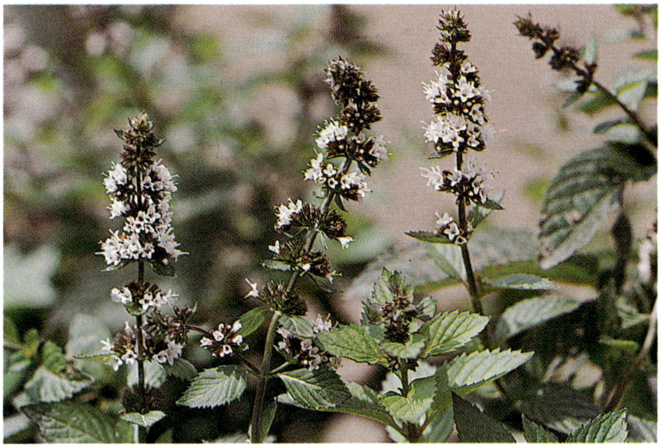

Abb. 106: Pfefferminze (mit freundl. Gen. H. Schrempp)

Botanische Information und Verwendung

Familie: Lamiaceae (= Labiatae).

Herkunft und Verbreitung: *Mentha arvensis* L. ist eine europäische Wildpflanze, die in den gemäßigten Gebieten und Subtropen der Nordhalbkugel vorkommt. Hauptanbaugebiete sind heute China, Japan, Brasilien, Paraguay, Korea. *Mentha x piperita* L., Pfeffer-Minze stammt aus Mitcham, einem Ort in Sussex, wo sie vor 200 Jahren erstmals für die Gewinnung

▷

V–2

Mentha

von Pfefferminzöl destilliert wurde. Sie wird heute hauptsächlich in den USA, Spanien, Frankreich, Italien und auf dem Balkan zur Ölgewinnung kultiviert. *Mentha spicata* L. emend.L.var.*crispa* (Bentham) Danert, die Krauseminze oder „spearmint", wird in den USA, China, Japan und Brasilien kultiviert.

Verwendung: Offizinell sind die Pfefferminzblätter (Folia Menthae piperitae) und die verschiedenen Minzöle. Verwendung: bei Gastritiden, Koliken, als Rollkur, Gallenmittel bei Heiserkeit, Halsschmerzen, als Pfefferminztee, als Infus, als Kräuterkissen und Badezusatz.
Aus dem frischen oder leicht angetrockneten Blütenkraut werden die verschiedenen Minzöle mittels Wasserdampfdestillation gewonnen (Pfefferminzöl, Krauseminzöl etc.). Sie gelangen unter den verschiedensten Namen als echtes reines Öl oder in Aromamischungen in den Handel. Bekannte Bezeichnungen sind z.B. „Mitcham", „Dulcimint", „Idamint", „Washington", „Midwest" (ZIEGLER). Ihre Verwendung ist außerordentlich vielfältig: als Geschmacks- und Geruchskorrigens, in Likören, Getränken, Kosmetika (z.B. Lippenstiften), Seifen, Gebäck und Süßwaren, Erfrischungspastillen, -tabletten, -bonbons, Zahnpasta, Kaugummi, Haar- und Gesichtswässern, Kühl- und Bleichcremes, Riechmitteln, Hämorrhoidalsalben und -suppositorien, Zigaretten (Menthol-Zigaretten), in der Bio-Kosmetik. Die verschiedenen Minzarten zählen somit zu den ältesten und neben der Kamille meistverwendeten Arzneipflanzen. Gelegentlich auch als Zierpflanze in Gärten.

Bemerkungen: Die Gattung *Mentha* ist sehr formenreich; ihre Formen sind schwer gegeneinander abzugrenzen, so daß eine genaue Identifizierung von *Mentha*-Pflanzen manchmal nicht möglich ist (HARLEY). Die um ein Vielfaches gestiegene Nachfrage nach Medikamenten pflanzlichen Ursprungs hat auch bei der Pfefferminze seit 1984 zu einer Vervierfachung ihrer Verwendung und erheblichen Erhöhung des Preises beigetragen.
An der Enstehung des charakteristischen Aromas sind eine Reihe von terpenoiden Verbindungen beteiligt. Beim Pfefferminzöl sind es neben den Hauptkomponenten Menthol (über 40 %) und Menthon (über 20 %), Limonen, Cineol, Piperiton, Menthofuran etc. (HEFENDEHL). Beim Krauseminzöl ist es vor allem das L-Carvon, das für den typischen „Kaugummi-Geschmack" verantwortlich zeichnet. Das Krauseminzöl wird vorwiegend in Mundpflegemitteln, Zahnpasta und Kaugummi verwendet. Der L-Carvon-Anteil kann bis 66 % erreichen. Die andere isomere Form, D-Carvon, riecht stark nach Kümmel und wird daher für die oben genannten Zwecke, außer evtl. zum Würzen, nicht eingesetzt (D-Carvon-Gehalt im Kümmelöl bis 65 %) (MERKES) (→ *Carum carvi*).

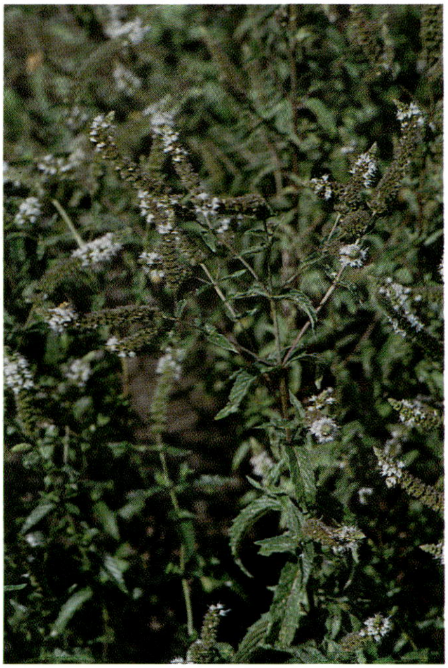

Abb. 107: Krauseminze (mit freundl. Gen. K. Kormann)

Allergologische Information

Als Kontaktallergene sind L-Carvon (**14**) aus dem Krauseminzöl und Menthol (**109**) aus dem Pfefferminzöl bekannt. In Frage kommen auch einige der anderen Verbindungen aus dem etherischen Öl, wie z.B. Menthon und Cineol (**103**).

Mentha

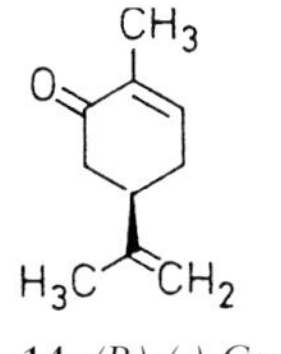

14 *(R)-(-)-Carvon (= L-Carvon)*

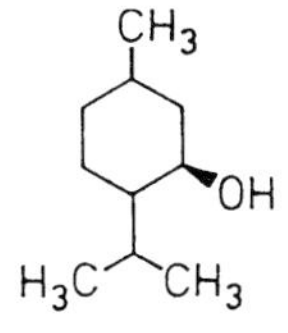

109 *Menthol (b)*

Sensibilisierungspotenz: Schwach
Die experimentelle Sensibilisierung mit L-Carvon (Krauseminzöl) ergab eine mittlere Reaktionsstärke von mR = 0,35 (FCAT, 10 %) (unveröff.).
An 25 Freiwilligen konnte OPDYKE mit einer 1 %igen Konzentration im humanen Maximisationstest keine Sensibilisierung erzeugen. SHARP hingegen gelang die experimentelle Sensibilisierung mit Menthol (aus Pfefferminzöl) mit einem modifizierten Draize-Test (10 % Auslösungskonzentration).

Häufigkeit: Selten
In Anbetracht der äußerst weit verbreiteten Anwendung wird eine Pfefferminzöl-Allergie relativ selten gesehen (BONNEVIE, CALNAN, ANDERSEN, DOOMS-GOOSSENS, PASCHOUD, RUDZKI 1976, SAMS, ANDERSEN 1996, WILKINSON, SANTUCCI, CAMARASA, SAITO, ZÜNDEL). Diese richtet sich hauptsächlich gegen das Menthol (BLONDEL, FISHER, PASCHOUD), z.B. in Zigaretten (CAMARASA), Zahnpasta (PAPA, ANDERSEN), beim Barmixer (SAMS), Hämorrhoidalsalben und Suppositorien (GRONEMEYER). HIGHSTEIN et al. beschrieben eine (nicht-thrombocytopenische) Purpura und MCGOWAN eine Urtikaria nach Genuß von Mentholzigaretten. L-Carvon als Hauptbestandteil des Krauseminzöles ist noch seltener als Kontaktallergen identifiziert worden, entweder in Zahnpasta (ANDERSEN, HJORTH, HAUSEN 1984, 1986) oder im Kaugummi (MORRIS).

Testkonzentrationen: 1 % Menthol in Vaseline. Bei positivem Ausfall sollte eine ausreichende Zahl von Kontrolluntersuchungen vorgenommen werden.
1 % L-Carvon in Vaseline oder DEP.

Kreuzreaktionen: Verschiedentlich wird über Kreuzreaktionen im Zusammenhang mit einer Kontaktallergie gegenüber Perubalsam (HJORTH, RUDZKI 1977, ZÜNDEL), Terpentin (DOOM-GOOSSENS) und Thymol (PASCHOUD) berichtet.

Bemerkungen: Die experimentelle Sensibilisierung ergab für die andere isomere Form des Carvons, D-Carvon (Kümmelöl), eine mittlere Reaktionsstärke von mR = 1,25 (FCAT, 10 %, unveröff.). Wie häufig zu beobachten, ist auch hier die Spezifität gegenüber den Isomeren stark unterschiedlich ausgeprägt.
SAITO et al. erhielten bei ihren 18 Pfefferminzallergikern auch je einen positiven Test auf Menthylacetat, Pulegol, Menthofuran, Piperiton und Dihydrocarveol (alles Pfefferminzölkomponenten). Menthol wird heute auch synthetisch aus Thymol hergestellt. L-Carvon ist ein Oxidationsprodukt des D-Limonens (KARLBERG). PAULSEN et al. glauben eine Kreuzallergie zwischen L-Carvon und Sesquiterpenlaktonen nachweisen zu können: von ihren 15 Patienten reagierten 9 auch auf Kompositen. In eigenen Untersuchungen konnte eine solche Beziehung bisher nicht bestätigt werden (unveröff.).

Literatur:

ANDERSEN K. E.: Cont.Derm. **4**, 195 (1978) (Zahnpasta)
ANDERSEN K. E. et al.: Acta Derm.-Venereol. **76**, 136 (1996) (1/17 Krauseminzöl)
BLONDEL A. et al.: Cont.Derm. **4**, 270 (1978)
BONNEVIE P.: Ätiologie und Pathogenese der Ekzemkrankheiten. JA Barth, Leipzig 1939
CALNAN C. D.: Cont.Derm.Newslett. No 7, 148 (1970)
CAMARASA J. G. et al.: Cont.Derm. **4**, 169 (1978) (Mentholzigaretten)
DOOMS-GOOSSENS A. et al.: Cont.Derm. **3**, 304 (1977)
FISHER A. A.: Cutis **38**, 7 (1986)

▷

V–2

Mentha

GRONEMEYER W.: DMW **65**, 756 (1939) (Suppositorien)

HARLEY R. M.: in: Green PS (Ed.) Plants, wild and cultivated. EW Classey, Hampton, Middle-Essex 1973

HAUSEN B. M.: Dtsche med.Wschr. **109**, 300 (1984)

HAUSEN B. M.: Akt.Derm. **12**, 23 (1986)

HEFENDEHL F. W. et al.: Dtsch.Lebensmitt. Rundschau **71**, 287 (1975)

HIGHSTEIN R. et al.: JAMA **146**, 816 (1951) (Mentholzigaretten)

HJORTH N. et al.: Tandlaegeblad **71**, 937 (1967) (Zahnpasta)

KARLBERG A. T. et al.: Cont.Derm. **26**, 332 (1992)

MCGOWAN E. M.: Arch.Derm. **94**, 62 (1966) (Mentholzigaretten)

MERKES K.: Beilage zur pta in der prakt. Pharmazie No 5, Mai 1979 und No 6, Juni 1979 (Übersicht, Geschichte, Inhaltsstoffe, Verwendung)

MORRIS G. E.: Industr.Med.Surg. **23**, 343 (1954)

OPDYKE D. L. J.: Food Cosm.Toxicol. **11**, 1057 (1973)

PAPA C. M. et al.: JAMA **189**, 546 (1964) (Zahnpasta)

PASCHOUD J.-M.: Dermatologica **127**, 349 (1963)

PAULSEN E. et al.: Cont.Derm. **29**, 138 (1993)

RUDZKI E. et al.: Cont.Derm. **2**, 196 (1976)

RUDZKI E. et al.: Dermatologica **155**, 115 (1988)

SAITO F. et al.: Hifu **26**, 636 (1984)

SAMS W. M.: Arch.Derm. **41**, 503 (1940)

SANTUCCI B. et al.: Cont.Derm. **16**, 93 (1987)

SHARP D. W.: Toxicol. **9**, 261 (1978)

WILKINSON S. M. et al.: Cont.Derm. **30**, 42 (1994) (2 Fälle, pos: Menthol, Pfefferminz- und Krauseminzöl)

ZIEGLER E.: Die natürlichen und künstlichen Aromen. A. Hüthig-Verlag, Heidelberg, 1982

ZÜNDEL W.: Arch.f.Dermatol. **173**, 435 (1936)

Narcissus pseudonarcissus L.

Gelbe Narzisse, Osterglocke, Trompetennarzisse (Engl. Daffodil, Easter lily)

Botanische Information und Verwendung

Familie: Amaryllidaceae

Herkunft und Verbreitung: In Westeuropa beheimatet, weltweit in zahlreichen Kultursorten kultiviert.

Verwendung: Als Zierpflanze bereits seit dem Mittelalter in Kultur. Im frühen 19. Jahrhundert war die Gelbe Narzisse in der französischen Pharmakopoa als Spasmolytikum und Sedativum enthalten (GRIEVE). In der Homöopathie ist sie bei Schnupfen, Bronchitis, Keuchhusten und Durchfall gebräuchlich.

Bemerkungen: In Kultur sind auch die Dichter-Narzisse *Narcissus poëticus* L., die Tazette *N.tazetta* L. und die Jonquille *N. jonquilla* L. Letztere ist besonders in den angelsächsischen Ländern sehr beliebt. Das aus ihr gewonnene Öl (Jonquil oil) wird gelegentlich als Bestandteil von Parfüms eingesetzt.
Die Gelbe Narzisse enthält bis zu 0,15 % Alkaloide, z.T. mit toxischer Wirkung. Mindestens 15 verschiedene Alkaloide sind in *Narcissus pseudonarcissus* L. bisher bekannt, unter denen Hämanthamin, Galanthamin, Galanthin, Lycorin, Lycorenin und Narcissamin in den verschiedenen Kultursorten am häufigsten vertreten sind (CALDWELL, BOIT).
Das wenig toxische Galanthamin bewirkt eine temporäre Spasmolyse und kann daher die Nahrungsaufnahme von Poliomyelitikern erleichtern. Lycorin weist eine schwache tumorinhibierende Wirkung gegenüber Sarkomen auf. Eine gering antiherpetische Effektivität bestimmter Amaryllidaceenalkaloide ist ebenfalls bekannt (VACIK).
Neben der Chelidonsäure, die bis zu 2 % ausmachen kann, sind es vor allem die feinen nadelförmigen Calciumoxalatkristalle, die für eine mechanische Reizung der Haut verantwortlich gemacht werden (LÜDERS).

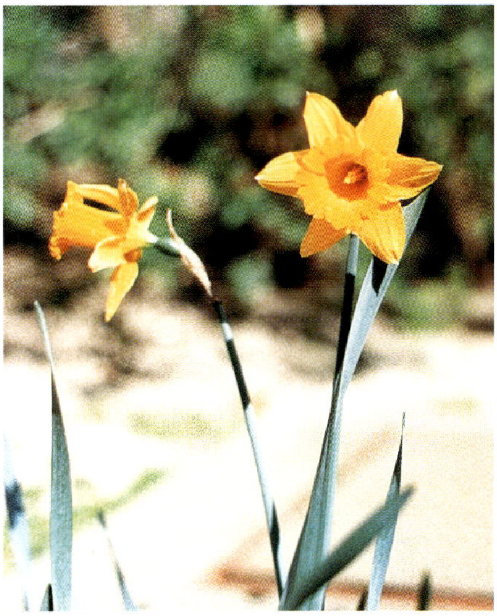

Abb. 108: Narzisse

Allergologische Information

Als – wenn auch schwach wirksame – Kontaktallergene wirken Masonin (**110**) und Homoly-

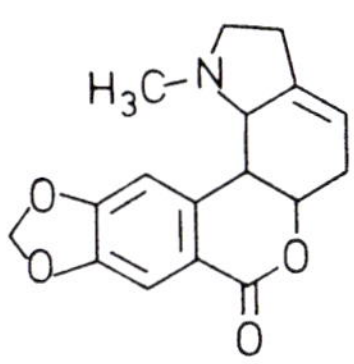

110 *Masonin (b)*

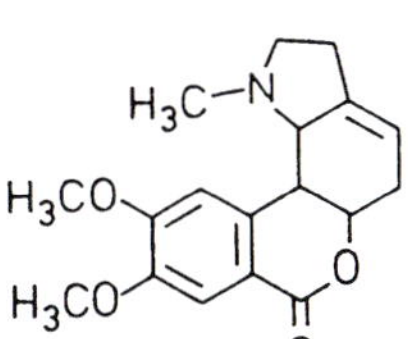

111 *Homolycorin (b)*

▷

corin (**111**), wobei dem Masonin eine stärkere Effektivität zukommt als dem Homolycorin (GUDE).

Sensibilisierungspotenz: Schwach
Die experimentelle Sensibilisierung ergab eine mittlere Reaktionsstärke von mR = 0,9 (FCAT, Kurzetherextrakt d. Zwiebeln) (GUDE).

Häufigkeit: Sehr selten
Seit 1910 (WALSH) wird in der Literatur über Kontaktdermatitiden durch Narzissen berichtet. Im englischsprachigen Raum hat sich für die Hautveränderungen die Bezeichnung „daffodil itch" und „lily rash" (ANONYM, PALMER, WALSH) eingebürgert. Betroffen sind fast ausschließlich Personen, die beruflichen Umgang mit Narzissen haben (Anbau, Verkauf). Die Kontaktdermatitis tritt zweimal im Jahr auf. Einmal im Oktober, wenn die Zwiebeln angepflanzt werden und dann zwischen Februar und April während der Haupterntezeit. Im Frühjahr ist die Dermatitis meist stärker ausgeprägt. Hauptlokalisationsareale sind die Hände *(→ Abb. 109)* und Unterarme, nur selten das Gesicht (GONCALO, HAUSEN). In der überwiegenden Zahl der Fälle sind die beobachteten Reaktionen irritativ (AGRUP, DERBES, KADLEC, HJORTH, MUNOZ, ANONYM, STAINES). Bei kritischer Würdigung der vorliegenden 16 Arbeiten bleiben nur drei übrig, bei denen mit einiger Sicherheit eine allergische Kontaktdermatitis durch Narzissenkontakt vorlag (BLEUMINK, DERBES, PALMER).

Testkonzentrationen: Die verschiedenen Narzissenextrakte (Ethanol, Aceton, Diethylether) sowie die daraus isolierten Alkaloide Masonin und Homolycorin sind außerordentlich irritativ. Daher sollte nur in folgenden Verdünnungen getestet werden:
Kurzetherextrakt 1 % in Vaseline.
Alkaloide 0,1 % in Vaseline.

Kreuzreaktionen: „Kreuzreaktionen" sind angeblich von BLEUMINK et al. auf Anemonen und von KLASCHKA und v.d. WERFF auf Hyazinthen und Tulpen beobachtet worden. Hier ist große Skepsis angebracht, da weder Anemonen noch Hyazinthen eine Allergie hervorrufen und zu dem Liliaceen-Kontaktallergen Tulipalin A chemisch keine Verwandtschaft besteht.

Bemerkungen: Über 95 % aller beobachteten Kontaktdermatitiden durch Narzissen sind *rein irritativ*. Sie ergeben sich aus dem Zusammenspiel von Calciumoxalatkristallen, die durch Mikrotraumen die Haut verletzen und den gif-

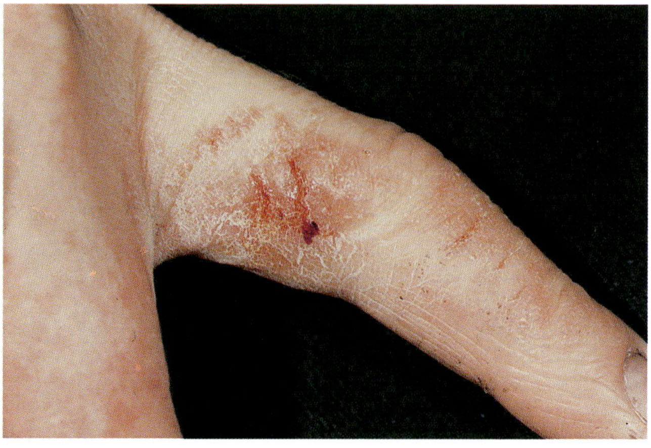

Abb. 109: Irritative Reaktion auf Narzissensaft

Narcissus psuedonarcissus

tigen Alkaloiden eine „Eintrittspforte“ in die Haut verschaffen (BROERS). Chelidonsäure spielt dabei keine Rolle.

Eine echte Kontaktallergie gegenüber Narzissen sieht man äußerst selten. Dennoch ist die Narzissendermatitis für viele Personen, die beruflich mit der Kultivierung beschäftigt sind, nicht nur sehr unangenehm, sondern gelegentlich auch Anlaß zur Aufgabe des Berufes. Das Alkaloid Masonin findet sich in den Zwiebeln, Wurzeln, Blättern und in geringen Mengen auch in den Pollen, nicht jedoch im Narzissensaft, in den Blättern und Stielen (GUDE). Experimentell ließ sich mit dem Narzissensaft (gewonnen durch Abtropfen) keine Sensibillisierung induzieren. Homolycorin ist bereits in einigen Narzissensorten gefunden worden, Masonin ist bisher nur aus *N. jonquilla* bekannt (BOIT, LLABRES).

Für *Narcissus jonquilla* gilt das oben Ausgeführte in gleicher Weise (STRYKER).

Literatur:

AGRUP G.: Acta derm.-venereol. **49**, Suppl **66**, 56 (1969)

ANONYM: Journ.Ministry Agriculture (London) **42**, 739 (1935)

BLEUMINK E. et al.: Berufsderm. **22**, 123 (1974)

BOIT H.-G. et al.: Chem.Ber. **89**, 163 (1956)

BOERS J. H.: in: OPPENHEIM, RILLE, ULLMANN (Hrsg.): Die Schädigungen der Haut durch Beruf und gewerbliche Arbeit. L. Voss, Leipzig, 1926, 2. Band, S. 509

CALDWELL J. et al.: J.Ecology **43**, 331 (1955)

DERBES V. J.: South.Med.J. **35**, 912 (1942)

GONCALO S. et al.: Cont.Derm. **16**, 115 (1987)

GRIEVE M.: A modern herbal. Dover Publ. Inc. New York 1971

GUDE M. et al.: Cont.Derm. **19**, 1 (1988)

HAUSEN B. M. et al.: Dermatosen **36**, 117 (1988) (Untersuchungen auf einem Blumengroßmarkt)

HJORTH N. et al.: Br.J.Derm. **80**, 696 (1968) (Irritative Reaktionen durch Narzisse und Jonquille)

KADLEK K.: Csl.Derm. **55**, 335 (1980)

LLABRES J. M. et al.: Phytochem. **25**, 1453 (1986) (Alkaloide in *N.requienii*)

LÜDERS G.: Hautarzt **28**, Suppl. II, 49 (1977)

PALMER W. H. et al.: Lancet (1934) II, 755

STAINES F. A.: J.Coll.Gen.Pract. **1**, 78 (1958)

STRYKER G. V.: J.Ind.Hyg.Toxicol. **18**, 462 (1937)

VACIK J. P. et al.: Adv.Ophthalmol. **38**, 281 (1979)

WALSH D.: Brit.med.J. (1910), II, 854 (Erstbeschreibung)

VAN DER WERFF J. P.: Acta allergol. **14**, 338 (1959)

Paphiopedilum haynaldianum (Reichenb.f.) Pfitzer

Venusschuh

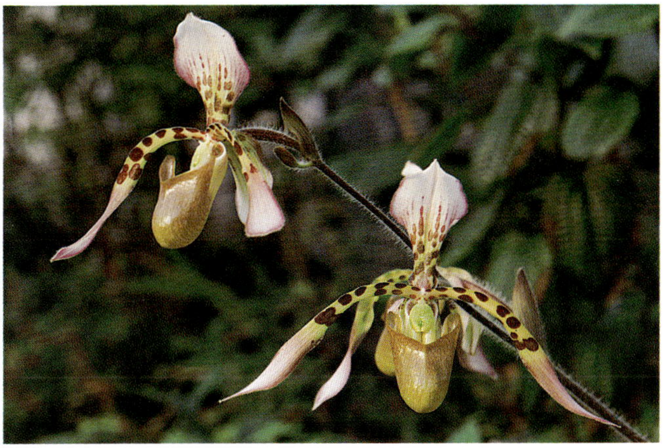

Abb. 110: Venusschuh (mit freundl. Gen. P. Eggers)

Botanische Information und Verwendung

Familie: Orchidaceae

Herkunft und Verbreitung: Philippinen (z.B. Luzon) und andere benachbarte Inseln.

Verwendung: Als Zierpflanze kultiviert.

Bemerkungen: *Paphiopedilum haynaldianum* gehört zu den etwas teureren Orchideen, die den Hobby-Orchideenzüchtern von verschiedenen Orchideen-Versandhäusern regelmäßig angeboten werden.

Allergologische Information

Die Allergene sind in ihrer Struktur noch nicht aufgeklärt. Es handelt sich aber mit ziemlicher Sicherheit um zwei chinoide Verbindungen.

Sensibilisierungspotenz: Unbekannt, vermutlich schwach.
Experimentelle Untersuchungen liegen bisher nicht vor.

Häufigkeit: Sehr selten
In einem eigenen Fall sensibilisierte sich ein Hobbyzüchter bei der Kultivierung von 500 Exemplaren des Venusschuhs. Es kam zu einer allergischen Kontaktdermatitis der Hände und der Unterarme *(→ Abb. 111)*. Nachdem Gummihandschuhe zum Schutz vor der Berührung angezogen wurden, entwickelte sich ein Rezidiv an der Nasenspitze durch zufälligen Kontakt mit den überhängenden Blüten. Die oben erwähnten Chinone wurden aus wenigen Exemplaren isoliert und riefen im Epikutantest eine dreifach positive Reaktion hervor (HAUSEN). Drei weitere Fälle sind aus Berlin bekannt (A. ROTHE, persönl. Mitt.).

Testkonzentrationen: Kurzetherextrakt 10 % in Vaseline.
Chinone 1 % in Vaseline.

Kreuzreaktionen: Der oben genannte Patient reagierte auch auf das Blütenblatt und den Stengel von *Paphiopedilum fairieanum* (Lindley) Pfitzer, nicht aber auf *P.spiceranum* (Reichenb.f.) Pfitzer.

▷

V–2

Paphiopedilum haynaldianum

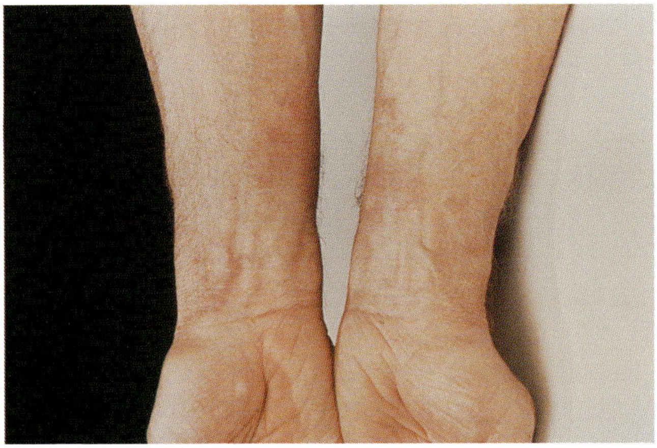

Abb. 111: Allergische Reaktion auf Venusschuh (Unterarm)

Bemerkungen: Dünnschichtchromatographische Untersuchungen der Kurzetherextrakte einiger verwandter *Paphiopedilum-* und *Cypripedium*-Arten zeigen, daß chinoide Verbindungen in diesen Gattungen relativ weit verbreitet zu sein scheinen (HAUSEN 1979, 1984).

Literatur:

HAUSEN B. M.: Arch.Derm.Res. **264**, 102 (1979)

HAUSEN B. M.: Arch.Derm. **116**, 327 (1980)

HAUSEN B. M.: in: Orchid Biology (Ed.J.ARDITTI), Vol. III, p.263–282 Cornell Univ. Press, Ithaca, London 1984

Pelargonium x hortorum L. H. Bailey

Geranie, Zonal-Pelargonie (Engl. Geranium)

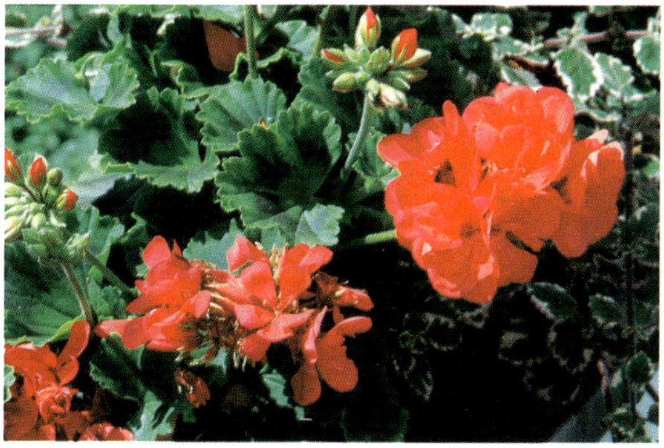

Abb. 112: Geranie

Botanische Information und Verwendung

Familie: Geraniaceae

Herkunft und Verbreitung: Züchtungen hauptsächlich aus *P.inquinans* (L.) L'Hérit. ex Aiton und *P.zonale* (L.) L'Hérit. ex Aiton.

Verwendung: Die Geranien sind die beliebtesten Garten-, Topf- und Balkonpflanzen Deutschlands. Eine medizinische Verwendung ist nicht bekannt.
Geraniol (3,7-Dimethyl-2,6-octadien-1-ol), der Hauptinhaltsstoff, ist eine der meistverwendeten Verbindungen in der Parfümindustrie. *Pelargonium*-Hybriden enthalten bis zu 35 % davon. Die leicht süß und nach Rosen duftende Flüssigkeit ist isomer mit Linalool und wird heute fast ausschließlich synthetisch (z.B. aus Pinen) hergestellt. Verwendung in Parfümmischungen, Zahnpulver, Salben u.a. Toilettenartikeln sowie in der Genußmittelindustrie. Nicht zu verwechseln mit Geraniumöl, das auch als „Geraniol" bezeichnet wird.

Bemerkungen: Die Zahl der *Pelargonium*-Arten ist sehr groß. Durch Züchtung entstandene Hybriden und Kultursorten machen eine Unterscheidung sehr schwierig. *Pelargonium x hortorum* L. H. Bailey geht auf *P.zonale* (L.) L'Hérit. ex Aiton, *inquinans* (L.) L'Hérit ex Aiton u.a. zurück. *Pelargonium x domesticum* L. H. Bailey leitet sich von *P. grandiflorum* Willd. u.a. ab. Unter Duft- oder Rosenpelargonien faßt man *P. odoratissimum* (L.) L'Hérit. ex Aiton, *P. graveolens* L'Hérit. ex Aiton und *P. radens* H. E. Moore zusammen. *P. peltatum*-Hybriden werden als Efeu-Pelargonien bezeichnet. Geraniumöl enthält neben Geraniol auch Linalool, Geranyltignilat, Citronellol und weitere Geranylester. Die zur Ölgewinnung benutzten Pflanzen werden in Ägypten, Marokko, Frankreich, Algerien, China, UdSSR, auf Réunion und Madagaskar kultiviert. Französische und afrikanische Öle enthalten mindestens 20 % Geraniumöl. Der höchste Reinheitsgrad beträgt 93 %, gewöhnlich aber nur 88 %. Die natürlich darin enthaltenen Geranylester, wie z.B. Geranylacetat, Geranylformiat und Geranylmethylether werden heute fast ausschließlich synthetisch hergestellt. Einige *Pelargonium*-Arten werden in der Eingeborenenmedizin Afrikas angewendet, z.B. *P. cucullatum* (L.) L'Hérit. ex Aiton gegen Nierenentzündung, die Efeupelargonie als Antisepticum und Adstringens bei Halsentzündungen und die Wurzel

▷

V–2

Pelargonium x hortorum

von *P. triste* (L.) L'Hérit. ex Aiton bei Diarrhoen und als Anthelmintikum.

Allergologische Information

Am meisten steht Geraniol (**100**) im Verdacht, für die Mehrzahl der beobachteten allergischen Reaktionen verantwortlich zu sein.
Sensibilisierungspotenz: Schwach.

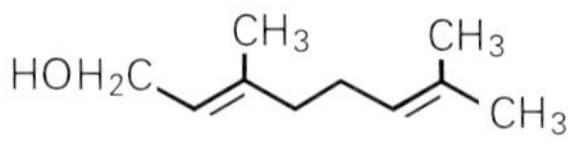

100 *Geraniol (b)*

Die experimentelle Sensibilisierung mit Geraniol ergab eine mittlere Reaktionsstärke von mR = 0,6 (FCAT, 10 %, unveröff.).
KLECAK gelang die experimentelle Sensibilisierung mit dem OET und dem FCA-Test. OPDYKE hingegen konnte bei Freiwilligen weder mit dem reinen Geraniol noch mit den Geraniumöl (Qualität Bourbon) eine Sensibilisierung induzieren. Auch SHARP gelang mittels Draize-Test keine Sensibilisierung. STÜMPKE hatte schon 1932 einen Sensibilisierungsversuch mit dem Preßsaft der Gartengeranie unternommen (intradermale Applikation), der ebenfalls fehlgeschlagen war.

Häufigkeit: Selten
Die Literatur zur Geraniol- und Geraniumsensibilisierung ist verwirrend. Viele Angaben sind ungenau, zweifelhaft oder so widersprüchlich, daß nicht klar hervorgeht, ob das reine Geraniol oder das Geraniumöl Ursache der beschriebenen Hautveränderungen war. Häufig wurde auch ein positiver Epikutantest erhalten, ohne daß ein relevanter anamnestischer Bezug bestand. In der Regel war Geraniol, gelegentlich auch Geranylacetat positiv (AGRUP, ANDERSON, BONNEVIE, FREUDENTHAL, KEIL, IMSCHENETZKY, FERNANDEZ de CORRES, KAALUND-JÖRGENSEN, KLARMAN, HJORTH, PASCHOUD, LARSEN, FLADIN, NAKAYAMA, LAIN, de GROOT, SANTUCCI, TSYRKUNOV).

Testkonzentrationen: Ebenso widersprüchlich wie die Fallbeschreibungen sind auch die Angaben zu den Testkonzentrationen; sie schwanken zwischen 2 % (LARSEN) und 20 % (NAKAYAMA).
Empfehlung: 5 % in Vaseline.

Kreuzreaktionen: HJORTH berichtet über Kreuzreaktionen bei Perubalsamallergikern. KEIL, FLADIN sowie PASCHOUD fanden solche bei Terpentinallergikern. Ein Patient reagierte auf Geraniol, der gegenüber Citronella-Gras sensibilisiert war (KEIL). Bei dieser Art wird es sich aller Wahrscheinlichkeit nach um *Cymbopogon confertiflorus* (Steudel) Stapf (Poaceae) gehandelt haben.

Bemerkungen: Geraniol ist, sofern es sich um die reine Verbindung handelt, nur als schwacher Sensibilisator anzusehen. Beim Geraniumöl dagegen hängt es vorwiegend von der Zusammensetzung des Öls und der Art, wie es gewonnen wird, ab, ob überhaupt eine Sensibilisierung zustandekommt und wie stark diese ausfällt. Da Geraniol in der Parfümindustrie einer der meistverwendeten Stoffe ist, wird die Verbindung als mögliches Kontaktallergen im Duft-Mix in der Standardreihe routinemäßig getestet. Zur Häufigkeit und Relevanz der Reaktionen auf Geraniol siehe: Lexikon der Kontaktallergene (HAUSEN et al. 1992) und HAUSEN & KULENKAMP 1990.

Literatur:

AGRUP G.: Acta derm.-venereol. **49**, Suppl. 61, 556 (1969)
ANDERSON J. W.: Arch.Derm. 7, 510 (1923)
BONNEVIE P.: Ätiologie und Pathogenese der Ekzemkrankheiten. J. A. Barth, Leipzig, 1939
FERNANDEZ de CORRES L. et al.: Allergol. Immunopathol. **12**, 313 (1984)
FLADIN C. et al.: Bull.Soc.franc.Derm. **44**, 315 (1937)
FREUDENTHAL W.: Zbl.Haut- u. Geschlkrkh. **13**, 240 (1924)
de GROOT A. et al.: Cont.Derm. **12**, 87 (1985)
HAUSEN B M. et al.: Ztschr. Hautkrkh. **65**, 492 (1990)
HJORTH N.: Fortschr.prakt.Derm.Venerol. **6**, 75 (1970)
IMSCHENETZKY A.: Vestnik Derm.Venerol. **6**(3), 245 (1928) (Ref: Zbl.Haut u.Geschlkrkh. **29**, 86 (1929)

Pelargonium x hortorum

KAALUND-JÖRGENSEN O.: Acta derm.-venerol. **31**, 83 (1951)

KEIL H.: J.invest.Derm. **8**, 327 (1947)

KLARMAN E. G.: Ann.Allergy **16**, 425 (1958)

KLECAK G. et al.: J.Soc.Cosmet.Chemists **28**, 53 (1977)

LAIN E. S.: JAMA **71**, 1114 (1918)

LARSEN W. G.: Arch.Derm. **113**, 623 (1979)

LARSEN W. G.: J.Am.Acad.Derm. **12**, 1 (1985)

NAKAYAMA H. et al.: The allergen controlled system. Kanahara Shuppan & Co, Tokyo, 1974

OPDYKE D. L. J.: Food Cosm.Toxicol. **12**, 881 und 883 (1974)

PASCHOUD J.-M.: Dermatologica **127**, 349 (1963)

SANTUCCI B. et al.: Cont.Derm. **16**, 93 (1987)

SHARP D. W.: Toxicol. **9**, 261 (1978)

STÜMPKE G.: Klin.Wschr. **11**, 58 (1932)

TSYRKUNOV L. P.: Vestn.Derm.Venerol. No 7, 65 (1989)

Petroselinum crispum (Miller) Nyman ex A. W. Hill convar. **crispum** (Blattpetersilie) und convar. **radicosum** (Alef.) Danert (Wurzelpetersilie)

Petersilie (Engl. Parsley)

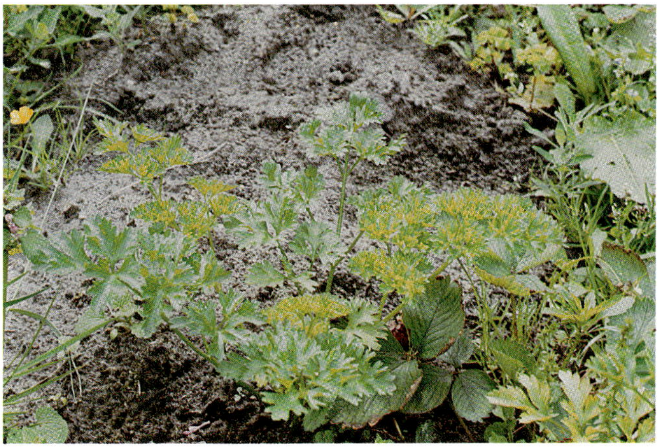

Abb. 113: Petersilie

Botanische Information und Verwendung

Familie: Apiaceae (= Umbelliferae)

Herkunft und Verbreitung: Vermutlich aus Südost-Europa oder West-Asien stammend. In allen gemäßigten Klimazonen als Gemüsepflanze angebaut. Verwildert auch im Mittelmeergebiet und auf den Kanaren.

Verwendung:

1. Offizinell ist das Petersiliensamenöl. Sein Wirkstoff Apiol reizt das Nierenparenchym und wirkt daher diuretisch. In hohen Verdün- ▷

V–2

Petroselinum crispum

nungen hat es uterus-erregende Wirkung, daher als Abortivum geeignet. Gefäßerweiternd. In der Volksmedizin als Abortivum und Aphrodisiakum. Die Stoffliste verzeichnet Fertigpräparate wie Diuretikum-Tropfen, Nieren-Blasen-Tees. Rheuma-Tabl., Schlankheitsdragees. Apiol fand Anwendung bei Amenorrhoe und Dysmenorrhoe, heute in der Roten Liste nicht mehr enthalten.
2. Eines der wichtigsten Gewürzkräuter, in vielen Gärten auch als Küchenkraut angepflanzt.
3. Das Öl wird gelegentlich auch in Parfümmischungen eingesetzt.

Bemerkungen: Die Petersilie ist seit dem Altertum bekannt. Schon die Griechen und Römer kannten sie als Heipflanze. In England seit dem 16. Jahrhundert kultiviert. Im etherischen Öl der Petersilie sind Apiol und Myristicin die Hauptinhaltsstoffe. Mindestens 45 weitere Komponenten sind bekannt (MACLEOD).

Allergologische Information

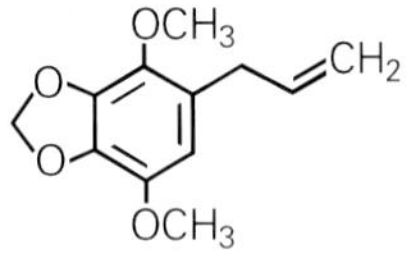

112 *Apiol*

Nach Untersuchungen von MITTELBACH ist Apiol (**112**) die einzige Verbindung, die im Epikutantest bei einem Petersilien-Allergiker einen positiven Testbefund ergab.

Sensibilisierungspotenz: Unbekannt
Experimentelle Untersuchungen liegen bisher nicht vor. OPDYKE prüfte das Öl in 2 %iger Konzentration an 26 Freiwilligen, erzielte aber keine Sensibilisierung.

Häufigkeit: Sehr selten
Bei fast allen Mitteilungen, die über das Auftreten von Kontaktdermatitiden nach Umgang mit Petersilie berichten, handelt es sich um irritative bzw. phototoxische Reaktionen *(→ S. 11)*. Nur in ganz wenigen Fällen sprechen der positive Epikutantestausfall bei ausreichender Zahl von Negativkontrollen dafür, daß eine echte Petersilienallergie vorlag (HJORTH, HÜBSCHMANN, MITTELBACH). Der von MITTELBACH geschilderte Fall wurde eingehend abgeklärt. Der Patient reagierte ausschließlich auf Apiol (2 % in Vaseline).

Testkonzentrationen: Direkt, roh und gekocht. Apiol 2 % in Vaseline.
Petersilienöl 2 % in Vaseline.

Kreuzreaktionen: MITTELBACH erhielt eine zweifach positive Reaktion auf Kümmelöl (2 %), aber kein Resultat mit dem im Kümmel als Hauptallergen anzusprechenden D-Carvon. Eine eventuell auftretende Reaktion auf Dill kann nicht als Kreuzreaktion interpretiert werden, da Apiol auch im Dill vorkommt.

Bemerkungen: Nicht-allergische, d.h. irritative, bzw. phototoxische Kontaktdermatitiden sind bei Personen, die viel mit Petersilie zu tun haben (Köche, Hausfrauen, Erntepersonal in der Landwirtschaft) häufig (STRANSKY). Ursache sind die darin enthaltenen Furokumarine *(→ S. 15)*.
MITTELBACH wies nach, daß bei der äußerst selten vorkommenden Petersilienallergie das Allergen sowohl in den Blättern als auch in den Stielen und Wurzel vorkommt, durch Erhitzen auf 100°C nicht zerstört wird, leicht in Ethanol löslich ist und durch eine Belichtung *keine* Verstärkung der Ekzemreaktion verursacht wird.

Literatur:

HJORTH N. et al.: Cont.Derm. **2**, 28 (1976) (Test pos; 77 Kontrollen negativ)
HÜBSCHMANN K. et al.: Derm.Wschr. **113**, 725 (1941)
MACLEOD A. J. et al.: Phytochem. **24**, 2623 (1985) (Komponenten des Öls)
MITTELBACH F.: Akt.Derm. **10**, 52 (1984)
OPDYKE D. L. J.: Food. Cosm.Toxicol. **13**, 897 (1975)
STRANSKY L. E. et al.: Cont.Derm. **6**, 233 (1980) (irritative Kontaktdermatitis)

Phacelia tanacetifolia Bentham

Büschelschön (Engl. Desert heliotrope, Scorpion weed)

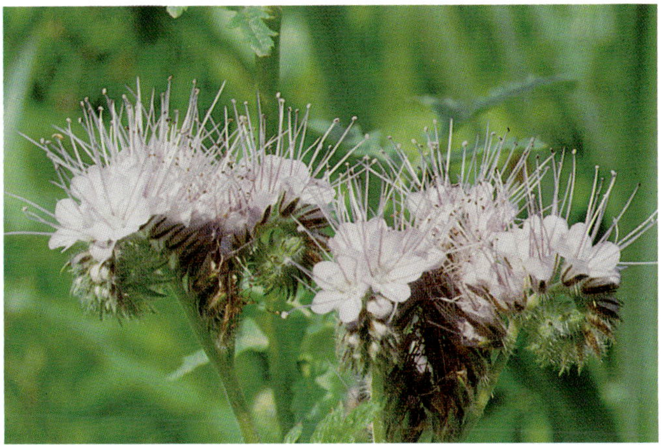

Abb. 114: Phacelia tanacetifolia (mit freundl. Gen. P. Eggers)

Botanische Information und Verwendung

Familie: Hydrophyllaceae

Herkunft und Verbreitung: Nordamerika, besonders westlicher und südlicher Teil mit Texas, Arizona, Utah, Kalifornien, New Mexico.

Verwendung: Als „Bienenweide" angebaut und verwildert. Neuerdings auch als Gründünger und für die Silage. Eine medizinische Verwendung ist nicht bekannt.

Bemerkungen: In den südwestlichen USA und Mexiko kommen mindestens 10 Arten aus der Gattung *Phacelia* vor, deren hautreizende und sensibilisierende Wirkung beschrieben ist, u.a. *P. crenulata* Torrey (Desert heliotrope, Scorpion weed), *P. ixodes* Kellog, *P. minor* (Harvey) Thell., *P. parryi* Torrey, *P. campanularia* A. Gray (Wild Canterbury bell), und *P. pedicellata* A. Gray. Aus anderen Gattungen sind *Turricula parryi* (Gray) MacBride und *Wigandia kunthii* Choisy als hautreizend und sensibilisierend bekannt (REYNOLDS). Letztere wird auch als Zierpflanze im südlichen Teil der USA und Mexiko angepflanzt.

Allergologische Information

Als Ursache der hautreizenden und vor allem sensibilisierenden Wirkung ist eine Gruppe von prenylierten phenolischen Verbindungen verantwortlich, die den Namen Phacelioide erhielt (REYNOLDS 1986). Als stärkstes Kontaktallergen dieser Gruppe erwies sich das Geranylbenzochinon (**113**). Es ist 30 mal stärker wirksam als seine Vorstufe Geranylhydrochinon (**114**). Die auf der linken Seite genannte *Phacelia*-Arten enthalten neben den beiden genannten Verbindungen noch eine Reihe weiterer Phacelioide, unter denen dem Geranylgeranylhydrochinon (**115**) und dem Farnesylhydrochinon (**116**) ebenfalls eine stark sensibilisierende Wirkung zukommt (REYNOLDS 1980).

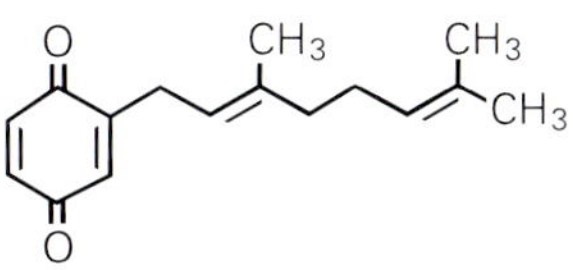

113 *Geranylbenzochinon (b)*

▷

V–2

Phacelia tanacetifolia

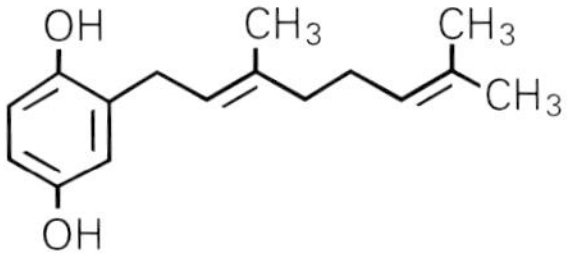

114 *Geranylhydrochinon (n = 1) (b)*

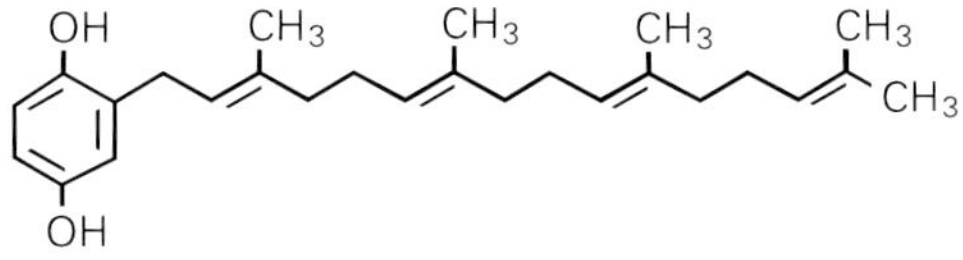

115 *Geranylgeranylhydrochinon (n = 3) (b)*

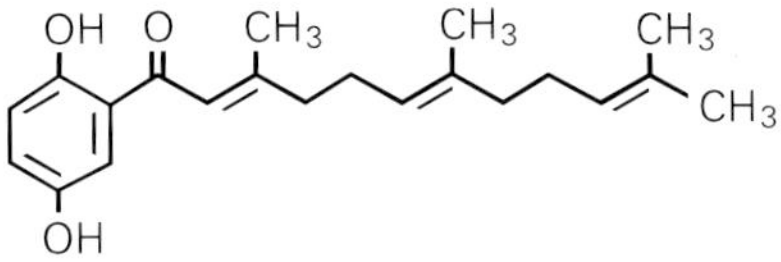

116 *Farnesylhydrochinon (b)*

Sensibilisierungspotenz: Stark bis sehr stark
Die Sensibilisierungspotenz des Geranylbenzochinons ist der des 3-Pentadecylcatechols aus *Rhus toxicodendron* gleichzusetzen. Die anderen Phacelioide sind etwas schwächer wirksam, aber zählen insgesamt zu den stärksten Kontaktallergenen, die wir in der Natur kennen. Die Sensibilisierungspotenz ist mehrfach experimentell geprüft worden und bestätigte sich auch im humanen Maximationstest (Reynolds 1980–1986).

Häufigkeit: Selten (bei uns), aber
in den USA und Mexiko ein häufig beobachtetes Phänomen (Berry, Munz, Baumgardt, Reynolds et al.) In der Bundesrepublik sind noch keine allergischen Kontaktdermatitiden beschrieben worden, obwohl *Phacelia tanacetifolia* (und in Zukunft wohl auch andere Arten) in Baumschulen als „Unterfutter", in der Landwirtschaft als Gründünger und in der Bienenzucht als „Bienenweide" in zunehmendem Maße angepflanzt wird. Eigene dünnschichtchromatographische Untersuchungen und Vergleich mit authentischem Geranylhydrochinon zeigen geringe Mengen in den Samen, nicht aber in den oberirdischen Teilen der Pflanze (unveröff.).

Testkonzentrationen: 1 % des Ultrakurzetherextraktes (5–10 Sekunden) in Vaseline.
0,1 % des Geranylydrochinons oder – chinons in Vaseline.

Kreuzreaktionen: Reynolds gibt an, daß trotz der nahen chemischen Verwandtschaft zu den Urushiolen aus *Rhus*-Arten keine Kreuzreaktionen beobachtet werden.
Kreuzreaktivitäten bestehen nur zwischen dem Chinon und seiner Vorstufe, nicht aber dann, wenn die Seitenketten um mehr als 2 C-Atome von einander abweichen.

Bemerkungen: Die mehrfach ausgesprochene Hypothese, daß aromatische Verbindungen mit längerer Seitenkette in der Natur zu den stärksten Kontaktallergenen zählen, wird durch die Isolierung, Identifizierung und den Nachweis der Sensibilisierungpotenz der Phacelioide bestätigt. Es ist zu vermuten, daß nicht nur die bereits in Chinonform vorliegende Verbindung wie z.B. das Geranylbenzochinon der eigentliche Sensibilisator ist, sondern alle anderen prenylierten Phenole ebenfalls in der Haut spätestens zum korrespondierenden o- oder p-Chinon oxidiert werden (Reynolds 1980/1981). Die stärkste Wirkung zeigen diejenigen Verbindungen, deren Prenylseitenkette eine Anzahl von 8 bis 12 C-Atomen aufweist. Daher ist das Geranyl-geranylhydrochinon schwächer wirksam als das einfachere Geranylhydrochinon. Die Allergene befinden sich in den öligen Tröpfchen der Trichome, aus denen sie bei der leichtesten Berührung freigesetzt werden. Ihre Extraktion bedarf daher nur einer Zeitspanne von 5–10 Sekunden.
Geranylhydrochinon kommt auch in Schwämmen vor (z.B. *Ircina spinosula* und *I. muscarum*), die ebenfalls für Kontaktdermatitiden verantwortlich zu machen sind (Cimino).

Literatur:

Baumgardt J. P.: Amer.Hortic. **51**, 26 (1972)
Berry C. Z.: Arch.Derm. **85**, 737 (1962)
Cimino G. et al.: Experientia **28**, 1401 (1972)

Phacelia tanacetifolia

CIMINO G. et al.: Tetrahedron **28**, 1315 (1972)
MUNZ P. A.: Science **76**, 194 (1932)
REYNOLDS G. et al.: Phytochem. **18**, 1567 (1979)
REYNOLDS G. et al.: Cont.Derm. **6**, 272 (1980)
REYNOLDS G. et al.: Phytochem. **20**, 1365 (1981)
REYNOLDS G. et al.: Planta med. **43**, 187 (1981)
REYNOLDS G. et al.: Planta med. **52**, 494 (1985)
REYNOLDS G. et al.: Cont.Derm. **14**, 39 (1986)
REYNOLDS G. et al.: Phytochem. **25**, 1617 (1986)

Philodendron scandens Koch et Selle subsp. **oxycardium** (Schott) Bunting (= **Philodendron cordatum** hort. non (Vell.) Kunth)

Philodendron

Botanische Information und Verwendung

Familie: Araceae

Herkunft und Verbreitung: Etwa 275 Arten sind in den Regenwäldern Mittel- und Südamerikas beheimatet. An die 20 Arten werden als Topfplanzen in den Industrieländern kultiviert.

Verwendung: Sehr beliebte Zimmer-(Topf)-pflanze. Neben der oben genannten sind auch *P. bipinnatifidum* Schott ex Endl., *P. domesticum* Bunting, *P. angustisectum* Engler (= *P. elegans* Krause), *P. ilsemannii* hort. Sander, *P. squamiferum* Poeppig sehr beliebt. Eine medizinische Verwendung ist nicht bekannt.

Bemerkungen: In seiner Heimat ist der Philodendron baumartig, strauchig oder eine Kletterpflanze. Als Zimmerpflanze blüht der Philodendron selten und bietet daher nur den Schmuck der Blätter.
Philodendron ist mit *Monstera* verwandt.
Gelegentlich wird für *P. scandens* subsp. *oxycardium* auch die gärtnerische Bezeichnung „Philodendron scandens cordatum“ verwendet.

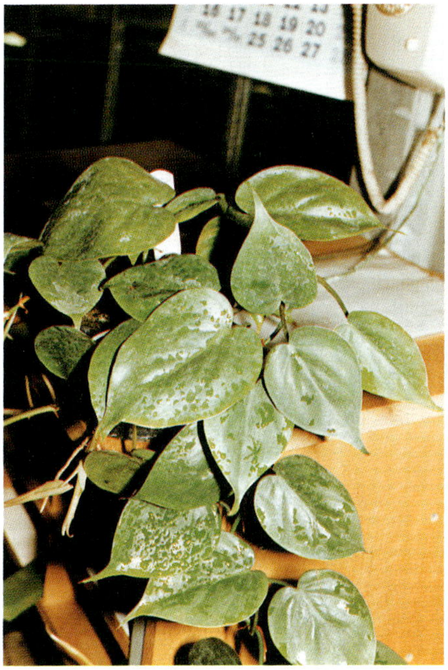

Abb. 115: Philodendron

Allergologische Information

Erst kürzlich sind die Allergene der *Philodendron*-Arten als 5-Alkyl- und 5-Alkenylresorcinole identifiziert worden (REEFSTRUP et al.). Hauptallergen der beliebten und allergologisch wichtigsten Art (*P. scandens*) ist das 5-Heptadecatri-8(Z), 11(Z), 14(Z)-enylresorcinol (**117**). Dieses Resorcinol ist in der Seitenkette ▷

V–2

Philodendron scandens

dreifach ungesättigt. Auch seine Vorstufe kommt in der Pflanze vor. Analoge Verbindungen mit einfach und zweifach ungesättigter Seitenkette sind in geringen Mengen nachweisbar.

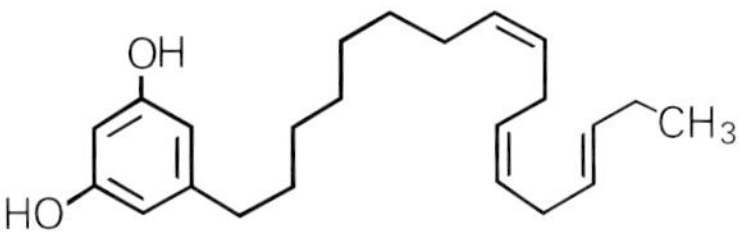

117 *5-Heptadecatri-8(Z), 11(Z), 14(Z)-enyl-resorcinol*

Sensibilisierungspotenz: Schwach
Experimentelle Untersuchungen liegen bisher nicht vor.

Häufigkeit: Selten
Trotz der vielen als Zimmerpflanzen gehaltenen *Philodendron*-Arten beziehen sich die bisherigen Schilderungen von Kontaktdermatitiden ausschließlich auf *Philodendron scandens* (BRANDT, AYRES, DORSEY, ENGEL, FERNANDEZ de CORRES, KNIGHT, HARRIS, HAMMERSHØY, REEFSTRUP, ZINA), bzw. auf sein Synonym *P. cordatum*. Der Kontakt war nur in den vier von HAMMERSHØY et al. geschilderten Fällen und in einem eigenen (Gärtnergehilfe) berufsbedingt.

Testkonzentrationen: Blätter und Stengel direkt, Kurzetherextrakt 1 % in Vaseline.
Alkyl- und Alkenylresorcinole 0,1 % in Vaseline.

Kreuzreaktionen: HAMMERSHØY et al. berichten über Kreuzreaktionen bei einem der vier Patienten auf *Monstera friedrichsthalii* Schott, *M. deliciosa* Liebm. und *Philodendron tuxtlanum* Bunting. In letzterem waren überhaupt keine Alkyl- oder Alkenylresorcinole nachweisbar (REEFSTRUP). Kreuzreaktionen auf Urushiole aus *Rhus*-Arten scheinen nicht vorzukommen (REEFSTRUP). Nicht beobachtet, aber für möglich gehalten, werden Kreuzreaktionen auf *Ginkgo biloba*, → *Grevillea robusta* und Myrsinaceae-Arten, da diese Inhaltsstoffe der gleichen Klasse enthalten (REEFSTRUP, MADRIGAL).

Bemerkungen: Das Hauptallergen befindet sich in der Epidermis (Kutikula) der Blätter und ist mit Leichtbenzin schnell extrahierbar. Da laut chemischer Untersuchungen der dänischen Autoren das Allergen nur in *P. scandens* vorkommt, wird verständlich, warum sich die bisherigen Mitteilungen über Kontaktdermatitiden ausschließlich auf diese Pflanze beziehen. McINTIRE et al. berichten 1990 über den Tod eines elfmonatigen Säuglings nach Kauen von „Philodendron"-Blättern. Als Ursache wurden die durch Oxalatkristalle verursachten Verletzungen und Blutungen angegeben. Aufgrund der Beschreibung und der Abbildungen könnte es sich auch um eine *Diffenbachia*-Art gehandelt haben.

Literatur:

AYRES J. et al.: Arch.Derm. **78**, 330 (1958) (12 Fälle)
BRANDT B.: Berufsdermatosen **8**, 221 (1960)
DORSEY C.: Calif.Med. **88**, 329 (1958) und **96**, 412 (1962)
ENGEL S. et al.: Derm.Monatsschr. **158**, 22 (1972) (1 Fall)
FERNANDEZ de CORRES L. et al.: Allergol.Immunopathol. **12**, 313 (1984) (1 Fall, Hausfrau)
HAMMERSHØY O. et al.: Cont.Derm. **6**, 95 (1980)
HARRIS J. H.: Arch.Derm. **45**, 1066 (1942)
KNIGHT T. E.: Cutis **48**, 375 (1991) (2 Fälle)
MADRIGAL P. V. et al.: Lipids **12**, 402 (1977)
McINTIRE M. S. et al.: Clin.Toxicol. **28**, 177 (1990)
REEFSTRUP T. et al.: Acta chem.scand. **B 36**, 291 (1982)
REEFSTRUP T. et al.: Phytochem. **24**, 2563 (1985)
ZINA G. et al.: Minerva Derm. **35**, 157 (1960/61)

Primula obconica Hance

Becher-Primel (Engl. Primrose)

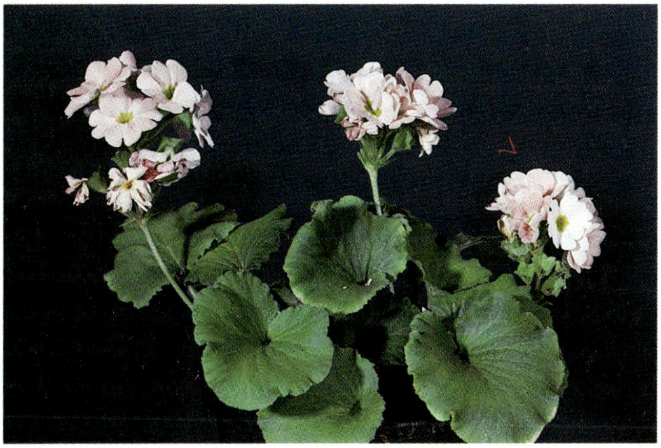

Abb. 116: Becher-Primel

Botanische Information und Verwendung

Familie: Primulaceae

Herkunft und Verbreitung: 1880 in Westchina gefunden. Von dort nach Europa verschifft. Von London aus über die ganze Welt verbreitet. Mitte der 1880' Jahre bereits in den USA. Seit 1970 auch in Japan als Zierpflanze kultiviert (NAKAMURA).

Verwendung: Eine der wichtigsten Zierpflanzen. Im Gegensatz zu anderen Primelarten (z.B. *Primula veris, Primula elatior*) wird die Becher-Primel medizinisch nur wenig genutzt. MOREIRA (1973) und MELO (1974) beschreiben die antineoplastische Wirkung des Primins und dessen therapeutischen Einsatz beim Basalzellkarzinom. Um die antibiotische und antimikrobielle Wirkung des Primins zu prüfen, isolierte man die Verbindung auch aus brasilianischen *Miconia*-Spezies, in denen sie als Vorstufe (Miconidin) vorliegt (de LIMA 1970). Zu einer therapeutischen Anwendung scheint es aufgrund der bekannten Nebenwirkung (hohe Sensibilisierungspotenz) jedoch nicht gekommen zu sein. Primin besitzt auch eine molluskizide Wirkung (nachgewiesen gegen Schnecken und Schlangen) (SCHILDKNECHT). In England hat man versucht, durch Erzeugung einer willkürlichen Primelallergie die Alopecia areata zu behandeln. Zu diesem Zweck wurden Primelblätter in die Kopfhaut gerieben, um das Haarwachstum wieder anzuregen. In vier Fällen kam es zu erneutem Haaransatz (RHODES).

Bemerkungen: Unabhängig und in Unkenntnis der Beschreibung von HANCE (1880) beschrieb HOOKER (1881) die Becherprimel als *Primula poculiformis*.
Die ersten Exemplare der neuen Pflanze waren noch sehr klein und fahl in ihren Farben. Doch die intensive Zucht und Kultivierung in England und Deutschland (vor allem durch den deutschen Gärtner Arends) machten aus der unscheinbaren kleinen Primel die uns heute bekannte großblumige und in vielen Farben intensiv leuchtende Topfpflanze. Trotz Diffamierung als „Giftpflanze“ erfreut sich die Primel in jüngster Zeit wieder steigender Beliebtheit.

Allergologische Information

Die Ursache der Becherprimel-Allergie ist das Chinon Primin (2-Methyl-6-pentyl-1,4-ben- ▷

V–2

Primula obconica

zochinon) (26). Es wurde bereits um 1900 von NESTLER entdeckt, 1927 Primin getauft, aber erst 1967 von Mitarbeitern von SCHILDKNECHT in der Struktur aufgeklärt.

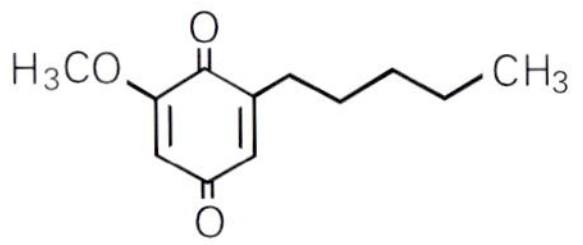

26 *Primin*

Sensibilisierungspotenz: Sehr stark
Die experimentelle Sensibilisierung mit Primelextrakten oder dem reinen Primin ergibt in der Regel eine mittlere Reaktionsstärke von mR > 3, unabhängig davon, welche Sensibilisierungsmethode eingesetzt wird (OET, GPMT, FCAT). Die Becherprimel zählt zu den wenigen Arten, deren starkes Sensibilisierungsvermögen die Forscher bereits in den 20' und 30' Jahren veranlaßte, Menschen und Versuchstiere willkürlich zu sensibilisieren, um die Immunologie der kontaktallergischen Reaktionen zu studieren. Mehrere Tausend Personen wurden auf diese Weise sensibilisiert, ohne daß man an die Folgen dachte.

Häufigkeit: Gelegentlich
Das Schrifttum verzeichnet mehr als 500 Arbeiten mit Berichten über irritative und allergische Reaktionen nach Kontakt mit der Becherprimel, doch ist diese Zahl, verglichen mit der Anzahl von allergischen Reaktionen auf Arzneimittel, als gering anzusehen. Eine Übersicht mit Literaturangaben für den Zeitraum 1888 bis 1979 findet sich bei HAUSEN (1979). Seither sind einige weitere Fälle beschrieben worden (BORK, KADLEC, NAKAMURA, GOLDERMANN, INGBER, TABAR, VIRGILI, SCHUBERT). Fälle von allergischen Kontaktdermatitiden beobachtet man heute fast ausschließlich bei Hausfrauen. Nur selten ist einmal eine berufsbedingte Primelallergie bei einem Gärtner oder Floristen zu diagnostizieren (FERNANDEZ de CORRES).

Testkonzentration: Primin 0,01 % in Vaseline.

Kreuzreaktionen: Rezidive können bei Primelallergikern nach intensivem Kontakt mit anderen Pflanzen oder Holzarten, in denen Chinone mit verwandter Struktur vorkommen, auftreten. Solche Reaktionen sieht man aber selten. Kontakt mit exotischen Holzarten, wie er z.B. beim Spielen einer Blockflöte aus Palisanderholz (*Dalbergia*-Arten), dem Tragen von Holzschmuck aus Teak (*Tectona grandis*) oder der Benutzung von Messergriffen aus Pao ferro („Santos-Palisander“) (*Machaerium scleroxylum*) besteht, könnte zu Kreuzreaktionen führen.
Verwandte chinoide Inhaltsstoffe kommen auch in Orchidaceae, Gesneriaceae, Bignoniaceae und anderen *Primula*-Arten sowie in Meerestieren (z.B. Naturschwämmen, See-Igelarten) vor.

Warnung: Der direkte Epikutantest mit Blatt, Stengel oder anderen Teilen der Becherprimel

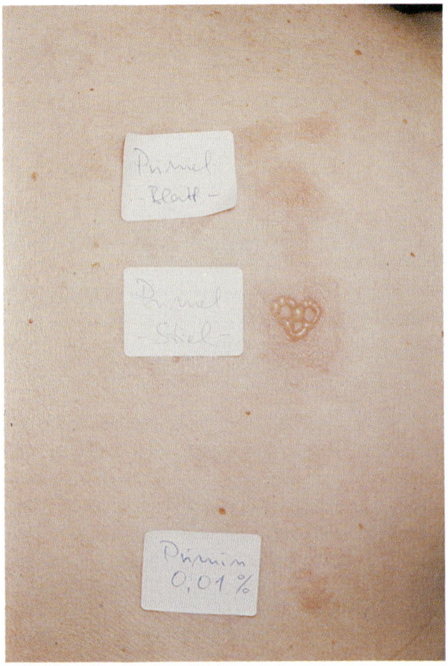

Abb. 117: „falsch positive“ Reaktion auf Primel (Mitte), allergische Reaktion (unten) (mit freundl. Gen. G. Frings)

Primula obconia
führt in der Regeln zu einer falsch positiven, d.h. rein irritativen Reaktion und kann gelegentlich auch eine Sensibilisierung herbeiführen, da die Konzentration des Primins gewöhnlich einen Wert von 0,1 % übersteigt. Die Priminkonzentration hängt stark vom Standort, Bodenbeschaffenheit, Licht, Wetter, Jahreszeit und anderen Faktoren ab, so daß Konzentrationen bis zu 1 % nicht ungewöhnlich sind. Der direkte Test mit Pflanzenmaterial sollte daher unbedingt unterbleiben und nur Primin in subirritativer Konzentration von 0,01 % eingesetzt werden. Einige Jahre wurde Primin in der ICDRG-Standardreihe mitgetestet (ab 1985) *Abb. 117* macht deutlich, daß die direkte Applikation von Stiel und Blatt zu einer irritativen Reaktion und sogar zu einer blasigen Abhebung der Epidermis führen kann, während subirritativ angewandtes Primin eine echte allergische Antwort auslöst.

Bemerkungen: Auch sogenannte „priminfreie" Kulturformen (Horn, Heyting) enthalten noch nachweisbare Mengen an Primin. Eigene jüngst durchgeführte Untersuchungen mit sogenannten priminfreien Primeln zeigen, daß auch bei geklonten Exemplaren die Aufzucht bei Temperaturen über 21°C wieder zur Bildung von Primin führt. Offensichtlich ist es bis heute nicht gelungen, *alle* Faktoren zu finden, die für die Biogenese des Primins verantwortlich sind. Im Gegenteil: aus einem 1996 untersuchten Exemplar (Fall: Hausfrau, starke Gesichtsschwellung) ließen sich 63 mg des reinen Primins isolieren (unveröff.).
Während der Zeitspanne, in der Primin (0,01 %, Vas.) Bestandteil der Standardreihe war, lag die Häufigkeit positiver Testreaktionen in England sowie im Hamburger Einzugsgebiet bei rund 1 % (Logan, Hausen 1992); in Dänemark dagegen bei 1,8 % (Ingber 1990). In 95 % der Fälle betraf die Sensibilisierung das weibliche Geschlecht. Eine aktive Sensibilisierung beobachteten Ingber & Menné nur in zwei Fällen.
Die nachgewiesenen Mengen reichen jedoch gewöhnlich nicht aus, um eine Sensibilisierung zu induzieren. Bei einer bereits bestehenden Primelallergie können sie jedoch zu einem Rezidiv führen. Primin kommt nicht nur in der Becher-Primel (wenn auch in dieser in den höchsten Mengen), sondern auch in mindestens weiteren 14 Arten aus der Gattung *Primula* und anderen Genera der Primulaceenfamilie vor (Hausen 1978) (z.B. in den Schlüsselblumen).
Erst kürzlich konnte Primin auch im See-Igel (*Paracentrotus lividus*) nachgewiesen werden (Hausen 1987). Es gilt daher, Stachel aus der Fußhaut schnell zu entfernen, da sie nachweislich eine Sensibilisierung bewirken können.
In der Literatur wird immer wieder behauptet, es gäbe *zwei* Kontaktallergene in der Becher-Primel. Tatsächlich handelt es sich jedoch nur um *ein* Allergen. Der irreführende Eindruck entsteht dadurch, daß bei der präparativen dünnschichtchromatographischen Isolierung des Primins zwei Zonen entstehen, von denen die eine das Primin selbst, die andere aber eine Vorstufe des Primins ist. Bei der weiteren Aufarbeitung und Umkristallisation wandelt sich die Vorstufe aber *immer* in das Primin um (Hausen 1978, Krebs).
Experimentelle Untersuchungen mit Primin-Analoga, die eine über C-5 hinausgehende lineare oder verzweigte Seitenkette aufweisen, zeigen, daß diese noch stärker allergen wirksam sind als Primin selbst. Ein Optimum an Sensibilisierungspotenz wird bei einer Seitenkettenlänge von 10 bis 12 C-Atomen erreicht (König, Hausen 1995).

Hinweis: Der Sitz des Allergens in der Peripherie der Becherprimel ist seit mehr als 80 Jahren bekannt (Nestler). Das Chinon befindet sich in gelöster Form in den feinen Härchen an der Unterseite der Primelblätter und -stengel (Hjorth). Bei der leisesten Berührung brechen die Trichome auf und geben ihren Inhalt frei, wobei das Primin auskristallisiert. Besonders beim Entfernen welk gewordener Blätter und Stengel besteht daher ein Risiko, da das Primin durch den Austrocknungs- und Verwelkungsprozeß direkt auf die Oberfläche des Blattes gelangt, so daß es bei Kontakt unmittelbar in die Haut eindringen kann.
Primin kommt auch in den farbigen Blütenblättern vor *(→ Abb. 24)*.

▷

V–2

Primula obconica

Literatur*):

ARENDS G.: Mein Leben als Gärtner und Züchter. E. Ulmer-Verlag, Stuttgart 1951

BORK K.: Med.Welt **42**, 680 (1981) (Übertragung von Primin durch einen Türgriff)

FERNANDEZ de CORRES L. et al.: Cont.Derm. **16**, 195 und 234 (1987)

GOLDERMANN R. H. et al.: Ztschr. Hautkrkh. **70**, 280 (1995) (1 Fall, aerogene Kontaktdermatitis)

HANCE H. F.: J.Botany **18**, 234 (1880) (Erstbeschreibung der Becherprimel)

HAUSEN B. M.: Arch.Derm. Res. **261**, 311 (1978)

HAUSEN B. M.: Mat.Med.Nordmark **31**, 57 (1979) (96 Literaturstellen)*

HAUSEN B. M.: Cont.Derm. **17**, 319 (1987)

HAUSEN B. M.: Akt.Dermatol. **18**, 96 (1990) (1985–1990: pos. Primintestbefunde: 34/3851)

HAUSEN B. M. et al.: Cont.Derm. **33**, 12 (1995) (Priminanaloga)

HEYTING J. et al.: Neth.J.Agric.Sci **37**, 371 (1989) („priminfreie" Primeln)

HJORTH N.: Curr.Problems Dermat. **3**, 31 (1970)

HOOKER J. D.: Curtis Bot.Mag. **37**, Tab. 6582 (1881) (Beschreibung von *Primula poculiformis*)

HORN W. et al.: Tgber.Akad.Landwirtsch. Wiss.-DDR **281**, 97 (1989) („priminfreie" Primeln)

INGBER A. et al.: Cont.Derm. **23**, 15 (1990) (1984–1989: pos. Primintestbefunde: 57/3075)

INGBER A.: Cont.Derm. **25**, 265 (1991) (1 Fall, pos. erst nach Belichtung)

KADLEC K.: Csl.Derm. **55**, 335 (1980)

KÖNIG W. A. et al.: Ztschr. Naturforsch. **48 b**, 387 (1993) (Synthese von Primin und Analoga)

KREBS M. et al.: Cont.Derm. **33**, 90 (1995) (Miconidin ist auch allergen wirksam)

de LIMA G. et al.: Rev.Inst. Antibiol. (Recife) **10**, 29 und 35 (1970)

LOGAN R. A. et al.: Cont.Derm. **19**, 68 (1988) (pos. Primintestbefunde: 34/3462)

MELO A. M. et al.: Rev.Inst.Antibiol. (Recife) **14**, 9 (1974)

MOREIRA L. et al.: Rev. Inst. Antibiol. (Recife) **13**, 77 (1973)

NAKAMURA T.: Cont.Derm. **9**, 328 (1983)

NESTLER A.: Hautreizende Primeln. Gebrüder Bornträger-Verlag, Berlin 1904

RHODES E. L. et al.: Brit.J.Derm. **104**, 339 (1981)

SCHILDKNECHT H. et al.: Ztschr.Naturforsch. **22 b**, 36 (1967)

SCHILDKNECHT H. et al.: Ztschr. Naturforsch. **42 c**, 31 (1987)

SCHUBERT H. et al.: Cont.Derm. **13**, 286 (1985)

TABAR A. I. et al.: Cont.Derm. **30**, 47 (1994) (8 Fälle)

VIRGILI A. et al.: Cont.Derm. **24**, 63 (1991) (1 Fall, erythema multiforme-ähnl. Reaktionen)

*) Insgesamt sind mehr als 500 Literaturstellen vom Autor gesammelt worden.

Propolis

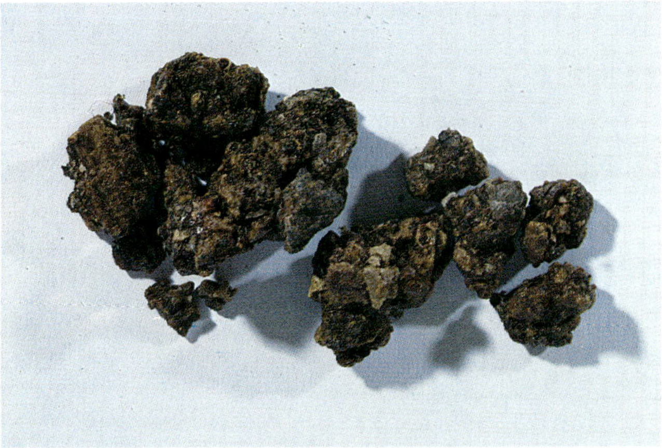

Abb. 118: Propolis-Krümel

Botanische Information und Verwendung

Herkunft: Propolis ist das Kittharz der Bienen. Die Bienen sammeln das klebrige Exsudat von den Knospen verschiedener Bäume (150–200 g pro Jahr), vermischen es mit Speichel und Wachs und stellen daraus ein Harz her, mit dem sie Fugen, Spalten, Risse in ihrem Bau abdichten, Waben befestigen, eingedrungene Fremdkörper einhüllen (z.B. tote Insekten „einbalsamieren", um ein Verfaulen zu verhindern) und ihr Einflugloch verkleinern, um es vor der Witterung oder Feinden zu schützen. Propolis (Griech. „pro polis" = „vor der Stadt", wo früher die Bienenkörbe standen) ist eine bräunliche, klebrige, meist in Brocken vorliegende, würzig-balsamisch duftende Masse *(→ Abb. 118)*, die zu 80 % aus Harzen und Wachsen besteht, in denen sich etherische Öle, Flavonoide, Pollen, Insektenbestandteile und verschiedene Fremdkörper befinden. Propolis stammt zum *überwiegenden* Teil von den Knospen der Pappeln (MELLI), vorzugsweise von *Populus nigra* L. = Schwarz-Pappel (Salicaceae) *(→ Abb. 119)*. In geringerem Umfang – und vor allem, wenn keine Pappeln in der Umgebung des Bienenstocks stehen – werden von den Bienen

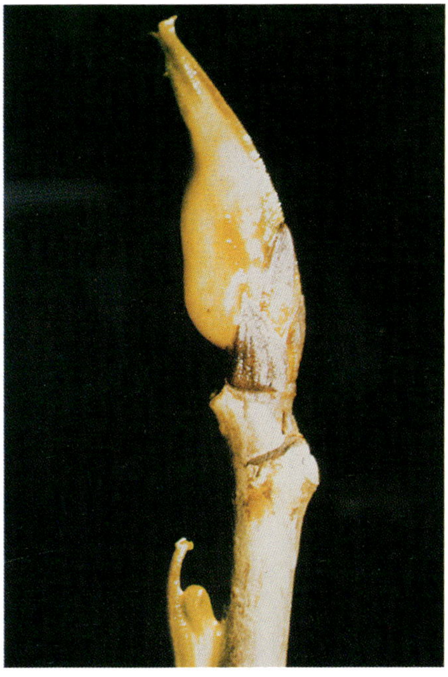

Abb. 119: Pappelknospe mit öligem Sekret (mit freundl. Gen. E. Wollenweber)

▷

Propolis

auch die Knospen von Birken, Weiden, Roßkastanien, Lärchen, Kiefern, Ulmen, Haselnußsträuchern und anderen Pflanzen angeflogen. In Italien z.B. auch Akazien (TOSTI). Die Zusammensetzung hängt daher naturgemäß sehr stark von der geographischen Lage ab. (POPRAVKO, GREENAWAY 1988, 1991; GARCIA-VIGUERA)

Verwendung: Bereits Ägypter (zum Einbalsamieren, ca. 300 v.d. Zeitrechnung), Griechen und Römer gebrauchten Propolis, um verschiedene Leiden damit zu behandeln. Für lange Zeit geriet sie dann in Vergessenheit, um erst um 1807 wieder in der Wundbehandlung eingesetzt zu werden. Seither erfreut sie sich steigender Beliebtheit in der Volksmedizin, besonders in den Balkanländern. Eine Renaissance erlebt sie seit der Rückbesinnung auf Naturprodukte. Teils berechtigt, teils bisher nicht geprüft, werden der Propolis bakterizide, antimykotische, adstringierende, choleretische, antiseptische, spasmolytische, entzündungshemmende, wundheilungsfördernde und anästhesierende Eigenschaften nachgesagt. Eine antivirale Wirkung konnte ebenfalls nachgewiesen werden. Sie wird nicht nur den Flavonoiden, sondern auch den Kaffeaten zugeschrieben (AMOROS). Propolis soll eine tumorinhibierende, das Immunsystem stimulierende und die Haut verjüngende Wirkung aufweisen. Sie wird daher in vielfältigster Form eingesetzt. Extern in der Dermatologie zur Behandlung von Akne, Psoriasis, Neurodermitis, Ulcus cruris, mikrobiellem Ekzem, Verbrennungen, Wunden, Kontaktdermatitiden, Rosacea, analem Pruritus, Herpes simplex (HEGYI, VALSECCHI, BOGDASZEWSKA, PINCELLI) sowie in kosmetischen Präparaten (Schönheitscreme, -salbe, -lotion, Lippenstiften), Zahnpasta, Mundwässern, Pflaster. Innerlich wird sie bei Erkrankungen des Ohres, bei Bronchitiden, rheumatischen Beschwerden, Müdigkeit, Depressionen, als alkoholische Lösung und in Tablettenform eingesetzt. Die pharmazeutische Stoffliste verzeichnet 14 Präparate (1996), homöopathische nicht eingeschlossen. Unbedingt zu erwähnen ist auch das derzeitige Vorkommen in *Unguentum leniens* durch kontaminiertes Bienenwachs (PANNECK, EICHENSEER). Propolis findet man auch in Kaugummi und Karamellbonbons (PETERSEN). Natur- und andere Fasern von Textilien werden damit behandelt, um sie geschmeidiger zu machen (ROTHENBORG). Propolis dient als Modelliermasse, zur Herstellung von Polituren und Firnissen und zur Oberflächenbehandlung von Violinen. Schon Stradivari soll sie benutzt haben (MONTI 1982/1983, JOLLY) In einer Offenlegungsschrift von 1995 wird vorgeschlagen, Propolis in Lichtschutzmitteln mit bis zu 20 % einzusetzen (ANONYM).
An die 200 Inhaltsstoffe sind bereits bekannt. Es handelt sich hauptsächlich um flavonoide Verbindungen und Kaffeesäureester, denen die oben genannten Wirkungen zugeschrieben werden (MACHAKOVA, RUDZKI 1983, GRUNBERGER, SCHELLER). Eine ausgezeichnete Übersicht bis 1979 gibt GHISALBERTI.

Allergologische Information

Als Hauptallergene fungieren die 1978 von LEHMANN aus den Pappelknospen isolierten und von SCHULER und HAUSEN et al. (1987, 1988, 1992) als Sensibilisatoren identifizierten Kaffeate (**118**). Mindestens 7 weitere, allergologisch bisher nur zum Teil überprüfte Kaffeesäureester und andere Benzoate, Ferulate und

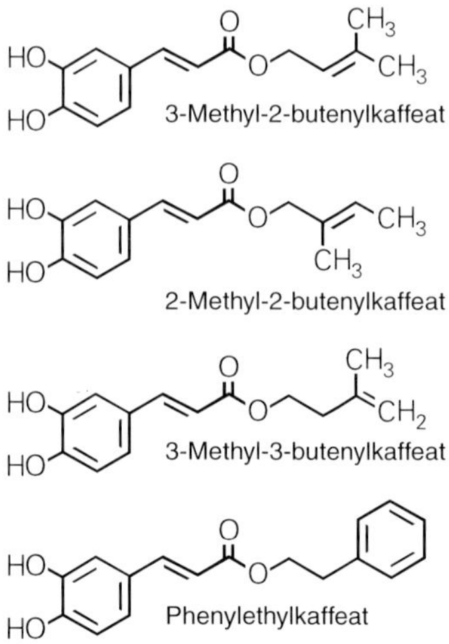

118 *Sensibilisierende Kaffeesäureester aus Propolis*

Propolis

Isoferulate kommen als potentielle Sensibilisatoren in Betracht.

Sensibilisierungspotenz: Mittelstark (Propolis), stark (Kaffeate)
Die experimentelle Sensibilisierung ergab für Propolis selbst eine mittlere Reaktionsstärke von mR > 2 (mod. FCA-Test, 1 %) (HAUSEN et al. 1987). Ähnliche Befunde erhoben PETERSEN sowie ACCIAI. PETERSEN bestimmte die Sensibilisierungskapazität der Propolis für etwa 1/3 geringer als die des extrem starken Dinitrochlorbenzols. In weiteren Untersuchungen mit einzelnen Propolisinhaltsstoffen erhielt man die nachfolgend aufgeführten mittleren Reaktionsstärken (Auswahl):

Inhaltsstoffe	mR bei Auslösekonzentration von 0,1 %	1 %	10 %
LB-1 (Gemisch d. Hauptkaffeate)	2,40	–	–
3-Methyl-2-butenylkaffeat	2,23	–	–
Geranylkaffeat	1,94	–	–
Benzylkaffeat	1,87	–	–
Benzylisoferulat	1,20	–	–
Coniferylbenzoat	–	1,74	–
Cinnamylkaffeat	–	1,48	–
Vanillin	–	–	1,17
Benzylferulat	–	–	0,88
Chrysin	–	–	0,05
Tectochrysin	–	–	0,00

3-Methyl-2-butenylkaffeat, das mit rund 13 % den Hauptanteil aller Kaffeate in der Regel auf sich vereinigt (GARCIA-VIGUERA), erweist sich damit auch gleichzeitig als Hauptsensibilisator (HAUSEN et al. 1987, 1992)

Häufigkeit: Seit der Erstauflage dieses Buches hat sich die Zahl der Fallbeschreibungen deutlich erhöht. Während früher vor allem Imker betroffen waren (ILLIG, CRAMER, ROTHENBORG, BUNNEY, TOSTI), sensibilisieren sich heute bevorzugt Personen, die bewußten oder unbewußten Kontakt mit Propolis haben oder äußerlich anwenden *(→ Abb. 120)*. Im Vordergrund stehen Kosmetika, Naturheilmittel, Toilettenartikel, Medikamente, zahnärztliches Material (ANGELINI, BORDALO, EICHENSEER, GARCIA, OLIWIECKI, RATON, PANNECK, HAY). Eine Übersicht von 1906 bis 1986 findet sich bei HAUSEN (1987). Eine routinemäßige Epikutantestung mit Propolis führen bisher nur wenige Kliniken durch. In den ehemaligen Ostblockstaaten lag die Inzidenz zwischen 1,2 % und 3,3 % (MACHAKOVA, HEGYI 1990, 1994). Bei Ulcus cruris-Patienten im süddeutschen Raum ergab sich eine Sensibilisierungsrate von 9,2 % (LANGE-IONESCU 1996). Die Hamburger Hautklinik verzeichnete ebenfalls eine Häufigkeit von 1,3 % bis 2,3 % (HAUSEN 1992).

Testkonzentration:
Propolis 10 % in Vaseline.
Kaffeate 0,1 % in Vaseline.
Flavonoide 10 % in Vaseline.

Kreuzreaktionen: Die Literatur berichtet häufig über „Kreuzreaktionen“ auf Perubalsam (RUDZKI, HEGYI, GRZYWA). Auch auf Kolophonium reagierten einige der Betroffenen ohne anamnestischen Zusammenhang (PETERSEN). In der Tat zeigt das eigene Patientengut, daß etwa jeder zweite Perubalsamallergiker auch auf Propolis reagiert und vice versa. Über „Kreuzreaktionen“ im eigentlichen Sinne kann nicht diskutiert werden, da inzwischen der Beweis vorliegt, daß Propolis und Perubalsam mindestens 15 Inhaltsstoffe gemeinsam haben (HAUSEN et al. 1992). Unter diesen sind Benzylisoferulat und Coniferylbenzoat als wichtigste zu nennen. Da Coniferylbenzoat (Hauptallergen aus Perubalsam) eine sehr instabile Verbindung ist, läßt sich der Nachweis einer allergenen Wirkung nur erbringen, wenn die Verbindung vor jedem Epikutantest aus umkristallisiertem Material **frisch** angesetzt wird (HAUSEN et al. 1995).

Hinweis: Vor der Anwendung von Propolis in Kosmetika, besonders wenn diese selbst hergestellt werden, wird wegen der hohen Sensibilisierungsgefahr auch durch eine Publikation im Bundesgesundheitsblatt gewarnt (BOGDASZEWSKA, MELLI, VALSECCHI, RUDZKI 1983, SCHUMANN).

▷

V–2

Propolis

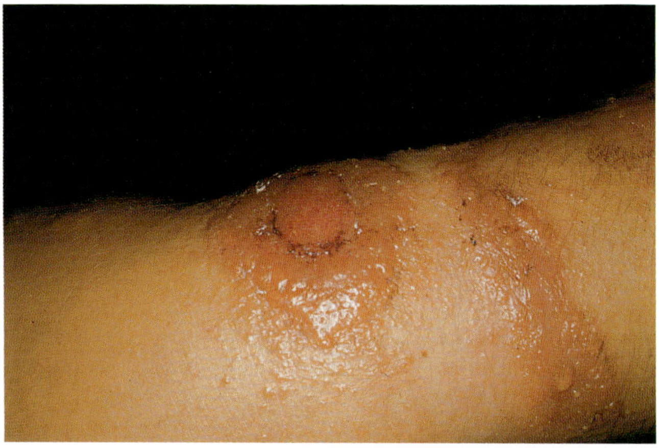

Abb. 120: Allergische Reaktion nach Propolis-Selbstbehandlung (mit freundl. Gen. B. Esser)

Bemerkungen: Die oben genannten Kaffeesäureester waren im Pflanzenreich bisher unbekannt. Als Bestandteile des klebrigen Exsudats der Pappelknospen kommen sie nicht nur in *Populus nigra* vor *(→ Abb. 119)*, sondern lassen sich auch in anderen Pappelarten nachweisen (GREENAWAY 1987, 1989). Da die Bienen bevorzugt Pappelknospen anfliegen, um ihren „Klebstoff" zu gewinnen, ist es erklärlich, daß fast alle Propolisproben, die bisher untersucht wurden, die bekannten sensibilisierenden Kaffeate enthielten. Sogar in Propolischargen aus Arizona waren diese nachweisbar (WEIGEL). Nicht allein die Tatsache, daß nahezu 300 Fallbeschreibungen von Propolis-Kontaktdermatitiden derzeit vorliegen, sollte ein warnender Hinweis sein, sondern mehr noch die von dem berühmten Bostoner Dermatologen J. C. WHITE bereits 1887 veröffentlichten Fälle von Pappelknospen-„Allergie". Zwar war der Begriff der Allergie zu jener Zeit noch nicht geprägt, jedoch weisen alle Details der beschriebenen Hautveränderungen, die sich nach der Anwendung von alkoholischen Auszügen aus Pappelknospen gegen Entzündungen, Verletzungen, Wunden, Rheuma einstellten, darauf hin, daß es sich um allergische Kontaktdermatitiden gehandelt haben muß.

Auch heute ist wieder eine Pappelsalbe, die direkt aus Extrakten der Pappelknospen gewonnen wird, in der Bundesrepublik auf dem Markt (HAUSEN et al. 1988). Routinemäßige Testuntersuchungen mit Propolis (Anhang zur Standardreihe) erbrachten den Hinweis auf die Verwendung von Propolis auch in einigen Möbelpolituren und in einem Psoriasistherapeutikum (unveröff.).

Obwohl den **flavonoiden** Verbindungen in der Propolis (ca. 12 %) ein erheblicher Anteil an der therapeutischen Wirksamkeit zugesprochen wird (GHISALBERTI), muß ihre Bedeutung als Allergenpotential gering eingeschätzt werden. In Untersuchungen an mehr als 50 Propolisallergikern mit einer 22 propolistypische Einzelsubstanzen umfassenden Testreihe ließen sich positive Testbefunde auf die Flavonoide Quercitin, Apigenin und vor allem Tectochrysin, wie von HEGYI (1990) beobachtet, nicht bestätigen. Im Gegenteil: aus den Ergebnissen mit dem genannten eigenen Patientengut zeichnet sich eindeutig ab, daß 3-Methyl-2-butenylkaffeat und Phenylethylkaffeat (**118**) die häufigsten und stärksten Sensibilisatoren darstellen (unveröff.). 95 % der in Propolis identifizierten Kaffeate liegen nach Angaben von GARCIA-VIGUERA et al. in der **trans**-Form vor. Aufgrund strukturchemischer Erkenntnisse, die an anderen Enantiomeren gewonnen wurden, besitzen Allergene in **trans**-Form fast immer ein höheres Sensibilisierungspotential als solche in **cis**-Form (BARBIER et al.).

Propolis

Literatur:

ACCIAI M. C. et al.: Cont.Derm. **23**, 274 (1990) (9 Fälle, chem. Untersuchungen)
AMOROS M. et al.: J.Nat.Prod. **57**, 644 (1994) (anti-Herpes simplex-Wirkung)
ANGELINI G. et al.: Cont.Derm. **17**, 251 (1987) (1 Fall, Psoriasiscreme)
ANONYM: Offenlegungsschrift DE 43 36 169 A 1 v. 13.7.1995
BARBIER P. et al.: Naturwiss. **69**, 296 (1982)
BOGDASZEWSKA-CZABNOWSKA J. et al.: Przg. Derm. **67**, 747 (1980)
BORDALO O. et al.: La lettre de G.E.R.D.A. (franz.) **9**, 47 (1992) (2 Fälle, Naturkosmetik)
BUNNEY M. H.: Brit.J.Derm. **80**, 17 (1968)
CRAMER H. J. et al.: Berufsderm. **9**, 135 (1961)
EICHENSEER M.: Allergologie **17**, 265 (1994) (2 Fälle, **Unguentum leniens**; Bienenwachs)
GARCIA M. et al.: Cont.Derm. **33**, 440 (1995) (1 Fall, Brustwarzenschutz)
GARCIA-VIGUERA C. et al.: Ztschr.Naturforsch. **47 c**, 634 (1992) (GC/MS-Analysen v. Propolisproben)
GHISALBERTY E. L.: Bee World **60**, 59 (1979) (Übersicht, 176 Literaturzitate)
GREENAWAY W. et al.: Proc.Roy.Soc.Lond. **B 232**, 249 (1987) (Analyse: *Populus x euramericana*)
GREENAWAY W. et al.: Ztschr. Naturforsch. **43 c**, 301 (1988) (Analyse: 4 Propolisproben)
GREENAWAY W. et al.: J.Chrom. **472**, 393 (1989) (Analyse *Populus balsamifera*)
GREENAWAY W. et al.: Silvae Genetica **38**, 28 (1989) (Analyse *Populus x interamericana*)
GREENAWAY W. et al.: Ztschr. Naturforsch. **46 c**, 111 (1991) (GC/MS-Analyse: 150 Inhaltsstoffe)
GRUNBERGER D. et al.: Experientia **44**, 230 (1988)
GRZYWA Z. et al.: Przegl. Derm. **66**, 709 (1979)
HAUSEN B. M. et al.: Cont.Derm. **17**, 163 (1987) und **17**, 171 (1987) (Tab.Erfassung von 200 Fallbeschreib.) (9 Fallbeschreib. experim. Sensibilisierung)
HAUSEN B. M. et al.: Cont.Derm. **19**, 296 (1988) (Propolis allergy, No III)
HAUSEN B. M. et al.: Cont.Derm. **26**, 34 (1992) (Propolis allergy, No IV)
HAUSEN B. M. et al.: Am.J.Cont.Derm. **6**, 199 (1995) (neue Perubalsamallergene)
HAY K. D. et al.: Oral Surg, Oral Med, Oral Pathol. **70**, 584 (1990) (1 Fall)
HEGYI E. et al.: Csl. Derm. **57**, 316 (1982)
HEGYI E. et al.: Hautarzt **41**, 675 (1990) (1981–1987, n=7483, Propolis: 1,2–3,3 %)
HEGYI E. et al.: Dermatosen **42**, 148 (1994) (n = 4001, Propolis 1,77 %; ♀ 1,56, ♂ 2,21)
ILLG J. et al.: Przegl. Derm. **63**, Suppl. 6, 135 (1976)
JOLLY V. G.: Bee World **59**, 158 (1978)
LANGE-IONESCU S. et al.: Dermatosen **44**, 14 (1996) (1989–1993, n = 811, Propolis 9,2 %)
LEHMANN U.: Diplomarbeit, TU Darmstadt, 1978
MACHACKOVA J.: Cont.Derm. **13**, 43 (1985)
MACHACKOVA J.: Cont.Derm. **18**, 210 (1988) (25/605, ~2,4 %; 13/25 auch auf Perubalsam)
MELLI M. C. et al.: Cont.Derm. **9**, 427 (1983)
MONTI M. et al.: Giorn.Ital.Derm. Venerol. **117**, 117 (1982)
MONTI M. et al.: Cont.Derm. **9**, 163 (1983)
OLIWIECKI S. et al.: Cont.Derm. **27**, 127 (1992) (1 Fall, Baumchirurg, Pappeln)
PANNECK W. B.: Allergologie **13**, 182 (1990) (8/1614, 2 Fälle durch **Unguentum leniens**)
PETERSEN H. O. et al.: Uegeskr.Laeger **139**, 2329 (1977)
PETERSEN H. O.: Cont.Derm. **3**, 278 (1977)
PINCELLI C. et al.: Cont.Derm. **11**, 49 (1984)
POPRAVKO S. A. et al.: Khim.Prir.Soed. No 2, 152 (1984) (Analyse: Propolis, Moskau)
RATON J. A. et al.: Cont.Derm. **22**, 183 (1990) (1 Fall, Propolistinktur, Rippenbruch)
ROTHENBORG H. W.: Arch.Derm. **95**, 381 (1967)
RUDZKI E. et al.: Cont.Derm. **9**, 40 (1983)
SCHELLER S. et al.: Arzneimittl.-Forsch. **27**, 889 (1977)
SCHULER T. M. et al.: Hautarzt **39**, 139 (1988)
SCHUMANN R. et al.: Bundesgesundheitsblatt **34**, 11 (1991)
TOSTI A. et al.: Cont.Derm. **12**, 227 (1985)
VALSECCHI R. et al.: Cont.Derm. **11**, 317 (1984)
WEIGEL H.: Diplom-Arbeit, TU Darmstadt, 1984
WHITE J. C.: Dermatitis venenata. Cupples & Hurd, Boston 1887
WOLLENWEBER E. et al.: Ztschr. Naturforsch. **42 c**, 1030 (1987)

▷

Rhus spp.
Toxicodendron spp.

Gift-Efeu, Gift-Sumach, Gift-Eiche (Engl. Poison ivy, Poison oak, Poison sumac)

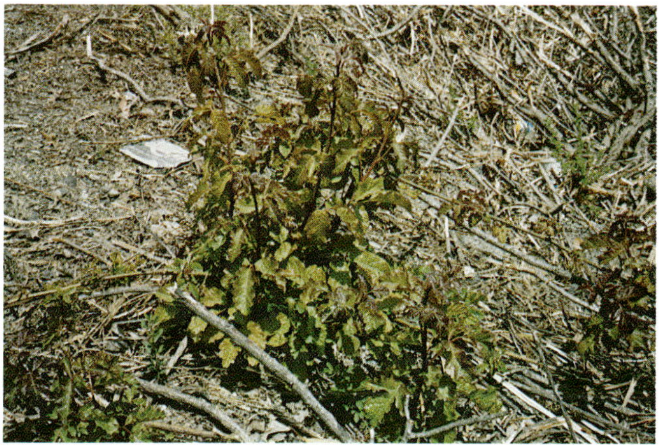

Abb. 121: Poison ivy (USA)

Botanische Information und Verwendung

Familie: Anacardiaceae

Herkunft und Verbreitung: Nord- und Mittelamerika; verwandte Arten sind in China und Japan heimisch wie z.B. der Japanische Lackbaum oder Firnis-Sumach *Rhus verniciflua* Stokes (= *Toxicodendron vernicifluum* (Stokes) Barkley).

Verwendung: Wegen der stark hautreizenden Wirkung wird der Saft oder ein Aufguß der Blätter von *Rhus*- bzw. *Toxicodendron*-Arten als Rubefaciens und als Narkotikum angewandt. Innerlich verabreicht dienen Extrakte im homöopathischen Dosen als Rheumamittel. Die pharmazeutische Stoffliste verzeichnet 21 Präparate (1996). Vom Gallen-Sumach (*Rhus javanica* L. = *Rhus chinensis* Miller) verwendet man die Gerbsäuren, aus dem Gewürz-Sumach (*Rhus aromatica* Aiton) die etherischen Öle und Gerbstoffe. Seit mehreren tausend Jahren ist der Latex des Japanischen (Chinesischen) Lackbaums für Lackarbeiten an Möbeln, Kunstgegenständen, Schmuckkästchen und Holzschmuck gebräuchlich.

Bemerkungen: Die Nomenklatur der *Rhus*- und *Toxicodendron*-Arten ist unübersichtlich. Von Fachleuten werden die hierzu gehörenden Arten meist der Gattung *Rhus* zugerechnet. Jedoch wächst zunehmend die Neigung, wie bereits früher, etwa 10 bis 15 Arten abzutrennen und in der Gattung *Toxicodendron* zusammenzufassen. Danach rechnet man die amerikanischen Arten heute auf jeden Fall bereits zur Gattung *Toxicodendron*:
Toxicodendron radicans (L.) O. Kuntze = Gift-Efeu (poison ivy)
Toxicodendron diversilobum (T. & G.) Greene = Gift-Eiche (poison oak)
Toxicodendron vernix (L.) O. Kuntze = Gift-Sumach (poison sumac)
wohingegen andere Arten durchaus noch bei *Rhus* erscheinen (Epstein 1987). Zur Nomenklatur sei auf die ausführlichen Arbeiten von Gillis verwiesen. Über die Verbreitung, Bedeutung, Klinik und Chemie der *Rhus*- und *Toxicodendron*-Arten gibt die 1986 erschienene

▷

V–2

Rhus

Ausgabe der „Clinics in Dermatology" eine ausführliche Übersicht (Clin.Derm. **4**, J. P. LIPPINCOTT, Philadelphia)

Die Kontaktallergie auf „poison ivy" ist die am häufigsten beobachtete Allergie in den Vereinigten Staaten. Man schätzt, daß 60–80 % der Bevölkerung durch eine oder mehrere Arten sensibilisiert sind. Für Europa haben diese und verwandte Spezies kaum eine Bedeutung, da sie nur in Botanischen Gärten gezogen werden. Einzige bei uns im Freien nicht selten kultivierte Art ist der Essigbaum oder Hirschkolben-Sumach (*Rhus typhina* L.), der praktisch zu vernachlässigende Mengen der ätiologisch wirksamen Urushiole enthält. Vereinzelt ist noch der Perückenstrauch (*Cotinus coggygria* Scop. = *Rhus cotinus* L.) in Gärten und Anlagen anzutreffen. In Botanischen Gärten begegnet man gelegentlich dem Echten Giftsumach (*Toxicodendron quercifolium* (Michx.) Greene = *Rhus toxicodendron* L.). Importiert werden die Nüsse von *Anacardium occidentale* L. (Cashew nut, Kaschunuß). Sie stellen allergologisch kein Risiko dar, wenn sie sich in schalenfreiem, geröstetem Zustand befinden. Eine wesentlich größere Gefahr besteht bei den importierten Mangofrüchten von *Mangifera indica* L., da die in der Schale enthaltenen Urushiole stark sensibilisieren.

Eine schnelle Methode zum Nachweis von Urushiolen ist der „black spot test" *(→ Abb. 122)*. Leichte Verletzungen des Blattgewebes lassen den Latex austreten, der an der Luft in kürzester Zeit zu einer schwarzen Masse polimerisiert.

Allergologische Information

Die Urushiole zählen zu den stärksten Kontaktallergenen, die wir in der Natur kennen. Im Latex des Giftefeus liegen die Brenzkatechine als Gemisch vor; ihre prozentualen Anteile sind unten angegeben.

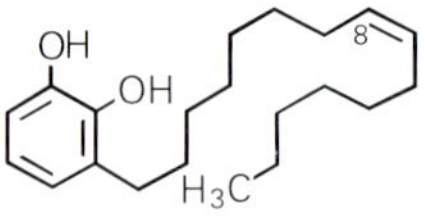

25a *cis-3-(Pentadeca-8-enyl)catechol, 15 %*

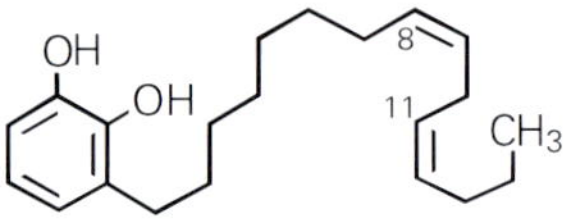

25b *cis,cis-3-n-(Pentadeca-8,11-dienyl)catechol, 60 %*

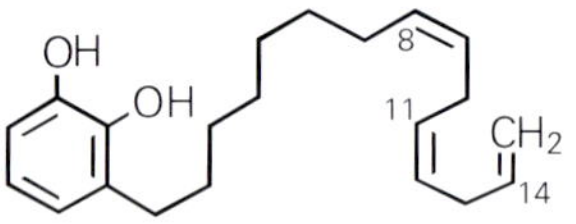

25c *cis,cis,cis-3-n-(Pentadeca-8,11,14-trienyl)catechol, 22 %*

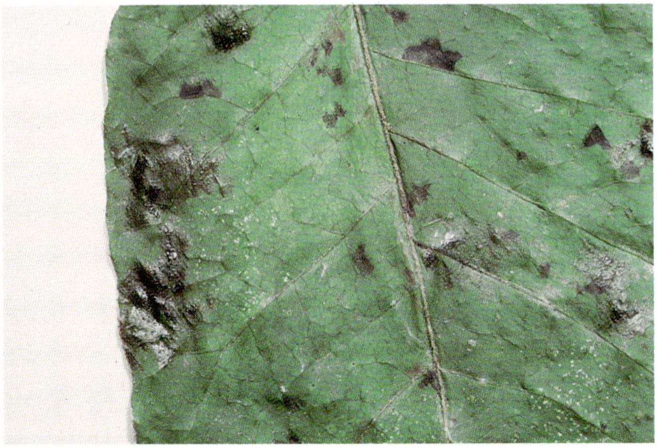

Abb. 122: poison ivy, black-spot test

Rhus

Sensibilisierungspotenz: Sehr stark
Eine Vielzahl von Arbeiten über die willkürliche Sensibilisierung tierischer und humaner Organismen liegt in der Literatur vor.

Häufigkeit: In Europa sehr selten
Während in den Vereinigten Staaten die poison-ivy-Allergie das wichtigste dermatologische Problem ist, sind die Voraussetzungen für eine Sensibilisierung in unseren Breiten durch die geringen Kontaktmöglichkeiten nur in seltenen Fällen gegeben. Eine ernstzunehmende Gefahr besteht nur für Personen, die in Botanischen Gärten tätig sind (Beurey, Cadot, Ippen, Lukowska). Nur äußerst selten werden exotische *Rhus*-Arten auch einmal in Privatgärten angepflanzt (Leigheb). Auf Auslandsreisen empfiehlt es sich, äußerste Zurückhaltung gegenüber Pflanzen zu wahren, die man nicht kennt. Es könnte sich um solche aus der Familie der Anacardiaceae handeln (Ippen). Eine Sensibilisierungsgefahr besteht ferner bei Kunstgegenständen (z.B. Schmuckkästchen, Holzketten, Armreifen) aus Fernost, die mit *Rhus*-Lacken behandelt wurden (Robin), bei Nahrugnsmitteln (Mango, Cashew), die zu uns gelangen und in Naturkostläden möglicherweise in unbearbeiteter Form (z.B. Cashew-Nüsse mit Schale) angeboten werden, oder aus *Rhus*-Holz hergestellten Schuhen (Holcik), sowie bei Anwendung von Phytotherapeutika, die *Rhus*-Extrakte enthalten (Sasseville).
Bei zunehmender Beliebtheit von USA-Reisen besteht auch für Touristen die Gefahr sich zu sensibilisieren. In einem selbst beobachteten Fall hatte ein achtjähriger Junge bei einem USA-Aufenthalt vor vielen Jahren intensiven Kontakt mit dem Giftsumach. Die erworbene Sensibilisierung ließ sich auch 10 Jahre später (1995) noch durch den positiven Ausfall des Epikutantests mit Pentadecylcatechol nachweisen (unveröff.).

Testkonzentration: 0,01 % des Kurzetherextrakts in Vaseline (frisch angesetzt).
Hinweis: Unter keinen Umständen sollte das Blatt einer nicht-einheimischen *Rhus*-Art direkt getestet werden, da aktive Sensibilisierungsgefahr besteht.

Kreuzreaktionen: Ist eine Sensibilisierung gegenüber einer Anacardiaceae-Art eingetreten, so können andere, auch nur Spuren von Urushiolen enthaltende Arten Rezidive auslösen. Dabei spielt es keine Rolle, ob ein direkter Kontakt mit der Pflanze, seiner Frucht (z.B. *Ginkgo biloba*) oder seinem Produkt besteht, oder ob Gegenstände berührt werden, die Spuren von Urushiolen, chemisch verwandten Brenzkatechinen oder anderen Phenolen mit langen Seitenketten indirekt übertragen (Goldstein, Beaman, Le Poittevin 1989).

Bemerkungen: Substituierte Brenzkatechine und verwandte Phenole mit längerer Seitenkette sind in den Anacardiaceae sowie einigen anderen Pflanzenfamilien (z.B. Proteaceae, Zingiberaceae, Hydrophyllaceae) verbreitet. Auch in der Weizenkleie findet man verschiedene 5-n-Alkylresorcinole (Wenkert). Es gilt heute als allgemein anerkannt. daß alle diese zu *ortho*- oder *para*-Chinonen oxidierbaren Verbindungen *(→ S. 43)* mit unverzweigter Seitenkette zu jenen Stoffen gehören, die einem nukleophilen Angriff besonders zugänglich sind. Mit dieser Begründung läßt sich die besonders hohe Sensibilisierungspotenz dieser natürlich vorkommenden Allergene belegen (Liberato, Lepoittevin, Roberts). Es soll nicht unerwähnt bleiben, daß die Struktur der Urushiole bereits zu Beginn des Jahrhunderts von einem japanischen Chemiker, der an der Kieler Universität arbeitete, aufgeklärt wurde (Majima). Von diesen Arbeiten haben die Amerikaner bis heute keine Notiz genommen.

Literatur:

Beurey J. et al.: Ann.Venerol. **107**, 65 (1980)
Beaman J. H.: in: Plant Dermatitis. Clinics in Dermatology **4**, 191 (1986) J.B. Lippincott, Philadelphia
Cadot M. et al.: Bull.Soc.franc.Derm. **81**, 33 (1974)
Epstein W. L.: J.invest.Derm. **88**, 7 (1987)
Gillis W. T.: Rhodora **73**, 72, 161, 370, 465 (1971)
Goldstein N.: Cutis **4**, 679 (1968)
Guin J. D. & Beaman J. H. (Hrsg.): Plant dermatitis. Clinics in Dermatology, Vol. 4: J. B. Lippincott, Philadelphia, 1986

▷

V–2

Rhus

Holcik L.: Csl. Derm. **34**, 93 (1959)
Ippen H.: Derm.Beruf Umwelt **31**, 140 (1983)
Leigheb G. et al.: Chronica Derm. **13**, 15 (1982)
Lepoittevin J.-P. et al.: J.med.Chem. **29**, 287 (1986)
Lepoittevin J.-P. et al.: Arch.Derm.Res. **281**, 227 (1989) (Kreuzreaktionen *Rhus-Ginkgo*)
Liberato D. J. et al.: J.med.Chem. **24**, 28 (1981)
Lukowska I.: Przegl.Derm. **58**, 481 (1971) und **63**, Suppl 113 (1978)
Majima R.: Ber.dtsch.chem.Gesell. **40–55**, (1912–1922)
Roberts D. W. et al.: Cont.Derm. **29**, 78 (1993)
Robin J. et al.: Ann.Derm.Venerol. **112**, 987 (1985)
Sasseville D. et al.: Cont.Derm. **32**, 182 (1995) (2 Fälle durch *Rhus*-haltiges Rheumamittel)
Wenkert W. E. et al.: J.Org. Chem. **29**, 435 (1964)

Saussurea lappa Clarke (= Saussurea costus (Falc.) Lipsch.)

Costus

Botanische Information und Verwendung

Familie: Asteraceae (= Compositae)

Herkunft und Verbreitung: Westliches Himalayagebiet (z.B. Punjab).

Verwendung: In der indischen Volksmedizin werden *Saussurea lappa* und verwandte Arten bei Asthma bronchiale, Husten und Cholera verwendet (MATHUR). Gelegentlich findet man auch eine der Arten als Zierpflanze im Garten (in Indien). Das aus der Wurzel *(→ Abb. 123)* gewonnene Öl („costus root oil") wurde seit dem Ende des vorigen Jahrhunderts zur Herstellung von Parfümmischungen verwendet. OPDYKE gibt Mengen von 0,003–0,02 % für Cremes und Lotionen und 0,05–0,4 % für Parfüms an. Wegen der sensibilisierenden Wirkung der Sesquiterpenlakton-Inhaltsstoffe empfahl die IFRA (International Fragrance Association) im Jahre 1982, Extrakte aus der Costuspflanze nicht mehr als Riechstoffe einzusetzen. Dennoch ist das Öl immer noch auf dem Markt erhältlich und wird wahrscheinlich auch in geringen Mengen noch verwendet. Extrakte aus der Wurzel erhält man durch Wasserdampfdestillation („Costus essential oil") oder durch Extraktion mit organischen Lösungsmitteln (z.B. Ethanol, Benzin, Ether) (Costus oil absolute, Costus oil concrete) (GÜNTHER).

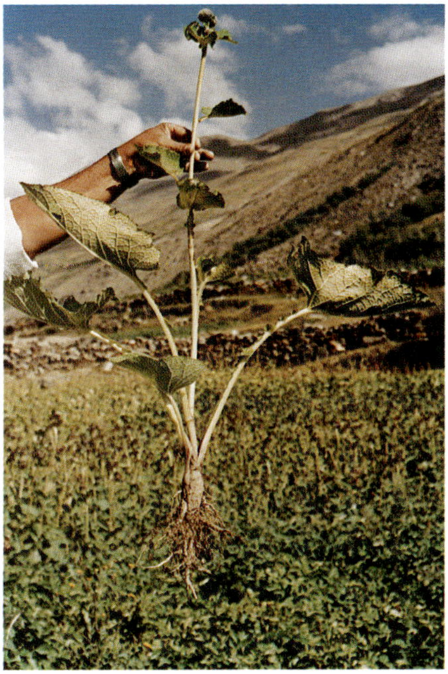

Abb. 123: Saussurea lappa (mit freundl. Gen. Y. K. Sarin)

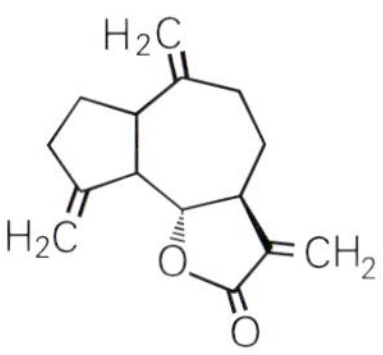

97 *Dehydrocostuslakton (b)*

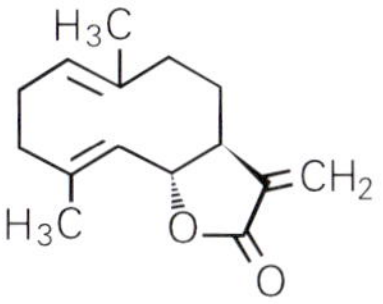

77 *Costunolid (b)*

Allergologische Information

Saussurea lappa enthält im Wurzelöl mindestens 8 Sesquiterpenlaktone (STL) (MATHUR, RAO, ROMANUK, KALSI, DHILLON), von denen Dehydrocostuslakton (97) und Costunolid (77) eine maßgebliche Rolle als Kontaktallergene spielen.

Sensibilisierungspotenz:
Sensibilisierungsversuche mit 4 %igem Costus-

V–2

Saussurea lappa

Wurzelöl an 25 Freiwilligen verursachten so schwere Kontaktdermatitiden, daß weitere Testuntersuchungen nicht durchgeführt werden konnten (OPDYKE). Experimentelle Untersuchungen bestätigten das starke Sensibilisierungsvermögen des Wurzelöls (MAIBACH).

Häufigkeit: Fälle von Kontaktdermatitiden beim Sammeln der Pflanze und Gewinnung des Wurzelöls sind bisher nicht beschrieben. In Fällen einer Parfüm-Allergie ließ sich jedoch häufiger nachweisen, daß das Costus-Wurzelöl – und damit die darin enthaltenen STL – Ursache der spezifischen Überempfindlichkeit waren (MITCHELL 1974 a, b; CHEMINAT, EPSTEIN, BENEZRA).

Testkonzentration: Costus-Wurzelöl 1 % Vaseline.
Costunolid und Dehydrocostuslakton 0,1 % Vaseline.

Kreuzreaktionen: Kreuzreaktionen sind gegenüber einer Reihe von verwandten Sesquiterpenlaktonen beobachtet worden (MITCHELL 1975) (vor allem gegenüber Alantolakton). Kreuzreaktionen erhält man insbesondere dann, wenn die Methylengruppe am Laktonring nicht durch Substituenten an einem benachbarten C-Atom sterisch behindert wird (EPSTEIN, BENEZRA). Keine Kreuzreaktionen fanden RODRIGUEZ et al. bei 3 Costus-allergischen Patienten mit Ölen aus den Kompositen Estragon (*Artemisia dracunculus*), *Calendula, Helichrysum, Arnica* und *Tagetes*.

Bemerkungen: Costunolid (**77**) und Dehydrocostuslakton (**97**) sind auch die allergenen Inhaltsstoffe des Lorbeeröls *(→ Laurus nobilis)*. Lorbeerallergiker müssen daher zwangsläufig auf Costus-Wurzelöl reagieren, aber ebenso auch Patienten mit einer Costus-Öl-Allergie auf Lorbeer, da die Inhaltsstoffe der beiden Pflanzen identisch sind. CHEMINAT et al. entwickelten eine elegante Methode, um die Allergene selektiv aus dem Wurzelöl zu isolieren und zu identifizieren.
Dehydrocostuslakton und Costunolid sind zwei der drei Sesquiterpenlaktone des sog. Sesquiterpenlakton-Mixes, der seit dem Ende der achtziger Jahre zum Nachweis einer Kompositen-Kontaktallergie eingesetzt wird (DUCOMBS).

Literatur:

BENEZRA C. et al.: Cont.Derm. **15**, 223 (1986)
CHEMINAT A. et al.: Acta derm.-venereol. **61**, 525 (1981)
CHEMINAT A. et al.: Can.J.Chem. **59**, 1405 (1981)
DHILLON R. S. et al.: Phytochem. **26**, 1209 (1987) (12-Methoxydidehydrocostuslakton)
DUCOMBS G. et al.: Cont.Derm. **22**, 249 (1990)
EPSTEIN W. L. et al.: Arch.Derm. **116**, 59 (1980)
GÜNTHER E.: The essential oils. Van Nostrand, Inc. Princeton N. J. Band 5, 446–451 (1952)
KALSI P. S. et al.: Phytochem. **24**, 103 (1985)
MAIBACH H. I.: Cont.Derm. **1**, 184 (1975)
MATHUR S. B.: Phytochem. **11**, 449 (1972)
MITCHELL J. C.: Arch.Derm. **109**, 572 (1974, a)
MITCHELL J. C.: Arch.Derm. **110**, 871 (1974, b)
MITCHELL J. C.: Int.J.Derm. **14**, 301 (1975)
OPDYKE D. L. J.: Food Cosm.Toxicol. **12**, 867 (1974)
RAO A. S. et al.: Tetrahedron **9**, 275 (1960)
RODRIGUEZ E. et al.: Cont.Derm. **3**, 168 (1977)
ROMANUK M. et al.: Coll.Czech.Chem.Comm. **21**, 894 (1956)

Solidago virgaurea L.

Gewöhnliche Goldrute (früher auch: Wundkraut) (Engl. Golden rod)

Botanische Information und Verwendung

Familie: Asteraceae (= Compositae)

Herkunft und Verbreitung: Heimisch in Europa und den angrenzenden Gebieten Asiens (Kaukasus, Westsibirien) und Nordafrika (Algerien, Marokko).

Verwendung:
1. Seit 1936 nicht mehr offizinell. Erlebt aber in den letzten Jahren eine gewisse Renaissance. Die Gewöhnliche Goldrute soll bei den Germanen bereits ein hohes Ansehen als Wundheilungskraut besessen haben. (GNEKOW). Verwendet werden die oberirdischen Teile der blühenden Pflanze als Ganz- oder Schnittdroge (Herba Virgaureae). Neuere Untersuchungen bestätigen vor allem die diuretische sowie eine spasmolytische und blutdrucksenkende Wirkung. Daher heute noch Anwendung bei Nieren- und Blasenerkrankungen (etwa 15 Fertigpräparate auf dem Markt). Wegen adstringierender und bakterizider Eigenschaften auch in der Zahnheilkunde noch vereinzelt gebräuchlich. Die wundheilende Wirkung ist bisher nicht experimentell belegt.
2. Häufig als Zierpflanze im Garten.

Bemerkungen: Die aus Nordamerika stammenden verwandten Art *Solidago canadensis* L. und *S. gigantea* Aiton werden entweder aus Versehen (Verfälschung) oder absichtlich – wegen des höheren Wirkstoffgehaltes – für die gleichen medizinischen Zwecke eingesetzt. Hauptlieferanten sind die Balkanländer. Trotz relativ vieler Untersuchungen über die Inhaltsstoffe sind bisher keine Sesquiterpenlaktone gefunden worden. Bekannt sind dagegen eine Reihe von Flavonoiden, Kaffeesäure und Clerodanlaktonen (GOSWAMI). Ausführliche Übersicht zur Goldrute bei HARNISCHFEGER et al.

Allergologische Information

Allergene unbekannt.

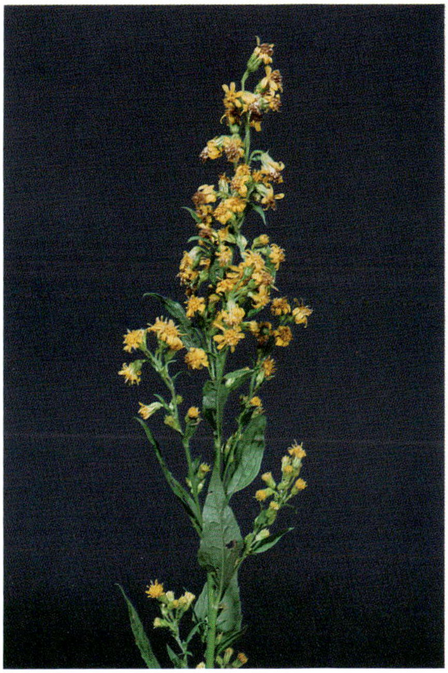

Abb. 124: Goldrute

Sensibilisierungspotenz: Schwach
Die experimentelle Sensibilisierung ergab eine mittlere Reaktionsstärke von mR = 0,1 (OET, 10 %) und mR = 1,25 (24-Std.-Ablesung) bzw. mR = 0,55 (48- und 72-Stunden-Ablesung) (GPMT, 10 %) (ZELLER et al.).

Häufigkeit: Selten
Eindeutige Fallbeschreibungen liegen nicht vor. Es wird in Allgemeinwerken der Dermatologie und Allergologie gelegentlich eine Goldruten-Allergie erwähnt. UNDERWOOD erhielt in 3 Fällen eine positive Testreaktion. HJORTH et al. glauben, der Goldrute eine Rolle bei der Entstehung der aerogenen Kontaktdermatitis durch Pflanzen zuweisen zu müssen.

Testkonzentration: 10 % des Kurzetherextrakts.

▷

Solidago virgaurea

Kreuzreaktionen: Bei Kompositenallergikern wird gelegentlich im Epikutantest eine positive Reaktion auf Goldrutenextrakt (10 %) beobachtet (unveröff. und FRAIN-BELL).

Bemerkungen: Sesquiterpenlaktone sind bis heute nicht in den beiden Goldrutenarten *S. virgaurea* und *S. canadensis* gefunden worden (BOHLMANN et al.). Ob die von GISWAMI et al. beschriebenen Clerodane allergologisch eine Rolle spielen, ist unbekannt.

Literatur:

BOHLMANN F. et al.: Phytochem. **19**, 2655 (1980) (Übersicht Inhaltsstoffe)

FRAIN-BELL W. et al.: Br.J.Derm. **101**, 503 (1979)

GNEKOW R.: *Solidago virga aurea.* Math.-nat.Diss. Hamburg 1938

GOSWAMI A. et al.: Phytochem. **23**, 837 (1984) (Clerodane)

HARNISCHFEGER G. et al.: Notabene med. **12**, 52 (1982) (Übersicht)

HJORTH N. et al.: Brit.J.Derm. **95**, 613 (1976)

UNDERWOOD G. B. et al.: JAMA **138**, 570 (1948)

ZELLER W. et al.: Arch.Derm.Res. **277**, 28 (1985)

Streptocarpus-Hybriden

Streptocarpus, Drehfrucht (Engl. Cape primrose)

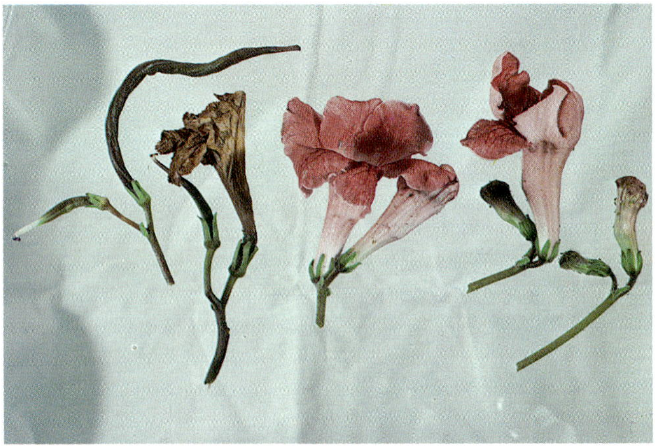

Abb. 125: Drehfrucht, verschiedene Stadien der Blüte nach dem Verwelken

Botanische Information und Verwendung

Familie: Gesneriaceae

Herkunft und Verbreitung: In Südafrika beheimatet, weltweit kultiviert.

Verwendung: Als Zier (Topf)-pflanze mit steigender Beliebtheit.

Eine medizinische Verwendung ist nicht bekannt.

Bemerkungen: Die großen Blätter der Drehfrucht erinnern an die der Becherprimel, daher auch die angelsächsische Bezeichnung „primrose“. Der Name Drehfrucht rührt von der Tatsache her, daß die Früchte wirklich gedreht sind. *Abb. 125* zeigt eine Blüte in den verschie-

Streptocarpus

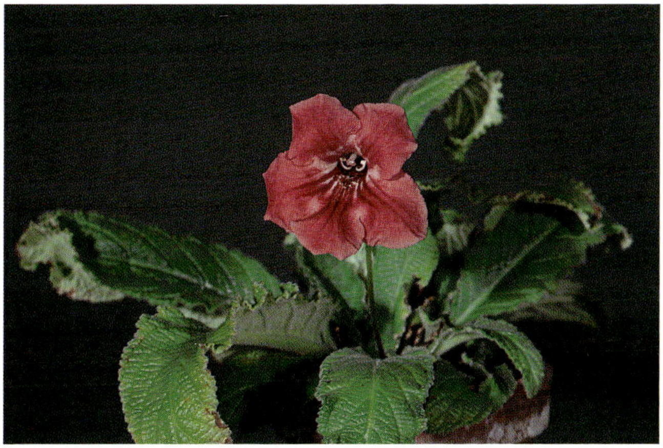

Abb. 126: Drehfrucht, Blüte rot

denen Phasen des Verwelkens bis zur gedrehten Frucht. Die züchterisch herausgearbeiteten Farben reichen von weiß über blau und rosa bis zu kräftigem rot *(→ Abb. 126)*.
Als eine der Eltern der heute bekannten Hybriden gilt *Streptocarpus rexii* (Bowie ex Hooker) Lindley. Zwei der bekanntesten Hybrinden sind 'Constant Nymph' und 'Wiesmoor'.

Allergologische Information

Die Blätter und Stengel der Drehfrucht enthalten zwei allergene chinoide Verbindungen. Die Struktur der ersten ist unbekannt. Bei der zweiten Verbindung handelt es sich um das schwach sensibilisierende 2,6-Dimethoxy-1,4-benzochinon (**58**) (Hausen 1978, 1980).

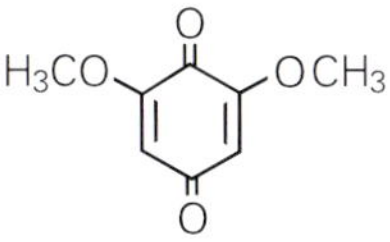

65 *2,6 Dimethoxy-1,4-benzochinon*

Sensibilisierungspotenz: Schwach bis mittelstark
Die experimentelle Sensibilisierung ergab eine mittlere Reaktionsstärke von mR = 1,25 (GPMT, 10 %). Die chinoide Hauptverbindung zeigte in der 72-Stunden-Ablesung eine dreifach positive Reaktion (unveröff.).

Häufigkeit: Selten
Nur wenige Fallmitteilungen sind in einem eng begrenzten Zeitraum zwischen 1968 und 1974 beschrieben worden (Agrup 1969; van Ketel, Rook). Auch Hjorth erhielt in 10 Fällen positive Testreaktionen auf die Blätter, interpretierte diese aber als rein irritativ.

Testkonzentrationen: Kurzetherextrakt 10 % in Vaseline.
2,6-Dimethoxybenzochinon 10 % in Vaseline.
Unbekanntes Chinon 1 % in Vaseline.

Kreuzreaktionen: Van Ketel erhielt bei seinen beiden Drehfrucht-Allergikern Reaktionen auf die verwandte Gesneriaceen-Art *Columnea pilosissima* Standl. Die Betroffenen reagierten auch auf Zimt- und Kaffeesäure (3,4-Dihydroxyzimtsäure) sowie auf Perubalsam.

▷

Streptocarpus

Bemerkungen: Obwohl die Drehfrucht zur Zeit eine sehr beliebte Zimmerpflanze ist, sind seit 1978 keine weiteren Fälle mitgeteilt worden. Auch eigene Beobachtungen liegen nicht vor. Kaffee- und Zimtsäure riefen bei der experimentellen Sensibilisierung keine Kreuzreaktionen hervor (unveröff.).

Literatur:

AGRUP G.: Acta derm.-venereol. **49**, Suppl. **61**, 556 (1969)
AGRUP G. et al.: Brit.J.Derm. **81**, 897 (1969)
HAUSEN B. M.: Cont.Derm. **4**, 204 (1978)
HAUSEN B. M.: Arch.Derm.Res. **267**, 205 (1980)
HJORTH N.: Cont.Derm.Newslett. No 15, 446 (1974)
van KETEL W. G.: Trans.St.John's Hosp. Derm.Soc. **59**, 73 (1973)
van KETEL W. G.: Ned.Tijdschr.Geneesk. **117**, 669 (1973)
ROOK A.: Cont.Derm.Newslett. No 3, 52 (1968)

Syzygium aromaticum (L.) Merril & Perry (= **Caryophyllus aromaticus** L.) (= **Eugenia aromatica** (L.) Baillon) (= **Eugenia caryophyllus** (Sprengel) Bullock & Harrison)

Gewürznelkenbaum (Engl. Clove)

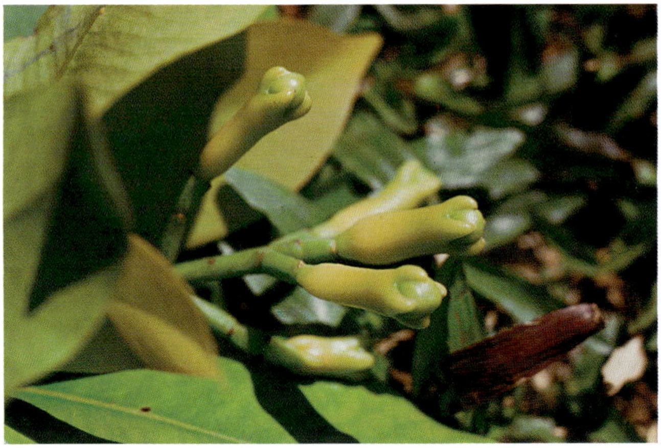

Abb. 127: Gewürznelke (mit freundl. Gen. K. Knoblauch)

Botanische Information und Verwendung

Familie: Myrtaceae

Herkunft und Verbreitung: Auf den Molukken, den Philippinen und in Indonesien beheimatet. In Malaya, auf Madagaskar, Sansibar, den Seychellen und an der ostafrikanischen Küste angebaut.

Syzygium aromaticum

Verwendung:
1. Offizinell ist das Nelkenöl (Oleum caryophylli) und die Nelke selbst *(→ Abb. 127)* (Flores caryophylli). In China seit Beginn der Zeitrechnung bekannt, in Europa seit dem 7. Jahrhundert. Bei den Nelkenölen unterscheidet man zwischen dem Knospenöl, Stielöl und Blätteröl. Wegen des hohen Eugenolgehaltes, der 80 bis 95 % betragen kann, dient die Gewürznelke in erster Linie der Gewinnung dieses Terpens. Eugenol ist eine farblose Flüssigkeit, leicht ätzend, von brennendem Geschmack, leicht antiseptisch und von hoher lokalanästhisierender Wirkung. Die antibakterielle Wirkung ist experimentell nachgewiesen (BLAKEWAY). Hauptsächliche Verwendung in der Zahnmedizin, u.a. in Zahnfüllungen, zur Wurzelbehandlung, in Gurgellösungen, Zahnpasta. In einem großen Universitäts-Krankenhaus werden jährlich 3–5 l verbraucht.
In den USA setzt man Eugenol auch in Kopfschmerzmitteln ein. Die Aromaindustrie verwendet Eugenol in Halstabletten, Balsamen, Tee, Tropfen und Magentonika. Gelegentlich findet man Eugenol als Lockstoff für Insekten.
2. Die Gewürznelke dient als Geschmacks- und Geruchsstoff in bestimmten Gerichten, für Früchte, Konserven, Backwaren, Marinaden, gelegentlich Gemüsen.
3. Als Externum findet man es in Rheumasalben, als Einreibung zur Bandscheibenbehandlung.
4. Aus Eugenol werden Vanillin, Isoeugenol und andere Eugenolderivate synthetisiert.
5. Neuerdings taucht die Gewürznelke auch in einigen Anleitungen zur Bio-Kosmetik auf.
6. In Gewürzzigaretten.

Bemerkungen: Neben dem Hauptbestandteil Eugenol enthält das etherische Öl der Gewürznelke noch mindestens 30 weitere terpenoide Verbindungen, u.a. das für den typischen Geruch verantwortliche Eugenolacetat, Vanillin sowie Kohlenwasserstoffe, Aldehyde, Ketone, Alkohole, Ester und ein Lakton (MUCHALAL).

Hinweis: Die Gewürznelke wird häufig mit der Garten-Nelke verwechselt, die eine Zierpflanze ist. Botanisch besteht keine Verwandtschaft *(→ Abb. 73)*.

Allergologische Information

Neben Eugenol (**13**) (70–90 %) und Aceteugenol (10–15 %) enthält das Nelkenöl geringe Mengen von Alkoholen, Aldehyden und Ketonen. u.a. auch → Vanillin (**137**) (MUCHALAL).
Aus allergologischer Sicht spielen aber nur das Eugenol (**13**) und das aus diesem gewonnene Isoeugenol (**119**) eine Rolle, wobei Isoeugenol eindeutig der stärkere Sensibilisator ist (ITOH, TAKEUCHI).

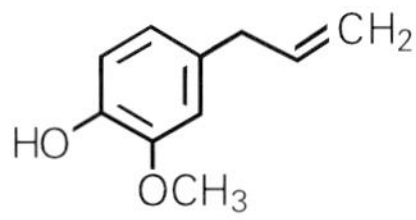

13 *Eugenol (b)*

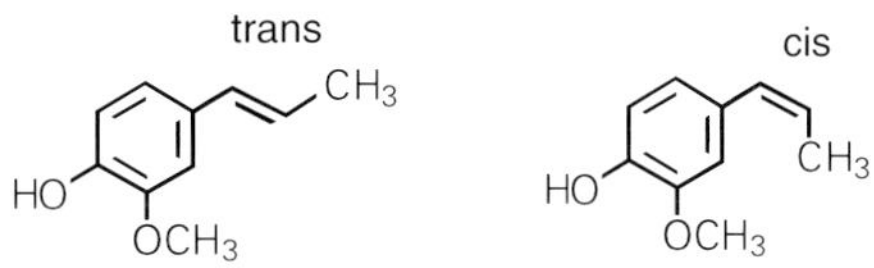

119 *Isoeugenol (b)*

Sensibilisierungspotenz: Mittelstark
Die experimentelle Sensibilisierung an 25 Freiwilligen (human maximization test) ergab bei Anwendung von 8 % Eugenol in Vaseline keine Allergisierung (GREIF 1967). Eine experimentelle Sensibilisierung mit vier verschiedenen anderen Methoden führte jedoch sehr wohl zu einer mittelstarken Sensibilisierung (KLECAK et al.; KOCH et al.).

Häufigkeit: Gelegentlich
Am häufigsten werden allergische Reaktionen auf zahnärztliches Material, bzw. bei zahnärztlichem Personal beobachtet (GÖRANSSON, KOCH SILVERS, SNEDDON, RAIS, ROSENTHAL). Routinemäßige Epikutantest-Untersuchungen bei Personen mit Handekzem, Kosmetik- und Parfüm-Allergie führen ebenfalls regelmäßig zum Erhalt eines bestimmten Prozentsatzes an positiven Befunden auf Eugenol, Isoeugenol und Gewürznelkenöl (MENEGHINI, STERNBERG, GAUL, WOEBER, AGRUP, ADAMS, EIERMANN, RUDZKI, CALNAN, de GROOT, van den AKKER, MALTEN, NOVAK, ADDO, HJORTH, NIINIMÄKI). Beide Verbindungen sind auch Bestandteil des Duftstoff-Mixes der europäischen Standardreihe. Über die Häufigkeit ▷

V–2

Syzygium aromaticum

von Reaktionen auf Eugenol und Isoeugenol nach aufgeschlüsselter Epikutantestung des Duftstoff-Mixes siehe: „Lexikon der Kontaktallergene" (HAUSEN et al.). Daß Isoeugenol der stärkere Sensibilisator ist, geht auch aus dem Verhältnis der positiven Testreaktionen auf beide Stoffe hervor: in der Regel beträgt es (Isoeugenol zu Eugenol) = 2 : 1 (ADAMS, CALNAN, EIERMANN, ADDO, HJORTH, SANTUCCI).

Testkonzentration: Eugenol und Isoeugenol 2 % in Vaseline.
Hinweis: höhere Testkonzentrationen, wie sie gelegentlich angegeben bzw. gefordert werden, führen zu irritativen Reaktionen (de GROOT, eig. Beob.).

Kreuzreaktionen: Kreuzreaktionen auf Eugenol und Isoeugenol werden bei Perubalsamallergikern gelegentlich beobachtet (RUDZKI, HJORTH). Keine echten Kreuzreaktionen sind positive Befunde auf Zimtöl, Cananga- und Ylang-Ylang-Öl, da diese Eugenol enthalten können. In experimentellen Untersuchungen ergab sich bei 17 % der Isoeugenol-sensitiven Organismen eine Reaktion auf Eugenol (ITOH).

Bemerkungen: Vanillin (**137**) wird heute halbsynthetisch vorwiegend aus dem Eugenol der Gewürznelke hergestellt.
Den experimentellen Beweis für die höhere Sensibilisierungspotenz des Isoeugenol erbrachte TAKEUCHI 1985. Er wies nach, daß Isoeugenol dreimal so häufig an eine Aminosäure bindet wie Eugenol.
Die in Indonesien sehr beliebten, später auch in Holland und den USA (um 1970) eingeführten Gewürznelken-Zigaretten (30–40 %) verursachten so vielfältige Nebenwirkungen, u.a. Lungenschäden, daß sie in Amerika wieder vom Markt genommen wurden (HENDEE).
Eine lesenswerte Übersicht zur Gewürznelke findet sich bei DEININGER. ISAACS schildert einen Fall, bei dem Versprühen des Gewürznelkenöls auf Haut und Schleimhaut zu einer über 9 Monate andauernden lokalanästhetisierenden Wirkung führte.

Literatur:

van den AKKER T. W. et al.: Cont.Derm. **27**, 267 (1990) (4/103; Kontaktallergie durch Gewürze)

ADAMS R. M. et al.: J.Am.Acad.Derm. **13**, 1062 (1985)

ADDO H. A. et al.: Brit.J.Derm. **107**, 261 (1982)

AGRUP G.: Acta derm.-venereol. **49**, Suppl **61**, 1–91 (1969)

BLAKEWAY J.: Soap Perfum.Cosm. **58**, 201 (1986)

CALNAN C. D.: Cont.Derm. **6**, 500 (1980)

DEININGER R.: Ztschr. Phytother. **12**, 205 (1991) (Übersicht)

EIERMANN H. et al.: J.Am.Acad.Derm. **6**, 909 (1982)

GAUL L. E.: Skin **2**, 314 (1963)

GÖRANSSON K. et al.: Svensk Tandläk.Tidskr. **60**, 545 (1967)

GREIF N.: Am.Perfumer Cosmet. **82**, 54 (1967)

de GROOT A. et al.: Cont.Derm. **12**, 87 (1985)

HAUSEN B. M. et al.: Lexikon der Kontaktallergene, Ecomed-Verlag, Landsberg, 1992

HENDEE W. R.: J.Am.Med.Assoc. **260**, 3641 (1988)

HJORTH N.: Exzematous allergy to balsams. Acta derm.-venereol. **41**, Suppl. **46**, 1–216 (1961)

ISAACS G.: Lancet 1983, I, 882

ITOH M.: J.Derm. **9**, 223 (1982)

KLECAK G. et al.: J.Soc.Cosm.Chem. **28**, 53 (1977)

KOCH G. et al.: Odont.Rev. **22**, 275 (1971) und **24**, 109 (1973)

MALTEN K. E. et al.: Cont.Derm. **11**, 1 (1984)

MENEGHINI C. L. et al.: Dermatologica **143**, 137 (1971)

MUCHALAL M. et al.: Agric.Biol.Chem. **49**, 1583 (1985)

NIINIMÄKI A.: Cont.Derm. **11**, 34 (1984)

NOVAK M.: Csl.Derm. **49**, 375 (1974)

OPDYKE D. L. J.: Food Cosm. Toxicol. **13**, 545 (1975)

RAIS et al.: Zahnärztl.Rundschau **39**, 326 (1930)

ROSENTHAL S. K.: Derm.Wschr. **98**, 142 (1934)

RUDZKI E. et al.: Cont.Derm. **2**, 196 (1976)

SANTUCCI B. et al.: Cont.Derm. **16**, 93 (1987)

SILVERS S. H.: Dental Items Int. **61**, 649 (1939)

SNEDDON I. B. et al.: Practit. **211**, 321 (1973)

STERNBERG L.: J.Allergy **8**, 185 (1937)

TAKEUCHI Y.: J.Derm. **12**, 153 (1985)

WOEBER K. et al.: Berufsderm. **17**, 320 (1969)

Tagetes-Kulturformen

Sammetblume, Tagetes (Engl. Marigold)

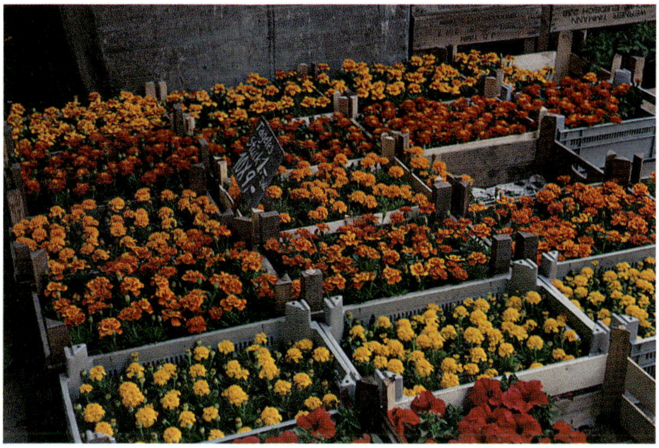

Abb. 128: Sammetblume, Tagetes

Botanische Information und Verwendung

Familie: Asteraceae (= Compositae)

Herkunft und Verbreitung: Heimisch im Südosten der USA sowie Mexiko, Mittelamerika und Argentinien. In Europa seit langem kultiviert. *Tagetes minuta* L. ist auch nach Afrika eingeführt.

Verwendung: Bei uns ausschließlich als Zierpflanze.
In den Heimatländern, besonders in Mexiko werden Aufgüsse verschiedener *Tagetes*-Arten in der Volksmedizin als Analgetikum, Antiseptikum, Diuretikum, Stimulans, Abführmittel und Karminativum verwendet. *Tagetes erecta* L. ist in der Mexikanischen Pharmakopoe offizinell (NEHER). Das etherische Öl von *Tagetes minuta* L. ist ein natürliches Insektenvertilgungsmittel (OKOTH).

Bemerkungen: Die meisten heute bekannten Kulturformen leiten sich von *Tagetes patula* L. und *Tagetes erecta* L. ab. Jedoch haben die Züchtungsbemühungen zu so starken Veränderungen im Habitus der Pflanzen geführt, daß man nicht mehr feststellen kann, welcher der beiden Arten die heutigen Formen zuzuordnen wären. Die Wildform der *T. patula* L. ist bis zu 30 cm hoch und bereits unten verzweigt, während *T. erecta* L. 40 bis 100 cm hoch wird und sich erst oben verzweigt. Eine der beliebtesten Formen im angelsächsischen Raum heißt 'Legion of honour' (Ehrenlegion).

Allergologische Information

Zwei der Allergene stammen aus der Gruppe der Thiophene: α-Terthienyl (7) und Buteninylbithiophen (**120**). Der dritte, etwas schwächer wirksame Inhaltsstoff – Hydroxytremeton – (**121**), war bisher nicht als Allergen bekannt (HAUSEN et al.).
Sesquiterpenlaktone wurden bisher nicht nachgewiesen.

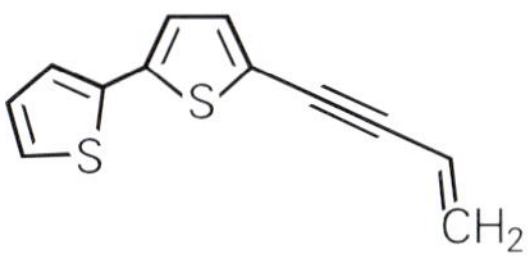

120 *Buteninylbithiophen*

▷

V–2

Tagetes

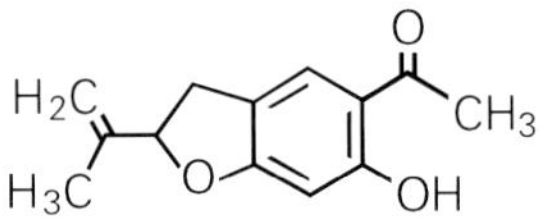

121 *Hydroxytremeton*

Sensibilisierungspotenz: Mittelstark
Die experimentelle Sensibilisierung ergab mit dem Gesamtextrakt eine mittlere Reaktionsstärke von mR = 1,65 (mod. FCA-Test, 1 %; HAUSEN).

Häufigkeit: Selten
SINGH beschreibt 3 positive Testreaktionen auf *Tagetes* bei 90 Personen mit einer Pflanzenallergie. HARRISON sah einen Fall im Jahre 1906. VERHAGEN et al. beschrieb ausführlich drei Fälle einer aerogenen Kontaktdermatitis durch *Tagetes minuta* L. mit ekzematischen Veränderungen an den lichtexponierten Körperstellen. Je ein weiterer Fall wurden von BILSLAND et al. und SHARMA et al. (*Tagetes indica*) mitgeteilt.

Testkonzentration: 1 % des Kurzetherextrakts in Vaseline.
Buteninylbithiophen, α-Terthienyl 0,1 % in Vaseline.

Kreuzreaktionen: Bisher nur auf Arnika beobachtet (PIRKER).

Bemerkungen: Bisher glaubte man, daß bei *Tagetes* weniger die allergene als vielmehr die phototoxische Wirkung im Vordergrund steht. Inzwischen weiß man, daß für die phototoxischen Reaktionen die gleichen Verbindungen verantwortlich zu machen sind, die jetzt erstmalig auch als Sensibilisatoren erkannt wurden (ATKINSON). Dies paßt auch zu der Tatsache, daß *Tagetes*-Arten zu jenen Spezies gerechnet werden, die zu den Verursachern der aerogenen Kontaktdermatitis zählen. Die phototoxische Wirkung der Thiophenverbindungen ist sowohl experimentell als auch am Menschen bestätigt (CHAN et al. 1975, 1977, 1979, TOWERS et al. 1977, 1979, 1980)

Literatur:

ATKINSON R. E. et al.: Tetrahedron lett. **43**, 3159 (1964)
ATKINSON R. E. et al.: J.chem.Soc. **5**, 7109 (1965)
BILSLAND D. et al.: Cont.Derm. **23**, 55 (1990)
CHAN G. F. Q. et al.: Phytochem. **14**, 2295 (1975)
CHAN G. F. Q. et al.: Cont Derm. **3**, 215 (1977)
CHAN G. F. Q. et al.: Phytochem. **18**, 1566 (1979)
HARRISON A. J.: Bristol med.chir.J. **24**, 325 (1906)
HAUSEN B. M. et al.: Cont.Derm. **33**, 33 (1995)
NEHER R. T.: Econ.Bot. **22**, 317 (1968)
OKOTH J.: East Afric.med.J. **50**, 317 (1973)
PIRKER C. et al.: Cont.Derm. **26**, 217 (1992)
SHARMA S. C. et al.: Cont.Derm. **21**, 1 (1989) (n = 60, 2 % allerg. auf *T. indica*)
SINGH R. et al.: Ind.J.med.Res. **68**, 650 (1978)
TOWERS G. H. N. et al.: Lloydia **40**, 487 (1977)
TOWERS G. H. N. et al.: Cont.Derm. **5**, 140 (1979)
TOWERS G. H. N.: In: Progr.Phytochem. **6**, 183 (1980)
VERHAGEN A. R. et al.: Arch.Derm. **110**, 441 (1974)

Tanacetum cinerariifolium (Trev.) Schultz-Bip. (= **Chrysanthemum cinerariifolium** (Trev.) Vis.) (= **Pyrethrum cinerariifolium** Trev.)

Dalmatinische Insektenblume, Pyrethrum, Wurmkraut

Botanische Information und Verwendung

Familie: Asteraceae (= Compositae)

Herkunft und Verbreitung: West-Jugoslawien, Albanien. Angebaut in vielen Ländern der Erde, früher besonders in Persien und im Kaukasus. In Kenia auf riesigen Plantagen angebaut für die Herstellung von Insektenpulver (Pyrethrum Marketing Board, Nakuru, Kenya).

Verwendung: Offizinell sind die Pyrethrumblüten (Flores Pyrethri). Verwendung in der Humanmedizin äußerlich fast ausschließlich gegen Kopf-, Filz-, Kleiderläuse und Krätzemilben. Innerlich auch als Anthelmintikum. Pyrethrumextrakte fanden sich früher in vielen handelsüblichen Präparaten zur Insektenvertilgung, hauptsächlich in Sprays *(→ Abb. 130)*. Wenn heute der Vermerk „enthält Pyrethrum" auf einer Insektenvertilgungsmittel-Dose steht, so ist in der Regel bereits eine hochgereinigte Fraktion der wirksamen Insektizide oder sogar schon eine Kombination der synthetisch hergestellten Insektizide enthalten und nicht mehr ein Rohextrakt aus den Blütenköpfchen. Erst in jüngster Zeit ist mit der Rückbesinnung auf die Natur die Nachfrage nach Pflanzenschutzmitteln „auf natürlicher Basis" wieder gestiegen.

Bemerkungen: Neben der Dalmatinischen Insektenblume sind als Stammpflanze für die Herstellung des Insektenpulvers auch *Tanacetum coccineum* (Willd.) Grierson (= *Chrys. coccineum* Willd.) und *Leucanthemum maximum* (Ramond) DC. (= *Chrys. maximum* Ramond) herangezogen worden. Es gibt Hinweise darauf, daß die Pyrethrumblüten schon im Alten Ägypten als Insektizid benutzt wurden. Eine Hochkonjunktur erlebte das Insektenpulver im vorigen Jahrhundert, die sich bis in die Mitte unseres Jahrhunderts auswirkte.

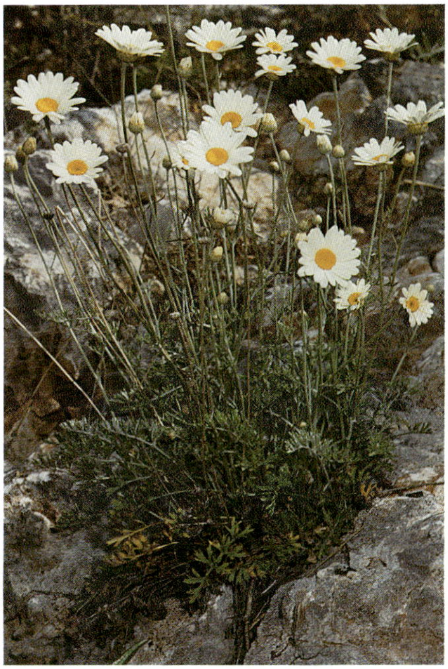

Abb. 129: Dalmatinische Insektenblume (mit freundl. Gen. J. Schimmitat)

Die eigentlichen Insektizide gehören zur Gruppe der Pyrethrine, Cinerine und Jasmoline. Ihre insektizide Wirkung ist hundertfach stärker als z.B. die des DDTs. Sie sind nicht allergen wirksam. Das Pyrethrumpulver mit seinen insektiziden Wirkstoffen ist ein starkes Muskel- und Nervengift für kaltblütige und wechselwarme Tiere, das bei Berührung wirkt (Kontaktinsektizid). Da es nicht resorbiert wird, ist es für Menschen und Warmblütler kein Gift.
Eine eigene Fachzeitschrift („Pyrethrum Post") beschäftigte sich mit allen Problemen des Anbaus, Erntens, Aufarbeitens der getrockneten Blütenköpfchen und der Pyrethruminhaltsstof-

▷

V–2

Tanacetum cinerariifolium

fe bis in die jüngste Vergangenheit. Zur Geschichte, Chemie, Toxikologie, Pharmakologie und Nebenwirkungen siehe: CASIDA J. E.: Pyrethrum, The natural insecticide, 1973.

Allergologische Information

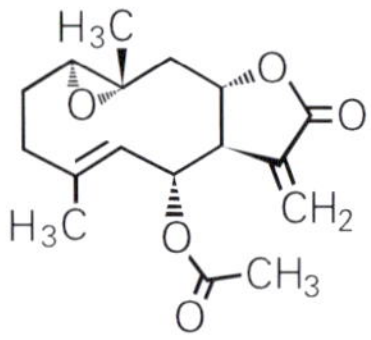

122 *Pyrethrosin (b)*

Pyrethrosin (**122**) ist das nachgewiesene Hauptallergen der Pyrethrumblüten. Dünnschichtchromatographisch lassen sich insgesamt 4 weitere STL nachweisen, von denen hier 2 in der Struktur wiedergegeben sind (SEAMAN 1982).

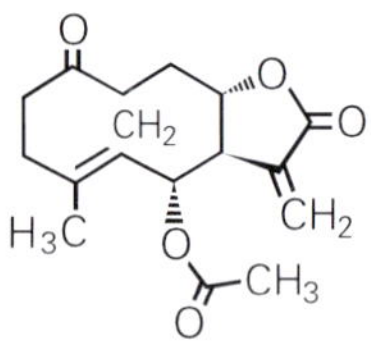

123 *Chrysanolid (p)*

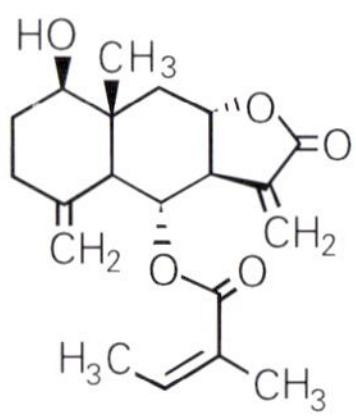

124 *Chrysanin (p)*

Sensibilisierungspotenz: Stark
Die experimentelle Sensibilisierung mit der handelsüblichen Droge ergibt bei Verwendung einer 1 %igen Konzentration des Kurzetherextrakts eine mR = 2,4 (FCAT). Bei der Auslösung der Erfolgsreaktion zeigen drei der vier oben genannten, neben Pyrethrosin nachgewiesenen STL mittelstarke bis starke Testbefunde (mR = 2–3) (unveröff.).

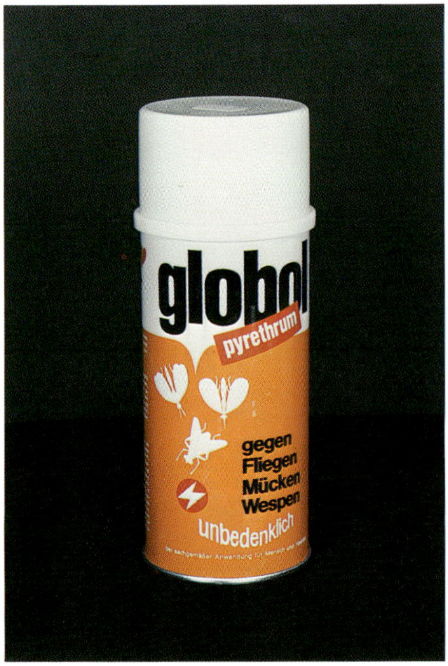

Abb. 130: Pyrethrum-Spray

Häufigkeit: Heute: selten
Früher sehr häufig. Bis zur Mitte unseres Jahrhunderts war die „Pyrethrumdermatitis“ eine weithin bekannte Hauterkrankung. Sie wurde durch die begleitenden Sesquiterpenlaktoninhaltsstoffe ausgelöst, als die Insektenpulver noch mit ungereinigten Extrakten aus den Blütenköpfchen in den Handel kamen. AGRUP (1969) erhielt bei 10 von 461 getesteten Patienten mit Kontaktekzem eine positive Testreaktion auf Pyrethrum. Sechs davon hatten ein entsprechendes Insektenvertilgungsmittel verwendet. MITCHELL et al. beschrieben 1972 einen Fall, bei dem Pyrethrosin eindeutig als verursachendes Kontaktallergen identifiziert werden konnte. Ein nicht ganz abgeklärter Fall wird aus Spanien mitgeteilt (GARCIA-BRAVO). Eine Literaturzusammenstellung findet sich bei MITCHELL & ROOK; HAUSEN et al. 1973.

Tanacetum cinerariifolium

Testkonzentration: 1 % des Kurzetherextrakts der handelsüblichen Droge in Vaseline.
0,1 % des Pyrethrosins und der anderen Sesquiterpenlaktone in Vaseline.

Kreuzreaktionen: Kreuzreaktionen wurden mehrfach beobachtet (MITCHELL & ROOK) und sind aufgrund der STL-Inhaltsstoffe bei allen Kompositen- und Lorbeerallergikern auch zu erwarten.

Bemerkungen: Solange die insektiziden Pflanzenbestandteile noch durch einfache Extraktion aus den geschlossenen Blütenköpfchen ohne weitere Reinigungsschritte gewonnen wurden und in das Insektenpulver gelangten, war die „Pyrethrumdermatitis" eine häufig beobachtete Hauterkrankung. 1966 wies ZUCKER nach, daß nur die ungereinigten Pyrethrinpräparationen, nicht aber die gereinigten Pyrethrine für kontaktallergische Reaktionen verantwortlich zu machen sind. Die „Verunreinigungen" waren die damals noch nicht als Sensibilisatoren verdächtigten Sesquiterpenlaktone. Seit die Insektizide, deren Chemie man in den vergangenen Jahrzehnten intensiv erforscht hat, in hochgereinigter Form in die Pflanzenschutzmittelsprays gelangen, sind keine Fallbeschreibungen mehr zu verzeichnen (CASIDA). Entsprechende eigene Untersuchungen (SCHULZ et al. 1975) und solche von MITCHELL 1972 bestätigen diese Beobachtungen. Die heute synthetisch hergestellten und unter dem Oberbegriff Pyrethroide zusammengefaßten Insektizide verursachen auf der Haut eine Parästhesie (FLANNIGAN).

Nicht unerwähnt bleiben darf das zwischen 1930 und 1971 besonders häufig bei Arbeitern, die mit der Herstellung des Insektenpulvers beschäftigt waren, beobachtete Bronchialasthma („Pyrethrum asthma") (Übersicht: HAUSEN et al. 1973). In etwas älteren Abhandlungen zur Toxikologie von Pflanzenschutzmitteln wurde auf dieses Risiko eindringlich aufmerksam gemacht (ULMER).

Literatur:

AGRUP B.: Acta Derm.-venereol. **49**, Suppl **61**, 1–91 (1961)
CASIDA J. E. (Ed.): Pyrethrum, The natural insecticide. Academic Press, New York, London 1973
FLANNIGAN S. A. et al.: Cont.Derm. **13**, 140 (1985)
GARCIA-BRAVO B. et al.: Cont.Derm. **33**, 433 (1995) (1 Fall, „Pyrethrum", 2 % = ++)
HAUSEN B. M. et al.: Dermatosen **21**, 199 (1973) (Literaturübersicht)
MITCHELL J. C. et al.: Brit.J.Derm. **86**, 568 (1972)
MITCHELL J. C. & ROOK A.: Botanical Dermatology, Greengras, Vancouver, 1979
SCHULZ K. H. et al.: Arch.Derm.Forsch. **251**, 235 (1975)
SEAMAN J. C.: Bot.Rew. **48**, 121 (1982) (Übersicht, STL)
ULMER O. R.: Pflanzenschutz und Schädlingsbekämpfungsmittel. Hundt-Verlag Hattingen 1971
ZUCKER A.: Pyrethrum Post 8, 7 (1966)

V–2

Tanacetum parthenium (L.) Schulz-Bip. (= Chrysanthemum parthenium (L.) Bernh.)

Mutterkraut, Römische Kamille (Engl. Feverfew)

Botanische Information und Verwendung

Familie: Asteraceae (= Compositae)

Herkunft und Verbreitung: Kaukasus, Kleinasien, Südosteuropa. Seit dem Mittelalter für medizinische Zwecke in Mitteleuropa kultiviert, später auch verwildert. Auch in Südamerika eingeführt. In Mexiko heißt das Mutterkraut 'Santa Maria'.

Verwendung:
1. In der Volksmedizin diente das Mutterkraut bis ins ausgehende 19. Jahrhundert als Heilpflanze, vor allem bei Frauenleiden, daher der Name. Ihm wurden stimulierende, aufbauende und beruhigende Eigenschaften nachgesagt. Vor allem nervöse und „hysterische" Personen wurden damit behandelt. Außerdem setzte man es bei Blähungen, Koliken, allgemeinen Schmerzen und Schwellungen nach Insektenstichen ein (Grieve).
2. Als Zierpflanze wurde das Mutterkraut vor wenigen Jahren unter der irreführenden Bezeichnung „Knopfkamille" auf dem Markt eingeführt *(→ Abb. 131)*. Es erfreut sich seither steigender Beliebtheit. Die Ähnlichkeit mit der Wildform *(→ Abb. 132)* ist inzwischen stark verblaßt.
3. In Extraktform oder fein pulverisiert als Mittel gegen Migräne (Hepinstall 1985, 1988, 1992; Johnson 1984, 1985; Makheja)

Bemerkungen: Die Mutterkrautpflanze hat einen strengen Geruch und bitteren Geschmack. Sie wird daher von weidendem Vieh meistens gemieden.
Eine Übersicht mit mehr als 400 Literaturstellen zu den verschiedenen Arten der Gattung *Tanacetum* von O. Isaac erscheint in der Neubearbeitung von Hagers Pharmazeutischem Handbuch.

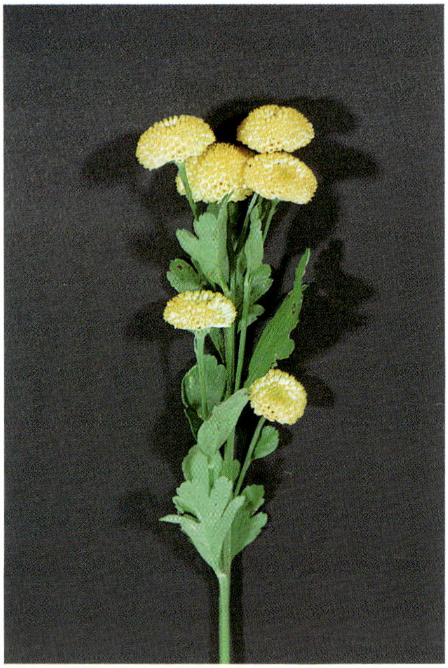

Abb. 131: Mutterkraut, Zuchtform („Knopfkamille")

Allergologische Information

Die oberirdischen Teile des Mutterkrautes enthalten mehrere Sesquiterpenlaktone (Milbrodt) , von denen aber nur eines mengenmäßig im Vordergrund steht (Herout) und als Kontaktallergen eine Rolle spielt: Parthenolid (**125**). Sein Anteil kann je nach Standort und Jahreszeit bis 1 % im Kurzetherextrakt ausmachen (Hausen et al. 1983).

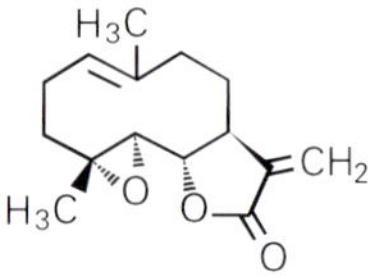

125 *Parthenolid (b)*

Tanacetum parthenium

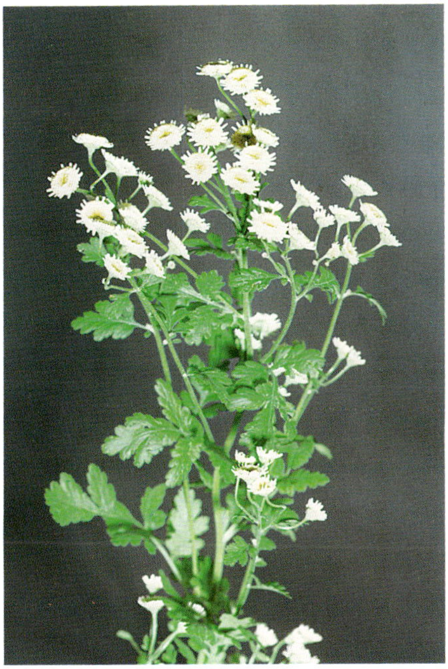

Abb. 132: Mutterkraut, Wildform

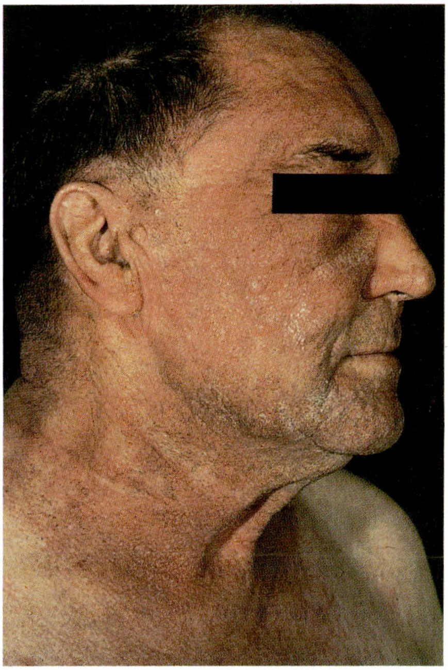

Abb. 133: Aerogene Kontaktdermatitis, Ursache u.a. Mutterkraut

Sensibilisierungspotenz: Stark
Die experimentelle Sensibilisierung ergab sowohl mit dem Kurzetherextrakt als auch dem reinen, isolierten Parthenolid eine mittlere Reaktionsstärke von mR = 2,5 bis 3 (OET; FCAT 10 %, Parthenolid 0,1 %) (Hausen et al. 1983).

Häufigkeit: Gelegentlich
Die Literatur verzeichnet bis 1975 eine Reihe von Fällen, denen aber keine weitere Beachtung geschenkt wurde (Maiden, Schulz et al.). Seit vor wenigen Jahren die als „Knopfkamille" bezeichnete Zuchtform des Mutterkrauts auf den Markt kam und sich seither als Zierpflanze wachsender Beliebtheit erfreut, ist die Zahl der beobachteten allergischen Kontaktdermatitiden angestiegen (Hausen 1981). Nach eigenen Beobachtungen reagiert das Mutterkraut in einem seit 1978 in der Standardreihe mitgetesteten Kompositen-Mix *am häufigsten* von allen Arten beim Vorliegen einer Korbblütler-Allergie (Hausen 1992).

Testkonzentration: Parthenolid 0,1 % in Vaseline.

Kreuzreaktionen: Auf Mutterkraut-sensitiven Patienten erhält man regelmäßig mit etwa 50 % der getesteten verwandten Kompositen-Arten eine positive Reaktion (Hausen 1979, 1992). Besonders häufig reagieren Chrysanthemen, Rainfarn, Margerite, Schafgarbe und Sonnenblume. Auch → *Lorbeer* (Lauraceae) und → *Frullania* (Frullaniaceae) zählen zu den regelmäßig kreuzreagierenden Arten.

Bemerkungen: Mutterkraut gilt als hauptverantwortliche Art unter den Verursachern der aerogenen Kontaktdermatitis (ABCD) *(→ Abb. 133, 134)* (Mensing et al.; Senff et al.; Hausen 1992). Einer der Gründe für das in den vergangenen Jahren registrierte Ansteigen von ABCD-Fallbeobachtungen beruht wahrscheinlich auf der Tatsache, daß die Konzentration des Parthenolids im Mutterkraut angestiegen ist. Dünnschichtchromatographische Überprüfungen aus einem Zeitraum von 18 Jahren (1978–1996) zeigen eine kontinuierliche Zunahme des STL-Gehaltes von durchschnittlich ▷

V–2

Tanacetum parthenium

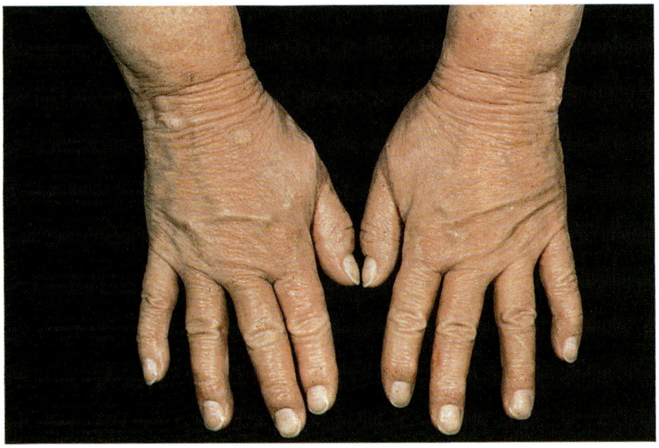

Abb. 134: Handekzem durch Mutterkraut

0,1 % auf zur Zeit über 1,0 %. Ob ein Zusammenhang mit der vermehrten Umweltverschmutzung besteht, ist ungeklärt.

Obwohl die Mehrzahl der STL zu den lipophilen Verbindungen zählt, ist Parthenolid auch recht gut wasserlöslich. Möglicherweise kann dies als Grund für die Beobachtung gelten, daß besonders das Mutterkraut bei der aerogenen Kontaktdermatitis eine führende Rolle spielt (HAUSEN 1991). Die quantitative Bestimmung des Sesquiterpenlaktons, dessen migräneverhindernde Wirkung mehrfach experimentell gesichert ist (GROMEK), läßt sich mittels chromatographischer Methoden (DC, HPLC) vornehmen (DOLMAN, HEPTINSTALL 1992).

Nachdem bereits 6 STL mit Peroxid- und Epoxidfunktion isoliert worden sind (BEGLEY), gelang kürzlich die Identifizierung eines weiteren, bisher unbekannten Epoxids (MILBRODT 1996, eingereicht).

Literatur:

BEGLEY M. J. et al.: Phytochem. **28**, 940 (1989) (Identifizierung von 6 STL)
DOLMAN D. et al.: Phytochem.Anal. **3**, 26 (1992)
GRIEVE M.: A modern herbal. Dover Publ.Inc., New York 1971
GROENEWEGEN W. A. et al.: J.Pharm.Pharmacol. **42**, 553 (1990)
GROMEK D. et al.: Pol.J.Pharmacol. Pharm. **43**, 213 (1991)
HAUSEN B. M.: Dermatologica **159**, 1 (1979)
HAUSEN B. M.: Derm.Beruf Umwelt **29**, 18 (1981)
HAUSEN B. M. et al.: Acta derm.-venereol. **63**, 308 (1983)
HAUSEN B. M.: Cont.Derm. **24**, 153 (1991) (einfache Parthenolid-Bestimmung nach Wasserextraktion)
HAUSEN B. M.: Akt.Derm. **18**, 96 (1992) (70 % d. Kompositen-Mix-positiven reagierten auf Mutterkraut)
HEPTINSTALL S. et al.: Lancet (1985) I, 1071
HEPTINSTALL S.: J.Roy.Soc.Med. **81**, 373 (1988)
HEPTINSTALL S. et al.: J.Pharm.Pharmacol. **44**, 391 (1992)
HEROUT V. et al.: Chem. & Ind. (1959), 1069
JOHNSON E. S.: Feverfew. Sheldon Press, London 1984
JOHNSON E. S.: et al.: Brit.med.J. **291**, 569 (1985)
MAIDEN J. H.: Agric.Gaz.New South Wal. **20**, 1973 (1909) (Erstbeschreibung)
MAKHEJA A. N. et al.: Lancet (1981) II, 1054
MENSING H. et al.: Hautarzt **36**, 398 (1985)
MILBRODT, M. et al.: Phytochem: angenommen, 1996
ROMO de VIVAR A. et al.: Tetrahedron **21**, 1741 (1965)
ROMO J. et al.: Phytochem. **9**, 1625 (1970)
SENFF H. et al.: Akt.Derm. **12**, 153 (1986)
SCHULZ K. H. et al.: Arch.Derm.Forsch. **251**, 235 (1979)

Tanacetum vulgare (L.) (= Chrysanthemum vulgare (L.) Bernh.) (= Chrysanthemum tanacetum Karsch non Vis.)

Rainfarn, Wurmkraut (Engl. Tansy)

Botanische Information und Verwendung

Familie: Asteraceae (= Compositae)

Herkunft und Verbreitung: Europa, Nordasien, nach Amerika eingeführt und verwildert.

Verwendung:
1. In der Volksmedizin als Wurmmittel, Abortivum sowie gegen Neuralgien, Zahnschmerzen, Magenkrämpfe und anderen Magen-Darmbeschwerden, Migräne, Blasenleiden und Dysmenorrhoe. Als Mittel zum Vertreiben von Insekten. Im Drogenhandel sind erhältlich: das Kraut (Herba Tanaceti), die Blüten (Flores Tanaceta), das Rainfarnöl (Oleum Tanaceti) sowie ein Extrakt und die Tinktur. Der Markt umfaßt aber nur 4 bis 5 Fertigpräparate, oftmals in Kombination mit anderen Pflanzenauszügen (Aufguß, Kräuterkur, Magen-Leber-Gallen-Tee, Tropfen).
2. In Kräuterkosmetika.

Bemerkungen: Als Wurmmittel ist der Rainfarn nicht ungefährlich und daher obsolet. Das etherische Öl enthält große Mengen des giftigen β-Thujons. Todesfälle nach Anwendung von Rainfarn als Wurmmittel und Abortivum sind vorgekommen (Kinghorn). Die antibakterielle Wirkung des Rainfarnöls wurde kürzlich experimentell bestätigt (Blakeway).

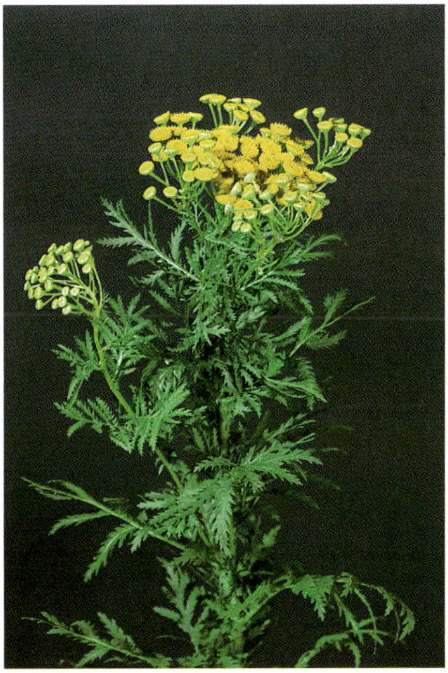

Abb. 135: Rainfarn

Allergologische Information

Der Rainfarn enthält eine große Zahl von Sesquiterpenlaktonen (STL) (Appendino, Seaman, Chandra, Grabarczyk, Chiari, Nano, Yunusov 1979, 1980; Stefanovic). Neben Parthenolid (**125**), das je nach Standort bedeutend in der Konzentration variieren kann (0,28–0,51 %) (Nano 1980, Hausen 1991), muß auch den anderen STL, z.B. Crispolid (**126**), Tanacetin (**127**), Reynosin (**128**) und Hydroxyarbusculin (**129**) eine potentielle Wirkung zugesprochen werden. Reynosin ruft gelegentlich bei Kompositenallergikern eine positive Testreaktion hervor (unveröff.).

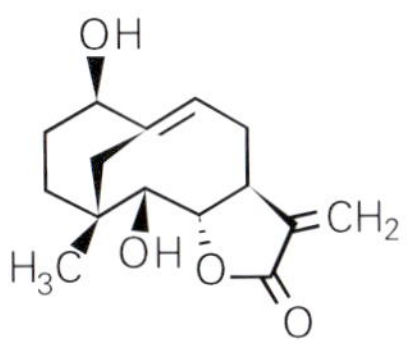

126 *Crispolid (p)*

▷

V–2

Tanacetum vulgare

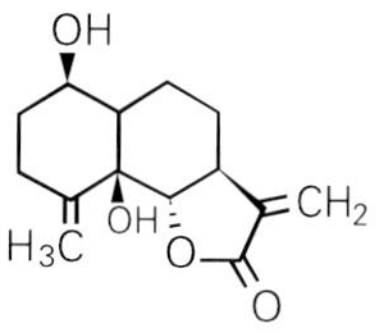

127 *Tanacetin (p)*

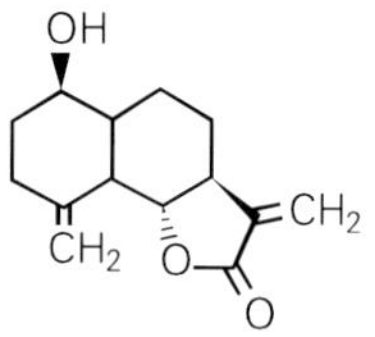

128 *Reynosin (p)*

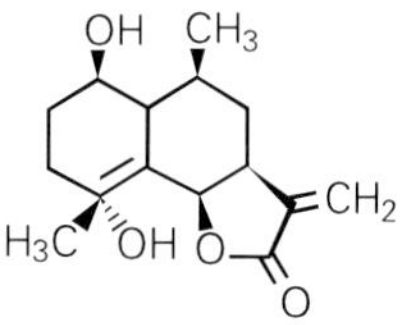

129 *1ß-Hydroxy-arbusculin A (p)*

Sensibilisierungspotenz: Mittelstark
Die experimentelle Sensibilisierung ergab eine mittlere Reaktionsstärke von mR = 1,15 (OET; GPMT, 10 %; unveröff.).

Häufigkeit: Selten
Verschiedene Nachschlagewerke der dermatologisch-allergologischen Literatur erwähnen häufig Kontaktdermatitiden durch Rainfarn (z.B. TOUTON, LEWIN), doch liegt als ausführliche Beschreibung nur der Fallbericht von GREENHOUSE & SULZBERGER vor. Mehrere Autoren geben positive Testbefunde mit Rainfarn an (MITCHELL 1975, TAN, HJORTH 1976, ROBERTSON, LONKAR).
Bei Patienten mit nachgewiesener Kompositenallergie ist der Rainfarn mit über 60 % an den positiven Testreaktionen beteiligt (HAUSEN 1992).

Testkonzentration: Kurzetherextrakt 1 % in Vaseline.
STL 0,1 % in Vaseline.

Kreuzreaktionen: Auffällig häufig sieht man bei Kompositenallergikern, besonders solchen mit einer Chrysanthemen-, Mutterkraut- und Kamillenallergie eine Kreuzreaktion auf Rainfarnextrakte. Dies wird von mehreren Autoren bestätigt (LONKAR, MITCHELL 1970, HJORTH 1974, WRANGSJÖ, PAULSEN).

Bemerkungen: Als eines der verantwortlichen Allergene des Rainfarns ist Parthenolid anzusehen. Mit großer Wahrscheinlichkeit kommen aber auch einige der oben genannten STL in Frage. Zweifellos spielt der Rainfarn, der bei uns als Wildkraut sehr weit verbreitet ist, auch bei der Entstehung der aerogenen Kontaktdermatitis eine wesentliche Rolle (HJORTH et al., SENFF et al., HAUSEN 1992).

Literatur:

APPENDINO G. et al.: Phytochem. **21**, 1099 (1982)
BLAKEWAY J.: Soap Perfum.Cosm. **58**, 201 (1966)
CHANDRA A. et al.: Phytochem. **26**, 1463 (1987)
CHIARI G. et al.: J.chem.Soc. Perkin Trans. II, 1986, 263
GRABARCZYK H. et al.: Pol.J.Pharmacol. Pharm. **25**, 95 (1973)
GREENHOUSE C. A. et al.: J.Allergy **4**, 523 (1933)
HAUSEN B. M.: Dermatologica **159**, 1 (1979)
HAUSEN B. M.: Cont.Derm. **24**, 153 (1991) (quantit. Bestimmung d. Parthenolids)
HAUSEN B. M.: Akt.Derm. **18**, 96 (1992) (1985–1990; 118/3851 pos. auf Kompositen; 60,8 % pos. auf Rainfarn)
HJORTH N.: Cont.Derm.Newslett. No. 15, 449 (1974)
HJORTH N. et al.: Brit.J.Derm. **95**, 613 (1976)
KINGHORN A. D.: Toxic plants. Columbia Univ.Press, N.Y. 1979
LEWIN L.: Gifte und Vergiftungen. F. Haug, Ulm, 5. Aufl. 1962
LONKAR A. et al.: Trans.St.John's Hosp. Derm.Soc. **60**, 43 (1974)
MITCHELL J. C. et al.: J.invest.Derm. **54**, 233 (1970)
MITCHELL J. C.: Int.J.Derm. **14**, 301 (1975)

Tanacetum vulgare

NANO G. M. et al.: Fitoterapia L **1**, 135 (1980) (quantit. Best. d. Parthenolids)

PAULSEN E. et al.: Cont.Derm. **29**, 6 (1993) (n = 686; pos. Kompositen-Mix: 24, davon 13 auf Rainfarn)

ROBERTSON W. D. et al.: Can.Med.Assoc.J. **97**, 380 (1967)

SEAMAN F. C.: Bot.Rev. **48**, 121 (1982)

SENFF H. et al.: Akt.Derm. **12**, 153 (1986)

STEFANOVIC M. et al.: J.Serb.Chem.Soc. **50**, 263 (1985) (4 neue STL)

TAN K. S. et al.: Can.Med.Assoc.J. **98**, 252 (1968)

TOUTON K.: Zbl.Haut- u. Geschlkrkh. **17**, 713 (1926)

WRANGSJÖ K. et al.: Cont.Derm. **22**, 148 (1990) (5/7 auf Rainfarn)

YUNUSOV A. I. et al.: Khim.Prir.Soed. (1979), 101

YUNOSOV A. I. et al.: Khim.Prir.Soed. (1980), 573

Taraxacum officinale -Artengruppe (= **Leontodon taraxacum** L.)

Gewöhnl. Löwenzahn, Kuhblume, Pißblume (Engl. Dandelion, Franz. Piss-en-lit)

Botanische Information und Verwendung

Familie: Asteraceae (= Compositae)

Herkunft und Verbreitung: Über die ganze nördliche Halbkugel verbreitet. Eines der am weitesten verbreiteten Wildkräuter Mitteleuropas, nach Nordamerika eingeschleppt. Unter dem Namen *Taraxacum officinale* werden zahlreiche nahverwandte Arten zusammengefaßt.

Verwendung:
1. Offizinell ist das Kraut (Taraxaci radix cum herba) und Extrakte daraus. Als Heilpflanze in der Volksmedizin seit dem Mittelalter bekannt. Auf seine diuretische Wirkung weisen auch die deutsche und französische Bezeichnung (piss-en-lit) hin. Verwendung als Blutreinigungsmittel (Frühjahrskur), bei Augenentzündungen, der Milchsaft bei Warzen, Krebs (!), Hämorrhoiden, sogar als Diätmittel (HOENCK), bei chronischen Ekzemen, Rheuma, Gallensteinen, Ikterus, Lebererkrankungen und vielen anderen Leiden (HÄNSEL). Allein die „Rote Liste“ und die Stoffliste verzeichnen fast 100 Fertigpräparate, in denen Löwenzahnextrakte allein oder in Kombination mit anderen enthalten sind.
2. In der französischen, italienischen und neuerdings auch deutschen Küche wird der

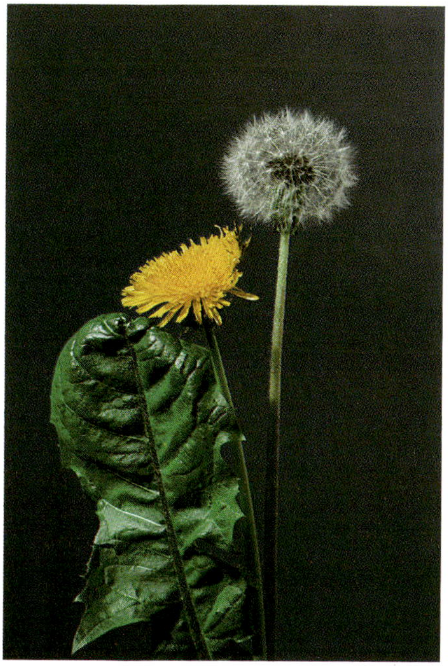

Abb. 136: Löwenzahn

Löwenzahn als Gewürz- oder Salatpflanze, Kaffee-Ersatz, zur Abrundung von Kräuterweinen und -likören verwendet. Die Knospen die-

▷

V–2

Taraxacum officinale

nen zur Herstellung von „Kapern“. Die Blätter sind ein beliebtes Kaninchenfutter.
3. Die Bio- und Kräuterkosmetik bedient sich seiner zur „Verfeinerung und Verjüngung des Hautbildes“ sowie der „Straffung und Festigung der Oberhaut“. Der Löwenzahn wird in jedem dritten dieser Bücher angepriesen.

Bemerkungen: Nur ein Teil der dem Gewöhnl. Löwenzahn zugeschriebenen pharmakologischen Wirkungen ist experimentell belegbar. Vor allem die Verwendung bei Leber- und Gallenbeschwerden wird als berechtigt angesehen. Sehr zahlreiche Arten sind beschrieben worden, unter denen in Mitteleuropa einige recht verbreitet sind. Der Gewöhnl. Löwenzahn wird in Thüringen und Bayern feldmäßig angebaut und aus folgenden Ländern auch importiert: Belgien, Bulgarien, Jugoslawien, Polen, Rumänien, Ungarn und der Tschechoslowakei.
Eine ausführliche Übersicht zur Geschichte, Verwendung, Chemie und Therapie mit Löwenzahn findet sich bei HARNISCHFEGER et al. und CZYGAN.

Allergologische Information

Der Milchsaft der Löwenzahnwurzel enthält mehrere allergie-verdächtige Inhaltsstoffe, u.a. auch ein glykosidisch gebundenes γ-Butyrolakton (RAUWALD). Das Hauptallergen liegt als glykosidisch gebundenes Sesquiterpenlakton vor: Taraxinsäure-1’-0-β-D-glucopyranosid (**130**) (HAUSEN 1982). Als Nebenallergen fungiert → *Lactupicrin* (**55**).

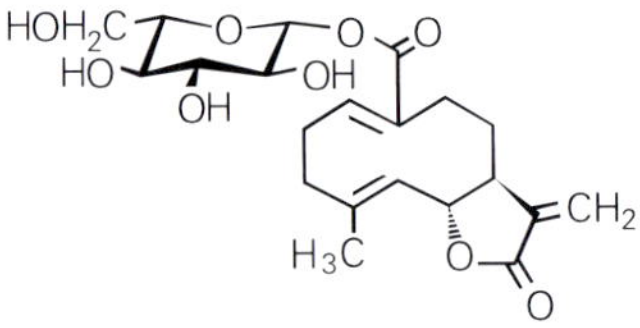

130 *Taraxinsäure-1’-0-ß-D-glucopyranosid (b)*

Sensibilisierungspotenz: Schwach
Die experimentelle Sensibilisierung ergab eine mittlere Reaktionsstärke von mR = 0,7–1,0 (OET; GPMT 10 %) (ZELLER et al., HAUSEN 1982).

Häufigkeit: Selten
Mitteilungen über allergische Kontaktdermatitiden liegen von JANSON, JANKE, KANNGIESSER, DAVIES, LARRÈGUE, HAUSEN, BAYERL, LOVELL vor. In allen Fällen war der intensive Kontakt mit dem Löwenzahn-Milchsaft die Ursache. Einige Betroffene hatten jahrelang Löwenzahn als Kaninchenfutter gesammelt. → *Abb. 137* zeigt ein Handekzem durch Löwenzahnmilch.

Testkonzentration:
Kurzetherextrakt 2,5 % in Vaseline.
STL 0,1 % in Vaseline.

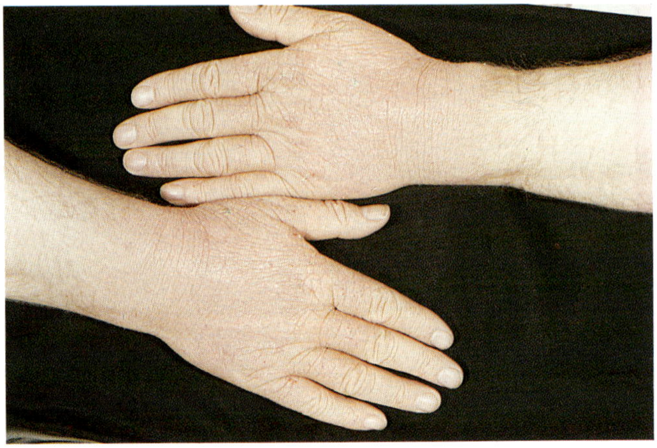

Abb. 137: Handekzem durch Löwenzahn

Taraxacum officinale

Kreuzreaktionen: Kreuzreaktionen wurden auf verschiedene andere Kompositen beobachtet (PAUTRITZEL, HAUSEN, DAVIES, LAMMINPÄÄ), u.a. auch auf → *Kamille* (JANKE), und → *Frullania* und → *Lorbeer* (LARRÈGUE). In den experimentellen Untersuchungen wurden keine Kreuzreaktionen gefunden (ZELLER et al.).

Bemerkungen: Eine Löwenzahnallergie kommt selten vor und benötigt größere Zeiträume für ihre Entstehung. Sie entwickelt sich z.B durch den über die Hände laufenden Milchsaft beim Sammeln von Kaninchenfutter. In schweren Fällen, wie dem von HAUSEN 1978/1982 beschriebenen, wurde im Verlauf der Erkrankung auch das Gesicht in Mitleidenschaft gezogen. In einigen Fällen erfolgte die Sensibilisierung durch Rasenmähen (LOVELL). Hauptallergen ist zweifellos das oben genannte Sesquiterpenlakton, das sehr wahrscheinlich beim Austreten des Milchsaftes nach Abspaltung des Zuckers freigesetzt wird.

Literatur:

BAYERL C. et al.: Cont.Derm. **34**, 222 (1996)

CZYGAN F. C.: Ztschr.Phytother. **11**, 99 (1990)

DAVIES M. G. et al.: Cont.Derm. **14**, 256 (1986)

HÄNSEL R. et al.: Phytochem. **19**, 857 (1980)

HARNISCHFEGER G. et al.: Notabene med. **12**, 128 (1982)

HAUSEN B. M. et al.: Derm. Beruf Umwelt **26**, 198 (1978)

HAUSEN B. M.: Derm. Beruf Umwelt **30**, 51 (1982)

HOENCK-von PLACHY C. et al.: Ärztl.Praxis **35**, Nr. 92 v. 15.11.1983

JANKE D.: Hautarzt **1**, 177 (1950)

JANSON P.: Ztschr.Haut- u.Geschlkrkh. **14**, 144 (1953)

KANNGIESSER F.: Naturwiss.Wschr. **9**, 408 (1910) (Erstbeschreibung)

LAMMINPÄÄ A. et al.: Cont.Derm. **34**, 330 (1996) (2/12)

LOVELL C. R. et al.: Cont.Derm. **25**, 185 (1991) (7 Fälle)

PAUTRITZEL R. et al.: Sem.hôp. **35**, 1558 (1959)

RAUWALD H. W. et al.: Phytochem. **24**, 1557 (1985)

ZELLER W. et al.: Arch.Derm.Res. **277**, 28 (1985)

Telekia speciosa (Schreber) Baumg. (= **Buphthalmum speciosum** Schreber)

Große Telekie, Telekie, Siebenbürgen-Ochsenauge (Engl. Large Yellow Ox-Eye)

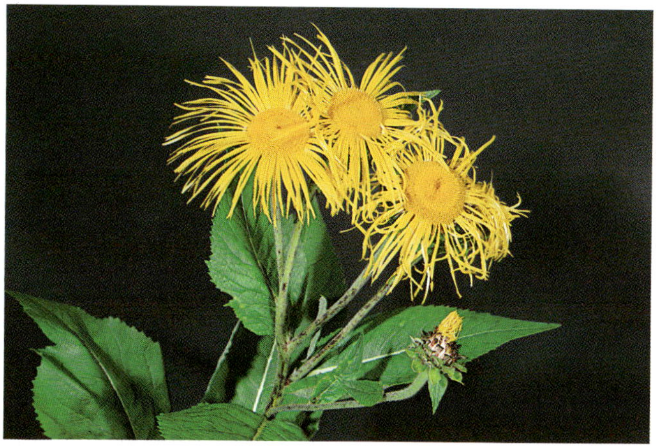

Abb. 138: Telekia speciosa

▷

V–2

Telekia speciosa

Botanische Information und Verwendung

Familie: Asteraceae (= Compositae)

Herkunft und Verbreitung: Beheimatet in den Gebirgen des östlichen Mitteleuropas und der Balkan-Halbinsel, in Kleinasien und Kaukasus. Verwildert und eingebürgert in Österreich, Deutschland, Frankreich, Belgien, England, Mittelrußland.

Verwendung: Seit 1739 in Kultur, vor allem als Beetpflanze. In der Tschechoslowakei in Parkanlagen als Zierpflanze (Benesova). Die Wurzeln der Telekie werden als Ersatz für *Inula helenium* L. *(→ Alant)* zur Gewinnung von Alantolakton herangezogen, dessen Konzentration im August/September mehr als 4 % betragen kann (Boeva).

Bemerkungen: Die Große Telekie ist mit dem Alant (*Inula helenium* L.) nah verwandt. Erstbeschreibung als *Buphthalmum speciosum* Schreber, nach Abtrennung der Gattung *Telekia* neue Bezeichnung *Telekia speciosa* (Schreber) Baumgarten (1816).

Allergologische Information

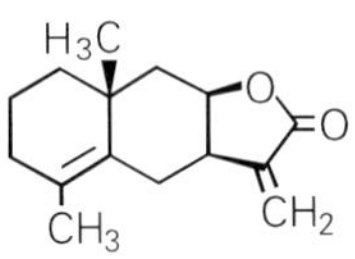

89 *Alantolakton (b)*

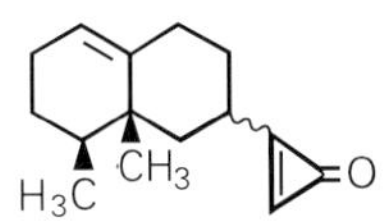

131 *Cyclopropenonderivat (p)*

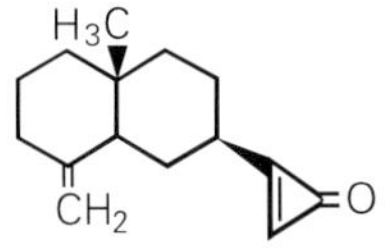

132 *Cyclopropenonderivat (p)*

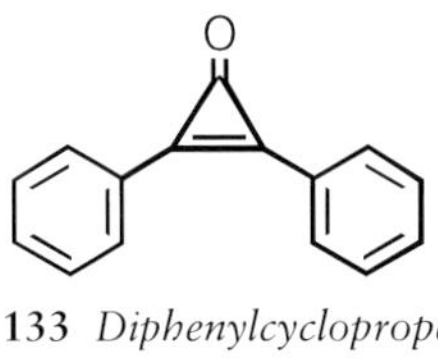

133 *Diphenylcyclopropenon (DPCP)*

Neben Alantolakton (**89**) mit einem Anteil von bis zu 4 % finden sich mindestens noch weitere 8 STL (Bohlmann 1979, 1981, Benesova) sowie zwei besonders interessante monosubstituierte Cyclopropenon-Derivate (**131, 132**) (Bohlmann 1981 b) in der Wurzel der Großen Telekie.

Sensibilisierungspotenz: Mittelstark bis stark
Die experimentelle Sensibilisierung, die mit einem gering konzentrierten Kurzetherextrakt offen epikutan durchgeführt wurde, ergab eine mittlere Reaktionsstärke von mR = 1,9 (OET, 1 %; unveröff.).

Häufigkeit: Sehr selten
Trotz der Tatsache, daß die Pflanze angebaut wird und bei uns auch verwildert vorkommt, so daß vielfältige Kontaktmöglichkeiten bestehen, liegt im Schrifttum nur eine einzige Fallbeschreibung vor (Novak).

Testkonzentration: Kurzetherextrakt 1 % in Vaseline (die Irritationsgrenze liegt bei 3 %). Alantolakton u.a. STL 0,1 % Vaseline.

Hinweis: Die Große Telekie hat stark hautreizende Eigenschaften. Ein direkter Test mit Blatt und Stengel-Material führt obligatorisch zu „falsch positiven", zum Teil bullösen Reaktionen und sollte daher unbedingt unterbleiben.

Kreuzreaktionen: Kreuzaktivitäten gegenüber anderen Kompositenarten sind zu erwarten. Keine echten Kreuzreaktionen sind hingegen positive Epikutantests auf Alant und andere *Inula*-Arten, da diese die gleichen STL-Inhaltsstoffe wie z.B. Alantolakton, Telekin, Isotelekin etc. enthalten.

Bemerkungen: Die hohe Reizwirkung der Telekie ist sicher auf den hohen Gehalt an Sesquiterpenlaktonen, allen voran Alantolakton, zurückzuführen. Nicht unbeteiligt sind sehr wahrscheinlich auch die beiden Cyclopropenonderivate (**131, 132**). Es ist sogar zu vermuten, daß sie auch als Sensibilisatoren wirksam werden. Dieser Verdacht stützt sich auf die Tatsache, daß die nah verwandte synthetische Verbindung Diphenylcyclopropenon (**133**) ein

Telekia speciosa

äußerst stark wirksames Kontaktallergen ist (HAUSEN et al.; STUTE et al.), das seit 1980 erfolgreich in der Behandlung der Alopecia areata eingesetzt wird (HAPPLE et al.). Verwandte mono- und disubstituierte Cyclopropenone, die einer experimentellen Überprüfung ihrer Sensibilisierungspotenz unterzogen werden sollten, erwiesen sich als so hochgradig irritativ, daß die Versuche abgebrochen werden mußten (unveröff.).

Literatur:

BENESOVA V. et al.: Coll.Czech.Chem.Comm. **26**, 1350 und 2916 (1961)
BOEVA A. et al.: Farmatsiya (Sofia) **21**, 34 (1971)
BOHLMANN F. et al.: Phytochem. **18**, 887 (1979)
BOHLMANN F. et al.: Phytochem. **20**, 1891 (1981)
BOHLMANN F. et al.: Angew.Chemie **93**, 280 (1981) (Cyclopropenonderivate)
HAPPLE R. et al.: Acta derm.-venereol. **63**, 49 (1983)
HAUSEN B. M. et al.: Chem. & Ind. (1980), 699
NOVAK J. et al.: Csl.Derm. **35**, 113 (1960)
STUTE J. et al.: Derm.Beruf Umwelt **29**, 12 (1981)

Tulipa gesnerana L.

Garten-Tulpe

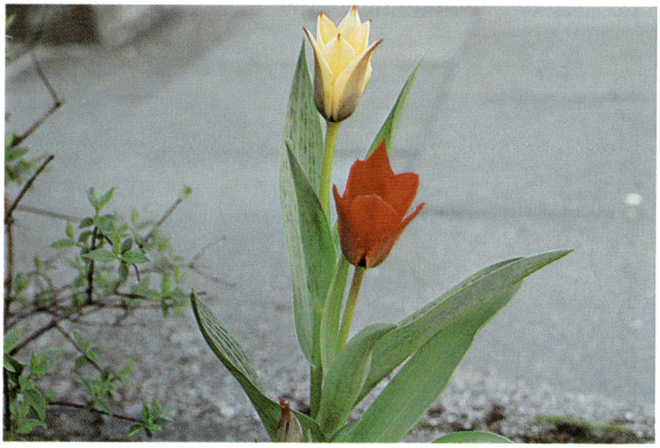

Abb. 139: Tulpe

Botanische Information und Verwendung

Familie: Liliaceae

Herkunft und Verbreitung: Vielleicht Südwest- und südliches Zentralasien. Die genaue Herkunft ist nicht sicher. In den meisten Ländern der Erde kultiviert.

Verwendung: Eine der meistkultivierten Zierpflanzen der Erde. Garten-Tulpen wurden in der Türkei erstmals im 16. Jahrhundert gezogen. Erwähnt werden sie jedoch schon im 12. Jahrhundert in den „Märchen aus Tausend und einer Nacht".

Heute sind die Niederlande das klassische Land der Tulpenzüchtung. Die ungeheure Viel-

▷

Tulipa gesnerana

falt der Kulturformen erlaubt hier nur eine Andeutung einiger wichtiger Gruppen: Mendel-, Rembrandt-, Darwin- und Papagei-Tulpen, einfache Frühe, gefüllte Frühe und einfachblühende Späte Tulpen, Lilienblütige Tulpen, etc. Eine der bekanntesten ist die Sorte 'Apeldoorn'. In den Niederlanden werden heute etwa 3000 verschiedene Tulpensorten kultiviert. Durch den Verkauf von jährlich 3 Milliarden Tulpen und etwa 1,7 Milliarden Tulpenzwiebeln erzielt man einen Umsatz von einer Milliarde holl. Gulden. Zur 400jährigen Geschichte der Tulpe sei auf den amüsanten Essay von CZYGAN verwiesen. Eine medizinische Verwendung ist nicht bekannt.

Bemerkungen: Tulpenzwiebeln können mit den als Nahrungsmittel verwendeten Gartenzwiebeln verwechselt werden. Sie verursachen Brechreiz (MARETIC).
Die Mehrzahl der heutigen Kulturformen stammt von *Tulipa gesnerana* L. *(→ Abb. 139)* ab.
Unter den Wildarten in Europa ist *Tulipa sylvestris* L. die bekannteste.

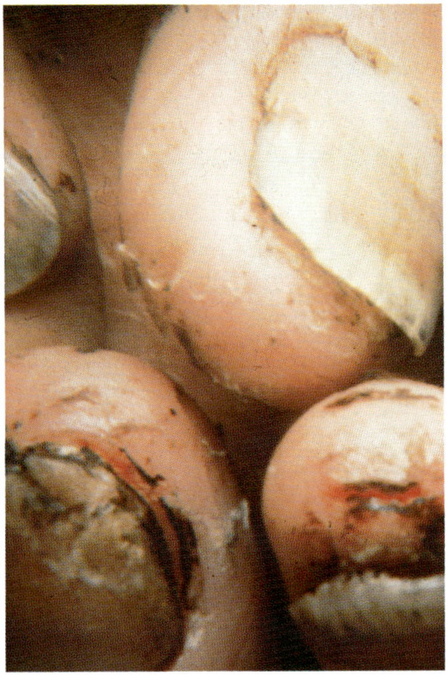

Abb. 140: Tulpenfinger

Allergologische Information

Das Allergen der Tulpen ist das in der Familie der Liliaceae und Alstroemeriaceae weit verbreiteste α-Methylen-γ-butyrolakton (Tulipalin A) (**19**) (BRONGERSMA-OOSTERHOF, VERSPYCK-MIJNSSEN). In der Pflanze liegt es glukosidisch gebunden vor (Tuliposid A) (TSCHESCHE et al.). Tulipalin B (enthält eine zusätzliche OH-Gruppe) ist schwach allergen wirksam (PAPAGEORGIU).

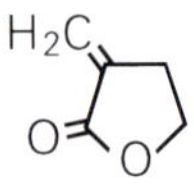

19 *Tulipalin A (= α-Methylen-γ-butyrolakton)*

Sensibilisierungspotenz: Stark
Die experimentelle Sensibilisierung mit dem reinen Tulipalin A ergab zwar nur eine mittlere Reaktionsstärke von mR = 1,8 (HAUSEN et al. 1983). Das Allergen ist aber in dieser Form sehr instabil. Versuche mit dem isolierten, reinen Tulipalin A führten zu einer wesentlich höheren Reaktionsstärke (unveröff.). Bereits 1932 gelang STÜMPKE die experimentelle Sensibilisierung mit dem ausgepreßten Pflanzensaft.

Häufigkeit: Häufig
Allergische Reaktionen auf Tulpen sind im klassischen Tulpenland (Niederlande) als Berufskrankheit bei Tulpenzüchtern seit Jahrzehnten anerkannt. Die an den Fingerkuppen auftretenden Hautveränderungen werden allgemein als „Tulpenfinger" bezeichnet *(→ Abb. 140)*. Fallbeschreibungen, fast ausschließlich berufsbedingt, liegen seit 1841 vor (ENDLICHER) und sind danach regelmäßig in Fachzeitschriften publiziert worden (OVERTON, BERTWISTLE, KLASCHKA, RAPPAPORT, HJORTH, HURIEZ, GORE, KRANENBURG, CAULFIELD, KADISCH, WELCKER, MAGHSUDI, BRUYNZEEL, GETTE, THIBOUTOT). Auch eine Kontakturtikaria mit respiratorischen Symptomen wurde beschrieben (LAHTI).

Tulipa gesnerana

Testkonzentrationen: Methanolextrakt 1 % in Vaseline.
Tuliposid A 0,01 bis 0,1 % in Vaseline. (Eine Testung des Tulipalins A ist wegen seiner Instabilität in Vaseline wenig sinnvoll).

Kreuzreaktionen: Kreuzreaktionen auf Knoblauch und Zwiebeln wurden von BLEUMINK mitgeteilt, doch sind diese Angaben mit Skepsis zu bewerten. Positive Tests auf Alstroemerien, Lilien, Lauch, Kaiserkrone und andere Liliengewächse sind keine echten Kreuzreaktionen, da in allen Arten das Tuliposid A ebenfalls vorkommt (SLOB).

Bemerkungen: Das Allergen Tuliposid A bzw. Tulipalin A ist ein chemotaxonomisches Merkmal der Liliales (SLOB). Das sich nur durch eine zusätzliche Hydroxygruppe vom Tulipalin A unterscheidende Tulipalin B (β-Hydroxy-α-methylen-γ-butyrolakton) ist ebenso wie das erstgenannte eine fungizide Verbindung (BERGMAN, BEIJERSBEN), aber als Allergen weniger wirksam (PAPAGEORGIOU).
Das einmal jährlich vom Autor aus Tulpenzwiebeln oder Alstroemerien isolierte und an Kollegen zur Epikutantestung bei Bedarf versandte Tuliposid A ist bei sachgerechter Aufbewahrung im Kühlschrank (0,1 % in Vaseline) auch über mehrere Jahre haltbar (z.B. MAGHSUDI, LAMMINPÄÄ). Wie TSCHESCHE et al. zeigen konnten (1985 durch SANTUCCI bestätigt), ist dies auf die Tatsache zurückzuführen, daß bei der Lagerung eine Acylwanderung eintritt, die vom 1-Tuliposid A (**134**) über Zwischenstufen schnell zum 6-Acyl (6-Tuliposid A) (**135**) als stabiler Endstufe führt (SANTUCCI, TSCHESCHE).

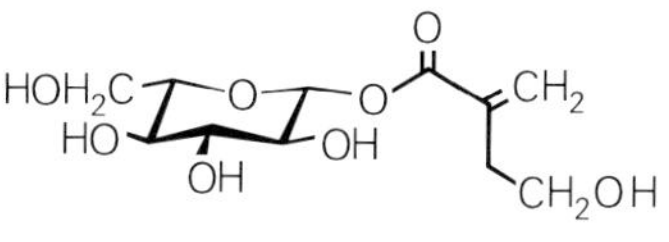

134 *1-Tuliposid A*

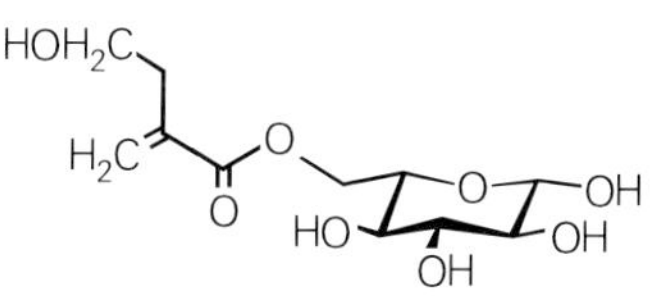

135 *6-Tuliposid A (stabil)*

Literatur:

BEIJERSBERGEN J. C. M. et al.: Receuil **91**, 1193 (1972)
BEIJERSBERGEN J. C. M.: Phys.Plant Path. **2**, 265 (1972)
BERGMAN B. H. H. et al.: Receuil **86**, 709 (1967)
BERTWISTLE A. P.: Brit.med.J. (1935) II, 255
BLEUMINK E. et al.: Arch.Derm.Forsch. **247**, 117 (1973)
BRONGERSMA-O OSTERHOFF U. W.: Receuil **86**, 705 (1967) (Strukturaufklärung)
BRUYNZEEL D. P. et al.: Cont.Derm. **29**, 11 (1993) (11/103 Tulpenzüchter)
CAULFIELD A. H. W.: Canad.med.Assoc.J. **34**, 506 (1936)
CAULFIELD A. H. W.: J.Allergy **8**, 181 (1937)
CZYGAN F. C.: Ztschr. Phytother. **15**, 235 (1994)
ENDLICHER S.: Enchiridium botanicum. Verlag G. Engelmann, Leipzig 1841 (Erstbeschreib.)
GETTE M. T. et al.: Arch.Dermatol. **126**, 203 (1990) (5 Fälle – Tulpenfinger)
GORE H. C.: Arch.Derm. **85**, 798 (1962)
HAUSEN B. M. et al.: Cont.Derm. **9**, 46 (1983)
HJORTH N. et al.: Brit.J.Derm. **80**, 696 (1968)
HURIEZ C. et al.: Bull.Soc.franc.Derm. **79**, 86 (1972)
KADISCH: Derm.Wschr. **94**, 27 (1932)
KLASCHKA F. et al.: Hautarzt **15**, 317 (1964)
KRANENBURG W. R. H.: Zbl.Gewerbehyg. N.F. **7**, 73 (1930)
LAHTI A.: Cont.Derm. **14**, 317 (1986)
LAMMINPÄÄ A. et al.: Cont.Derm. **34**, 330 (1996) (2 x pos. Tuliposid A, n = 12)
MAGHSUDI M. et al.: Allergologie **19**, 101 (1996) (1 Fall, Tulpenfinger, Tuliposid A pos.)
MARETIC Z. et al.: Period. Biol. **80**, Suppl. **1** (Dyspnoe, Herzbeschwerden) 141 (1978)
OVERTON S. G.: Lancet (1926) II, 1003
PAPAGEORGIOU C. et al. : Arch.Derm. Res. **280**, 5 (1988)
RAPPAPORT B. Z. et al.: J.Allergy **8**, 379 (1937)
SANTUCCI B. et al.: Cont.Derm. **12**, 215 (1985)
SLOB A.: Phytochem. **12**, 811 (1973) und **14**, 1997 (1975)
STÜMPKE G.: Klin.Wschr. **11**, 58 (1932)
THIBOUTOT D. M. et al.: J.Am.Acad.Derm. **22**, 54 (1990) (3/7 pos. Tuliposid A)

V–2

Tulipa gesnerana

TSCHESCHE R. et al.: Tetrahedr.Lett No 6, 701 (1968)

TSCHESCHE R. et al.: Chem.Ber. **102**, 2057 (1969)

VERSPYCK-MIJNSSEN C. A. W.: Brit.J.Derm. **81**, 737 (1969)

WELCKER W. H. et al.: J. Allergy **3**, 317 (1932)

Tussilago farfara L.

Huflattich (Engl. Coltsfoot)

Botanische Information und Verwendung

Familie: Asteraceae (= Compositae)

Herkunft und Verbreitung: Nördliche Hemisphäre, auch Nordafrika. In Nordamerika eingebürgert.

Verwendung: Offizinell sind die Blütenköpfe und Blätter (Flores Farfarae). Der Huflattich ist seit dem Altertum als Heilpflanze und Volksheilmittel bekannt. In erster Linie gegen Husten, daher auch der Name tussis (lat.) = Husten. Auszüge aus den Blättern haben auf entzündete Schleimhäute eine reizlindernde Wirkung. Der Huflattich liefert Schleimstoffe (7–8 %), die eine Pufferwirkung und die Fähigkeit zur Gelbildung und Quellung besitzen. Verwendung in Husten-, Asthma-, Bronchial- und Brust-Tees, Hustensaft, Hustensyrup, Hustenbonbons, Dragees. Importe vor allem aus Osteuropa und Italien (WICHTL).
– In der Biokosmetik zur Gesichtshaut- und Haarpflege.

Bemerkungen: Huflattichblätter enthalten Pyrrolizidinalkaloide, die bei Langzeitversuchen an Ratten zu Lebersarkomen führten (HIRONO 1976 / 1979). Nach der schweren Erkrankung eines kleinen Kindes und dem Tod eines weiteren Säuglings, deren Mütter regelmäßig Huflattichtee getrunken hatten (ROULET, LÜTHY), wird vom Genuß des Tees während der gesamten Schwangerschaft abgeraten (WOLF, WESTENDORF).

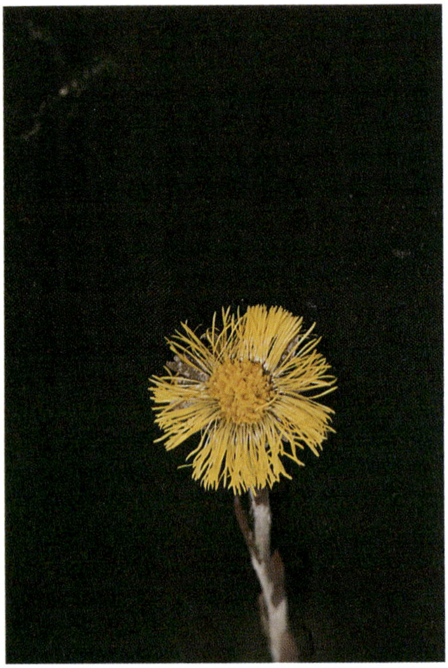

Abb. 141: Huflattich

Allergologische Information

Die Allergene des Huflattichs sind unbekannt. Nach Untersuchungen von HÖRHAMMER et al. sollen im Huflattich Sesquiterpenlaktone vorkommen, denen die hier gezeigte Struktur zugrundeliegt (Petasitolid) (**136**).

Sensibilisierungspotenz: Schwach
Die experimentelle Sensibilisierung ergab eine

Tussilago farfara

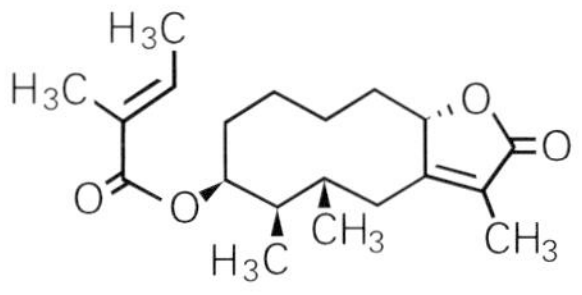

136 *Petasitolid*

mittlere Reaktionsstärke von mR = 0,23 (GPMT, 10 %) (ZELLER et al.).

Häufigkeit: Sehr selten
Es liegt keine ausführliche Fallbeschreibung vor. Verschiedentlich wird dem Huflattich eine hautreizende Wirkung zugeschrieben, u.a. von GESS-NER.

Testkonzentration: Kurzetherextrakt 10 % in Vaseline.

Kreuzreaktionen: In den experimentellen Untersuchungen wurden schwach ausgeprägte Reaktionen auf das Greiskraut (*Senecio vulgaris* L.), → Goldrute (*Solidago virgaurea* L.) und auf die Ackerdistel *(Cirsium arvense* Scop.) gefunden (ZELLER et al.). PAUTRITZEL erhielt Kreuzreaktionen auf Huflattich bei Artischokken-Allergikern.

Bemerkungen: Ob die STL (Petasitolide) für das sehr schwach ausgeprägte Sensibilisierungsvermögen in Frage kommen, bleibt offen. Die angeblich hautreizende Wirkung ist möglicherweise auf die auf der linken Seite genannten Pyrrolizidinalkaloide zurückzuführen.

Literatur:

Gessner O.: Gift- und Arzneipflanzen von Mitteleuropa. C. Winter-Verlag, Heidelberg 1974, 3. Auflage

HÄNSEL R. et al.: Therapie mit Phytopharmaka. Springer-Verlag, Berlin, Heidelberg, New York 1983

HIRONO I. et al.: Gann **67**, 125 (1976)

HIRONO I.: Gann Monog. Cancer Res. **24**, 85 (1979)

HÖRHAMMER L. et al.: Dtsch. Apoth. Ztg **103**, 429 (1963)

LÜTHY J.: Pharm. Ztg **134**, 2362 (1989)

PAUTRITZEL R. et al.: Sem. hôp. **35**, 1558 (1959)

ROULET M. et al.: J.Pediatr. **112**, 33 (1988) (Mutter trank während der gesamten Schwangerschaft Huflattichtee; im Tee wurde Senecionin nachgewiesen)

WESTENDORF J.: In: Adverse effects of herbal drugs. (de SMET, Hrsg.), Springer, Berlin, 1992

WICHTL M.: in: BÖHME H. & K. HARTKE (Hrsg.) Kommentar zum Deutschen Arzneibuch 8. Auflage. Wiss.Verlagsanstalt, Stuttgart 1978

WOLF H. U.: Dtsch.Apoth.Ztg **44**, 2166 (1983)

ZELLER W. et al.: Arch.Derm.Res. **277**, 28 (1985)

Vanilla planifolia Andrews

Vanille (Engl. Vanilla)

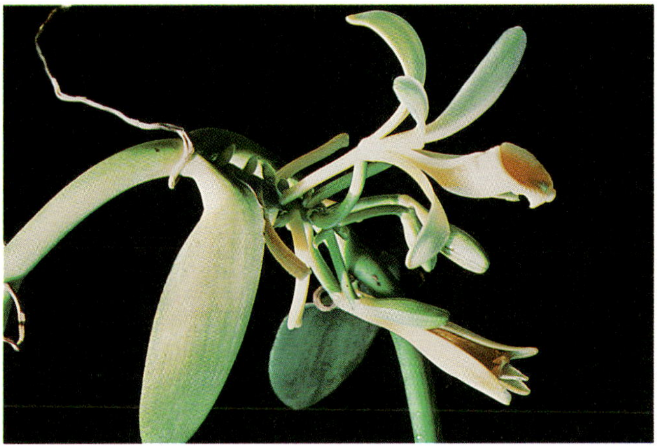

Abb. 142: a) Vanille (mit freundl. Gen. K. Senghas)

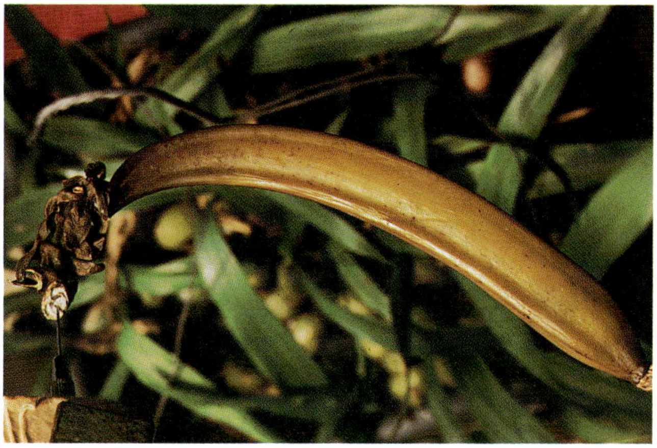

b) „Vanilleschote"

Botanische Information und Verwendung

Familie: Orchidaceae
Herkunft und Verbreitung: In Süd- und Mittelamerika, hauptsächlich Mexiko beheimatet. Auf Plantage auf Java, Ceylon, Mauritius, den Seychellen, Madagaskar und Tahiti angebaut. Für den an weiteren Details Interessierten sei auf das Standardwerk der Vanille-Literatur von BOURIQUET hingewiesen; sowie auf die mit ▷

V–2

Vanilla planifolia

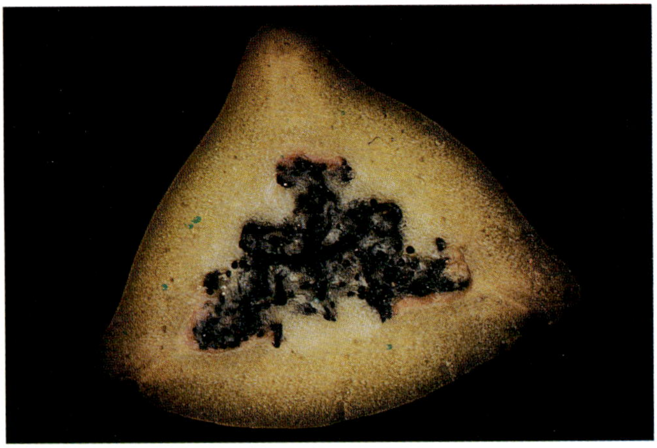

c) Fruchtquerschnitt

vielen Farbabbildungen versehene Abhandlung von KINDEL über den Fermentierungsprozeß.

Verwendung: Offizinell ist das Vanillin. Diese schwach antiseptische und anästhesierende Verbindung wird als Aromatikum, Gewürz auch Geschmackskorrigens sehr vielseitig eingesetzt, z.B. in Schokolade, Kuchen, Süßspeisen, Backwaren, Speiseeis, in der Parfümerie, in Tabak (SERTOLI). Auch zur Überdeckung unangenehmer Eigengerüche in Likören, in Gummi, Desodorantien, zur Geschmacksverbesserung in Vitaminpräparaten, Pharmazeutika, zusammen mit anderen Stoffen in Insektenabwehrmitteln. Soll auch gut gegen Mückenstiche sein (KHAN). Vanillin oder Vanilletinktur findet man in Nasensalben, Inhalierstiften, Hustentropfen, in einigen Tabletten und Syrupen, früher auch in Seifen. Die Pharmazeutische Stoffliste verzeichnet 98 Präparate, die Vanillin enthalten (Stand 1996).

Bemerkungen: Vanillin wird heute meistens aus Holz oder halbsynthetisch aus dem Eugenol der Gewürznelke gewonnen.
Die unreifen Früchte der Vanille werden einer Fermentierung unterzogen. Erst danach fallen die vorher glykosidisch gebundenen Stoffe Vanillin, Vanillylalkohol, Ethylvanillin, Zimtsäureester, 4-Hydroxy-benzaldehyd und andere aromatische Bestandteile an. Vanillin ist zwar mit 2–3 % die Hauptkomponente, doch weist Ethylvanillin den stärkeren Duft und Geschmack auf. Obwohl in der Literatur bereits mehr als 180 Inhaltsstoffe des Vanillearomas bekannt sind, zeigen neuere Untersuchungen, daß neben Vanillin und Ethylvanillin der gesamte Aromakomplex rund 400 Substanzen umfaßt (EMBERGER).
Die Vanille ist die einzige Orchidee aus dieser größten Pflanzenfamilie, die wirtschaftlich genutzt wird.

Allergologische Information

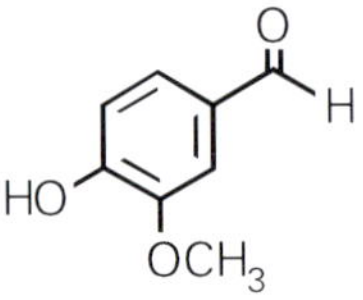

137 *Vanillin (sek. Allergen)*

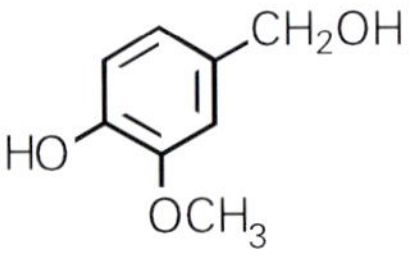

138 *Vanillylalkohol (p)*

Vanilla planifolia

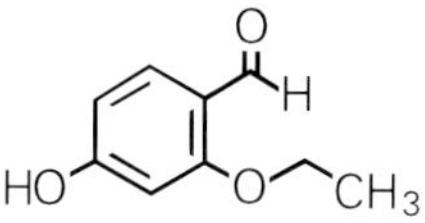

139 *Ethylvanillin*

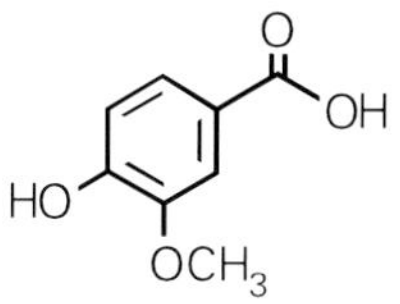

140 *a) Vanillinsäure*

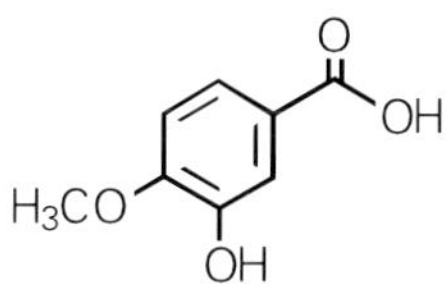

140 *b) Isovanillinsäure*

In fermentierten Vanilleschoten lassen sich drei Allergene nachweisen, die insgesamt nur ein schwaches Sensibilisierungsvermögen besitzen. Während von den Allergenen I und II bisher nur spektroskopische Daten vorliegen, handelt es sich beim dritten Allergen entweder um Vanillinsäure oder Isovanillinsäure (**140**) (KARAGIANNIDIS, TUXHORN, HAUSEN, unveröff.)
FERGUSON & BECK wiesen eine Kontaktallergie auf Vanille in einer Lippensalbe nach. Positive Testreaktionen auf Vanillin (**137**), Vanillylalkohol (**138**), Ethylvanillin (**139**) und andere Verbindungen werden gelegentlich bei Vanille-Allergikern beobachtet, doch müssen alle diese Verbindungen als *sekundäre* Sensibilisatoren angesehen werden.

Sensibilisierungspotenz: Mittelstark
Die experimentelle Sensibilisierung mit Vanilletinktur, Vanillin und Ethylvanillin an 25 Freiwilligen (human maximization test) verlief ergebnislos (OPDYKE 1975, 1977, 1982). Von KLECAK et al. mit vier verschiedenen Methoden unternommene Untersuchungen führten mit drei dieser Verfahren jedoch zur erfolgreichen Sensibilisierung (OET, GPMT, FCAT). Eigene Untersuchungen ergaben mit dem Kurzetherextrakt der Vanilleschote eine mR = 1,6 bei 1 % und mR = 2,0 bis 3 % (GPMT), während die mittlere Reaktionsstärke für Vanillin und Ethylvanillin bei mR = 0,5 lag (unveröff.).

Häufigkeit: Gelegentlich
Das Schrifttum verzeichnet eine Vielzahl von Publikationen seit 1883 (LAYET). Eine vollständige Aufzählung aller bis 1983 beschriebenen Fälle findet sich bei HAUSEN 1984. Allergische und irritative Kontaktdermatitiden sind im Englischen unter der Bezeichnung „vanillism" bekannt (HUTCHINSON). Sie treten in der Mehrzahl der Fälle berufsbedingt, d.h. bei jenen Personen auf, die Vanillefrüchte zu ernten und zu verpacken haben (CLAVERIE). In einem selbst bebachteten Fall entwickelte sich ein Handekzem bei einem jungen Mädchen, das in Heimarbeit Bourbonvanille in Reagenzgläser verpackte (unveröff.). Testuntersuchungen konnten nicht durchgeführt werden. Der Genuß vanillehaltiger Speisen (auch Vanille-Eis) führt bei Vanille-Allergikern gelegentlich zu urtikariellen Erscheinungen und Gesichtsschwellungen (HJROTH). In fermentierten Vanilleschoten lassen sich drei Allergene nachweisen, die insgesamt nur ein schwaches Sensibilisierungsvermögen besitzen. Während von den Allergenen I und II bisher nur spektroskopische Daten vorliegen, handelt es sich beim dritten Allergen entweder um Vanillinsäure oder Isovanillinsäure (**140**) (KARAGIANNIDIS, TUXHORN, HAUSEN, unveröff.).
FERGUSON & BECK wiesen eine Kontaktallergie auf Vanille in einer Lippensalbe nach.

Testkonzentrationen: Kurzetherextrakt oder Ethanolextrakt der „Schoten" 3 % in Vaseline. Vanillin 10 % in Vaseline.
(Höhere Konzentrationen eines Fruchtextraktes sind irritativ).

Kreuzreaktionen: Einige Autoren berichten über positive Reaktionen auf Vanillin bei Perubalsamallergikern (HJORTH: 34 von 73, NIINIMÄKI: 3 von 116, MITCHELL: 8 von 142, PIRILÄ). Die Möglichkeit, durch orale Zufuhr

▷

Vanilla planifolia

von Vanille (je 10 mg über 2 Tage) bei Perubalsamallergikern Rezidive ihrer Hautveränderungen auslösen zu können (ANGELINI), beweist nicht nur das Vorkommen von Vanillin in beiden Materialien (siehe Perubalsam), sondern belegt gleichzeitig auch das Vorkommen weiterer gemeinsamer Inhaltsstoffe. Es ist daher unangebracht, in den beobachteten Fällen von Kreuzreaktionen zu sprechen.

Bemerkungen: Das Fehlen aromatischer Eigenschaften sowie das hohe Molekulargewicht (406 bzw. 432), legen die Vermutung nahe, die bisher noch unbekannten Allergene I und II der Vanille als Terpene oder Steroide identifizieren zu können.
Zu Vorkommen, Verwendung und Bedeutung von Vanillin siehe „Lexikon der Kontaktallergene" (HAUSEN et al.).

Literatur:

ANGELINI G. et al.: Giorn.Ital.Derm.Venerol. **117**, 195 (1982) (Untersuchungen an 44 Patienten)

BOURIQUET G.: Le vanillier et la vanille dans le monde. Edition Paul Lechevalier, Paris 1954 (750 Seiten)

CLAVERIE G.: Essai sur le vanillisme professionelle. Med.Diss.Paris 1907

EMBERGER R.: Contact No 60, 4 (1994) (Firmenzeitschrift der Haarmann & Reimer GmbH, Holzminden)

FERGUSON J. E. et al.: Cont.Derm. **33**, 352 (1995) (1 Fall)

HAUSEN B. M.: in: Orchid Biology (J. ARDITTI, Hrsg.) Bd. III, 263–282, Cornell Univ. Press, Ithaca, N.Y. 1984

HAUSEN B. M. et al.: Lexikon der Kontaktallergene, Ecomed, Landsberg, 1992

HJORTH N.: Acta derm.-venereol. **41**, Suppl. **46**, 1–216 (1961)

HUTCHINSON J.: Arch.Surg. **4**, 49 (1892/93)

KHAN A. A. et al.: Mosquito News **35**, 233 (1975)

KINDEL G.: Contact Nr 59, 15 (1993) (Firmenzeitschrift der Haarmann & Reimer GmbH)

KLECAK G. et al.: J.Soc.Cosm.Chemists **28**, 53 (1977)

LAYET A.: Rev.Hyg.Pol.San. **5**, 711 (1883) (Erstbeschreibung)

MITCHELL J. C.: Cont.Derm. **1**, 391 (1975)

NIINIMÄKI A.: Cont.Derm. **11**, 34 (1984)

OPDYKE D. L. J.: Food Cosm.Toxicol. **13**, 103 (1975); **15**, 635 (1977); **20**, 849 (1982)

PIRILÄ V.: Allergie & Asthma **16**, 15 (1970)

SERTOLI A. et al.: Giorn.Ital.Derm.Vener. **120**, 207 (1985)

Xanthium strumarium L.

Gewöhnl. Spitzklette (Engl. Cocklebur)

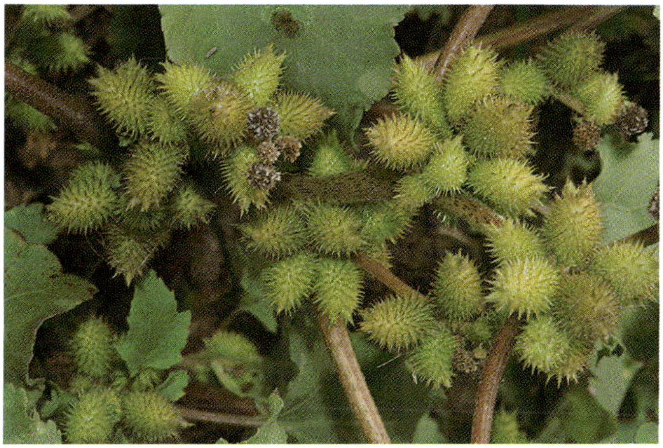

Abb. 143: Spitzklette (mit freundl. Gen. J. Schimmitat)

Botanische Information und Verwendung

Familie: Asteraceae (= Comositae)

Herkunft und Verbreitung: In Ost-, Mittel- und Südeuropa und Westasien vielleicht ursprünglich, in West- und Nordeuropa eingebürgert, auch in Nordamerika vorkommend, doch von unsicherem Indigenat.

Verwendung: Das Kraut (Herba Xanthii strumarii) wird als Diuretikum, Sedativum und bei Malaria verwendet. Die Frucht dient zum Abkühlen sowie bei Pockenerkrankungen, die Wurzel bei Tumoren und zur Behandlung von Insektenstichen.
Das Öl verwendet man zum Brennen und in der Firnisfabrikation (HAGER). Eine medizinische Verwendung ist bei uns nicht bekannt. In der indischen Volksmedizin soll die Pflanze bei verschiedenen Leiden und Unpäßlichkeiten eingesetzt werden (KAPOOR). In Kanada werden ihr eine adstringierende und reinigende Wirkung und besondere Effektivität zur Bekämpfung der Skrofulose (Halsdrüsengeschwulst = historische Bezeichnung für die Disposition zur Tuberkulose) nachgesagt (PLOURDE).

Bemerkungen: Wenn im amerikanischen Sprachgebrauch von 'cocklebur' die Rede ist, kann sowohl *X. strumarium* L. als auch *X. spinosum* L. gemeint sein.
Die Spitzklette enthält das für Tiere giftige Carboxyatractylosid (STUART).

Allergologische Information

Keines der 10 bisher aus der Spitzklette isolierten Sesquiterpenlaktone (PLOURDE, MINATO, MCMILLAN, WINTERS) – als Beispiel ist Tomentosin (**141**) aufgeführt – ist als Allergen in Erscheinung getreten (MITCHELL 1971).

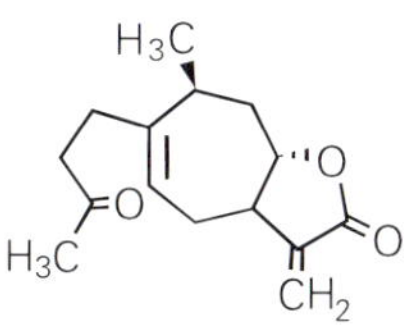

141 *Tomentosin (p)*

▷

V–2

Xanthium strumarium

Sensibilisierungspotenz: Unbekannt
Es liegen bisher keine experimentellen Untersuchungen vor.

Häufigkeit: Selten
Seit 1918 wurden Mitteilungen über irritative und allergische Dermatitiden nach Kontakt mit der Spitzklette publiziert (MAIDEN, CLELAND, KAPOOR, PECEGUEIRA, MENZ). BEHL sowie SINGH berichten aus Indien über ekzematische Veränderungen an den Händen und Füßen, die besonders dann auftreten, wenn sich die Pflanze im Vorfruchtstadium befindet.

Testkonzentration:
Kurzetherextrakt 1 % in Vaseline.
Die Pflanze ist stark hautreizend, Tests durch direkte Applikation von Blatt- und Stengelmaterial sollten unterbleiben.

Kreuzreaktionen: Kreuzreaktionen auf andere Kompositenarten sowie auf STL-haltige Arten aus anderen Familien (z.B. → *Frullania*) wurden mehrfach beobachtet (MITCHELL 1975, ROED-PETERSEN, STORRS).

Bemerkungen: Die bisher beschriebenen Kontaktdermatitiden scheinen primär irritativer Natur gewesen zu sein.
Da auch *X. spinosum* gemeint sein kann, bleibt bei einigen Fallbeschreibungen ungeklärt, welche Art ätiologisch verantwortlich war (BRUNSTING, ROWE, SHELMIRE).
Möglicherweise spielt die Spitzklette in der Ätiologie der aerogenen Kontaktdermatitis eine Rolle (PECEGUEIRA).

Literatur:

BEHL P. N. et al.: Skin-irritant and sensitizing plants found in India, S. Chand & Co, Ltd, New Dehli 1979
BRUNSTING L. A. et al.: JAMA **106**, 153 (1936)
CLELAND J. B.: Med.J.Austr. **12**, 443 (1925) II
HAGER S.: Handbuch der Pharmazeutischen Praxis. 4. Neuausgabe und Ergänzungsmitteilungen. Springer-Verlag, Berlin, Heidelberg (1969–1977)
KAPOOR V. K.: J.Am.Oil Chem.Soc. **53**, 524 (1976)
MAIDEN J. H.: Agric.Gaz. New South Wales (1918), 344
McMILLAN C. et al.: Biochem.Syst.Ecol. **3**, 317 (1975)
MENZ J. et al.: Cont.Derm. **16**, 169 (1987) (n = 74; am häufigsten positiv: Spitzklette)
MINATO H. et al.: J.chem.Soc. (1965), 7009
MITCHELL J. C.: Brit.J.Derm. **84**, 139 (1971)
MITCHELL J. C.: Int.J.Derm. **14**, 301 (1975)
PECEGUEIRA M. et al.: Cont.Derm. **13**, 277 (1985)
PLOUDRE J. et al.: Can.Pharm.J. (Sci Sec.) **93**, 53 (1960)
ROED-PETERSEN J. et al.: Cont.Derm. **2**, 271 (1976)
ROWE A. H.: Arch.Derm. **39**, 149 (1939)
SHELMIRE B.: JAMA **113**, 1085 (1939)
SINGH R. et al.: Ind.J.Med.Res. **68**, 650 (1978)
STORRS F. J. et al.: Cutis **18**, 681 (1976)
STUART B. P. et al.: Vet.Pathol. **18**, 368 (1981)
WINTERS T. E. et al.: J.Org.Chem. **34**, 153 (1969)

Zinnia elegans Jacq.

Zinnie (Engl. Zinnia)

Botanische Information und Verwendung

Familie: Asteraceae (= Comositae)

Herkunft und Verbreitung: In Mexiko beheimatet, in vielen Ländern der Erde kultiviert.

Verwendung: Ausschließlich als Zierpflanze. Eine medizinische Verwendung ist nicht bekannt.

Bemerkungen: Von *Zinnia elegans* gibt es eine Vielzahl von verschiedenen Sorten.

Allergologische Information

In *Zinnia elegans* sowie einer Reihe verwandter Arten sind eine größere Zahl von STL nachgewiesen worden (BOHLMANN, 1979 / 1981, KISIEL, QUIJANO, HERZ, ROMO). Neben dem Zinniolid (**142**), das aus *Zinnia elegans* stammt, ergaben 9-α-Angeloyloxydehydrocostuslakton (**143**) aus *Zinnia linearis* Benth. und Haageanolid (**144**) aus *Zinnia haageana* Regel bei den im folgenden erwähnten Patienten eine positive Epikutantestreaktion.

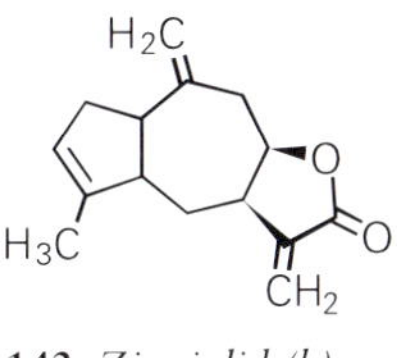

142 *Zinniolid (b)*

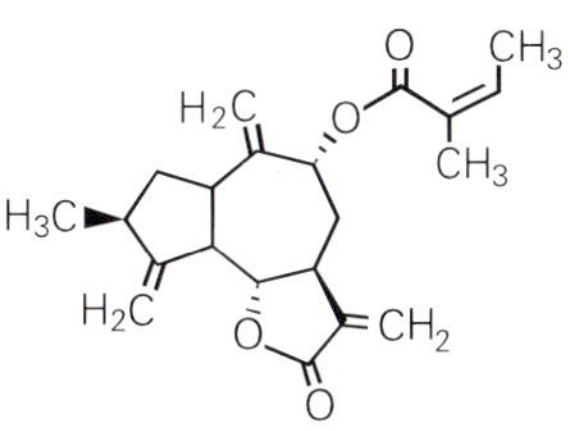

143 *9α-Angeloyloxydehydro-costuslakton (p)*

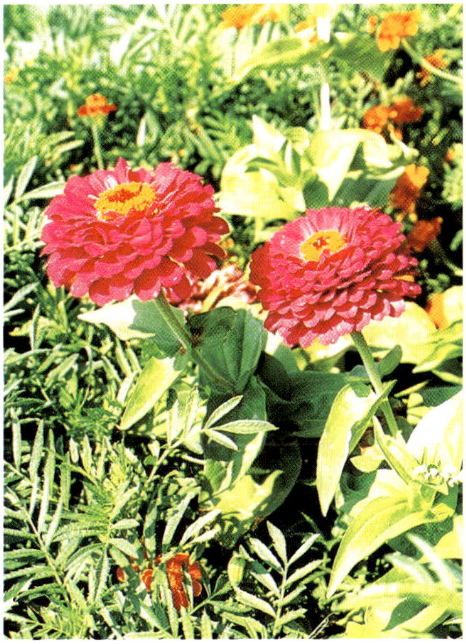

Abb. 144: Zinnie

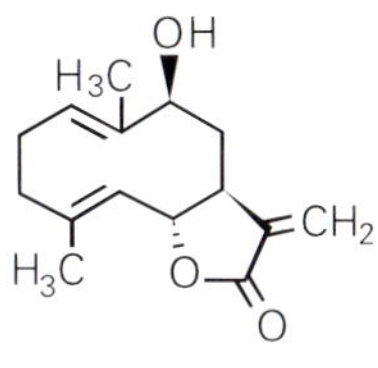

144 *Haageanolid (p)*

Sensibilisierungspotenz: Unbekannt
Experimentelle Untersuchungen liegen bisher nicht vor.

Häufigkeit: Sehr selten
Das Schrifttum verzeichnet bisher keine Fallbeschreibungen. Drei eigene Beobachtungen wurden 1980 und 1984 gemacht. Es handelte sich um zwei selbständige Gärtnerinnen und einen Gärtner und Floristen. Alle drei beschäftigen

▷

Zinnia elegans

sich intensiv mit der Aufzucht von Zinnien und sensibilisierten sich dabei. Es entwickelte sich eine allergische Kontaktdermatitis an den Händen und im Gesicht. Epikutantests mit dem Zinnien-Kurzetherextrakt waren stark positiv (+ + + bis + + + +). In zwei Fällen konnten auch drei von Prof. F. BOHLMANN, Berlin freundlicherweise zur Verfügung gestellte Zinnien-STL in die Untersuchung mit eingezogen werden. Beide Gärtnerinnen reagierten stark auf die beiden STL (**142**) und (**143**). Das Haageanolid (**144**) hingegen führte nur bei einer der beiden Patientinnen zu einer starken Antwort; bei der anderen fiel diese sehr schwach aus (unveröff.).

Testkonzentration:
Kurzetherextrakt 10 % in Vaseline.
Sesquiterpenlaktone 0,1 % in Vaseline.

Kreuzreaktionen: Kreuzreaktionen wurden bei allen drei Zinnien-Allergikern auf diverse Kompositenpflanzen beobachtet, besonders auf Chrysanthemen, Mutterkraut, Arnika und Kokardenblume. Auch → *Parthenolid* (**125**) und → *Lorbeer* ergaben starke Kreuzreaktionen.

Zwischen 1985 und 1996 wurden bei Kompositenallergikern gelegentlich positive Testreaktionen auf Zinnien beobachtet, die in einer 45 Arten umfassenden Kompositentestreihe enthalten sind (unveröff.).

Bemerkungen: Mehr als 40 verschiedene STL sind bisher in wenigen Zinnien-Arten gefunden worden (BOHLMANN). Weit über die Hälfte sind als potentielle Kontaktallergene anzusprechen.

Literatur:

BOHLMANN F. et al.: Phytochem. **18**, 1343 (1979)
BOHLMANN F. et al.: Phytochem. **20**, 1623 (1981)
HERZ W. et al.: Phytochem. **21**, 787 (1982) (*Zinnia grandiflora*)
KISIEL W. et al.: Phytochem. **17**, 1059 (1978) (*Zinnia haageana*)
QUIJANO L. et al.: Rev.Latinoam.Quim. **6**, 94 (1975) (*Zinnia pauciflora*)
ROMO J. et al.: Rev.Latinoam.Quim. **2**, 24 (1971)

5
Pflanzenallergene

In der folgenden Aufstellung sind diejenigen Pflanzeninhaltsstoffe in alphabetischer Reihenfolge aufgeführt, die bisher eindeutig als Kontaktallergene identifiziert werden konnten. In den vorhergehenden Pflanzen-Einzelbeschreibungen sind diese Verbindungen durch ein (b) gekennzeichnet. Als Ausschlußkriterium gilt die nur einmalige Erwähnung eines positiven Epikutantestausfalls mit einer Verbindung in der Literatur.

NAME	Allgemein üblicher Name
CAS-Nr.	Chemical Abstracts-Nummer, ermöglicht den direkten Zugriff auf eine Verbindung im System der Chemical Abstracts
CHARAKTER	Farbe, Form und Eigenschaft einer Verbindung
SCHMELZPUNKT	Schmelzpunkt bei festen Verbindungen, Kochpunkt (Siedepunkt) bei flüssigen bzw. flüchtigen Verbindungen
LÖSLICHKEIT	Angegeben sind a) hautverträgliche Lösungsmittel wie Aceton, Alkohol, Methanol, Essigester, Wasser b) Hinweise auf Lösungsmittel für die Extraktion, z.B. Ether (Diethylether), Chloroform, Benzol, Benzin
VORKOMMEN	Es sind nur die wichtigsten Pflanzenarten aufgeführt, in denen ein Kontaktallergen vorkommen kann
TESTKONZENTRATION	Neben Vaseline, in der die Mehrzahl der Kontaktallergene für die Epikutantestung inkorporiert und verwendet werden kann, ist auch DEP (Diethylphthalat) angegeben. Dieses Lösungsmittel eignet sich besonders für flüchtige und flüssige Verbindungen, da es selbst inert ist, mit dem Wirkstoff keine Wechselwirkungen eingeht, lange haltbar ist und nicht verdunstet
BEMERKUNGEN	Für den Interessierten sind noch Hinweise zur Haltbarkeit und anderen interessanten Eigenschaften einer Verbindung zusätzlich aufgeführt

Alantolakton

CAS-Nummer 546-43-0

Synonyme 5,8a-Dimethyl-3-methylen-3a,4,6,7,8,8a,9,9a-octahydronaphtho[2,3-b]furan-2(3H)-on; 4αH-Eudesma-4,11(13)-dien-12-carbonsäure-8β-hydroxy-γ-lacton

Strukturformel

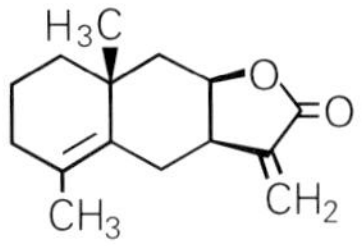

Stoffgruppe Sesquiterpenlakton (Eudesmanolid)

Summenformel $C_{15}H_{20}O_2$

Molekulargewicht 232,31

Charakter farblose bis weißliche Kristalle

Schmelzpunkt 78,5–79 °C

Löslichkeit Alkohol, Ether, Chloroform, Öle; unlös. Wasser

Vorkommen im Öl der Wurzeln von *Inula helenium* (Alant) u.a. *Inula*-Arten; in *Telekia speciosa* (Telekie)

Testkonzentration 0,05 %–0,1 % Vas.

Bemerkungen Alantolakton ist der Hauptbestandteil von „Helenin“ (Handelsprodukt), einem Gemisch aus Alantolakton, Isoalantolakton und Dihydroisoalantolakton. Alantolakton löst sich in org. Lösungsmitteln langsamer als Isoalantolakton (z.B. in Aceton)

Allicin

CAS-Nummer 539-86-6

Synonyme Diallyldisulfid-S-monoxid; 4,5-Dithia-1,7-octadien-4-oxid; 2-Propen-1-sulfinthiosäure-S-2-propenylester; Thio-2-propen-1-sulfinsäure-S-allylester

Strukturformel

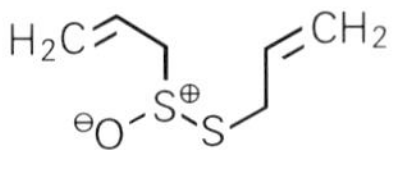

Stoffgruppe Disulfid

Summenformel $C_6H_{10}OS_2$

Molekulargewicht	162,27
Charakter	farblose bis gelbliche Flüssigkeit
Schmelzpunkt	K.p.: 78–80 °C (Hochvakuum)
Löslichkeit	nur wenig löslich in: Alkohol, Ether, Benzol; in geringen Mengen auch in Wasser
Vorkommen	im Knoblauch (*Allium sativum*)
Testkonzentration	1 % Vas.
Bemerkungen	Intensiver Knoblauchgeruch; optisch aktive Verbindung

α-Amylzimtaldehyd

CAS-Nummer	122-40-7
Synonyme	α-Amyl-β-phenylacrolein; 2-n-Amyl-3-phenylpropen-2-al; 2-Benzylidenheptanal; Jasminaldehyd; α-Pentylzimtaldehyd
Strukturformel	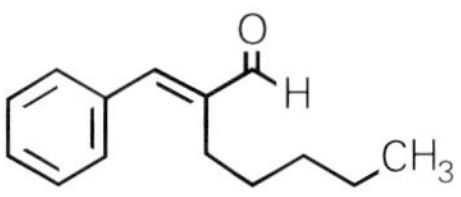
Stoffgruppe	aromatischer Aldehyd
Summenformel	$C_{14}H_{18}O$
Molekulargewicht	202,30
Charakter	fahlgelbe Flüssigkeit
Schmelzpunkt	K.p.: 285 °C
Löslichkeit	Alkohol, Öl
Vorkommen	in vielen Blütenölen, z.B. im Jasminöl (*J. grandiflorum*)
Testkonzentration	1 % in DEP oder Vas.
Bemerkungen	Deutlicher Jasmingeruch

Anthecotulid

CAS-Nummer 23971-84-8

Synonyme (E)-(+)-4-(3,7-Dimethyl-5-oxo-2,6-octadienyl)-diydro-3-methylentetrahydrofuran-2-on

Strukturformel

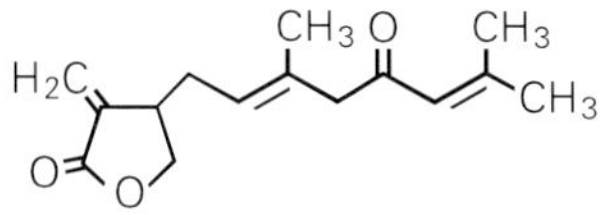

Stoffgruppe Sesquiterpenlakton

Summenformel $C_{15}H_{20}O_3$

Molekulargewicht 248,29

Charakter ölige Flüssigkeit

Schmelzpunkt K.p.: > 220 °C (im Vakuum)

Löslichkeit Aceton, Ether; unlösl. Wasser

Vorkommen in der Stinkenden Hundskamille (*Anthemis cotula*); in Spuren in der Echten Kamille (*Chamomilla recutita*)

Testkonzentration 0,1 % Vas.

Bemerkungen Anthecotulid ist optisch aktiv

Apiol

CAS-Nummer 523-80-8

Synonyme 1-Allyl-2,5-dimethoxy-3,4-methylendioxybenzol; 2,5-Dimethoxysafrol; Petersiliencampher

Strukturformel

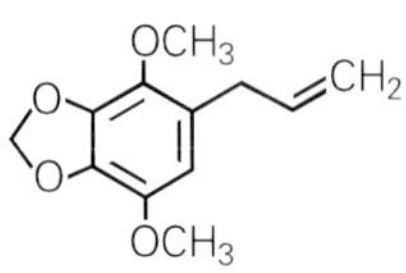

Stoffgruppe Benzodioxol

Summenformel $C_{12}H_{14}O_4$

Molekulargewicht 222,24

Charakter farblose Kristalle

Schmelzpunkt 29,5–30 °C; K.p.: 294 °C

Löslichkeit Alkohol, Aceton, Ether, Öl; unlösl. Wasser

Vorkommen im Dill- und Petersiliensamenöl

Testkonzentration 2 % DEP oder Vas.

Bemerkungen Petersilienartiger Geruch, brennend bitterer Geschmack, wärme- und lichtempfindlich, daher kühl zu lagern

Arteglasin A

CAS-Nummer 33204-39-6

Synonyma 8β-Acetyloxy-3,4-epoxyguaia-1(10),11(13)-dien-12α-carbonsäure-6β-hydroxy-γ-lacton; 4-Acetyloxy-3a,4,5,7,7a,8a,8b,8c-octahydro-6,8a-dimethyl-3-methylen-oxireno[2,3]azuleno[4,5-b]furan-2(3H)-on

Strukturformel

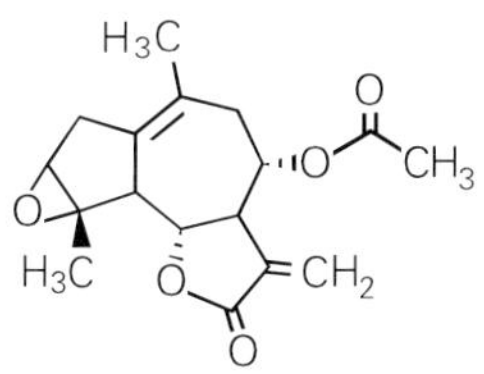

Stoffgruppe Sesquiterpenlakton (Guaianolid)

Summenformel $C_{17}H_{20}O_5$

Molekulargewicht 304,35

Charakter farblose Kristalle

Schmelzpunkt 207–208 °C

Löslichkeit Ether, Alkohol, Chloroform; unlösl. Wasser

Vorkommen in Chrysanthemen (*Dendranthema sp.*); in der amerikan. Beifußart *Artemisia douglasiana*

Testkonzentration 0,1 % Vas.

Bemerkungen Hauptallergen aus den Chrysanthemen

Buteninyl-2,2'-bithiophen

CAS-Nummer 1134-61-8

Synonyme 5-(But-3-en-1-inyl)-2,2'-bithiophen; 5-(3-Buten-1-inyl)-2,2'-bithienyl

Strukturformel

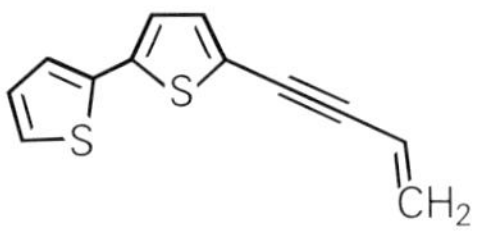

Stoffgruppe Bithiophenderivat

Summenformel $C_{12}H_8S_2$

Molekulargewicht 216,33

Charakter gelbliches Öl

Schmelzpunkt 90 °C (bis 0,001 mmHg)

Löslichkeit Aceton, nl in Wasser

Vorkommen in *Tagetes*-Arten

Testkonzentration 0,1 % Vas.

Bemerkungen Besitzt phototoxische Eigenschaften

Carabron

CAS-Nummer 46908-09-2

Synonyme 2-[3-(4-Hydroxy-6-methyl-7-(3-oxybutyl)bicyclo[4.1.0]heptyl)]-α-methylen)-essigsäure-γ-lacton

Strukturformel

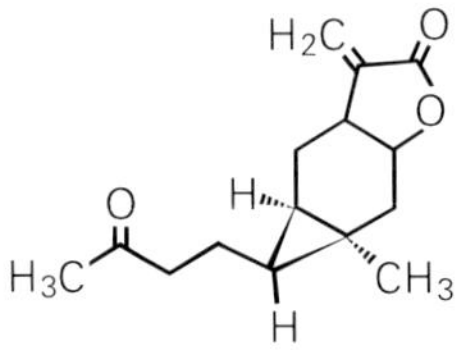

Stoffgruppe Sesquiterpenlakton (Xanthanolid)

Summenformel $C_{15}H_{20}O_3$

Molekulargewicht 248,32

Charakter	farblose Kristalle
Schmelzpunkt	87–89 °C (Lit: 90–91 °C)
Löslichkeit	Ether, Alkohol, unlösl. Wasser
Vorkommen	in *Arnica longifolia, A. foliosa* u.a. Kompositen-Arten
Testkonzentration	0,1 % Vas.
Bemerkungen	Carabron ist untoxisch und zeigt keine antitumorale Wirkung bei leukämie-infizierten Mäusen

D-Carvon

CAS-Nummer	2244-16-8
Synonyme	Carvol; (+)-p-Menthadienon; D-1-Methyl-4-isopropenyl-6-cyclohexen-2-on
Strukturformel	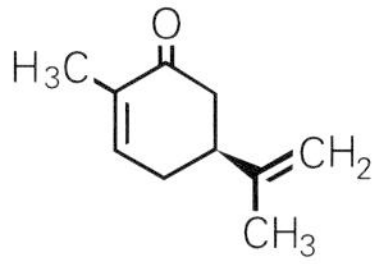
Stoffgruppe	Monoterpen
Summenformel	$C_{10}H_{14}O$
Molekulargewicht	150,22
Charakter	farblose Flüssigkeit
Schmelzpunkt	K.p.: 230 °C
Löslichkeit	Alkohol, Öl; unlösl. Wasser
Vorkommen	im Kümmel- und Dillsamenöl (bis 60 %)
Testkonzentration	1 % in DEP oder Vas.
Bemerkungen	Intensiver Kümmelgeruch; Sensibilisierungspotenz doppelt so stark wie die des L-Carvons

L-Carvon

CAS-Nummer	6485-40-1
Synonyme	(-)-p-Menthadienon; L-1-Methyl-4-isopropenyl-6-cyclohexen-2-on

Strukturformel 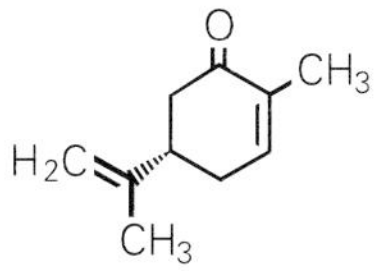

Stoffgruppe Monoterpen

Summenformel $C_{10}H_{14}O$

Molekulargewicht 150,22

Charakter farblose Flüssigkeit

Schmelzpunkt K.p.: 230–231 °C

Löslichkeit Alkohol, Öl; unlösl. Wasser

Vorkommen im Krauseminze-Öl (*Mentha sp.*)

Testkonzentration 1 % in DEP oder Vas.

Bemerkungen Typischer Krauseminze-Geruch („spearmint")

Chimaphilin

CAS-Nummer 482-70-2

Synonyme 2,7-Dimethyl-1,4-naphthochinon

Strukturformel 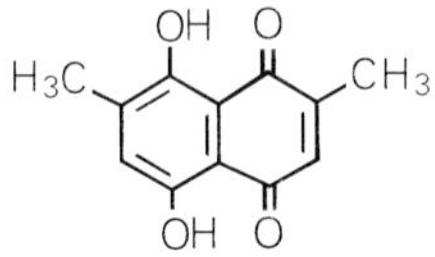

Stoffgruppe Naphthochinon

Summenformel $C_{12}H_{10}O_2$

Molekulargewicht 186,20

Charakter gelbe Nadeln

Schmelzpunkt 113,5–114,5 °C

Löslichkeit Alkohol, unlösl. Wasser

Vorkommen im Winterlieb (*Chimaphila umbellata*) (0,2 %) u.a. *Chimaphila* – sowie *Pyrola-Arten*

Testkonzentration 10 % Vas.

Bemerkungen polimerisiert unter Licht- und Lufteinwirkung

Citral

CAS-Nummer 5390-40-5

Synonyme 2,6-Dimethyl-octa-2,6-dien-8-al; 3,7-Dimethyl-2,6-octadienal

Strukturformel

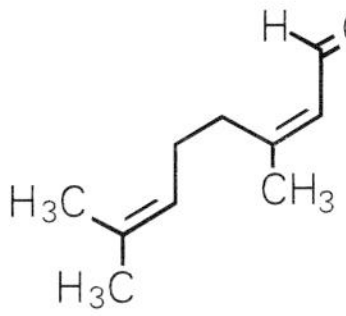

cis-Citral (Neral)

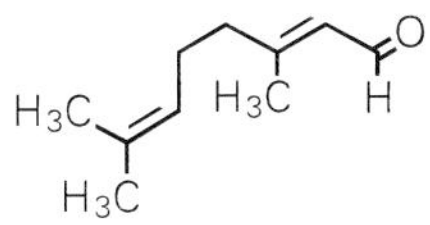

trans-Citral (Geranial)

Stoffgruppe Aldehyd

Summenformel $C_{10}H_{16}O$

Molekulargewicht 152,24

Charakter hellgelbes Öl

Schmelzpunkt K.p.: 214 °C (Neral); K.p.: 118 °C (Geranial)

Löslichkeit Alkohol, Ether, Öl; unlösl. Wasser

Vorkommen im eth. Öl von Zitronen-, *Verbena-* und Lemongras-Arten z.B. *Cymbopogon citratus* (70–85 %)

Testkonzentration 1 % in DEP oderVas.

Bemerkungen Das gehandelte Produkt ist ein Gemisch beider Isomere. Geranial hat einen intensiven Zitronengeruch, Neral ist weniger duftintenstiv, dafür aber etwas süßer im Geruch

Citronellal

CAS-Nummer 106-23-0

Synonyme (±)-Citronellal; (±)-3,7-Dimethyl-6-octen-1-al; Rhodinal

Strukturformel

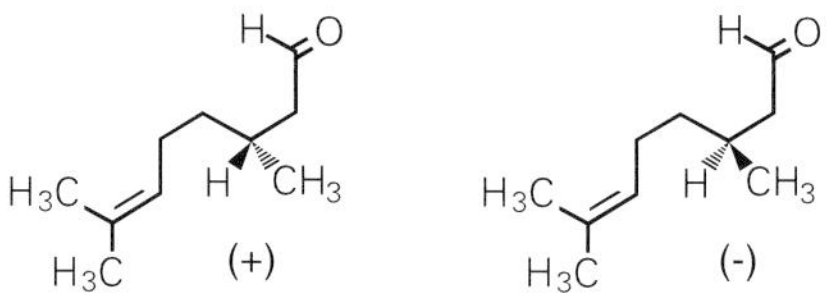

Stoffgruppe Aldehyd

Summenformel $C_{10}H_{18}O$

Molekulargewicht 154,25

Charakter farblose Flüssigkeit

Schmelzpunkt K.p.: 206–208 °C

Löslichkeit Alkohol, Öl; wenig lösl. Wasser

Vorkommen im eth. Öl von *Citrus*-Früchten, besonders in der Grapefruit, im Citronell-Öl (*Cymbopogon citratus*), im Melissenöl

Testkonzentration 1 % in DEP oder Vas.

Bemerkungen Frischer Citrus-Geruch; die Verbindung ist relativ instabil

Coleon O

CAS-Nummer 56197-47-8

Synonyme Spiro[cyclopropan-1,2'(1'H)-phenanthren]-1'4' (3'H)-dione, 10'-(acetyloxy)-4'b,5',6', 8'a,9',10'-hexahydro-3',9'-dihydroxy-2,4'b,7',8'-tetramethyl-[2'S-[2'alpha(R*), 3'alpha, 4'b beta, 8'a alpha, 9' beta, 10' alpha]]

Strukturformel

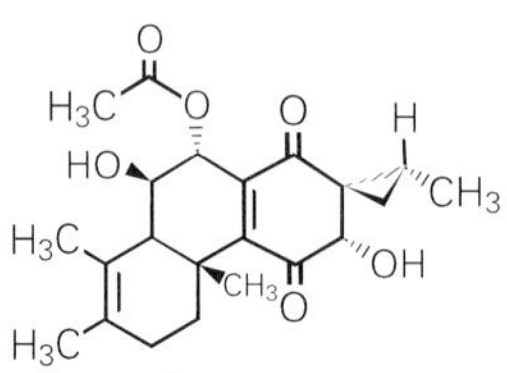

Stoffgruppe Abietanderivat

Summenformel $C_{22}H_{28}O_6$

Molekulargewicht 388,45

Charakter farblose bis gelblich-grüne Nadeln

Schmelzpunkt 172–174 °C, andere Autoren 176,3–177 °C

Löslichkeit Alkohol, Aceton, Chloroform, Ether

Vorkommen in *Coleus blumei, C somaliensis* und anderen *Coleus-Arten*

Testkonzentration 0,1 % Vas.

Bemerkungen Kreuzreaktionen mit *Plectranthus*-Arten (z.B. Harfenstrauch), die ähnliche Coleone enthalten

Costunolid

CAS-Nummer 553-21-9

Synonyme α-(4,8-Dimethyl-2-hydroxycyclodeca-3,7-dienyl)-acrylsäure-γ-lacton; 6β-Hydroxy-germacra-1(10),4,11(13)-trien-12-carbonsäure-γ-lacton

Strukturformel

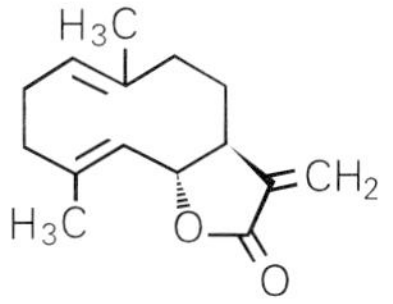

Stoffgruppe Sesquiterpenlakton (Germacranolid)

Summenformel $C_{15}H_{20}O_2$

Molekulargewicht 232,31

Charakter weiße Kristalle

Schmelzpunkt 106–107 °C (Lit.: 105–106 °C)

Löslichkeit Aceton, Ether; unlösl. Wasser

Vorkommen im Wurzelöl von Costus (*Saussurea lappa*), in *Artemisia balchanorum*, im Lorbeer (*Laurus nobilis*), in *Frullania spp.*

Testkonzentration 0,1 % Vas.

Bemerkungen Costunolid ist eines der Hauptallergene des „costus root oils“, das früher in Parfüm Verwendung fand

Cynaropicrin

CAS-Nummer 35730-78-0

Synonyme 3-Hydroxy-8-[(2-hydroxymethylprop-2-en)-1-yloxy]-guaia-4(15),10(14),11(13)-trien-12-carbonsäure-6α-hydroxy-γ-lacton; 2-Hydroxymethyl-prop-2-ensäure-(2,3,3aRα,4β,5,6,6a,7,8,9,9aα,9bβ)-dodecahydro-3,6,9-tris-exo-methylen-8-hydroxy-2-oxoazuleno[4,5-b]furan-4-yl)-ester

Strukturformel	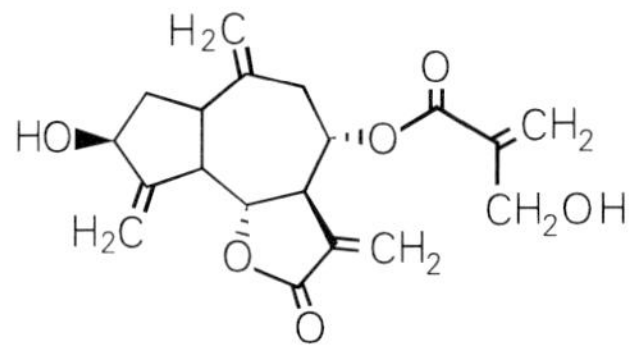
Stoffgruppe	Sesquiterpenlakton (Guaianolid)
Summenformel	$C_{19}H_{22}O_6$
Molekulargewicht	346,38
Charakter	farbloses, glasiges Material
Schmelzpunkt	K.p.: > 280 °C
Löslichkeit	Aceton, Ether, Alkohol, Chloroform; in geringen Mengen auch in Wasser (?)
Vorkommen	in der Artischocke (*Cynara scolymus*), in *C. cardunculus*, in *Centaurea americana* und *Amberboa sp.*
Testkonzentration	0,1 % Vas.
Bemerkungen	Cynaropicrin weist einen bitteren Geschmack auf

Cypripedin

CAS-Nummer	8031-72-9
Synonyme	2,8-Dimethoxy-7-hydroxy-1,4-phenanthrenchinon
Strukturformel	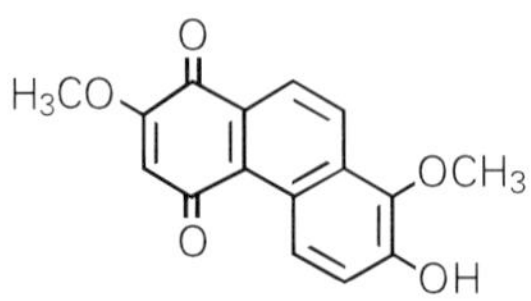
Stoffgruppe	Phenanthrenchinon
Summenformel	$C_{16}H_{12}O_5$
Molekulargewicht	284,30
Charakter	rote Kristalle
Schmelzpunkt	252–253 °C
Löslichkeit	Aceton, Ether, Alkohol; unlösl. Wasser

Vorkommen	im Frauenschuh (*Cypripedium calceolus*)
Testkonzentration	1 % Vas.
Bemerkungen	Cypripedin ist fungizid; kommt in der Pflanze als Vorstufe vor, die bei Pilzbefall zum Chinon oxidiert wird

Dehydrocostuslakton

CAS-Nummer	477-43-0
Synonyme	6α-Hydroxy-guaia-4(15),10(14),11(13)-trien-12-carbonsäure-α-lacton; 3,6,9-Trisexo-methylen-3a,4,5,6a,7,8,9a,9b-octahydroazuleno[4,5-b]furan-2-on
Strukturformel	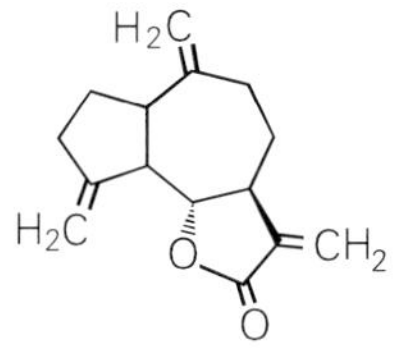
Stoffgruppe	Sesquiterpenlakton (Guaianolid)
Summenformel	$C_{15}H_{18}O_2$
Molekulargewicht	230,31
Charakter	farblose Kristalle
Schmelzpunkt	60–61 °C
Löslichkeit	Ether, Aceton, Alkohol; unlösl. Wasser
Vorkommen	im Costus-Wurzelöl (*Saussurea lappa*), in *Vernonia hirsuta* und zwei weiteren Kompositen-Arten, im Lorbeer (*Laurus nobilis*)
Testkonzentration	0,1 % Vas.
Bemerkungen	–

Diallyldisulfid

CAS-Nummer	2179-57-9
Synonyme	4,5-Dithia-1,7-octadien

Strukturformel

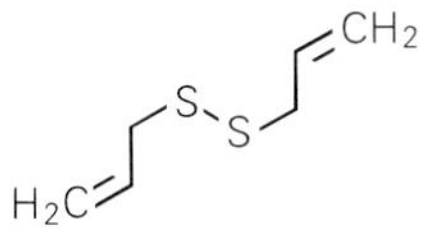

Stoffgruppe Disulfid

Summenformel $C_6H_{10}S_2$

Molekulargewicht 146,27

Charakter farblose Flüssigkeit

Schmelzpunkt K.p.: 78–80 °C bei 16 mm Hg (Vakuum)

Löslichkeit Alkohol, Ether, Benzol; unlösl. Wasser

Vorkommen im Knoblauch (*Allium sativum*)

Testkonzentration 1 % in DEP oder Vas.

Bemerkungen Nicht ganz so intensiver Knoblauchgeruch wie beim Allicin

Didehydrofalcarinol

CAS-Nummer 110927-49-6

Synonyme (3R)-Heptadeca-1,9(Z),16-tetraen-4,6-diin-3-ol

Strukturformel

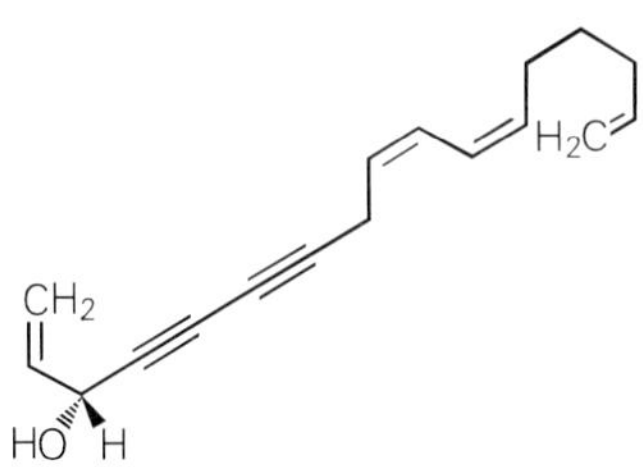

Stoffgruppe Polyacetylen; Polyin

Summenformel $C_{17}H_{20}S$

Molekulargewicht 240,34

Charakter gelbliches Öl

Schmelzpunkt nicht bestimmt

Löslichkeit Aceton, Essigester, wenig lösl. Alkohol; unlösl. Wasser

Vorkommen im Efeu (*Hedera helix*)

Testkonzentration 0,1 %–1 % in Vas.

Bemerkungen Didehydrofalcarinol ist schwächer wirksam als Falcarinol

2,6-Dimethoxy-1,4-benzochinon

CAS-Nummer 33070-41-6

Synonyme 2,6-Dimethoxyquinone (*englisch*)

Strukturformel

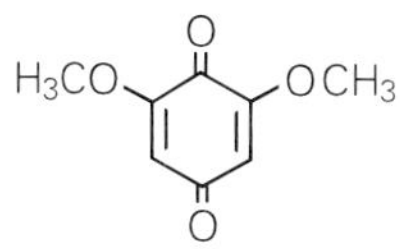

Stoffgruppe Benzochinon

Summenformel $C_8H_8O_4$

Molekulargewicht 168,04

Charakter gelbe Kristalle

Schmelzpunkt 250–252 °C (220 °C subl.)

Löslichkeit Aceton, Alkohol, wenig lösl. Ether, unlösl. Wasser

Vorkommen in einer Vielzahl von Pflanzen und Holzarten z.B. in *Cymbidium sp.* (Zymbidie) (Orchidaceae) und *Streptocarpus*-Hybriden (Drehfrucht)

Testkonzentration 10 % Vas.

Bemerkungen Schwach wirksames, aber in der Pflanzenwelt relativ weit verbreitetes Kontaktallergen; stark antibakteriell

1,1-Dimethylallyl-kaffeesäureester

CAS-Nummer 100884-13-7

Synonyme 3-(3',4'-Dihydroxyphenyl)-propen-2-säure-2-methylbut-2-enylester; 3-Methyl-2-butenylkaffeat

Strukturformel

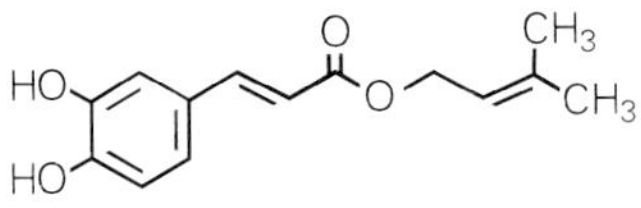

Stoffgruppe Kaffeesäureester

Summenformel $C_{14}H_{16}O_4$

Molekulargewicht 248,28

Charakter weiße Kristalle

Schmelzpunkt 118–119 °C

Löslichkeit Alkohol, Methanol, Aceton, Ether; unlösl. Wasser

Vorkommen im klebrigen Exsudat von Pappelknospen (z.B. *Populus nigra*); in Propolis

Testkonzentration 0,1–1 % Vas.

Bemerkungen starkes Kontaktallergen mit möglicherweise antiviraler Wirkung

Eugenol

CAS-Nummer 97-53-0

Synonyme Allylguaiacol; 4-Allyl-2-methoxyphenol; Caryophyllsäure; 1-Hydroxy-2-methoxy-4-prop-2-enylbenzol; 2-Methoxy-4-prop-2-enylphenol

Strukturformel

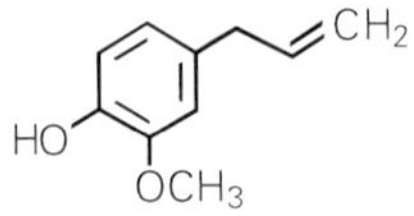

Stoffgruppe Terpenalkohol

Summenformel $C_{10}H_{12}O_2$

Molekulargewicht 164,21

Charakter farblose bis beige gefärbte zähe Flüssigkeit

Schmelzpunkt K.p.: 253 °C

Löslichkeit Alkohol, Ether, u.a. org. Lsgm; wenig lösl. Wasser

Vorkommen im Citronell-Öl, in der Gewürznelke (*Syzygium aromaticum*) (80–95 %), im Pimentblätteröl (65–95 %), im Zimtrindenöl (4–10 %)

Testkonzentration 2 % Vas.

Bemerkungen Intensiver Geruch nach Gewürznelke; lichtempfindlich, verfärbt sich während der Lagerung

Falcarinol

CAS-Nummer 21852-80-2

Synonyma Carotatoxin; Heptadeca-1,9(Z)-dien-4,6-diin-3(R)-ol

Strukturformel

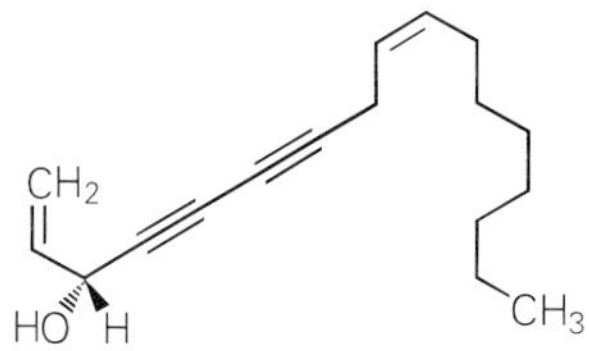

Stoffgruppe Polyacetylen; Polyin

Summenformel $C_{17}H_{24}O$

Molekulargewicht 244,37

Charakter farbloses Öl

Schmelzpunkt nicht bestimmt

Löslichkeit Aceton, Essigester, wenig lösl. Alkohol; unlösl. Wasser

Vorkommen in *Schefflera arboricola*, *Hedera helix* (Efeu), *Daucus carota* (Karotte) u. weiteren Arten der Pittosporaceae- u. Apiaceae-Familie

Testkonzentration 0,03 %

Bemerkungen Falcarinol ist stark hautreizend, daher ist erst eine Verdünnung von < 0,1 % als „sichere" Testkonzentration anzusehen

(+)-Frullanolid

CAS-Nummer 40776-40-7

Synonyma 5a,9-Dimethyl-3-methylen-3aα,4,5,5aβ,6,7,8,9bα-octahydronaphthol[1,2-b]furan-2(3H)-on; 6α-Hydroxy-eudesma-4,11(13)-dien-12-carbonsäure-γ-lacton

Strukturformel 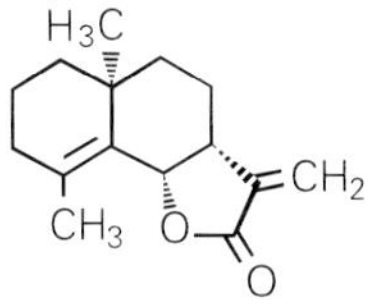

Stoffgruppe Sesquiterpenlakton (Eudesmanolid)

Summenformel $C_{15}H_{20}O_2$

Molekulargewicht 232,31

Charakter farblose Nadeln

Schmelzpunkt 75–76 °C

Löslichkeit Aceton, Ether; unlösl. Wasser

Vorkommen in *Frullania dilatata* u.a. *Frullania*-Arten

Testkonzentration 0,1 % Vas.

Bemerkungen Bisher nur in Lebermoosen (Hepaticae) gefunden worden; führt vielfach zu Kreuzreaktionen bei Kompositen-Allergikern

(-)-Frullanolid

CAS-Nummer 27579-97-1

Synonyma 5a,9-Dimethyl-3-methylen-3aβ,4,5,5aβ,6,7,8,9bβ-octahydronaphtho[1,2-b]furan-2(3H)-on; 6β-Hydroxy-eudesma-4,11(13)-dien-12-carbonsäure-γ-lacton

Strukturformel 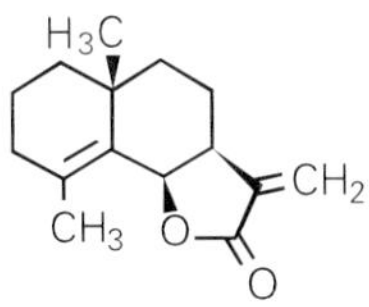

Stoffgruppe Sesquiterpenlakton (Eudesmanolid)

Summenformel $C_{15}H_{20}O_2$

Molekulargewicht 232,31

Charakter farblose Nadeln

Schmelzpunkt 76,5–77 °C

Löslichkeit Aceton, Ether; unlösl. Wasser

Vorkommen in *Frullania tamarisci* u.a. *Frullania*-Arten

Testkonzentration 0,1% Vas.

Bemerkungen Bisher nur in Lebermoosen (Hepaticae) gefunden worden; führt oft zu Kreuzreaktionen bei Kompositen-Allergikern

Geraniol

CAS-Nummer 106-24-1

Synonyma 2,6-Dimethyl-trans-2,6-octadien-8-ol; 3,7-Dimethyl-2,6-octadien-1-ol; β-Geraniol; Geranylalkohol; Guaniol; Lemonol

Strukturformel

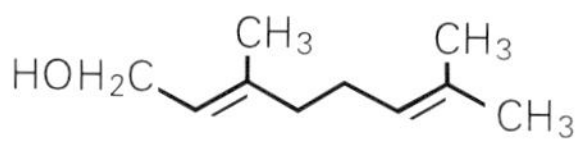

Stoffgruppe Terpenalkohol

Summenformel $C_{10}H_{18}O$

Molekulargewicht 154,24

Charakter farblose Flüssigkeit

Schmelzpunkt K.P.: 229–230 °C

Löslichkeit Alkohol, Ether, u.a. Lsgm; unlösl. Wasser

Vorkommen in Palmarosaöl, Geraniumöl (40–40 %), Citronellöl (30–40 %), Rosenöl, Lavendelöl, Jasminöl, *Pelargonium x hortorum*

Testkonzentration 5 % in DEP oder Vas.

Bemerkungen angenehm rosenartiger Geruch, empfindlich gegenüber Wärme (Autoxidation), isomer mit Linalool, schwaches Kontaktallergen

Geranylbenzochinon

CAS-Nummer noch nicht publiziert

Synonyme 2-(3',7'-Dimethyl-2'(E),6'-octadienyl)-1,4-benzochinon

Strukturformel

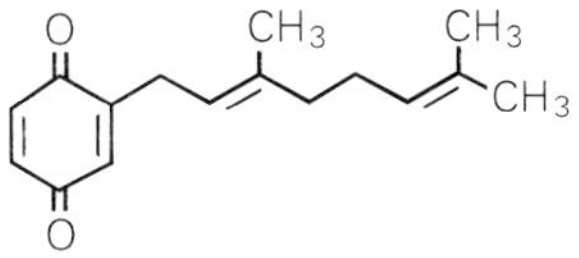

Stoffgruppe Benzochinon

Summenformel $C_{16}H_{20}O_2$

Molekulargewicht 244,33

Charakter gelbliches Öl

Schmelzpunkt nicht bestimmt

Löslichkeit Ether, Alkohol; unlösl. Wasser

Vorkommen in verschiedenen *Phacelia*-Arten

Testkonzentration 0,1 % Vas.

Bemerkungen liegt als Vorstufe (Geranylhydrochinon) in der Pflanze vor

Geranylhydrochinon

CAS-Nummer 10457-66-6

Synonyma 2-(3,7-Dimethyl-2(E),6-octadienyl)-1,4-hydrochinon

Strukturformel

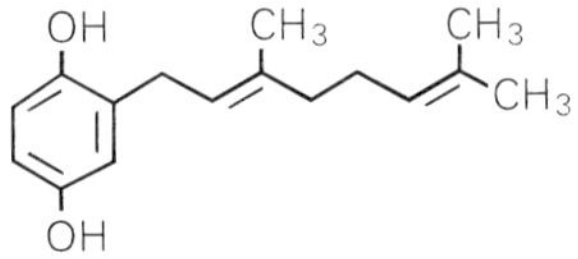

Stoffgruppe Hydrochinon

Summenformel $C_{16}H_{22}O_2$

Molekulargewicht 246,34

Charakter farbloses Öl

Schmelzpunkt 61–62 °C

Löslichkeit Aceton, Methanol; unlösl. Wasser

Vorkommen in verschiedenen *Phacelia*-Arten

Testkonzentration 0,1 % Vas.

Bemerkungen wird leicht zum korrespondierenden p-Chinon (Geranylbenzochinon) oxidiert

Geranylgeranylhydrochinon

CAS-Nummer 39703-09-8

Synonyma 2-(3,7,11,15-Tetramethyl-2(E),6(E),10(E),14-hexadecatetraenyl)-1,4-hydrochinon

Strukturformel

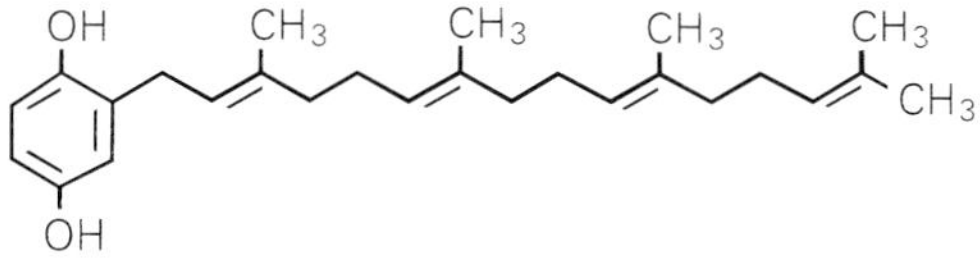

Stoffgruppe Hydrochinon

Summenformel $C_{26}H_{38}O_2$

Molekulargewicht 382,58

Charakter farbloses Öl

Schmelzpunkt nicht bestimmt

Löslichkeit Aceton, Methanol; unlösl. Wasser

Vorkommen in *Phacelia*-Arten

Testkonzentration 0,1 % Vas.

Bemerkungen Wird spätestens in der Haut zum korrespondierenden 1,4-Benzochinon oxidiert

Grevillol

CAS-Nummer 5259-01-8

Synonyma 1,3-Dihydroxy-5-n-tridecylbenzol; 3-Hydroxy-5-n-tridecylphenol; 5-n-Tridecylresorcinol;

Strukturformel

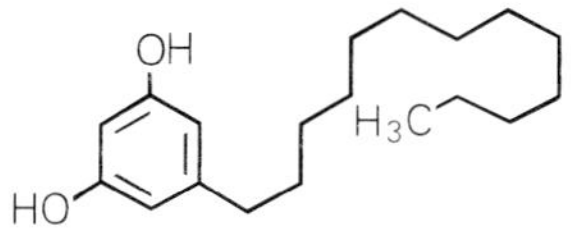

Stoffgruppe Resorcinderivat

Summenformel $C_{19}H_{32}O_2$

Molekulargewicht 292,45

Charakter farblose Nadeln

Schmelzpunkt 82–83 °C

Löslichkeit Alkohol, Aceton; unlösl. Wasser

Vorkommen in *Grevillea robusta* (Australische Silbereiche) u.a. Proteaceae-Arten

Testkonzentration 0,01–0,1 % Vas.

Bemerkungen Grevillol ist stark hautreizend. Als „sichere" Testkonzentration ist daher nur eine Verdünnung von 0,01 % anzusehen

Grossheimin

CAS-Nummer 22489-66-3

Synonyme 6α,8α-Dihydroxy-3-oxo-4βH-guaia-10(14),11(13)-dien-12-carbonsäure-12, 6-lacton

Strukturformel

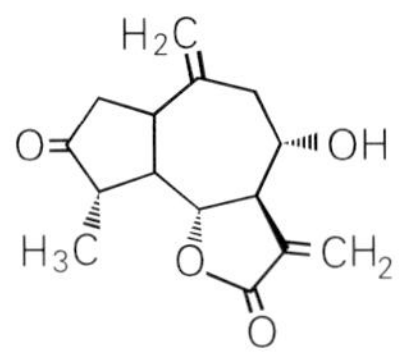

Stoffgruppe Sesquiterpenlakton (Guaianolid)

Summenformel $C_{15}H_{18}O_4$

Molekulargewicht 262,31

Charakter farblose Nadeln

Schmelzpunkt 205 °C

Löslichkeit Ether, Aceton, Chloroform; unlösl. Wasser

Vorkommen in der Artischocke (*Cynara scolymus*), *Grossheimia*-Arten u.a. Kompositen-Arten

Testkonzentration 0,1 % Vas.

Bemerkungen –

Helenalin

CAS-Nummer 6754-13-8

Synonyme 6α,8β-Dihydroxy-4-oxo-ambrosa-2,11(13)-dien-12-carbonsäure-γ-lacton; 4a,8-Dimethyl-4-hydroxy-3-methylen-5-oxo-3a,4,4a,5,7a,8,9,9a-octahydro-azuleno[6,5-b]furan-2(3H)-on; Helenin

Strukturformel

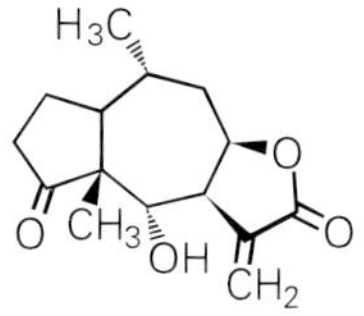

Stoffgruppe Sesquiterpenlakton (Pseudoguaianolid)

Summenformel $C_{15}H_{18}O_4$

Molekulargewicht 262,29

Charakter farblose Kristalle

Schmelzpunkt 167–168 °C

Löslichkeit Alkohol, Chloroform, wenig lösl. Wasser

Vorkommen in *Helenium autumnale, Helenium amarum, H. microcephalum,* in *Arnica montana* (Arnika) u.a. Kompositen-Arten

Testkonzentration 0,1 % Vas.

Bemerkungen Bitterer Geschmack. Neben Helenalin kommt noch eine Reihe von Helenalin-Derivaten in der Arnika als Kontaktallergene vor

p-Hemigossypolon

CAS-Nummer 35688-47-2

Synonyma 8-Formyl-6,7-dihydroxy-5-isopropyl-3-methyl-1,4-naphthochinon

Strukturformel

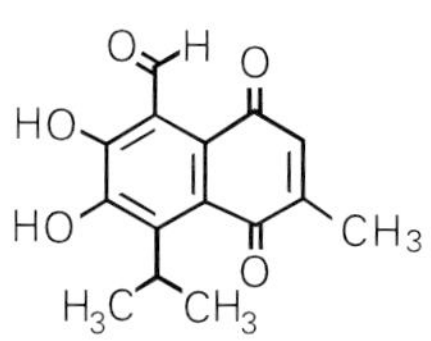

Stoffgruppe Naphthochinon

Summenformel	$C_{15}H_{14}O_5$
Molekulargewicht	274,27
Charakter	rote Kristalle
Schmelzpunkt	167–169 °C
Löslichkeit	Ether, Aceton, Alkohol; unlösl. Wasser
Vorkommen	in Heliothus-resistenten Baumwoll-Zuchtlinien (*Gossypium hirsutum*)
Testkonzentration	5 % Vas.
Bemerkungen	p-Hemigossypolon kommt *nur* in Heliothus-resistenten Baumwoll-Zuchtlinien vor

5-Heptadecatrienylresorcin

CAS-Nummer	83113-23-3
Synonyme	5-Heptadecatri-8(Z),11(Z),14(Z)-enylresorcin
Strukturformel	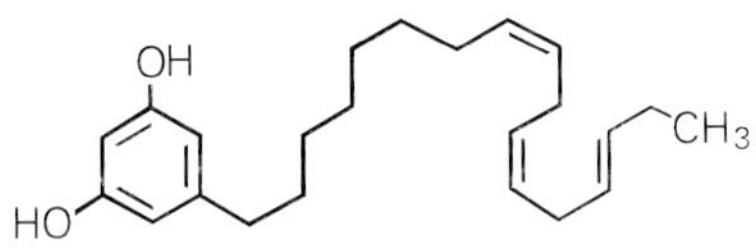
Stoffgruppe	Resorcinderivat
Summenformel	$C_{23}H_{34}O_2$
Molekulargewicht	342,25
Charakter	ölige Flüssigkeit
Schmelzpunkt	nicht bestimmt
Löslichkeit	Essigester, Benzin, Methanol
Vorkommen	in Philodendron (z.B. *Philodendron scandens*)
Testkonzentration	0,1 % Vas.
Bemerkungen	Alkylresorcinole ohne Doppelbindungen in der Seitenkette kommen ebenfalls in Philodendron vor, spielen aber allergologisch nur eine untergeordnete Rolle

Homolycorin

CAS-Nummer	477-20-3
Synonyma	6,7-Dimethoxy-1-methyl-2,3,3b,5,5a,5b-hexahydro-benzopyrano[3,4-g]indol; 9,10-Dimethoxy-1-methyllycorenan-7-on; Narcipoetin
Strukturformel	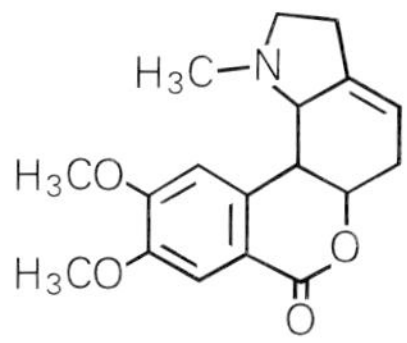
Stoffgruppe	Alkaloid
Summenformel	$C_{18}H_{21}O_4N$
Molekulargewicht	315,37
Charakter	farblose Kristalle
Schmelzpunkt	175 °C
Löslichkeit	Ether, Aceton, Methanol, Chloroform; unlösl. Wasser
Vorkommen	in der Narzisse (*Narcissus pseudonarcissus*), Dichternarzisse (*N. poeticus* var. *ornatus)* u. dem Märzglöckchen, -becher (*Leucojum vernum*)
Testkonzentration	0,1 % Vas.
Bemerkungen	Schwaches Kontaktallergen

Hydrangenol

CAS-Nummer	480-47-7
Synonyme	4,5-Dihydro-8-hydroxy-3-(4-hydroxyphenyl)-isocumarin
Strukturformel	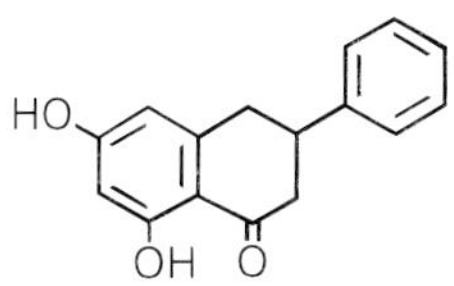
Stoffgruppe	Isokumarin
Summenformel	$C_{15}H_{12}O_4$

Molekulargewicht	256,26
Charakter	farblose Kristalle
Schmelzpunkt	181 °C
Löslichkeit	Aceton, Essigester, wenig lösl. Ether, Chloroform; unlösl. Wasser
Vorkommen	in der Hortensie (*Hydrangea sp.*)
Testkonzentration	1 % Vas.
Bemerkungen	Hydrangenol ist das bisher erste als Kontaktallergen erkannte Isokumarin; starker Sensibilisator

Isoalantolakton

CAS-Nummer 470-17-7

Synonyme 3,5-Bismethylen-8a-methyl-3a,4,4a,5,6,7,8,8a,9,9a-decahydronaphtho[2,3-b]furan-2(3H)-on; 8β-Hydroxy-eudesma-4(15),11(13)-dien-12-carbonsäure-γ-lacton

Strukturformel

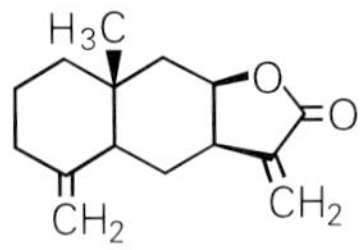

Stoffgruppe	Sesquiterpenlakton (Eudesmanolid)
Summenformel	$C_{15}H_{20}O_2$
Molekulargewicht	232,31
Charakter	weißliche Kristalle
Schmelzpunkt	112–113 °C
Löslichkeit	Ether, Alkohol, Chloroform; unlösl. Wasser
Vorkommen	im Alant (*Inula helenium*) u.a. *Inula*-Arten; in *Telekia speciosa* (Telekie)
Testkonzentration	0,1 % Vas.
Bemerkungen	Isoalantolakton löst sich leichter und schneller in org. Lösungsmitteln (z.B. Aceton) als Alantolakton; kristallisiert schnell auf der Haut aus. Daher ist Vaseline als Vehikel vorzuziehen

Isoeugenol

CAS-Nummer	97-54-1
Synonyma	2-Methoxy-4-propenylphenol
Strukturformel	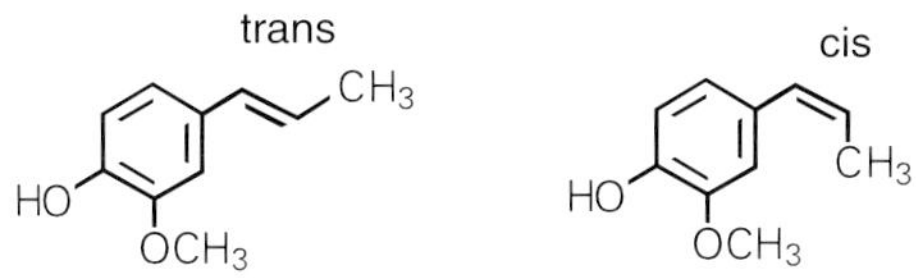
Stoffgruppe	Phenolderivat
Summenformel	$C_{10}H_{12}O_2$
Molekulargewicht	164,21
Charakter	farblose, ölige Flüssigkeit, die sich leicht gelb färbt
Schmelzpunkt	K.p.: 266 °C
Löslichkeit	Alkohol, Ether; wenig lösl. Wasser
Vorkommen	Gewürznelken, Ylang-Ylang-Öl, Muskatnuß-Öl, Champaca-Blütenöl
Testkonzentration	2 % Vas.
Bemerkungen	Isoeugenol bildet eine cis- und trans-Form. Im Handelsprodukt überwiegt die trans-Form mit 82–88 %. Riecht schwächer als Eugenol, ist aber das stärkere von beiden als Kontaktsensibilisator

Lactucin

CAS-Nummer	1891-29-8
Synonyme	8β,15-Dihydroxy-2-oxo-guaia-4,10,11(13)-trien-12-carbonsäure-6α-hydroxy-γ-lacton; 3,3aα,4β,5,9aα,9bβ-Hexahydro-4-hydroxy-9-hydroxymethyl-6-methyl-3-exo-methylen-azuleno[4,5-b]furan-2,7-dion
Strukturformel	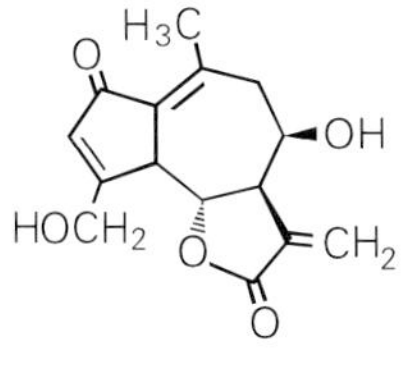
Stoffgruppe	Sesquiterpenlakton (Guaianolid)

Summenformel	$C_{15}H_{16}O_5$
Molekulargewicht	276,30
Charakter	farblose bis weißliche Kristalle
Schmelzpunkt	228–233 °C
Löslichkeit	Ethanol, Methanol, Essigester, auch lösl. in Wasser
Vorkommen	Salat (*Lactuca sativa*) und Zichorie, Chicorée, Endivie
Testkonzentration	1 % Vas.
Bemerkungen	Schwaches Kontaktallergen

Lactupicrin

CAS-Nummer 65725-11-3

Synonyme 8-(8α,15-Dihydroxy-4-oxo-guaia-10,11(13)-dien-12-carbonsäure-6α-hydroxy-γ-lactonyl)-p-hydroxyphenylacetat; 2-(4-Hydroxypehnyl)essigsäure-2,3,3aα,4β,5,7,9aα,9bb-octahydro-9-hydroxymethyl-6-methyl-3-methylen-2,7-dioxoazulano[4,5-b]furan-4-yl-ester; Lactucopicrin

Strukturformel

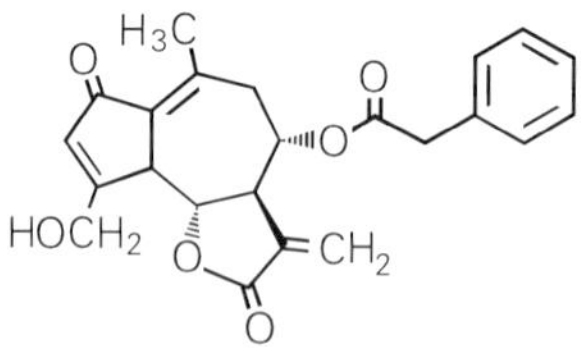

Stoffgruppe	Sesquiterpenlakton (Guaianolid)
Summenformel	$C_{23}H_{22}O_7$
Molekulargewicht	410,41
Charakter	farblose bis weißliche Kristalle
Schmelzpunkt	148–151 °C
Löslichkeit	Ethanol, Ether, Essigester, wenig lösl. Wasser
Vorkommen	Salat (*Lactuca sativa*), Chicorée, Endivie, Zichorie
Testkonzentration	1 % Vas.
Bemerkungen	Schwaches Kontaktallergen

Laurenobiolid

CAS-Nummer 35001-25-3

Synonyme 4-Acetyloxy-3a,4,7,8,11,11a-hexahydro-6,10-dimethyl-3-methylen-cyclodeca[b]furan-2(3H)-on; 6α,8α-Dihydroxy-germacra-4,10,11(13)-trien-12-carbonsäure-12,8-γ-lacton-6-acetat

Strukturformel

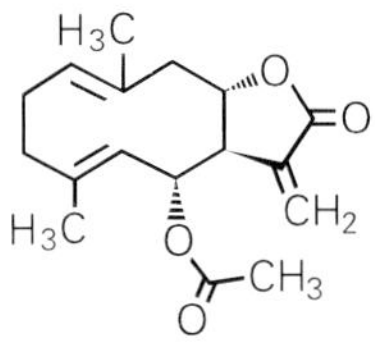

Stoffgruppe Sesquiterpenlakton (Germacranolid)

Summenformel $C_{17}H_{22}O_4$

Molekulargewicht 274,36

Charakter farblose Kristalle

Schmelzpunkt 101–103 °C

Löslichkeit Alcohol, Aceton, Methanol; unlösl. Wasser

Vorkommen im Lobeer (*Laurus nobilis*)

Testkonzentration 0,1 % Vas.

Bemerkungen Löst Kreuzreaktionen bei *Frullania*- und Kompositen-Sensibilisierten aus

Lawson

CAS-Nummer 83-72-7

Synonyme 2-Hydroxy-1,4-naphthochinon; Isojuglon; Naphthalinsäure

Strukturformel

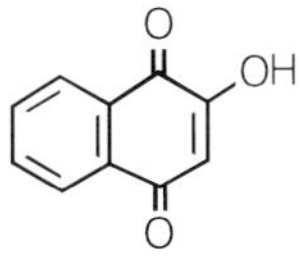

Stoffgruppe Naphthochinon

Summenformel $C_{10}H_6O_3$

Molekulargewicht 174,15

Charakter	gelbe Nadeln
Schmelzpunkt	192–195 °C (Lit: 188–191 °C)
Löslichkeit	Alkohol, Ether, Aceton, Methanol; wenig lösl. Wasser
Vorkommen	in Henna (*Lawsonia inermis*)
Testkonzentration	10 % Vas.
Bemerkungen	Äußerst schwach wirksames Kontaktallergen

D-Limonen

CAS-Nummer	5989-27-5
Synonyme	Carven; Citren; D-(+)-Isopropenyl-1-methyl-1-cyclohexen; R-(+)-Limonen; D-(+)-p-Mentha-1,8-dien; 1-Methyl-4-isopropenyl-1-cyclohexen; (R)-1-Methyl-4-(1-methylethenyl)-cyclohexen
Strukturformel	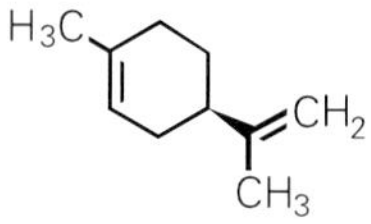
Stoffgruppe	Terpen
Summenformel	$C_{10}H_{16}$
Molekulargewicht	136,24
Charakter	farblose Flüssigkeit
Schmelzpunkt	K.p.: 175,5–176 °C
Löslichkeit	Alkohol, Ether; unlösl. Wasser
Vorkommen	im Pomeranzenschalenöl (90 %), Kümmelöl (40 %), Citronenöl
Testkonzentration	5 % in DEP oder Vas.
Bemerkungen	Geruch nach Citrus-Früchten, wenn nicht hundertprozentig rein. Limonen liegt in zwei isomeren Formen vor, ist licht-, luft- und wärmeempfindlich, durch Autoxidation entsteht u.a. L-Carvon

Linalool

CAS-Nummer	78-70-6
Synonyme	Allo-Ocimenol; Coriandrol; (+)-2,6-Dimethyl-2,7-octadien-6-ol; (+)-3,7-Dimethyl-1,6-octadien-3-ol; Linalylalkohol
Strukturformel	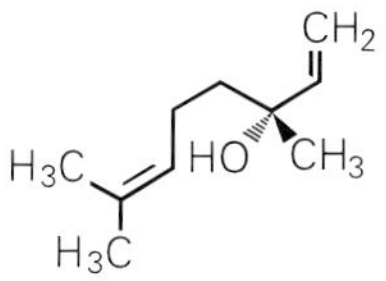
Stoffgruppe	Terpen
Summenformel	$C_{10}H_{18}O$
Molekulargewicht	154,25
Charakter	farblose Flüssigkeit
Schmelzpunkt	K.p.: 198–200 C
Löslichkeit	Alkohol, Aceton, Öl; unlösl. Wasser
Vorkommen	in Bergamot-, Rosen-, Zimt-, Thymian-, Geranium-, Zitronen-Öl u.a. Ölen
Testkonzentration	30 % in DEP oder Vas.
Bemerkungen	Liegt in zwei isomeren Formen vor (Licareol, Coriandrol). Duftet nach Maiglöckchen, ist isomer mit Geraniol und Neral (Citral); licht-, luft- und wärmeempfindlich

L-Linalylacetat

CAS-Nummer	115-95-7
Synonyme	Bergamol; 3,7-Dimethyl-1,6-octadien-3-ylacetat; Essigsäure-(2,6-dimethyl-2,7-octadienyl)-ester; Essigsäurelinaloolester; Licareolacetat
Strukturformel	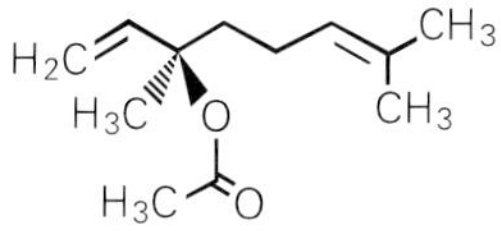
Stoffgruppe	Terpen
Summenformel	$C_{12}H_{20}O_2$

Molekulargewicht	196,29
Charakter	farblose Flüssigkeit
Schmelzpunkt	K.p.: 220 °C
Löslichkeit	Alkohol, Aceton, Öl; unlösl. Wasser
Vorkommen	im Lavendelöl (30 %), Bergamot-, Pfefferminz-, Neroli-, Zitronen- und Jasminöl
Testkonzentration	10 % in DEP oder Vas.
Bemerkungen	Bergamotähnlicher Gerucht, licht-, luft- und wärmeempfindlich

Masonin

CAS-Nummer	568-40-1
Synonyme	9,10-Dioxolo-1-methyllycorenan-7-on; 1-Methyl-2,3,3b,5,5a,5b-hexahydro[1,3]dioxolo[6,7]benzopyrano[3,4-g]indol;
Strukturformel	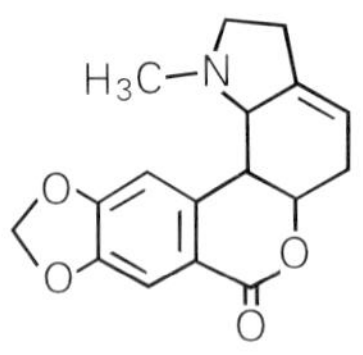
Stoffgruppe	Alkaloid
Summenformel	$C_{17}H_{17}O_4N$
Molekulargewicht	299,33
Charakter	farblose Kristalle
Schmelzpunkt	180 °C
Löslichkeit	Aceton, Ether, Methanol, Chloroform; unlösl. Wasser
Vorkommen	in der Narzisse (*Narcissus pseudonarcissus*) und *N. jongquilla*, sowie *Nerine masonorum*
Testkonzentration	0,1 % Vas.
Bemerkungen	Schwaches Kontaktallergen

(±)-Menthol

CAS-Nummer 1490-04-6 (±); 15356-60-2 (+); 2216-51-5 (-)

Synonyme Hexahydrothymol; 2-Isopropyl-5-methylcyclohexanol; DL-p-Menthan-3-ol; DL-Menthol

Strukturformel

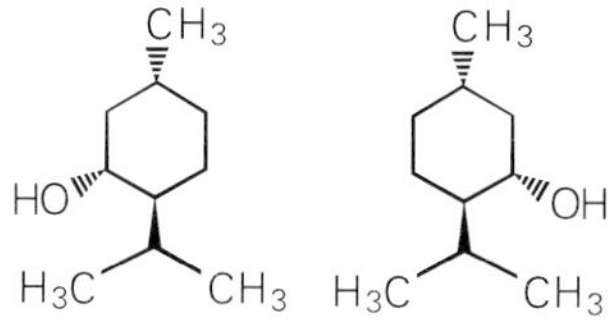

Stoffgruppe Terpen

Summenformel $C_{10}H_{20}O$

Molekulargewicht 156,26

Charakter weiße Kristalle (L-Menthol)

Schmelzpunkt 42–43 °C

Löslichkeit Alkohol, Ether, u.a. org. Lsgm., Öle; unlösl. Wasser

Vorkommen im Pfefferminzöl; im etherischen Öl chinesischer und japanischer *Mentha arvensis*-Sorten bis 90 %

Testkonzentration 1 % Vas.

Bemerkungen Vier stereoisomere Formen sind bekannt. Das natürliche Menthol ist linksdrehend. Handelsüblich ist DL-Menthol. Licht-, luft- und wärmeempfindlich

Oxofarnesylhydrochinon

CAS-Nummer noch nicht publiziert

Synonyme 1-(2,5-Dihydroxyphenyl)-3,7,11-trimethyl-2(E),6(E),10-dodecatrien-1-on

Strukturformel

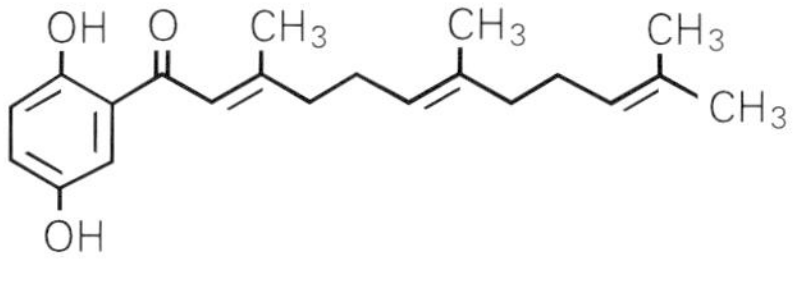

Stoffgruppe Hydrochinon

Summenformel $C_{21}H_{28}O_3$

Molekulargewicht 328,46

Charakter gelbes Öl

Schmelzpunkt nicht bestimmt

Löslichkeit Methanol; unlösl. Wasser

Vorkommen in *Phacelia*-Arten

Testkonzentration 0,01–0,1 % in Vas.

Bemerkungen Spielt als Kontaktallergen eine etwas geringere Rolle als Geranylgeranylhydrochinon

Parthenolid

CAS-Nummer 20554-84-1

Synonyma α-(4,8-Dimethyl-3,4β-epoxy-2-hydroxycyclodeca-7-enyl)-acrylsäure-γ-lacton; 4,5α-Epoxy-6β-hydroxygermacra-1(10),11(13)-dien-12-carbonsäure-γ-lacton

Strukturformel

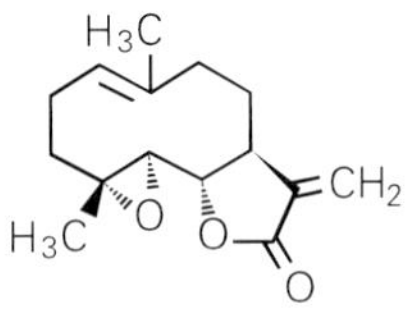

Stoffgruppe Sesquiterpenlakton (Germacranolid)

Summenformel $C_{15}H_{20}O_3$

Molekulargewicht 248,32

Charakter farblose Kristalle

Schmelzpunkt 116–117 °C

Löslichkeit Ether, Aceton, Alkohol; z.T. auch löslich in Wasser

Vorkommen im Mutterkraut (*Tanacetum parthenium*) u. einigen anderen Kompositen und Magnolien-Arten

Testkonzentration 0,1 % Vas.

Bemerkungen Kommt im Mutterkraut in Mengen bis zu 1 % vor, auch in der unter dem Namen „Knopfkamille" bekannten Zierform; starker Sensibilisator

Perlatolsäure

CAS-Nummer 529-47-5

Synonyme 2-Hydroxy-4-[2-hydroxy-4-methoxy-6-pentylbenzoyl)oxy]-6-pentylbenzoesäure

Strukturformel

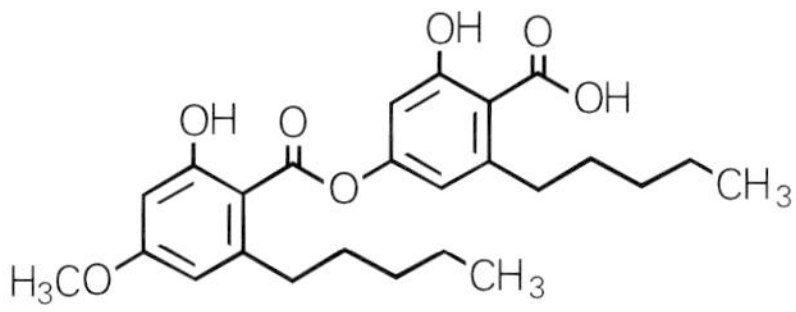

Stoffgruppe Flechtensäure

Summenformel $C_{25}H_{36}O_7$

Molekulargewicht 448,57

Charakter farblose Kristalle

Schmelzpunkt 106–107 °C

Löslichkeit Ether, Aceton, wenig lösl. Wasser

Vorkommen in *Cladonia stellaris* (Silbermoos, Rentierflechte)

Testkonzentration 1 % Vas.

Bemerkungen Perlatolsäure ist nur schwach allergen wirksam, wirkt aber zusammen mit Usninsäure u.a. Verbindungen mittelstark sensibilisierend bei Kontakt mit dem Moos

α-Peroxyachifolid

CAS-Nummer 134954-21-5

Strukturformel

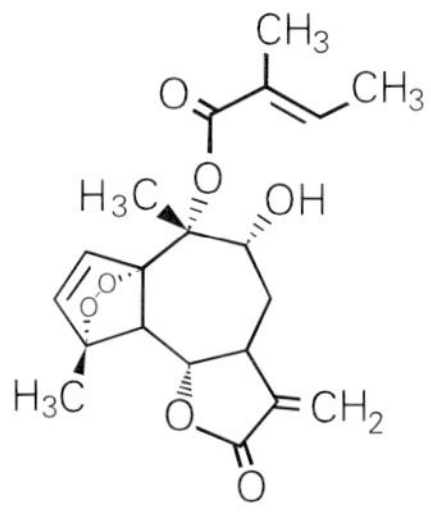

Stoffgruppe Sesquitepenlakton (Guaianolid-Peroxid)

Summenformel	$C_{20}H_{24}O_7$
Molkulargewicht	376,41
Charakter	farblose Nadeln
Schmelzpunkt	154 °C
Löslichkeit	Aceton, Ethanol
Vorkommen	in Schafgarbe und Sumpf-Schafgarbe (*Achillea millefolium; A. ptarmica*)
Testkonzentration	0,1 % Vas.
Bemerkungen	Die Schafgarbe enthält noch fünf weitere Guaianolid-Peroxide, denen aufgrund der strukturellen Ähnlichkeit ebenfalls eine sensibilisierende Wirkung zugesprochen werden muß

Primin

CAS-Nummer	15121-94-5
Synonyma	2-Methoxy-6-n-pentyl-1,4-benzochinon
Strukturformel	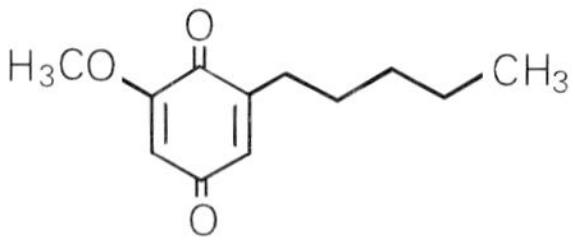
Stoffgruppe	Benzochinon
Summenformel	$C_{12}H_{16}O_3$
Molekulargewicht	208,25
Charakter	gelbe Kristalle
Schmelzpunkt	62–63 °C (Lit. 66,5–67 °C)
Löslichkeit	Ether, Aceton, Alkohol; unlösl. Wasser
Vorkommen	Hauptsächlich in der Becherprimel (*Primula obconica*); in anderen Primel-Arten nur in geringen Mengen; im See-Igel (*Paracentrotus lividus*)
Testkonzentration	0,01 % Vas.
Bemerkungen	Stark hautreizend oberhalb von 0,1 %; starker Sensibilisator

Pyrethrosin

CAS-Nummer 28272-18-6

Synonyma 6α-Acetyloxy-1,10-epoxy-8α-hydroxygermacra-4,11(13)-dien-12-carbonsäure-γ-lacton

Strukturformel

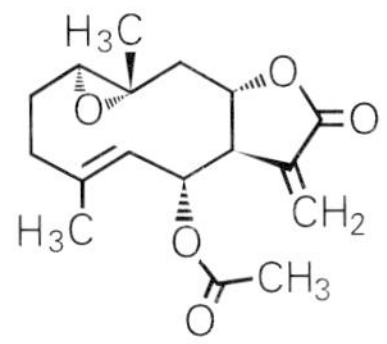

Stoffgruppe Sesquiterpenlakton (Germacranolid)

Summenformel $C_{17}H_{22}O_5$

Molekulargewicht 306,35

Charakter farblose Kristalle

Schmelzpunkt 198–200 °C

Löslichkeit Ether, Benzin, wenig lösl. Alkohol, unlösl. Wasser

Vorkommen in der Dalmatinischen Insektenblume (Pyrethrum) (*Chrysanthemum cinerariifolium*) u.a. Kompositen-Arten

Testkonzentration 0,1 % Vas.

Bemerkungen –

Spathulin

CAS-Nummer 7706-45-8

Synonyme 2,4,6,8,9-Pentahydroxyambros-11(13)-en-12-carbonsäure-12,8-lacton-6,9-diacetat

Strukturformel

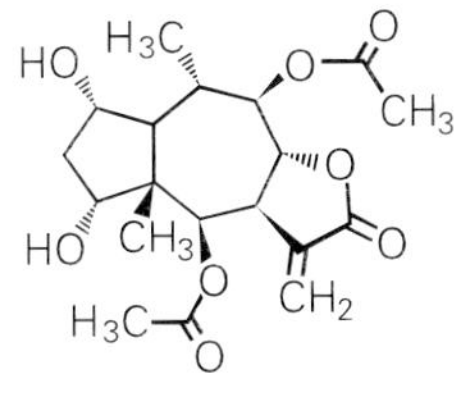

Stoffgruppe Sesquiterpenlakton (Pseudoguaianolid)

Summenformel	$C_{19}H_{26}O_6$
Molekulargewicht	350,41
Charakter	farblose Nadeln
Schmelzpunkt	259–261 °C
Löslichkeit	Aceton, Ether; unlösl. Wasser
Vorkommen	in *Gaillardia*-Arten, z.B. Kokardenblume
Testkonzentration	0,1 % Vas.
Bemerkungen	–

Sulfuretin

CAS-Nummer	120-05-8
Synonyme	3',4',6-Trihydroxyauron
Strukturformel	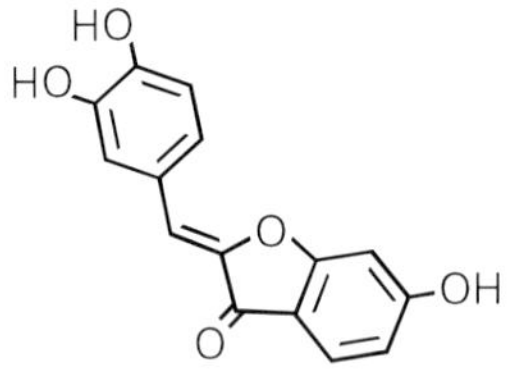
Stoffgruppe	Auron
Summenformel	$C_{15}H_{10}O_5$
Molekulargewicht	270,23
Charakter	orangene Kristalle
Schmelzpunkt	280–285 °C (Lit: 302–304 °C)
Löslichkeit	Aceton, Alkohol; unlösl. Wasser
Vorkommen	in *Cosmos bipinnatus* und *C. sulphureus* (Kosmee), in der Dahlie (*Dahlia variabilis*)
Testkonzentration	1 % Vas.
Bemerkungen	Sulfuretin weist antivirale Wirkung auf

Taraxinsäure-1'-O-β-D-glucopyranosid

CAS-Nummer 75911-33-0

Synonyma 6β-Hydroxy-germacra-1(10),4,11(13)-trien-12-carbonsäure-γ-lacton-14-carbonsäure-1'-β-D-glucopyranosid; [3aS-(3aR,6Z,10E,11aS)]-2,3,3a,4,5,8,9,11a-Octahydro-10-methyl-3-methylen-2-oxo-cyclodeca[b]furan;

Strukturformel

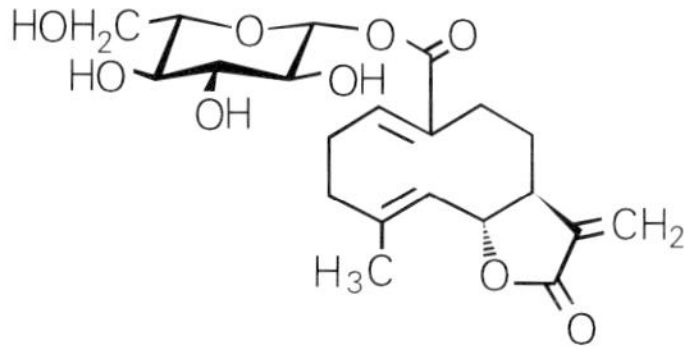

Stoffgruppe Sesquiterpenlakton (Eudesmanolid), als Glukosid vorliegend

Summenformel $C_{21}H_{29}O_8$

Molekulargewicht 409,46

Charakter farblose Kristalle

Schmelzpunkt 84–86 °C

Löslichkeit wenig lösl. in Aceton, Methanol, Wasser

Vorkommen im Löwenzahn (*Taraxacum officinale*)

Testkonzentration 0,1 % Vas.

Bemerkungen Das STL ist bitter. Da das Glukosid relativ instabil ist, kann nach Abspaltung der Glukose nur die verbleibende Taraxinsäure als das eigentliche Kontaktallergen angesehen werden

α-Terthienyl

CAS-Nummer 1081-34-1

Synonyma 2,2',2"-Trithienyl
2,2'5',2"-Terthiophen

Strukturformel

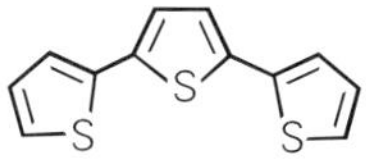

Stoffgruppe Thiophenderivat

Summenformel $C_{12}H_8S_3$

Molekulargewicht	248,37
Charakter	hellgelbliche bis orangene Nadeln
Schmelzpunkt	93–94 °C
Löslichkeit	Aceton, Ether, Benzol, gering löslich in Ethanol, unlöslich in Wasser
Vorkommen	in verschiedenen *Tagetes*-Arten
Testkonzentration	0,1 % Vas.
Bemerkungen	α-Terthienyl besitzt auch eine experimentell nachgewiesene phototoxische und nematozide Wirkung

Thymol

CAS-Nummer	89-83-8
Synonyma	3-p-Cymenol; 2-Isopropyl-5-methylphenol; 5-Methyl-2-(1-methylethyl)-phenol
Strukturformel	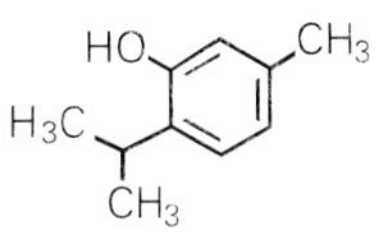
Stoffgruppe	Phenolderivat
Summenformel	$C_{10}H_{14}O$
Molekulargewicht	150,22
Charakter	farblose Kristalle
Schmelzpunkt	49–51 °C
Löslichkeit	Alkohol, Ether, Chloroform; wenig lösl. Wasser
Vorkommen	im etherischen Öl verschiedener *Thymus*-Arten, sowie in Majoran und Origanum
Testkonzentration	1 % Vas.
Bemerkungen	Nach Thymian riechend, würzig-brennender Geschmack, isomer mit Carvacrol. Antiseptische Wirkung ist stärker als die des Phenols; lichtempfindlich

Tulipalin A; Tuliposid A

CAS-Nummer 547-65-9

Synonyme α-Methylen-γ-butyrolacton; 3-Methylen-tetrahydrofuran-2-on (Tulipalin A)
α-Methylen-γ-hydroxybuttersäure-1'-β-D-glucopyranosid (Tuliposid A)

Strukturformel

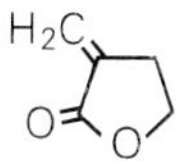

Tulipalin A

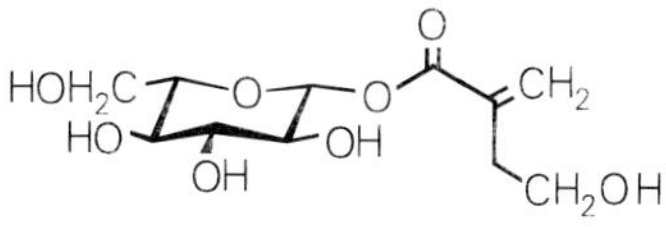

Tuliposid A

Stoffgruppe Lakton; Laktonglukosid

Summenformel $C_5H_6O_2$ (Tulipalin A); $C_{11}H_{18}O_8$ (Tuliposid A)

Molekulargewicht 98,03 (Tulipalin A); 278,25 (Tuliposid A)

Charakter farblose Flüssigkeit (Tulipalin A); grauweiße Kristalle (Tuliposid A)

Schmelzpunkt K.p.: 55 °C (Lit: 57–60 °C) (Tulipalin A); 128 °C (Tuliposid A)

Löslichkeit Tulipalin A: Ether, Alkohol; Tuliposid A: Alkohol, Methanol, Wasser

Vorkommen in Tulpen (*Tulipa sp.*) und Alstroemerien (*Alstroemeria sp.*) u.a. Liliiflorae-Arten

Testkonzentration 0,01 %–0,1 % in Vas. (Tuliposid A)

Bemerkungen Tulipalin A ist luft-, licht- und wärmeempfindlich und eignet sich daher nicht für die Epikutantestung.
Tuliposid A ist stabil und daher vorzuziehen

1,2,3-Trithian-5-karboxylsäure

CAS-Nummer noch nicht publiziert

Synonyma keine

Strukturformel

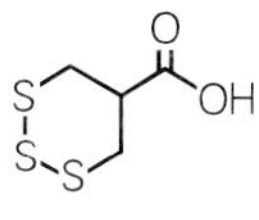

Stoffgruppe zyklische Schwefelverbindung

Summenformel $C_4H_6O_2S_3$

Molekulargewicht 182,28

Charakter	weiße Kristalle
Schmelzpunkt	bisher nicht bestimmt
Löslichkeit	Aceton, lösl. in Wasser
Vorkommen	im Spargel (*Asparagus officinalis*)
Testkonzentration	0,1 % Vas.
Bemerkungen	Die Verbindung ist zu Beginn der Spargelsaison in größeren Konzentrationen im Spargel enthalten, zum Ende der Saison (Juni) jedoch nicht mehr nachweisbar

Urushiol

CAS-Nummer 492-89-7

Synonyma 3-n-Pentadecylcatecholyl-5-methylphenol; 5-Methyl-2-(1-methylethyl)-phenol

Strukturformel

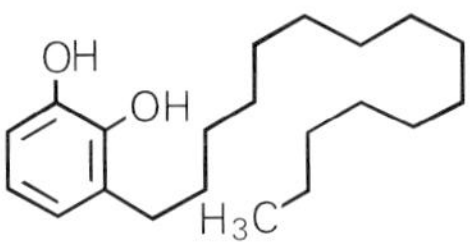

Stoffgruppe	Catechol (Brenzkatechinderivat)
Summenformel	$C_{21}H_{36}O_2$
Molekulargewicht	316,47
Charakter	gelbliche Flüssigkeit
Schmelzpunkt	K.p.: 200–201 °C
Löslichkeit	Alkohol, Ether, Benzol; unlösl. Wasser
Vorkommen	in *Rhus*- und *Toxicodendron*-Arten (Gift-Efeu, Gift-Eiche)
Testkonzentration	0,01 % Vas.
Bemerkungen	Bei uns nur in *Rhus*- u. *Toxicodendron*-Arten in Botanischen Gärten. Im einheimischen Essigbaum (*Rhus typhina*) in äußerst geringen Konzentrationen vorhanden. Urushiol ist hochgradig hautreizend. Besonders stark sensibilisierend wirksam sind die Urushiole mit 1–3 Doppelbindungen in der Seitenkette

Usninsäure

CAS-Nummer 7562-61-0 (D-Form); 6159-66-6 (L-Form)

Synonyma 2,6-Diacetyl-7,9-dihydroxy-8,9b-dimethyl-1,3(2H,9bH)-dibenzofurandion

Strukturformel

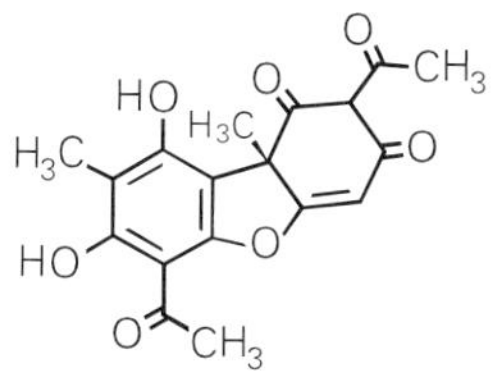

Stoffgruppe Flechtensäure

Summenformel $C_{18}H_{16}O_7$

Molekulargewicht 344,07

Charakter gelbe Kristalle oder Tafeln

Schmelzpunkt 193–194 °C (Lit: 195–200 °C) (204–206 °C = L-Form)

Löslichkeit Alkohol, Essigester, Öl; unlösl. Wasser

Vorkommen in Flechten wie z.B. *Usnea, Cladonia* u.a. Arten

Testkonzentration 1 % Vas.

Bemerkungen Eine D- und L-Form sind bekannt, beide wirken als schwache bis mittelstarke Sensibilisatoren

Vanillin

CAS-Nummer 121-33-5

Synonyma 4-Hydroxy-3-methoxybenzaldehyd

Strukturformel

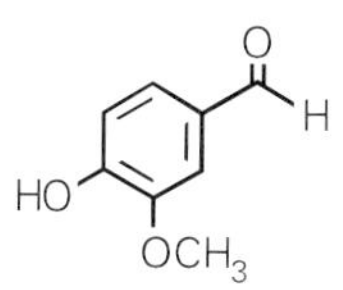

Stoffgruppe aromatischer Aldehyd

Summenformel $C_8H_8O_3$

Molekulargewicht 152,15

Charakter	farblose bis schwach gelb gefärbte Kristalle
Schmelzpunkt	81–83 °C (subl.)
Löslichkeit	Alkohol, Ether; unlöslich Wasser
Vorkommen	in Vanilleschoten (*Vanilla planifolia*), in Styrax, Nelkenöl, Kartoffeln, Holz, Perubalsam etc.
Testkonzentration	5–10 % Vas.
Bemerkungen	Nach Vanille riechend, an der feuchten Luft langsam oxidierend. Ist keinesfalls das Hauptallergen der Vanille; schwacher Sensibilisator

trans-Zimtaldehyd

CAS-Nummer	14371-10-9
Synonyma	3-Phenylacrolein; 3-Phenyl-2-propenal
Strukturformel	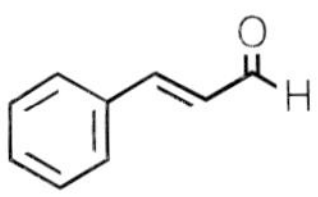
Stoffgruppe	aromatischer Aldehyd
Summenformel	C_8H_8O
Molekulargewicht	132,15
Charakter	gelbliche Flüssigkeit
Schmelzpunkt	K.p.: 246 °C (Lit: 250–252 °C)
Löslichkeit	im Ceylon-Zimtöl (65–75 %), Cassiaöl (75–90 %), Zimtblätteröl, Patchouli- und Lavendelöl, Jasminöl
Vorkommen	1 % in DEP oder Vas.
Testkonzentration	Starker Zimtgeruch, lichtempfindlich, zersetzt sich an der Luft langsam zu Zimtsäure
Bemerkungen	Wichtiges Kontaktallergen in der Parfümerie und Kosmetik

Zinniolid

CAS-Nummer 73020-91-4

Synonyma 3aα,4,4aα,7,7aα,8,9,9aβ-Octahydro-5-methyl-3,8-bis-exo-methylen-azuleno[6,5-b]furan-2(3H)-on

Strukturformel

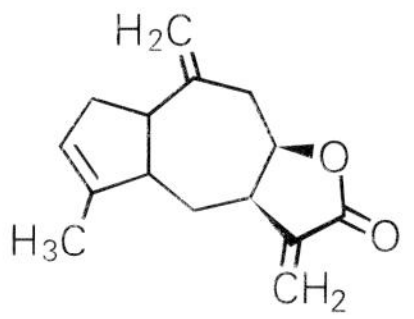

Stoffgruppe Sesquiterpenlakton (Pseudoguaianolid)

Summenformel $C_{15}H_{18}O_2$

Molekulargewicht 230,31

Charakter farbloses Öl

Schmelzpunkt nicht bestimmt

Löslichkeit Aceton, Ether; unlösl. Wasser

Vorkommen in *Zinnia*-Arten, z.B. *Zinnia elegans*, *Z. haageana* und *Z. linearis*

Testkonzentration 0,1 % Vas.

Bemerkungen Dieses STL ist nur eines der Allergene aus Zinnien-Arten, dessen sensibilisierende Wirkung bekannt ist

6 Arten mit geringer Sensibilisierungspotenz (Übersicht)

In der folgenden tabellarischen Übersicht werden jene Pflanzen charakterisiert, die nur gelegentlich wegen ihrer allergenen bzw. hautreizenden Eigenschaften in der Literatur genannt werden. Literaturverzeichnis siehe S. 320.

Art, Familie	Name	Herkunft u. Verbreitung	Verwendung
Aloë vera Burm.fil. (= *Aloë barbadensis* Miller) (Liliaceae)	Echte Aloe (Engl. Aloe)	Mittelmeergebiet, Kanarische Inseln, Kapverdische Inseln, Südarabien, Ostafrika, Südchina, Indien. In Mittelamerika verwildert. Seit 1647 kultiviert.	Offizinell ist der eingedickte Saft. Als Laxans, als Sonnenschutzmittel, Wundheilmittel, Kosmetikum, gegen Insektenstiche, Schnittverletzungen und Juckreiz, als Anästhetikum, in Seifen (MITSCHKA, TOMASCHEK).
Anagallis arvensis L. (Primulaceae)	Acker-Gauchheil (Engl. Scarlet pimpernel)	Europa, Asien, in Nordamerika, verwildert.	Als Mittel gegen Leberbeschwerden in Taiwan (YAMADA 1977, 1978). Die Griechen verwendeten den Acker-Gauchheil bei Augenerkrankungen. In der Volksmedizin als Diuretikum und Expectorans, bei Wassersucht, Gelbsucht, Epilepsie u. neurologischen Beschwerden (Depressionen) (GRIEVE).
Anethum graveolens L. var.*hortorum* Alef. (Apiaceae = Umbelliferae)	Garten-Dill (Engl. Dill, Anet)	Heimisch vielleicht in Südwestasien. Angebaut in Mitteleuropa, im Mittelmeergebiet und den USA.	Als Küchengewürz (auch als Kümmelsalz). Als blähungstreibendes Mittel, Stomachicum, Diureticum, Galaktagogum und Mittel gegen Schlaflosigkeit.
Anthemis arvensis L. (Asteraceae = Compositae)	Acker-Hundskamille (Engl. Corn Chamomile)	Europa, Nordwestafrika, Vorderasien, in Nordamerika eingebürgert.	Arzneiliche Verwendungen sind nicht bekannt. Mißbräuchlich als Abortivum.
Arachniodes adiantiformis (Forster) Tindal (= *Rumohra adiantiformis* (Forster) Ching) (Aspidiaceae)	Lederfarn (Engl. Leatherleaf fern)	Südamerika, Südafrika, Neuseeland. In Kenia, Florida, Puerto Rico und Honduras angebaut.	Als Bindegrün

Allergene	Sensibilisierungspotenz	Fallbeschreibungen	Testkonzentration	Kreuzreaktionen	Bemerkungen
Unbekannt	Unbekannt Die experimentelle Sensibilisierung mit Emodin verlief ergebnislos (GPMT, 10 %, unveröff.)	Jadassohn 1926 Shoji 1982 Morrow 1980 Kono 1981 Nakamura 1984 Savchak 1977	Direkte Applikation des Blattes oder des Saftes (Droge)	Möglicherweise auf p-Phenylendiamin und Anthrachinonfarben	Kontaktdermatitis in erster Linie irritativ, nur selten allergisch. Emodin als Allergen unbedeutend
Das Allergen ist eine chinoide Verbindung mit unbekannter Struktur (unveröff.)	Sehr gering (OET, 10 %, unveröff.)	Muenscher 1939 Massey 1941 Lewin 1962 Nach Arnold 1944 sollen 6 % aller Hawaianer auf diese Pflanze allergisch sein (?)	10 % in Vaselin (Etherextrakt)	Keine bekannt, möglicherweise mit anderen Chinonen	Der Pflanze wird eine hautreizende Wirkung und gewisse Giftigkeit nachgesagt (Chopra 1940 Schneider 1978, Connor 1951)
Unbekannt	Unbekannt	Hjorth 1972 Urbach 1935	Dillöl 10 % Vas.	Unbekannt	Enthält L-Carvon, das auch allergen wirksam werden kann. Ist möglicherweise phototoxisch (Pathak 1962)
Wahrscheinlich Sesquiterpenlaktone	Unbekannt	Massay 1941 Möslein 1963 F. de Corres 1978 Müller 1965	10 % Vas. (Etherextrakt)	Mit anderen *Anthemis*-Arten und Kamille	Da nur als Wildkraut verbreitet, geringe Kontaktmöglichkeiten
Unbekannt, möglicherweise 9(11)-Fernen? (Schmalle) 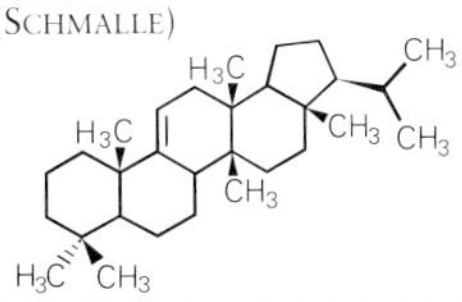	Unbekannt	Hausen et al. 1978	Direkte Applikation des Farnmaterials	Keine bekannt	Nur allergen wirksam, wenn Sporenbildung vorhanden. In der allergenen Fraktion fand sich 9(11)-Fernen; ob es allergologisch eine Rolle spielt, konnte nicht geprüft werden (Schmalle 1980)

Art, Familie	Name	Herkunft u. Verbreitung	Verwendung
Aster spp. (Asteraceae = Compositae)	Aster	Europa, Afrika, Amerika	Als Zierpflanze.
Bellis perennis L. (Asteraceae = Compositae)	Gänseblümchen (Engl. Daisy)	Fast auf der ganzen Erde verbreitet	Weit verbreitetes Wildkraut, auch als Zierpflanze gezüchtet. In der Volksmedizin gegen Schmerzen jeglicher Art, bei Fieber und Leberleiden (GRIEVE). Neuerdings auch in der Naturkosmetik.
Cananga odorata (Lam.) Hook f. et Thoms susp. *genuinia* (Cannonaceae)	Ylang Ylang	Malaiischer Archipel Philippinen Pazif.-Inseln N-Australien vor allem Komoren, Nossi-Bé bei Madagaskar	In Seifen und Kosmetika, vor allem für feine Parfüms.
Capsicum annuum L. *Capsicum frutescens* L. (Solanaceae)	Paprika, Spanischer Pfeffer (Engl. Podpepper) Tabasco-Paprika, Chili, Cayenne-Pfeffer (Engl. Cayenne pepper)	Tropisches Amerika. In vielen warmen europäischen Ländern kultiviert.	Als Gemüsepflanze. Als Gewürz. Die Inhaltsstoffe des Cayenne-Pfeffers und der Paprika (Capsaicinoide) reizen die Haut, veursachen ein Wärmegefühl. Anwendung: Innerlich bei Verdauungsschwäche, äußerlich zur Rheumabehandlung, bei Rippenfellentzündung, stumpfen Traumen, als Gurgelwasser. In der Kosmetik zu Haarwässern.

Allergene	Sensibilierungspotenz	Fallbeschreibungen	Testkonzentration	Kreuzreaktionen	Bemerkungen
Unbekannt. Sesquiterpenlaktone?	Unbekannt	Schleicher 1974 Howell 1946 (pos. Test) Grater 1975 (pos. Tests)	10% Vas. (Etherextrakt)	Mit vielen anderen Kompositenarten	Sesquiterpenlaktone mit potentieller Sensibilisierungsfähigkeit sind z.B. in *A. exilis*, Ell. u. *A. multiformis* Burgers ex. Br. et Brown gefunden worden (Seaman)
Unbekannt	Schwach. Die experimentelle Sensibilisierung ergab eine mR von 1,0 (OET, 10%, unveröff.)	Weber 1937	10% Vas. (Etherextrakt)	Mit vielen anderen Kompositen	Obwohl Kreuzreaktivitäten gegenüber anderen Kompositen bestehen, wurden bisher keine Sesquiterpenlaktone gefunden (Seaman)
Dehydrodiisoeugenol ist das Hauptallergen (Toyoda 1989) 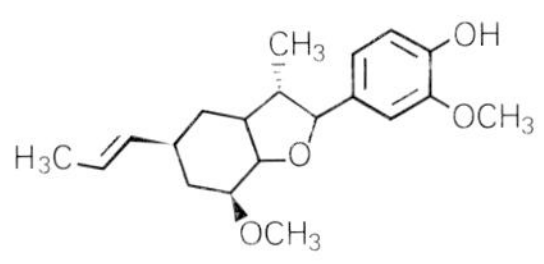 Auch Eugenol und Isoeugenol kommen in geringen Mengen vor (Sugawara 1984)	Stark (Toyoda 1989) (Watanabe 1985)	Kanerva 1995 Sugawara 1984, 1990 Mitchell 1988 Larsen 1996 Nakayama 1974	5% (Sugawara 1984) 10% (Larsen 1996)	Es werden *keine echten* Kreuzreaktionen beobachtet: Reaktionen auf andere Pflanzenöle sind auf *gemeinsame* Inhaltsstoffe (z.B. Eugenol, Isoeugenol, etc.) zurückzuführen	Wird mittels Wasserdampfdestillat aus den Blüten, die mit der Hand gepflückt werden, gewonnen. Man unterscheidet 4 Fraktionen, von denen „Extra" und „I" in Parfüms, „II" und „III" in Seifen eingesetzt wurden.
Capsaicin?	Unbekannt	Fisher 1970 Cleland 1931 Behl 1979	Rohmaterial Paprika direkt, Cayenne-Pfeffer 1%	Keine bekannt	Keine der zitierten Arbeiten weist eindeutig nach, daß es eine Kontaktallergie auf *Capsicum*-Arten gibt. Capsaicin verursacht ein Brennen auf der Haut und greift nachweislich an den Nervenendigungen an (Smith 1970). Ob es ein Kontaktallergen ist, bleibt fraglich.

Art, Familie	Name	Herkunft u. Verbreitung	Verwendung
Carum carvi L. (Apiaceae = Umbelliferae)	Echter Kümmel (Engl. Caraway)	Europa, Sibirien, Vorder- und Mittelasien, Nordwestafrika. In Nordamerika eingebürgert. In den Niederlanden, Osteuropa und Nordafrika angebaut.	Als Gewürz. Offizinell sind die Früchte und das etherische Öl. Als Karminativum, in Seife, Zahnpasta (HEGYI 1976); in der Likörindustrie. Übersicht bei HAHN (1983).
Chimaphila umbellata (L.) Barton (Pyrolaceae)	Winterlieb (Engl. Wintergreen, Pipsissewa)	Nord-, Mittel-, Osteuropa, Asien, Nordamerika.	Dem Winterlieb werden tonische, adstringierende und antiseptische Wirkungen besonders im Zusammenhang mit Harnwegsinfekten zugeschrieben. In der Volksmedizin bei Gonorrhoe und Diabetes. Äußerlich bei Wunden.
Commiphora molmol (Engl.) (Burseraceae)	Myrrhe, Myrrhenbaum	Offizinell ist die Myrrhentinktur. Somalia, Südarabien, Nordäthiopien	Aufgrund der adstringierenden, desinfizierenden, desodorierenden und granulationsfördernden Wirkung bei Stomatitis, Gingivitis, Zahnfleischblutungen, Entzündungen im Mund- u. Rachenbereich; in Salben, Dragees; als Räuchermittel bei kultischen Handlungen („Weihrauch u. Myrrhe"), in der Parfümindustrie.
Conyza canadensis (L.) Cronq. (= *Erigeron canadensis* L.) (Asteraceae = Compositae)	Kanadisches Berufskraut (Engl. Flea bane)	Heimisch in Nordamerika, als Wildkraut in ganz Europa verbreitet.	Als Tropfen bei Diarrhoe, Nierenentzündungen, Diabetes und Bronchitis sowie bei Uterusblutungen, Ruhr, Wassersucht und Tumoren.
Coriandrum sativum L. (Apiaceae = Umbelliferae)	Garten-Koriander (Engl. Coriander)	Mittelmeergebiet, Nordafrika, Vorderasien. In Mitteleuropa, Ostasien und der UdSSR angebaut.	Seit etwa 3000 Jahren als Gewürz verwendet. Auch in der Likörindustrie. In Kombinationspräparaten bei Blähungen, Magendruck, Völlegefühl, Dyspepsie. Gelegentlich als Zierpflanze.
Cortusa matthioli L. (Primulaceae)	Alpen-Heilglöckchen	Hochgebirge Eurasiens	Gelegentlich als Zierpflanze

Allergene	Sensibilierungspotenz	Fallbeschreibungen	Testkonzentration	Kreuzreaktionen	Bemerkungen
Sehr wahrscheinlich das D-Carvon (HAUSEN 1986) 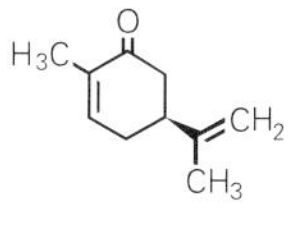	Die experimentelle Sensibilisierung ergab eine mR von 1,25 (D-Carvon) FCAT, 10%, unveröff.); OPDYKE (1973) gelang die Sensibilisierung an 25 Freiwilligen mit Kümmelöl nicht.	HEGYI 1976 ZÜNDEL 1936 (30 von 146 Pat.)	D-Carvon 1% Vas.	Keine Kreuzreaktion mit L-Carvon	D-Carvon ist ein stärkerer Sensibilisator als sein Enantiomer L-Carvon (HAUSEN 1986)
Chimaphilin = 2,7-Dimethylnaphthochinon 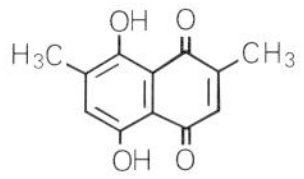	Unbekannt (für den Gesamtextrakt). Chimaphilin: mittelstark, mR = 1,9 (FCAT, 0,003 molar, (HAUSEN u. SCHIEDERMAIR, Cont.Derm. 1988	WHITE 1887 MCCORD 1962 MASSEY 1941 WEBER 1931 BEHL 1979 SCHWARTZ 1957	Chimaphilin: 10% Vas.	Wahrscheinlich mit anderen verwandten Chinonen	Obwohl auch äußerlich angewandt, erstaunt die geringe Anzahl von Fallbeobachtungen
möglicherweise Commiferin, ein Sesquiterpenlakton. (MINCIONE 1972) 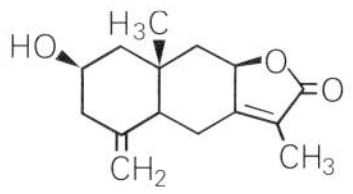	Unbekannt	LI 1994 LEE 1991 2 eigene Fälle durch Myrrhetinktur (unveröff.)	10%	keine beschrieben	Neben der echten Myrrhe (*C. molmol*) zählen auch *C. playfairii*, *C. abyssinica* und andere *Comiphora*-Arten zu den Myrrheproduz. Auf das interessante Buch von MARTINETZ über Myrrhe und Weihrauch (1989) sei hingewiesen
Unbekannt	Unbekannt. Sehr wahrscheinlich schwach	Erwähnt von MASSEY, LOVELL, MUENSCHER, BEHL, CONNOR, MACCORD und WHITE	10% Kurzetherextrakt in Vas.	Gelegentlich bei Kompositenallergikern	Die meisten Fallbeschreibungen berichten über irritative Kontaktdermatitiden
Unbekannt. Möglicherweise Linalool (88), das 60–70% des etherischen Öls ausmacht	Unbekannt	LOVEMAN 1938 SINHA 1977 (pos. Tests)	10% des eth. Öls in Vas.	Nicht bekannt	Ferner im eth. Öl enthalten: Borneol, Kampfer, Geraniol, Citronellol, Linalylacetat (ZIEGLER)
Unbekannte aromatische Verbindung, im Epikutantest: +++ (unveröff.)	Mittelstark. mR = 1,2 (OET, 10%, unveröff.)	NESTLER 1912 KLEIN 1929	10% Vas. (Etherextrakt)	Nicht bekannt	Das Alpen-Heilglöckchen war früher eine beliebte Zimmerpflanze

Art, Familie	Name	Herkunft u. Verbreitung	Verwendung
Cosmos bipinnatus Cav. (Asteraceae = Compositae)	Schmuckkörbchen, Kosmee (Engl. Cosmos, Cosmea)	Mexiko, südl. Nordamerika.	Als Zierpflanze in Gärten angebaut.
Cyclamen persicum Miller (Primulaceae)	Persien-Alpenveilchen	Wild in Südwestasien und der Ägäis.	Als Zierpflanze sehr weit verbreitet.
Cymbopogon citratus (DC.) Stapf, + *C. winterianus* Jowitt + *C. flexuosus* Stapf (Poaceae = Gramineae)	Zitronellgras, Lemongras, Malabargras	Ostindien, Westindien, Java, Madagaskar, Brasilien, Guatemala; kultiviert auf Jamaika, den Seychellen, Haiti.	Das Öl wird als Geschmacks- und Geruchskorrigens benutzt. In der Medizin als Rubefaciens, in der Volksmedizin innerlich angewandt. In der Parfümerie: Toilettenartikel, Seifen, Abwaschmittel (Richtung: „frisch“, „grün“) Lemongras enthält bis zu 75% Citral. Citral weist anitmikrobielle Wirkung auf (STEVENS). Zur Gewinnung von Geraniol, Herstellung von künstl. Veilchenöl. Auf den Philippinen zum Färben von Wein, für Saucen und als Gewürz. Abkochung der Wurzeln gegen Zahnschmerzen.
Doronicum orientale Hoffm. (= *D. caucasicum* M. Bieb.) (Asteraceae = Compositae)	Kaukasus-Gemswurz	Südosteuropa, Südwestasien	Als Volksheilmittel ähnlich wie Arnika. Als Zierpflanze in Gärten.
Drosera rotundifolia L. (Droseraceae) *Drosera ramentacea* Burch. ex Harvey et Sonder	Rundblatt-Sonnentau (Engl. sundew) Kap-Sonnentau	Europa, Nordasien, Nordamerika Südafrika	Innerlich als Diureticum und Spasmolyticum bei Bronchitis, Keuchhusten, Leberleiden, Arteriosklerose. Äußerlich bei Warzen, Sommersprossen, Hühneraugen.

Allergene	Sensibilierungspotenz	Fallbeschreibungen	Testkonzentration	Kreuzreaktionen	Bemerkungen
Sulfuretin 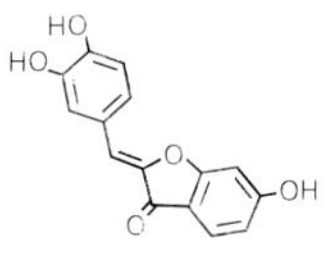	Die experimentalle Sensibilisierung mit Sulfuretin ergab eine mR von 1,9 (FCAT, 1%, Cont. Derm.: 17: 323, 1987	BECKER 1959	Kurzetherextrakt: 10% in Vas. Sulfuretin: 1% Vas.	Keine bekannt	Sulfuretin liegt in der Pflanze glykosidisch vor als Sulfurenin. Größere Mengen findet man in *Cosmos sulphureus* Cav. (FARKAS, HATTORI 1956)
Unbekannt. Sicher kein Chinon (Eig. Untersuchungen)	STPÜMPKE 1932 gelang die experim. Sensibilisierung nicht; in eig. Versuchen auch nicht; mR = 0,0 (unveröff.)	BIBERSTEIN 1926 CHITTENDEN 1931 AGRUP 1969 (pos. Tests)	10%, Kurzetherextrakt	Keine bekannt	Die beschriebenen Kontaktdermatitiden waren höchstwahrscheinlich rein irritativ
Citral (**16**) Citronellal (**59**)	Experimen. Sensibilisierung mit Citral mR = 0,7 bis 1,1 (OET, 5%, THELEN, RICKERT, SCHULZ, unveröff.) OPDYKE gelang die Sensibilisierung an 25 Freiwilligen mit 4–8%; SUSKIND 1976 experim. am Tier mit 1%	MENDELSOHN 1944, 1946 KEIL 1947 LANE 1922	Citral 1% Vas. Citronellöl 10% Vas.	Keine bekannt	Citral ist ab 5% stark hautreizend (OPDYKE). Citral kommt auch in *Litsea citrata* Blume (90%) + *L. cubeba* (Lour.) Pers. (70%) vor (siehe auch *Cinnamomum*)
Unbekannt. Dünnschichtchromatographisch lassen sich mehrere STL nachweisen (unveröff.)	Schwach. Die experim. Sensibilisierung ergab eine mR von 0,75–0,9 (OET, 10% unveröff.)	1 Fall (Gesicht, Arme, Hände) Photoallergische Reaktion (Dr. D. STORMER, Hoyerswerda; unveröff.)	10% Kurzetherextrakt in Vas.	Nicht beobachtet	Die verwandte Art *D. pardalianches* L. (Engl. Leopard's bane) wird in der älteren Literatur häufiger als hautreizend erwähnt, z.B. WORSLEY 1898
Plumbagin und Droseron 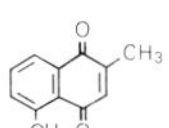 *Plumbagin* 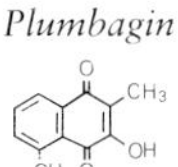 *Droseron*	Sehr schwach. Beide Chinone sind stark hautreizend aber nur äußerst schwach allergen wirksam (BUSKE, HALWASS, SCHULZ unveröff.)	In der Literatur wird gelegentlich auf die hautreizende Wirkung hingewiesen (WHITE 1887, BRETIN 1909, BEHL 1979)	Plumbagin und Droseron 0,1% in Vas.	Nicht bekannt	Neben der blasenziehenden hat Plumbagin auch eine spasmolytische und fungizide Wirkung (BEZANGER, MASUKO)

Art, Familie	Name	Herkunft u. Verbreitung	Verwendung
Eupatorium cannabinum L. (Asteraceae = Compositae)	Gewöhnl. Wasserdost (Engl. Hemp agrimony)	Europa, West- u. Mittelasien, Nordwestafrika.	In der Volksmedizin bei Leber- und Gallenleiden, zur Wundbehandlung, gegen Hautausschläge. Als mildes Abführmittel, bei Fieber und Bronchitis.
Humea elegans Sm. (Compositae)	Elegante Humea	2-jährige Pflanze Blütezeit = VI–XI Geruch nach Weihrauch, In Botanischen Gärten	Von Hobbygärtnern als Zierpflanze gezogen
Humulus lupulus L. (Cannabaceae)	Gewöhnl. Hopfen (Engl. Hop)	Europa, Nord- u. Mittelasien, Nordamerika. In Australien eingebürgert.	Als Amarum, Sedativum, Aromatikum und Diuretikum bei klimakterischen Beschwerden. Als Beruhigungs- und Schlafmittel. In der Volksmedizin bei Wunden, Geschwüren, Magenbeschwerden. In der Bierbrauerei.
Hyacinthus orientalis L. (Liliaceae)	Garten-Hyazinthe (Engl. Hyacinth)	Östliches Mittelmeergebiet. In den Niederlanden und Frankreich kultiviert.	Als Zierpflanze weit verbreitet. Das Öl wird gelegentlich in der Parfümerie eingesetzt. Die Samen bei Harnbeschwerden.
Inula viscosa (L.) Aiton (= *Dittrichia viscosa*) (L.) W. Greuter (Asteraceae = Compositae)	Klebriger Alant	Mittelmeergebiet	Bei Harnleiden, Tumoren, zu Bädern. Gute antipyretische Wirkung. Im Mittelmeergebiet sehr weit verbreitetes Wildkraut.

Allergene	Sensibilierungspotenz	Fallbeschreibungen	Testkonzentration	Kreuzreaktionen	Bemerkungen
Wahrscheinlich das STL Eupatoriopicrin	Schwach. Die experiment. Sensibilisierung ergab eine mR von 0,9 (OET, 10%, unveröff.) Eupatoriopicrin mR = 0,75 (mod. FCA Test, 0,1 %) (unveröff.)	Erwähnt von GESSNER 1974	10% in Vaseline (Kurzetherextrakt) Eupatoriopicrin 1% in Vas.	Gelegentlich bei Kompositenallergikern	Auch die verwandte Art. *E. perfoliatum* L. wird bei Gastritis und Reizblase eingesetzt
Unbekannt. Möglicherweise ein Polyacetylen	Unbekannt	HEARNDEN 1902 CRONIN 1968 ROOK 1970	direkt (Blatt)	keine beschrieben	Von BOHLMANN wurde das Polyacetylen $H_3C\equiv_5=$ gefunden (unveröff.)
Unbekannt. Humulon, Lupulon?	Mittelstark. Die experim. Sensibili. ergab eine mR von 1,2 (FCAT, 10%, unveröff.)	Eine große Zahl von Fallbeschreibungen liegt vor: „Hopfenpflückerdermatitis" z.B. BACHAN 1834 (Erstbeschreibung), COOKSON 1953) (Übersicht), JIRASEK 1960 (31 Fälle), RAITH 1984 (Testergebnisse)	Kurzetherextrakt 10% Vaseline	Nicht beschrieben	In 1. Linie irritative Kontaktdermatitiden. Humulon gelegentlich im Epikutantest positiv (RAITH 1984)
Unbekannt. Möglicherweise Bestandteile des Hyacinthen-Blütenöls (z.B. Benzylbenzoat, Benzylalkohol, Zimtalkohol)	Unbekannt	HJORTH 1968 HURIEZ 1972 JOHNSON 1935 LAPIERE 1956 VAN DER WERFF 1959	Saft 1 : 10 verdünnt	Mit anderen Arten aus der Familie der Liliengewächse?	Die Literatur verzeichnet eine große Zahl von Arbeiten über Kontaktdermatitiden. Diese waren sicher zum größten Teil irritativ. Ursache: Ca-Oxalat-Kristalle. Einige der linkszitierten Arbeiten weisen jedoch auf eine allergische Komponente hin
Unbekannt. Sehr wahrscheinlich die STL Inuviscolid u. α-Desacetoxyxanthimin (BOHLMANN 1977)	Unbekannt. Wahrscheinlich stark	J. PINEDO et al. Cont. Derm. 17 : 322 (1987) 2 Fälle mit ++++-Reaktionen	Sesquiterpenlaktone 0,1% Vas.	Starke Kreuzreaktionen auf Iso- und Alantolakton (J. Pinedo)	Obwohl nah mit dem Alant verwandt, konnten die STL aus dem Alant nicht nachgewiesen werden. Stark hautreizend!

Art, Familie	Name	Herkunft u. Verbreitung	Verwendung
Levisticum officinale Koch (Asteraceae = Umbelliferae)	Liebstöckel, Maggikraut, (Engl. Lovage)	Aus Südwestasien (Iran) stammend heute in Europa und Nordamerika kultiviert, auch verwildert.	Die Wurzeldroge wird als schleimlösendes, schweißtreibendes, krampfstillendes und nervenanregendes Mittel in der Volksmedizin eingesetzt. Als Gewürz, in Magenschnäpsen, Kräuter- und Bitterlikören.
Liatris spicata (L.) Willd. (Asteraceae = Compositae)	Ähren-Prachtscharte (Engl. Blazing star)	Im Osten der USA beheimatet. Von dort nach Europa gebracht.	Als Zierpflanze in Gärten und als Schnittblume. Die Wurzel gelegentlich als Diureticum und Antigonorrhoicum.
Matricaria perforata Mérat (= *Matricaria inodora* L.) (Asteraceae = Compositae)	Geruchlose Kamille (Engl. Scentless mayweed)	Europa, Kaukasus, Westasien.	In der Volksmedizin als Diuretikum, zur Blutreinigung und bei Diarrhoe (Grieve).
Melissa officinalis L. (Lamiaceae)	Zitronen-Melisse (Engl. Balm-mint)	Südeuropa, Südwestasien. Als Arzneipflanze und Bienenfutter vielfach kultiviert.	Schweißtreibend, krampfstillend, nervenberuhigend, kräftigend: meist als Tee bei Magenleiden, Nervosität, Migräne, Bronchialkatarrh. Wässrige Auszüge haben eine virustatische Wirkung bei Herpes simplex.
Myosotis spp. (Boraginaceae)	Vergißmeinnicht (Engl. Forget-me-not)	Nördliche Hemisphäre	*M. stricta* Link ex Roemer et Schultes (= *M. micrantha* Acut). wird in der Homöopathie bei Bronchialleiden verwendet. *M. arvensis* (L.) Hill bei Augenleiden, *M. sylvatica* Hoffm., *M. scorpioides* L. em.Hill und Hybriden als Zierpflanzen.
Myristica fragans Houtt. (Myristicaceae)	Muskatnußbaum (Engl. Nutmeg, Mace)	Molukken. In den Tropen angebaut.	Verwendet werden Muskatnuß und Muskatblüte. Als Gewürz, in der Parfümerie. In der Medizin als Nervenmittel, bei Kopfschmerzen, Dysmenorrhoen, Schwangerschaftserbrechen, Koliken, Gastritis, Sodbrennen, Nieren- u. Blasenblutungen. Als Aphrodisiakum. Äußerlich: als Rubefaciens (Salbe, Balsam, Pflaster)

Allergene	Sensibilierungspotenz	Fallbeschreibungen	Testkonzentration	Kreuzreaktionen	Bemerkungen
Unbekannt	Unbekannt	CALNAN, 1969 (1 Fall)	10% des ether. Öls	Keine bekannt	Schon bei den Römern als Küchengewürz verwendet. Enthält die phototox. Verbindungen Psoralen + Bergapten
Unbekannt. Wahrscheinlich STL vom Guaianolidtyp (HERZ 1975)	Unbekannt	GÖRZ 1985	STL 0,1% Vas.	Mit verschiedenen anderen Kompositen (GÖRZ 1985)	Spicatin, eines der Haupt-STL der Prachtscharte weist neben der Methylengruppe am Laktonring zusätzlich noch eine Epoxygruppe auf
Unbekannt	Schwach. Die experim. Sensibilisierung ergab eine mR von 0,9 (OET), 10%, unveröff.)	KOCSIS 1962	10% Vas. (Etherextrakt)	Gelegentlich sieht man bei Kompositenallergikern eine Reaktion auf Geruchlose Kamille	Sesquiterpenlaktone bisher nicht nachgewiesen (SEAMAN)
Unbekannt	Schwach. Der wässrige Auszug, der als Virustatikum eingesetzt wird, ergab eine mR von 0,5 (FCAT, 10%; HAUSEN et al. 1986)	Bisher keine Fallbeschreibungen bekannt	10% Vas. oder direkte Applikation d. Pflanze	Keine bekannt	Auch der als Virustatikum eingesetzte Extrakt hat bisher keine Sensibilisierung hervorgerufen
Zwei Chinone unbekannter Struktur in *M. scorpioides* (unveröff.)	Schwach, mR = 0,5 (OET, 10%; Chinone positiv, unveröff.)	Es wird von Floristen immer wieder behauptet, daß Vergißmeinnicht allergische Reaktionen hervorrufen würden. Epikutantests in einem eig. Fall = Ø; Tests mit Pflanzenmaterial direkt: irritativ	10% Etherextrakt	Keine bekannt	Die Pflanze verursacht gelegentlich eine Hautreizung (Eigene Beobacht.)
Unbekannt. Das etherische Öl enthält Eugenol, Isoeugenol, Methoxyeugenol	Unbekannt	FISHER 1970 (Bäder, Seife) VAN JOOST 1980	Nuß- und Blütenextrakt 1% Vas.	Nicht bekannt	Die Amphetamine der Muskatnuß sind doppelt so stark wirksam wie Muskalin. Myristicin als Allergen sicher nicht involviert

Art, Familie	Name	Herkunft u. Verbreitung	Verwendung
Nicotiana tabacum L. (Solanaceae)	Virginischer Tabak (Engl. Tobacco)	In Südamerika (Nordwestargentinien?) heimisch. Überall in der warmen und gemäßigten Zone angebaut.	Als Genußmittel. Nicotin in Pflanzenschutzmitteln, früher in Klistieren bei Verstopfung. In der Homoöpathie bei Neuralgien, Gastritis. In China auch als Wurmmittel. In der Veterinärmedizin bei Räude. Tabakaufgüsse dienen zur Vertilgung von Ungeziefer im Garten, an Zimmerpflanzen u. bei Haustieren (MAR).
Papaver somniferum L. (Papaveraceae)	Schlaf-Mohn, Garten-Mohn (Engl. Poppy)	Vielleicht aus dem westlichen Mittelmeergebiet stammend. Weltweit angebaut.	Verwendet wird der Milchsaft der Fruchtkapseln und die daraus isolierten Opiumalkaloide: Morphin, Codein, Thebain, Papaverin etc. als Stopfmittel, Narkotikum, Analgetikum, Spasmolytikum. Äußerliche Anwendung selten.
Pimpinella anisum L. (= *Anisum vulgare* Gärtner) (Apiaceae = Umbelliferae)	Anis (Engl. Anise)	Heimat wahrscheinlich Asien. Im Mittelmeergebiet, vor allem Spanien, Italien, Frankreich, Griechenland sowie in der UdSSR angebaut.	Als Gewürz. Das Öl hat spasmolytische, expektorierende, sekretionsfördernde und karminative Eigenschaften. Verwendung in Süß- und Backwaren, in der Likörindustrie (Anisette, Anislikör), als Geruchs- und Geschmackskorrigens, in Seifen, Cremes, Lotionen, Parfum. Äußerlich gegen Krätze u. Läuse. Das Anisöl enthält bis zu 95% Anethol, überwiegend als trans-Anethol.
Plumbago europaea L. *Plumbago auriculata* Lam. (= *P. capensis* Thumb.) (Plumbaginaceae)	Bleiwurz Kap-Bleiwurz (Engl. Leadwort)	Südeuropa, Kaukasus, Südafrika, Vorder-Asien (Kapland)	Früher als blasenziehendes Mittel. In der Volksmedizin bei Epilepsie. Äußerlich gegen Warzen; bei Schwarzwasserfieber, als Emeticum.
Pogostemon cablin (Blanco) Benth. Syn = *P. patchouli* (Lamiaceae)	Patschuli	Philippinen, in Indonesien in Kultur Blütezeit: VII–IX	In Parfüms mit orientaliscehr und Fougère-Note

Allergene	Sensibilierungspotenz	Fallbeschreibungen	Testkonzentration	Kreuzreaktionen	Bemerkungen
Unbekannt	Unbekannt	LOVELL 1985 POPESCU 1964 KARRENBERG 1928 VERO 1941 STAUFFER 1929 (Blätter), SAMITZ 1949 CALNAN 1957 CHANIAL 1970	Tabakblatt oder Tabak, direkt	Nicht bekannt	Nicotin ist hochgiftig, aber als Allergen nicht relevant. Allergische Kontaktdermatitiden sind sowohl auf rohen als auch auf fermentierten Tabak bekannt
Morphin, Heroin, Codein, Dionin, Dihydrocodein 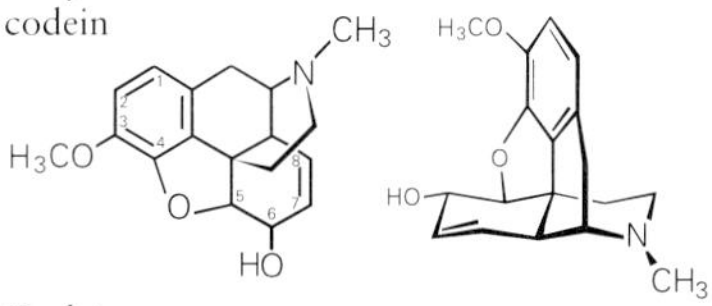 *Codein*	Unbekannt	MORAN 1981 DORE 1944 HELLER 1931 JORDON 1939 VOORHORST 1980	Alkaloide 1% Vas.	Keine Kreuzreaktion mit Chinin u. Chinidin	Nach VOORHORST wirken die Alkaloide nur dann als Kontaktallergen, wenn die OH-Gruppe in Position 6 äquatorial an den Cyclohexanring des Phenanthrens gebunden ist
Anethol? 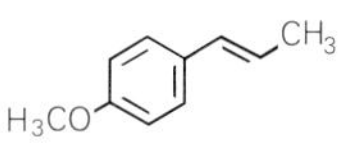 *Anethol*	Unbekannt. OPDYKE (1973) konnte weder mit dem Öl noch mit Anethol eine Sensibilisierung induzieren	HJORTH 1967 (Zahnpasta) LOVEMAN 1938 (Zahnpasta, Mundwasser)	Anisöl 2% Anethol 1%	Nicht bekannt	Anis wird oft verfälscht oder verwechselt mit Sternanis (*Illicium verum* Hooker f.), der ebenfalls Anethol enthält und sensibilisieren kann (RUDZKI 1976)
Plumbagin 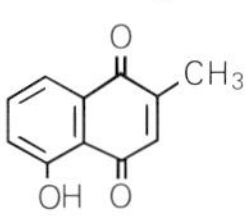 *Plumbagin*	Schwach. mR = 0,4 (OET, 0,02% Plumbagin, HALLWASS u. SCHULZ, unveröff.)	MORTON 1971 BERNHARD-SMITH 1923 HISAR 1954	Plumbagin 0,02% in Vas.	Möglicherweise mit anderen Chinonen	Plumbagin ist ein stark hautreizender Stoff. Seine allergene Wirkung ist nur von untergeordneter Bedeutung
Unbekannt. Enthält Zimtaldehyd	Unbekannt	NAKAYAMA 1974 HAUSEN 1991	10% DEP	Keine beschrieben	Weltweite Produktion: ca. 30 Tonnen pro Jahr

Art, Familie	Name	Herkunft u. Verbreitung	Verwendung
Raphanus sativus L. (Brassicaceae)	Rettich, Radieschen (Engl. Radish)	Herkunft unklar	Als Gemüsepflanze weit verbreitet.
Rosmarinus officinalis L. (Lamiaceae)	Rosmarin (Engl. Rosemary)	Mittelmeergebiet. In England und anderen Längern auch kultiviert.	Als Gewürz. In der Medizin als Choleretícum, Stomachicum, Spasmolyticum, Carminativum. Mißbräuchlich als Abortivum. In Bädern. In der Volksmedizin bei Wunden, Ekzemen, als Insektenvertilgungsmittel. In der Likörindustrie (z.B. Benediktiner). In der Natur-Kosmetik. Äußerlich wegen der hautreizenden Eigenschaften in Reizbädern, bei Rheumatismus, Distorsionen, Nervenentzündungen, Kreislaufschwäche, Hypotonie.
Salvia officinalis L. (Lamiaceae)	Echter Salbei, Gartensalbei (Engl. Sage)	Spanien, Südfrankreich, Westbalkan. In Mitteleuropa und Nordamerika kultiviert und z.T. verwildert.	Als Gewürz. In der Parfümerie. Als schweißhemmendes Mittel (in Teeform), bei Magen-, Darm-, Leber- und Gallenerkrankungen. Äußerlich bei Ulcus cruris (Salbe, Tinktur). Bei Erkältungskrankheiten zum Spülen, Gurgeln, Pinseln, bei Entzündungen der Mundhöhle und des Zahnfleisches. Auch wirksam gegen Insektenstiche (MAR)
Schefflera arboricola (Hayata) Merrill (Araliaceae)	Schefflera, Lackblatt (Engl. Umbrella tree)	Tropische und subtropische Gebiete. In Europa als Zimmerpflanze kultiviert.	Als Zimmerpflanze.

Allergene	Sensibilierungspotenz	Fallbeschreibungen	Testkonzentration	Kreuzreaktionen	Bemerkungen
Unbekannt Wahrscheinlich Allyl- und Benzylisothiocyanat 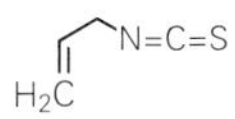 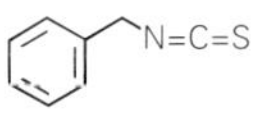	Unbekannt	Mitchell 1974 Volk 1931 Behl 1979	Allylisothiocyanat: 0,05%; Benzylisothiocyanat 0,1% in Vas.	Keine Kreuzreaktion auf Phenylisothiocyanat	Allyl-, Benzyl- und Phenylisothiocyanat sind hochgradig irritative Verbindungen (Mitchell 1974, Gaul 1964), die in der Pflanze glykosidisch gebunden vorliegen (Kjaer 1960). Nur bei Einhaltung der angegebenen ausreichend hohen Verdünnung eignen sie sich für den Nachweis einer evtl. vorliegenden Kontaktallergie
Carnesol 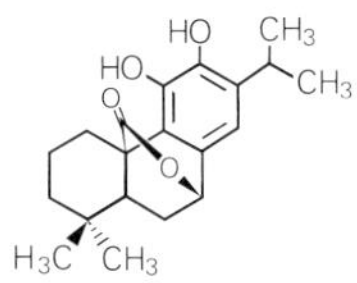	Unbekannt	In 2 Fällen eine Stirndermatitis beobachtet: Öl 0,5% pos., Menthol 1% pos. Auch Foussereau 1970: mehrere Fälle, Rudzki 1986: 3x pos. Epikutantests Hjorther 1997 (1 Fall)	Etherisches Öl: 1% bis 5 %, Menthol u.a. Terpene 1% Carnosol 1%	Nicht beobachtet	Im Vordergrund steht die hautreizende Wirkung. Ursache: die Verbindungen Cineol, Borneol, Bornylacetat, Kampfer und α-Pinen des eth. Öls. Carnesol ist ein Kontaktallergen (Hjorther 1997)
Unbekannt. Vermutlich Terpene des etherischen Öls	Unbekannt	Urbach 1931 (2 Fälle, Stomatitis), Gutman 1968: 1 Fall durch Muskateller-Salbei *S. sclarea* L.	Pflanze direkt, 10% des Etherextrakts, Eth. Öl 5%	Keine bekannt	Die antihidrotische Wirkung wird dem Cineol, Thujon und Carnesol zugeschrieben
Falcarinol (70) Hansen 1986 c)	Unbekannt	Calnan 1981, Hammershøy 1981, Mitchel 1981, Hansen 1986 a und 1986 b	0,2% Falcarinol in Vas. (Hansen 1986 a)	Keine echten Kreuzreaktionen auf *Hedera*- und *Brassaia*-Arten, da gleiches Allergen	Falcarinol kommt auch in Ginseng, Efeu, *Falcaria* und Karotte vor (Hansen 1986 c)

Art, Familie	Name	Herkunft u. Verbreitung	Verwendung
Sesamum indicum L. (Pedaliaceae)	Sesam (Engl. Sesame)	Wahrscheinlich aus Südostasien stammend. Seit dem Altertum in allen tropischen und subtropischen Gebieten angebaut. Eine der ältesten kultivierten Ölpflanzen.	1. Samenöl (Sesamöl). In der Medizin gelegentlich noch als Emagogum, äußerlich bei Geschwüren, Verbrennung. Als Tonicum, Diureticum, Antirheumaticum und Insektizid. Öl: in Kosmetika, Badezusätzen, Lippenstiften, Pflastern, Linimenten, Umschlägen, Seifen. Als Lösungs- und Dispergiermittel, Kochöl, im Salat. Hauptverwendung: als Nahrungsmittel: 2. Samenschrot und Öl in Süßwaren (z.B. Halva), Margarine, Tierfutter, Brot, Brötchen, Düngemittel. 3. Sesamkörner: in Plätzchen, Knabbergebäck, Vogelfutter, in Gewürzmischungen, Chips, Waffeln, Brezeln („burgers").
Sparmannia africana L. (Tiliaceae)	Zimmerlinde (Engl. African hemp)	Südafrika	Als Zimmerpflanze früher weit verbreitet.
Styrax tonkinensis (Pierre) Craib. ex Hartwich	Benzoëtinktur, Benzoin, Siam-Benzoin	Hinterindien, in 1200–1500 m Höhe, Balsam aus dem Stamm (nach Einschnitt)	Antiphlogistische, desinfizierende und expektorische Wirkung; bei Ekzemen, Dermatomykosen; früher bei Fissuren und Ulzera, Pityriasis. Innerlich: Erkrankungen der Atmungsorgane; auch zur Konservierung von Fetten, als Fixateur in der Parfümindustrie

Allergene	Sensibilierungspotenz	Fallbeschreibungen	Testkonzentration	Kreuzreaktionen	Bemerkungen
Sesamin und Sesamolin 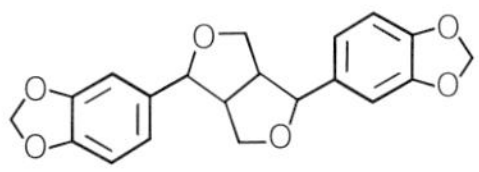 *Sesamin (p)* 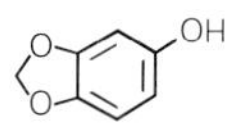 *Sesamol (p)* 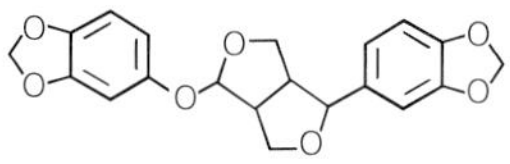 *Sesamolin (p)*	Unbekannt	MALTEN 1972, VAN DIJK 1972, 1973, NEERING 1975 (8/13 pos. auf Sesamol), KUBO 1986, SUZUKI 1941 (Erstbeschreib.)	10% Sesamöl in Öl	Keine bekannt	Die Allergene befinden sich im unverseifbaren Anteil des Sesamöls. Vor allem bei Ulcus cruris-Patienten, die mit Zinksalbe behandelt werden: Juckreiz, Brennen, Dermatitis. Ersatz des Sesamöls durch Erdnußöl bringt wesentliche Besserung (VAN DIJK). Nach HAYAKAWA et al. (1987) ist Sesamol nich in Sesamöl nachweisbar
Unbekannt	Unbekannt	KLETETSCHKA 1934 KUSKE 1958 SCHULTZE 1940	Ausgepreßter Saft 1 : 10 verdünnt	Nicht beschrieben	Die direkte Applikation der Blätter führt zu irritativen Reaktionen. Bei den drei zitierten Fallbeschreibungen ist nur die von KLETETSCHKA als relativ gesicherte allergische Reaktion anzusprechen, da anamnestisch ein Zusammenhang bestand und die Kontrollen negativ ausfielen
Coniferylbenzoat 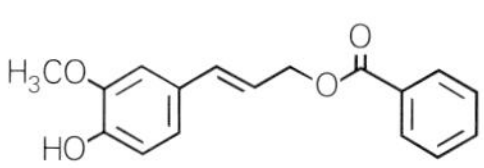	Coniferylbenzoat: stark (HAUSEN u. SIM. 1995)	früher so häufig, daß die Tinktur über Jahre in der Standardreihe getestet wurde (KUHLWEIN 1982)	10% Alk.	Perubalsam Vanille Mastix Arningsche Tinktur	Coniferylbenzoat: 60–70%. Heute kaum noch von Bedeutung: nur noch 3 Präparate in der Stoffliste verzeichnet. Zur früheren Häufigkeit siehe: Standardwerke von CRONIN, FISHER

Art, Familie	Name	Herkunft u. Verbreitung	Verwendung
Thymus vulgaris L. (Lamiaceae)	Echter Thymian, Gartenthymian (Engl. Thyme)	Im westlichen Mittelmeergebiet heimisch. In Mitteleuropa kultiviert. In Pakistan, Indien, Amerika zur Ölgewinnung angebaut.	Das etherische Öl wird als Küchengewürz verwendet, sowie in Likören und in der Parfümerie, Toilettenartikeln z.B. in Seifen, Badezusätzen, Deodorantien, Fußpflegemitteln. Hilft bei Milben. In der Volksmedizin bei Husten, Asthma, Gastritis, Blähungen, Magen-Darmstörungen. Auch in Zahnpasten, Mundwässern. Äußerlich zu Umschlägen; in Bädern, als Hautreizmitteln in Salben, aber auch als juckreizstillendes Mittel. Die antibakterielle Wirkung gegenüber verschiedenen Mikroben ist nachgewiesen (PATAKOVA 1974), verantwortlich ist das Thymol (Übersicht, HAHN 1983)
Xanthium spinosum L. (Asteraceae = Compositae)	Dornige Spitzklette (Engl. Spiny cocklebur)	Aus Südamerika stammend. Weltweit in subtropischen und gemäßigten Zonen verbreitet	Als Diureticum, bei Diarrhoe, Cholera, Malaria, Tollwut. In der Volksheilkunde bei Diabetes. In der Homoöpathie. Verwendet werden die krautigen Blätter.
Zingiber officinale Roscoe (Zingiberaceae)	Ingwer (Engl. Ginger)	Heimat unbekannt. Möglicherweise Bismarck-Archipel oder Molukken. In tropischen Gebieten kultiviert (z.B. Jamaika, Mexiko, Brasilien, Indien, Japan, China, Malaya).	Verwendet wird die Wurzel. Als Aromaticum, Aperitivum, Stimulans, Expectorans, Geruchs- und Geschmackskorrigens, in Mund- und Gurgelwässern, Zahntinkturen. Als Küchengewürz, in der Bäckerei, Konditorei, Likörindustrie. In England für Bier. Als kandierte Frucht in Süßigkeiten. Gelegentlich in der Parfümerie.

Allergene	Sensibilierungspotenz	Fallbeschreibungen	Testkonzentration	Kreuzreaktionen	Bemerkungen
Thymol, Carvacrol 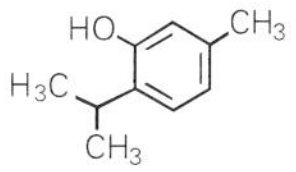 *Thymol (b)* 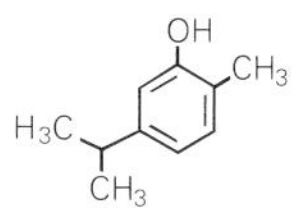 *Carvacrol (p)*	Unbekannt. Sensibilisierungsversuche von OPDYKE 1974 blieben negativ	HANSEN 1939 SONNECK 1956 BEINHAUER 1940 (alle durch Thymol). FOUSSEREAU 1970: durch Thymianöl	Thymol 1% Vas.	Keine bekannt	Allergie sehr selten. Ursache: Thymol. Carvacrol tritt als Allergen fast nie in Erscheinung.
Wahrscheinlich STL vom Xanthanolid-Typ	Unbekannt	ROWE 1939	STL 0,1% Vas.	Keine bekannt	STL aus der Spitzklette *X. strumarium L.* sind nah verwandt (SEAMAN)
Unbekannt	Unbekannt. Versuche an Freiwilligen mit dem Öl verliefen negativ (OPDYKE 1974)	BEHL 1979 SINHA 1977 (pos. Tests) HJORTH 1961	Ether, Ingweröl 10% in Vas.	Keine bekannt	Ingwer enthält Gingerol, Geraniol, Zingeron, Zingiberol u.a. Verbindungen, die möglicherweise als Kontaktallergene infrage kommen

Literatur zu Kapitel 5: Arten mit geringer Sensibilisierungspotenz

AGRUP G.: Acta derm-venereol. 49, Suppl. 61: 56 (1969)
ARNOLD H. L.: The poisonous plants of Hawaii. Tongg Publ.Co, Honolulu 1944
BADHAM J.: London Med.Gaz 1824, S. 112
BECKER S. W. et al.: Arch.Derm **79**, 569 (1959)
BEHL P. N. et al.: Skin-irritant and sensitizing plants found in India. S. Chand & Co, Ltd, New Delhi 1979, 2nd Ed
BEINHAUER L. G.: Arch.Derm **41**: 892 (1940)
BERNHARD-SMITH A.: Poisonous plants of all countries. London: Bailliere, Tindall & Co, 2nd Ed. 1923
BEZANGER-BEAUQUESNE L. et al.: Ann.Pharm. France **13**: 204 (1955)
BIBERSTEIN H.: Klin.Wschr. **5**, 2427 (1926)
BLAKEWAY, J.: Soap Perfum.Cosmet. **58**: 201 (1986)
BOHLMANN F. et al.: Chem.Ber. **110**: 1330 (1977)
BRETIN P.-M.: L'origine végétale de certaine dermatites. Lyon: A. Rey, 1909
CALNAN C. D.: Cont.Derm **7**: 341 (1981)
CALNAN C. D.: Trans. St.John's Hosp.Derm.Soc. **39**: 78 (1957)
CALNAN C. D.: Cont.Derm.Newslett. No 5, 99 (1969)
CHANIAL G. et al.: Bull.Soc.franc.Derm. **77**: 281 (1970)
CHITTENDEN F. J.: Gardener's Chronicle 1931, S. 332 und 335
CHOPRA R. N et al.: Ind.J.Agric.Sci. **10**: 1 (1940)
CLELAND J. B.: Med.J.Austr. (1931) II, 775
CONNOR H. E. et al.: Poisonous plants of New Zealand. Bull No 99 of the Department of Science and Industrial Research, Governm.Print (R. E. Owen) 1951
COOKSON J. S. et al.: Brit.med.J. (1953) II, 376
CRONIN E.: Cont.Derm.Newsletter No. 3, 39 (1968)
DEVRIESE E. G. et al.: Phytochem. **27**: 293 (1988)
VAN DIJK E. et al.: Acta derm.-venereol. **53**: 133 (1973)
VAN DIJK E. et al.: Ned.Tijdschr.Geneeskunde **116**: 2255 (1972)
DOOMS-GOOSSENS A. et al.: Cont. Derm **17**: 109 (1987)
DORE S. E. et al.: Brit.J.Derm. **56**: 177 (1944)
FAKRAS L. et al.: Chem.Ber. **92**: 2847 (1959)
FERNANDEZ de CORRES L. et al.: Cont.Derm. **4**: 175 (1978)
FISHER A. A.: Hautarzt **21**: 295 (1970)
FOUSSEREAU J.: in: BENEZRA C. et al.: Plant contact dermatitis. Dekker, Toronto 1985
FOUSSEREAU J.: Les eczéma allergiques professionnels. Masson & Cie, Paris 1987
GAUL L. E.: Arch.Derm **90**: 158 (1964)
GESSNER O.: Gift- und Arzneipflanzen von Mitteleuropa. C. Winter: Heidelberg 1974, 3. Auflage
GOERZ G. et al.: Derm.Beruf Umwelt **33**: 95 (1985)
GRATER W. C.: Ann.Allergy **35**: 159 (1975)
GRIEVE M.: A modern herbal. Dover Publ.Inc.New York 1971 (2 Bände)
GUTMAN S. G. et al.: Vestn.Derm No 42, 62 (1968)
HAHN G. et al.: Notabene med. **13**: 758 (1983) (Thymian)
HAHN G. et al.: Notabene med. **13**: 482 (1983) (Kümmel)
HAMMERSHØY O.: Cont.Derm **7**: 57 (1981)
HANSEN K.: Dtsch.med.Wschr. **65**: 249 (1939)
HANSEN L. et al.: Cont.Derm **14**: 91 (1986 a)
HANSEN L. et al.: Phytochem. **25**: 529 (1986 b)
HANSEN L. et al.: Phytochem. **25**: 285 (1986 c)

HATTORI S. et al.: Bull.Soc.chim.Biol. **38**: 557 (1956)
HAUSEN B. M. et al.: Derm.Beruf Umwelt **34**: 163 (1986)
HAUSEN B. M. et al.: Cont.Derm. **19**: 180 (1988) (Chimaphila)
HAUSEN B. M. et al.: Brit.J.Derm. **98**: 325 (1978)
HAUSEN B. M.: Akt.Derm. **12**: 23 (1986)
HAUSEN B. M. et al.: Am.J.Cont.Derm. **6**: 199 (1995)
HAUSEN B. M. et al.: Akt.Derm. **17**: 199 (1991)
HAYAKAWA R. et al.: Cont.Derm. **17**: 133 (1987)
HEARDEN W. C.: Lancet (1902) II, 216
HEGYI E et. al.: Csl.Derm. **51**: 19 (1976)
HELLER N. M.: Arch.Derm **24**: 417 (1931)
HERZ W. et al.: J.Org.Chem. **40**: 199 (1975)
HISAR R. S. et al.: Bull.Soc.chim.France **33**: 507 (1954)
HJORTH N.: Acta derm-venerol. **41**, Suppl. **46**: 1–216 (1961)
HJORTH N. et al.: Brit.J.Derm. **80**: 696 (1968)
HJORTH N.: Cont.Derm.Newslett. No 1, 14 (1967)
HJORTH N. et al.: Cont.Derm.Newslett. No 11, 301 (1972)
HJORTHER A. B. et al.: Occupational allergic contact dermatitis due to carnesol, a naturally occuring compound present in rosmary, Cont.Derm. **37**: 99 (1997)
HOWELL, J. B.; Arch.Derm. **53**: 165 (1946)
HURIEZ C. et al.: Bull.Soc.franc.Derm. **79**: 86 (1972)
JADASSOHN W.: Klin.Wschr. **5**: 1957 (1926)
JIRASEK L. et al.: Acta Univ.Carol.Med. Suppl. **10**: 539 (1960)
JOHNSON P. M.: Arch.Derm **32**: 289 (1935)
VAN JOOST T. et al.: Ned.Tijdschr.Geneeskunde **123**: 2019 (1980)
JORDON J. W. et al.: JAMA **113**: 195 (1939)
KANERVA L. et al.: Cont.Derm **33**: 198 (1995)
KARRENBERG, C. L.: Derm.Ztschr. **52**: 30 (1928)
KEIL H.: J.invest.Derm. **8**: 327 (1947)
KJAER A.: Fortschr.Chem.Org.Naturstoffe **18**: 122 (1960)
KLEIN G. et al.: Beitr.Biol.Pflanze **17**: 2111 (1929)
KLETETSCHKA A.: Derm.Wschr. **98**: 86 (1934)
KOCSIS A.: Börg.Vener.Szemle **37**: 232 (1961)
KONO A. et al.: Rinsho Derm. (Tokyo) **23**: 173 (1981)
KUBO Y. et al.: Cont.Derm **15**: 215 (1986)
KUHLWEIN A. et al.: Z.Hautkr. **57**: 1179 (1982)
KUSKE H. et al.: Dermatologica **116**: 308 (1958)
LANE G. G.: Arch.Derm. **5**: 589 (1922)
LAPIÈRE S. et al.: Arch.belg.Derm. **12**: 10 (1956)
LARSEN W. et al.: Am.J.Cont.Derm. **7**: 77 (1996)
LEWIN: Gifte und Vergiftungen, Haug-Verlag, Ulm 1962, 5. Aufl.
LEE T. Y. et al.: Cont.Derm **24**: 304 (1991)
LI L. F. et al.: Cont.Derm **30**, 252 (1994)
LOVELL C. R. et al.: J.Roy.Soc.Med. **78**: 409 (1985)
LOVELL R. G. et al.: J.Allergy **26**: 408 (1955)
LOVEMAN A. B.: Arch.Derm. **37**: 70 (1938)
MALTEN K. E.: Cont.Derm.Newslett No 11, 251 (1972)
MAR L.: Mod.Leben natürl.Heil. **106**: 214 (1981)
MARTINETZ D. et al.: Weihrauch und Myrrhe. Wiss. Verlagsgesellschaft, Stuttgart 1987
MASSEY A. B.: Merck Rep. **50**: 24 (1941)

MASUKO M. et al.: Ann.phytophath.Soc.Japan **36**: 282 (1970)
MCCORD C. P.: Ind.Med.Surg. **31**: 365 (1962)
MENDELSOHN H. V.: Arch.Derm **50**: 34 (1944)
MENDELSOHN H. V.: Arch.Derm. **53**: 94 (1946)
MINCIONE E. et al.: Chim.Ind. (Milano) **54**, 424 (1972)
MITCHELL J. C. et al.: Brit.J.Derm. **91**: 183 (1974)
MITCHELL J. u. A. J. ROOK: Botanical Dermatology, Greengras, Vancouver 1979
MITCHELL J. C.: Cont.Derm **7**: 158 (1981)
MITCHELL D. M. et al.: Cont.Derm. **18**: 301 (1988)
MITSCHKA J.: Parfüm.Kosm. **62**: 360 (1981)
MÖSLEIN P.: Berufsderm. **11**: 24 (1963)
MORAN M. et al.: Boll.G.E.I.C.D. **2**: 25 (1981)
MORROW D. M. et al.: Arch.Derm. **116**: 1064 (1980)
MORTON J. F.: Plants poisonous to people in Florida and other warm areas. Southeastern.Print.Co, Fla 1977
MÜLLER H.: Derm.Wschr. **151**: 820 (1965)
MUENSCHER W. C.: Poisonous plants of the United States. MacMillan, New York 1951
NAKAMURA T. et al.: Cont.Derm. **11**: 51 (1984)
NAKAYAMA H. et al.: Allergen controlled system (ACS). Kanehara Shuppan Co Ltd., Tokyo 1974
NEERING H. et al.: Acta derm-venerol. **55**: 31 (1975)
NESTLER A.: Ber.dtsch.bot.Ges. **30**: 330 (1912)
OPDYKE D. L. J.: Food Cosm.Toxicol. **14**: 457 (1976) (Lemongrass oil)
OPDYKE D. L. J.: Food Cosm.Toxicol. **11**: 865 (1973) (Anis oil)
OPDYKE D. L. J.: Food Cosm.Toxicol. **11**: 863 (1973) (Anethole)
OPDYKE D. L. J.: Food Cosm.Toxicol. **12**: 901 (1974) (Ginger oil)
OPDYKE D. L. J.: Food Cosm.Toxicol. **12**: 1003 (1974) (Thyme oil)
OPDYKE D. L. J.: Food Cosm.Toxicol. **11**: 1051 (1973) (Caraway oil)
OPDYKE D. L. J.: Food Cosm.Toxicol. **17**: 259 (1979) (Citral)
PATAKOVA D. et al.: Pharmazie **29**: 140 (1974)
PATHAK M. A. et al.: J.invest.Derm **39**: 225 (1962)
POPESCU I. G. et al.: Rev.Roum.Med.Int. **1**: 427 (1964)
RAITH L. et al.: Cont.Derm. **11**: 53 (1984)
ROOK A.: Cont.Derm.Newsletter, Nr. 7, 164 (1970)
ROWE A. H.: Arch.Derm. **39**: 149 (1939)
RUDZKI E. et al.: Cont.Derm. **2**: 305 (1976)
RUDZKI E. et al.: Cont.Derm. **15**: 115 (1986)
SAMITZ M. H. et al.: Ind.Med.Surg. **18**: 434 (1949)
SAVCHAK V. I.: Vestn.Derm. No 12, 44 (1977)
SEAMAN F. C.: Bot.Rev. **48**: 121 (1982)
SHOJI A.: Cont.Derm. **8**: 164 (1982)
SINHA S. M. et al.: Arch.Derm. **113**: 776 (1977)
SONNEK H. J.: Berufsderm. **4**: 166 (1956)
SUSKIND R. R. et al.: J.Derm. **3**: 3 (1976)
SUZUKI S. et al.: Jap.J.Derm. **50**: 360 (1941)
SCHLEICHER H.: Derm.Wschr. **160**: 433 (1974)
SCHMALLE H.W. et al.: Acta Cryst. **B 36**: 2450 (1980)
SCHNEIDER D. J.: J.South Afric.Vet.Assoc. **49**: 321 (1978)
SCHULTZE W.: Arch.f.Dermatol. **181**: 63 (1940)
SCHWARTZ L. et al.: Occupational diseases of the skin. Lea & Febiger, Philadelphia 1957, 3rd Ed.
SMITH J. G. et al.: J.invest.Derm. **54**: 170 (1970)

STAUFFER H.: Schweiz.med.Wschr. **59**: 1203 (1929)
STEVENS K. L. et al.: Experienta **27**: 600 (1971)
STÜMPKE G.: Klin.Wschr. **11**: 58 (1932)
SUGAWARA M. et al.: Hifu **26**, 912 (1984)
SUGAWARA M. et al.: Cont.Derm. **23**: 248 (1990)
TOMASCHEK E.: Seifen, Öle, Fette, Wachse **112**: 6 (1986)
TOYODA et al.: Hifu **31**, Suppl. 7, 35 (1989)
URBACH E.: Klinik und Therapie der allergischen Krankheiten, W. Mandrich, Wien 1935
URBACH E. et al.: Münch.med.Wschr. **78**: 2030 (1931)
VERO F. et al.: Arch.Derm. **43**: 257 (1941)
VOLK: Derm.Wschr. **93**: 1636 (1931)
VOORHORST R. et al.: Ann.Allergy **45**: 100 (1980)
WATANABE S. et al.: J.Jap.Cosm.Sci.Soc. **9**: 92 (1985)
WEBER L. F.: Arch.Derm. **35**: 129 (1937)
VAN DER WERFF P. J.: Acta allergol. **14**: 338 (1959)
WHITE J. C.: Dermatitis venenata. Cupples & Hurd, Boston 1887
WORSELY R. C.: Brit.med.J. (1898) I, 1244
YAMADA Y. et al.: Tetrahedron Letl. No 24, 2099 (1977)
YAMADA Y.: Chem.Pharm.Bull. (Tokyo) **26**: 3107 (1978)
ZIEGLER E.: Die natürlichen und künstlichen Aromen. A. Hüthig, Heidelberg 1982
ZÜNDEL W.: Arch.f.Dermatol. **173**: 435 (1936)

7 Arten mit zu vernachlässigender Sensibilisierungspotenz

Im Zuge der experimentellen Untersuchungen wurde auch das Sensibilisierungsvermögen von Arten bestimmt, die als weit verbreitete Wildkräuter in Mitteleuropa vorkommen. Fallbeschreibungen über irritative oder allergische Kontaktdermatitiden liegen nicht vor. Wie die nachfolgende Tabelle zeigt, sind auch drei häufig vorkommende Disteln darunter. Offensichtlich liegen in diesen Arten keine allergenen Inhaltsstoffe vor, sondern sie bevorzugen mechanische Abwehrmechanismen, um sich zu schützen.

Tabelle: Arten, deren Sensibilisierungspotenz experimentell bestimmt wurde, ohne daß Fallbeschreibungen in der Literatur vorliegen (Garbe, Herforth, Hausen, unveröff.)

Art	Name	Sensibilisierungsmethode	Auslösungskonzentration	mR
Chrysanthemum segetum L.	Saat-Wucherblume	OET	10 %	0,45
Cirsium arvense (L.) Scop.	Acker-Kratzdistel	OET	10 %	0,0
Cirsium arvense (L.) Scop.	Acker-Kratzdistel	GPMT	10 %	0,0
Cirsium palustre (L.) Scop.	Sumpf-Kratzdistel	OET	10 %	0,0
Hieracium pilosella L.	Kleines Habichtskraut	OET	10 %	0,0
Lapsana communis L.	Rainkohl	OET	10 %	0,6
Leontodon autumnalis L.	Herbst-Löwenzahl	OET	8 %	0,5
Senecio vulgaris L.	Gewöhnl. Kreuzkraut, Greiskraut	OET	10 %	0,0
Senecio vulgaris L.	Gewöhnl. Kreuzkraut, Greiskraut	GPMT	10 %	0,1
Sonchus arvensis L.	Acker-Gänsedistel	OET	10 %	0,0
Sonchus arvensis L.	Acker-Gänsedistel	GPMT	10 %	0,1

Teil II
Allergische Frühreaktionen (Allergie vom Soforttyp)

von B.M. Hausen und I.K. Vieluf

1
Überleitung und Einführung

Schenkt man den unzähligen Beiträgen in den Medien, die uns täglich überschwemmen, Glauben, so hat sich die Zahl der allergischen Erkrankungen in den letzten Jahren „drastisch" erhöht. Verschiedene Anfragen im Bundestag [1, 2, 3] nehmen die Behauptung, „Allergieerkrankungen" hätten in den vergangenen Jahren um 30–40 % zugenommen, zum Anlaß, zu erörtern, was geschehen sei und ob statistisch gesicherte Zahlen dafür vorliegen würden. Man schätzt, daß 10–20 % (6,5 bis 13 Millionen) der Bundesbürger Allergiker sind. In den Hauptnachrichten des Deutschen Fernsehen nannte man sogar eine Zahl von 25 Millionen Allergikern. Anlaß genug, um in der „Regenbogenpresse" diese Zahl seither beharrlich zu repitieren. Die „Volkskrankheit Nummer 1" beschäftigt jedoch nicht nur Bundesbürger, sondern auch die Politiker.
Das Bundesministerium für Forschung und Technologie richtete einen Jahresetat von 5 Millionen DM ein, um Projekte in der Allergieforschung, die Licht ins Dunkel bringen sollen, finanziell zu unterstützen. Eine Prüfung der Frage, wie häufig allergische Erkrankungen wirklich sind, ist in der Tat dringend notwendig. Die Vielzahl der Publikationen, Sendungen, Broschüren und Traktate zum Thema „Allergie" spiegelt nicht nur die Unkenntnis und Unsicherheit bei den Bürgern und Politikern wider, sondern auch bei den Wissenschaftlern. Während in den Medienartikeln nie eine richtige Definition des Phänomens Allergie gegeben und jedes noch so unterschiedlich geartete Unverträglichkeitssymptom oder eine ungeklärte Mißempfindung gleich als „Allergie" interpretiert wird, weiß zwar der Fachmann um die wissenschaftlich begründete Definition dieses Begriffs, doch kann keiner von beiden mit exakten Zahlen aufwarten. Es ist sicher richtig, hierin einen wesentlichen Grund für die Fehleinschätzung der spekulativen Zahlenangaben von 15 bis 25 Millionen Allergikern zu sehen. Man muß sich die Frage gefallen lassen, ob diese Fehleinschätzung nicht als ein Defizit jener zu werten ist, denen eine umfassende Aufklärung der Betroffenen obliegt? Warum gibt es eine Vielzahl privater Vereinigungen, wie z.B. den Asthma- und Allergikerbund, wenn hier nicht tatsächlich eine Informationslücke vorliegen würde?
Resignation ist jedoch fehl am Platze. Erste Ansätze für eine Verbesserung des Informationsflusses sind in die Wege geleitet. Bereits 1981 traf man sich in Genf, 1985 auch zweimal in der Bundesrepublik, um dieses Thema zu diskutieren und Abhilfe zu schaffen [4]. Namhafte Wissenschaftler gingen der Frage nach, welche Rolle Chemieprodukte am Arbeitsplatz, in der Umwelt und in der Freizeit spielen, die für die Entwicklung einer Allergie von Bedeutung sein könnten. Einig ist man sich auch darüber, daß die angeblich „drastische" Zunahme der allergischen Erkrankungen so nicht akzeptiert werden kann [5], wie sie gemeinhin dargestellt wird. Vielmehr gibt man zu bedenken, eine Zunahme sei vor allem im Zusammenhang mit einer wesentlich verbesserten Diagnostik, größeren Sensibilität des Patienten (frühzeitigeres Aufsuchen des Arztes) und einer möglichen Zunahme der Anzahl der Allergene (z.B. exotische Früchte, neue Zimmerpflanzen, neue Arzneimittel) zu sehen. Wie üblich, führt auch in diesem Fall die betriebene Verallgemeinerung

zu einer Verzerrung des Bildes. Es geht nicht an, auf die wissenschaftlich begründete Definition zu verzichten, alle allergischen Symptome in einen Topf zu werfen, ohne die verschiedenen Typen zu berücksichtigen,oder Umfragen zu starten, ohne deren Ergebnisse durch Tests zu bestätigen. Der Einzelne wird durch die Vielzahl der widerprüchlichen Angaben nur noch mehr verwirrt.

Im 2. Teil dieses Werkes geht es um pflanzliche Antigene als Ursache einer allergischen Frühreaktion, sowie deren Häufigkeit und Bedeutung.

Sowohl von der Ätiologie als auch vom immunologischen Mechanismus her haben wir es beim Soforttyp mit einem anderen Bild als bei der Kontaktallergie zu tun. Hochmolekulare Antigene, insbesondere Bestandteile von Pollen und Nahrungsmitteln, stehen im Vordergrund. Die Zahl der Individuen, die hierfür prädisponiert sind (Atopiker/Neurodermitiker) kennt man recht gut: sie macht rund 5–8 % der Bevölkerung aus. Die genetisch programmierte Bereitschaft sich zu sensibilisieren und die Unvermeidbarkeit der Exposition (Pollen, Epithelien, Sporen etc. in der Luft) stellen einen wesentlichen Faktor dar. Die Unmittelbarkeit der Reaktion, d.h. das schnelle Auftreten einer Rhinitis, Konjunktivitis oder eines Asthmas nach Aufnahme des Antigens, versetzen den Betroffenen nicht selten ohne Schwierigkeit in die Lage, die Ursache selbst zu erkennen. Verständlicherweise erweckt die Erwähnung des Begriffs „Allergie“ in der Bevölkerung daher viel eher eine Assoziation mit der Symptomatik der Pollinosis (Heuschnupfen), Nahrungsmittel- und Tierhaarallergie als mit den erst nach Tagen auftretenen Erscheinungen der Kontaktallergie. Wegen der regelmäßigen Wiederkehr der Symptome im Frühjahr und Sommer, sowie der spektakulären jährlichen Zeitungsmeldungen über Todesfälle durch Bienen- und Wespenstiche, besteht beim Einzelnen wohl ein größeres Verständnis für allergische Reaktionen vom Soforttyp als für solche vom Spättyp. Um die Angst und Unsicherheit auf diesem Gebiet zu mindern, den Tatsachen auf den Grund zu gehen, hat dieses Buch sich das Ziel gesetzt, alle Pflanzen und deren Inhaltsstoffe zu benennen, die gegenwärtig als Ursache einer allergischen Frühreaktion im mitteleuropäischen Raum bekannt bzw. von Bedeutung sind. Der Leser wird dabei feststellen, daß sich die Zahl der allergie-induzierenden Arten keineswegs durch die Einfuhr fremdländischer Zierpflanzen, exotischer Früchte und Gemüse, Gewürze, Tees oder Verwendung pflanzlicher Medikamente in „drastischer“ Weise erhöht hat [6–11]. Bei objektiver Beurteilung zeigt sich, daß eine Soforttypallergie (und natürlich auch die Kontaktallergie) eine ganz normale Erkrankung ist, mit der man durchaus leben kann. Eine Hysterie ist daher unangebracht.

Literatur

[1] Bundestag, Drucksache 10/1606 vom 13.06.1984 (BMJFG) und 11/4697 vom 06.06.1989

[2] Landtag Rheinland Pflalz, Drucksache 10/1276 vom 15.02.1985

[3] Bundestag, Drucksache 11/2643 vom 08.07.1988

[4] Dtsch Apoth Ztg **125** vom 02.12.1985

[5] Schriftenreihe Chemie + Forschung 1/1986 (Hrsg. Verband der Chemischen Industrie, Frankfurt)

[6] Fuchs E.: Ärztl Kosmetol **17**, 324 (1987)

[7] Badische Neueste Nachrichten vom 18.08.1987 (Interview mit Prof. Dr. M. Gloor)

[8] Ippen H.: Ärztl Kosmetol **18**, 12 (1988)

[9] Ring J.: Forschr Med **104**, 343 (1986)

[10] Ring J. (Hrsg): Epidemiologie allergischer Erkrankungen: Nehmen Allergien zu? MMV Medizin, München (1991)

[11] Ring J.: Allergo J **3**, 168–171 (1994)

Das Thema „Allergie“ ist in den letzten Jahren sowohl bei den Fachleuten als auch in der Allgemeinbevölkerung, den Medien und politischen Gremien zunehmend in den Mittelpunkt des Interesses gerückt. Von den vielen möglichen Gründen seien hier nur einige kurz angesprochen.

Allergische Erkrankungen, vor allem die Soforttypreaktionen, haben durch neue Erkenntnisse über ihre immunologischen Mechanismen auf zellulärer und molekularer Ebene in Medizin und Naturwissenschaften großes interdisziplinäres Interesse gefunden. Gleichzeitig ist in den westlichen Industrienationen eine Zunahme der allergischen Erkrankungen zu beobachten, die durch eine Reihe von epidemiologischen Studien in der Schweiz, Schweden, Japan und Dänemark eindeutig belegt werden kann [6, 29, 34]. Über die möglichen Ursachen dieser Entwicklung gibt es viele Spekulationen. Eine genetische Disposition bei Atopikern ist nicht auszuschließen [13, 28]. Die Prävalenzrate der Pollinosis als Ausdruck des häufigsten Krankheitsbildes des atopischen Formenkreises schätzt man gegenwärtig auf 10–20 % [1, 11, 23]. Konkrete Hinweise über die mögliche Rolle von Umweltschadstoffen, z.B. Autoabgase, Schwefeldioxid, Tabakrauch, werden sowohl von Laien als auch Experten und Politikern kontrovers und emotional diskutiert [3, 4, 18]. So zeigen z.B. Pollen nach Exposition mit Schwebstaubextrakten Anzeichen der Aktivierung mit morphologischen Oberflächenveränderungen und verstärkter Freisetzung von Proteinen aus dem Zytoplasma [3, 4, 19]. Ähnliche Befunde ergeben Studien von Breiteneder et al. über Birkenpollen in stark verkehrsbelasteten Regionen. Sie exprimieren verstärkt das Hauptallergen Bet v I [5]. Analog wird vermutet, daß bestimmte Proteine des Apfels durch Umweltschadstoffe, Bakterien, Viren und mechanische Belastung verstärkt gebildet werden [34]. Sie stellen möglicherweise *„Streßproteine“* (engl.: *„pathogenesis related proteins“*) dar.

Auch auf der Ebene der Allergene wird die Zunahme der neu auf den Markt gelangenden Substanzen, die zur Auslösung einer allergischen Reaktion führen können, für die Steigerung der *Exposition* verantwortlich gemacht.

Die Soforttypallergie hat wegen ihrer Häufigkeit, der sozialen Aspekte und der klinischen Relevanz der Krankheitsbilder eine besondere Bedeutung. Als Auslöser werden zahlreiche Allergene pflanzlichen Ursprungs beschrieben. Bislang fehlt eine zusammenfassende Darstellung, die Auskunft über die verursachenden Pflanzenarten und die IgE- vermittelten allergischen Reaktionen gibt. Aus der Vielzahl der bislang beschriebenen pflanzlichen Soforttypallergene wurden die für Mitteleuropa relevanten ausgewählt. Berücksichtigt wurden jedoch auch exotische Früchte, die als Nahrungsmittelallergene eine Bedeutung haben, ferner Pflanzenarten, die in den wichtigen Urlaubsländern eine Pollinosis auslösen können (z.B. der Ölbaum).

Pflanzliche Allergene stammen aus den verschiedensten Pflanzenfamilien und stellen ein uneinheitliches Spektrum an Materialien und Substanzen dar. Zu den wichtigsten gehören Pollen, pflanzliche Stäube, Blätter und Früchte. Die Exposition in Natur, Wohnung, Garten und am Arbeitsplatz ist häufig schwer vermeidbar. Nutz- und Zierpflanzen werden für die Herstellung von Phytopharmaka, Kosmetika und Produkten des täglichen Bedarfs (z.B. Naturkautschuk für Gummihandschuhe) verwendet. Schon die zahlreichen Wildpflanzen spielen durch ihre Pollen bei der Soforttypallergie eine wichtige Rolle. Darüber hinaus ist eine quantitative und qualitative Zunahme in den letzten Jahren durch Züchtung und Einführung neuer Arten bei Zier- und Nutzpflanzen sowie durch den steigenden Konsum an „Natur“-Kosmetik, Phytopharmaka und Kräutertees zu verzeichnen. Als berufliche Noxen haben viele Pflanzenarten große Bedeutung im Gartenbau, in der Landwirtschaft, in der Lebensmittelindustrie, im Handel und in der pharmazeutischen Industrie.

Grundsätzlich kann jedes pflanzliche Nahrungsmittel eine Allergie induzieren. Die wichtigsten Nahrungsmittel sind Kuhmilch, Hühnerei, Fische, Schalentiere, Fleisch, Früchte, Gemüse, Getreide, Gewürze, Nüsse und Ölsaaten. Ätiologisch handelt es sich bei den Allergenen zumeist um wasserlösliche Glykoproteine mit einem Molekulargewicht von 10–60 kD. Einige wurden bereits identifiziert und näher charakterisiert, nur wenige jedoch auch sequenziert (Abschnitt Allergencharakterisierung, S. 364). Die Sojabohne enthält z.B. mehrere verschiedene Allergene, in anderen Nahrungsmitteln kennt man jedoch nur ein bis zwei Haupt-Allergene [29]. Unterschieden werden sequentielle Epitope von Konformations- bzw. sterischen Epitopen. Die Allergene aus Obst, einigen Gemüsearten und Getreide unterliegen thermischen Einflüssen, die bei der Herstellung geeigneter Allergenextrakte große Probleme bereiten. Da die allergene Potenz im Laufe des Extraktionsprozesses abnimmt, zeigen Hauttests mit diesen Extrakten häufig negative Resultate [37]. Bei Äpfeln besteht eine deutliche Abhängigkeit der allergenen Potenz vom Reifegrad und von der Sorte [34]. Lebensmitteltechnologische Prozesse wie z.B. Trennen, Erhitzen, mechanische Bearbeitung, Bestrahlung, Zusatz von Enzymen und gentechnologische Verfahren beeinflussen die Allergenität der Nahrungsmittelproteine. In welcher Weise dies geschieht, ist bislang wenig bekannt. Garen, Blanchieren, Pasteurisieren, Rösten und Trocknen bewirken ebenfalls eine Denaturierung der Proteine, wobei räumliche Strukturveränderungen entweder zu einer Verminderung oder zu einer Steigerung der Allergenpotenz führen. Stein- und Kernobst, bestimmte Gemüsearten, Getreide und exotische Früchte sind hitzeempfindlich. Eine *partielle* Minderung der Allergenität durch Erhitzen ist bei Reis, Mandel, Gewürzen, Senf und Soja nachgewiesen. Die Allergenität von Erdnuß und Haselnuß verändert sich kaum. Mechanische Zerkleinerung führt durch die „enzymatische Bräunung“ (Maillard-Reaktion) bei Früchten, Gemüsen und Säften zu einer Verminderung der Allergenität [8].

Unter „verborgenen Allergenen“ versteht man allergene Zutaten oder Bestandteile, die unerwartet in Lebensmitteln vorkommen oder auf der Zutatenliste nicht oder nicht ausreichend deklariert sind. Verborgene Allergene können zur Auslösung schwerster anaphylaktischer Reaktionen und sogar zu Todesfällen führen. Erdnuß, Sojabohne, Haselnuß, Walnuß, Pekannuß, Cashew, Sesam, Sellerie und Senf gelten als die häufigsten Auslöser schwerer anaphylaktischer Reaktionen [14, 15, 25, 26].

Auch bei den Nahrungsmitteln bestehen Antigengemeinschaften: zwischen Nahrungsmittelallergenen und Pollen, bzw. zwischen den Nahrungsmittelallergenen untereinander („pollenassoziierte Nahrungsmittelallerie“) (S. 349). Bei botanisch verwandten Nahrungsmittelallergenen mit partieller Antigengemeinschaft sind Gruppensensibilisierungen anzutreffen, die vor allem bei der Durchführung von Karenzdiäten praktisch-klinische Relevanz haben [30].

Besonders relevante Nahrungsmittel sind: Kiwi, Sellerie, Erdnuß, schwarzer Senf, Mohrrübe, Linse, Tomate, Apfel, Bohne, Erbse, Mandel und Anis.

Über gleichzeitige Sensibilisierungen gegenüber verschiedenen Leguminosen berichtete Duke bereits 1933 [7]. Er konnte mittels passiven Transfertests das gegenüber Sojabohne sensibilisierte Hautareal mit Extrakten aus Erbse und Bohne desensibilisieren. Diese Beobachtung kann bereits als erster Hinweis auf gemeinsame Antigene bei den Hülsenfrüchten gelten. Später wiesen verschiedene Autoren *immunologisch* zwischen Erdnuß, Sojabohne, Erbse, Kichererbse und Bohne Antigengemeinschaften nach [2, 10, 14, 38]. Untersuchungen mittels SDS-PAGE zeigen bei den Leguminosen Proteinbanden zwischen 10–100 kD [2]. Leguminosen weisen sowohl art- als auch gruppenspezifische Allergene auf [38].

Über eine *klinische* Assoziation der Sensibilisierung gegenüber verschiedenen Leguminosen wird ebenfalls mehrfach berichtet [10, 31, 35]. In gleicher Weise besteht auch bei der Gräserpollenallergie eine Assoziation zur Sensibilisierung gegenüber Hülsenfrüchten [10, 14]. Immunologische Untersuchungen liegen hierzu jedoch nicht vor. Klinisch beobachtete Korrelationen bestehen auch zu Banane, Walnuß, Haselnuß, Apfel und Tomate [10, 12, 39].

In den letzten 50 Jahren wurden über 200 verschiedene ***Berufsallergene*** identifiziert. Ähnlich wie bei den Pollenallergenen wäre es besser, die üblicherweise als „Berufsallergene“ beschriebenen Materialien korrekter als „Allergenträger“ zu bezeichnen. Die eigentlichen Allergene lassen sich in hoch- und niedermolekulare Verbindungen unterteilen. Während die hochmolekularen Allergene die IgE-vermittelten Soforttypreaktionen auslösen, ist der Wirkungsmechanismus für die niedermolekularen Substanzen z.T. noch unklar. Für Holzstäube sind mehrere Pathomechanismen beschrieben. Die pflanzlichen Proteine und Glykoproteine besitzen molare Massen von 10 bis 40 kD. Mittels immunchemischer und physikochemischer Verfahren wurden in den vergangenen Jahren bereits einige Berufsallergene isoliert und identifiziert. Gefunden wurden unter anderem pflanzliche Stäube, Mehle, Kleien, Pollen, pflanzliche Enzyme, Milchsäfte (Latices) sowie einige andere pflanzliche Nahrungsmittel. Als klinisch besonders relevante Auslöser der Berufsallergie vom Soforttyp gelten Weizen, Roggen, Stäube von tropischen Hölzern, Leinsamen, Soja-, Rohkaffee- und Rizinusbohnen, sowie die Enzyme Bromelin aus Ananas und Papain aus der Papayafrucht. Insbesondere die Stäube von Abachi, Iroko (Kambala), Limba, Mahagoni und Mansonia enthalten zum Teil recht potente Allergene [24]. In diesen (bis auf Mansonia) vermutet man Milchsaftproteine als Allergene, ähnlich denen der Ficus-Arten. Antigengemeinschaften zwischen diesen Holzarten sind nachgewiesen [16]. Von großer differentialdiagnostischer Bedeutung ist die Abgrenzung von *irritativen* Reaktionen auf Makoré gegenüber anderen *allergenen* Holzstäuben.

Der Milchsaft des Parakautschukbaums *Hevea brasiliensis* dient zur Herstellung von Gummihandschuhen. Er gilt zur Zeit im Gesundheitswesen als häufigster und potenter Auslöser einer berufsbedingten Kontakturtikaria und/ oder Inhalationsallergie. Die Sensibilisierung erfolgt meist über Hautkontakt; die Kontakturtikaria stellt die häufigste klinische Manifestationsform der Soforttypallergie durch Latex dar (siehe auch unter *Hevea brasiliensis* und den Einzelbeschreibungen der Nahrungsmittel). Andere relevante Auslöser einer soforttypbedingten Berufsallergie sind Gummi arabicum (*Acacia senegal*), Ananas, Knoblauch, Papaya, Kaffee (roh), Rizinus, Roggen, Weizen und Birkenfeige.

Bei ***Kontakturtikariogenen*** handelt es sich gewöhnlich um Proteine oder Proteinkomplexe. Als Auslöser einer immunologischen Kontakturtikaria sind Milch, Ei, Fleisch, Fisch, Schalentiere, Tierhaare und/oder -speichel, Insekten, Wirk- und Hilfsstoffe in Medikamenten sowie Pflanzen und ihre Bestandteile identifiziert worden. Allein unter den Pflanzen sind nach LAHTI ca. 70 als Kontakturtikariogene bekannt [20]. Zu den wichtigsten zählen Kartoffel, Gartenmöhre, Sellerie, Gemüsezwiebel, Knoblauch, Kohlarten und Salat, Stein- und Kernobstarten, Mehle und Gewürze. Daneben haben Abachi, Mahagoni und Teak als berufliche Kontakturtikariogene ebenfalls eine Bedeutung [9, 17, 21]. Von besonderer klinischer Relevanz ist der Milchsaft des Parakautschukbaums *Hevea brasiliensis* im medizinischen Bereich und als potentieller Auslöser lebensbedrohlicher anaphylaktischer Reaktionen. Ein weiterer wichtiger Aspekt dieser Allergie sind „Kreuzreaktionen“ zwischen Latex und Nahrungsmitteln.

Das orale Kontakturtikaria-Syndrom – auch orales Allergiesyndrom (OAS) genannt – kann als eine Sonderform der allergischen Kontakturtikaria aufgefaßt werden [17, 21]. Zu den wichtigsten auslösenden Pflanzengruppen gehören Kern- und Steinobst, exotische Früchte, Nüsse, Zwiebeln, Porree, Schnittlauch, Kohl und Kartoffel. Folgende Nahrungsmittel werden am häufigsten genannt:

Land	**Nahrungsmittel**
Norwegen	Dorsch
USA	Erdnuß
Frankreich	Krustentiere
Portugal	Schnecken

Schweiz (1990–1994, n = 383)*	
Sellerie	36 %
Äpfel	25 %
Karotten	24,8 %
ferner: Erdnüsse	

* (nach einem Vortrag von B. WÜTHRICH, Velden, Österreich, 6/96)

Im Gegensatz zu anderen Formen allergischer Erkrankungen steht bei der Allergie vom Frühtyp mit der spezifischen Hyposensibilisierung eine kausale Therapie zur Verfügung. Eine Verbesserung der Herstellung hochgereinigter Allergenextrakte mit einer Ausweitung der Standardisierung auf Allergene und Epitope mit einer Quantifizierung der Haupt-Allergene ist Ziel vieler Forschungsaktivitäten.
Neue und verbesserte Trennungsmethoden sowie immunelektrophoretische Verfahren erlauben in den letzten Jahren zunehmend die Charakterisierung neuer Allergene. Unter Einsatz gentechnologischer Methoden können seit 1988 auch *rekombinante Allergene* hergestellt werden. Die Anzahl der bereits klonierten und sequenzierten Allergene wächst ständig [27, 32]. Rekombinante Allergene werden küftig in der Diagnostik und Therapie der Soforttypallergie eine beträchtliche Bedeutung erlangen [33].

Weiterführende epidemiologische Studien über längere Untersuchungszeiträume sind erforderlich, um die bereits angeführten komplexen Zusammenhänge bei der Entstehung allergischer Soforttypreaktionen durch Phytoallergene zu ermitteln. Für künftige Studien ist die genaue und reproduzierbare Definition der Krankheitsbilder und Symptome, die Verwendung geeigneter und praktikabler Meßverfahren mit ausreichender Sensitivität und Spezifität, sowie der Einsatz validierter Fragebögen, die durch Anamnese, ärztliche Untersuchung und *Testung* ergänzt werden sollten, zu fordern. Denkbar wäre auch die Verwendung von Tagesprotokollen, die die Messung der individuellen Allergenexposition ermöglichen.

Literatur

[1] Aberg N.: Clin. Exp. Allergy *19*, 59 (1989)

[2] Barnett D. et al: J Allergy Clin Immunol *79*, 433–438 (1987)

[3] Behrendt H. et al: Allergens and pollutants in the air – a complex interaction. In: Ring J., Przybilla B. (Eds) New Trends in Allergy III. Springer, Berlin, Heidelberg, New York, 467 (1991)

[4] Behrendt H. et al: A research strategy for the investigation of the influence of environmental pollulants on the development of allergic sensitization and disease. In: Ring J. et al: (Eds) New trends in allergy. IV. Springer Verlag, Berlin, Heidelberg, New York (1997), 51–60

[5] Breiteneder H.: Internist *32*, 602 (1991)

[6] Burr M. L. (Ed):Epidemiology ol Clinical Allergy. Monogr. Allergy, S. Karger, Basel (1993)

[7] Duke W. W.: J Allergy Clin Immunol *5*, 300–302 (1933)

[8] Fischer K. et al: Soz Ep-Heft 6 (1993)

[9] Fisher A. A.: Contact urticaria due to occupational exposures. In: Adams R. M. (Ed): Occupational skin disease. Grune & Stratton, New York, London (1990), 113–126

[10] Gall H. et al: Allergologie *13*, 352–355 (1990)

[11] Gassner-Bachmann M.: Allergologie *12*, 492 (1989)

[12] Grimm I.: Allergologie *7*, 133–138 (1984)

[13] Hopkin J. M.: Genetics of atopy. In: Godard P., Bousquet J., Michel F. B. (Eds) Advances in Allergology and Clinical Immunology: Proc. XVth Congr. Europ. Acad. Allergol. Clin. Immunol. Parthenon Publ Group Ltd, New Jersey, 333 (1992)

[14] Kägi M. K. et al: Lancet *338*, 582 (1991)

[15] Kägi M. K. et al: Allergologie *15*, 56 (1992)

[16] Kersten W. et al: Allergologie *17*, 55–60 (1994)

[17] Kleinhans D.: Berufsdermatosen *33*, 198–203 (1985)

[18] Krämer U. et al: Auswirkung der Umweltbelastung auf allergologische Parameter bei 6jährigen Kindern. In: Ring J. (Hrsg.): Epidemiologie allergischer Erkrankungen: Nehmen Allergien zu? MMV Medizin, München 165–178 (1991)

[19] Krämer U. et al: Air pollution as a risk factor for allergy: The East-West German experience. In: Ring J. et al: (Eds) New trends in allergy. IV. Springer Verlag, Berlin, Heidelberg, New York (1997), 25–35

[20] LAHTI A.: Clinics in Dermatology *4*, 127–136 (1986) (J. P. Lippincott, Philadelphia)
[21] LAHTI A. et al: Immediate contact reactions. In: MIDDLETON E. J. et al (Eds): Allergy. Principles and practice. 4th Ed. CV Mosby, St. Louis, (1993), 1641–1647
[22] MIYAMOTO T.: Increased prevalence of pollen allergy in Japan. In: Advances in Allergology and Clinical Immunology: GODARD P. et al (Eds) Proc. XVth Congr. Europ. Acad. Allergol. Clin. Immunol. Parthenon Publ Group Ltd, New Jersey 343–347 (1992)
[23] von MUTIUS E. et al: Epidemiologie asthmatischer Erkrankungen im Kindesalter. In: RING J. (Hrsg) Epidemiologie allergischer Erkrankungen: Nehmen Allergien zu? MMV Medizin, München 142–149 (1991)
[24] OEHLING A.: Allergie Asthma *9*, 312–322 (1963)
[25] PANCONESI E. et al: Cont Derm *6*, 294–295 (1980)
[26] SAMPSON H. A.: J Allergy Clin Immunol *90*, 151–152 (1992)
[27] SCHREINER O. et al: Recombinant allergens: production and possible clinical implications. In: GODARD P. et al (Eds) Advances in Allergology and Clinical Immunology. Proc. XVth Congr. Europ. Acad. Allergol. Clin. Immunol. Parthenon Publ Group Ltd, New Jersey, 1115–1126 (1992)
[28] SCHULTZ-LARSEN F.: Zwillingsstudien zur Epidemiologie des atopischen Ekzems. In: RING J. (Hrsg) Epidemiologie allergischer Erkrankungen: Nehmen Allergien zu? MMV Medizin, München, 110–115 (1991)
[29] TAYLOR S. L.: Food Technol *46*, 146–152 (1992)
[30] THIEL C.: Allergenkarenz bei nutritiver Allergie. In: FUCHS E. et al (Hrsg): Manuale allergologicum. Dustri, München-Deisenhofen, VII 2, (1988), 1–17
[31] THIEL C.: Allergologie *11*, 397–410 (1988)
[32] VALENTA R. et al: J. Allergy Clin. Immunol. *88*, 889 (1991)
[33.] VALENTA R. et al: Allergo J. *3*, 90 (1994)
[34] VIETHS S. et al: Allergy *49*, 262–271 (1994)
[35] WILSON G. et al: J Allergy Clin Immunol *89*, Suppl, 297 (1992) (Abstr.)
[36] WÜTHRICH B.: Zur Häufigkeit der Pollenallergie in der Schweiz. In: RING J. (Hrsg): Epidemiologie allergischer Erkrankungen: Nehmen Allergien zu? MMV Medizin, München, 119–123 (1991)
[37] WÜTHRICH B.: Allergologie *16*, 280–287 (1993)
[38] YMAN L. et al: J Allergy Clin Immunol *82*, Suppl, 121 (1986) (Abstr.)
[39] ZOHN B.: J Allergy Clin Immunol *8*, 381–384 (1937)

2 Immunologische Grundlagen

2.1 Antigene

Eine vom Körper als fremd erkannte Substanz, die die Bildung von spezifischen Antikörpern induziert, nennt man ein Antigen [4]. Der Terminus „Antigen" wird nach ROITT im doppelten Sinne verwendet: einmal beschreibt er ein Molekül, das zur Auslösung einer Immunreaktion führt („Immunogen"), zum anderen ein Molekül, das mit Antikörpern oder „geprimten" T-Lymphozyten in Interaktion tritt [6].

Man unterscheidet zwischen partikulären (z.B. Bakterien, Viren, Pilze) sowie löslichen Antigenen (z.B. Proteinen, Polysacchariden, Lipiden und Nukleinsäuren). Antigene, die zur *Auslösung* allergischer Reaktionen führen, werden auch als „Allergene" bezeichnet.

Die Antigenität einer Substanz wird u. a. durch die Molekülgröße bestimmt. Verbindungen mit einer molaren Mase unter 1000 Dalton (sog. Haptene) können allein nicht immunisierend wirken. Speziell geformte und angeordnete Antigendeterminanten – die Epitope – bilden die Bindungsstellen der Antigene, die mit den Antikörpern (B-Zell-Epitope) oder Oberflächenrezeptoren der Lymphozyten (T-Zell-Epitope) reagieren. Die entsprechende Antigen-Bindungsstelle auf dem Antikörper nennt man Paratop. Die Ausdehnung der Epitope umfaßt bei linearen Proteinen bis zu 8 Aminosäurereste, bei globulären Proteinen bis zu 20 Aminosäure-Seitenketten [6]. Epitope mit nur einfacher Primärstruktur (Aminosäuresequenz) der Polypeptidkette nennt man lineare oder Sequenzepitope. Bezieht man die räumliche Konfiguration der Polypeptidkette bei der Bindung mit ein, spricht man von Konformations- oder sterischen Epitopen.

Soforttypallergene haben in der Regel eine molare Masse (M) von 5 bis 80 kD. 90 % besitzen eine M zwischen 10 und 30 kD [1]. Die untere Grenze ist durch die Immunogenität, die obere z.B. durch die Permeabilität der Schleimhautmembran determiniert [5]. Fast alle Soforttypallergene sind Proteine.

Um als Typ-I-Allergen zu fungieren, muß ein Protein bestimmte Kriterien erfüllen [2,4]:

1. Es muß die Haut- und/oder Schleimhautbarriere des Organismus überwinden, um Zugang zum Immunsystem zu finden
2. Es muß B-Lymphozyten über ihre Oberflächenrezeptoren erkennen und sie zur Produktion von spezifischen IgE-Antikörpern anregen (*Sensibilisierungspotenz*)
3. Es muß mindestens zwei Epitope haben (*Bivalenz)*, um IgE-Moleküle miteinander zu vernetzen.

Eine Einteilung der Allergene kann aufgrund ihrer Vielfalt und fast unüberschaubaren Anzahl nach unterschiedlichen Kriterien erfolgen, z.B. entsprechend der Art der Allergen*exposition*: Inhalations-, Ingestions-, Kontakt- und Injektionsallergene. HOLGATE empfiehlt, die Einteilung nach dem *Vorkommen* und den *Quellen* der Allergene vorzunehmen [4]. Als wichtigste und häufigste Auslöser von allergischen Soforttypreaktionen gelten Pollen, Tierhaare/-epithelien, Hausstaubmilben, Insektengifte, Pilzsporen, Nahrungs- und Arzneimittel. Aufgrund der besonderen Expositionsbedingungen und des Sensibilisierungsmodus werden die am Arbeitsplatz vorkommenden Allergene (z.B. pflanzliche Stäube, Isocyanate) zumeist gesondert aufgeführt.

GRONEMEYER & FUCHS bevorzugen eine Untergliederung der Allergene nach tierischem, pflanzlichem und chemischem Ursprung [3].

2.2 Antigen-Antikörper-Reaktion

Per definitionem ist der Begriff „Allergen" die Bezeichnung für ein Antigen, das eine Überempfindlichkeitsreaktion vom Soforttyp durch Induktion der Synthese von spezifischen IgE-Antikörpern auszulösen vermag. In der Pathophysiologie der allergischen Soforttypreaktionen spielt das Immunglobulin E (IgE) eine zentrale Rolle. Die Bildung dieses Glykoproteins erfolgt durch aktivierte B-Lymphozyten bzw. Plasmazellen. Im Unterschied zu den anderen Immunglobulinen kommt IgE im Serum nur in sehr geringen Mengen vor (0,1–0,3 mg/l). Erhöhte IgE-Spiegel (> 100 mg/l) finden sich vor allem bei Patienten mit Erkrankungen des atopischen Formenkreises bzw. mit parasitären Infektionen (z.B. Wurmerkrankungen). Das IgE zeichnet sich durch eine kurze Halbwertzeit von 2 Tagen und seine Hitzelabilität aus. Beim IgE-Antikörper ist die Fc-Region für die Bindung an die Effektorzellen und die Fab-Region für seine Interaktion mit dem Allergen zuständig.
Der Pathomechanismus der allergischen Soforttypreaktion wird in zwei zeitlich voneinander getrennte Phasen unterteilt:

1. Sensibilisierungsphase

Den ersten Schritt stellt der Kontakt der Noxe mit dem Organismus dar, wobei die Invasion am häufigsten an den Grenzflächen des Körpers gegen die Umwelt, d.h. an der Haut und den Schleimhäuten erfolgt.
Eine intakte Haut stellt einen hochgradig wirksamen Schutz gegenüber äußeren Einwirkungen, Beschädigungen und Verletzungen dar. Permanente oder temporäre Belastung durch Wasser, Chemikalien jeglicher Art, mechanische und physikalische Beanspruchung sowie Strahlung zerstört die Hornschicht, häufig auch die Epidermis und nicht selten auch das subkutane Gewebe. Ist die Schutzfunktion einmal beeinträchtigt oder ganz unterbunden, finden Bakterien, Viren, Pilze und eine Vielzahl anderer körperfremder Elemente ihren Weg in den Organismus. Zu den penetrierenden Stoffen zählen auch Allergene. Während die Barrierefunktion bei der Haut durch die Hornschicht gewährleistet ist, *fehlt* eine solche bei den *Schleimhäuten*. Die Schleimhaut der Augen, Nase, des Respirationstraktes und Genitalbereiches hat dem Eindringen von Fremdstoffen nichts Gleichwertiges entgegenzusetzen. Dafür grenzt sie sich gegenüber der Außenwelt nicht großflächig ab, sondern stellt eine Eintrittspforte mit wesentlich kleinerer Ausdehnung dar. Die Schleimhaut ist ständig in Bewegung. Sie transportiert eindringende Fremdstoffe schnell ab. Wegen des Fehlens einer verhornenden Schicht erfolgt die Penetration wasserlöslicher Substanzen besonders rasch. Pollen, Sporen, Epithelien und andere Allergenträger geben ihre hydrophilen Antigene daher sofort nach dem Eindringen ab. Die Schleimhaut des Magen-Darm-Traktes ist zwar der ständigen, oft unumgänglichen Exposition von Antigenträgern nicht ausgesetzt, doch erfolgt der Einstrom mit der täglichen Aufnahme von Nahrungsmitteln.
Eine besondere Form der Antigenzufuhr ist im Insektenstich zu sehen. Unter Umgehung der Schleimhaut wird das Antigen oder Antigengemisch in reiner Form per injectionem durch die Hornschicht hindurch dem Körper zugeführt.
Im Gegensatz zur Haut, die hochmolekulare Noxen in der Regel abweist, dringen Irritantien und Antigene mit hohem Molekulargewicht ohne weiteres in die Schleimhäute ein, um mit bereits gebildeten Antikörpern zu reagieren. Bei der rein irritativen Auslösung von Reaktionen an der Schleimhaut (gelegentlich auch an der Haut) bewirken mechanische und physikalische Einwirkungen ebenso wie Alkaloide, Enzyme und andere Pflanzenbestandteile eine *unspezifische* Freisetzung von Entzündungsmediatoren (ohne daß ein immunologischer Mechanismus abläuft). Eine Vielzahl von Stoffen und Materialien versucht also fortwährend über die Schleimhäute der Nasen, der Augen und des Respirationstraktes in den menschlichen Körper einzudringen. Ein erheblicher Teil findet seinen Weg auch über die Nahrungsmittel in den Organismus. Die Schleimhäute stel-

len somit – neben der Haut – einen weiteren, wesentlichen Berührungsort mit dem Körper dar. Sie sind – analog zur Haut – jene (zweite) Auf- und Abfangstelle als Außenposten unseres Immunsystems, deren Aufgabe darin besteht, Fremdstoffe aller Art, auch solche mit potentiell allergener Wirkung abzufangen, zu erkennen und in einer Weise aufzuarbeiten, daß dem Körper möglichst wenig Schaden widerfährt. Die bei jedem Menschen kontinuierlich in Bewegung befindliche Schleimhaut sorgt mittels eines nicht-immunologischen Abwehrmechanismus für einen schnellen Abtransport und weitgehende Vernichtung von Keimen und Erregern. Als wichtigster *immunologisch* wirksamer Schutz in der Schleimhaut fungiert das sekretorische Immunglobulin A (sIgA), indem es sich an den Eindringling heftet und auf diese Weise eine Adhäsion verhindert. IgA und sIgA teilen sich im Respirationstrakt und Darm die Aufgabe etwa zur Hälfte. Für die allergische Reaktion an der Schleimhaut steht das erwähnte Immunglobulin E (IgE) zur Verfügung, welches auf den Mastzellen und Basophilen der Mukosa seinen Sitz hat. Wasserlöslichkeit, Konzentration und Molekülgröße (molekularen Masse) der Antigene, Form und spezielle Anordnung der Antigendeterminanten, Verweildauer auf der Schleimhaut, Intensität der Einwirkung, Schädigung der Schleimhaut durch Veränderung der homöostatischen Schutzmechanismen (Umwelteinflüsse) und genetische Disposition (z.B. Atopie) bedingen als wesentliche Faktoren die Entstehung einer Sensibilisierung und die bei erneutem Antigeneinstrom auftretenden charakteristischen allergischen Symptome. Hyperreaktivität der Schleimhaut der Nase und des Bronchialsystems ist ein weiterer Faktor, der den Antigenen den Weg in den Organismus erleichtert. In diesem Fall ist die Permeabilität der Schleimhaut erhöht. Es wird eine größere Zahl von Rezeptoren auf Zelloberflächen beobachtet (sowohl für Antigene als auch für Irritantien), die Zahl der Effektorzellen ist gesteigert (vermehrt Mastzellen und basophile Leukozyten). Da Pollen und Sporen in der Regel zuerst in der Nase aufgefangen werden, nimmt diese innerhalb der Atmungsorgane eine zentrale Stellung ein. Anatomisch ist sie auf diese Aufgabe durch eine große Schleimhautoberfläche (inklusive der der Nasennebenhöhlen) gut eingerichtet. Fremdkörper aller Art, auch antigentragende Teilchen, werden aufgefangen und mit einer Geschwindigkeit von 1–5 cm/min in den Nasenrachenraum transportiert. Ihr Vermögen, bei intaktem Zustand, Staub-, Schmutz- und andere Teilchen zu binden, ist so groß, daß nur Partikel kleiner als 12 µm bis in die Bronchien gelangen. Der Hauptanteil der auf der Schleimhaut abgefangenen Noxen wird mit dem Schleim verschluckt und im Magen neutralisiert bzw. unschädlich gemacht. Ein Teil der inhalierten Allergene wird daher auf diesem Wege vernichtet. Bis in die Lunge gelangen nur Sporen von Schimmelpilzen, die kleiner als 12 µm sind. Nasale Symptome werden daher vor allem durch Pollen, asthmatische Beschwerden bevorzugt durch Sporen hervorgerufen.

Am seltensten beobachtet man eine allergische Reaktion der Schleimhaut durch Pflanzenpartikel im Vaginalbereich. Hier manifestieren sich Reaktionen auf Pollen als Vulvovaginitis, hervorgerufen durch manuelle Übertragung von Pollen mit den Fingern. Betroffen sind fast ausschließlich junge Mädchen zwischen dem 10. und 12. Lebensjahr.

2. Auslösungs- bzw. Effektorphase

Nach erfolgter Sensibilisierung kommt es bei erneutem Allergen/Antigenkontakt zu einer spezifischen Bindung des bivalenten Antigens an zwei IgE-Antikörper (Ak) an der Oberfläche von Mastzellen bzw. basophilen Leukozyten. Diese Überbrückung zweier Ak („bridging") stellt den entscheidenen Schritt bei der Initiierung der allergischen Reaktion vom Soforttyp dar (Abb. 1).

Durch Degranulation von Mastzellen (Abb. 2) und Basophilen mit Freisetzung präformierter bzw. Synthese neuer Mediatoren aus Lipiden der Zellmembran [Histamin, ECF-A (Eosinophilen-chemotaktischer Faktor der Anaphylaxie), NCF-A (Neutrophilen-chemotaktischer Faktor), PAF (Plättchen-aktivierender Faktor), Interleukine, Leukotriene, Prostaglandine und Bradykinin], entwickeln sich die charakteristischen Symptome der Sofortreaktion: Bronchospasmus (Bronchialmuskulatur), Ödem

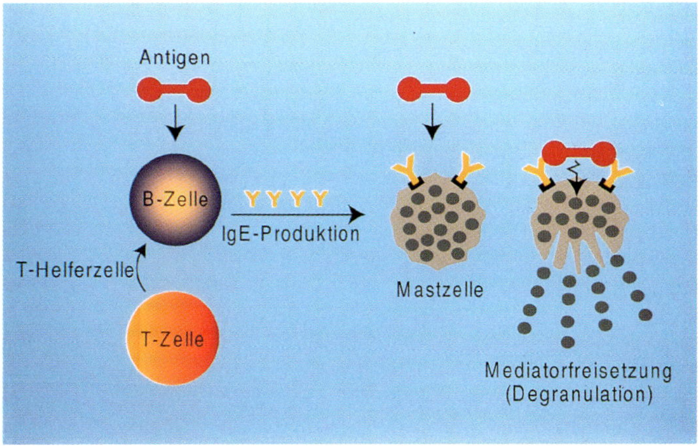

Abb. 1: Immunologischer Ablauf einer allergischen Reaktion vom Frühtyp (Typ-I) (vereinfacht)

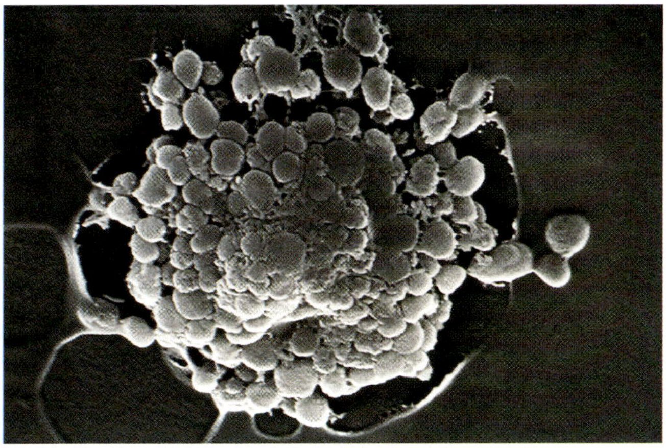

Abb. 2: Degranulierende Mastzelle

(Schleimhaut), Hyper-und Dyskrinie (exokrine Drüsen) (siehe S. 340).

Literatur (Kap. 2.1 und 2.2)

[1] BAUR X.: Molecular structure of allergens. In: RING et al (Eds) New Trends in Allergy. III. Springer, Berlin, Heidelberg, New York, (1991), 57ff

[2] FISCHER K. et al: Soz. Ep-Heft 6 (1993)

[3] GRONEMEYER W. et al: Krankheiten durch inhalative Allergeninvasion. In: HANSEN K. et al (Hrsg) Lehrbuch der Klinischen Allergie. Thieme, Stuttgart,(1967), 122ff

[4] HOLGATE S. T. et al: Allergy. Gower Medical Publishing, London, New York (1993)

[5] JÄGER L. et al: Epitopes on Allergens. In: RING J. et al (Eds) New Trends in Allergy. III. Springer, Berlin, Heidelberg, New York, (1991), 33ff

[6] ROITT I.: Essential immunology, 7th Ed. Blackwell Scientific Publications, Oxford (1991)

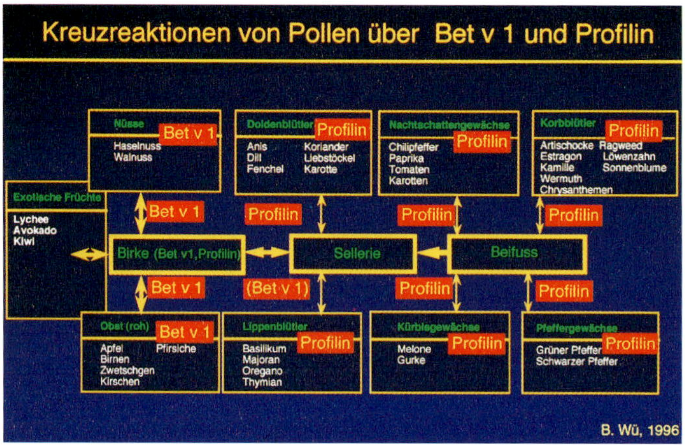

Abb. 3: Antigengemeinschaften bei Birkenpollenallergie

2.3 Antigengemeinschaften

Unter „Antigengemeinschaften“ versteht man das Vorkommen „kreuzreaktiver“ Epitope bei unterschiedlichen Allergenen.
Kreuzreaktivität basiert auf dem Vorkommen von identischen oder ähnlichen Epitopen auf verschiedenen Molekülen [18].
Durch Bindung von Antikörpern mit strukturell verwandten Epitopen unterschiedlicher Antigene können allergische Reaktionen auch von Antigenen (Allergenen) ausgelöst werden, die nicht primär zu einer Sensibilisierung führen [14]. Mittels molekularbiologischer und immunologischer Verfahren können bei den Phytoallergenen verschiedene „kreuzreagierende“ allergene Strukturen identifiziert werden. Sie weisen auch bei Arten aus den unterschiedlichsten Pflanzenfamilien eine große Homologie auf. Das Vorkommen von Antigengemeinschaften nimmt zumeist mit dem botanischen Verwandtschaftsgrad der Pflanzenarten zu. Zwischen Allergenen in Pollen und Nahrungsmitteln finden sich am häufigsten Kreuzreaktivitäten. Diese Antigengemeinschaft wird als „pollenassoziierte Nahrungsmittelallergie“ bezeichnet.

Zwischen den Pollen der Süßgräser von Gramineae und Poaceae bestehen Antigengemeinschaften, die zumeist eine gleichzeitige Sensibilisierung gegenüber verschiedenen Kulturgräsern mit einschließt [2]. Monovalente Sensibilisierungen gegenüber einer einzelnen Gräserart sind dagegen nicht beschrieben.
Aufgrund dieser Antigengemeinschaften zwischen Wild- und Kulturgräsern ist es nicht erforderlich, jede Art einzeln auszutesten. Sowohl die Testung als auch eine eventuelle Hyposensibilisierungsbehandlung kann daher mit polyvalenten Gräsermischpollen-Extrakten vorgenommen werden. Antigengemeinschaften zwischen Birke-, Beifuß- und Gräserpollen sowie Frischobst und Rohgemüse haben besondere Relevanz (Abb. 3). Auch Nüsse, Getreide, Gewürze und Hülsenfrüchte sind wichtig. In Mitteleuropa lassen sich von Birken-, Beifuß- und Gräserpollen ausgehend drei Sensibilisierungsmuster unterscheiden. Klinische und immunologische Hinweise zeigen, daß die primäre Sensibilisierung durch die Pollenallergene erfolgt [34].

Zwischen den Pollen der Kompositen gibt es häufig „Kreuzreaktionen", die auf partiellen Antigengemeinschaften zwischen den botanisch verwandten Pflanzenarten beruhen. Als deren wichtigste allergologisch relevante Arten gelten die aus Nordamerika eingeführten Traubenkraut-Arten (*Ambrosia*, engl.: ragweed), Beifuß, Wermut, Kamille, Margerite, Goldrute und Estragon. Eine geringere Bedeutung besitzen Löwenzahn, Gänseblümchen, Sonnenblume und Artischocke [4, 5, 18, 19].

Eine Nahrungsmittelallergie kann auch mit Soforttypreaktionen auf andere Allergene – außer Pollen – assoziiert sein. Bei der Latexallergie ist eine Assoziation der allergischen Reaktionen mit Banane und anderen Nahrungsmitteln bekannt [6, 8, 9, 19, 21]. Antigengemeinschaften zwischen Latex und botanisch entfernteren Nahrungsmitteln lassen sich auch immunologisch eindeutig bestätigen [22] (siehe: *Hevea brasiliensis*).

Über die mögliche Relevanz eines „Panallergens" – des Profilins – wird derzeit diskutiert. Dieses ubiquitär vorkommende Molekül (ca.15 kD) besitzt die Struktur eines Zytoskelettproteins. Profilin wurde in den Pollen von Birke, Gräsern, Beifuß, Eßkastanie, Karotte, Sellerie, Kartoffel und Apfel nachgewiesen [27, 30, 31, 32, 33, 35].

Als weitere „Kreuzallergene" gelten Proteine (M 16–18 kD), die mit dem Haupt-Allergen in Birkenpollen Bet v I gemeinsame oder ähnliche Epitope besitzen. Sie werden als „pathogenesis related proteins" bezeichnet [17]. Ebner et al. wiesen Kreuzreaktivitäten zwischen Bet v I und einem 17kD-Protein im Apfel nach [10].

Andere Autoren verweisen auf Antigengemeinschaften zwischen pflanzlichen Enzymen (Thiolproteinasen): sie kommen als Actinidin in Kiwi, als Papain in der Papayafrucht sowie als Bromelin in der Ananas vor [3, 4, 15].

Immunologisch werden Antigengemeinschaften mit der RAST-Inhibition, dem Immunoblot, CRIE und monoklonalen Antikörpern nachgewiesen.

Wer sich weiter informieren möchte, sei auf die Übersichtsartikel von Aalberse, Anderson, Bessot, Calkhoven, Eriksson, Halmepuro, Løwenstein, Martino, Pauli, Pichler, Stich, Thiel, Valenta, Vallier, Vieths und Wüthrich hingewiesen [1, 2, 5, 7, 11, 12, 13, 16, 20, 23, 24, 25, 26, 28, 29, 30, 31, 32, 33, 34, 35, 36, 37, 38].

Literatur

[1] Aalberse R. C. et al: J Allergy Clin Immunol **68**, 356 (1981)
[2] Anderson J. et al: J Allergy Clin Immonol **45**, 310 (1970)
[3] Baur X. et al: Clin Allergy **9**, 75 (1979)
[4] Baur X. et al: Clin Allergy **9**, 443 (1979)
[5] Bessot J. C. et al: Presse Méd **14**, 1171 (1985)
[6] Blanco C. et al: Allergy **49**, 454 (1994)
[7] Calkhoven P. G. et al: Allergy **42**, 382 (1987)
[8] Ceuppopens J. L. et al: Lancet **339**, 493 (1992)
[9] Cossart C. et al: Allergy **47**, Suppl, 24 (1992) (Abstr.)
[10] Ebner C. et al: J Allergy Clin Immunol **88**, 588 (1991)
[11] Eriksson N. E.: Allergy **33**, 189 (1978)
[12] Eriksson N. E.: Allergy **37**, 437 (1982)
[13] Eriksson N. E.: Allergol Immunopathol. (Madr.) **12**, 28 (1994)
[14] Fischer K. et al: Soz. Ep-Heft 6 (1993)
[15] Gall H. et al: Allergologie **13**, 447 (1990)
[16] Halmepuro L. et al: Int Arch Appl Immunol **74**, 235 (1984)
[17] Hirschwehr R. et al: Clin Exp Allergy **23**, 755 (1993)
[18] Jäger L. et al: Epitopes on Allergens. In: Ring J. et al (Eds) New Trends in Allergy. III. Springer, Berlin, Heidelberg, New York, (1991), 33ff
[19] Lavaud F. et al: Lancet **339**, 492 (1992)
[20] Løwenstein H. et al: Allergy **38**, 577 (1983)
[21] M'Raihi L. et al: J Allergy Clin Immunol **87**, 129 (1991)
[22] Mäkinen-Kiljunen S.: J Allergy Clin Immunol **93**, 990 (1994)
[23] Martino M. de et al: Allergy **43**, 206 (1988)
[24] Pauli G. et al: Clin Allergy **15**, 273 (1985)
[25] Pauli G. et al: ACI News **4**, 43 (1992)
[26] Pichler W. J. et al: Allergologie **16**, 494 (1993)

[27] VAN REE R. et al: Int Arch Allergy Immunol **98**, 97 (1992)
[28] STICH O. et al: Allergologie **16**, 288 (1993)
[29] THIEL C.: Allergologie **11**, 397 (1988)
[30] VALENTA R. et al: Allergologie **13**, 302 (1990) (Abstr)
[31] VALENTA R. et al: J Exp Med **175**, 377 (1992)
[32] VALLIER P. et al: Clin Allergy **18**, 491 (1988)
[33] VALLIER P. et al: Clin Exp Allergy **22**, 774 (1992)
[34] VIETHS S. et al: Allergologie **15**, 367 (1992)
[35] VIETHS S. et al: Allergo J **5**, 157 (1996)
[36] WÜTHRICH B. et al: Dtsch Med Wschr. **109**, 981 (1984)
[37] WÜTHRICH B. et al: Schweiz Med Wschr **115**, 385 (1985)
[38] WÜTHRICH B. et al: Allergy **45**, 566 (1990)

2.4 Hyposensibilisierung

Die Hyposensibilisierung ist ein Versuch, durch subkutane Injektion von Allergenen in ansteigenden Dosierungen die Empfindlichkeit gegen das jeweilige Allergen herabzusetzen. Die wiederholte Applikation mit zunehmenden Mengen des relevanten Allergens nimmt man so lange vor, bis eine Erhaltungsdosis erreicht wird. Ziel dieses Vorgehens ist es, eine Symptomfreiheit oder zumindest eine deutliche Besserung der Beschwerden zu erzielen. Bei dieser schon als klassisch zu bezeichnenden Immuntherapie kommt es darauf an, eine richtige Auswahl der Allergene vorzunehmen. Es sollten höchstens vier Allergene pro Hyposensibilisierungsbehandlung eingesetzt werden. Sind mehr als vier Allergene bekannt, ist aufgrund des Hauttests, des RAST' und/oder einer eventuellen oralen Provokation eine Selektion vorzunehmen. Es empfiehlt sich, nicht während der Saison, sondern präsaisonal zu therapieren. Früh- und spätsaisonale Allergene sollten nicht gemischt werden. Nach jeder Injektion muß – wegen der möglichen Nebenwirkungen – eine Wartezeit von 30 Minuten eingehalten werden. Bei Kindern mit einer Nahrungsmittelallergie hat sich eine orale Hyposensibilisierung bewährt. Es genügt, einen Tropfen der Allergenstammlösung auf ein Glas (Mineral)-Wasser (zur Pufferung der Magensäure) zu geben und täglich um einen Tropfen zu steigern. Nach Erreichen der Erhaltungsdosis setzt man die Therapie mit einer zweimaligen Verabreichung der Lösung fort. Generell gilt, die Behandlung auf das Individuum abzustimmen und keineswegs schematisch vorzugehen.

Über den genauen Wirkungsmechanismus der Hyposensibilisierung ist man sich bis heute noch nicht im klaren. Es werden verschiedene Arbeitshypothesen diskutiert.

1. Blockierende Antikörper

Durch die Zunahme von Antikörpern der IgG-Klasse wird die Aktivität von IgE gehemmt. In den ersten Wochen der Hyposensibilisierungsbehandlung steigen beide Immunglobuline an: IgE und IgG; dann fällt das IgE ab, während das IgG weiter ansteigt. In der Schleimhaut beobachtet man eine Zunahme des IgAs. Kontrovers sind die Ansichten darüber, ob es zu einer Hemmung der IgE-Synthese oder zu einer Blockierung der IgE-Rezeptoren auf der Mastzelloberfläche durch IgG-Subklassen kommt.

2. Antiidiotypische Antikörper

Durch die Hyposensibilisierung werden Antikörper erzeugt, die die Antigenbindungsstellen am variablen Teil der Antikörper besetzen.

3. Supressor T-Zellen

Diese Hypothese stützt sich auf die Entwicklung von Supressor T-Zellen, die die Bildung von Antikörpern hemmen. Zu beobachten ist ein meßbarer Anstieg der T-Zellaktivität und eine Unterdrückung der IgE-Bildung.

4. Verminderung der Mediatorenfreisetzung

Nach Überzeugung einiger Autoren kommt es bei der Hyposensibilisierungsbehandlung zu einer Vermeidung bzw. Verringerung der Freisetzungsfähigkeit der Mediatoren (Verringerung der Histaminausschüttung). Wie dies geschieht, ist bisher unbekannt. Es wird ein Zusammenhang mit dem Prostaglandin E-Stoffwechsel vermutet. Tatsächlich zeigen einige Untersuchungen bei Zugabe von Prostaglandin E eine Abnahme der Histaminfreisetzung.

5. Tachyphylaxie

Die Abschwächung der Reaktion durch wiederholte Applikation des Allergens kann auch im Sinne einer Erschöpfung interpretiert werden.

Die Zufuhr hoher Allergendosen kann zu den bekannten IgE-bedingten Nebenwirkungen führen. Diese lassen sich jedoch weitgehend vermeiden, wenn statt der nativen Allergene modifizierte Substrate – sogenannte Allergoide – eingesetzt werden. Allergoloide, die z.B. durch chemische Modifikation der Allergene hergestellt werden, besitzen verminderte Reaktivität, aber auch abgeschwächte Nebenwirkungen. Ihre immunogene Wirkung nimmt dagegen zu. Die Reaktivität gegenüber B-Lymphozyten ist vermindert. Allergoide werden von T-Lymphozyten in ähnlicher Weise erkannt wie natürliche Allergene. Darüber hinaus schaffen sie besonders günstige Voraussetzungen für die Differenzierung der aktivierten TH-Zellen zu TH0- oder TH1-Zellen und reduzieren dabei die Interleukin-4-Synthese.

Die Erfolgsbeurteilung der Hyposensibilisierungsbehandlung wird kontrovers diskutiert. Placeboeffekte beobachtet man in 30–60 % der Fälle. Mit einer Abnahme der Symptome bei Heuschnupfenpatienten ist in etwa der Hälfte der Fälle zu rechnen. Wesentlich höhere Erfolgsquoten beobachtet man bei der Hyposensibilisierung der Insektengiftallergie (bis 90 %). Die Dauer des Erfolges der Hyposensibilisierungsbehandlung ist individuell verschieden. Sie liegt in der Regel zwischen 2 und 4 Jahren und muß dann wiederholt werden.

Zur Überprüfung einer erfolgreichen Hyposensibilisierungsbehandlung ist es notwendig, *vor* der Behandlung Tests vorzunehmen, das spezifische IgE zu bestimmen, die Histaminfreisetzung zu untersuchen und evtl. Provokationstests vorzuschalten. *Nach* abgeschlossener Hyposensibilisierungsbehandlung empfiehlt es sich, die genannten Testuntersuchungen erneut durchzuführen (Hauttest, IgE-Bestimmung, Histaminfreisetzung, evtl. Provokationstests), um den Erfolg der Behandlung beurteilen zu können.

Es muß als selbstverständlich gelten, daß eine Hyposensibilisierungsbehandlung unbedingt und nur von einem erfahrenen Allergologen durchgeführt werden sollte.

Zur weiteren Vertiefung in dieses Gebiet empfohlen:
FIEBIG: Allergo J *4*, 336–339 und 377–382 (1995) (97 Literaturstellen)

3
Klinische Grundlagen

3.1
Epidemiologie

Die Schwierigkeiten bei der Erhebung exakter Inzidenz- und Prävalenzraten der *Pollinosis* liegen zum einen darin begründet, daß der Pollenflug je nach geographischer Lage – z.B. Art und Konzentration der Pollen – stark variiert, zum anderen eine Pollinosis jedoch häufig als „Sommergrippe" oder Sinusitis fehlgedeutet wird. Die *allergische Rhinitis* stellt mit einer Prävalenz von 10–20 % die häufigste Soforttyp-bedingte allergische Erkrankung dar [5, 12, 14]. Schweizer Studien zeigen eine Zunahme der Pollenallergie innerhalb von 60 Jahren von 0,82 % im Jahre 1926 [22] auf 9,6 % im Jahre 1985 [24] und von 1985 bis in die jüngste Zeit [6]. Ähnliche Daten aus repräsentativen Bevölkerungsstichproben liegen für Schweden [1] und Japan [8] vor.

Zahlreiche epidemiologische Untersuchungen ergeben für das *Asthma bronchiale* weltweit eine Prävalenz von 2–10 % [2, 3, 7, 20]. Die Abweichungen der Prävalenzraten beruhen – ähnlich wie bei den epidemiologischen Daten zur Häufigkeit der Pollinosis – auf geographischen Unterschieden in Klima, Wetter, Schadstoffbelastung und Vegetation sowie soziologischen Differenzen der Kohorten (z.B. Alter, sozioökonomischer Status). Ein weiteres Problem liegt in der z.T. unscharfen und insbesondere für Laien schwer verständlichen Definition des Begriffs „Asthma". Dies gilt vor allem für die Daten, die lediglich mittels Patientenfragebögen erhoben wurden.

Neben häufigen saisonalen und perennialen Aeroallergenen (Pollen und Hausstaubmilben) sind berufliche Allergene (pflanzliche Stäube) als mögliche Auslösefaktoren eines allergischen Asthma bronchiale von Bedeutung. Zu den wichtigen Asthma-induzierenden Soforttypallergenen zählen ferner Nahrungsmittel und bestimmte Medikamente. Die Bedeutung der verschiedenen Auslöser des allergischen Asthmas variiert in verschiedenen Altersstufen in Abhängigkeit von der individuellen Exposition. Während im Säuglingsalter die Nahrungsmittelallergene im Vordergrund stehen, gelten im Kleinkindalter Tierepithelien und Hausstaubmilben, im Schulkindalter dagegen Pollen als häufigste Auslösefaktoren [4].

Die Angaben zur Prävalenz des *berufsbedingten Asthmas bronchiale* schwanken aufgrund der unterschiedlichen Untersuchungsmethoden, Kollektive und Berufsgruppen. Die Gesamtprävalenz des Berufsasthmas ist unbekannt. In der Literatur finden sich lediglich Angaben zum Anteil des Berufsasthmas an der Gesamtzahl der Asthmaerkrankungen oder Daten zur Prävalenzrate für bestimmte Allergene. Die durchschnittliche Prävalenz für beruflich bedingtes Asthma durch Soforttypallergene wird nach Malo [11] mit 5–10 % beziffert. In Deutschland lag das Berufsasthma 1990 unter den ermittelten Berufskrankheiten an dritter Stelle [19]. Die Zahl der gemeldeten bzw. erstmals entschädigten Fälle hat ständig zugenommen, wobei das Bäckerasthma durch Mehle und Mehlbestandteile mit 80 % die häufigste Erkrankung darstellt [9]. Erst mit Abstand folgen Erkrankungen durch Tierepithelien, Holzstäube, Isozyanate, sonstige pflanzliche Allergene und Arzneimittelstäube.

Zur Epidemiologie der *Nahrungsmittelallergie* gibt es in der Literatur nur wenige Daten. Die Nahrungsmittelallergie wird häufig unscharf definiert und im angloamerikanischen Sprachraum mit dem allgemeinen Begriff „*food intolerance*" bezeichnet. Daher ist den Literaturangaben nur selten zu entnehmen, ob es sich um IgE-vermittelte Soforttypreaktionen handelt. Die Angaben verschiedener Autoren differieren z.T. erheblich. Schwierigkeiten beim eindeutigen Nachweis einer klinisch relevaten Nahrungsmittelallergie spielen sicher eine nicht zu unterschätzende Rolle [17, 25].

Im Kindesalter wird die Prävalenz allergischer Reaktionen auf Nahrungsmittel mit 1–3% angegeben [18]. Bei Kindern im Vorschulalter läßt sich mittels Hauttest bei 4 % eine Sensibilisierung gegenüber Kuhmilch bzw. bei 7 % eine Sensibilisierung gegenüber Hühnerei feststellen [10]. Größere epidemiologische Untersuchungen über die Häufigkeit der Nahrungsmittelallergie im Erwachsenenalter liegen nicht vor. Für Erwachsene beträgt die Prävalenz der nahrungsmittelbedingten Überempfindlichkeitsreaktionen in der Gesamtbevölkerung weniger als 2 % [16]. WÜTHRICH et al. [23] beziffern die Häufigkeit IgE-vermittelter systemischer Reaktionen auf Nahrungsmittel unter 40.000 Patienten einer Allergiestation mit ca 1 %.

Bei Atopikern besteht ein erhöhtes Risiko für die Entwicklung einer Nahrungsmittelallergie. Besonders bei Kindern mit atopischem Ekzem finden sich Prävalensraten bis zu 40 % [21]. Unter den erwachsenen Nahrungsmittelallergikern beträgt die Atopie-Häufigkeit bis zu 70 %. Hierbei weisen mehr als 50 % der Patienten eine Pollinosis auf [13].

Die Prävalenz der Nahrungsmittelallergie auf spezifische Allergene hängt von regionalen Ernährungsgewohnheiten ab. So kommt die Ernußallergie aufgrund des großen Erdnußkonsums in den USA wesentlich häufiger als in Mitteleuropa vor. Mit zunehmendem Trend zur „Naturkost“und steigendem Verzehr exotischer Früchte, Gemüse, Kräuter und Gewürze können auch bislang relativ unbekannte oder seltene Nahrungsmittelallergene häufiger allergische Reaktionen induzieren.

Mit der ansteigenden Prävalenz der Pollinosis wird auch die pollenassoziierte Nahrungsmittelallergie auf Frischobst, Rohgemüse, Nüsse und Gewürze zunehmend häufiger beobachtet [15, 22].

Über die Häufigkeit der *Kontakturtikaria* in der Gesamtbevölkerung gibt es keine epidemiologischen Daten. In der Literatur verzeichnet man lediglich Einzeldarstellungen bzw. Untersuchungen bei bestimmten Patientenkollektiven.

Aus der steigenden Anzahl der in den letzten Jahren erschienenen Publikationen zu diesem Krankheitsbild könnten möglicherweise Rückschlüsse auf eine zunehmende Inzidenz der Kontakturtikaria gezogen werden. Dies gilt vor allem für bestimmte urtikariogene Materialien wie Latex, den Milchsaft des Parakautschukbaums *Hevea brasiliensis*.

Siehe auch das Kapitel „Epidemiologie“ in den „New trends in allergy. IV“ von 1997 [26].

Literatur

[1] ABERG N.: Clin Exp Allergy **19**, 59 (1989)

[2] BURR M. L.: Increased prevalence and morbidity of asthma. In: GODARD P. et al (Eds) Advances in Allergology and Clinical Immunology: Proc. XVth Congr. Europ. Acad. Allergol. Clin. Immunol. Parthenon Publ Group Ltd, New Jersey, (1992), 359ff

[3] BURR M. L.: Epidemiology of asthma. In: BURR M. L. (Ed). Epidemiol. Clin. Allergy. Monogr. Allergy, Karger, Basel, (1993), 80ff

[4] EVANS III R.: Epidemiology and natural history of asthma, allergic rhinitis, and atopic dermatitis. In: MIDDLETON E. Jr et al (Eds). Allergy. Principles and practice, 4th edn. CV Mosby, St. Louis, (1993), 1109ff

[5] GASSNER M. et al: Allergol ***19***, 403 (1996)

[6] GASSNER-BACHMANN M.: Allergologie **12**, 492 (1989)

[7] GORDEN A. I.: Umweltverschmutzung und Asthma in Israel. In: RING J. (Hrsg). Epidemiologie allergischer Erkrankungen: Nehmen Allergien zu? MMV Medizin, München, (1991), 187ff

[8] ISHIZAKI T. et al: Ann Allergy **58**, 265 (1987)

[9] KENTNER M. et al: Allergologie **9**, 102 (1986)

[10] KUNZ B. et al: Are allergies increasing? In: RING et al (Eds) New Trends in Allergy. III. Springer, Berlin, Heidelberg, New York, (1991), 3ff

[11] MALO J.L.: Occupational asthma: a model for environmental asthma. In: GODARD P. et al(Eds) Advances in Allergology and Clinical Immunology: Proc. XVth Congr.

Europ. Acad. Allergol. Clin. Immunol. Parthenon Publ Group Ltd, New Jersey, (1992); 391ff.
[12] MIYAMOTO T.: Increased prevalence of pollen allergy in Japan. In: Advances in Allergol. Clin. Immunol.: GODARD P. et al (Eds) Proc. Xvth Congr. Europ. Acad. Allergol. Clin. Immunol. Parthenon Publ Group Ltd, New Jersey, (1992), 343ff
[13] MÜHLEMANN R.J. et al: Schweiz Med Wschr **121**, 1696 (1991)
[14] MUTIUS E. von et al: Epidemiologie asthmatischer Erkrankungen im Kindesalter. In: RING J. (Hrsg) Epidemiologie allergischer Erkrankungen: Nehmen Allergien zu? MMV Medizin, München, (1991), 142ff
[15] RUDESCHKO O. et al: Allergo J 3, 31 (1994)
[16] SAMPSON H. A.: Immediate reactions to foods. In: METCALFE D. D. et al (Eds) Food Allergy: Adverse Reactions to Foods and Food Additives. Blackwell, Oxford, Edinburgh, Paris, Vienna, (1991), 36ff
[17] SAMPSON H. A.: J Allergy Clin Immunol **90**, 151 (1992)
[18] SAMPSON H. A.: Adverse reactions to foods. In: MIDDLETON E. Jr et al (Eds) Allergy. Principles and practice, 4th edn. CV Mosby, St. Louis, (1993), 1661ff
[19] SCHULTZE-WERNINGHAUS G. et al: Internist **32**, 587 (1991)
[20] SKARPAAS I.J. et al: Allergy **40**, 295 (1985)
[21] TAIEB A. et al: The prevalence of food allergy in children with atopic dermatitis. In: RING J. et al (Eds) New Trends in Allergy. III. Springer, Berlin, Heidelberg, New York, (1991) , 259ff
[22] WÜTHRICH B.: Zur Häufigkeit der Pollenallergie in der Schweiz. In: RING J. (Hrsg): Epidemiologie allergischer Erkrankungen: Nehmen Allergien zu? MMV Medizin, München, (1991), 119ff
[23] WÜTHRICH B.: Allergologie **16**, 280 (1993)
[24] WÜTHRICH B. et al: Schweiz Med Wschr **16**, 909 (1986)
[25] WUTHRICH B. (Hrsg): Nahrungsmittel und Allergie. Dustri, München-Deisenhofen (1996)
[26] Kapitel: Epidemiology. In: RING J. et al (Eds): New trends in allergy. IV. Springer, Berlin, Heidelberg, New York (1997), 3–47

3.2 Allergische Rhinokonjunktivitis

Als Auslöser einer allergischen Rhinokonjunktivitis kommen viele Allergene in Frage. Am bedeutensten sind Pollen. Häufige Antigene sind auch Hausstaubmilben, Tierhaare/-epithelien, Federn, Schimmelpilzsporen und pflanzliche Stäube. Im Gegensatz zur perennialen Rhinitis auf ganzjährig vorkommende Aeroallergene, z.B. Tierepithelien, Hausstaubmilben und andere Berufsallergene, ist die Pollinosis auf die *Blütezeit* der Pflanzen beschränkt. Eine Persistenz der Beschwerden über die Blütezeit hinaus – z.B. durch Verbreitung des Allergenspektrums – ist nicht mehr der typischen Pollinosis zuzurechnen.

Für die Auslösung der allergischen Symptome ist der direkte Kontakt des Aeroallergens mit der Schleimhaut der Atemwege erforderlich. Aus dem Zytoplasma der Pollen werden die Allergene – sobald der Pollen in ein feuchtes Milieu gelangt, z.B. auf die Schleimhaut des Respirationstraktes – nach Aufnahme von Wasser und Quellung nach außen abgegeben. Je nach Pollenart erfolgt dieser Vorgang innerhalb von Sekunden bis wenigen Minuten. Nach Bindung der Allergene an spezifische IgE-Antikörper auf basophilen Leukozyten und Mastzellen – auf der Oberfläche der Mucosa und des nasalen Lumens – erfolgt die Mastzelldegranulation und Freisetzung der Mediatoren. Damit beginnt die Entwicklung der allergischen Symptome. Zur Auslösung der klinischen Erscheinungen sind durchschnittlich 10–50 Pollen/m^3 Luft

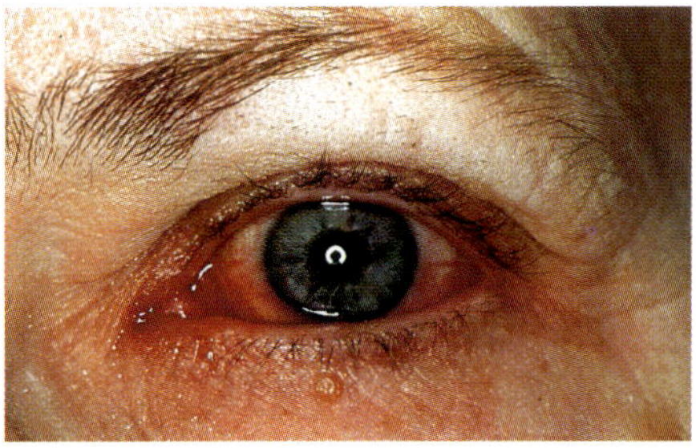

Abb. 4: Allergische Konjunktivitis

erforderlich. Die *Schwellenkonzentration* hängt vom individuellen Sensibilisierungsgrad und der Potenz der Pollenallergene ab. Daher besteht zumeist zwischen der Symptomauslösung und der Pollenkonzentration der Luft keine strenge Korrelation [15].

Die allergische Rhinokonjunktivitis äußert sich im *Nasopharynxbereich* als nasaler Pruritus, Niesen, seröse Rhinorrhoe sowie nasale Kongestion, an den *Augen* als Pruritus, Brennen, Photophobie und konjunktivale Infektion. Gelegentlich kommt es als Folge der gemeinsamen Innervation der pharyngealen Mukosa und des Ohres über den Nervus glossopharyngeus auch zu einem Juckreiz im Bereich der Gehörgänge. Bei 80 % der Patienten stehen die nasalen Beschwerden im Vordergrund; in Einzelfällen treten die Symptome isoliert am Auge auf (Abb. 4). Vereinzelt kann die Pollinosis auch mit grippeähnlichen Beschwerden, allgemeinem Krankheitsgefühl und subfebrilen Temperaturen einhergehen – daher die Bezeichnung „Heufieber“. Bei vielen Patienten besteht eine von der Pollenkonzentration abhängige und im Tagesverlauf wechselnde Symptomatik. Frühmorgendliche Beschwerden sind am häufigsten.

3.3 Allergisches Asthma/Asthma bronchiale

„Asthma ist eine entzündliche Erkrankung der Atemwege mit bronchialer Hyperreaktivität und variabler Atemwegsobstruktion. Typische Symptome sind Husten und anfallsartige Atemnot, besonders nachts und am frühen Morgen, Giemen und glasig-zähes Sputum“ [47].

Das Leitsymptom ist die anfallsweise auftretende Dyspnoe mit keuchender Atmung (engl.: wheezing) und exspiratorischem Stridor, die mit thorakalem Engegefühl und vermehrter Expektoration von zähem Bronchialsekret einhergeht. Vorangegangene Hustenanfälle treten häufig in der Nacht und in den frühen Morgenstunden auf. Die Dauer der Anfälle beträgt Minuten bis zu vielen Stunden. Ein therapieresistenter Asthmaanfall, der über 24 Stunden persistiert, wird als „Status asthmaticus“ bezeichnet.

In der Reaktionsdynamik des allergischen Asthma bronchiale unterscheidet man drei Grundmuster:

1. *Sofortreaktion*: Beginn: ein bis zwei Minuten nach Allergenkontakt, Maximum nach 10–30 Minuten, vollständiger Rückgang der Symptome innerhalb von zwei Stunden
2. *Spätreaktion* (auch als verzögerte Sofortreaktion bezeichnet): mehrere Stunden nach Allergenexposition, Höhepunkt nach 4–8 Stunden
3. *Duale Reaktion*: Kombination aus Sofort- und Spätreaktion.

Die Sofortreaktion ist der häufigste Reaktionsmodus, verzögerte Sofortreaktionen treten in 20 % bis 40 % der Fälle auf. Duale Reaktionen werden häufig nur durch bestimmte Inhalationsallergene wie z.B. Mehlstäube ausgelöst [23].

Die pathologischen Veränderungen vollziehen sich – mit graduellen Unterschieden – sowohl an den kleinen als auch an den mittleren und größeren Bronchien. Die endobronchiale Obstruktion ist pathomorphologisch durch die

Trias aus *Kontraktion der glatten Bronchialmuskulatur*, *Schleimhautödem* und *entzündlicher Schleimhautinfiltration* sowie *Hypersekretion* (Hyperkrinie) eines zähen Schleims (Dyskrinie) gekennzeichnet. Aufgrund der unterschiedlichen Äthiologie und Pathophysiologie unterscheidet man zwischen allergischem (extrinsic") und nicht-allergischem („intrinsic") Asthma, wobei ein hyperreaktives Bronchialsystem und die Entzündungsreaktion, getriggert durch Mastzellen und Eosinophile, gemeinsame Kennzeichen darstellen. Spezifische IgE-Antikörper spielen in der Pathogenese des exogen-allergischen Asthma bronchiale eine entscheidende Rolle. Histamin, ECF-A (Eosinophilen-chemotaktischer Faktor der Anaphylaxie), NCF-A (Neutrophilen-chemotaktischer Faktor), Interleukine, Leukotriene, Prostaglandine und Bradykinin haben zum Teil eine direkte Wirkung auf die Bronchialmusku latur, Schleimhaut und exokrinen Drüsen. Über vagale Reizleitungen erfolgt eine Amplifikation des Bronchospasmus und eine Steigerung der Schleimsekretion. Die Leukotriene LTC_4, LTD_4, LTE_4 sowie der Plättchen-aktivierende Faktor (PAF) zeichnen für die nach 4–6 Stunden eintretende verzögerte Reation verantwortlich.

Das durch *berufliche* Soforttypallergene ausgelöste Asthma ist aufgrund bestimmter Charakteristika als besondere Form des IgE-vermittelten Asthma bronchiale zu betrachten. Zu den Besonderheiten zählen der spezielle Allergenkatalog, der Sensibilisierungsmodus, die versicherungsrechtlichen Aspekte und nicht zuletzt ihre erhebliche volkswirtschaftliche Bedeutung.

Ein Berufsasthma durch ubiquitär vorkommende Allergene weist folgende Charakteristika auf:

- (z.T.) massive und intensive Allergenexposition
- besondere Potenz einiger Berufsallergene
- z.T. langjährige, langdauernde kontinuierliche Allergenexposition
- „aufgezwungene" Sensibilisierung
- hoher Sensibilisierungsgrad
- hoher Sensibilisierungsindex.

Der Ablauf der allergischen Reaktionen entspricht im wesentlichen den bereits beim Asthma bronchiale behandelten pathophysiologischen Prinzipien.
Für seine Entwicklung sind vor allem die Art des auslösenden Allergens und besondere Expositionsbedingungen am Arbeitsplatz von Bedeutung. Zur Charakterisierung eines Stoffes als Berufsallergen trägt entscheidend der „Sensibilisierungsindex" bei, der den prozentualen Anteil der Sensibilisierten an der Gesamtzahl der Exponierten angibt. Die Ausprägung des „Sensibilisierungsgrades" ist dagegen ein Maßstab für seine allergene Potenz. Er wird durch Hauttitration, d.h. intrakutane Allergenapplikation in steigender Konzentration, ermittelt. Aufgrund der besonderen Potenz einiger Allergene und der z.T. hohen und langandauernden Allergenexposition unterliegt nahezu jedes Individuum dem Risiko der Sensibilisierung. Diese wird als „aufgezwungene" Sensibilisierung bezeichnet [15]. Die Atopie stellt zwar einen prädikativen Faktor für die Entwicklung eines berufsbedingten Asthmas dar [36], doch nicht jeder Atopiker erkrankt.

3.4 Allergische und nichtallergische Reaktionen auf Nahrungsmittel

Erste Beschreibungen nahrungsmittelallergischer Reaktionen stammen bereits von HIPPOKRATES aus dem Jahre 400 v. der Zeitrechnung. Nahrungsmittelbedingte Unverträglichkeitsreaktionen bieten eine Vielzahl unterschiedlicher Krankheitsbilder, denen z.T. völlig unterschiedliche Pathomechanismen zugrundeliegen. Die klinischen Manifestationen zeichnen sich folglich durch ein breites Spektrum an Symptomen aus.

Nicht jede durch ein Nahrungsmittel verursachte Reaktion ist eine immunologisch vermittelte Abwehrreaktion des Organismus. Im Gegenteil: ist ein Symptom nur subjektiv erfaßbar, objektiv also nicht verifizierbar und durch Provokation nicht reproduzierbar, so muß eine Korrelation zwischen dem in Verdacht stehenden Nahrungsmittel und den beobachteten Erscheinungen in Zweifel gezogen werden. Derartige *nicht-immunologische* Unverträglichkeitsreaktionen kommen *wesentlich häufiger* vor, als allgemein geglaubt wird. Sie haben wesentlich dazu beigetragen, den Begriff „Allergie" in Mißkredit zu bringen und werden auf alles angewendet, was einer allergischen Reaktion gleicht bzw. ähnlich sieht. Mit der wissenschaftlich begründeten Definition der Allergie sind sie nicht in Übereinstimmung zu bringen. So muß man einen Teil der Unverträglichkeitsreaktionen als psychische oder psychosomatische Störung einstufen. Andere beruhen auf einer Vorerkrankung, wie z.B. einer Phenylketonurie, einem Laktase- oder Peptidasemangel oder einer Zöliakie [54]. Nicht wenige Nahrungsmittel enthalten „toxische" Stoffe, die mehr oder weniger giftig sind, aber in geringen Mengen keine Schäden verursachen [29, 30, 65].

Ist anamnestisch jedoch ein Zusammenhang nachweisbar, darf als mögliche Ursache neben dem eigentlichen Nahrungsmittel selbst auch ein (Nahrungsmittel)-Zusatz nicht außer Betracht gelassen werden. Zu den erlaubten Additiva in der Nahrung zählen Konservierungsmittel, Farbstoffe, Geschmacksverstärker (z.B. Natriumglutamat; „China-Restaurant-Syndrom"), Antioxidantien, Backhilfsmittel, Bleichmittel, Verlängerungs- und Verdickungsmittel (z.B. Ethylcellulose, Kolophonium, Gummi arabicum, Glycerin, Guar, Traganth, Invertin) [16, 33, 38, 40, 46, 64].

Unverträglichkeitsreaktionen auf nicht- oder nur ab einer bestimmten Menge deklarationspflichtige Zusatzstoffe, wie z.B. Sulfite, werden in jüngster Zeit häufiger beschrieben [37, 41, 50, 55, 68]. So ist Natriumdisulfit z.B. in Wein, Fertigsalaten, Gefriergemüse, Graupen, Grütze, Fruchtmark, Gelee, Kartoffel-Fertigprodukten etc. enthalten. Auch Injektionslösungen und Bronchodilatatorflüssigkeiten weisen bestimmte Mengen an Sulfiten auf [26, 27].

Andererseits werden pseudoallergische Reaktionen auch durch natürliche Inhaltsstoffe von pflanzlichen Nahrungsmitteln hervorgerufen. Eine Übersicht über Salicylate und Salicylsäure in Nahrungsmitteln gibt Tab. 1.

Daneben sind biogene Amine, die als Geschmacks- und Aromastoffe oder als deren Vorstufen in vielen Nahrungsmitteln vorkommen bzw. bei der Herstellung, aber auch bei deren Verderb entstehen, ätiologisch mit dem Auftreten von Unverträglichkeitsreaktionen verknüpft. In Käse, Wein, Sauerkraut, Bier, Tee, Senf und Samenkeimlingen liegen sie reichlich vor. In verdorbenen Lebensmitteln bilden biogene Amine das Ausgangsmaterial für krebserregende Nitrosamine [5, 6, 8, 17]. In naturbelassenen Lebensmitteln führen Tyramin, Serotonin und Histamin z.B. zu Urtikaria, Migräne und anderen, z.T. auch systemischen Nebenwirkungen. Vor allem die Migräne ist den schweren, nicht-immunologisch bedingten Unverträglichkeitsreaktionen auf Tyramin zuzurechnen. Da 80 bis 100 mg Tyramin als Grenzdosis für die Auslösung eines Migräneanfalls genügen, kommen zwar nur wenige pflanzliche Nahrungsmittel direkt als Auslöser

Tabelle 1: Pflanzliche Nahrungsmittel, deren natürliche Inhaltsstoffe pseudoallergische und Unverträglichkeitsreaktionen auslösen können (z.B. Salicylate, Salicylsäure) [16, 17, 38]

Beeren/Obst	mg/kg
Himbeeren	51,4
rote Johannisbeeren	50,6
schw. Johannisbeeren	30,0
Aprikosen	25,8
Apfelsinen	23,0
Ananas	21,0
Heidelbeeren	16,4
Erdbeeren	13,6
Weintrauben	*9,4
Kirschen	8,5
Mandarinen	5,6
Äpfel	0,8–3,8
Kiwi	3,2
Banane	< 0,1

Gemüse	mg/kg
Endiviensalat	19,0
grüne Olive	12,9
Rettich	12,4
Spinat	5,8
Mohrrüben	2,3
Zwiebeln	1,6
Tomaten	*1,3
Kartoffeln	1,2
Erbsen, Bohnen	0

Gewürze	mg/kg
Curry	2180
scharfe Paprika	2030
Oregano	660
Senf	260
Cayenne Pfeffer	176
Zimt	152
schwarzer Pfeffer	62
weißer Pfeffer	11
Koreander	2
Knoblauch	1

* durch Verarbeitungssprozessse kann sich der Salicylsäuregehalt erhöhen, z.B. in:

Tomatenmark	14,1
Ketch-up	24,8
Rosinen	66,0
Sultaninen	78,0

infrage, doch kann die vom Einzelnen tolerierte Dosis gelegentlich auch wesentlich niedriger liegen. Alkoholgenuß setzt die Toleranzgrenze ebenfalls herab (z.B. Genuß von Orangensaft mit Alkohol). Tab. 2 nennt Werte für biogene Amine in einigen pflanzlichen Nahrungsmitteln. Tab. 3 gibt eine Übersicht zu Arten und deren Inhaltsstoffen, die Unverträglichkeits-Frühreaktionen auslösen können.

Die Diagnose einer *echten* Nahrungsmittelallergie kann erst gestellt werden, wenn folgende Postulate erfüllt sind:

- Gesicherte Auslösung der Symptome durch das/die spezifische(n) Nahrungsmittel
- Ausschluß anderer Möglichkeiten der Unverträglichkeit
- Nachweis einer IgE-vermittelten Sensibilisierung.

Nahrungsmittel besitzen die Fähigkeit, in unterschiedlichen Formen (u.a. auch als Stäube und Aerosole) perkutan, permukös, per inhalationem sowie per ingestionem sensibilisierend zu wirken.

Über den Vorgang der Sensibilisierung ist wenig bekannt. Man weiß jedoch, daß die Immunantwort nach oraler Antigenzufuhr in erster Linie durch das darmassozierte Lymphgewebe (engl.: gut associated lymphoid tissue = GALT) reguliert wird. Drei Faktoren bestimmen im wesentlichen die Auslösung der allergischen Soforttypreaktion [42, 45]:

- Menge und Potenz des Allergens
- Funktion der gastrointestinalen Schleimhautbarriere
- genetische Prädisposition des Individuums.

Als von nicht zu unterschätzender Bedeutung für die Auslösung der allergischen Reaktion er-

Tabelle 2: Gehalt biogener Amine in einigen pflanzlichen Nahrungsmitteln [6, 30]

Tyramin	**mg/kg**
Avocado	23
Himbeeren	13–93
Bananen	7–11
Orangen	0–25
Kohlrabi	0–93

Serotonin	**mg/kg**
Walnuß	170–340
Banane	23–28
Ananas	17–65
Tomate	12
Avocado	10
rote und blaue Pflaumen	8–10

Histamin	**mg/kg**
Spinat	38
Tomate	22

Synephrin	**mg/kg**
Mandarine	46–162
Orange	15–52

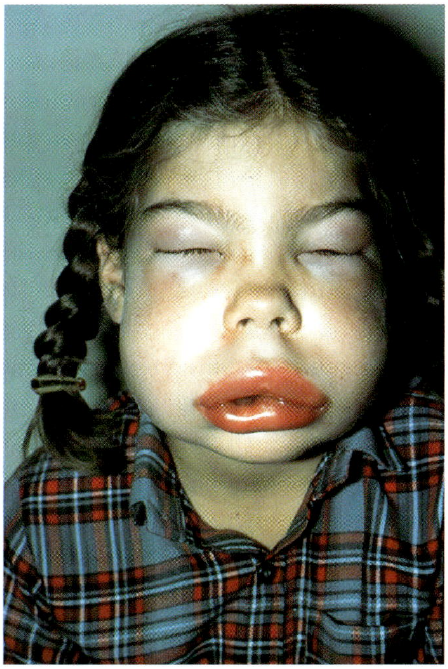

Abb. 5: Quinchke-Ödem (Ursache: Sellerie)

weist sich dabei die Penetration des Nahrungsmittelallergens durch die Barriere der Darmschleimhaut. Schon geringe Mengen hochmolekularer Proteine genügen, um über verschiedene, zum Teil noch ungeklärte Mechanismen (Aufnahme über M-Zellen und/oder Pinozytose) an die immunkompetenten Zellen des GALT zu gelangen.

Allergenresorption – und damit auch die Sensibilisierungsrate – unterliegen dabei weiteren Einflüssen: Veränderungen der normalen Permeabilität der gastrointestinalen Mucosa durch entzündliche Erkrankungen, Minderung oder Verstärkung der Allergenität durch Erhitzung, überstürzte und einseitige Hyperalimentation, Additionseffekte durch andere (Nahrungsmittel-)Allergene sowie resorptionsbeschleunigende Substanzen, z.B. Gewürze, Alkohol und Koffein [44, 57].

Die wichtigsten Reaktionsformen einer nahrungsmittelbedingten Soforttypallergie orientieren sich an den betroffenen Organsystemen:

Haut und Schleimhäute:

Kontakturtikaria, Urtikaria/Angioödem, „flush“, Proteinkontaktdermatitis, Pruritus, orales Allergiesyndrom (Pruritus und/oder Ödem von Lippen, Zunge, Gaumen und Pharynx) sowie möglicherweise Exazerbation eines atopischen Ekzems

Tabelle 3: Auswahl von Arten, deren Inhaltssstoffe nicht-allergische Frühreaktionen hervorrufen können (pseudoallergische, irritative und Unverträglichkeitsreaktionen)

Art	Name	Reaktion	Ursache	Literatur
Ambrosia artemisiifolia L.	Beifußblättriges Traubenkraut	irritative Pollinosis	Ambrosinsäuren	20
Ananas comosus (L.) Merr.	Ananas	Urtikaria, Brennen	Bromelin	4
Atropa bella-donna L.	Tollkirsche	Konjunktivitis	Atropin	56
Capsicum annuum L.	Paprika	Urtikaria, Ödem, Brennen	Capsaicin	51, 60
Capsicum frutescens L.	Chilli-Pfeffer	Urtikaria, Brennen, Erythem	Capsaicin	5, 51
Carica papaya L.	Papaya, Melonenbaum	Urtikaria	Papain	4, 43
Ceiba pentandra (L.) Gärtn.	Kapok	Urtikaria	unbek. Histaminliberator	32, 61
Cephaelis ipecacuanha (Brot.) A. Rich.	Brechwurzel	Urtikaria, Erythem	Emetin	13
Cinchona officinalis L.	Chinarindenbaum	Urtikaria, Exanthem	Chinin, Chinidin	35
Coffea arabica L.	Kaffeestrauch, -bohne (frisch)	Urtikaria, Ödem, Asthma	unbekannt	52, 62
Corchorus capsularis L.	Jute	Rhinitis, Asthma, Juckreiz	unbekannt	24, 53
Digitalis purpurea L.	Roter Fingerhut	Asthma, Urtikaria	Digitoxin ?	62
Ficus carica L.	Feigenbaum	Urtikaria, Juckreiz	Ficin	4
Fragaria x *ananassa* L.	Erdbeere	Urtikaria	unbek. Histaminliberator*	12, 38, 59
Gossypium hirsutum L.	Baumwolle	Urtikaria	unbek. Histaminliberator	14
Laportea moroides Wedd.	Brennpflanze	Urtikaria	biogene Amine, u.a. Histamin	32
Linum usitatissimum L.	Flachs	Rhinitis, Asthma	unbekannt	6, 32
Lycopersicon esculentum (L.) Farw	Tomate, Tomatenkraut	Urtikaria, Juckreiz	unbek. Histaminliberator	10, 59

Fortsetzung Tabelle 3

Art	Name	Reaktion	Ursache	Literatur
Mucuna pruriens DC	Juckbohne	Urtikaria	Mucunain	4, 48
Nicotiana tabacum L.	Tabakpflanze	Rhinitis, Konjunktivitis	unbekannt	2, 18, 21, 49
Papaver somniferum L.	Schlafmohn	Urtikaria	z.B. Codein u.a. Alkaloide	7, 25
Phaseolus vulgaris L.	Bohnen	Urtikaria, Asthma, Juckr.	unbekannt	12
Physostigma venenosum Balf.	Kalabarbohne	Urtikaria, Konjunktivitis	Physostigmin (Eserin)	56
Pilocarpus jaborandi Stapf. u.a.	Jaborandi	Urtikaria, Konjunktivitis	Pilocarpin	56
Sassafras albidum (Nutt.) Ness.	Sassafras	Urtikaria	Safrole ?	11
Urtica dioica L.	Brennessel	Urtikaria, Brennen	biogene Amine, z.B. Histamin	46
Zingiber officinale Rosc.	Ingwer	Niesreiz, Rhinitis	Gingerole ?	44

* 90 % aller Reaktionen auf Erdbeeren sind nicht-allergischer Art

Respirationstrakt:
Rhinokonjunktivitis, Asthma bronchiale, Larynxödem

Gastrointestinaltrakt:
Nausea, Erbrechen, akute Gastritis, Ösophagusspasmus, Gastroenteritis mit Diarrhoe, Flatulenz, Kolitis

Kardiovaskuläres System:
Anaphylaktischer Schock.

Zur Häufigkeit der betroffenen Organsysteme liefert die Literatur unterschiedliche Angaben. Nach Untersuchungen von Wüthrich [65, 69] manifestieren sich generalisierte systemische Reaktionen mit ca. 45 % an der Haut. Die Atemwege sowie der Gastrointestinaltrakt sind zu jeweils ca. 20 % betroffen. Eine kardiovaskuläre Symptomatik wird in ca. 10 % der Fälle beobachtet. Über schwere anaphylaktische Reaktionen durch Nahrungsmittel liegen viele Berichte vor (Abb. 5). Häufige Auslöser sind Erdnuß, Ölsaaten (Sesam, Mohn) und Nüsse [9, 22, 63]. Ring & Messmer [39] klassifizieren die Nahrungsmittel-Anaphylaxie anhand der Ausprägung der Symptomatik (Tab. 4). Tragen verschiedene Reizfaktoren wie psychischer Streß, körperliche Anstrengung und Infekte zur Auslösung einer anaphylaktischen Symptomatik bei, so spricht man von einer *„Summationsanaphylaxie"* (engl.: *„exercise-induced anaphylaxis"*) [3].

Unter den Soforttyp-bedingten Reaktionen durch Nahrungsmittel stellt die „pollenassoziierte Nahrungsmittelallergie" ein häufiges Krankheitsbild mit besonderer klinischer und wissenschaftlicher Bedeutung dar. Immunologische Grundlage dieser Entität sind Antigengemeinschaften zwischen Nahrungsmittel- und Aeroallergenen. Das *„orale Allergiesyndrom"* (OAS) kann außer als Nahrungsmittelallergie auch als Sonderform der Kontakturtikaria betrachtet werden. Klinisch äußert sich die Symptomatik im sofortigen Auftreten von Pruritus und/oder Angioödem von Lippen, Zunge, Gaumen und Rachen.

Die klinischen Manifestationsformen der „pollenassozierten Nahrungsmittelallergie" zeigt Tabelle 5. Das Krankheitsbild tritt vor allem

Tabelle 4: Schweregradskala zur Klassifizierung anaphylaktischer/ anaphylaktoider Reaktionen [modifiziert nach RING & MESSMER [39]]

Grad	Haut	Gastrointestinaltrakt	Repirationstrakt	Kardiovaskuläres System
I	Flush Urtikaria Angioödem	Pruritis	–	– –
II	(nicht obligat)	Nausea Krämpfe Dyspnoe	Rhinorrhoe Heiserkeit Arrhythmie	Tachykardie Hypotension
III	(nicht obligat)	Erbrechen Defäkation	Larynxödem Bronchospasmus Zyanose Schock	Schock
IV	(nicht obligat)		Atemstillstand	Kreislaufstillstand

Tabelle 5: Klinische Symptome bei pollenassoziierter Nahrungsmittelallergie mit Angabe ihrer Häufigkeit [nach ORTOLANI et al. 1988 [34]]

	Einteilung der Symptome nach Organsystemen	**Häufigkeit**
A.	Orale Manifestationen: orale Kontakturtikaria, „orales Allergiesyndrom" (OAS): Pruritus und/oder Ödem von Lippen, Zunge, Gaumen und Pharynx	60 %
B.	Kutane Manifestationen: Urtikaria/Angioödem Ekzem	 20 % 2 %
C.	Gastrointestinaltrakt: Nausea, Erbrechen, akute Gastritis, Gastroenteritis mit Diarrhoe, Flatulenz, Kolitis	13 %
D.	Respirationstrakt: Larynxödem Rhinitis Asthma	 5 % 5 % 3 %
E.	Kardiovaskuläres System: Anaphylaktischer Schock	0,3 %

nach dem Verzehr von frischem Obst und Gemüse auf [1, 34]. Patienten mit einer Pollinosis gegenüber Birken-, Beifuß- oder Traubenkraut(*Ambrosia*-)pollen sind besonders häufig betroffen. Birkenpollenallergiker können nach dem Genuß von Stein- und Kernobst sowie Nüssen, Beifußallergiker nach rohen Karotten und Sellerie [58, 66, 67] und Patienten mit einer Sensibilisierung gegenüber *Ambrosia*-Arten nach Melonen und Bananen ein OAS entwickeln [2].

3.5 Kontakturtikaria

Der Begriff „Kontakturtikaria" beschreibt das Auftreten von Quaddel und Erythem (engl.: „wheal-and-flare response") innerhalb von 30 (–60) Minuten nach kutaner Exposition mit verschiedenen Substanzen [28].

Je nach vermutetem auslösendem Pathomechanismus läßt sich die Kontakturtikaria in eine *immunologisch bedingte* (allergische), *nicht-immunologische* sowie in eine *Kontakturtikaria ungeklärter Pathogenese* einteilen.

Die immunologisch bedingte Kontakturtikaria ist eine IgE-vermittelte allergische Soforttypreaktion. Viele Substanzen wirken allein durch perkutanen Kontakt sensibilisierend. Seltener erfolgt eine Sensibilisierung über den Respirations- bzw. Gastrointestinaltrakt. Eine IgE-vermittelte allergische Kontakturtikaria tritt nach exogenem Kontakt mit urtikariogenen Substanzen innerhalb von Minuten bis zu einer Stunde auf. Sie persistiert maximal 24 Stunden, dauert in der Regel jedoch nur wenige Stunden. Das typische klinische Kennzeichen ist das Auftreten von flüchtigen, ödematösen Schwellungen der papillären Dermis (Quaddeln, Urtikae) im Areal der direkten Exposition. Gelegentlich kommt es bei einer Kontakturtikaria zusätzlich zu systemischen Reaktionen, die sich als allergische Rhinitis, Konjunktivitis, Asthma, bis hin zum anaphylaktischen Schock manifestieren. Der Schweregrad der Reaktion ist durch den individuellen Sensibilisierungsgrad und die absorbierte Allergenmenge determiniert. Systemische Reaktionen treten entweder beim Vorliegen einer ausgeprägten Sensibilisierung, bei ausgedehnter Exposition oder bei starker perkutaner Absorption des Allergens auf. MAIBACH & JOHNSON bezeichnen eine generalisierte Kontakturtikaria als „*Kontakturtikaria-Syndrom*" [31].

Konakurtikaria-Syndrom-Stadien [31]:

Stadium 1: lokalisierte Urtikaria
Stadium 2: generalisierte Urtikaria
Stadium 3: Urtikaria und Schleimhautreaktionen (wie Rhinokonjunktivitis, Asthma bronchiale, orolaryngeale oder gastrointestinale Symptomatik)
Stadium 4: Urtikaria und anaphylaktische oder anaphylaktoide Reaktionen

Als Sonderformen der Kontakturtikaria gelten die *Proteinkontaktdermatitis* und die *orale Kontakturtikaria.*

3.6 Proteinkontaktdermatitis

Die Proteinkontaktdermatitis stellt die Kombination einer allergischen Reaktion vom Soforttyp (Typ I) und vom Spättyp (Typ IV) dar. Pflanzliche und tierische Proteine können zunächst zu einer lokalisierten Kontakturtikaria führen, die über ein vesikulöses Zwischenstadium in das typische Bild einer allergischen Kontaktdermatitis (allergisches Kontaktekzem) übergeht. Die Bezeichnung *Proteinkontaktdermatitis* wurde von HJORTH & ROED-PETERSEN für Patienten mit Handekzem eingeführt, die nach Kontakt mit bestimmten Nahrungsmitteln Soforttypreaktionen entwickeln [19]. Betroffene Patienten haben vor dem Auftreten der Symptome während ihrer beruflichen Tätigkeit im Nahrungsmittelgewerbe häufigen und intensiven Umgang mit Fisch, Fleisch, Schalentieren, rohem Obst und Gemüse, Gewürzen sowie Getreideprodukten.

Bei der Proteinkontaktdermatitis kommt es innerhalb von 30 Minuten zum Auftreten von Pruritus, Erythem und Ödem. Nach Stunden schießen kleine wasserklare Bläschen im Handbereich auf. Die Proteinkontaktdermatitis tritt sowohl ohne vorhergehende urtikarielle Reaktion, als auch nach einer rezidivierenden Kontakturtikaria auf.

Als kritisches Wort sei hierzu bemerkt, daß bis heute jedoch niemand geprüft hat, ob in dem zur Testung (Nachweis) verwendeten Material (Fleisch, Fisch, Gemüse, Gewürze) nicht doch niedermolekulare Verbindungen vorkommen, die das Phänomen (Auftreten) dieser *späten* allergischen Reaktion erklären könnten. Dies gilt – übrigens in gleicher Weise – auch für die „Spätreaktion“ im Epikutantest auf Hausstaubmilbenextrakte („Atopie-Patchtest“).

Die *orale Kontakturtikaria* kommt im Zusammenhang mit einer pollenassoziierten Nahrungsmittelallergie vor. Sie manifestiert sich klinisch durch Pruritus, Kribbeln und Ödem im Oropharynx-Bereich nach dem Genuß von rohem Stein- und Kernobst, rohem Gemüse sowie Nüssen.

Literatur (Kap. 3.2 bis 3.6)

[1] AMLOT P. L. et al: Clin Allergy **17**, 33 (1987)

[2] ANDERSON J. et al: J Allergy Clin Immunol **45**, 310 (1970)

[3] ANIBARRO B. ET AL: Allergy **49**, 481 (1994)

[4] ARTHUR P. P. et al: J invest Derm **25**, 341 (1955)

[5] ASKAR A.: Ernährungs-Umschau **29**, 143 (1982)

[6] ASKAR A., TREPTON H.: Biogene Amine in Lebensmitteln. Vorkommen, Bedeutung und Bestimmung. Ulmer-Verlag, Stuttgart (1986)

[7] BERTHER T. et al: Schweiz med Wschr **110**, 758 (1980)

[8] BEUTLING D. M .(Hrsg.): Biogene Amine in der Ernährung. Springer, Berlin (1996)

[9] BOCK S. A. et al: J Allergy Clin Immunol **83**, 900 (1989)

[10] COOKE R. A.: J Allergy **15**, 203 (1944)

[11] EVANS S. J. et al: Planta med **38**, 289 (1980)

[12] FREIBERG S. W.: Allergy in Practice. Year Book Publ Inc. New York (1946)

[13] FROMAGET C. et al: Ann occult **153**, 388 (1916)

[14] FRUHMANN G. et al: Münch med Wschr **113**, 209 (1971)

[15] FUCHS E., GRONEMEYER W.: Die Allergene- Spektrum und Vorkommen (TypI), Pollinosis (Heufieber – Pollenallergie). In: FUCHS E. et al (Hrsg) Manuale allergologicum. Dustri, München-Deisenhofen, (1988), V 7.2, S 1–26, V 8, S 1–22

[16] HÄBERLE M.: Ernährungs-Umschau **34**, 287 (1987)

[17] HÄBERLE M et al: Pseudoallergische Reaktionen, Nahrungsmittelallergie. In: REIMANN H. J. (Hrsg). Dustri-Verlag, München 1989 (2. Aufl.)

[18] HEINZ A. et al: Ophthalmol **158**, 181 (1969)

[19] HJORTH N. et al: Cont Derm **2**, 28 (1976)

[20] INAYAMA S. et al: Chem Pharm Bull **22**, 1435 (1974)

[21] JENSI V. et al: Cs oftal **5**, 161 (1949)

[22] KÄGI M. K. et al: Lancet **338**, 528 (1991)

[23] KENTNER M. et al: Allergologie **9**, 102 (1986)

[24] KINNEAR J. et al: Br J indust Med **12**, 36 (1955)

[25] KLEEBERG L.: Toxicodermien. II. In: JADASSOHN J. (Hrsg), Handbuch der Haut- und Geschlechtskrankheiten. Springer-Verlag, Berlin, Band IV/2, (1933), 302

[26] KLEINHANS D.: Dtsch med Wschr **107**, 1409 (1982)

[27] KOEPKE J. W. et al: J All Clin Immunol **72**, 504 (1983)

[28] van Krogh G. et al: J Am Acad Derm **5**, 328 (1981)
[29] Liener I. E. (Ed): Toxic constituents of plant food stuffs. Academic Press, New York (1980) (2nd Ed)
[30] Lindner F.: Toxikologie der Nahrungsmittel. Thieme-Verlag, Stuttgart (1986) (3.Aufl.)
[31] Maibach H.I. et al: Arch Derm **111**, 726 (1975)
[32] Mitchell J. C., Rook A.: Botanical Dermatology. Greengras, Vancouver (1979)
[33] Ortolani C. et al: Ann Allergy **60**, 358 (1988)
[34] Ortolani C. et al: Ann Allergy **61**, 47 (1988)
[35] Peschkin M. M.: J Am Med Assoc **82**, 1854 (1924)
[36] Popp W. et al: Allergy **49**, 376 (1994)
[37] Przybilla B. et al: Z Hautkr **62**, 430 (1987)
[38] Reimann H. J. et al: Nahrungsmittelallergie. In: Reimann H. J. (Hrsg). Dustri, München-Deisenhofen (1985, 1989) (1. und 2. Aufl.)
[39] Ring J. et al: Incidence and severity of anaphylactoid reactions to colloid volume substitutes. Lancet I, 466 (1977)
[40] Ring J: Pseudo-allergische Nahrungsmittelunverträglichkeiten durch Konservierungsmittel und Farbstoffe. In: Wahn U. et al (Hrsg), Pädiatrische Allergologie und Immunologie. Gustav Fischer-Verlag, Stuttgart (1987)
[41] Ring J. et al: Allergologie **10**, 100 (1987)
[42] Ring J.: Angewandte Allergologie. MMV Medizin, München (1988), 2. Aufl.
[43] Rocha e Silva M .et al: J Biol Chem **149**, 9 (1943)
[44] Roth L. et al: Giftpflanzen – Pflanzengifte. Ecomed-Verlag, Landsberg (1986) (3.Aufl.)
[45] Sampson H. A.: Immediate reactions to foods. In: Metcalfe D.D. et al (Eds): Food Allergy: Adverse Reactions to Foods and Food Additives. Blackwell, Oxford, Edingburgh, Paris, Vienna, (1991), 36–51
[46] Schilcher H.: Ztschr Phytother **9**, 160 (1988)
[47] Schultze-Werninghaus G. et al: Internist **32**, 587 (1991)
[48] Shelly W. B. et al: Arch Derm **72**, 399 (1955)
[49] Simko S.: Slov Lek **12**, 619 (1950)
[50] Simon R. A.: Ann Allergy **59**, 100 (1987)
[51] Smith J.G. et al: J. invest Derm **54**, 170 (1970)
[52] Sternberg L. et al: N Y State J Med **41**, 1649 (1941)
[53] Stevens F. A. et al: J Allergy **9**, 610 (1938)
[54] Strobel S.: Nahrungsmittelallergien mit gastro-intestinaler Symptomatik. In: Wahn U. et al (Hrsg) Pädiatrische Allergologie und Immunologie. Gustav Fischer-Verlag, Stuttgart (1987)
[55] Taylor S. L. et al: J All Clin Immunol **81**, 1159 (1988)
[56] Theodore F. H.: J Amer Med Assoc **151**, 25 (1953)
[57] Thiel C.: Allergenkarenz bei nutritiver Allergie. In: Fuchs E. et al (Hrsg) Manuale allergologicum. Dustri, München-Deisenhofen, VII 2, (1988), 1–27
[58] Thiel C: Allergologie **11**, 397 (1988)
[59] Touton K.: Hauterkrankungen durch phanerogamische Pflanzen und ihre Produkte. In: Jadassohn J. (Hrsg) Handbuch der Haut- und Geschlechtskrankheiten. Band IV/I, Springer-Verlag, Berlin 487 (1932)
[60] Uragoda C. G.: Br J indust Med **24**, 162 (1967)
[61] Uragoda C. G.: Br J indust Med **34**, 181 (1977)
[62] Urbach E., Gottlieb P. M.: Allergy. Grune & Stratton, New York 2nd Ed, 2nd Printing (1949)
[63] Wagner G. et al: Notfallmed **7**, 694 (1981)
[64] Wilden I. et al: Allergologie **11**, 321 (1988)
[65] Wüthrich B.: Allergologie **4**, 320 (1981)
[66] Wüthrich B. et al: Dtsch Med Wschr. **109**, 981 (1984)
[67] Wüthrich B. et al: Schweiz Med Wschr. **115**, 358 (1985)
[68] Wüthrich B.: Internist **27**, 362 (1986)
[69] Wüthrich B:. Allergologie **16**, 280 (1993)

4 Diagnostik

4.1 Anamnese

Die allgemeine Anamnese umfaßt Fragen nach Beschwerden, dem Krankheitsverlauf, der örtlichen und zeitlichen Abhängigkeit, bestehenden atopischen Erkrankungen in der Eigen- und Familienanamnese, bereits nachgewiesenen allergischen Reaktionen, sonstigen früheren oder bestehenden Erkrankungen, der häuslichen Umgebung, der beruflichen Tätigkeit, den Hobbies, den Ernährungsgewohnheiten und den derzeit eingenommenen Medikamenten.
Besteht der Verdacht einer *Pollinosis,* ist die Jahreszeit, in der die Beschwerden auftreten, zu erfragen und ggf. mit einem Pollenflugkalender zu vergleichen. Die beschriebenen Symptome erlauben die Erstellung einer Verdachtsdiagnose.
Erhärtet sich der Verdacht einer *beruflich bedingten* Auslösung der Beschwerden, ist eine gezielte Arbeitsplatzanamnese zu erheben. Sie erfaßt die besonderen Verhältnisse am Arbeitsplatz einschließlich des technischen Arbeitsvorgangs und der Arbeitsmethodik – unter Einbeziehung aller Arbeitsstoffe –, sowie der Einrichtungen und Einhaltung von besonderen Schutzmaßnahmen (z.B. Absaugvorrichtungen, Tragen von Masken).
Besteht der Verdacht einer *nahrungsmittelbedingten* Soforttypreaktion, sind sämtliche im zeitlichen Zusammenhang mit den Symptomen verzehrten Nahrungsmittel und ggf. ihre Einzelbestandteile zu ermitteln. Menge und Zubereitungsform sowie Verträglichkeit bzw. Unverträglichkeit bei erneuter Exposition des(der) verdächtigen Nahrungsmittel(s) sind zu berücksichtigen. In bestimmten Fällen muß der Patient eine schriftliche Fixierung seines Tagesablaufs (einschließlich der Nahrungsaufnahme) erstellen (Tagesprotokoll).

Die in den nachfolgenden Abschnitten aufgeführten Testverfahren dürfen nie ungezielt, sondern nur nach eingehender Anamnese durchgeführt werden. Dies gilt besonders für Haut- und Provokationstestungen, die mit dem potentiellen Risiko der Auslösung einer schweren anaphylaktischen Reaktion behaftet sind.

4.2 Hauttestverfahren

Aufgrund der individuellen Variabilität der kutanen Reaktivität ist bei jeder Hauttestung mit Allergenextrakten die Duchführung von Positiv- und Negativkontrollen notwendig. Als Positivkontrolle dient eine Histamin- bzw. Codein-Lösung, als Negativkontrolle physiologische Kochsalzlösung. Bei Nativmaterial ist zum Ausschluß unspezifischer, d.h. irritativer Reaktionen eine Kontrolltestung an 5–10 freiwilligen Probanden, bei denen kein Anhalt für eine entsprechende Unverträglichkeit in der Anamnese besteht, vorzunehmen.

Für die Empfindlichkeit (*Sensitivität*) der im folgenden benannten Hauttestverfahren gilt die Abstufung: offener Epikutantest < geschlossener Epikutantest < Reibtest < Pricktest < Skarifikationstest < Intrakutantest.

Epikutantest
Der Epikutantest ist das unempfindlichste Testverfahren und sollte daher als erstes eingesetzt werden. Er wird entweder als offener oder geschlossener Epikutantest mit Sofortablesung nach 15–20 Minuten vorgenommen.

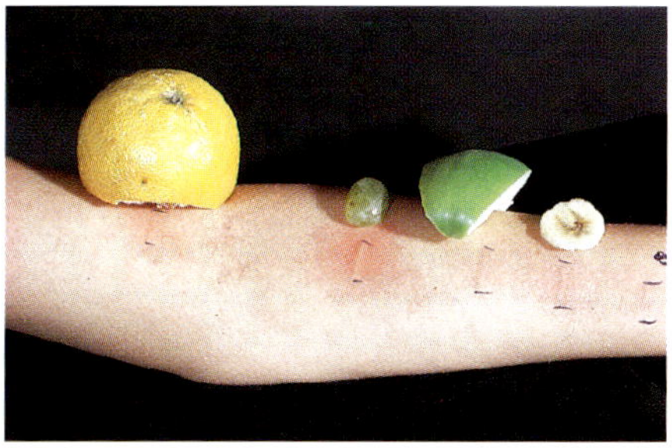

Abb. 6: Scratchtest mit Obst

Reibtest

Besteht der Verdacht einer hochgradigen Sensibilisierung, wird der Reibtest – als Suchtest mit Nativmaterial – eingesetzt. Nach Anfeuchten und zwanzigmaligem Reiben – z.B. mit einem aufgeschnittenen Apfel – auf der Innenseite des Unterarms, kann eine aktuelle von einer marginalen Sensibilisierung differenziert werden. Der Test eignet sich ebenfalls gut für den Nachweis einer Kontakturtikaria.

Pricktest

Pricktests sind weniger empfindlich und schlechter reproduzierbar, führen jedoch seltener zu irritativen Reaktionen als der Intrakutantest. Verglichen mit diesem kommt es jedoch zu unerwünschten Begleitreaktionen lokaler und systemischer Art, da die Menge der applizierten Allergenlösung zehn- bis zwanzigmal geringer ist.

Da kommerziell erhältliche Nahrungsmittelextrakte häufig falsch-negative Resultate liefern, propagieren die Skandinavier für die Diagnostik der Nahrungsmittelallergie den „*Prick-Pricktest*", der eine Modifikation des Pricktest-Verfahrens darstellt. Bei dieser Testmethode wird zuerst mit einer Pricklanzette in das native Nahrungsmittel und anschließend mit der gleichen Lanzette in die Haut geprickt. Eine weitere Variation sei kurz erwähnt: liegt eine Noxe in Vaseline vor, da sie z.B. auch für den Epikutantest angefertigt wird, kann ein „Vaselin-Pricktest" erfolgen; hierbei sticht man zunächst mit der Pricklanzette in die Vaseline und danach mit derselben in die Haut.

Skarifikations-Test (Scratchtest)

Der Scratchtest kann sowohl mit Pricktestlösungen, als auch mit gefriergetrocknetem und pulverisiertem Material, das zuvor mit physiologischer Kochsalzlösung angefeuchtet wurde oder Nativmaterial (z.B. rohem Obst und Gemüse) durchgeführt werden (Abb. 6). Nachteilig sind traumatisch induzierte, unspezifische Reaktionen, die die Interpretation erschweren. Außerdem ist der Scratchtest schlecht standardisierbar, da die in die Epidermis gelangende Allergenmenge sehr stark variiert.

Eine Modifikation des Scratchtestes stellt der „*Skarifikations-Kammer-Test*" (engl.: *Scratch-Chamber-Test*) dar. Hierbei wird die Haut zuerst skarifiziert, die Testsubstanz appliziert und anschließend mit einem Finn-Chamber® (Epitest Ltd., Finnland) für 15 Minuten abgedeckt. Das

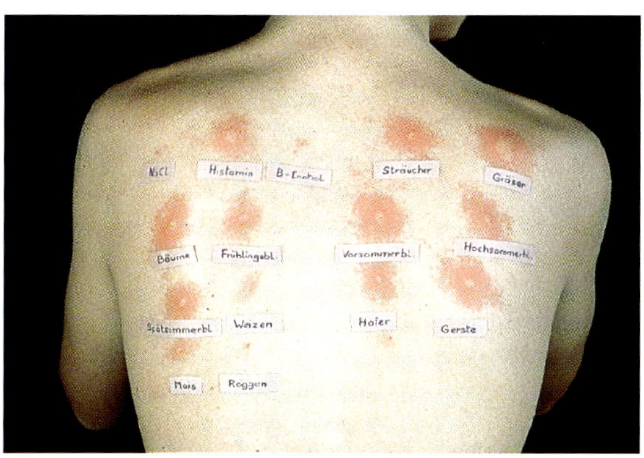

Abb. 7: Intrakutantest bei einem Pollinotiker

Ablesen erfolgt 5 Minuten nach Entfernen der Kammer. Dieses Testverfahren eignet sich vor allem für die Diagnostik der Kontakturtikaria.

Intrakutantest
Der empfindlichste aller Tests ist der Intrakutantest. Man ist sich heute darüber einig, den Intrakutantest aufgrund der höheren Inzidenz von falsch-positiven Testergebnissen und einem höheren Risiko der Auslösung systemischer Reaktionen in der Routinediagnostik nur noch selten z.B. bei negativem Pricktest einzusetzen. Sofern verfügbar, sind standardisierte Extrakte zu verwenden (Abb. 7).

4.3 In-vitro-Diagnostik

Die verschiedenen Verfahren der in-vitro-Diagnostik zum Nachweis des Gesamt-IgE (PRIST, ELISA, EIA) bzw. spezifischer IgE-Antikörper (RAST, CAP®) sowie die in-vitro-Histaminfreisetzung sind auf S. 365 ff. dargestellt.
Der Nachweis spezifischer IgE-Antikörper mittels RAST bzw. CAP ist zur Bestätigung bei Hauttests oder bei Patienten indiziert, bei denen Hauttests nicht möglich oder nur schwer zu interpretieren sind (z.B. Urticaria factitia). Sehr hohe Gesamt-IgE-Konzentrationen können falsch-positive RAST-Ergebnisse verursachen; andererseits schließt ein negativer RAST/CAP das Vorliegen einer Soforttypallergie nicht aus.

4.4 Provokationstest

Bei Provokationstestungen erfolgt die kontrollierte Exposition mit den verdächtigen Allergenen oder Allergenextrakten am Erfolgsorgan Auge, Nase, Bronchien und Gastrointestinaltrakt. Sie ermöglichen die Reproduktion der klinischen Symptome unter weitgehender Nachahmung der natürlichen Expositionsbedingungen und dienen der Überprüfung der klinischen Relevanz einer IgE-vermittelten Sensibilisierung. Die Indikation für eine Provokationstestung kann erst *nach* Anamnese, Hauttest und in-vitro-Diagnostik gestellt werden.
Die wichtigsten Verfahren sind:

- konjunktivaler Provokationstest
- nasaler Provokationstest
- bronchialer Provokationstest
- oraler Provokationstest

Die *intragastrale Provokation unter endoskopischer Kontrolle (IPEC)* wird derzeit nur für wissenschaftliche Fragestellungen eingesetzt.
Eine Sonderform des bronchialen Provokationstests ist der *arbeitsplatzbezogene* bronchiale Provokationstest. Er dient der Diagnostik des berufsbedingten Asthma bronchiale und unterscheidet sich von der bronchialen Provokation durch Verwendung orginärer Arbeitsstoffe und Einhaltung möglichst realer Arbeitsplatzbedingungen.
Orale Provokationstestungen sollten möglichst nur unter stationären Bedingungen und in Notfallbereitschaft durchgeführt werden. Sie gewährleisten bessere Objektivierbarkeit der auftretenden Symptome, Optimierung und Standardisierung der Testbedingungen sowie Überwachung des Patienten.
Eine Modifikation dieses Verfahrens wird bei Verdacht einer Summationsanaphylaxie angewandt. In diesem Fall kombiniert man die orale Provokation mit einem Streßfaktor, z.B: Anstrengung mittels eines Ergometers.
In der Diagnostik der nahrungsmittelbedingten Soforttypreaktionen setzt man verschiedene *Diätverfahren* ein, die auch als Sonderformen der oralen Provokationstestung aufgefaßt werden können. Die *Eliminationsdiät*, die im Ver-

meiden verdächtiger Nahrungsmittel besteht, hat das Ziel, Symptomarmut bzw. Beschwerdefreiheit zu erreichen. Erzielt man jedoch durch diese Maßnahmen innerhalb von zwei Wochen keine Besserung der Beschwerden, so erscheint das Vorliegen einer Nahrungsmittelallergie eher als unwahrscheinlich. Kommt es dagegen zu einer deutlichen Reduktion der Beschwerdesymptomatik, ist eine *Such- oder Provokationsdiät* angezeigt. Hierbei werden *nacheinander* verschiedene Nahrungsmittelgruppen zugeführt.

Bei der *kutanen* Kontakturtikaria kann die Hauttestung bereits als *Provokation* am Erfolgsorgan Haut aufgefaßt werden. In Einzelfällen (z.B. bei negativen Hauttestresultaten) nimmt man einen *Gebrauchstest* vor. Besteht z.B. der Verdacht einer Allergie gegen Latexhandschuhe, so werden diese vom Patienten angezogen. Auch hier ist zu beachten, daß die Provokation nur unter besonderen Vorsichtsmaßnahmen durchgeführt werden sollte, da das Risiko der Auslösung schwerer systemischer Reaktionen besteht.

Bei der *oralen* Kontakturtikaria kann zur Diagnosesicherung die lokale Applikation des auslösenden Nahrungsmittels erfolgen.

4.5 Herstellung und Standardisierung von Allergenen und Allergenextrakten

Allergenextrakte für die Diagnostik und Therapie einer Soforttypallergie werden aus den Ausgangsmaterialien unter Verwendung verschiedener Extraktionsflüssigkeiten hergestellt. Am gebräuchlichsten ist die Coca-Lösung (NaCl 5,00g; $NaHCO_3$ 2,75g; Phenol 4,0; Aqua dest ad 1000). In der Regel benötigt der Extraktionsvorgang nur wenige Strunden. Einige wichtige Kriterien müssen dabei erfüllt sein:

- In den Extrakten sollten möglichst *alle* relevanten Allergene (Haupt- und Neben-Allergen) enthalten sein
- Die Extrakte sollten hochgereinigt sein, d.h. weder niedermolekulare Irritantien noch vasoaktive Substanzen und möglichst wenig nicht-allergene Proteine enthalten
- Sterilität und eine konstante Wirksamkeit (über einen bestimmten Zeitraum) müssen garantiert sein
- Allergenextrakte sollten quantitativ und qualitativ standardisiert sein. Sofern möglich, sollten Angaben über die Konzentration der wichtigsten Allergene gemacht werden.

Quantifizierung und Charakterisierung des Proteingehaltes

Zur Bestimmung der Proteinzusammensetzung können Gel-Filtration, SDS-Page, IEF, Ionenaustauschchromatographie, CRIE und Immunoblot eingesetzt werden (siehe Labormethoden, S. 365).

Quantifizierung des Allergengehaltes bzw. der Allergenaktivität

Verwendete Einheiten zur Bestimmung des Allergengehaltes:

Die 1911 definierte Noon-Einheit (NE) gibt die Menge an Extrakt an, die aus 1mg Pollen gewonnen werden kann.

Die Gewicht/Volumen-Einheit (W/V) bezieht sich auf das Gewicht des Ausgangsmaterials im Verhältnis zum Volumen der Extraktionsflüssigkeit.

Mit der Protein-Stickstoff-Einheit (PNU) wird pro Einheit der Gehalt an 1mg Proteinstickstoff angegeben. Da die o.g. Einheiten von der Methode her zu ungenau sind bzw. sich nicht direkt auf die allergenen Komponenten beziehen, sind sie für die Bestimmung der *tatsächlichen* Allergenaktivität ungeeignet.

Seit 1982 erfolgt die Quantifizierung der biologischen Aktivität der Allergenextrakte, die in biologischen Einheiten (BU/ml) angegeben wird, anhand neuerer in-vitro-Methoden:

In der am häufigsten verwendeten Untersuchungsart wird die – in der Verdünnungsreihe titrierte – Allergenlösung mittels Pricktest bei verschiedenen Allergikern getestet. Die gleichzeitig ermittelte Histaminreaktion dient als Bezugsgröße. Man erhält eine HEP-(Histamin-Equivalent-Prick) Einheit. Diese entspricht derjenigen Extraktionskonzentration, die eine gleichgroße Quaddelreaktion hervorruft wie die Histaminreferenz. Eine HEP-Einheit ist identisch mit 1000 biologischen Einheiten (BU).

Eine andere internationale Einheit für die Standardisierung der Allergenextrakte ist die internationale Einheit (IU). Sie bezieht sich auf WHO-Standardallergenextrakte (in-vitro-Assays).

Die Bestimmung der Allergenität in Masse-Einheiten (mg/ml) wurde 1990 entwickelt und stellt derzeit die genaueste Konzentrationsangabe dar. Die Masse-Einheiten beziehen sich auf die mittels monoklonaler Antikörper quantifizierten Haupt-Allergene. Durch diese Standardisierungsmethode kann sowohl die Menge an Haupt-Allergenen, als auch die biologische Aktivität der Chargen konstant gehalten werden. Kommerziell erhältlich sind z. Zt. nur die mittels Masse-Einheiten standardisierten Extrakte für die Hausstaubmilbe *Dermatophagoides pteronyssinus* und die Mehlmilbe *D. farinae*. In Vorbereitung befinden sich folgende Pflanzenpollen mit ihren jeweiligen Major-Allergenen: Beifuß (*Artemisia vulgaris* = Art v I), Olivenbaum (*Olea europaea* = Ole e I) und Glaskraut (*Parietaria judaica* = Par j I).

Charakterisierung und Quantifizierung von Einzelallergenen

Die qualitative Analyse der Einzelallergene erfolgt mit den gleichen Methoden wie oben erwähnt: CRIE, Immunoblot, RIE und ELISA (siehe Labormethoden, S. 365).

Allergenextrakte verschiedener Hersteller können Unterschiede in ihrer allergenen Potenz und Zusammensetzung aufweisen, z.B. durch unterschiedliche Verfahren der Dialyse, Präzipitation und Gefriertrocknung. Daher ist die Ausweitung der Standardisierung auf einzelne Allergene bzw. Epitope zu bgrüßen. Einen ersten Schritt in diese Richtung stellt die bereits angeführte Quantifizierung der Haupt-Allergene dar, aus der die Standardisierung mittels Masse-Einheiten entwickelt wurde.

4.6 Rekombinante Allergene

Durch Einsatz gentechnologischer Methoden, z.B. cDNA-Klonierung, gelingt es seit 1988, rekombinante Allergene herzustellen. Eine kurze Darstellung der Technik der cDNA-Klonierung findet sich auf S. 365 ff. Aufgrund der vereinfachten Technik wächst die Anzahl der bereits klonierten und sequenzierten Allergene laufend [11]. Scheiner et al. führen eine Liste der klonierten Allergene auf [9]. Neben der Ermittlung ihrer kompletten Aminosäure-Sequenz (Abb. 8) erhält man auch wertvolle Informationen über B- und T-Zell-Epitope. Rekombinante und natürliche Allergene weisen ähnliche Epitope auf [10]. Rekombinante Allergene sind auch in der in-vitro-Diagnostik, z.B. beim Pricktest einsetzbar. Sie werden sicherlich für verschiedene in-vivo- und/oder in-vitro-Testverfahren in Zukunft eine zunehmende Bedeutung erlangen. Weitere Einsatzmöglichkeiten bieten sich für jene Fälle an, in denen die natürlichen Extrakte entweder nur unzureichende Mengen an Allergenen enthalten, oder durch Instabilität der Allergene eine stark verminderte Allergenaktivität (wie z.B. bei Früchten und anderen Nahrungsmitteln) besitzen. Der Einsatz definierter rekombinanter Allergene erlaubt die Bestimmung *individueller Reaktionsmuster*, mit denen eine Diagnostik schließlich auch auf molekularer Ebene möglich sein wird [10].

Literatur (Kap. 4.6 und 5.3)

[1] BAUR X.: Molecular structures of allergens. In: RING, J. et al (Eds) New Trends in Allergy. III. Springer, Berlin, Heidelberg, New York, (1991), 57ff

[2] BAUR X.: Molecular structures of allergens. In: GODARD, P. et al (Eds) Advances in Allergology and Clinical Immunology: Proc. XVth Congr. Europ. Acad. Allergol. Clin.Immunol. Parthenon Publ Group Ltd, New Jersey, (1992), 109ff

[3] ISRINGHAUSEN-BLEY S. et al: Allergo J *2*, 84 (1993)

[4] JÄGER L. et al: Epitopes on Allergens. In: RING J. et al (Eds) New Trends in Allergy. III. Springer, Berlin, Heidelberg, New York, (1991), 33ff

[5] VAN KAMPEN V. et al: Allergo J *2*, 79 (1993)

[6] MARSH D. G. et al: Bull WHO *64*, 767 (1986)

[7] MARSH D. G. et al: Int Arch Allergy Appl Immunol *85*, 194 (1988)

[8] MATTHIESEN F. et al: Clin Exp Allergy *21*, 297 (1991)

[9] SCHEINER O. et al: Recombinant allergens: production and possible clinical implications. In: GODARD, P. et al (Eds) Advances in Allergology and Clinical Immunology: Proc. XVth Congr. Europ. Acad. Allergol. Clin. Immunol. Parthenon Publ Group Ltd, New Jersey,(1992), 1115ff

[10] VALENTA R. et al: Allergo J *3*, 90 (1994)

[11] VALENTA R. et al: Allergo J *5*, 169 (1996)

```
  1  AA ACC AAC GCA CGA GTA GCA ATG GCA GCG CAC AAG TTC ATG GTG GCG
  1                             M   A   A   H   K   F   M   V   A

 48  ATG TTC CTC GCT GTT GCC GTT GTG TTG GGC TTG GCC ACA TCC CCA ACT
 10   M   F   L   A   V   A   V   V   L   G   L   A   T   S   P   T

 96  GCA GAG GGA GGG AAG GCC ACG ACC GAG GAG CAA AAA TTG ATC GAG GAC
 26   A   E   G   G   K   A   T   T   E   E   Q   K   L   I   E   D

144  GTC AAT GCC AGC TTT AGG GCG GCC ATG GCC ACC ACT GCT AAC GTC CCT
 42   V   N   A   S   F   R   A   A   M   A   T   T   A   N   V   P

192  CCA GCA GAC AAG TAT AAG ACA TTC GAA GCC GCC TTC ACG GTG TCC TCA
 58   P   A   D   K   Y   K   T   F   E   A   A   F   T   V   S   S

240  AAG AGA AAC CTC GCT GAC GCC GTT TCA AAG GCG CCC CAG CTG GTC CCC
 74   K   R   N   L   A   D   A   V   S   K   A   P   Q   L   V   P

288  AAG CTC GAT GAA GTC TAC AAC GCC GCC TAC AAT GCT GCC GAT CAT GCC
 90   K   L   D   E   V   Y   N   A   A   Y   N   A   A   D   H   A

336  GCC CCA GAA GAC AAG TAT GAA GCC TTC GTC CTT CAC TTT TCC GAG GCT
106   A   P   E   D   K   Y   E   A   F   V   L   H   F   S   E   A

384  CTC CAC ATC ATC GCC GGT ACC CCC GAG GTC CAC GCT GTC AAG CCC GGC
122   L   H   I   I   A   G   T   P   E   V   H   A   V   K   P   G

432  GCG TAG TTG TTC AGC ACG GTC AAG ATC CTT GAC AGC GTC GCT GCC ACC
138   A   *

480  GGC GCT GCA GCC AAC ACT GCC AGT GGC TAA AAA ATT CGA CTA GCT CCT

528  TCA TAC AAT GAA TAC ACA TGT ATC ATT CAA ACA TAC TAC TGT ACA GTA

576  TGT GCA TGA CCT AGC GGC GAG CAT TTT TTT TAT GAT TAA TCT TTT ATA

624  CAT GGG CGT GAT CGA GCG TGT GCA TAT GTG TAA TAA TTA ATT TTT TAT

672  TTT GCG CCC GGC ACA T
```

Abb. 8: Beispiel für den Aufbau eines Frühtypallergens (Aminosäuresequenz)

5 Weitere Aspekte

5.1 Atopie

Die wichtigsten klinischen Manifestationsformen der Soforttypreaktion, wie die allergische Rhinokonjunktivitis und das allergische Asthma bronchiale, gehören ebenso wie das atopische Ekzem aufgrund bestimmter gemeinsamer Charakteristika zu den Erkrankungen des atopischen Formenkreises. Sie werden unter dem Begriff „Atopie" bzw. „atopischen Ekzem" zusammengefaßt. Eine genetische Prädisposition für die Entstehung atopischer Erkrankungen wird bereits 1916 in den Arbeiten von COCA und van der VEER diskutiert.

COCA und COOKE verwendeten 1923 erstmals den Begriff „Atopie" [7]. Er ist griechischen Ursprungs und bedeutet soviel wie „nicht an der Stelle". Auch diese Autoren wiesen auf eine familiäre Disposition zur Sensibilisierung hin.

Heute versteht man unter Atopie eine familiäre Prädisposition auf Umweltallergene mit der Produktion von spezifischen IgE-Antikörpern zu reagieren, wobei die erhöhte IgE-Produktion auch mit einer veränderten pharmakologischen Reaktivität assoziiert sein kann [8, 21].

Trotz zahlreicher Untersuchungen mittels Populations-, Zwillings- und Familienstudien zur Aufklärung der genetischen Grundlagen der Atopie läßt sich jedoch kein einheitlicher Vererbungsmodus ermitteln. FUCHS spricht von einer „multifaktoriellen polygenetischen Vererbung mit Schwellenwerteffekt" [9].

Phytoallergene können sowohl nach aerogener Exposition (Aeroallergene), perkutan (Kontakturtikariogene), als auch per ingestionem (Nahrungsmittelallergene) zur Exazerbation bzw. Auslösung eines atopischen Ekzems beitragen [1, 13, 19, 25]. Hierbei spielen Langerhans-Zellen der Haut, die (bei Atopikern) vermehrt Rezeptoren für spezifisches IgE tragen, als Vermittler zwischen Soforttyp- und Spättypreaktion eine zentrale Rolle [2, 3, 4, 5]. Ernstzunehmende Untersuchungen in jüngster Zeit beschäftigen sich mit der Frage, ob die klinische Relevanz der IgE-vermittelten Sensibilisierungen für die Entwicklung ekzematöser Hautveränderungen mit Hilfe eines „*Atopie-Patch-Testes*", bei dem die Aeroallergene epikutan appliziert werden, überprüft werden kann [26].

Epidemiologische Untersuchungen der letzten Jahre aus verschiedenen Ländern Europas zeigen eine Zunahme der allergischen Erkrankungen. Es lassen sich ansteigende Prävalenzraten bei der allergischen Rhinitis, dem exogen-allergischen Asthma bronchiale und dem atopischen Ekzem feststellen [6, 17, 27]. Zwar variieren die Angaben zur Prävalenz der atopischen Erkrankungen bei den einzelnen Krankheitsbildern beträchtlich, doch lassen sich diese durch Unterschiede im Alter, der geographischen Region, der Bevölkerungsschicht und der Jahreszeit erklären. Die allergische Rhinokonjunktivitis stellt mit 10–20 % die häufigste Erkrankung des atopischen Formenkreises dar [10, 15, 17, 27]. Für das atopische Ekzem wurden Prävalenzraten von 10–15 % [16, 23], für das allergische Asthma bronchiale von 5–10 % [14, 18] ermittelt.

Die Bedeutung einer Nahrungsmittelallergie bei der Auslösung bzw. Unterhaltung des atopischen Ekzems wird dagegen kontrovers diskutiert [11, 12, 20, 22]. Mittels doppelblinder Provokationstestung läßt sich zeigen, daß Nahrungsmittel bei einem Teil der Patienten mit atopischem Ekzem als Auslöser der Hautveränderungen klinische Relevanz besitzen (20–40 %); bei Kindern liegt diese Zahl noch höher [24]. Der genaue Pathomechanismus – Typ I- oder Typ IV-Reaktion bzw. Kombination der beiden Reaktionsformen – gilt bislang als nicht eindeutig geklärt.

Literatur

[1] ADINOFF A.D. et al: J All **81**, 763 (1988)
[2] BIEBER T. et al: Dtsch Med Wschr **114**, 150 (1989)
[3] BIEBER T. et al: J Exp Med **175**, 1285 (1992)
[4] BRUYNZEEL-KOOMEN C. et al: Arch Derm Res **278**, 199 (1986)
[5] BRUYNZEEL-KOOMEN C. et al: Clin Exp Immunol **74**, 137 (1988)
[6] BURR M. L. (ED): Epidemiology of Clinical Allergy. Monogr. Allergy. S. Karger, Basel (1993)
[7] COCA A. F., COOKE, R. A.: J Immunol **8**, 163 (1923)
[8] EVANS III R: Epidemiology and natural history of asthma, allergic rhinitis and atopic dermatitis. In: MIDDLETON E. Jr et al (Eds) Allergy. Principles and practice, 4th Ed. CV Mosby, St. Louis, (1993), 1109ff
[9] FUCHS E.: Die Allergene – Spektrum und Vorkommen (Typ I). In: FUCHS E. et al (Hrsg) Manuale allergologicum. Dustri, München-Deisenhofen, V 7.2, (1988), 1ff
[10] GASSNER-BACHMANN M.: Allergologie **12**, 492 (1989)
[11] GUILLET G.: Arch Derm **128**, 187 (1992)
[12] HANNUKSELA M.: Ann Allergy **51**, 269 (1983)
[13] HOPKINS J. G. et al: Am J Dis Child **49**, 1511 (1935)
[14] KUNZ B. et al: Allergologie **12**, Suppl 1, 144 (1989)
[15] KUNZ B .et al: Are allergies increasing? In: RING J. et al (Eds) New Trends in Allergy. III. Springer, Berlin, Heidelberg, New York, (1991), 3ff
[16] KUNZ B. et al: Innenraumluftbelastung und atopische Erkrankungen bei Kindern. In: RING J. (Hrsg) Epidemiologie allergischer Erkrankungen: Nehmen Allergien zu? MMV Medizin, München, (1991), 202ff
[17] MIYAMOTO T.: Increased prevalence of pollen allergy in Japan. In: Advances in Allergology and Clinical Immunology: GODARD P. (Eds) Proc. XVth Congr. Europ. Acad. Allergol. Clin. Immunol. Parthenon Publ Group Ltd, New Jersey, (1992), 343ff
[18] MUTIUS E. VON et al: Epidemiologie asthmatischer Erkrankungen im Kindesalter. In: RING J. (Hrsg) Epidemiologie allergischer Erkrankungen: Nehmen Allergien zu? MMV Medizin, München, (1991), 142ff
[19] REITAMO S. et al: Br J Derm **114**, 303 (1986)
[20] RING J.: Allergologie **7**, 300 (1984)
[21] RING J.: Angewandte Allergologie, 2. Aufl. MMV Medizin, München (1988)
[22] SAMPSON H. A. et al: J Pediat **107**, 669 (1985)
[23] SCHULTZ-LARSEN F.: Zwillingsstudien zur Epidemiologie des atopischen Ekzems. In: RING J. (Hrsg) Epidemiologie allergischer Erkrankungen: Nehmen Allergien zu? MMV Medizin, München (1991), 110ff
[24] TAIEB A. et al: Therapy: prevalence of food allergy in children with atopic dermatitis. In: RING J. et al (Eds) New Trends in Allergy. III. Springer, Berlin, Heidelberg, New York, (1991), 259ff
[25] TIGALONOWA M. et al: Allergy **43**, 464 (1988)
[26] VIELUF D. et al: Allergo J **2**, 9 (1993)
[27] WÜTHRICH B.: Zur Häufigkeit der Pollenallergie in der Schweiz. In: RING J. (Hrsg): Epidemiologie allergischer Erkrankungen: Nehmen Allergien zu? MMV Medizin, München, (1991), 119ff

5.2 Allergie und Umwelt

In der Diskussion über die Zunahme allergischer Erkrankungen taucht immer wieder auch die Frage auf, welchen Einfluß die Umweltverschmutzung auf die Entstehung von Atemwegserkrankungen hat. Insbesondere interessiert, ob die Schadstoffe der Luft die Entwicklung oder das verfrühte Einsetzen einer allergischen Rhinitis bzw. eines allergischen Asthmas begünstigen. Trotz hartnäckiger Behauptungen, eine solche Korrelation sei längst bewiesen, liegen jedoch bisher nur wenige gesicherte Erkenntnisse vor, die einen kausalen Zusammenhang zwischen der Zunahme allergischer Atemwegserkrankungen und Schadstoffen der Luft als deren Wegbereiter sichern [25]. Irritationen der Schleimhäute führen zu Veränderungen der homöostatischen Schutzmechanismen. Durch gesteigerte epitheliale Permeabilität wird die Allergenpenetration erleichtert und durch Hemmung der Tätigkeit des Flimmerepithels der Allergenabtransport beeinträchtigt. Eindeutig geklärt ist bisher nur, daß Kohlenmonoxid, Schwefeldioxid, Stickoxide, Ozon sowie Ruß, Blei, Asbest, Quecksilber, Arsen und andere luftverschmutzende Stoffe bzw. Aerosole der *Außenluft* zu einer Irritation des Respirationstraktes führen [12,17]. Dieser zunächst nur toxische Effekt bewirkt eine erhöhte Anfälligkeit gegenüber bakteriellen und viralen Infektionen, in deren Folge sich eine spezifische Überempfindlichkeit entwickeln kann. Vergleichende Untersuchungen aus verschiedenen Ländern zeigen, daß bronchiale Hyperreagibilität und asthmatische Erkrankungen in Gebieten mit hoher Umweltbelastung (z.B. SO_2, NO_2) häufiger auftreten als z.B. in ländlichen Regionen mit wenig Industrie und viel Wald [1, 9, 16, 22, 26, 27]. Bei schwedischen Schulkindern, die in der Nähe einer Zellstoff- und Papierfabrik wohnen, zeigt sich eine höhere Inzidenz an allergischen Reaktionen auf Birkenpollen, als in einer Vergleichsgruppe aus einem nicht-industrialisierten Gebiet [1]. In Japan beobachtet man seit 1953 eine kontinuierliche Zunahme des allergischen Asthmas auf Zedernpollen, die eindeutig mit der ständig steigenden Zulassung von Dieselfahrzeugen korreliert [10, 11]. An der Maus läßt sich der adjuvante Effekt von Dieselabgasen auf die Produktion von IgE-Antikörpern gegen Zedernpollen auch experimentell nachweisen [15, 19]. Ganz allgemein ist die gesteigerte IgE-Produktion als Indiz für die Abwehrreaktion des Organismus auf Umweltschadstoffe zu werten, die sich auch bei anderen Tierspezies und mit anderen Allergenen nach vorangegangener Schadstoffexposition experimentell erzeugen läßt [8, 18, 24].

Etliche Mitteilungen deuten darauf hin, daß Atopiker, die bereits an einem allergischen Asthma oder einer Rhinitis leiden, empfindlicher auf umweltbedingte Reizstoffe reagieren, als die sog. Normalbevölkerung. Die bei ihnen beobachtete Hyperreaktivität ist als Folge der allergeninduzierten Entzündung der Atemwege anzusehen [4, 20]. Andererseits ist seit langem bekannt, daß Infektionen der oberen und unteren Luftwege und toxische Irritation der Schleimhäute einer Sensibilisierung gegenüber Atopenen vorausgehen [6, 14].

In der Diskussion über allergische Erkrankungen und Umweltbelastung wird häufig die Tatsache übersehen, daß neben der Außenluft auch die *Innenluft* mit Schadstoffen stark belastet ist. Diese Verschmutzung ist sogar noch höher als in der Außenluft [29]. Nur wenige machen sich Gedanken darüber, daß der Mensch einen großen Teil seines Lebens – sofern er in der gemäßigten Zone lebt – in geschlossenen Räumen verbringt. Infolge mangelnder Luftumwälzung, sowie durch Zentralheizung, Kochen mit Gas und die in den letzten Jahren vorgenommenen Verbesserungen zur Wärmedämmung, kommt es zu einem Anstieg von Kohlenmonoxid und -dioxid. Die Haltung von Haustieren, feuchte Wände, Freisetzung schädigender Stoffe aus Baumaterialien (z.B. Formaldehyd), Möbeln und Haushaltsgegenständen tragen ebenfalls zur Qualitätsminderung der Atemluft bei. Als größter Luftverschmutzer in verbrauchter Innenluft ist jedoch der Rauch von Zigarren und Zigaretten anzusehen. Es besteht wohl heute kein Zweifel mehr darüber, daß aktives Rauchen zur Erhöhung des IgE-Spiegels im Blut führt [2, 3, 7].

Dies gilt jedoch nicht nur für Raucher selbst, sondern vor allem für jene, die den Zigarettenrauch *passiv* inhalieren müssen. Nach Untersuchungen aus Schweden und anderen Ländern entwickeln sich allergische Krankkeitssymptome (Rhinitis, Asthma) bei Kindern und Jugendlichen viel früher als bei einer Kontrollpopulation, wenn in der Familie der Patienten geraucht wird [3, 14, 30]. Auch in diesem Zusammenhang ist der Atopiker wieder besonders gefährdet, da passives Rauchen seine Infektan-

fälligkeit, persistierenden Bronchialsymptome und Neigung zu Asthma signifikant erhöht [5, 21, 23, 28]. Rauchende Eltern verbauen nicht nur ihren Kindern durch ihr Verhalten den Weg in eine unbeschadete Zukunft, sondern gefährden dadurch möglicherweise auch ihren eigenen Arbeitsplatz. Eine erhöhte IgE-Konzentration im Serum macht auch den Raucher selbst anfälliger gegenüber Atopenen, wenn er diesen berufsbedingt ausgesetzt ist. Am Beispiel von rauchenden Beschäftigten einer Kaffeerösterei wurde dies vor wenigen Jahren nachgewiesen [31]. Analog zu den Ergebnissen aus Tiermodellen [32] stellt man sich den Mechanismus, durch den Schadstoffe einer allergischen Atemwegserkrankung den Weg ebnen, folgendermaßen vor: die permanente Invasion von Reizgasen und toxischen Partikeln der Luft bewirkt eine Entzündung der Schleimhaut des Respirationstraktes. Als Folge der Permeabilitätserhöhung werden hochmolekulare Allergene (z.B. Proteine von Pflanzen, Tieren etc.) an immunkompetente Zellen gebunden. Da größere Mengen an die Zellen gelangen, tritt eine Sensibilisierung früher bzw. häufiger auf, als bei unbeschädigter, d.h. nicht durch Umweltschadstoffe irritierter Schleimhaut [12, 25].
Wenn einerseits eine bereits bestehende allergische Erkrankung des Respirationstraktest zu einer unspezifischen Hyperreagibilität des Bronchialsystems führt und andererseits Schadstoffe der Luft eine Entzündung der Schleimhaut bewirken, in deren Folge eine Sensibilisierung leichter induziert werden kann, zeichnet sich auch aus dieser Sicht die dringende Notwendigkeit ab, die Schadstoffe aus der Umwelt auf ein Minimum zu reduzieren (siehe auch das Kapitel „Allergotoxicology" in den New trends in Allergy. IV, 1997 [33] und „Gesundheitsgefahren durch Schadstoffe in Innenräumen" [34])

Literatur

[1] Andrae S. et al: Arch Dis Child *63*, 473 (1998)
[2] Bergmann K. C.: All Immunol *26*,3 (1980)
[3] Burrows B. et al: Am Rev Respir Dis *124*, 523 (1981)
[4] Cockroft D. W. et al: Clin All *7*, 503 (1977)
[5] Fergusson D. M. et al: Arch Dis Child *55*, 358 (1980)
[6] Frick O. L. et al: J Allergy Clin Immunol *63*, 228 (1979)
[7] Gerrard J. W. et al: Ann Allergy *44*, 261 (1980)
[8] Gershwin L. J. et al: Int Arch All Appl Immunol *65*, 266 (1981)
[9] Hattevig G. et al: Acta Paediat Scand *76*, 349 (1987)
[10] Ishizaki T. et al: Ann Allergy *58*, 265 (1987)
[11] Kaneko S. et al: Oto Rhino Laryngol (Tokio) *23*, Suppl 4, 270 (1980)
[12] Kehrl H. R. et al: Am Rev Resp Dis *135*, 1124 (1987)
[13] Kjellman B. et al: Allergy *37*, Suppl 1, 5 (1982)
[14] Kjellman N. I. M.: Allergy *37*, 463 (1982)
[15] Koizumi K. et al: Jap J Allergol *33*, 722 (1984)
[16] Levy D. et al: Am Rev Resp Dis *116*, 167 (1977)
[17] Magnussen H.: Allergol *11*, 450 (1988)
[18] Matsumura Y.: Am Rev Res Dis *102*, 430 (1970)
[19] Muranaka M. et al: J Allergy Clin Immunol *77*, 616 (1986)
[20] O'Byrne P. M.: J Allergy Clin Immunol *81*, 119 (1988)
[21] O'Connor J. W. et al: Am Rev Resp Dis *135*, 800 (1987)
[22] Osebold J. W. et al: J Envir Pathol Toxicol *3*, 221 (1980)
[23] Pedreira F. A. et al: Pediatrics *75*, 594 (1985)
[24] Riedel F. et al: J Allergy Clin Immunol *82*, 527 (1988) und Allergy *11*, 319 (1988)
[25] Rusnak C.: Allergy *49*, 21 (1994)
[26] Shy C. M. et al: J Air Poll Contr Assoc *20*, 582 (1970)
[27] Sultz H. A. et al: Am J Publ Hlth *60*, 891 (1970)
[28] Venables K. M. et al: Br Med J *290*, 201 (1985)
[29] Walsh P. J. et al: Indoor air quality. CRC Press, Boca Raton (1983)
[30] Witting H. J. et al: Ann Allergy *41*, 84 (1987)

[31] ZETTERSTRÖM O. et al: Br Med J *283*, 1215 (1981)
[32] ZETTERSTRÖM O. et al: J Allergy Clin Immunol *75*, 594 (1985)
[33] RING J. et al (Hrsg): New trends in allergy. IV. Springer, Berlin (1997), 51–121
[34] ANONYM: Niedersächs Ärzteblatt *69*, 4 (1996)

5.3 Allergencharakterisierung

Die Identifizierung und Darstellung einzelner allergener Proteine in reiner Form wurde in den letzten Jahren durch neue und verbesserte Trennungsmethoden und immunelektrophoretische Verfahren erheblich vorangetrieben. Zur Vereinheitlichung der verschiedenen zuvor verwendeten Bezeichungen schufen MARSH et al. 1986 ein neues, von der WHO empfohlenes Nomenklatursystem für Allergene, das seitdem allgemein Anwendung findet [6, 7]. Gemäß diesem System wird jedes hochgereinigte Allergen folgendermaßen bezeichnet: die ersten drei Buchstaben der Gattung-Lücke-erster Buchstabe des Artnamens-Lücke-römische Ziffer. So bezieht sich z.B. die Bezeichnung „Phl p I" auf das Allergen Nummer 1 des Wiesenlieschgrases *Phleum pratense*. Die Allergene werden in der Reihenfolge ihrer Isolierung durchnummeriert, auf einige Ausnahmen soll hier nicht näher eingegangen werden. Folgende Kriterien müssen für die Reinigung der Allergene erfüllt sein, damit ein Allergen entsprechend der neuen Nomenklatur bezeichnet werden kann:

- Bestimmung der Molekulargröße mittels SDS-PAGE oder Gel-Filtration
- Ermittlung der Ladung des Moleküls durch IEF, Ionenaustauschchromatographie, PAGE oder HPLC
- Prüfung der immunochemischen Eigenschaften z.B. mit CIE/CRIE oder IEP
- Ermittlung der Hydrophobizität durch HPLC
- Identifizierung der biochemischen Eigenschaften wie z.B. der Aminosäuresequenz.

Weitere Schwierigkeiten ergeben sich, weil natürlich vorkommende Allergene aus einer Vielzahl von Antigenen bestehen, von denen wiederum nur wenige von IgE-Antikörpern gebunden werden können. Man unterscheidet daher Haupt-(Major-) und Neben-(Minor-) Allergene. Hauptallergene binden spezifisches IgE bei mehr als 50 % der auf dieses Allergen sensibilisierten Patienten, Nebenallergene bei weniger als 10 % der sensibilisierten Personen [4].
Von einigen Allergenen, z.B. Gräserpollen, kennt man bereits Unterformen, sog. Isoallergene [8]. Zur Unterscheidung werden sie hinter ihrer Bezeichnung gemäß WHO-Nomenklatur alphabetisch – beginnend mit „a"-gekennzeichnet, z.B. Phl p Va, Phl p Vb. Alle können IgE binden, unterscheiden sich jedoch geringfügig aufgrund ihrer isoelektrischen Eigenschaften und ihrer molaren Masse. Diese Differenzen beruhen vermutlich auf post-translationaler Modifikation der Primärsequenz (z.B. durch Glykosylierung oder Amidierung) [8].
Weitere Erkenntnisse über Funktion und Struktur der Allergene erhält man durch Charakterisierung ihrer Epitope [1, 2, 4, 5]. Ihre genauere Identifizierung erfolgt durch:

- definierte Spaltung
- Identifizierung der Aminosäuresequenz und Synthese entsprechender Peptide
- Identifizierung der messenger-RNA, Sequenzierung, Klonierung und Synthese
- Interferenz mit mono- und polyklonalen Antikörpern
- Kernresonanzspektroskopie.

Zur experimentellen Epitopkartierung werden zunehmend Vorhersagealgorithmen (z.B. Jameson-Wolf-Algorithmus) eingesetzt [3]. Regionen mit hohem antigenem Index lassen sich gezielt herstellen und für diagnostische und therapeutische Zwecke einsetzen. Der Zweck dieser

Untersuchung ist die Identifizierung der gesamten *dreidimensionalen* Struktur der Epitope.

Literatur (siehe S. 359)

5.4 Labormethoden

Proteinzusammensetzung von Allergenextrakten

Die *SDS-Polyacrylamid-Gel-Elektrophorese* (SDS-PAGE) ist eine elektrophoretische Methode, mit der die Auftrennung von Proteingemischen nach *molarer Masse* erfolgt.
Bei der *isoelektrischen Fokussierung* (IEF) werden die Proteine aufgrund ihrer unterschiedlichen isoelektrischen Punkte (IEP) voneinander getrennt. Verglichen mit den herkömmlichen Elektrophoreseverfahren zeichnet sich diese analytische Methode durch eine höhere Trennschärfe aus. Die *Ionenaustauschchromatographie* ist ein Verfahren zur Proteinfraktionierung, bei dem die Auftrennung entsprechend ihrer elektrischen Ladungsdifferenzen erfolgt.

Bestimmung von Gesamt-IgE und allergenspezischen IgE-Antikörpern

Grundsätzlich unterscheidet man bei den immunologischen Nachweisverfahren zwei verschiedene Methoden:
Der *kompetetive Immunoassay* ist ein Antigen-Bindungs-Test. Er basiert auf dem Prinzip, markiertes und nicht-markiertes (d.h. zu bestimmendes) Antigen kompetetiv an eine definierte Menge Antikörper zu binden. Die Menge an verbleibendem markiertem Antigen ist umso höher, je mehr nicht-markiertes Antigen in der Probe vorhanden war. Die Quantifizierung erfolgt anschließend durch Messung der verbleibenden Aktivität-Radioaktivität (Radioimmunoassay, RIA), Enzymaktivität (Enzymimmunoassay, EIA), Fluoreszenz (Fluoreszenzimmunoassay, FIA).
Beim *Sandwichassay* wird ein nicht-markiertes Antigen oder ein Antikörper an eine feste Matrix (z.B. Papierscheibchen, Polystyren, Sepharose-Kugel) gebunden. Nach Zugabe des Serums erfolgt die Bildung von Antigen-Antikörper-Komplexen. In einem weiteren Schritt werden die gebundenen Komplexe mittels eines zweiten, markierten Antikörpers nachgewiesen. Die anschließend ermittelte Aktivität ist dem Gehalt der Probe an Gesamt-IgE bzw. allergenspezifischen IgE-Antikörpern direkt proportional. Hierzu gehören der Papier-Radio-Immuno-Sorbens-Test (PRIST), der Radio-Allergo-Sorbens-Test (RAST) und als neuere Methode das Pharmacia-CAP®-System (Abk. f. engl.: „en*cap*sulated") bzw. der Enzyme-Linked-Immuno-Sorbens-Assay (ELISA).
Beim *PRIST* wird an eine unlösliche Phase (Zellulose) Anti-IgE gekoppelt. Nach Bindung des im Patienten-Serum enthaltenen IgE wird der entstehende Komplex durch radioaktiv markiertes Anti-IgE erkannt. Der Anteil des gebundenen IgE erfolgt durch Messung der Radioaktivität. Dieses Verfahren dient seit langem in der Routinediagnostik zur Bestimmung des Gesamt-IgE im Serum.
Der *RAST* und das *CAP*- System dienen der Quantifizierung des allergenspezifischen IgE. Das Allergen bzw. der Allergenextrakt werden an eine unlösliche Matrix- z.B. Papierscheibchen (RAST) bzw. Plastik (CAP) – gekoppelt und mit dem Patientenserum inkubiert. Die spezifischen IgE-Antikörper binden sich an das immobilisierte Allergen. Nach Hinzufügen von spezifischen Anti-IgE-Antikörpern erfolgt das Markieren entweder mit Radioisotopen (^{125}J) (RAST) oder mit Enzymen (z.B. Meerrettichperoxidase, alkalische Phosphatase). Der Grad der IgE-Bindung wird entweder durch Messung der gebundenen Radioaktivität oder durch photospektrometrische Bestimmung des Farbumschlags eines bestimmten Substrates (enzym-immunologische Verfahren) ermittelt. Die IgE-Bindung ist dem Allergengehalt proportional. Die IgE-Antikörper im Serum wer-

den in IE (Internationale Einheiten)/ml angegeben. Dem WHO-Standard 1 IE entsprechen 2,4ng IgE.

Bestimmung der Allergenaktivität einzelner Fraktionen oder Antigene

RAST-Inhibition
Diese Modifikation des RAST ist besonders für die Charakterisierung und Bestimmung der Aktivität von Allergenextrakten geeignet. Inkubierung von Extraktverdünnungen mit dem Serumpool bekannter Antikörperkonzentration. Zugabe des an eine feste Matrix gebundenen Allergens in ansteigender Konzentration. Inkubation mit einem radioaktiv markierten Antikörper. Messung der Radioaktivität des entstandenen Antigen-Antikörper1-Antikörper2-Sandwich-Komplexes. Die Menge des gebundenen markierten Antiserums ist umgekehrt proportional zur Allergen-Antikörper-Konzentration.

Gekreuzte Immunelektrophorese (CIE)
Die CIE ist ein kombiniertes elektrophoretisches und immunologisches Verfahren zur Analyse von Allergenextrakten, das die Bestimmung der Anzahl der Antigenfraktionen ermöglicht. Eindimensionale elektrophoretische Auftrennung des Allergenextraktes in Proteinfraktionen; zweite Trennung senkrecht dazu in einem antikörperhaltigen Agar. Anfärbungen der entstehenden Präzipitationsbanden mit Coomassie-Brilliant-Blau. Die CIE kann auch mit der isoelektrischen Fokussierung (IEF) und der SDS-Polyacrylamid-Gelelektrophorese (SDS-PAGE) kombiniert werden. Anschließende Überprüfung wie unter CRIE (siehe unten).

Gekreuzte Radioimmunelektrophorese (CRIE)
Die Kombination von CRIE und RAST ermöglicht die Überprüfung der Allergenität der zuvor aufgetrennten Proteinfraktionen. Nach durchgeführter CIE erfolgt die Inkubation mit dem Allergikerserum. Die an die allergenen Proteine gebundenen spezifischen IgE-Antikörper werden radioaktiv markiert und autoradiographisch identifiziert. Eine Schwärzung der Röntgenplatte gibt Auskunft über die mögliche allergene Potenz der jeweiligen Proteine. Die CRIE liefert sowohl qualitative als auch semiquantitative Informationen über die betreffenden Allergene.

Immunoblot
Elektrophoretische Auftrennung der Allergenextrakte. Übertragung auf Nitrozellulosepapier. Inkubation mit spezifischen Antikörpern (z.B. aus dem Patientenserum) sowie mit einem markierten Antikörper gegen die entsprechende Immunglobulinklasse (z.B. Anti-IgE). Autoradiographische oder enzymatische Darstellung der entstehenden spezifischen Antikörperreaktionsmuster („Allergoprint").

Zelluläre Methoden

In-vitro-Histamin-Freisetzung („Histamin-Release")
Mit diesem zellulären Testverfahren wird die Reaktion spezifischer IgE-tragender basophiler Leukozyten untersucht. Nachweis der spezifischen IgE-Antikörper an der Oberfläche von basophilen Leukozyten bzw. der unspezifischen „Freisetzungsfreudigkeit" (engl.: releasability) der Zellen. Isolierung peripherer Patienten-Leukozyten mittels Dextran-Sedimentation. Inkubierung mit unterschiedlichen Konzentrationen des betreffenden Allergens.
Bei vorliegender Sensibilisierung Freisetzung von Histamin aus den basophilen Leukozyten. Spektrophotometrische oder radioimmunologische Bestimmung der Konzentration des Histamins in Relation zur maximal möglichen Histamin-Freisetzung (100%-Kontrollwert). Hoher zeitlicher und technischer Aufwand, daher keine Methode der Routinediagnostik.

Molekularbiologische Techniken

Allergen-Klonierung (cDNA-Klonierung)
Die Sequenzierung und Klonierung von Einzelallergenen (z.B. aus Hausstaubmilben, Insektengift, Gräser-, Kräuter- und Baumpollen) wurde durch den Einsatz molekulargenetischer Techniken mit Hilfe rekombinanter DNA ermöglicht. Dieses Verfahren basiert auf dem Prinzip der Isolierung der messenger-RNA (mRNA) des jeweiligen Allergens und der anschließenden Herstellung der komplementären cDNA mittels reverser Transkriptase. Die so kopierte Einzelstrang-DNA (cDNA)

wird redupliziert, die enstandene Doppelstrang-DNA in Plasmide eingeschleust und anschließend kloniert. Danach kann die Sequenzierung der cDNA sowie die Übertragung des DNA-Codes in die entsprechende Aminosäuresequenz durchgeführt und überprüft werden, ob eine Homologie zu bereits sequenzierten Proteinen besteht. Die erhaltenen Daten geben Auskunft über die mögliche Rolle des Einzelallergens (Haupt- oder Neben-Allergen) innerhalb des gesamten Allergengemisches. Durch die Verwendung klonierter allergenspezifischer cDNA wird auch die Analyse der Epitope erleichtert.

Monoklonale Antikörper
Die Herstellung monoklonaler Antikörper findet Einsatz bei der Allergenisolierung und -reinigung, der Charakterisierung von Epitopen, zur Quantifizierung der Konzentrationen einiger Allergene in der Umwelt sowie zur Standardisierung der Allergenkonzentrationen in Extrakten unterschiedlicher Hersteller.
Zur weiteren Vertiefung sei auf die Übersichtsarbeiten von Holgate, Homburger, Urbanek und Wahn [1, 2, 3, 4] verwiesen.

Literatur

[1] Holgate S. T. et al: Allergy. Gower Medical Publishing, London, New York (1993)
[2] Homburger H. A. et al: Methods in laboratory immunology. In: Middleton E. Jr et al (Eds): Allergy. Principles and practice. 4th Ed. CV Mosby, St. Louis, (1993), 554ff
[3] Urbanek R.: Serologische Testverfahren. In: Wahn U. et al (Hrsg): Pädiatrische Allergologie und Immunologie. Fischer, Stuttgart, New York, (1987), 57ff
[4] Wahn U.: Zelluläre Testverfahren. In: Wahn U. et al (Hrsg): Pädiatrische Allergologie und Immunologie. Fischer, Stuttgart, New York, (1987), 69ff

5.5 Botanische Aspekte

Die Benennung der Wild- und Kulturpflanzen mit einem wissenschaftlichen Namen orientiert sich an einem international verständlichen und einheitlichen System: der binären Nomenklatur. Diese Einrichtung verdanken wir Carl von Linné (1707–1778), der in seinem Werk „Systema naturae" (1735) die damals bekannte Welt der Pflanzen, Tiere und Mineralien systematisch gliederte. Die binäre Nomenklatur belegt jede Pflanze mit einem Gattungs- und einem Artnamen (Epitheton). Danach folgt der – häufig abgekürzte – Name des Erstbeschreibers (wobei L. für Linné steht), z.B. Gemeiner Beifuß: *Artemisia vulgaris* L.. Die Namen sind von der Beschaffenheit, Herkunft oder Verwendung der Pflanze abgeleitet. Die Gattungsnamen bilden das Hauptwort und tragen ein bestimmtes Geschlecht. Die Epitheta stellen zumeist Adjektive dar, deren Endungen sich je nach dem Geschlecht der jeweiligen Gattung ändern. Die spezifischen Epitheta der Unterarten (ssp.), Varietäten (var.), Formen (f.), die den Artnamen beigefügt werden, tragen das gleiche Geschlecht wie der Gattungsname. *Sortennamen* werden in einfachen Anführungsstrichen an den Artnamen angefügt und mit großem Anfangsbuchstaben geschrieben. Sie sollen nicht latinisiert werden (was dennoch leider häufig geschieht). Zur Bezeichnung von Bastarden verwendet man das Multiplikationszeichen „x" z.B. bei Artbastarden *Salix* x *caprea*.

Die Benennung der (Wild- und Kultur-) Pflanzen mit wissenschaftlichen Namen wird heute durch den „Internationalen Code der Botanischen Nomenklatur" (ICBN) von 1978 und diejenige der land-, wald- und gartenbaulichen Sorten durch den „Internationalen Code der Nomenklatur der Kulturpflanzen" (ICNCP) von 1980 geregelt.

Eine ausfürliche Darstellung der botanischen Nomenklatur und Systematik des Pflanzenreiches findet sich im „Handwörterbuch der Pflanzennamen" von Zander [11].

Tabelle 6: Allergieauslösende Pflanzenbestandteile mit klinischen Beispielen

Grundorgan	Pflanzenbestandteil	Pflanzenart	Symptome
I. Wurzel	Wurzel	*Daucus carota* (Gartenmöhre)	Nahrungsmittelallergie, Kontakturtikaria
II. Sproß-achse	Zwiebel	*Allium cepa* (Küchenzwiebel)	Nahrungsmittelallergie, Kontakturtikaria
	Sproßknolle	*Solanum tuberosum* (Kartoffel)	Nahrungsmittelallergie, Kontakturtikaria
	Holz-(staub) (Kernholz)	*Tectona grandis* (Teakbaum)	Berufsasthma, Kontakturtikaria
	Milchsaft (Latex)	*Hevea brasiliensis* (Parakautschukbaum)	Rhinokonjunktivitis, Berufsasthma, Anaphylaxie, Kontakturtikaria
	Pollen	*Betula pendula* (Weißbirke, Hängebirke)	Pollinosis
	Nektar	*Abutilon pictum* (Schönmalve)	Rhinokonjunktivitis
III. Blatt	Blatt	*Lactuca sativa* (Salat)	Nahrungsmittelallergie, Kontakturtikaria
	Blütenblätter	*Chamomilla recutita* (Echte Kamille)	Rhinokonjunktivitis, Asthma, Nahrungsmittelallergie
	Samen	*Arachis hypogaea* (Erdnuß)	Nahrungsmittelallergie, Anaphylaxie
	Mehl, Kleie	*Triticum aestivum* (Weizen)	Nahrungsmittelallergie, Kontakturtikaria
	Frucht	*Lycopersicon esculentum* (Tomate)	Nahrungsmittelallergie, Kontakturtikaria

Die Samenpflanzen, die im vorliegenden als Auslöser allergischer Sofortreaktionen aufgeführt werden, gehören zu den Kormophyten (Sproßpflanzen). Man gliedert sie im Gegensatz zu den Thallophyten (Lagerpflanzen) in drei Grundorgane: Sproßachse, Blätter und Wurzel. Dabei kann an dem von den Blättern umhüllten Hauptvegetationspunkt (Endknospe) eine Blüte gebildet werden. Durch Metamorphose, d.h. im Laufe der Stammesgeschichte erfolgte Anpassungen an bestimmte Aufgaben, haben sich aus den Grundorganen die unterschiedlichen Pflanzenbestandteile entwickelt. Eine Übersicht der wichtigsten allergieauslösenden Pflanzenbestandteile mit klinischen Beispielen gibt Tab. 6.

5.5.1
Pollenkunde

Pollen sind die männlichen Gametophyten aller höheren Pflanzen. Sie zeigen je nach Pflanzenart und Bestäubungsmodus eine große Variationsbreite in Größe, Form, Feuchtigkeitsgehalt, Menge, Gewicht sowie Gehalt an spezifischen Allergenen.

Die Pollenkörner der männlichen Blüte entwickeln sich in den Staubbehältern (Antheren) ihrer Staubgefäße. Sie werden – insbesondere bei zweihäusigen Pflanzen – in großer Anzahl freigesetzt. Zum Schutz gegen äußere Einflüsse (Temperaturschwankungen, Wind, Niederschläge, UV- Strahlung, Trockenheit, Pilz- und Bakterieninfektionen) besitzen sie eine widerstandsfähige Doppelmembran aus einer inneren (*Intine)* und einer äußeren Hülle (*Exine*), die wiederum das Pollenplasma (*Fovilla*) umgibt. Die Intine besteht aus Zellulose und Pektin, die Exine aus einem widerstandfähigen Polymerisat, dem *Sporopollenin*. Chemisch gesehen besteht es aus Terpenen, die durch oxidative Polymerisation aus Karotinoiden entstehen. In der Exine befinden sich präformierte Keimstellen (*Aperturen*), durch die sich die Intine papillenartig vorwölben und nach der Bestäubung zum Pollenschlauch auswachsen kann. Das Zytoplasma enthält u. a. Lipide, Kohlenhydrate, Proteine, Steroide und hochdifferenzierte Enzymsysteme.

Die Pollenkunde (*Palynologie*) befaßt sich mit der genauen Identifizierung und Differenzierung der Pollen nach Pflanzenfamilie, Gattung bzw. – soweit möglich – auch nach Art. Wichtige Merkmale, die die genaue Bestimmung der Pollenkörner ermöglichen, sind deren Form, Symmetrie und Größe, die Feinstruktur der Exine, sowie Anzahl, Lage und Form ihrer Aperturen. Der Form nach werden schlitzförmige (Colpen) und rundliche Aperturen (Poren) unterschieden; die Pollenkörner werden dementsprechend als colpat, porat oder – bei einer Kombination der beiden Formen – als colporat bezeichnet. Gemäß der Anzahl der Aperturen erfolgt die weitere Benennung als mono-, di-, tri- usw. – porat, – colpat bzw. -colporat. Die weitergehende Differenzierung orientiert sich an der Oberflächenbeschaffenheit der Exine (striat = streifig, granulat = körnig, verrucat = warzig, perforat = löchrig, echinat = stachelig etc.). Als wichtiges Hilfsmittel zur Pollenanalyse dient ein Pollenbestimmungsschlüssel, in dem die morphologischen Kriterien tabellarisch aufgeführt sind. Die Größe der Pollenkörner variiert von 2 bis maximal 250 µm im Durchmesser, wobei je nach Reifegrad und Alter auch innerhalb einer Art Größendifferenzen auftreten können. Die meisten Pollen der windbestäubten Pflanzen liegen in einer Größenordnung von 20–45 µm.

5.5.2
Pollenallergene

Aeroallergene, oft auch „Inhalationsalllergene“ genannt, führen beim Sensibilisierten nach Kontakt mit den Schleimhäuten der Augen und des Respirationstraktes zur Auslösung einer allergischen Konjunktivitis und Rhinitis oder eines exogen-allergischen Asthma bronchiale. Pollen sind die wichtigsten klinisch relevanten pflanzlichen Aeroallergenträger. Häufig wird allerdings der Begriff „Pollen“ mit „Pollenallergen“ gleichgesetzt. Per definitionem ist das Pollenkorn aufgrund seines Gehaltes an allergenen Substanzen (Proteinen), die jedoch erst nach Freisetzung Allergenaktivität haben, ein „Allergenträger“ [4,5].

Die Erfassung und Identifizierung der Pollen kann mit verschiedenen Methoden erfolgen. Die älteste stellt die gravimetrische Methode dar, die bereits 1946 von Durham entwickelt wurde. Auf einer volumetrischen Technik basieren dagegen der – häufig in den USA eingesetzte – Rotor-Sammler, der „Anderson-Sampler“ und die „Burkhard-Falle“. Die beiden letztgenannten arbeiten nach dem Saugprinzip. In Europa wird zumeist die Pollenfalle nach Burkhard eingesetzt. Sie saugt pro Zeitintervall einen konstanten Luftstrom ($1m^3$/min) an, an dem sich langsam und kontinuierlich ein Klebestreifen vorbeibewegt. Anhand dieses Streifens wird der Pollengehalt der Luft quantitativ in exakten zeitlichen Intervallen fortlaufend bestimmt [1,6].

Bei den meisten Pollenallergenen handelt es sich um Glykoproteine mit einer molekularen Masse zwischen 10.000 bis 30.000 Dalton [2]. Duch den Einsatz neu entwickelter immunologischer Verfahren wie CIE, CRIE, IEF, Immunoblot und monoklonaler Antikörper ist es in den letzten Jahren gelungen, eine Reihe von Pollenallergenen zu isolieren, zu charakterisieren und z.T. auch zu klonieren [9]. Auch die Identifizierung antigener Epitope wurde bereits durchgeführt [7]. Für die Bezeichnung der bereits charakterisierten Allergene wurde von der WHO eine international einheitliche Nomenklatur vorgeschlagen (siehe Allergencharakterisierung, S. 364).

Der Schwellenwert, der zur Auslösung von allergischen Symptomen notwendig ist, liegt mit 50 Pollen/m^3 im mittleren Bereich.

Die Frage der „*Kreuzreaktivität*" zwischen den Pollenarten, die vermutlich auf dem Vorhandensein von gemeinsamen Antigenen beruht und der möglichen Relevanz eines „Panallergens", des *Profilins* – einem 14 kD Protein – siehe das Kapitel „Antigengemeinschaften", S. 336 [10], wird diskutiert. Zur Antigengemeinschaft zwischen Pollen und Nahrungsmitteln gibt dieses Kapitel ebenfalls Auskunft.

5.5.3
Pollinosis-auslösende Pflanzen

Die allergologisch relevantesten pollenproduzierenden Pflanzen in Mitteleuropa sind die Gräser- und Getreidearten. Es folgen die frühblühenden Bäume Birke, Erle, Hasel, sowie – mit Abstand – die Wildkräuter Beifuß und Spitzwegerich. Die Relevanz einer Pflanze als möglicher Auslöser einer Pollinosis ist in erster Linie von ihrem Bestäubungsmodus abhängig. Man differenziert drei Obergruppen:

1. Die *anemophilen* (windbestäubten) Pflanzen machen den größten Anteil der Pollinosis-auslösenden Pflanzen aus. Es handelt sich um zumeist eingeschlechtliche, unscheinbare Pflanzen, die eine große Menge trockener und kleiner (< 30 µm) Pollen produzieren. Sie werden ausschließlich durch den Wind verbreitet. Wichtigste Vertreter sind die Gramineae (Gräser) und die Ambrosiaceae (Traubenkrautgewächse).
2. Die *entomophilen* (insektenbestäubten) Pflanzen besitzen auffällige, stark duftende und Nektar-produzierende Blüten. Die großen (max. 250 µm), relativ schweren und z.T. klebrigen Pollen werden nur in geringen Mengen produziert und zumeist von Insekten verbreitet. Zu dieser Gruppe zählen die Pollen der Obstbäume (Rosaceae) und der meisten Garten- und Schnittblumen.
3. Die *ambophilen* Pflanzen vereinen die Eigenschaften der beiden erstgenannten Gruppen; d.h. sie besitzen auffallende, duftende Blüten, die eine große Anzahl an leichtgewichtigen Pollen produzieren. Ihre Bestäubung kann sowohl durch den Wind als auch durch Insekten erfolgen. Weide und Maulbeerbaum sind als typische Beispiele dieser ambophilen Gruppe zu nennen. Obwohl in erster Linie die windbestäubten Pflanzen für die Auslösung der allergischen Soforttyp-Reaktionen bedeutsam sind, kann es in Ausnahmefällen – z.B. bei Beschäftigten in der Landwirtschaft und im Gartenbau – auch durch *insektenbestäubte* Arten zu einer Sensibilisierung kommen [8].

Zur Entwicklung einer Allergie vom Frühtyp müssen nach THOMMEN (1931) folgende Voraussetzungen erfüllt sein [12]:

1. Die Pollen müssen stark sensibilisierende (antigene) Substanzen enthalten
2. Es muß sich um eine anemophile Pflanze handeln
3. Die Menge der produzierten Pollen sollte groß sein
4. Sie sollten ein leichtes Gewicht haben
5. Die Pflanzenart muß ubiquitär verbreitet sein.

5.5.4
Pollenflug

Die Kenntnis des Pollenfluges, der jahreszeitlichen Schwankungen unterliegt und von der Blütezeit der Pflanzen abhängt, ist für die Bewertung der anamnestischen Angaben und der klinischen Relevanz der allergologischen Testbefunde unerläßlich. Auskunft über die Blütezeiten der allergologisch wichtigen Pflanzen geben Pollenflugkalender. Klimatische und regionale Unterschiede sind zu berücksichtigen. Die Erstellung der Pollenflugkalender erfolgt anhand phänologischer Daten über den Blühbeginn der Pflanzen sowie die Messung der Pollenkonzentration durch „Pollen-Fallen", die in

Deutschland in den unterschiedlichsten Regionen und Landschaften flächendeckend verteilt sind. Nach Übermittlung der Meßdaten an die Wetterämter der entsprechenden Regionen werden die Ansagen des Pollenwarndienstes erstellt und über Rundfunk, Fernsehen, Presse und Telefonansagedienste verbreitet. Im Großraum Hamburg genügen z.B. drei Meßstellen (Pollenfallen) (HH-Eppendorf, Buxtehude, Pinneberg), um die Polleninformation zu gewährleisten.
Neben den jahreszeitlichen Schwankungen unterliegt der Pollenflug bzw. die Pollenverbreitung dem Einfluß von:

Tageszeit
In verschiedenen Regionen bestehen bestimmte Regelmäßigkeiten in der tageszeitlichen Schwankung der Pollenemission. Auf dem Lande erfolgt die größte Pollenfreisetzung frühmorgens zwischen 5–8 Uhr, in Stadtgebieten dagegen erst abends.

Wind
Der Pollengehalt der Luft wird wesentlich von der Windstärke und -richtung bestimmt, wobei sich mittelstarker Wind am günstigsten auf den Pollenflug auswirkt. Ist der Wind zu schwach, kann kein Transport erfolgen, bei starkem Wind kommt es zu Verwirbelungen. Der Ferntransport der Pollen durch Wind reicht je nach Pollengröße und -gewicht in Höhen bis zu 4000 Metern und kann Entfernungen bis zu 300 Kilometern und mehr betragen. So werden beispielsweise in Norddeutschland bis in den Juni hinein Birkenpollen aus Skandinavien registriert.

Niederschlag
Durch den Auswascheffekt ist eine lange Niederschlagsdauer für den Pollenflug ungünstig. Dagegen kommt es bei kurzen, heftigen Schauern anfangs zu einer unerwarteten, kurzzeitigen Erhöhung der Pollenkonzentration.

Relative Luftfeuchtigkeit
Da die Pollen hygroskopische Eigenschaften besitzen, wirkt sich eine relative Luftfeuchtigkeit positiv auf die Pollenemission aus.

Temperatur
Da höhere Lufttemperaturen zumeist mit einer niedrigen relativen Luftfeuchte assoziiert sind, hat eine hohe Lufttemperatur einen indirekten positiven Effekt auf die Pollenfreisetzung. Allgemein erfolgt eine Pollenemission erst ab + 10° C Außentemperatur.

Luftschichtung
Eine stabile Luftschichtung hat einen günstigen Einfluß auf die Pollenkonzentration. Durch Inversion der Luftschichten, die z.B. durch Nebelbildung in den frühen Morgenstunden entsteht, kommt es zu Abgleitvorgängen der Pollen, die eine hohe lokale Pollenkonzentration in Bodennähe bewirken.

Vegetationsbedingungen
Durch wechselnde Vegetationsbedingungen der Pflanzen können sowohl Quantität als auch Qualität der Pollenproduktion beeinflußt werden.

Verschleppung
In der Umgebung von Flughäfen und Garnisonen (z.B. amerikanische Soldatensiedlungen) beobachtet man das Auftreten von Pflanzenarten, die im entsprechenden Land nicht heimisch sind. Als Beispiel sei die Einschleppung von *Ambrosia*-Arten (z.B. Short ragweed) nach Deutschland (Frankfurter Raum) und Korea genannt. Der Transport erfolgt mit der Kleidung und den Schuhsohlen der Flug- bzw. Schiffsreisenden.
Als verheerend erwiesen sich die Folgen der Einschleppung von *Parthenium hysterophorus* L. mit Getreidelieferungen aus den USA nach Indien. Seit 1954 breitete sich diese Komposite über die Hälfte aller indischen Bundesstaaten aus und verursachte Tausende von Fällen einer aerogenen Kontaktdermatitis. Die als „feverfew“ bekannte Art hat in der Zwischenzeit auch von Neuseeland und Australien Besitz ergriffen [3].
Weiterführende Literatur: [2].

Literatur:

[1] Bortenschlager I. et al: Allergologie *10*, 137 (1987)

[2] FUCHS E. et al: Pollinosis (Heufieber – Pollenallergie). In: FUCHS E., SCHULZ K. H. (Hrsg) Manuale allergologicum. Dustri, München-Deisenhofen, V 8, (1988), 1
[3] HAUSEN B. M.: Dermatosen *26*, 115 (1978)
[4] HORAK F. et al: Die Erreger des Heufiebers. Urban & Schwarzenberg, München, Wien, Baltimore (1979)
[5] JORDE W. et al: Allergol *1*, 7 (1978)
[6] KERSTEN W. et al: Allergol *7*, 81 (1984)
[7] PETERSEN A. et al: Int Arch Allergy Immunol *98*, 105 (1992)
[8] SCHUBERT H. et al: Derm Mschr *176*, 97 (1990)
[9] VALENTA R. et al: J Allergy Clin Immunol *88*, 889 (1991)
[10] VALENTA R. et al: J Exp Med *175*, 377 (1992)
[11] ZANDER R.: Handwörterbuch der Pflanzennamen. In: ENCKE F., BUCHHEIM G., SEYBOLD S. (Hrsg). Eugen Ulmer, Stuttgart, 13. Aufl. (1984)
[12] THOMMEN AA.: Hay-fever. In: COCA AF. et al. (Eds) Asthma and hay-fever. Thomas, Springfield, Illinois (1931)

5.6 Begriffsdefinitionen und Abkürzungen

Basophilen-Degranulations-Test: In-vitro-Verfahren der allergologischen Diagnostik, das auf der Messung der allergeninduzierten Degranulation basophiler Leukozyten basiert

CAP: In-vitro-Methode zum Nachweis spezifischer IgE-Antikörper (Kopplung des Allergens an Kunststoff in Kapseln)

CIE: Abkürzung für (engl.:) *crossed immunoelectrophoresis* (gekreuzte Immunelektrophorese).
Kombiniertes elektrophoretisches und immunologisches Verfahren zur Analyse von Allergenextrakten, das nach ihrer zweidimensionalen Auftrennung die Darstellung der enthaltenen Allergenfraktionen ermöglicht

CRIE: Abkürzung für (engl.:) *crossed radioimmunoelectrophoresis* (gekreuzte Radioimmunelektrophorese). Dieses Verfahren, das die Methoden der CIE und des RAST miteinander verbindet, ermöglicht die Bestimmung der Allergenität der zuvor aufgetrennten Proteinfraktionen von Allergenextrakten

Dalton: Atomare Masseneinheit: die Masse eines hypothetischen Atoms mit der relativen Atommasse 1: 1 Dalton = $1{,}660018^{-24}$ g

DBPCFC: Abkürzung für (engl.:) *double blind placebo controlled food challenge*. Doppelblindes, plazebokontrolliertes Provokationsverfahren zur Diagnostik von Nahrungsmittel-Unverträglichkeitsreaktionen. Die verdächtigen Nahrungsmittel werden in hydrolysierter Form in Gelatinekapseln bzw. in Trinklösungen verabreicht. Besonders sinnvoll, wenn psychosomatische Einflüsse minimiert werden sollen

DNA-Klonierung: Gentechnologisches Verfahren zur Selektion und Züchtung von Zellen, die alle ein identisches fremdes DNA-Fragment enthalten. Ziel ist die selektive Vermehrung eines DNA-Fragments (Transformation)

EIA: Abkürzung für *enzym-immuno-assay*. In-vitro-Verfahren in der Allergie-Diagnostik zur Bestimmung von Antikörpern, bei dem Enzyme als Marker eingesetzt werden

ELISA: Abkürzung für (engl.:) *enzyme-linked-immuno-sorbent-assay*
In-vitro-Sandwich-Assay zur Bestimmung von Antikörpern. Nach Markierung mit einem Enzym erfolgt die Immobilisierung der Antigen-Antikörper-Komplexe an ein Immunadsorbens und die anschließende Trennung der gebundenen Fraktionen

Epitop: Bindungsstelle (einzelne antigene Determinante) eines Allergens, die mit der Antigen-Bindungsstelle des Antikörpers (Paratop) oder analogen Strukturen des T-Zell-Rezeptors reagiert

Histamin-Freisetzung (engl.: *histamin-release*): Zellulärer Test zur Diagnostik von IgE-vermittelten Reaktionen. Gewaschene periphere Patienten-Leukozyten werden in vitro mit unterschiedlichen Konzentrationen des suspekten Allergens inkubiert. Bei entsprechender Sensibilisierung kommt es zur Histaminfreisetzung

IEF: Abkürzung für *isoelektrische Fokussierung*. Methode zur Auftrennung von Proteinen, die auf ihren Ladungsdifferenzen (unterschiedliche isoelektrische Punkte (pI)) beruht

IEP: Abkürzung für *Immunelektrophorese*. Aus Elektrophorese und Immundiffusion kombiniertes Verfahren zur Identifizierung einzelner Komponenten in komplexen Proteingemischen (z.B. in Allergenextrakten)

Immunoblot: Das spezifische Antikörperreaktionsmuster („Allergoprint") wird bei diesem Verfahren gegen ein elektrophoretisch aufgetrenntes und auf Nitrozellulose übertragenes Allergengemisch mittels markiertem Anti-IgE oder Anti-IgG sichtbar gemacht

Inzidenz: Anzahl der Neuerkrankungen eines bestimmten Zeitraums

Isoallergene: Unterformen („*Isoformen*") von Allergenen, die jeweils IgE-bindende Eigenschaften besitzen. Sie unterscheiden sich hinsichtlich ihrer Ladung (unterschiedliche isoelektrische Punkte) und ihrer molaren Masse

kD: Abkürzung für Kilodalton (1000 Dalton)

Klon: Anzahl von Zellen oder Organismen mit identischen genetischen Anlagen

Klonierung: Verfahren zur Aufzucht einer Zellkultur, die sich von einer einzelnen, genotypisch definierten Zelle herleitet und zur Herstellung von genetisch identischen Zellen oder Organismen führt (siehe auch DNA-Klonierung)

Konformationsepitope: Epitope, die von der räumlichen Struktur des Antigenmoleküls bestimmt werden

MW (bzw. M): Abkürzung für Molekulargewicht (bzw. molaren Masse)

OPT: Abkürzung für *oraler Provokationstest*

Paratop: Teil eines Antikörpermoleküls, der an die antigene Determinante (Epitop) eines Antigens bindet

pI: Abkürzung für *isoelektrischer Punkt*. Ein bestimmter, für jede Aminosäure bzw. Protein charakteristischer pH-Wert, bei dem die Zahl der positiven und negativen elektrischen Ladungen sich gegenseitig ausgleichen. In diesem isoelektrischen Zustand hat die Löslichkeit ein Minimum erreicht; es kommt zum Sistieren der Wanderung im elektrischen Feld

Prävalenz: Epidemiologisches Maß für die Häufigkeit einer bestimmten Krankheit zu einem bestimmten Zeitpunkt (*Punktprävalenz*) oder innerhalb einer bestimmten Zeitperiode (*Periodenprävalenz*). Die *Prävalenzrate* ist definiert als die Zahl der Erkrankten im Verhältnis zu Anzahl der untersuchten Personen. *Kumulative Prävalenz*: Anzahl der Individuen einer Population, die jeweils an einer bestimmten Erkrankung gelitten haben

PRIST: Abkürzung für *Papier-Radio-Immuno-Sorbens-Test*. In-vitro-Methode zum Nachweis von Gesamt-IgE im Serum. Kopplung von Anti-IgE an ein Papierscheibchen. Das in der Serumprobe enthaltene spezifische IgE wird daran gebunden und nach Waschen durch radioaktiv markiertes spezifisches Anti-IgE erkannt

RAST: Abkürzung für *Radio-Allergo-Sorbens-Test*. In-vitro-Methode zum Nachweis spezifischer IgE-Antikörper. Kopplung des spezifischen Allergens an ein Papierscheibchen. Das in der Serumprobe enthaltene spezifische IgE bindet sich daran und wird nach Waschen durch radioaktiv markiertes spezifisches Anti-IgE erkannt

RAST-Inhibitions-Test: In-vitro-Methode zur Quantifizierung der Potenz von Allergenextrakten. Der zu untersuchende Allergenextrakt wird mit einer Mischung aus Allergen und bekanntem IgE-Antikörper inkubiert. Je mehr Allergen in der Lösung vorhanden ist, desto weniger IgE wird an das Papierscheibchen gebunden

RIA: Abkürzung für *Radio-Immuno-Assay.* In-vitro-Verfahren zur Bestimmung von Antikörpern (kompetetiver Immunoassay). Die Quantifizierung erfolgt durch Messung der verbleibenden Radioaktivität

SAFT: Abkürzung für (engl.:) *skin application food test.* Epikutantestverfahren, bei dem das entsprechende Nahrungsmittel auf unbefallener Haut für 30 Minuten offen appliziert wird. Positive Reaktionen führen zur Auslösung einer Kontakturtikaria

SDS-PAGE: Abkürzung für *Sodiumdodecylsulfat-Polyacrylamidelektrophorese.* Elektrophoretische Methode zur Auftrennung von Proteingemischen nach dem Molekulargewicht (Sodium dodecylsulfate = Natriumlaurylsulfat)

Sensibilisierungsindex: Prozentualer Anteil der Sensibilisierten an der Gesamtzahl der Exponierten. Dieser Wert kann als Maß für die allergene Potenz bestimmter Allergene gelten

Sequenzepitope: Epitope, die nur durch die Primärstruktur der Polypepidkette bestimmt werden

6 Pflanzenmonographien von A–Z

Dem nachfolgenden Kapitel liegt eine umfangreiche Literaturrecherche über die Auslösung IgE-vermittelter Soforttypreaktionen durch Allergene pflanzlichen Ursprungs (Phytoallergene) zugrunde. Alle bis einschließlich Frühjahr1997 erschienenen Publikationen sind erfaßt. Jede zitierte Arbeit wurde beschafft und gelesen. Im Gegensatz zu den einleitenden Kapiteln sind die Literaturzitate bei den Einzelbeschreibungen der Pflanzen sowie in der Tab. 8, S. 503, mit kompletten Titeln wiedergegeben.
Bei der Analyse der Arbeiten wurden sämtliche allergologisch-diagnostischen Parameter, die zur Sicherung der Diagnose einer IgE-vermittelten Soforttypallergie beitrugen, wie Anamnese, Nachweis spezifischer IgE-Antikörper, Hauttestungen, in-vitro-Diagnostik, Provokationstestungen, Sensibilisierungspotenz und Häufigkeit der durch sie ausgelösten allergischen Reaktionen herangezogen. Neben dem Sensibilisierungsindex fand auch – sofern irgendwie feststellbar – der Sensibilisierungsgrad Berücksichtigung.
Die Angaben stammen aus Daten über den Sensibilisierungsindex, der Bestimmung von Schwellenwerten der Pollenkonzentration, die zur Auslösung von allergischen Symptomen notwendig ist und aus epidemiologischen Untersuchungen. Da eine Bewertung der Parameter auf der Grundlage der vorliegenden Literatur allein nicht ausreichte, erfolgte diese unter Heranziehung der eigenen klinisch-allergologischen Erfahrung. Darüber hinaus wurden die Ergebnisse der immunologischen Untersuchungsmethoden zur Allergencharakterisierung und zum Nachweis von Antigengemeinschaften, vor allem der Ionenaustauschchromatographie, SDS-PAGE, HPLC, RAST-Inhibition, CRIE und des Immunoblot berücksichtigt.
Trotz verschiedener Ansatzpunkte zur Kritik an diesem System haben die Autoren versucht, eine Klassifizierung in folgenden Abstufungen vorzunehmen:

Sensibilisierungspotenz	– stark – mittel – schwach
Sensibilisierungshäufigkeit	– sehr häufig – häufig – gelegentlich – selten – sehr selten

Die Ermittlung der *Sensibilisierungspotenz* erweist sich als schwierig, da für die Soforttypallergie kein einheitliches Modell zur experimentellen Bestimmung des Sensibilisierungsvermögens, wie z.B. bei der Kontaktallergie (Spättyp) üblich, existiert. Die Angaben stützen sich daher auf Daten zur Schwellenwerttestung mittels Hauttesttitration, Titer von spezifischen IgE-Antikörpern (Angabe der RAST-Klasse) sowie klinische Beobachtungen zum Sensibilisierungsgrad. Daneben wurden klinische Beobachtungen zur Ermittlung der Sensibilisierungspotenz herangezogen. Bei den Berufsallergenen kam der „Sensibilisierungsindex“ – der den Anteil der Sensibilisierten an der Gesamtzahl der Exponierten angibt – zum Tragen. Auch für die Pollen wurde ein Sensibilisierungsindex herangezogen, für den – verglichen mit einigen Berufsallergenen – der Grad der individuellen Allergenexposition wesentlich schwerer zu erfassen ist. Bei einigen Pollenarten wurde die spezifische Sensibilisierungspotenz anhand der Schwellenkonzentration quantifiziert. In keinem Fall wurde vergessen, daß die Auslösung und der Schweregrad der klinischen Symptome immer vom *individuellen* Sensibilisierungsgrad abhängt.

Bei den Daten zur *Häufigkeit* der Soforttypreaktionen sind die Schwierigkeiten darin begründet, daß die Angaben zur Prävalenz z.T. erheblich variieren. Sie lassen aufgrund unpräziser Definitionen der Krankheitsbilder, unsicherer Diagnosestellung (z.T. nur auf anamnestischen Angaben basierend) sowie abweichen-

der statistischer Methoden keinen Häufigkeitsvergleich zu.
Zur *Prävalenz* der Pollinosis gibt es die meisten epidemiologischen Daten, da sie ein anamnestisch klar abgrenzbares und relativ einfach und schnell zu diagnostizierendes Krankheitsbild ist. Die Probleme bei der Ermittlung der Inzidenz- und Prävalenzraten der Pollinosis sind durch Variablen wie Lebensalter, geographische Region, Bevölkerungsschicht und Jahreszeit bedingt. Auch hier ergeben sich durch unterschiedliche Untersuchungsmethoden und Patientenkollektive zur Häufigkeit einer Berufsallergie erhebliche Differenzen. Sensibilisierungsfrequenzen werden für die Beschäftigten mit und ohne klinische Symptomatik, Angehörige einzelner Betriebe sowie zu begutachtende Personen anhand zahlreicher Einzeldarstellungen angegeben. Angaben zur Prävalenz der Kontakturtikaria unterliegen den gleichen Unsicherheitsfaktoren. Hier wurden lediglich für die Prävalenz der Latexallergie Daten erhoben.
Zur Epidemiologie der Nahrungsmittelallergie finden sich in der Literatur nur wenig genaue Angaben. Auf die Gründe hierfür wurde bereits oben eingegangen. Häufig konnten anamnestische Angaben in weiteren klinischen Untersuchungen – wie einer oralen Provokation – nicht bestätigt werden.
Die Auswertung der epidemiologischen Untersuchungen macht deutlich, daß die Ausprägung der Soforttypallergie hauptsächlich von den Faktoren genetische Prädisposition, individuelle Allergenexposition sowie Umweltfaktoren mit „Adjuvans"- Wirkung abhängt. Hierbei dürfte die Kombination *aller* Faktoren für die zunehmende Häufigkeit IgE-vermittelter Erkrankungen verantwortlich sein.

Die Darstellung ausgewählter Pflanzenarten erfolgt in alphabetischer Reihenfolge entsprechend ihrer botanischen Artnamen. Die Literaturangaben zu diesen ausführlich beschriebenen Pflanzen stehen der besseren Übersicht wegen gleich am Ende der einzelnen Darstellung.

Schema der botanisch-allergologischen Pflanzenbeschreibung:

Botanisch-wissenschaftliche Bezeichnungen
Deutscher Name
(Englischer Name)
Abbildung
Botanische Informationen
Familie
Herkunft und Verbreitung
Verwendung
Allergologische Informationen
Antigencharakterisierung
Sensibilisierungspotenz
Häufigkeit
Testung
Antigengemeinschaften
Bemerkungen

Als Fundgrube für die Aufzählung einer Vielzahl historischer Fallbeschreibungen sei das Buch „Das Heufieber und verwandte Störungen" von G. Sticker aus dem Jahre 1912 genannt (u.a. Rosen, Melde, Linde, Ipecacuanha, Tee, Birnen, Leinsamen, Spinat, Bärlapp).
Zur weiteren Vertiefung werden folgende Lexika, Bücher und Nachschlagewerke empfohlen:

Literatur

Blackley C. H.: Experimental researches on the cause and nature of catarrhus aestivus (hay-fever or hay-asthma). Bailliere Tindall & Cox, London (1873). Nachdruck: Oxford Historical Books, Abingdon (1988)

Breneman J. C.: Basics of food allergy. Charles C. Thomas, Publ. Springfield, Ill., (1984), 2nd Ed.

Feinberg S. M. et al: Allergy in Practice. The Year Book Publ. Inc., Chicago. (1946), 2nd Ed.

Haeupler H. et al: Atlas der Farm- und Blütenpflanzen der Bundesrepublik Deutschland. Eugen Ulmer-Verlag, Stuttgart, (1988)

Horak I. et al: Die Erreger des Heufiebers. Urbach & Schwarzenberg, München, Wien, Baltimore (1979)

Lewis W. H. et al: Airborne and allergenic pollen of North America. Johns Hopkins Univ. Press, Baltimore, London, (1983)

MANSFELD R.: Kulturpflanzen-Verzeichnis. Akademie-Verlag, Berlin (1986), 2. Aufl., 4 Bände
METCALFE D. D. et al: Food allergy. Blackwell Science Inc. (1997), 2nd Ed., Oxford
ROTH A. (Ed): Allergy in the world. Univ. Press of Hawaii, Honolulu (1980)
ROWE A. H. et al: Food allergy. Charles C. Thomas, Springfield, Ill. (1972)
STICKER G.: Das Heufieber und verwandte Störungen. Verlag A. Hölder, Wien (1912)
URBACH E.: Klinik und Therapie der allergischen Krankheiten. W Maudrich, Wien (1935)
URBACH E. et al: Allergy. Grune & Stratton, New York (1949), 2nd Ed.
WODEHOUSE R. P.: Hay fever plants. Hafner, New York (1971), 2nd Ed.
WÜTHRICH B. (Hrsg): Nahrungsmittel und Allergie. Dustri-Verlag, München-Deisenhofen, (1996)

Acacia senegal (L.) Willd.

Gummi arabicum-Baum, Gummi-Akazie (Engl.: Acacia, Gum-arabic-tree)

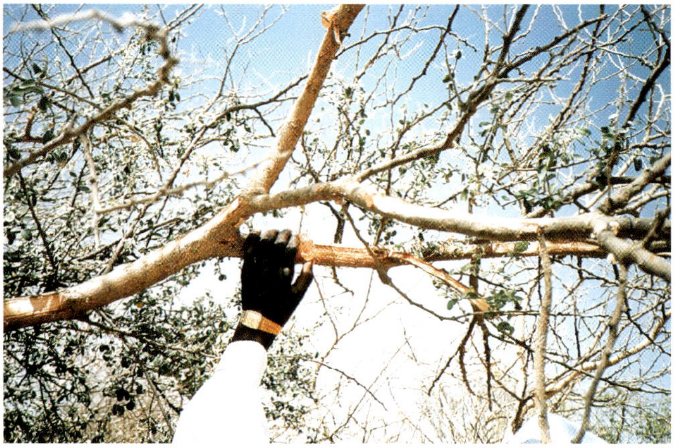

Abb. 9: Ernte des Gummi arabicum

Botanische Information

Familie: Leguminosae

Herkunft und Verbreitung: Das im Handel befindliche „Gummi arabicum" stammt von afrikanischen Akazien, das vornehmlich im Sudan, aber auch in der Sahelzone (Tschad, Äthiopien, Erythrea) von wildwachsenden Bäumen gesammelt wird. Zum Teil werden die Akazien-Arten auch kultiviert.

Verwendung: Der von der Pflanze produzierte Saft erstarrt an der Luft und kommt in farblosen oder gelblich-braunen Stücken als Gummi arabicum in den Handel. Gummi arabicum wurde schon zu Zeiten der frühen Mittelkulturen vielseitig verwendet und diente seit dem 14. Jahrhundert in Mitteleuropa als Klebstoff und Heilmittel. Heute wird Gummi arabicum noch in Hustenpastillen, Hustensäften und Dragees, einigen Kosmetika, Textilfarben sowie in der Filmindustrie, in der Pharmazie und in Aquarellfarben verwendet [12]. Es dient auch zur Herstellung von Galaktose. Seine frühere Verwendung in Gummibärchen, Speiseeis, Fruchtsäften (um die Frucht in der Schwebe zu halten), Druckfarben, Zündmasse von Streichhölzern und als Gummierung in Handelsklebstoffen und in medizinischen Präparaten ist weitgehend durch synthetische Stoffe ersetzt worden. Gummi arabicum stammt nicht aus Arabien, wie der Name suggerieren könnte, sondern wurde früher hauptsächlich *über* Arabien eingeführt. Der Export aus Afrika liegt bei 50- bis 60.000 Tonnen pro Jahr. Da der Preis zwischen 8,– und 35.– DM pro kg innerhalb eines Jahres in Folge der politischen Unruhen in den o.g. Gebieten schwanken kann, ist man bei bestimmten Produkten dazu übergegangen, Gummi arabicum durch synthetische und preisgünstig zur Verfügung stehende Materialien zu ersetzen (z.B. Gelatine in Gummibärchen).

Allergologische Information

Antigencharakterisierung: Die Allergene sind bisher nicht bekannt.

Sensibilisierungspotenz: Unbekannt
Bei einigen Untersuchungen zeigte sich ein hoher Sensibilisierungsgrad [5]. Im Intrakutantest wurden in einigen Fällen bei Verdünnungen bis zu 1:10 Millionen stark positive Reaktionen er-

Acacia senegal

halten. Der Sensibilisierungsindex lag bei den verschiedenen Studien zwischen 50–65 % [5].

Häufigkeit: Selten
In den Jahren 1930–1960 traten bei Arbeitern in der Druckindustrie zahlreiche Fälle einer berufsbedingten Respirationsallergie durch Staub von Gummi arabicum auf [1, 3, 5, 6, 7, 8, 13, 16, 18]. Nach Abschaffung des Naßspritzverfahrens – bei dem das Gummi arabicum als Aerosol diente – sind in den letzten 20 Jahren keine Berichte mehr über eine Respirationsallergie publiziert worden.
Gummi arabicum wird gelegentlich als Quellmittel und Verdickungsmittel in Nahrungsmitteln und pharmazeutischen Präparaten verwendet und kann daher in Einzelfällen allergologisch eine Rolle spielen [9, 10, 11, 14, 15, 19]. Über asthmatoide Reaktionen nach Ingestion, sowie über einen tödlich verlaufenden anaphylaktischen Schock nach Infusion wird berichtet [17, 20].

Testung: Prick- und Intrakutantestlösungen sind kommerziell nicht erhältlich. Der Nachweis spezifischer IgE-Antikörper kann mittels RAST und CAP (kommerziell erhältlich) erfolgen. Zur Sicherung einer klinisch relevanten Sensibilisierung wurden in Einzelfällen auch inhalative Provokationstestungen sowie orale Provoktionstestungen durchgeführt [4, 5].

Antigengemeinschaften: Nicht bekannt.

Bemerkungen: Keine.

Literatur:

[1] BOHNER C. B. et al: Sensitivity to gum acacia with a report of ten cases of asthma in printers. J Allergy *12*, 290–294 (1941)

[2] BRUNSGAARD A.: Et tilfelle av yrkesastma fremkalt av gummi-arabicum. Nord Hyg Tidskr *33*, 310–312 (1952)

[3] FOWLER P. B. S.: Printer‘s asthma. Lancet, 755–757 (1952), II

[4] GELFAND H. H.: The vegetable gums by ingestion in the etiology of allergic disorders. J All Clin Immunol *20*, 311–321 (1949)

[5] GRONEMEYER W. et al: Über das sogenannte „Druckerasthma“. Internist *1*, 75–80 (1960)

[6] HINAUT G. et al: L‘asthme à la gomme arabique dans un grand atelier de typographie. J Franc Med Chir Thor *11*, 51–55 (1961)

[7] HUMPERDINK K.: Untersuchungsergebnisse von Druckern und Hilfsarbeiterinnen an Maschinen mit Druckbestäubern. Arch Gewerbepath *9*, 559–565 (1938)

[8] KING J. H.: Asthma and allergic rhinitis due to gum arabic in off-set spray. J Med *2*, 119 (1941)

[9] LEVIN S. M.: The importance of careful environmental studies in allergic patients. J Michigan Med Soc *38*, 486- (1939)

[10] MAYTUM C. K. et al: Sensitivity to acacia. Proc Staff Meet Mayo Clinic *7*, 216–217 (1932)

[11] MONERET-VAUTRIN D. A. et al: Choc anaphylactique grave avec arrêt cardiaque au café et à la gomme arabique, potentialisé par un collyre bêta-bloquant. Rev Med Interne *14*, 107–111 (1993)

[12] NILSSON D. C.:Sources of allergenic gums. Ann Allergy *18*, 518–524 (1960)

[13] SCHWARTING H. H.: Occupational allergy in printers. In: Occupational allergy. HE Stenfert Kroese NV Leiden, (1958), 278–289

[14] SPIELMANN A. D. et al: Atopy of acacia (gum arabic). J Am Med Assoc *101*, 444–445 (1932)

[15] SPIELMANN A. D. et al: Atopy of gum arabic. J All Clin Immunol *4*, 451 (1933) (Abstr)

[16] SPRAGUE P. H.: Bronchial asthma due to senitivity to gum acacia. Canad med Assoc J *47*, 253 (1942)

[17] STUDDIFORD W. E.: Severe and fatal reactions following intravenous use of gum acacia glucose infusions. Surg Gyn Obst *64*, 772–784 (1937)

[18] TURIAF J. et al: L‘allergie à la gomme arabique des travailleurs de l‘imprimerie. J Franc Med Chir Thor *13*, 617–635 (1959)

[19] UHLENHUT P. et al: Zur Frage der Antikörper gegen Kohlenhydrate (Gummi arabicum) Klin Wschr *12*, 911–912 (1933) und Ztschr Immunitätforsch *79*, 318–322 (1933)

[20] YEATES H. M. et al: Chronic anaphylaxis caused by ingestion of vegetable gum products. J All Clin Immunol *87*, Suppl, 274 (1991) (Abstr)

Actinidia chinensis Planch.

Kiwipflanze (Engl.: Kiwi)

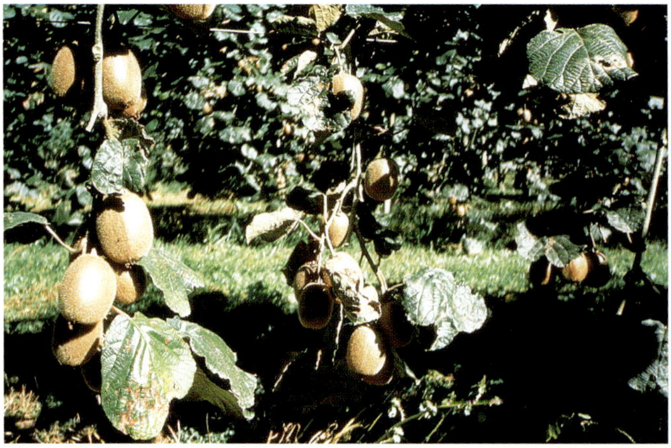

Abb. 10: Actinidia chinensis

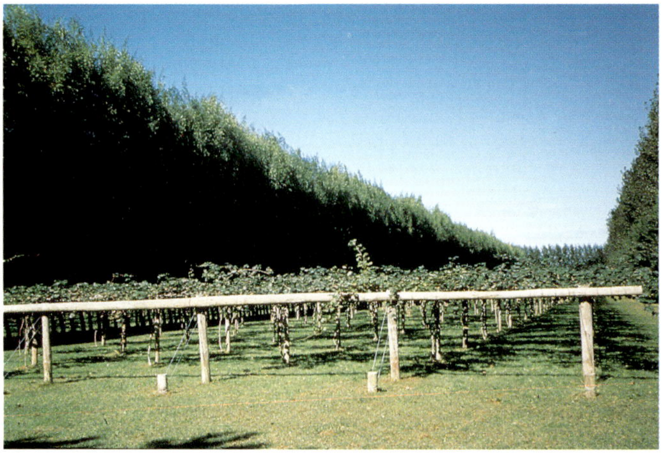

Abb. 10a: Kiwi-Plantage

Botanische Information

Familie: Actinidiaceae

Herkunft und Verbreitung: Die Kiwipflanze stammt ursprünglich aus China und Taiwan. Anfang des 20. Jahrhunderts wurde sie nach Neuseeland exportiert. Dort wird sie als „ Chinese gooseberry“ bezeichnet. Als Kulturpflanze baut man sie heute in vielen subtropischen Gegenden und im Mittelmeergebiet an. Bei uns heißt sie wegen ihres Geschmacks auch „Chinesische Stachelbeere“. Die eßbaren Früchte sind sehr wohlschmeckend, reich an Vitamin C

Actinidia chinensis

und fast das ganze Jahr im Handel. Sie können pur gegessen werden und eignen sich für Desserts, Obstsalate, Konfitüre, Konserven, Liköre, Torten und Speiseeis. Die Frucht enthält das proteolytische Enzym *Actinidin*, das in der Nahrungsmittelindustrie als Fleischweichmacher verwendet wird.

Allergologische Information

Antigencharakterisierung: Das von CARNE et al. 1978 beschriebene proteolytische Enzym *Actinidin* besteht aus 220 Aminosäuren [2]. Es besitzt möglicherweise allergene Potenz [6]. Einen Pektinmethylesterase-Inhibitor mit der molaren Masse 18 kD isolierten GIOVANE et al. [9], der in der Lage ist, Antikörper im Kaninchen zu induzieren. In der unreifen Frucht liegt der Inhibitor als Vorstufe vor (30 kD). Durch Erhitzen vermindert sich die Allergenität [7].

Sensibilisierungspotenz: Mittelstark
Aussagen über die allergen Potenz können nur aus der klinischen Beobachtung unter Berücksichtigung des jeweiligen Sensibilisierungsgrades gemacht werden. Hochgradige Sensibilisierungen sind beschrieben. So wird über anaphylaktische Symptome durch Kontakt mit einer Kiwifrucht sowie in einem anderen Fall über eine generalisierte Urtikaria nach Genuß weniger Kiwischeiben berichtet [8].

Häufigkeit: Gelegentlich
Vor einigen Jahren stellte die Kiwiallergie eine Rarität dar. Da Kiwi immer häufiger verzehrt wird, gewinnt die Frucht als Ursache einer Nahrungsmittelallergie in der Zwischenzeit zunehmend an Bedeutung. Es finden sich hierzu viele aktuelle Fallbeschreibungen [4, 5, 6, 7, 8, 11, 12, 17, 19, 20]. 1985 betrug die Häufigkeit einer Kiwiallergie 0,6 % [10], 1993 lag sie bereits bei 1,5 % [20]. Bei 3 % der Patienten mit einer Birkenpollenallergie fand sich auch eine Sensibilisierung gegenüber Kiwi. Dagegen betrug die Sensibilisierungsfrequenz bei Atopikern ohne Birkenpollenallergie nur 1 % [3, 16].

Testung: Prick- und Intrakutantestungen mit kommerziell hergestellten Extrakten sind durchführbar. Der Pricktest kann auch mit dem frischen Saft oder als Prick-Pricktest mit der nativen Frucht erfolgen. Der Nachweis spezifischer IgE-Antikörper mittels RAST und CAP ist möglich. In seltenen Fällen muß die Kiwiallergie durch eine orale Provokation nachgewiesen werden.

Antigengemeinschaften: Mittels RAST-Inhibition stellten GALL et al. Kreuzreaktivitäten zwischen Actinidin, Bromelin und Papain fest [6]. Später revidierten die Autoren ihre Aussage jedoch wieder [7]. HUTT machte auf strukturelle Ähnlichkeiten zwischen Actinidin und Papain aufmerksam [11]. Immunologisch wurden Antigengemeinschaften zwischen Kiwi, Birken-, Beifuß- und Gräserpollen, Haselnuß, Erdnuß, Pfirsich, Pistazie, Apfel, Kartoffel, Karotte, Avocado, Roggen- und Weizenmehl ermittelt [1, 2, 6, 7, 15, 18 ,19]. Jedoch bestand keine klinische Relevanz der Sensibilisierung gegenüber Roggen- und Weizenmehl, Avocado, Ananas, Papaya, Bromelin und Papain. Umgekehrt findet sich bei Patienten mit einer „pollenassoziierten Nahrungsmittelallergie“ auf Apfel, Sellerie, Kartoffel und Möhre häufig auch eine Sensibilisierung gegenüber Kiwi [14].

Bemerkungen: Wie anhand zweier Fälle dokumentiert, kann es bei häufigem Hautkontakt mit der Kiwifrucht auch zu einer Kontakturtikaria kommen [13, 17, 21]. In einem Fall war die Sensibilisierung beruflich erworben [13]. Die Kiwipflanze gedeiht auch in unseren Breiten, z.B. im Gewächshaus oder im Wintergarten. Die Ausbeute an Früchten ist erstaunlich hoch.

Literatur:

[1] BOURRIER T. et al: „Pistachio“ – a new food allergen in childhood? Allergologie *18*, 413 (1995) (Abstr.)
[2] CARNE A. et al: Amino acid sequence of the tryptic peptide from actinidin, a proteolytic enzyme from the fruit of the *Actinidia chinensis* (kiwi). Biochem J *173*, 73–83 (1978)
[3] ERIKSSON N. E.: Food hypersensitivity in patients with pollen allergy. Allergy *37*, 437–443 (1982)

Actinidia chinensis

[4] FALLIERS C. J.: Anaphylaxis to kiwi fruit and related exotic items. J Asthma *20*, 193–196 (1983)

[5] FINE A. J.: Hypersensitivity reaction to kiwi fruit. J All Clin Immunol *68*, 235–237 (1981)

[6] GALL H. et al: Kreuzallergie zwischen Kiwi, Thiolproteinasen, Pollen und Nahrungsmitteln. Allergologie *13*, 447–451 (1990)

[7] GALL H. et al: Kiwi: ein neues Birkenpollen-assoziiertes Nahrungsmittel. Derm Mschr *179*, 99–104 (1993)

[8] GARCIA B. E. et al: A rare case of food allergy: monosensitivity to kiwi (*Actinidia chinensis*). Allergol Immunolpathol (Madrid) *17*, 217–218 (1989)

[9] GIOVANE A. et al: A glycoprotein inhibitor of pectin methylesterase in kiwi fruit. J Biochem *233*, 926–929 (1995)

[10] HOFER T. H. et al: Nahrungsmittelallergien II. Schweiz Med Wschr *115*, 1437–1442 (1985)

[11] HUTT E. et al: A propos d'un cas d'allergie au kiwi. Rev Franc Allerg *27*, 158–159 (1987)

[12] KLEINHANS D:. Soforttyp-Allergie gegen Kiwi. Allergologie *10*, 45 (1987)

[13] MANZZI P. et al: Orticaria da contatto da kiwi: Un caso clinico. Chron Derm *19*, 351–353 (1988)

[14] PAULI G. et al: Anaphylactic reactions to celery amongst mugwort and birch pollen hypersensitive patients. Clin Allergy *15*, 273–279 (1985)

[15] SEIFERT H. U. et al: Immunologische Kreuzreaktionen bei Nüssen, Roggenmehl, Kiwi, Sesam und Mohnsamen. Allergologie *11*, 169–172 (1988)

[16] STEURICH F. et al: Kiwi-Allergie. Allergologie *19*, 367–368 (1996)

[17] VERALDI S. et al: Contact urticaria from kiwi fruit. Cont Derm *22*, 244 (1990)

[18] VOCKS E. et al: IgE-vermittelte allergische Symptomatik auf Kiwi. Münch Med Wschr *130*, 419–422 (1988)

[19] VOCKS E. et al: Common allergic structures in hazelnut, rye grain, sesame seeds, kiwi and poppy seeds. Allergy *48*, 168–172 (1993)

[20] WÜTHRICH B.: Zur Nahrungsmittelallergie. Häufigkeit der Symptome und der allergieauslösenden Nahrungsmittel bei 402 Patienten – Kuhmilchallergie – Nahrungsmittel und Neurodermitis atopica. Allergologie *16*, 280–287 (1993)

[21] ZINA A. M. et al: Contact urticaria to *Actinidia chinensis*. Cont Derm *9*, 85 (1983)

Agrostis stolonifera L. (= Agrostis alba auct. p.p. non L., Agrostis palustris Huds.)

Weißes Straußgras, Fuchsschmiele, Flechtstraußgras (Engl.: Redtop, Creeping bent)

Botanische Information

Familie: Gramineae

Herkunft und Verbreitung: Die Gattung *Agrostis* ist mit rund 200 Arten vor allem in gemäßigten Bereichen der Nordhalbkugel und in Gebieten der Tropen vertreten. Das Weiße Straußgras kommt in Europa, dem klimatisch gemäßigten Asien und in Nordamerika vor.

Verwendung: Es wird als Rasen- und Futtergras kultiviert.

Blütezeit: Juni – August

Allergologische Information

Antigencharakterisierung: Das Antigen ist bislang nicht bekannt.

Sensibilisierungspotenz: Mittelstark

Häufigkeit: Sehr häufig
Die Allergie gegenüber Gräserpollen („Heuschnupfen" bzw. „Heuasthma") ist in Mitteleuropa die am häufigsten vorkommende inhalative Sofortypallergie. Etwa 60–70 % der Pollinotiker sind gegenüber Gräserpollen sensibilisiert [1].

Testung: Siehe S. 354.

Antigengemeinschaften: Siehe S. 336.

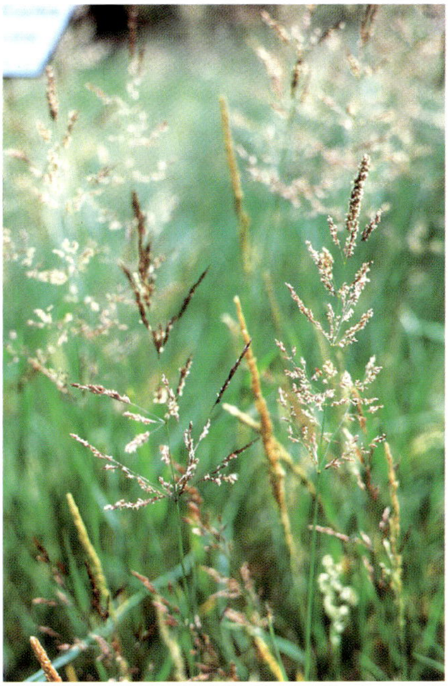

Abb. 11: Agrostis stolonifera

Bemerkungen: Siehe S. 375.

Literatur:

[1] HORAK F. et al: Die Erreger des Heufiebers. Urban & Schwarzenberg, München, Wien, Baltimore (1979)

Allium cepa L.

Gemüsezwiebel, Küchenzwiebel (Engl.: Onion)

Botanische Information

Familie: Alliaceae

Herkunft und Verbreitung: Die Zwiebel stammt aus Mittelasien und wird auf der ganzen Welt in zahlreichen Sorten kultiviert. Man ißt sie roh oder gekocht als Gemüse, verwendet sie als Gewürz oder verarbeitet sie auch zu Zwiebelsalz. In der Medizin wird die Zwiebel in Magen-, Husten-, „Blutreinigungs"-Medikamenten sowie in diuretisch wirkenden bzw. blutzuckersenkenden Mitteln eingesetzt. Die Lauchöle der Küchenzwiebel besitzen choleretische, karminative und antibakterielle Wirkung. Darüber hinaus enthalten sie Thiosulfide, die als Antiasthmatikum therapeutisch verwendbar sind. [1, 11]. Trockene Zwiebelschalen dienen zum Färben.

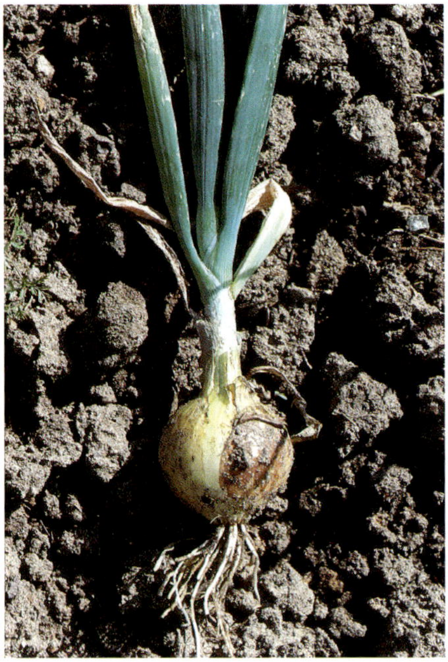

Abb. 12: Allium cepa

Allergologische Information

Antigencharakterisierung: Die Antigene sind nicht bekannt.

Sensibilisierungspotenz: Unbekannt, wahrscheinlich mittelstark
In Einzelfällen kann eine hochgradige Sensibilisierung vorliegen. So berichtete KUHLWEIN über eine ausgeprägte Symptomatik bei Nahrungsmittelallergie und gleichzeitiger berufsbedingter Inhalationsallergie auf Zwiebel bei einem Schlachter. In der Intrakutantestung zeigte sich noch bei einer 10^{-6}-fachen Verdünnug eine deutlich positive Reaktion. Dies muß als Hinweis auf eine ausgeprägte Sensibilisierung gewertet werden [6].

Häufigkeit: Selten
Die Sensibilisierungsfrequenz liegt zwischen 4 % und 13 % [2, 4]. WÜTHRICH et al. berichten über zwei Fälle, bei denen die Zwiebel Auslöser systemischer Reaktionen war [12]. Einzelfallbeschreibungen über eine berufsbedingte Inhalationsallergie durch pulverisierte Zwiebelzubereitungen liegen vor [3, 6, 8, 9]. Bei beruflich exponierten Köchen und Gemüsehändlern kann eine Proteinkontaktdermatitis auftreten [5, 10].

Testung: Prick- und Intrakutantestungen werden mit kommerziell erhältlichen Extrakten durchgeführt. Der Nachweis der spezifischen IgE-Antikörper mittels RAST oder CAP ist möglich. Bei Verdacht auf eine Kontakturtikaria bzw. Proteinkontaktdermatitis ist ein Scratchtest mit Nativmaterial zu bevorzugen [5]. Zur Bestätigung einer inhalativen Soforttypallergie erscheint in Einzelfällen einen nasale bzw. bronchiale Provokation sinnvoll.

Allium cepa

Antigengemeinschaften: Zwischen Zwiebel, Knoblauch und Schnittlauch sind mittels RAST-Inhibition Antigengemeinschaften nachweisbar [7]. Der Fall einer gleichzeitigen Sensibilisierung durch Knoblauch- und Zwiebelpulverstaub stellt hierfür ein klinisches Beispiel dar [3].

Bemerkungen: keine.

Literatur:

[1] DORSCH W. et al: Zwiebelextrakte als Asthma-Therapeutikum? Allergologie ***10***, 316–324 (1987)
[2] ERIKSSON N. E.: Food hypersensitivity in patients with pollen allergy. Allergy ***37***, 437–443 (1982)
[3] FALLERONI A. E. et al: Occupational asthma secondary to inhalation of garlic dust. J All Clin Immunol ***68***, 156–160 (1981)
[4] HANNUKSELA M. et al: Immediate reactions to fruits and vegetables. Cont Derm ***3***, 79–84 (1977)
[5] HJORTH N. et al: Occupational protein contact dermatitis in food handlers. Cont Derm ***2***, 28–42 (1976)
[6] KUHLWEIN A. et al: Berufsbedingte Inhalationsallergie gegen Gewürze. Allergologie ***7***, 352 (1984)
[7] LYBARGER J. A. et al: Occupational asthma induced by inhalation and ingestion of garlic. J All Clin Immunol ***69***, 448–454 (1982)
[8] MENEZES-BRANDÃO F.: Dermatite de contacto pelo alho. Trab Soc Port Derm Venerol ***34***, 27 –35 1977)
[9] NAVARRO J. A. et al: *Allium cepa* seeds: a new occupational allergen. J All Clin Immunol ***96***, 690–693 (1995)
[10] VEIEN N. K. et al: Causes of eczema in the food industry. Derm Beruf Umwelt ***31***, 84–86 (1983)
[11] WAGNER H. et al: Das antiasthmatische Wirkungsprinzip der Zwiebel (*Allium cepa* L.) Ztschr Phytother ***9***, 165–170 (1988)
[12] WÜTHRICH B.: Zur Nahrungsmittelallergie. Häufigkeit der Symtome und der allergieauslösenden Nahrungsmittel bei 402 Patienten – Kuhmilchallergie – Nahrungsmittel und Neurodermitis atopica. Allergologie ***16***, 280–287 (1993)

Allium porrum L.

Porree, Breitlauch, Küchenlauch, Winterlauch (Engl.: Leek)

Botanische Information

Familie: Alliaceae

Herkunft und Verbreitung: Der Porree stammt wahrscheinlich aus dem östlichen Mittelmeergebiet. Er wird dort seit dem Altertum kultiviert. Heute findet wir viele Kultursorten auf der ganzen Welt. Den Sommerporree verwendet man als Gewürz, Winterporree als Gemüse.

Allergologische Information

Antigencharakterisierung: Das Antigen ist bisher nicht bekannt.

Sensibilisierungspotenz: Unbekannt, vermutlich schwach
Aus der Tatsache, daß keine schweren Soforttypreaktionen beschrieben sind, kann auf eine geringe allergene Potenz gschlossen werden.

Häufigkeit: Sehr selten
Es finden sich nur wenige Einzelfalldarstellungen zur Nahrungsmittelallergie auf Porree [4, 6]. Bei Gemüsehändlern wurde nach häufigem Anfassen eine Proteinkontaktdermatitis beobachtet [1, 5].

Testung: Prick- und Intrakutantestungen werden mit kommerziell erhältlichen Extrakten durchgeführt. Die Bestimmung der spezifischen IgE-Antikörper kann mittels RAST oder CAP

Allium porrum L.

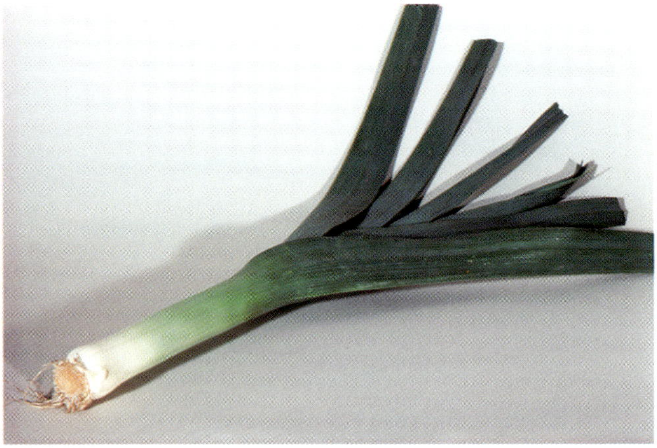

Abb. 13: Allium porrum

erfolgen. Bei Verdacht einer Kontakturtikaria bzw. Proteinkontaktdermatitis ist ein Scratchtest mit Nativmaterial zu bevorzugen [1].

Antigengemeinschaften: Es ist anzunehmen, daß zwischen Porree und anderen Nahrungsmitteln der Pflanzenfamilie der Alliaceae Antigengemeinschaften bestehen. In LYBARGERS RAST-Inhibitions-Tests zur Antigengemeinschaft bei Knoblauch, Zwiebel und Schnittlauch wurde *Allium porrum* nicht berücksichtigt [3].

Bemerkungen: Keine.

Literatur:

[1] HJORTH N. et al: Occupational protein contact dermatitis in food handlers. Cont Derm **2**, 28–42 (1976)

[2] KUHLWEIN A. et al: Berufsbedingte Inhalationsallergie gegen Gewürze. Allergologie *7*, 352 (1984)

[3] LYBARGER J. A. et al: Occupational asthma induced by inhalation and ingestion of garlic. J All Clin Immunol *69*, 448–454 (1982)

[4] NIEMELÄ L. et al: Asthma bronchiale nach Genuß von „Frankfurter Grüner Sauce“. Dt Dermatol *34*, 1315–1321 (1986)

[5] VEIEN N. K. et al: Causes of eczema in the food industry. Dermatosen ***31***, 84–86 (1983)

[6] WÜTHRICH B. et al: Das „Sellerie-Karotten-Beifuß-Gewürz-Syndrom“ Hauttest- und RAST-Ergebnisse. Schweiz Med Wschr ***115***, 358–364 (1985)

Allium sativum L.

Knoblauch (Eng.: Garlic)

Botanische Information

Familie: Alliaceae

Herkunft und Verbrietung: Der Knoblauch ist in Südwestasien und Nordindien beheimatet und wurde dort schon seit dem Altertum als Gewürz- und Heilpflanze angebaut.

Verwendung: Als Gewürz wird der Knoblauch auch in unseren Breiten zunehmend häufiger verwendet. Dies dürfte neben der wachsenden Popularität der Eßgewohnheiten, besonders nach Besuch südlicher Länder, von Naturkost und auch durch die bekannte Heilwirkung bedingt sein. Knoblauch wird roh und gekocht zubereitet, aber auch getrocknet zu Knoblauchsalz verarbeitet. In der Naturheilkunde setzt man Knoblauch aufgrund seiner antibakteriellen, antiseptischen, spasmolytischen, karminativen und anthelminthischen Wirkung in verschiedenen intern und extern anzuwendendenen Präparaten zur Behandlung von gastrointestinalen Beschwerden, sowie bei Hautkrankheiten, Entzündungen und Rheuma ein.

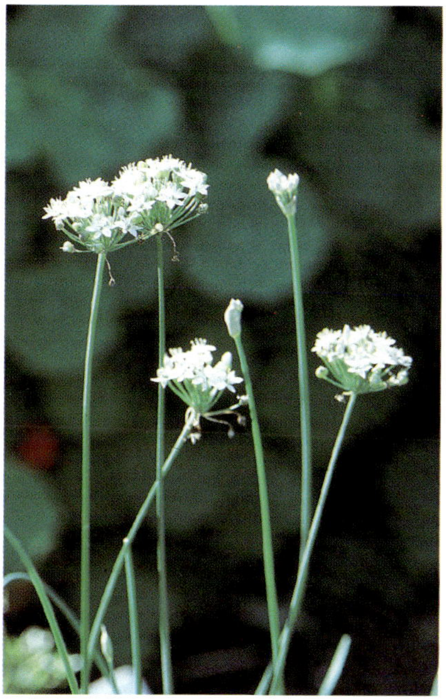

Abb. 14: Allium sativum

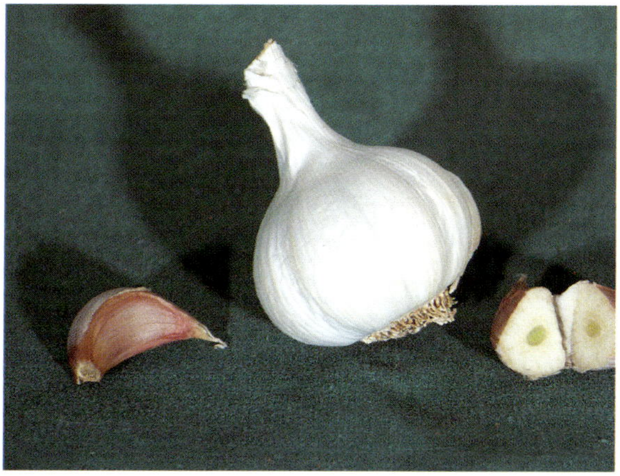

Abb. 14a: Allium sativum

Allium sativum L.

Allergologische Information

Antigencharakterisierung: Die Allergene sind bisher nicht bekannt.

Sensibilisierungspotenz: Mittelstark

Die Angaben zur Allergenpotenz stützen sich auf klinische Beobachtungen. In Einzelfällen wurde eine ausgeprägte Sensibilisierung gegenüber Knoblauch beschrieben [10]. WÜTHRICH konnte in zwei Fällen Knoblauch als Auslöser einer systemischen nahrungsmittelbedingten Soforttypreaktion ermitteln [14]. In einem weiteren Fall wurden asthmatische Beschwerden nach Genuß einer Knoblauchwurst beschrieben [9]. Im Pricktest zeigte sich bei einem anderen Patienten bereits bei einer Verdünnung von 1 : 10.000 eine stark positive Reaktion [3].

Häufigkeit: Gelegentlich

Die Literatur verzeichnet nur Einzelfalldarstellungen, bei denen Knoblauch als allergie-induzierendes Nahrungsmittel aufgeführt wird [8, 10]. Häufiger berichtet sie in den letzten Jahren über eine berufsbedingte inhalative Allergie durch Exposition mit Knoblauchpulver [2, 3, 4, 7, 9, 11]. Ein, wenn auch nicht ganz gesicherter Fall stammt aus dem Jahre 1925 [13]. HENSON dokumentiert einen weiteren Fall im Jahre 1940 [5]. Bei beruflich exponierten Personen, besonders Köchen und Gemüsehändlern, kann es zur Auslösung einer Proteinkontaktdermatitis kommen [1, 6]. MONERET-VAUTRIN et al. berichten über zwei Fälle eines anaphylaktischen Schocks [12].

Testung: Prick- und Intrakutantestungen mit kommerziell erhältlichen Extrakten bzw. Nativmaterial sind möglich [4]. Bei Verdacht einer Proteinkontaktdermatitis kann auch ein Scratchtest mit Nativmaterial sinnvoll sein. Der Nachweis spezifischer IgE-Antikörper erfolgt mittels RAST oder CAP. Zur Sicherung der klinischen Relevanz einer inhalativen Allergie ist die nasale bzw. bronchiale Provokation und bei Verdacht einer Nahrungsmittelallergie ggf. eine orale Provokation angebracht.

Antigengemeinschaften: LYBARGER wies mittels RAST-Inhibition Antigengemeinschaften zwischen Knoblauch und den Lilliaceen Zwiebel, Schnittlauch und Spargel nach [9].

Bemerkungen: In Südfrankreich wurde mehrfach eine Inhalationsallergie durch den bei der Ernte der Knoblauchzwiebeln entstehenden Staub beobachtet. COUTURIER berichtet über zwei atopische Kinder, die sich bei der Mitarbeit im elterlichen Betrieb dabei gegenüber Knoblauchstaub sensibilisierten [2].

Literatur:

[1] CAMPOLMI P. et al: Immediate and delayed sensitization to garlic. Cont Derm *8*, 352–353 (1982)

[2] COUTURIER P.: Allergie à la poussière d'ail. Rev Franc Allerg *20*, 145–147 (1980)

[3] FALLERONI A. E. et al: Occupational asthma secondary to inhalation of garlic dust. J All Clin Immunol *68*, 156–160 (1981)

[4] GONCALO M. et al: Immediate and delayed hypersensitivity to garlic and soybean. Am J Cont Derm *3*, 102–104 (1992)

[5] HENSON G. E.: Garlic: an occupational factor in the etiology of bronchial asthma. J Fla Med Assoc *27*, 86 (1940)

[6] HJORTH N. et al: Occupational protein contact dermatitis in food handlers. Cont Derm *2*, 28–42 (1976)

[7] KIRSTEN D. et al: Berufsbedingte Knoblauchallergie. Allergologie *8*, 511–512 (1985)

[8] KURZEN M. et al: Typ-I-Allergie auf Knoblauch. Akt Derm *23*, 145–147 (1997)

[9] LYBARGER J. A. et al: Occupational asthma induced by inhalation and ingestion of garlic. J All Clin Immunol *69*, 448–454 (1982)

[10] MENZES-BRANDÃO F.: Dermatite de contacto pelo alho. Trab Soc Port Derm Vener *34*, 27–35 (1977)

[11] MOLINA C. et al: Histoire d'aulx. Presse Méd *12*, 1941 (1983) und Rev franc Allerg *24*, 25 (1984)

[12] MONERET-VAUTRIN D. A. et al: L'anaphylaxie alimentaire. Novelle enquete multicentrique francaise. Ann Gastroenterol Hepatol (Paris) *31*, 256–263 (1995)

[13] RATNER B.: Eczema in infancy due to protein. Med Clin N Amer *9*, 817–824 (1925)

[14] WÜTHRICH B.: Zur Nahrungsmittelallergie: Häufigkeit der Symtome und der allergieauslösenden Nahrungsmittel bei 402 Patienten – Kuhmilchallergie – Nahrungsmittel und Neurodermitis atopica. Allergologie *16*, 280–287 (1993)

Allium schoenoprasum L.

Schnittlauch (Eng.: Chives)

Botanische Information

Familie: Alliaceae

Herkunft und Verbreitung: Schnittlauch ist in Europa, Asien und Nordamerika weit verbreitet. Er kommt in Mitteleuropa in Stromtälern wild vor und wird auf kalkreichen, humösen Lehmböden in vielen Kultursorten angebaut. Die Verwendung der Blätter als Gewürz ist bereits im „*Capitulare de villis*“ (8. Jh.) beschrieben.

Allergologische Information

Antigencharakterisierung: Die Antigenen sind bisher nicht bekannt.

Sensibilisierungspotenz: Unbekannt, vermutlich schwach
Es finden sich keine Beschreibungen über ausgeprägte Soforttypreaktionen. Bei den Untersuchungen von NIEMELÄ zeigten sich im Pricktest auf Schnittlauch – verglichen mit anderen Kräutern – schwächere Reaktionen. Dies könnte als Hinweis für seine geringe allergene Potenz gewertet werden [3].

Häufigkeit: Sehr selten
Zur Nahrungsmittelallergie durch Schnittlauch finden sich nur Einzelfalldarstellungen. NIEMELÄ berichtet in einem Fall über eine anaphylaktische Reaktion nach einer Kräuter-Gewürzmischung, die vermutlich auch Schnittlauch enthielt [3]. Bei beruflich exponierten Personen ist eine Proteinkontaktdermatitis beschrieben [1].

Testung: Weder Extrakte für Prick- bzw. Intrakutantest noch Allergenscheiben für den RAST sind kommerziell erhältlich. Bei Verdacht auf eine Kontakturtikaria bzw. Proteinkontaktdermatitis kann ein Scratchtest mit Nativmaterial durchgeführt werden [1].

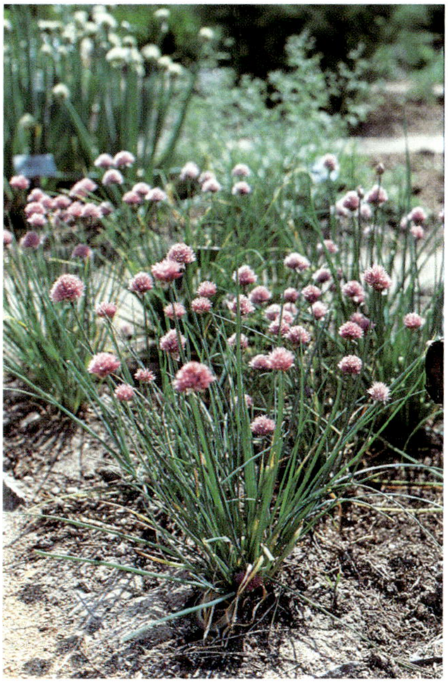

Abb. 15: Allium schoenoprasum

Antigengemeinschaften: Antigengemeinschaften zwischen Schnittlauch, Knoblauch und Zwiebel fand LYBARGER mittels RAST-Inhibition [2].

Bemerkungen: Keine.

Literatur:

[1] HJORTH N. et al: Occupational protein contact dermatitis in food handlers. Cont Derm **2**, 28–42 (1976)
[2] LYBARGER J. A. et al: Occupational asthma induced by inhalation and ingestion of garlic. J All Clin Immunol *69*, 448–454 (1982)
[3] NIEMELÄ L. et al: Asthma bronchiale nach Genuß von „Frankfurter Grüner Sauce“. Dt Dermatol *34*, 1315–1321 (1986)

Alnus glutinosa (L.) Gaertn. (= Betula alnus L. var. glutinosa L.)

Schwarzerle (Eng.: Alder)

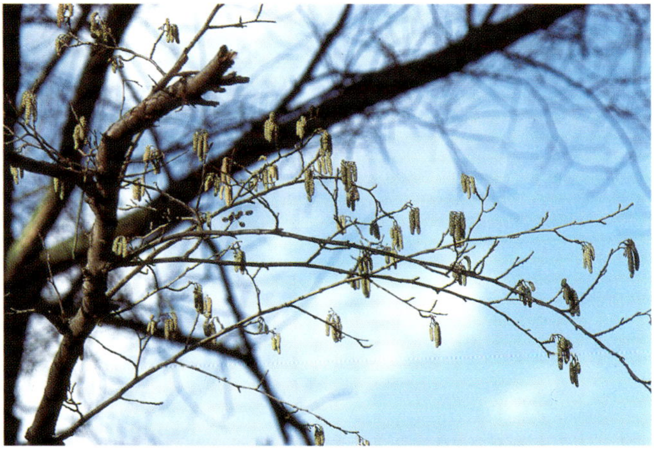

Abb. 16: Alnus glutinosa

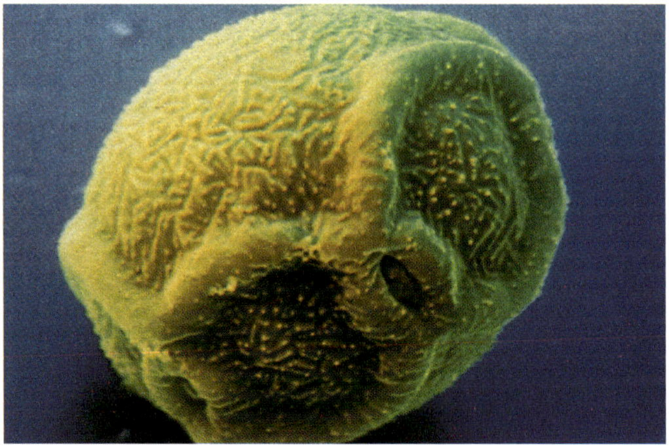

Abb. 16a: Erlenpollen

Botanische Information

Familie: Betulaceae

Herkunft und Verbreitung: Mit rund 30 Arten sind die Erlen in Europa bis zum Kaukasus, Sibirien und Nordafrika verbreitet. Im östlichen und mittleren Nordamerika ist die Erle eingebürgert. Die Schwarzerle wächst an Flußufern und in Auenwäldern. Das Holz wird wirtschaftlich genutzt, da es gut zu bearbeiten ist, z.B. als Furnier-, Kisten-, Wasserbau- und

Alnus glutinosa

Drechslerholz. Blätter, Rinde und Wurzeln finden in der Naturheilkunde Verwendung; unter anderem abgekochte Rindenstücke aufgrund ihres Gerbstoff-(Tannin-)gehaltes als Gurgelmittel bei Angina und Pharyngitis.

Blütezeit: März – April

Allergologische Information

Antigencharakterisierung: Mittels chromatographischer Methoden wurden das Haupt-Allergen der Schwarzerle (Aln g I) 1992 isoliert und idenzifiziert. Es handelt sich um ein Protein mit einer molaren Masse von 17–20 kD [7]. Über die Herstellung von rekombinanten Allergenen in Mäusen berichten WEISS et al. 1996 [13].

Sensibilisierungspotenz: Mittelstark
Allgemein werden 1 : 100-Verdünnungen des Allergenextraktes für i.c.-Testungen und Scratchtests, für die nasale Porovokation Verdünnungen von 1: 1000–1 : 10 w/v verwendet. Bei der Provokation mit Erlenpollen reagierten 82 % der Patienten mit Frühblüher-Pollinosis positiv [2]. Laut HORAK und JÄGER [5] ist der Sensibilisierungsgrad nur selten als hoch einzustufen. Der Anteil an der Jahrespollenmenge ist mit 1–3 % relativ gering [5]. Da Erlen meist in Baumgruppen wachsen, können kurzfristig große Pollenmengen in die Luft gelangen, die jedoch meistens nur geringe Beschwerden verursachen.

Häufigkeit: Häufig
Die Sensibilisierung gegenüber Pollen der frühblühenden Bäume ist gleich nach der Gräserpollen-Allergie die in Mitteleuropa am zweithäufigsten vorkommende Pollenallergie. Etwa 20–30 % aller Pollinotiker leiden unter einer Frühblüherpollinosis. Eine monovalente Erlenpollenallergie ist bisher nicht bechrieben. Zumeist besteht gleichzeitig eine Sensibilisierung gegenüber Pollen von Birke, Hasel, Hainbuche und Eiche. Vergleicht man die Baumpollenarten, so ist eine Sensibilisierung gegen Erlenpollen seltener als die gegen Birkenpollen, jedoch etwas häufiger als eine Haselpollenallergie [3]. Die Sensibilisierungsfrequenz liegt zwischen 18–19,6 % [5, 9].

Testung: Siehe allgemeine Anmerkungen (S. 375).
Bei spezieller Fragestellung sind nasale bzw. bronchiale Provokationstests erforderlich. Einige Autoren fordern, jede positive Hautreaktion auf Baumpollenallergene vor geplanter Hyposensibilisierung durch Provokation auf eine klinische Sensibilisierung hin zu überprüfen [10].

Antigengemeinschaften: Erle und Birke tragen gemeinsame Antigene. Antigengemeinschaften bestehen auch zwischen Hasel, Buche, Eiche, und Pappel. IPSEN et al. konnten zeigen, daß die Haupt-Allergene von Erle, Birke, Hainbuche und Eiche hinsichtlich ihrer physikochemischen Eigenschaften (M 17–20 kD, pl 4–6, Aminosäuresequenz, N-terminale Aminosäuresequenz) gut übereinstimmen [6]. In der N-terminalen Aminosäuresequenz von Bet v I, Aln g I und Car b I besteht zu 79–86 % Homologie. Lediglich zwischen Que a I und den oben genannten Haupt-Allergenen sinkt die Sequenzidentität auf 50–56 %. Die immunochemischen Unterschiede beruhen wahrscheinlich auf verschiedenen Substituenten, die zu einer unterschiedlichen Sekundärstruktur der Aminosäureketten führt. Die Epitopstruktur ist daher eher sterischer als sequentieller Natur. VALENTA et al. [14] wiesen die Homologie der Haupt-Allergen von Erle, Hasel, Birke und Hainbuche selbst auf der DNA-Ebene nach. Bekannt sind ferner Antigengemeinschaften mit Apfel, Pfirsich, Kirsche, Aprikose, Haselnuß, Mandel, Walnuß, Kartoffel und Karotte [1, 3, 4, 10, 12].

Bemerkungen: Extrakte mit dem Haupt-Allergen Bet v I können künftig in der Diagnostik und Therapie der Baumpollensensibilisierung eingesetzt werden [8, 13]. Meist ist das Birkenpollenallergen das primär sensibilisierende Allergen [8]. Die oben erwähnten Antigengemeinschaften haben vor allem bei Patienten mit IgE-vermittelter Nahrungsmittelallergie klinische Relevanz; erinnert sei an oropharyngeale Beschwerden nach Genuß von frischem Obst

Alnus glutinosa

oder Nüssen (siehe S. 350). Diese „pollenassoziierte Nahrungsmittelallergie“ tritt bei ca. einem Drittel der Patienten mit einer Baumpollensensibilisierung auf [14].

Literatur:

[1] ERIKSSON N. E.: Food hypersensitivity reported by patients with asthma and hay fever. Allergy *33*, 189–196 (1978)

[2] ERIKSSON N. E.: Allergy to pollen from different decidous trees in Sweden. Allergy *33*, 299–309 (1978)

[3] ERIKSSON N. E.: Food hypersensitivity in patients with pollen allergy. Allergy *37*, 437–443 (1982)

[4] ERIKSSON N. E.: Clustering of foodstuffs in food hypersensitivity. An inquiry study in pollen allergic patients. Allergol Immunolpathol (Madrid) *12*, 28–32 (1984)

[5] HORAK F. et al: Die Erreger des Heufiebers. Urban & Schwarzenberg, München, Wien, Baltimore (1979)

[6] IPSEN H. et al: The NH_2-terminal amino acid sequence of the immunochemically partial identical major allergens of alder (*Alnus glutinosa*) Aln g I, birch (*Betula verrucosa*) Bet v I, hornbeam (*Carpus betulus*) Car b I and oak (*Quercus alba*) Que a I pollens. Mol Immunol *28*, 1279–1288 (1991)

[7] IPSEN H. et al: Specificity mapping of patients IgE-response towards tree pollen major allergens Aln g I, Bet v I and Cor a I. Clin Exp Allergy *22*, 391–399 (1992)

[8] KLEINHANS D.: Allergenspezifisches IgE im Serum (RAST), Hauttests und konjunktivale Provokationstests mit häufigen Pollen-Allergenen bei Pollinose-Patienten. Z Hautkr *51*, 609–616 (1976)

[9] PAULI G. et al. The association between respiratory allergy and food hypersensitivity. ACI News *4*, 43–47 (1992)

[10] ROSENKRANZ U. et al: Über die Notwendigkeit von Provokationstests zum Nachweis aktueller Sensibilisierungen gegen Baumpollen. Allergologie *6*, 378–383 (1983)

[11] THIEL C.: Nahrungsmittelallergie bei Pollenallergikern. Allergologie *11*, 397–410 (1988 9

[12] VALENTA R. et al: Homology of the major birch-pollen allergen, Bet v I, with the major pollen allergens of alder, hazel, and hornbeam at the nuclein acid level as determined by cross-hybridization. J All Clin Immunol *87*, 677–682 (1991)

[13] WEISS C. et al: High-level expression of tree pollen isoallergens in Escherichia coli. Int Arch All Immunol *110*, 282–287 (1996)

[14] WÜTHRICH B.: Birkenpollenallergie in Verbindung mit Unverträglichkeiten gegen verschiedene Obstsorten. Hautarzt *41*, 583–584 (1990)

Alopecurus pratensis L.

Wiesenfuchsschwanz (Engl.: Meadow foxtail)

Botanische Information

Familie: Gramineae

Herkunft und Verbreitung: Die Gattung *Alopecurus* ist mit 40 Arten auf der Nordhalbkugel vertreten. Der Wiesenfuchsschwanz ist in Nord-, Mittel- und Westeuropa, Kaukasus, Westsibirien und in Nordafrika heimisch. Im nördlichen Mittelamerika ist er eingebürgert.

Verwendung: In der Landwirtschaft wird das Gras als Viehfutter genutzt.

Blütezeit: Mai – Juni

Allergologische Information

Antigencharakterisierung: Das Antigen ist bisher nicht bekannt.

Sensibilisierungspotenz: Mittelstark
Siehe allgemeine Anmerkungen (S. 375).

Häufigkeit: Sehr häufig
Da der Wiesenfuchsschwanz in unseren Breiten häufig vorkommt, ist die Wahrscheinlichkeit der Sensibilisierung entsprechend groß. Es liegen in der Literatur keine genauen Angaben über die Häufigkeit von Sensibilisierungen gegenüber den einzelnen Gräserarten vor. Lediglich MILNER & TEES haben bei 338 Gräserpollenallergikern Pricktestungen mit Extrakten von zwölf verschiedenen Gräserpollen durchgeführt [1], von denen 44 positiv auf *Alopecurus pratensis* reagierten.

Testung: Siehe S. 354.

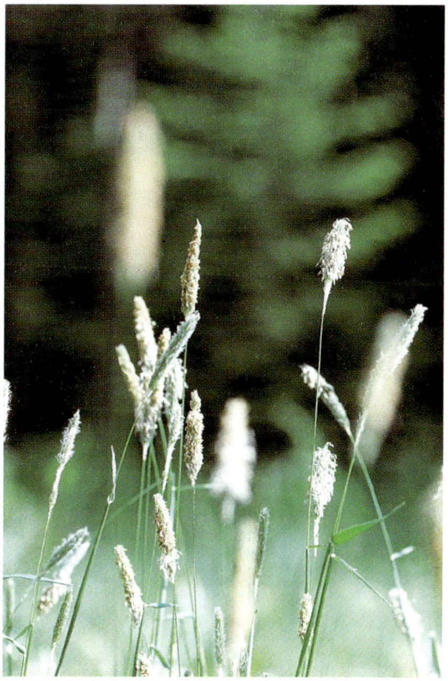

Abb. 17: Alopecurus pratensis

Antigengemeinschaften: Siehe S. 336.

Bemerkungen: Siehe S. 375.

Literatur:

[1] MILNER F. H. et al: Specific sensitivity to individual grass pollens in some hay fever patients. Clin Allergy **2**, 83–89 (1972)

Ambrosia artemisiifolia L. (= Ambrosia elatior L.)

Beifußblättrige Ambrosie (Engl.: Short ragweed)

Botanische Information

Familie: Compositae

Herkunft und Verbreitung: *Ambrosia artemisiifolia* ist in Nordamerika und Mexiko beheimatet. Im östlichen Mitteleuropa und in Südosteuropa kommt sie eingebürgert vor, bevorzugt in Flußtälern.Größere Bestände wurden in der Umgebung von Flughäfen und amerikanischen Siedlungen festgestellt [16]. Vermutlich gelangten Teile der Pflanze mit der Kleidung und den Schuhsolen der Flugreisenden in den mitteleuropäischen Raum.

Blütezeit: Juli – September

Allergologische Information

Antigencharakterisierung: Die Ambrosie besitzt zahlreiche Antigene, von denen bereit acht isoliert wurden [20]. Das Hauptallergen Amb a I (früherer Bezeichnung: Antigen E) besteht aus vier Proteinen (Amb a I.1, I.2, I.3 und I.4), die nahezu identische Aminosäuresequenzen besitzen [9]. Amb a I hat eine molare Masse von 37,8 kD und einen pl von 4,5–5,2. Weitere Allergene sind Amb a II (Antigen K), Amb a III (Ra 3), Amb a IV (BPA-R) sowie Amb a V – VIII [10, 12, 13, 14, 19, 21].

Sensibilisierungspotenz: Unbekannt, wahrscheinlich mittelstark.
Genauere Untersuchungen liegen hierüber nicht vor. Die Ambrosiapollen sind jedoch in Nordamerika als potentes Allergen bekannt. Bei den in den Neuengland-Staaten (USA) durchgeführten Untersuchungen von Bouras betrug die Sensibilisierungsquote bei 401 Pollinotikern 64,3 % [4]. Düngemann konnte bei 36 % von 1393 Atopikern spezifische IgE-Antikörper im RAST nachweisen [6]. Diese Angabe läßt jedoch keine Aussage über die klinische Relevanz zu.

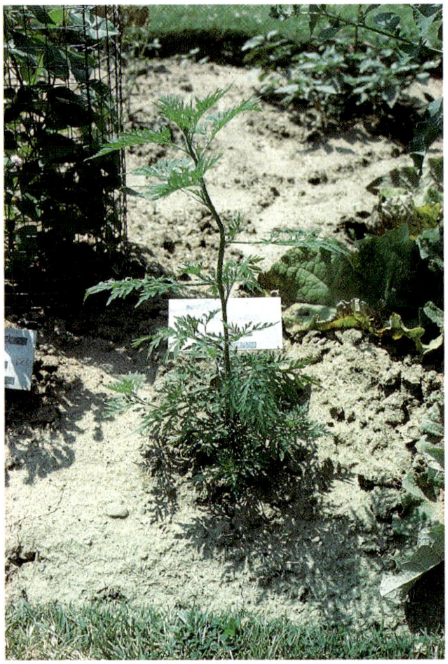

Abb. 18: Ambrosia artemisiifolia

Häufigkeit: Selten
Diese Angabe bezieht sich auf Mitteleuropa. Da die *Ambrosia* -Arten hier vergleichsweise selten vorkommen, ist die Wahrscheinlichkeit einer Sensibilisierung eher gering. Aus Frankreich gibt es zwei Fallbeschreibungen, in denen über Sensibilisierungen gegenüber *Ambrosia* berichtet wird [5]. In Nordamerika hingegen hat *Ambrosia artemisiifolia* als Pollinosis-auslösende Pflanze eine große Bedeutung.

Testung: Siehe allgemeine Anmerkungen (S. 375).

Ambrosia artemisiifolia

Antigengemeinschaften: Die Pollen der meisten Ambrosia-Arten haben gemeinsame Haupt-Allergene. Unterschiede bestehen hauptsächlich bei den Neben-Allergenen [15]. Sowohl *Ambrosia artemisiifolia* als auch *Ambrosia trifida* besitzen das Haupt-Allergen Amb a I [17]. Außerdem besteht zwischen den terminalen Aminosäuresequenzen der Allergene Amb a V und Amb t V Homologie [1, 21]. *Ambrosia bidentata* und *Franseria tenifolia* haben dagegen qualitativ und quantitativ weniger Allergene als die anderen Ambrosia-Arten [15]. Weitere Antigengemeinschaften existieren zwischen *Ambrosia* und *Parthenium hysterophorus* [18]. Auch *Xanthium strumarium* (Spitzklette) besitzt wahrscheinlich das Antigen Amb a I [15]. Antigengemeinschaften sind auch zwischen Ambrosiapollen und den botanisch nicht verwandten Nahrungsmitteln Melone, Wassermelone und Banane beschrieben [2, 7].

Bemerkungen: Die Exposition mit Ambrosiapollen stellt in der Neonatalperiode des Menschen einen prädisponierenden Risikofaktor für eine spätere Sensibilisierung gegenüber Ambrosiapollen dar [4]. Ähnliche Beobachtungen sind bereits in Skandinavien für Birkenpollen gemacht worden [3]. Allergene Aktivität wurde durch in-vitro- und in-vivo-Methoden bei Partikeln der Ambrosiapollen unterschiedlicher Größe (> 6 µm bis < 1,0 µm) nachgewiesen [1]. Da die Allergenität auch vor und nach der Blühsaison vorhanden ist, könnte dies eine mögliche Erklärung für die häufig auch außerhalb der Pollensaison auftretenden Symptome der Ambrosiaallergiker sein. Weitere in Deutschland eingebürgerte Arten dieser Gattung sind *Ambrosia psilostachya* D.C. (Ausdauernde Ambrosie; engl.: Western ragweed) und *Ambrosia trifida* L. (Dreilappige Ambrosie; engl.: Giant ragweed). Da sie jedoch sehr selten vorkommen – meistens nur in Flußtälern –, besitzen sie nur eine geringe allergologische Relevanz.

Literatur:

[1] AGARWAL M. K. et al: Airborne ragweed allergens: association with various particle sizes and short ragweed plant parts. J All Clin Immunol ***74***, 687–693 (1984)

[2] ANDERSON J. et al: Melon and banana sensitivity coincident with ragweed pollinosis. J All Clin Immunol ***45***, 310–219 (1970)

[3] BJÖRKSTÉN F. et al: Neonatal birch pollen contact and subsequent allergy to birch pollen. Clin Allergy ***10***, 585–591 (1980)

[4] BOURAS A. et al: Month of birth and sensitization to ragweed pollen in New England.J All Clin Immunol ***89***, Suppl, 250 (1992) (Abstr.)

[5] DÉCHAMP C. et al: Choc anaphylactique au céleri et sensibilisation à l'ambroise et à l'armoise. Allergie croisée ou allergie concomitante ? Presse Méd ***13***, 871–874 (1984)

[6] DÜNGEMANN H.: Karenz-Expositionsprophylaxe. Atemwegs Lungenkrankh ***4***, 7–14 (1978)

[7] ENBERG R. N. et al: Watermelon and ragweed share allergens. J All Clin Immunol ***79***, 867–875 (1987)

[8] FERNÁNDEZ C. et al: Analysis of cross-reactivity between sunflower pollen and other pollens of the Compositae family. J All Clin Immnuol ***92***, 660–667 (1993)

[9] GARMAN R. D. et al: Allergic human T cell reactivity to multiple forms of Amb a I, a major allergen of short ragweed. J All Clin Immunol ***87***, Suppl, 196 (1991) (Abstr.)

[10] GHOSH B. et al: Cloning the cDNA encoding the Amb t V allergen from giant ragweed (*Ambrosia trifida*) pollen. Gene ***101***, 231–238 (1991)

[11] HUSSAIN R. et al: Rapidly released allergens from short ragweed pollen. J All Clin Immnuol ***67***, 217–222 (1981)

[12] KING T. P. et al: Isolation studies of allergens from ragweed pollen. Biochemistry ***1***, 709–730 (1962)

[13] KING T. P. et al: Isolation and characterization of allergens from ragweed pollen II. Biochemistry ***3***, 458–468 (1964)

[14] LAPKOFF C. B. et al: Isolation of low molecular weight ragweed pollen allergen: Ra 5. Int Arch Allergy Appl Immunol ***46***, 215–229 (1974)

[15] LEIFERMAN K. M. et al: The cross-reactivity of IgE antibodies with pollen allergens.

Ambrosia artemisiifolia

II. Analyses of various species of ragweed and other fall weed pollens. J All Clin Immunol *58*, 140–148 (1976)

[16] RUDOLPH R.: Ein sehr aggressives Pflanzenallergen gibt es an Flughäfen. Ärztezeitung vom 19.1.1990

[17] SALAZAR R. O. et al: Amb a I content of *Ambrosia artemisiifolia* (short ragweed) and A. *trifida* (giant ragweed) pollens. J All Clin Immunol *87*, Suppl, 187 (1991) (Abstr.)

[18] SRIRAMARAO P. et al: Cross-reactivity of *Parthenium* and ragweed pollen allergens. Proc ICACI *9*, 298 (1988)

[19] UNDERDOWN B. J. et al: Isolation and characterization of allergen from short ragweed pollen. Biochemistry *8*, 980–988 (1969)

[20] WEBER R. W.: Cross reactivity among pollens. Ann Allergy *46*, 208–215 (1981)

[21] ZHU X. et al: T cell epitope mapping of ragweed pollen allergen *Ambrosia artemisiifolia* (Amb t 5) and the role of free sulfhydryl groups in T cell recognition. J Immunol *115*, 5064–5073 (1995)

Ananas comosus (L.) Merr.

Ananaspflanze (Engl.: Pineapple)

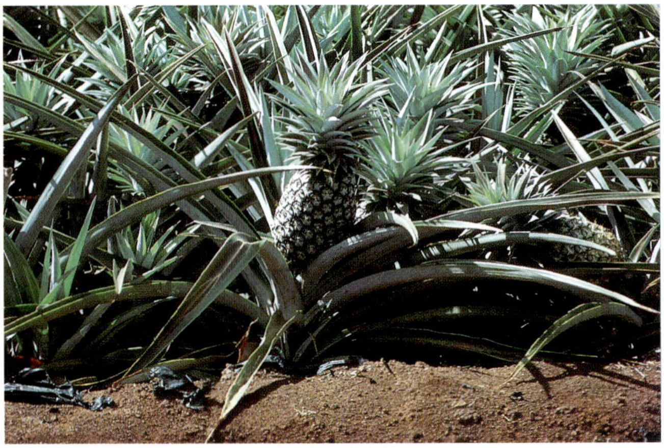

Abb. 19: Ananas comosus

Botanische Information

Familie: Bromeliaceae

Herkunft und Verbreitung: Die Ananas ist in Zentralamerika und auf den Westindischen Inseln heimisch. Sie wird seit dem vorigen Jahrhundert in allen Tropenländern kultiviert [15]. Hauptanbaugebiete sind Hawaii, Brasilien, Karibik, Kenia, Südafrika und Florida.

Verwendung: Das Fruchtfleisch des Beerenstandes wird als Frischobst roh gegessen oder dient der Herstellung von Konserven, Saft und Marmelade. Es ist reich an Mineralstoffen (Eisen, Kalzium) und Vitaminen (A, B und in geringen

Ananas comosus

Mengen auch C). Die Blattfasern (Ananashanf, Bromelienfaser, crowa fibre) werden zu feinen Geweben, Seilen, Hängematten und Netzen verarbeitet. Aus den Früchten, Blättern und Stengeln der Ananaspflanze wird das *Bromelin* (engl.: bromelain), ein isolierbares, eiweißspaltendes Enzymgemisch (Endopeptidase) gewonnen. Diese pflanzliche Protease findet in der Medizin in Form von Tabletten- und Drageezubereitungen bei Entzündungen mit Ödembildung und zur Substitutionstherapie bei Verdauungsstörungen Verwendung [5, 17].

Allergologische Information

Antigencharakterisierung: Das Bromelin ist ein Gemisch aus verschiedenen proteolytischen Enzymen [17]. Es enthält Glykoproteine, die Alanyl-, Glycyl- und Leucyl-Amidverbindungen spalten [5]. Die wichtigsten natürlich vorkommenden Substrate sind Hämoglobin und Casein. Sie werden auch für die analytische Bestimmung der Enzymaktivität herangezogen.

Sensibilisierungspotenz: Unbekannt, vermutlich mittelstark
Genauere Untersuchungen liegen nicht vor. Gailhofer ermittelte im Pricktest bei einer Verdünnung von 1 : 10.000 eine stark positive Reaktion und bei einigen Patienten einen RAST der Klasse 4 [9]. In einem Fall kam es einige Stunden nach Testbeginn zu einem massiven Asthmaanfall. Dieses Ereignis könnte als ein Hinweis auf eine starke Sensibilisierung gewertet werden.

Häufigkeit: Selten
Eine Nahrungsmittelallergie durch Ananas kommt selten vor. Anderson dokumentierte in vier Fällen (von 2067 Patienten) einen oralen Pruritus [1]. Falliers berichtete über Kontakturtikaria, Rhinitis und Urtikaria [8]. Von 286 Pollinotikern zeigten 10 % eine positive Reaktion im Pricktest, wobei nur bei zwei Personen eine klinische Relevanz zu ermitteln war [13]. Die inhalative Exposition mit Bromelin kann zu einem berufsbedingten Asthma bronchiale führen. Gailhofer [9], Galleguillos [12] und Baur [4] beschrieben Fälle einer berufsbedingten inhalativen Bromelinallergie bei gleichzeitiger Nahrungsmittelallergie auf Ananas. Fälle eines berufsbedingten Asthmas durch Bromelin beobachteten Mattei, Gailhofer, Chida sowie Patriarca [6, 10, 14, 16]. Von 76 Arbeitern in einem pharmazeutischen Betrieb reagierten 19 im Intrakutantest positiv auf Bromelin; elf von ihnen waren Atopiker [7]. Bei acht Arbeitern bestand ein Asthma und bei zehn eine Rhinokonjuktivitis.

Testung: Für Prick- und Intrakutantests stehen kommerzielle Extrakte zur Verfügung. Der Nachweis spezifischer IgE-Antikörper erfolgt mittels RAST und CAP. Zum Nachweis eines Bromelin-induzierten berufsbedingten Asthma bronchiale ist in Einzelfällen eine bronchiale Provokationstestung erforderlich. Bei Verdacht einer Nahrungsmittelallergie sollte der Pricktest mit der nativen Frucht oder ggf. eine orale Provokation vorgenommen werden.

Antigengemeinschaften: Zwischen der pflanzlichen Protease Bromelin und dem Papain aus der Papayafrucht (*Carica papaya*) bestehen Antigengemeinschaften. Klinisch beobachtet man häufig bei Patienten mit einer Bromelin-Sensibilisierung auch gleichzeitig eine Sensibilisierung gegenüber Papain. Bei einer Untersuchung von Baur und Fruhmann reagierten fünf von sechs Patienten mit einer Papain-Sensibilisierung im RAST auch positiv auf Bromelin [3]. Baur et al. wiesen Antigengemeinschaften sowohl zwischen Bromelin und Papain als auch mit Weizenmehl, Roggenmehl, Gräser- und Birkenpollen nach [2]. Gall et al. ermittelten eine Antigengemeinschaft zwischen Bromelin und dem in der Kiwi (*Actinidia chinensis*) enthaltenen Actinidin [11].

Bemerkungen: Die antiinflammatorische und antiödematöse Wirkung des Bromelins beruht wahrscheinlich auf der Depolymerisierung von Fibrin und anderen Proteinen in den betroffenen Geweben. Im übrigen sei für Interessierte auf das Buch „Ananas“ von Erich Hinrichs (Edition Brauns, Heidelberg 1996) verwiesen.

Literatur:

[1] Anderson J. et al: Melon and banana sensitivity coincident with ragweed pollino-

Ananas comosus

sis. J All Clin Immunol ***45***, 310–319 (1970)

[2] BAUR K. et al: Studies on the specifity of human IgE-antibodies to the plant proteases papain and bromelain. Clin Allergy ***9***, 451–457 (1979)

[3] BAUR K. et al: Papain-induced asthma: diagnosis by skin test, RAST and bronchial provocation. Clin Allergy ***9***, 75–81 (1979)

[4] BAUR K. et al: Allergic reaction, including asthma, to the pineapple protease bromelain following occupational exposure. Clin Allergy ***9***, 443–450 (1979)

[5] CARLE R.: Pflanzliche Antiphlogistika und Spasmolytika. Ztschr Phytother ***9***, 67–76 (1988)

[6] CHIDA T.: A study on dose-response relationship of occupational allergy in a pharmaceutical plant. Jap J Ind Health ***28***, 77–82 (1986)

[7] CORTONA G. et al: Indagine preliminare in una industria farmaceutica: La patologia indotta della esposizione a bromelina. Med Lav ***1***, 70–75 (1980)

[8] FALLIERS C. J.: Anaphylaxis to kiwifriut and related exotic items. J Asthma ***20***, 193–196 (1983)

[9] GAILHOFER G. et at: Allergisches Asthma bronchiale durch Bromelin. Dermatosen ***35***, 174–176 (1987)

[10] GAILHOFER G. et al: Asthma caused by bromelain: an ocupational allergy. Clin Allergy ***18***, 445–450 (1988)

[11] GALL H. et al: Kreuzallergie zwischen Kiwi, Thiolproteinasen, Pollen und Nahrungsmitteln. Allergologie ***13***, 447–451 (1990)

[12] GALLEGUILLOS F. et al: Asthma caused by bromelain inhalation. Clin Allergy ***8***, 21 (1978)

[13] KREMSER M.: Nahrungsmittelallergie – oropharyngeale Reaktionen. Wien Med Wschr ***139***, 135–139 (1989)

[14] MATTEI O. et al: Esperienza di medicina di fabrica in relazione a quattro casi di asma professionale da bromelaina. Med Lav ***5***, 404–409 (1979)

[15] MILLS G.: Die Kultur der Ananas. Nauck-Verlag, Berlin, 1845

[16] PATRIARCA G. et al: Su quattro casi di asma professionale da allergia alla bromelaina. Folia Allergol Immunol Clin ***26***, 46–50 (1979)

[17] WENZEL B. et al: Zur Vergleichbarkeit bromelainhaltiger Fertigarzneimittel. Pharm Ztg ***133***, 539–540 (1988)

Anthoxantum odoratum L.

Wohlriechendes Ruchgras, Gemeines Ruchgras, Süßgras, Goldgras (Engl.: Sweet vernal grass)

Botanische Information

Familie: Gramineae

Herkunft und Verbreitung: Das Ruchgras ist in Europa, Nordwestafrika, Vorderasien und in Nordasien heimisch und in Nordamerika, Australien und Tasmanien eingebürgert.

Verwendung: Aufgrund der frühen Blütezeit ist das Ruchgras bei der Heuernte meist schon abgesamt und strohig und hat einen geringen Futterwert. Nach Zerreiben entsteht intensiver Waldmeistergeruch, der durch den Gehalt an Cumarin bedingt ist. Es wurde deshalb früher als Würze für Getränke und als Schnupftabakersatz verwendet.

Blütezeit: April – Juni (Nachblüte bis September)

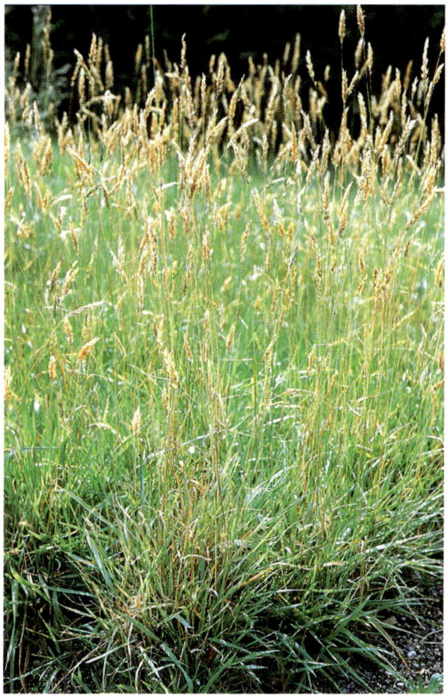

Abb. 20: Anthoxantum odoratum

Allergologische Information

Antigencharakterisierung: Das Antigen ist bisher nicht bekannt.

Sensibilisierungspotenz: Mittelstark
Siehe allgemeine Anmerkungen (S. 375).

Häufigkeit: Sehr häufig
Da das Ruchgras in Mitteleuropa weit verbreitet ist, sind vermutlich auch viele Gräserpollenallergiker sensibilisiert. Genaue Zahlen liegen jedoch nicht vor. MILNER und TEES testeten 338 Gräserpollenallergiker mit Extrakten aus zwölf verschiedenen Gräserpollen, von denen 42 im Pricktest positiv auf einen Ruchgraspollenextrakt reagierten. [1].

Testung: Siehe S. 354.

Antigengemeinschaften: Siehe S. 336.

Bemerkungen: Siehe S. 375.

Literatur:

[1] MILNER F. H. et al: Specific sensitivity to individual grass pollens in some hay fever patients. Clin Allergy **2**, 83–89 (1972)

Apium graveolens L.

Sellerie, Eppich (Engl.: Celery, Celeriac)

Botanische Information

Familie: Umbelliferae

Herkunft und Verbreitung: Der Sellerie ist in Europa, Südwestasien, Sibirien und in Nordafrika verbreitet. Er wird seit dem 18. Jh. als Nutz- und Heilpflanze verwendet.

Verwendung: *A. graveolens* gibt es in zahlreichen Sorten. Die krausen Blätter des Schnittsellerie (*A. graveolens* var. *secalinum*) dienen als Suppengrün. Bleich- oder Staudensellerie (var. *dulce*) (engl.: celery) wird als Salat oder Gemüse gegessen. Die Wurzel des Knollen- oder Wurzelselleries (var. *rapaceum*) (engl.: celeriac) verwendet man für Salate, Gemüse und als Suppengewürz. Das stark duftende und intensiv schmeckende ätherische Öl wird in der Gewürzmittel-, Parfüm- und pharmazeutischen Industrie genutzt. Blätter, Wurzel, Samen und Saft finden in der Naturheilkunde Verwendung. Ihre diuretische Wirkung beruht vermutlich auf dem Gehalt an Glykolsäure. Die Samen – auch Selleriefrüchte (*Apii fructus*) genannt – sind offizinell (u.a. in Rheumatees). Der Ölgehalt der Samen beträgt ca. 2 %. Das Öl hat spasmolytische und karminative Eigenschaften. Der Sellerie enthält photosensibilisierend wirksame Furocumarine (5-Methoxypsoralen, 8-Methoxypsoralen), Limonen (ein Terpen mit kontaktsensibilisierenden Eigenschaften) sowie das Glykosid Apiin.

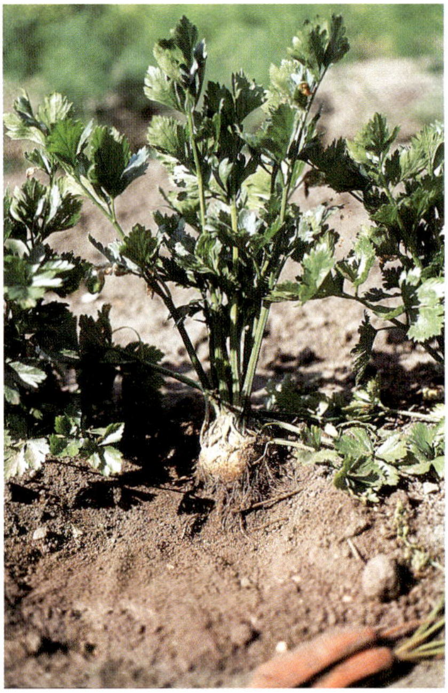

Abb. 21: Apium graveolens

Allergologische Information

Antigencharakterisierung: VALLIER et al. identifizierten 1992 mittels Immunoblot zwei Proteine mit allergener Potenz [35]. Das Hauptallergen Api g I hat eine molare Masse von 17 kD; beim 15 kD-Protein handelt es ich um ein Profilin [2]. Sowohl gekochter als auch roher Sellerie führen zu allergischen Reaktionen, wobei das gekochte Nahrungsmittel besser vertragen wird, das Kochwasser jedoch hoch angereicherte Mengen der Allergene enthält [18, 19; Wüthrich, priv. Mitt. 1996). Bei Patienten mit gleichzeitiger Reaktion auf Beifußpollen scheinen die thermostabilen Allergene, bei solchen mit einer Birkenpollenallergie die thermolabilen eine Rolle zu spielen [31, 40]. Im rohen Sellerie findet man ein weiteres Allergen mit 18 kD [20].

Sensibilisierungspotenz: Mittelstark bis stark
Unter Berücksichtigung des Sensibilisierungsgrades können Informationen zur Allergenpotenz gewonnen werden. Die klinische Beobachtung, daß Sellerie häufig schwere allergische Reaktionen bis hin zum anaphylaktischen Schock auslöst [8, 14, 16, 18, 19, 20, 25, 26], stellt einen Hinweis auf die starke allergene Po-

Apium graveolens

tenz dar. Nach WÜTHRICH ist Sellerie das häufigste Nahrungsmittelallergen unter den Auslösern von systemischen Reaktionen [41]. Als weiteres Indiz für die starke allergene Potenz spricht seine dokumentierte Häufigkeit als Auslöser eines Larynxödems [23].

Häufigkeit: Gelegentlich
Genaue Daten zur Prävalenz der Sellerieallergie liegen nicht vor; die Angaben variieren beträchtlich. Bei ORTOLANI wiesen 5 % [24], bei HOFER und WÜTHRICH 40 % [13] und in einer späteren Untersuchung [41] sogar 43 % der Nahrungsmittelallergiker eine Sellerieallergie auf. Allerdings untersuchte ORTOLANI Patienten mit einem oralen Allergiesyndrom, WÜTHRICH und HOFER dagegen Patienten mit systemischen Reaktionen. Bei Birkenpollenallergikern finden sich Sensibilisierungsfrequenzen von 2 % bis 18 % [6, 11]. ROESER et al. berichten über eine klinisch relevante Sellerieallergie bei 7 % der Birkenpollenallergiker [27]. Haselnußallergiker zeigten im Prick- bzw. Scratchtest zwischen 33 % und 55 % positive Reaktionen [12]. Die Sellerieallergie ist häufig mit einer Sensibilisierung gegenüber Beifußpollen, Karotten und Gewürzen assoziiert [29, 30]. Diese Entität wird daher auch als „Sellerie-Karotten-Beifuß-Gewürz-Syndrom“ bezeichnet. So zeigten 76 % [32] bzw. 83 % [18] der Patienten mit einer Kräuterpollenallergie positive Hauttestreaktionen auf Sellerie. Im eigenen Patientengut liegt dieser Anteil bei rund 10 % (1995 – 1996, n= 208, unveröff.).
Zu den Symptomen der Sellerieallergie zählt die orale Kontakturtikaria („Selleriekontakturtikaria-Syndrom“) [19] und Larynxödem (bei 30 %) [23]. Noch häufiger kommt es zu einer generalisierten Urtikaria mit Quincke-Ödem (39 %), respiratorischen Symptomen (ca. 25 %), gastrointestinalen Beschwerden (6 %) und schweren anaphylaktischen Reakionen (ca. 30 %) [37]. Über drei Fälle einer „Summationsanaphylaxie“ berichtet KIDD [17].

Testung: Zur Diagnostik können Prick-, Prick-Prick-, Scratch- und Scratch-Chamber-Tests unter Verwendung von kommerziellen Allergenextrakten bzw. Nativmaterial durchgeführt werden. Nach WÜTHRICH stellt der modifizierte Pricktest mit nativer Sellerieknolle das Verfahren mit der höchsten Sensitivität dar [38]. Die Frequenz der positiven Testreaktionen liegt zwischen 70 % und 100 % [1, 24]. Der Skarifikationstest mit nativem Sellerie fiel in 70 %, der Intrakutantest mit Sellerieextrakt in 63 % der Fälle positiv aus. Der Nachweis spezifischer IgE-Antikörper mittels RAST bzw. CAP ist möglich. Eine orale Provokation mit Sellerie bleibt ausgewählten Fällen vorbehalten, da bei diesem Testverfahren aufgrund der Potenz des Allergens ein hohes Risiko besteht. Eine Provokation sollte daher nur sehr vorsichtig – beginnend mit kleinsten Allergenmengen – in Notfallbereitschaft durchgeführt werden (siehe auch S. 356). Über eine anaphylaktische Reaktion nach oraler Sellerieprovokation berichtet FORSBECK [8].

Antigengemeinschaften: Zwischen Sellerie, Anis, Dill, Fenchel, Karotte, Koriander, Kümmel, Pastinak, Petersilie, Steckrübe und Apfel sind Antigengemeinschaften beschrieben [28]. Von LOPEZ et al. wurde ein in den Umbelliferae gemeinsam vorkommendes Allergen (M 18 kD) nachgewiesen [20]. Ein 15 kD-Allergen findet sich sowohl in Sellerie als auch in Karotte [15]. Ob es sich hierbei um ein Profilin handelt, ist bislang nicht geklärt (siehe auch S. 336 ff.). Viele Autoren berichten über eine klinische Assoziation zwischen der Sellerieallergie und einer Sensibilisierung gegenüber Karotte, Fenchel, Pastinak, Steckrübe und Gewürzen [1, 7, 16, 21, 22, 23, 37, 38].
Die klinische Korrelation zwischen Sellerieallergie und der Beifußpollinosis ist vielfach dokumeniert [4, 5, 9, 10, 18, 19, 23, 26, 29, 37]. DÉCHAMP bestätigte dies auch immunologisch [4]. Nach VALLIER et al. handelt es sich um ein 15 kD Protein als Profilin [35]. WÜTHRICH et al. ermittelten thermostabile Epitope in gekochter Sellerieknolle und Staudensellerie als Grundlage der Sellerie-Beifuß-Assoziation [40]. Bei Sellerieallergikern besteht vielfach auch eine Sensibilisierung gegenüber Gänsefuß- [4, 38] und – noch häufiger – gegenüber Birkenpollen [5, 6, 18, 19, 26, 29]; HALMEPURO et al. wiesen gemeinsame Epitope nach [9, 10]. Auch mittels RAST-Inhibition zeigen sich Hinweise

Apium graveolens

auf Antigengemeinschaften [18, 19]. VIETHS et al. fanden bei einer Untersuchung von Patienten mit einer Allergie gegenüber Sellerie, daß das 16 kD-Birkenpollenallergen Bet v 1 sowohl für die Birkenpollen- als auch die Sellerie-Allergie von Bedeutung ist. Dagegen ist die IgE-Bindung an das Profilin der Sellerie vor allem für Patienten mit einer *zusätzlichen* Beifußpollen-Allergie bedeutsam [36]. Nach WÜTHRICH kommen bei der Birkenpollen-assoziierten Sellerieallergie vor allem thermolabile Allergene in Frage [40]. Da Profiline sowohl in Birkenpollen [33] als auch in Sellerie [35] vorkommen, könnten sie die immunologische Grundlage der Antigengemeinschaften darstellen. Weitere Assoziationen bestehen zwischen Sellerie, Kartoffel, Paprika, Tomate, Gurke und Wassermelone [3, 15, 16, 37, 38]. Ob das in den letztgenannten Nahrungsmitteln gefundene 15 kD-Protein ein Profilin ist, bleibt noch zu klären.

Bemerkungen: WÜTHRICH berichtet über die erfolgreiche Hyposensibilisierung einer Kräuterpollenallergie, durch die die assoziierte Nahrungsmittelallergie gegenüber Sellerie gebessert werden kann [39]. Versuche einer *oralen* Hyposensibilisierungsbehandlung mit einem Mischextrakt aus Sellerie und Petersilie verliefen weniger erfolgreich. Dies wird von den Autoren auf die Hitzeinstabilität des Allergens zurückgeführt [39]. Über die Ergebnisse einer von WÜTHRICH et al. geplanten Studie zur oralen Hyposensibilisierung mit Selleriesaft liegt noch keine Publikation vor [36]. In vielen Fällen stellt die Allergenkarenz bei einer Sellerieallergie die einzige therapeutische Möglichkeit dar. Sie gestaltet sich allerdings schwierig, da Sellerie als „Selleriesalz“ in Gewürzmischungen häufig larviert vorkommt.

Literatur:

[1] BERTI C. et al: Allergy to fennel. Allergy *47*, Suppl, 57 (1992) (Abstr.)

[2] BREITENEDER H. et al: Molecular characterization of Api g 1, the major allergen of celery (*Apium graveolens*), and its immunological and structural relationships to a group of 17-kD tree pollen allergens. Eur J Biochem *233*, 484–489 (1995)

[3] CALKHOVEN P. G. et al: Cross-reactivity among birch pollen, vegetables and fruits as detected by IgE antibodies is due to at least three distinct cross-reactive structures. Allergy *42*, 382–390 (1987)

[4] DÉCHAMP C. et al: Choc anaphylactique au céleri et sensibilitisation à l'ambroise et l'armoise. Allergie croisée ou allergie concomitante? Press Méd *13*, 871–874 (1984)

[5] DIETSCHI R. et al: Zum sogenannten „Sellerie-Karotten-Beifuß-Gewürz-Syndrom“. RAST-Resultate mit neuen Gewürzdiscs. Z Hautk *62*, 524–531 (1987)

[6] ERIKSSON N. E.: Food hypersensitivity in patients with pollen allergy. Allergy *37*, 437–443 (1982)

[7] ERIKSSON N. E.: Clustering of foodstuffs in food hypersensitivity. An inquiry study in pollen allergic patients. Allergol Immunopathol (Madrid) *12*, 28–32 (1984)

[8] FORSBEK M. et al: Anaphylactoid reaction to celery. Cont Derm *3*, 191 (1979)

[9] HALMEPURO L. et al: Immunological investigation of possible structural similarities between pollen antigens and antigens in apple, carrot, and celery tuber. Allergy *40*, 264–272 (1985)

[10] HALMEPURO L. et al: Cross-reactivity of IgE antibodies with allergens in birch pollen, fruit and vegetables. Int Arch Allergy Appl Immunol *74*, 235–240 (1984)

[11] HANNUKSELA M. et al: Immediate reactions to fruit and vegetables. Cont Derm *3*, 79–84 (1977)

[12] HERKENRATH C. et al: Gemeinsames Vorkommen von Allergie gegen Haselpollen und Haselnüsse. Z Hautkr *57*, 1399–1405 (1982)

[13] HOFER T. H. et al: Nahrungsmittelallergie II. Schweiz Med Wschr *115*, 1437–1442 (1985)

[14] JADASSOHN W. et al: Idiosynkrasie gegen Sellerie. Arch für Derm *151*, 93–47 (1926)

[15] JORDAN-WAGNER D. L. et al: Cross-allergenicity among celery, cucumber, carrot, and watermelon. Ann Allergy *71*, 70–79 (1993)

[16] KAUPPINEN K et al: Aromatic plants. A cause of severe attacks of angioedema

Apium graveolens

and urticaria. Cont Derm *6*, 251–254 (1980)

[17] KIDD J. M. et al: Food dependent exercise-induced anaphylaxis. J All Clin Immunol *71*, 407–411 (1983)

[18] KREMSER M.: Nahrungsmittelallergie – oropharyngeale Reaktionen. Wien Med Wschr *139*, 135–139 (1989)

[19] KREMSER M. et al: Sellerieallergie und Zusammenhänge mit Allergien gegen andere Pflanzenantigene. Wien Klin Wschr *23*, 838–843 (1983)

[20] LOPEZ M. et al: Anaphylaxis to carrot: cross reactivity of carrot spezific IgE with species from the Umbelliferae family. J All Clin Immnol *87*, Suppl, 274 (1991) (Abstr.)

[21] MEYER-HAMME S.: Gewürzallergie. Z Hautkr *59*, 776–777 (1984)

[22] MUÑOZ D. et al: Anaphylaxis from contact with carrot. Cont Derm *13*, 345–346 (1985)

[23] ORTOLANI C. et al: The oral allergy syndrome. Ann Allergy *61*, 47–52 (1988)

[24] ORTANI C. et al: Comparison of results of skin prick tests (with fresh foods and commercial food extracts) and RAST in 100 patients with oral allergy syndrome. J All Clin Immunol *83*, 683–690 (1989)

[25] PAULI G. et al: Allergie au céleri. Rev Franc Allerg *25*, 1–6 (1985)

[26] PAULI G. et al: Anaphylactic reactions to celery among mugwort and birch pollen hypersensitive patients. Clin Allergy *15*, 273–279 (1985)

[27] ROESER A. et al: Untersuchungen zur Kreuzreaktivität bei Patienten mit Birkenpollen- und Haselnußallergie. Allergologie *10*, 190–193 (1987)

[28] RUDESCHKO O. et al: Kreuzreaktivität von Sellerie- und Apfelallergenen. Allergologie *19*, 361–366 (1996)

[29] STÄGER J. et al: Association de l'allergie au céleri à l'allergie aux épices. Rev Franc Allerg *27*, 137–141 (1987)

[30] STÄGER J. et al: Celery allergy associated with birch and mugwort pollinosis. Proc ICACI *9*, 279 (1988) (Abstr.)

[31] STÄGER-KOSINSKI J.: Kreuzallergie zwischen gewissen Pollen und Nahrungsmitteln. Swiss Med *11*, 19–23 (1989)

[32] THIEL C. et al: Allergy to spices. Cross-reactivity to other allergens. In: RING J. et al (Eds): New trends in allergy II. Springer, Berlin, Heidelberg, New York, 1986, 159–164

[33] VALENTA R. et al: Profilins constitute a novel family of functional plant pan-allergens. J Exp Med *175*, 377–385 (1992)

[34] VALLIER P. et al: A study of allergens in celery with cross-sensitivity to mugwort and birch pollens. Clin Allergy *18*, 491–500 (1988)

[35] VALLIER P. et al: Purfication and characterization of an allergen from celery immunochemically related to an allergen present in several other plant species. Identification as a profilin. Clin Exp Allergy *22*, 774–782 (1992)

[36] VIETHS S. et al: Immunoblot study of IgE binding allergens in celery roots. Ann All Asthma Immunol *75*, 48–55 (1995)

[37] WÜTHRICH B. et al: Nahrungsmittelallergie: das „Sellerie-Beifuß-Gewürz-Syndrom". Dtsch Med Wschr *109*, 981–987 (1984)

[38] WÜTHRICH B. et al: Das „Sellerie-Karotten-Beifuß-Gewürz-Syndrom". Hauttest- und RAST-Ergebnisse. Schweiz Med Wschr *115*, 358–364 (1985)

[39] WÜTHRICH B. et al: Nahrungsmittelallergie III. Therapie: Eliminationsdiät, symptomatische medikamentöse Prophylaxe und spezifische Hyposensibilisierung. Schweiz Med Wschr *116*, 1401–1410 (1986)

[40] WÜTHRICH B. et al: Celery allergy associated with birch and mugwort pollinosis. Allergy *45*, 566–571 (1990)

[41] WÜTHRICH B.: Zur Nahrungsmittelallergie. Häufigkeit der Symptome und der allergieauslösenden Nahrungsmittel bei 402 Patienten – Kuhmilchallergie – Nahrungsmittel und Neurodermitis atopica. Allergologie *16*, 280–287 (1993)

Arachis hypogaea L.

Erdnuß (Engl.: Peanut, Groundnut)

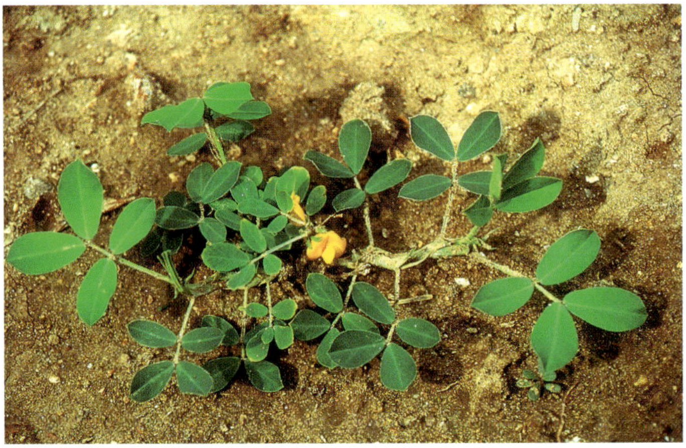

Abb. 22: Arachis hypogaea

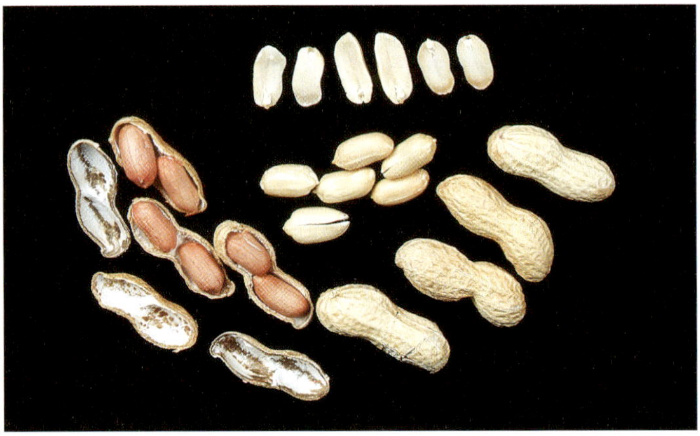

Abb. 22a: Arachis hypogaea

Botanische Information

Familie: Leguminosae

Herkunft und Verbreitung: Die Erdnuß stammt ursprünglich aus Südamerika. Sie kam bereits im 16. Jahrhundert ausschließlich kultiviert vor und gelangte zu dieser Zeit durch den Sklavenhandel nach Afrika. Heute wird sie weltweit in den Tropen und Subtropen in zahlreichen Kultursorten angepflanzt. Haupterzeuger sind Indien, China, USA, Sudan und Senegal.

Arachis hypogaea

Die Weltjahresproduktion betrug vor drei Jahrzehnten 10 Millionen Tonnen und ist inzwischen auf das Doppelte angestiegen. Die USA sind der bedeutendste Produzent mit einem Pro-Kopf-Verbrauch von 5 kg jährlich [38].

Verwendung: Die Erdnuß gehört zu den wirtschaftlich wichtigsten Ölpflanzen der Erde. Das Öl dient als Speiseöl und für technische Zwecke. Die Vitamin B- und Vitamin E-reichen Samen enthalten ca. 50 % Öl, 25 % Protein und 3–8 % Kohlenhydrate. Erdnußkerne werden geröstet, gesalzen oder gezuckert gegessen. In der Nahrungsmittelindustrie werden Erdnußmehl und -paste, die als Proteinlieferanten einen preisgünstigen Ersatz für den Rohstoff Milch darstellen, immer häufiger verwendet. Erdnußmehl dient als Bindemittel oder Geschmackskorrigens. In den USA ist Erdnußbutter ein sehr beliebter fett- und eiweißreicher Brotaufstrich. Der bei der Ölherstellung entstehende Erdnußpreßkuchen, die Ernterückstände und die trockenen Pflanzen liefern ein hochwertiges Viehfutter. WEEKS [46] nennt 17 medizinische Produkte, in denen Erdnußöl, z.T. undeklariert, enthalten sind.

Allergologische Information

Antigencharakterisierung: Zur Antigencharakterisierung siehe S. 364. Bei den Erdnußproteinen unterscheidet man zwischen wasserlöslichen Albuminen und wasserunlöslichen Globulinen [21]. Die Speicherglobuline Arachin und Conarachin besitzen allergene Potenz [2]. BARNETT identifizierte mittels CRIE 16 Allergenfraktionen in der rohen und sieben Fraktionen in der gerösteten Erdnuß [2]. Der Nachweis der Allergenität gelang für die Proteine α-Arachin, Conarachin I, Concanavalin A-reaktives Glykoprotein, Erdnuß-Agglutinin sowie für Erdnuß-Phospholipase D. NORDLEE et al. fanden im Erdnußöl und einem Extrakt aus hydrolysiertem Erdnußprotein keine allergene Aktivität [33]. Als Erklärung wurde der fehlende Proteinanteil im Öl genannt. Andere Untersucher wiesen hingegen in bestimmten Chargen kaltgepreßten Erdnußöls geringste Spuren von Erdnußprotein nach [29]. Erdnußallergene sind hitzestabil [10, 23]. Vollständige Hydrolyse durch chemische Denaturierung führt zu einer leichten Abschwächung der Allergenität [10]. Die Identifizierung und Isolierung der Haupt-Allergene Ara h I (M 63,5 kD, pI 4,55) und Ara h II (M 17 kD, pI 5,2) gelang der Arbeitsgruppe von BURKS [9, 11]. Das Haupt-Allergen besteht aus mindestens 16 Isoallergenen [3]. Beim dritten Haupt-Allergen (M 35 kD) handelt es sich um das Erdnuß-Agglutinin [12]. UHLEMANN et al. identifizierten vier Allergene (M 17 kD, 30 kD, 48–66 kD und 116 kD). Das 17 kD-Protein war mit Ara h II identisch [45]. HEFLE et al. isolierten drei weitere Erdnußallergene (M 14, 40 und 65 kD) [25] und etablierten einen auf monoklonalen Antikörpern basierenden ELISA für die Quantifizierung von Erdnußallergenen in Nahrungsmitteln [26]. KAPELS et al. identifizierten mittels 2-D-Elektrophorese und Immunoblot bei rohen, blanchierten und gerösteten Erdnüssen 25 bis 27 IgE-bindende Proteine und demonstrierten, daß der Röstprozeß das Molekulargewicht und die isoelektrischen Eigenschaften beeinflußt [30]. Sortenunterschiede stellten sie nicht fest. Mittels verschiedener Patientenseren wurden unterschiedliche Proteine mit allergener Potenz nachgewiesen [2].

Sensibilisierungspotenz: Stark
Zum Sensibilisierungsgrad liegen nur wenige Untersuchungen vor. OPPENHEIMER führte mittels Pricktestung eine Endpunkt-Titration durch. Die individuelle Empfindlichkeit variierte von 1 : 10 Mill. w/v bis 1 : 1000; der Mittelwert lag bei 1 : 10 000 w/v [31]. Es existieren zahlreiche Fallbeschreibungen über lebensgefährliche z.T. sogar tödliche anaphylaktische Reaktionen durch Erdnuß [2, 4, 19, 24, 34, 40, 47]. Sie können als Hinweis auf die hohe allergene Potenz gelten. In vier von acht Todesfällen durch nahrungsmittelbedingte Anaphylaxie ermittelten SQUILLACE et al. Erdnuß als ursächliche Noxe [40]. In den USA gilt Erdnuß als einer der häufigsten Auslöser einer nahrungsmittelinduzierten anaphylaktischen Reaktion [34]. Nach BOCK ist Erdnuß bei ca. einem Drittel der schwer verlaufenden Reaktionen auf Nahrungsmittel die Ursache [6]. Bereits geringe Spuren der Erdnußallergene können zu schwe-

Arachis hypogaea

ren allergischen Reaktionen führen. Dokumentierte Beispiele sind ein Asthmaanfall durch *Geruch* eines erdnußhaltigen Salzgebäcks [22] und ein anaphylaktischer Schock nach *Genuß* einer Erdnußpastenhaltigen Schokolade [24] sowie eines Haselnuß/Marzipankuchens [19]. OPPENHEIMER berichtet über einen Todesfall während einer spezifischen Hyposensibilisierungsbehandlung [34].

Häufigkeit: Gelegentlich
In den USA ist Erdnuß einer der häufigsten Auslöser einer Nahrungsmittelallergie [2, 31, 34, 38]. Während des letzten Jahrzehnts wird eine steigende Inzidenz beobachtet [5, 39]. Obwohl die Erdnuß als Nahrungsmittel in Mitteleuropa nur geringe Bedeutung hat, ist hier ebenfalls eine Zunahme der Erdnußallergie zu verzeichnen [1, 15, 44]. Diese wird auf den zunehmenden Zusatz von Erdnußanteilen in Lebensmitteln zurückgeführt. HOFER und WÜTHRICH ermittelten die Erdnuß bei 1,5 % bzw. 1,7 % der Patienten als Auslöser systemischer Reaktionen [28, 48]. Andere Autoren beschreiben die Häufigkeit der Erdnußallergie mit 2,7 % bis 35,5 % [16, 18, 36]. Bei Atopikern liegt die Sensibilisierungsfrequenz im Hauttest höher: sie beträgt 4 % bis 70 % [7, 18, 27, 32]. Bei Patienten mit einer Birkenpollen- bzw. Haselnußallergie sind bei 14 % bis 43 % positive Hauttestreaktion zu ermitteln [17, 27]. Erdnuß als Auslöser von Ekzemschüben spielt sicher auch bei Kindern mit atopischem Ekzem eine Rolle [9, 39, 41]. In den USA und in Mitteleuropa durchgeführte Untersuchungen zeigen jedoch deutliche Unterschiede. Während in Amerika 43 % der Kinder eine Sensibilisierung im Pricktest und 17 % eine klinisch relevante Allergie aufwiesen, konnte in England bei 35 %, in Frankreich lediglich bei 12 % eine Sensibilisierung und nur bei 3 % eine klinische Relevanz nachgewiesen werden [20, 39, 41]. Nach ORANJE et al. ist die Erdnuß neben Kuhmilch und Hühnerei das häufigste Nahrungsmittelallergen*, das bei Kindern mit atopischem Ekzem zu einer perioralen Kontakturtikaria führt [35]. Urtikaria und Ekzem durch erdnußölhaltige Badezubereitungen sind ebenfalls nicht unbekannt.

Testung: Prick- und Intrakutantestungen erfolgen mit kommerziell erhältlichen Extrakten. Der Nachweis spezifischer IgE-Antikörper ist mittels RAST und CAP möglich. Die klinische Relevanz läßt sich in ausgewählten Fällen mit einer oralen Provokation überprüfen. Aufgrund der starken allergenen Potenz der Erdnuß sollte diese jedoch nur unter stationären Bedingungen in Notfallbereitschaft erfolgen.

Antigengemeinschaften: Siehe Anmerkungen S. 336
Bei Erbse zeigt sich mit monoklonalen Antikörpern eine Bindung an das Haupt-Allergen Ara h I [13]. Eine klinische Assoziation zwischen der Sensibilisierung gegenüber Erdnuß, Haselnuß, Kiwi und Birkenpollen wird dokumentiert [8, 18, 37, 43]. Auch immunologisch sind Antigengemeinschaften zwischen Erdnuß und Haselnuß nachzuweisen [37]. Die immunologische Bestätigung der häufig gemeinsam vorkommenden Sensibilisierung gegenüber Erdnuß und Gräserpollen erbringen de MARTINO et al. [32].

Bemerkungen: Da Erdnuß häufig als okkultes Allergen vorkommt, ist eine Allergenkarenz schwierig. Bereits Spuren genügen, um schwere Reaktionen auszulösen. Erdnußallergiker sind bei Genuß von Back- und Süßwaren besonders gefährdet. Untersuchungen von BOCK et al. bei 32 Erdnußallergikern zwei bis 14 Jahre nach der Erstvorstellung zeigten, daß es bei 24 Patienten – trotz Meiden des Allergens – zu akzidenteller Erdnußexposition gekommen war [5]. Über einen anaphylaktischen Schock durch Schokolade, deren Erdnußanteil *nicht deklarationspflichtig* ist (Kakao-Verordnung), berichtet HÄBERLE [24]. Aufgrund der hohen allergenen Potenz der Erdnuß ist an eine mögliche Kontamination von erdnußfreien Produkten während des Verarbeitungsprozesses durch Spuren von Erdnußprotein in den Produktionsanlagen zu denken [21]. Die Versorgung der Erdnußallergiker mit einem Notfallset wird empfohlen [5]. Eine auf monoklonalen Antikörpern basierende Nachweismethode zur

* Allergen hier synonym für Allergenträger

Arachis hypogaea

mengenmäßigen Bestimmung der Erdnußallergene in Nahrungsmitteln gehört inzwischen zur Routine [14, 26, 45].
In den USA verzehren stillende Mütter größere Mengen erdnußhaltiger Produkte. Das Erdnußallergen gelangt in die Muttermilch und kann den Säugling prädisponieren. Die Sensibilisierung gegenüber Erdnuß wird daher häufig schon im frühen Kindesalter erworben. Eine Erdnußallergie bleibt – wie jede andere Sensibilisierung – über lange Zeit bestehen [5, 34].
Im Rahmen einer klinischen Studie wurde eine Schnellhyposensibilisierungsbehandlung mit Erdnußextrakt bei drei Patienten vorgenommen [34]. Wegen eines Todesfalls durch Verwechslung von Verum und Placebo mußte diese jedoch abgebrochen werden. Aufgrund der möglichen Effektivität der Behandlung ist jedoch eine Weiterführung der Studie geplant.

Literatur:

[1] Assem E. S. et al: Anaphylaxis induced by peanuts. Brit Med J *300*, 1377–1378 (1990)
[2] Barnett D. et al: Allergic cross reaction among legume foods – an in vitro study. J All Clin Immunol *79*, 433–438 (1987)
[3] Becker W. M. et al: Reinvestigation of the major peanut allergen Ara h I on molecular level. Allergologie, *18*, 391 (1995) (Abstr.)
[4] Bidat E. et al: Choc anaphylactique par allergie alimentaire. Arch Franc Pediatr *50*, 361–363 (1993)
[5] Bock S. A. et al: Proper use of skin tests with food extracts in diagnosis of hypersensitivity to food in children. Clin Allergy *7*, 375–383 (1977)
[6] Bock S. A. et al: The natural history of peanut allergy. J All Clin Immunol *83*, 900–904 (1989)
[7] Bock S. A. et al:Incidence of severe food reactions in Colorado. J All Clin Immunol *89*, 192 (1992) (Abstr.)
[8] Bourrier T. et al: „Pistachio“ – a new food allergen in childhood? Allergologie *18*, 413 (1995)
[9] Burks A. W. et al: Identification of a major allergen, Aha h I, in patients with atopic dermatitis and positive peanut challenges. J All Clin Immunol *88*, 172–179 (1991)
[10] Burks A. W. et al: Allergenicity of peanut and soybean extracts altered by chemical or thermal denaturation in patients with atopic dermatitis and positive food challenges. J All Clin Immunol *90*, 889–897 (1992)
[11] Burks A. W. et al: The identification of peanut agglutinin as a peanut allergen in patients with atopic dermatitis and peanut hypersensitivity. J All Clin Immunol *89*, 298 (1992) (Abstr.)
[12] Burks A. W. et al: Identification and characterization of a second major allergen, Ara h II, with use of the sera of patients with atopic dermatitis and positive peanut challenge. J All Clin Immunol *90*, 962–969 (1992)
[13] Burks A. W. et al: Epitope specificity and immunoaffinity purification of the major peanut allergen. J All Clin Immunol *93*, 743–750 (1994)
[14] Cockrell G. et al: Monoclonal antibody enzyme-linked immunosorbent assay (ELISA) for Ara h I, a major peanut allergen. J All Clin Immunol *89*, Suppl, 298 (1992) (Abstr.)
[15] Donovan K. L. et al: Vegetableburger allergy: all was nut as it appeared. Brit Med J *300*, 1378 (1990)
[16] Eriksson N. E.: Food hypersensitivity reported by patients with asthma and hay fever. Allergy *33*, 189–196 (1978)
[17] Eriksson N. E.: Food hypersensitivity in patients with pollen allergy. Allergy *37*, 437–443 (1982)
[18] Eriksson N. E.: Clustering of foodstuffs in food hypersensitivity. An inquiry study in pollen allergic patients. Allergol Immunopathol (Madrid) *12*, 28–32 (1984)
[19] Evans S. et al: Fatal reaction to peanut antigen in almond icing. Can Med Assoc J *139*, 231–232 (1988)
[20] Ewan P. W.: Clinical study of peanut and nut allergy in 62 consecutive patients. Br Med J *312*, 1074–1078 (1996)
[21] Fischer K. et al: Verarbeitungsbedingte Einflüsse auf die Allergenität von Lebensmitteln. Eine Übersicht. Soz Ep-Heft 6 (1993)

Arachis hypogaea

[22] GALL H. et al: Soforttypallergie auf Hülsenfrüchte (Leguminosen). Allergologie ***13***, 352–355 (1990)

[23] GILLESPIE D. N. et al: Detection of allergy to nuts by the RAST. J All Clin Immunol ***57***, 302–309 (1976)

[24] HÄBERLE M. et al: Erdnußpaste- ein okkultes Allergen in Schokolade. Allergologie ***11***, 22–26 (1988)

[25] HEFLE S. L. et al: Isolation of peanut allergens using monoclonal antibodies. J All Clin Immunol ***87***, 191 (1991)

[26] HEFLE S. L. et al: A monoclonal antibody-based ELISA for selected peanut allergens in foods. J All Clin Immunol ***89***, Suppl, 195 (1992) (Abstr.)

[27] HERKENRATH C. et al: Gemeinsames Vorkommen einer Allergie gegen Haselpollen und Haselnüsse. Z Hautkr ***57***, 1399–1405 (1982)

[28] HOFER TH et al: Nahrungsmittelallergien II. Schweiz Med Wschr ***115***,1437–1442 (1985)

[29] HOFFMANN D. R. et al: Cold-pressed peanut oils may contain peanut allergen. J All Clin Immunol ***93***, 801–802 (1994)

[30] KAPELS L. M. et al: Identification of IgE-binding peanut proteins by two dimensional electrophoresis and immunoblotting. J All Clin Immunol ***89***, Suppl, 193 (1992) (Abstr.)

[31] KEMP A. S. et al: Skin test, RAST and clinical reactions to peanut allergens in children. Clin Allergy ***15***, 73–78 (1985)

[32] DE MARTINO M.et al: Sensitivity to tomato and peanut allergens in children monosensitized to grass pollen. Allergy ***43***, 206–213 (1988)

[33] NORDLEE J. A. et al: Allergenicity of various peanut products as determined by RAST inhibition. J All Clin Immunol ***68***, 376 (1981) (Abstr.)

[34] OPPENHEIMER J. J. et al: Treatment of peanut allergy with rush immunotherapy. J All Clin Immunol ***90***, 256–262 (1992)

[35] ORANJE A. P.: The contact urticaria syndrome from foods in young children with atopic dermatitis. Allergy ***47***, Suppl, 35 (1992) (Abstr.)

[36] ORTOLANI C. et al: The oral allergy syndrome. Ann Allergy ***61***, 47–52 (1988)

[37] ROESER A. et al: Untersuchungen zur Kreuzreaktivität bei Patienten mit Birkenpollen- und Haselnußallergie. Allergologie ***10***, 190–193 (1987)

[38] SAMPSON H. A. et al: Food hypersensitivity and atopic dermatitis: evaluation of 113 patients. J Pediat ***107***, 669–675 (1985) und Br Med J ***312***, 1050–1051 (1996)

[39] SAMPSON H. A.: Food allergy and the role of immunotherapy. J All Clin Immunol ***90***, 151–152 (1992)

[40] SQUILLACE B. A. et al: Fatal food-induced anaphylaxis. J All Clin Immunol ***81***, 239 (1988)(Absr.)

[41] TAIEB A. et al: The prevalence of food allergy in children with atopic dermatitis. In: RING J. et al (Eds): New trends in allergy III. Springer, Berlin, Heidelberg, New York, (1991), 259–264

[42] TAYLOR S. L. et al: Peanut oil is not allergenic to peanut-sensitive individuals. J All Clin Immunol ***68***, 372 (1981)

[43] THIEL C.: Allergenkarenz bei nutritiver Allergie. In: FUCHS E. et al. (Hrsg): Manuale allergologicum. Dustri, München-Deisenhofen, VII, 1–27 (1988)

[44] THIEL C.: Nahrungsmittelallergien bei Pollenallergikern. Allergologie ***11***, 397–410 (1988)

[45] UHLMANN L. et al: Identification and characterization of peanut allergens by immunoblotting using monoclonal antibodies. J All Clin Immunol ***89***, Suppl, 298 (1992) (Abstr.)

[46] WEEKS R.: Peanut oil in medications. Lancet ***348***, 760–761 (1996)

[47] WILSON G. et al: Life-threatening peanut intolerance in a patient with documented soy intolerance. J All Clin Immunol ***89***, Suppl, 297 (1992 (Abstr.)

[48] WÜTHRICH B.: Zur Nahrungsmittelallergie. Häufigkeit der Symptome und der allergieauslösenden Nahrungsmittel bei 402 Patienten – Kuhmilchallergie – Nahrungsmittel und Neurodermitis atopica. Allergologie ***16***, 280–287 (1993)

Arrhenatherum elatius (L.) P. Beuv. ex J.S. et K.B. Presl.

Glatthafer, Wiesenhafer, Hoher Glatthafer (Engl.: False oat)

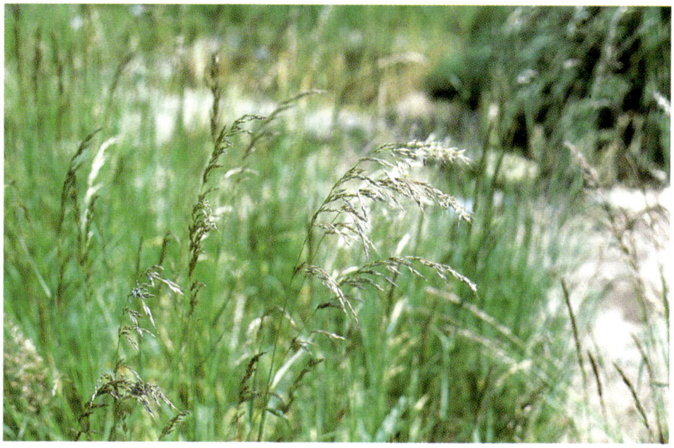

Abb. 23: Arrhenatherum elatius

Botanische Information

Familie: Gramineae

Herkunft und Verbreitung: Der Glatthafer ist in Europa, Nordafrika, auf den Kanarischen Inseln und in Westasien heimisch; in Nordamerika kommt er eingebürgert vor.

Verwendung: Der Glatthafer dient als ertragreiches und wertvolles Futtergras.

Blütezeit: Juni – Juli (Nachblüte bis September)

Allergologische Information

Antigencharakterisierung: Das Antigen ist nicht bekannt.

Sensibilisierungspotenz: Mittelstark
Siehe S. 375.

Häufigkeit: Sehr häufig
Bei Pricktestungen von 338 Gräserpollenallergikern reagierten 49 positiv auf *Arrhenatherum elatius* [1].

Testung: Siehe S. 354.

Antigengemeinschaften: Siehe S. 336.

Bemerkungen: Siehe S. 375.

Literatur:

[1] MILNER F. H. et al: Specific sensitivity to individual grass pollens in some hay fever patients. Clin Allergy *2*, 83–89 (1972)

Artemisia vulgaris L.

Gemeiner Beifuß, Gewöhnlicher Beifuß, Pfefferkraut, Gewürz-Beifuß, Fliegenkraut (Engl. Mugwort)

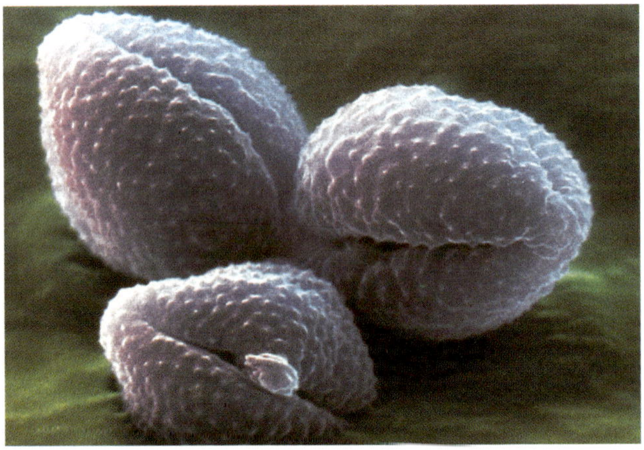

Abb. 24: Beifußpollen Artemisia vulgaris (Darstellung der Pflanze s. S. 79)

Botanische Information

Familie: Compositae

Herkunft und Verbreitung: Der Beifuß ist in Europa, Algerien und Asien heimisch; im östlichen Nord- und Südamerika ist er eingebürgert. Er wächst wild an Wegrändern und auf Schuttplätzen. Er wird in West- und Mitteleuropa sowie in Brasilien kultiviert.

Verwendung: Wegen seines Gehaltes an ätherischen Ölen dient der Beifuß als Gewürz- und Heilpflanze, früher war er offizinell (*Herba Artemisae*). Heute wird er nur noch selten in der Volksmedizin und in der Homöopathie verwendet. Wegen der wurmtreibenden Wirkung des im Öl enthaltenen Cineols wurde er als Anthelminthikum eingesetzt; Bitterstoffe begründeten seine Verwendung als Amarum. Beifußextrakte sind auch in einigen Magenbittern zu finden. In Japan dienen die Blätter als Gemüse, das Kraut als Tabakersatz. Am häufigsten wird der Beifuß jedoch als Küchengewürz zu Fleisch und Fisch eingesetzt.

Blütezeit: Juli – September

Allergologische Information

Antigencharakterisierung: Sieben Allergene mit einer molaren Masse von 20–70 kD sind bereits bekannt. NILSEN gelang die Isolierung eines thermostabilen Glykoproteins (Ag 7) [18], das wahrscheinlich mit dem gemäß WHO-Nomenklatur als Art v III bezeichneten Haupt-Allergens (M 30–35 kD) identisch ist. Unter Verwendung von monoklonalen Antikörpern entwickelten DUFFORT et al. einen RIA zur Qualifizierung von Art v III [6]. Als weiteres Haupt-Allergen gilt ein 28 kD Protein, das mit einem monoklonalen Antikörper näher charakterisiert wurde [1]. Die Beifußpollen-Proteine besitzen vermutlich ein gemeinsames Epitop.

Sensibilisierungspotenz: Mittelstark
Beifuß löst in vielen Fällen eine Allergie aus, obwohl die Pollen bei weitem nicht in der Menge im Aeroplankton vorhanden sind wie z.B. die Gräserpollen. Dies könnte als mögli-

Artemisia vulgaris

ches Indiz für die Aggressivität der Beifußpollenallergene gelten. Der mittlere Sensibilisierungsindex liegt bei 23 % [14]. Der Schwellenwert, d.h. die Pollenkonzentration, die zur Auslösung klinischer Symptomen führt, beträgt bei Beifuß nur 13 Pollen/m^3. Auch dies ein Hinweis für die mittelstarke allergene Potenz der Pollen [10]. VIRCHOW fand im Hauttest auch auf hohe Verdünnungen deutlich positive Reaktionen [26]. Gelegentlich erreichen Beifußpollenallergiker die Klasse 4 im RAST [20, 26, 28].

Häufigkeit: Häufig
Artemisia vulgaris gehört zu den anemophilen (windbestäubenden) Kompositen, die häufiger zu einer Sensibilisierung führen als die entomophilen (insektenbestäubenden) Korbblütler, deren Pollen nur selten, z.B. bei sehr starker direkter Exposition, gefährden. Die Beifußpollenallergie ist die in Mitteleuropa am häufigsten vorkommende Soforttypallergie auf Kräuterpollen [14]. Im Vergleich mit Gräser- und Baumpollen ist Beifuß das drittwichtigste Pollinosis-auslösende Allergen. Die Angaben zur Prävalenz der Beifuß-Pollinosis variieren. So besteht bei 10 bis 11 % der untersuchten Pollinotiker eine nachgewiesene klinische aktuelle Sensibilisierung gegenüber Beifußpollen [3,5]. Der Nachweis einer latenten Sensibilisierung im Hauttest, RAST oder mit einer anderen Methode ist bei 21–26 % der Pollinotiker zu führen [1, 6, 14, 16]. Neben einer Pollinosis (mit und ohne Beteiligung des unteren Respirationstraktes) können Beifußpollen auch eine Kontakturtikaria hervorrufen, z.B. durch Beifußpollen-haltigen Honig [17].

Testung: Siehe Anmerkungen (S.354).
Verschiedene Autoren stellen eine gute Übereinstimmung zwischen RAST, CAP und Hauttest fest [16, 26]. Ein solches Ergebnis läßt mit großer Wahrscheinlichkeit auf eine klinisch aktuelle Beifuß-Sensibilisierung schließen.

Antigengemeinschaften: FERNANDEZ sowie EBNER et al. stellten mittels Westernblot und RAST-Inhibition bei den Pollen von Beifuß, Gänseblümchen, Sonnenblume, Birke und Traubenkraut gemeinsame Antigene (M 20–40 kD) dar [8,9]. DUCHAINE wies Kreuzreakionen zwischen *Artemisia vulgaris* und der nur in Amerika vorkommenden Art *Artemisia tridentata* (Engl.: sagebrush) nach. Europäer können im Provokationstest auch auf außereuropäische Pflanzen reagieren [5, 22]. Identische RAST-Resultate für Beifuß und Wermut (*Artemisia absinthium*) lassen ebenfalls auf eine Antigenverwandtschaft schließen [20, 26]. Hinweise für mögliche Antigengemeinschaften zwischen Beifuß und Löwenzahn geben HELBLING et al., deren Patienten mit einer Sensibilisierung gegenüber Löwenzahnpollen – erworben durch Genuß von Löwenzahlpollen-haltigem Honig – gleichzeitig eine Beifußpollenallergie aufwiesen [11, 12]. Weitere Hinweise auf Antigengemeinschaften zu Sonnenblumenöl und Holzstaub vom Pfaffenhütchen liegen von KANNY et al. und HEROLD et al. vor [13, 15]. THIEL et al. halten Beifußpollen für das „Leitallergen" bei einer nutritiven Allergie gegenüber Gewürzen und Gemüsen aus der Familie der Umbelliferae wie Anis, Curry, Dill, Fenchel, Karotte, Koreander, Kümmel, Liebstöckel und Sellerie [20]. DÉCHAMP et al., DIETSCHI und WÜTHRICH sowie VIETHS et al. bestätigten diese Korrelation [3, 4, 25]. Sie ist unter dem Begriff *„Sellerie-Karotten-Beifuß-Gewürz-Syndrom"* bekannt. Beifußpollenallergiker weisen auch Sensibilisierungen gegenüber Vertretern der Familien Piperaceae (Pfeffergewächse) und Solanaceae (Nachtschattengewächse) (u.a. Paprika, Tomate) auf. Bei einer Beifuß-/Sellerie-Kosensibilisierung kann die Gewürzallergie zusätzlich die Zingiberaceae Ingwer und Kardamom betreffen. Die Erforschung der immunologischen Grundlagen dieser Kreuzreaktionen ist derzeit Gegenstand zahlreicher wissenschaftlicher Untersuchungen. THIEL und FUCHS vermuten ein gemeinsames Bindeglied in den ätherischen Öle vieler Gewürzpflanzen [15]. Diese Hypothese läßt sich bisher nicht bestätigen.
DÉCHAMP wies immunologische Antigengemeinschaften mittels RAST-Inhibition zwischen Sellerie und Beifußpollen nach [3]. TORENENBERGEN ermittelte gemeinsame IgE-bindende Strukturen zwischen Beifußpollen, Sellerie, Curry, Koriander, Anis und Dill [21]. WÜTHRICH et al. verweisen auf die Beifuß-Sellerie-Assoziation durch thermostabile Epitope, die

Artemisia vulgaris

sich in der gekochten Sellerieknolle und im Staudensellerie finden [29]. Verschiedene Autoren gelang die Darstellung eines Profilins (M 15 kD), das in Beifußpollen und Sellerie gemeinsam vorkommt [23, 26].

Bemerkungen: Die Indikation zu einer spezifischen Hyposensibilisierungsbehandlung ist gegeben, wenn eine klinisch aktuelle Sensibilisierung gegenüber Beifußpollen vorliegt und trotz optimaler symptomatischer Therapie eine anhaltend ausgeprägte Symptomatik besteht [19]. Gegebenenfalls muß vorher eine Bestätigung durch eine nasale oder bronchiale Provokationstestung erfolgen.

Literatur:

[1] BANFI G. et al: Multicentre evaluation of capture Assay Radim Liquid Allergen for specific IgE antibodies. Eur J Clin Chem Clin Biochem *33*, 755–759 (1995)

[2] BOHLE B. et al: Characterization of mugwort pollen allergens by a monoclonal antibody (MUP-1). Allergy *47*, Suppl, 93 (1992) (Abstr.)

[3] DÉCHAMP C. et al: Choc anaphylactique au céleri et sensibilisation à l'ambroise et à l'armoise. Allergie croisée ou allergie concomitante? Presse Méd *13*, 871–874 (1984)

[4] DIETSCHI R. et al: Zum sogenannten „Sellerie-Karotten-Beifuß-Gewürz-Syndrom". RAST-Resultate mit neuen Gewürzdiscs. Z Hautkr *62*, 524–531 (1987)

[5] DUCHAINE J. et al: L'allergie respiratoire au pollen des Composées en Europe, étduiée par les épreuves de provocation. Int Arch Allergy Appl Immunol *18*, 121–130 (1961)

[6] DÜNGEMANN H.: Karenz-Expositionsprophylaxe. Atemwegs Lungenkrankh *4*, 7–14 (1978)

[7] DUFFORT O. et al: Monoclonal antibodies to Art v III, a relevant allergen of *Artemisia vulgaris* pollen. Allergy *47*, Suppl, 86 (1992) (Abstr.)

[8] EBNER C. et al: Characterization of cross reacting allergens in birch and mugwort pollens and plant-derived food stuff. Allergolgie *18*, 391 (1995)

[9] FERNÁNDEZ C. et al: Analysis of cross reactivity between sunflower pollen and other pollens of the Compositae family. J All Clin Immunol *92*, 660–667 (1993)

[10] FLOTO C. et al: Prävention von Pollenallergie. Polleninformationsdienststysteme in Europa. Fischer-Verlag, Stuttgart, Jena, New York (1994)

[11] HELBLING A. et al: Ein ungewöhnlicher Fall von Honigallergie. Allergologie *7*, 252–255 (1987)

[12] HELBLING A. et al: Allergy to honey: relation to pollen and honey bee allergy. Allergy *47*, 41–49 (1992)

[13] HEROLD D. A. et al: Occupational wooddust sensitivity from *Euonymus europaeus* (spindle tree) and investigation of cross reactivity between *Euonymus europaeus* wood and *Artemisia vulgaris* pollen (mugwort). Allergy *46*, 186–190 (1991)

[14] HORAK F. et al: Die Erreger des Heufiebers. Urban & Schwarzenberg, München, Wien, Baltimore (1979)

[15] KANNY G. et al: Food allergy to sunflower oil in a patient sensitized to mugwort pollen. Allergy *49*, 561–564 (1994)

[16] KLEINHANS D.: Allergenspezifisches IgE im Serum (RAST), Hauttests und konjunktivale Provokationstests mit häufigen Pollen-Allergenen bei Pollinose-Patienten. Z Hautkr *51*, 609–616 (1976)

[17] LOMBARDI P. et al: Contact urticaria from fish, honey and peach skin. Cont Derm *9*, 422–423 (1983)

[18] NILSEN B. M. et al: Allergens in pollen from mugwort (*Artemisia vulgaris*) II. Int Arch Allergy Appl Immunol *80*,113–121 (1986)

[19] OLSEN O. T. et al: A double-bind, randomized study investigating the efficacy and specifity of immunotherapy with *Artemisia vulgaris*, *Phleum pratense* and *Betula verrucosa*. Allergol Immunopathol (Madrid) *23*, 73–78 (1995)

[20] THIEL C. et al: Über korrelative Beziehungen bei Kräuterpollen- und Gewürzallergenen. In: RAST 3, Berichtsband, Grosse, Berlin, (1982), 178–185

[21] VAN TOORENENBERGEN A. W. et al: IgEbinding antigens in spices that cross react

with mugwort pollen. Proc ICACI *9*, 309 (1988)

[22] TREUDLER R. et al: Assoziation von Ragweed-Allergie und Beifuß-Sensibilisierung bei Berliner Heuschnupfenpatienten. Allergo J *4*, 267–271 (1995)

[23] VALENTA R. et al: Ein niedermolekulares Allergen der Birke (*Betula verrucosa*) ist hochhomolog zu einem ubiquitären Zytoskelettprotein. Allergologie ***13***, 11–18 (1976)

[24] VALIER P. et al: A study of allergens in celery with cross sensitivity to mugwort and birch pollens. Clin Allergy ***18***, 491–500 (1988)

[25] VIETHS S. et al: Immunoblot study of IgE binding allergens in celery roots. Ann All Asthma Immunol *75*, 48–55 (1995)

[26] VIRCHOW C. et al: Vergleich zwischen RAST und in-vivo-Tests in der Diagnostik von Kompositen-Sensibilisierung. Prax Pneumol *30*, 11–18 (1976)

[27] VOORHORST R.: Misleading positive skin test with extracts from English plantain pollen (*Plantago lanceolata*). Acta Allergol *20*,70–76 (1965)

[28] WÜTHRICH B. et al: Nahrungsallergie: das „Sellerie-Karotten-Beifuß-Gewürz-Syndrom“. Dtsch Med Wschr ***109***, 981–987 (1984)

[29] WÜTHRICH B. et al: RAST-spezifisches IgE auf Gewürz bei Sensibilisierung gegen Birken-, Beifußpollen und Sellerie. Allergologie ***15***, 380–383 (1992)

Betula pendula Roth (= Betula verrucosa Ehrh.; Betula alba L. sensu Coste)

Warzenbirke, Weißbirke, Hängebirke, Sandbirke (Engl.: Silver birch)

Botanische Information

Familie: Betulaceae

Herkunft und Verbreitung: Die Weißbirke ist in Europa, Sibirien, Kleinasien, Kaukasus, Nordiran und Nordafrika weit verbreitet. Als häufigste Birkenart in Europa wird sie auch in Parkanlagen und Gärten angepflanzt. Sie ist anspruchslos gegenüber klimatischen Härten. Seltenere Birkenarten sind die in Mooren wachsende Moorbirke (*B. pubescens*), die in Flachmooren vorkommende Strauchbirke (*B. humilis*) und die in Skandinavien weit verbreitete Zwergbirke (*B. nana*).

Verwendung: Birken sind vielfach genutzte Laubbäume. Das Holz wird in der Möbeltischlerei und Furnierindustrie verwendet. Blätter, Rinde und Saft besitzen Inhaltstoffe mit diuretischer und antihypertensiver Wirkung (Saponine, ätherische Öle, Gerbstoffe, Harze und Phytonzide). Birkenblätter sind offizinell (Fol. Betulae). Sie werden in Blasen- und Nierentee-Zubereitungen sowie in der Volksmedizin und Homöopathie eingesetzt.

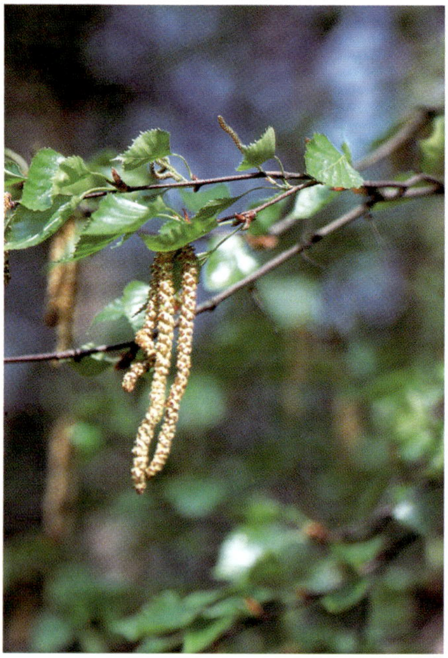

Abb. 25: Betula pendula

Blütezeit: März – Mai

Allergologische Information

Antigencharakterisierung: Mittels Immunodiffusion wies Belin bereits 1972 in Birkenpollen zehn antigene Komponenten nach. Zwei davon zeichneten sich besonders durch ihre Resistenz gegenüber Hitze und extremen pH-Werten, schnelle Extrahierbarkeit und starke Allergenität aus [4]. Demgegenüber werden die Allergene im Blatt und Saft der Birke durch Lagerung schnell zerstört [43]. Vik et al. isolierten ein Glykoprotein mit einem niedrigen M von 10 kD aus den Birkenpollen [59]. Andere Arbeitsgruppen fanden eine etwas höhere molare Masse. Die Isolierung und immunchemische Charakterisierung des als Haupt-Allergen erkannten Antigens 23 (M 17 kD, pl 5,25) wurde von Ipsen et al. durchgeführt [35]. Ag 23 wird nach der WHO-Nomenklatur heute als Bet v I bezeichnet (Abb. 25a)*. Es besitzt mehrere Isoallergene (M 18–20 kD, pl 4,2–5,9) [36, 40]. Breiteneder hält Bet v I für ein „Streßprotein", das bei Umweltbelastungen verstärkt exprimiert wird [8]. Als zweites

* GAJHEDE M et al: Nat Struct Biol 3, 1040–1045 (1996)

Betula pendula

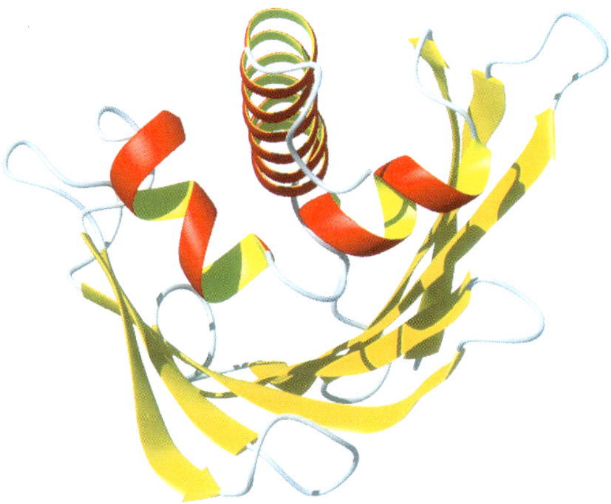

*Abb. 25a: Dreidimensionale Struktur des Bet v I**

Haupt-Allergen wurde Bet v II (M 14 kD) charakterisiert. Es besteht eine Homologie zum Profilin [56]. Weitere Neben-Allergene sind Ag 25 (M 25 kD, pI 5,0) und Ag 29 (M 29 kD, pI 6,2).

Sensibilisierungspotenz: Stark
Unter den Baumpollen stellen Birkenpollen das bedeutendste und aggressivste Allergen dar [33]. Für die Sensibilisierungspotenz gelten die gleichen Anmerkungen, die bereits für Gräser gemacht wurden. Der Sensibilisierungsindex liegt mit 21 % im mittleren Bereich [33]. Der Schwellenwert (Pollenkonzentration, die zur Auslösung allergischer Symptome führt) beträgt 76 Pollen/m^3 und liegt ebenfalls im mittleren Bereich [20].

Häufigkeit: Sehr häufig
19–25 % der Pollinotiker in Mitteleuropa sind gegenüber Birkenpollen sensibilisiert [33, 39, 42]; in nordischen Ländern liegt die Sensibilisierungsfrequenz noch wesentlich höher. Untersuchungen im Provokationstest mit Birkenpollen ergaben bei über 90 % der Baumpollenallergiker ein positives Resultat [14]. Die Testung mit Birkenpollen wurde daher als „Screening" für die Frühblüherpollinosis vorgeschlagen. Birkenpollenallergiker reagieren besonders häufig auf Nahrungsmittel [18]. Diese „Birkenpollen-assoziierte Nahrungsmittelallergie" liegt zwischen 30–70 % [17, 18, 25, 42, 49]. Am häufigsten besteht eine Sensibilisierung gegenüber Stein- und Kernobst (insbesondere Apfel), Nüssen (v.a. Haselnuß) und rohem Gemüse (v.a. Karotten). Klinische manifestiert sich die pollenassoziierte Nahrungsmittelallergie als „orales Allergiesyndrom" (siehe S. 349, 350). Die Inzidenz einer assoziierten Nahrungsmittelallergie korreliert vielfach mit dem Grad der Sensibilisierung gegenüber Birkenpollen [18, 21, 24]. Hierfür ist weniger das spezifische IgE als vielmehr die Reaktivität gegenüber Obstallergenen ausschlaggebend [38].
Selten kommt es bei Birkenpollenallergikern auch zum Auftreten einer Kontakturtikaria durch Birkenzweige. Lahti und Hannuksela berichten über zwei Fälle [43]. Reunala et al. machen Typ IV-Reaktionen gegenüber Birkenpollen bei Patienten mit atopischem Ekzem für eine Verschlechterung des atopischen Ekzems während der Pollensaison verantwortlich [48]. Hieraus ergeben sich möglicherweise Hinweise auf die Bedeutung von Pollen in der Pathogenese des atopischen Ekzems.

Testung: Zwischen Hauttest und RAST zeigt sich eine Übereinstimmung bis zu 85 % [39].

*) Mit freundlicher Genehmigung des Verlages NATURE America Inc., New York

Betula pendula

In der Grundlagenforschung werden bereits rekombinantes Birkenpollenallergen Bet v I sowie Birkenpollen-Profilin für die Pricktestung mit Erfolg eingesetzt [57]. Dieses Testmaterial steht für die Routinediagnostik demnächst zur Verfügung. Auch mit anderen Systemen (z.B. capture assey radim liquid allergen) erzielt man sehr gute Resultate [3].
Zur Prüfung der klinischen Relevanz erweist sich in Einzelfällen die nasale bzw. bronchiale Provokation als indiziert. Einige Autoren fordern, jede positive Hauttestreaktion auf Baumpollenallergene vor einer geplanten spezifischen Hyposensibilisierung mittels nasaler Provokation zu überprüfen [50]. Bei Birkenpollen war in 60 % der Fälle eine klinisch relevante Sensibilisierung nachweisbar [50]. Im Scratch-Chamber-Test mit Birkensaft und -blättern zeigten 11 % bzw. 39 % der Birkenpollenallergiker positive Reaktionen; die Kontrollen waren negativ [43].

Antigengemeinschaften: Aufgrund der engen botanischen Verwandtschaft sind gemeinsame Antigene zwischen Birkenpollen und den Pollen der anderen Betulaceae Erle, Hasel und Hainbuche zu finden. Auch zu Buche, Eßkastanie und Eiche aus der Ordnung Fagales besteht eine enge botanische Korrelation. Die häufigen Kosensibilisierungen gegenüber Pollen der frühblühenden Bäume stellen das klinische Korrelat dieser engen Beziehung dar [16, 50, 60]. Mittels Immunodiffusion wies Belin Kreuzreaktivitäten zwischen Birkenpollen sowie Erle-, Pappel-, Haselpollen und Haselnuß bereits 1972 nach [4]. Neuere Untersuchungen (z.B. CRIE und RAST-Hemmtest) bestätigten diese Antigengemeinschaften [45, 49, 60]. Die Haupt-Allergene von Birke, Erle, Hainbuche und Eiche stimmen hinsichtlich ihrer physikochemischen Eigenschaften (M 17–20 kD, pI 4–6, Aminosäurezusammensetzung und N-terminalen Aminosäuresequenz) gut überein [31, 35, 55]. Die N-terminale Aminosäuresequenz der Haupt-Allergene von Bet v I, Aln g I und Car b I zeigte zu 79–86 % Homologie. Lediglich zwischen Que a I und den o.g. Haupt-Allergenen besteht nur eine 50–56 %ige Sequenzidentität. Breiteneder et al. fanden eine 80 %ige Homologie zwischen den Aminosäuresequenzen der Haupt-Allergene von Birken- und Haselpollen (Bet v I bzw. Cor a I) [8]. Valenta et al. demonstrierten die Homologie der Haupt-Allergene von Birke, Erle, Hasel und Hainbuche auf DNA-Ebene [55]. Pollen von Birke und Eßkastanie besitzen gemeinsame Epitope [31]. Weitere Antigengemeinschaften bestehen zu Ulme, Pappel, Esche, Ahorn und Rotbuche [4, 33, 45].
Es liegen zahlreiche Hinweise über eine häufige klinische Assoziation der Soforttypallergie gegenüber Pollen der Birke, Erle, Hasel und Hainbuche mit einer Sensibilisierung durch Apfel [1, 6, 11, 12, 13, 16, 17, 21, 25, 29, 31, 41, 44, 46, 49, 58, 61] vor. Früher vermutete man gemeinsam vorkommende Lektine in Frühblüherpollen und Apfel als Grundlage dieser immunologischen „Kreuzreaktivität" [2, 18, 42]. Diese Theorie hatte jedoch wenig Bestand: mittels RAST-Inhibition konnten inzwischen zahlreiche Autoren Antigengemeinschaften zwischen den Allergenen von Apfel und Birkenpollen nachweisen [6, 9, 27, 28, 44], nicht nur in der Frucht, sondern auch in den Apfelpollen [5]. Gemeinsamer Bestandteil ist ein 17 kD Protein mit dem Epitop BIP 1 [14, 34]. Neben der Apfelallergie besteht bei vielen Birkenpollenallergikern eine Sensibilisierung gegenüber Haselnuß, Mandel, Walnuß und Paranuß, wobei die Haselnuß, vermutlich aufgrund der engen botanischen Verwandtschaft, das häufigste Nußallergen darstellt [19, 21, 25, 41, 49]. Zusätzlich zum Apfel findet man eine in-vitro nachweisbare Antigengemeinschaft zu Pfirsich, Kirsche, Birne und Aprikose [19, 46, 62]. Über eine Birkenpollen-assoziierte Nahrungsmittelallergie gegenüber rohem Gemüse aus der Familie der Umbelliferae (Sellerie und Karotte) wird ebenfalls berichtet [10, 15, 17, 27, 28, 29, 54, 62, 64]. Halmepuro et al. wiesen immunologisch für ein Birkenpollen-Nebenallergen und das Sellerieantigen gemeinsame Epitope nach [27]. Hinweise auf Antigengemeinschaften zeigt auch der RAST-Inhibitionstest [9, 41, 42]. Vermutlich spielen bei der Birkenpollen-assoziierten Sellerieallergie vor allem thermolabile Allergene eine Rolle, die zu den Profilinen gehören [63].
Sensibilisierungen auf Solanaceae (Kartoffel, Tomate) sind bei Birkenpollenallergikern eben-

Betula pendula

falls bekannt [13, 17, 18, 29, 41, 47]. Klinisch beobachtet man eine Rhinokonjunktivitis beim Schälen roher Kartoffeln. Diese Antigengemeinschaft zwischen Birkenpollen und Kartoffel ist auch immunologisch nachweisbar [9]. Seltener sind klinische Assoziationen zu Kiwi, Banane, Hopfen, Feige, Advocado und Steckrübe dokumentiert [18, 22, 23, 24, 37, 41]. Zwischen Birkenpollen und Kiwi, Banane bzw. Hopfenpollen bestehen immunologische Antigengemeinschaften [22, 23, 37]. Zur Kosensibilisierung zwischen Birkenpollen und Gewürzen existieren dagegen widersprüchliche Angaben. Während Thiel die Birkenpollen-assoziierte Sensibilisierung gegenüber Anis, Curry, Kamille und Pfefferminz dokumentierte, fand Wüthrich bei monovalenten Birkenpollenallergikern keine Gewürzsensibilisierungen [53, 64].

Bemerkungen: Von einige Autoren werden die Birkenpollenallergene als die primären Sensibilisatoren bei der Allergie gegenüber frühblühenden Bäumen angesehen. Man diskutiert, ob der Einsatz von Extrakten, die das Haupt-Allergen Bet v I enthalten, eine neue Möglichkeit in der Diagnostik und Therapie der Baumpollen-Sensibilisierung darstellen könnte [34, 55]. Grote et al. [26] fanden hohe Konzentrationen antigener Proteine im Zytoplasma des Birkenpollens, geringere Mengen in der Exine, im Bereich der Poren und Spuren in der Intine. Pollenfragmente, die durch Quetschung oder Einwirkung von Schadstoffen (Schmutz, Abgaspartikel) entstehen, können in Alveolarregionen vordringen, die von intakten Pollen nicht erreicht werden [52]. Hjelmroos et al. fanden sogar Unterschiede in der allergenen Wirkung, wenn sie einzelne Baum-"Individuen" untersuchten [52]. Nach Björksten et al. ist das das Risiko einer Pollensensibilisierung durch Exposition mit Birkenpollen in den ersten sechs Lebensmonaten statistisch signifikant erhöht [7]. Besonders die in den Monaten Februar bis April geborenen Kinder gelten als gefährdet. Andere Untersucher konnten diese signifikanten Unterschiede der Abhängigkeit des Sensiblisierungsrisikos vom Geburtsmonat bisher nicht bestätigen [57].

Literatur:

[1] Aalberse R. C.: Cross reactivity between pollen and vegetable foods due to IgE antibodies to cross reactive carbohydrate determinants. Allergologie *18*, 391 (1995)
[2] Andersen K. E. et al: An investigation of the possible immunological relationship between allergen extracts from birch pollen, hazelnut, potato and apple. Cont Derm *4*,73–79 (1978)
[3] Banfi G. et al: Multicentre evaluation of capture Assay Radim Liquid Allergen for measurement of specific IgE antibodies. Eur J Clin Chem Clin Biochem *33*, 755–759 (1995)
[4] Belin L.: Immunological analyses of birch pollen antigens, with special reference to the allergic components. Int Arch Allergy Apll Immunol *42*, 300–322 (1972)
[5] Berrens L. et al: Cross reactivity among the pollen proteins of birch and apple. Allerg Immunol (Leipzig) *36*,147–156 (1990)
[6] Björkstén F. et al: Extraction and properties of apple allergens. Allergy *35*, 671–677 (1980)
[7] Björkstén F. et al: Neonatal birch pollen contact and subsequent allergy to birch pollen. Clin Allergy *10*, 585–591 (1980)
[8] Breiteneder H. et al: Umwelt und Allergenexpression. Internist *32*, 602–605 (1991)
[9] Calkhoven P. G. et al: Cross reactivity among birch pollen, vegetables and fruits as detected by IgE antibodies is due to at least three distinct cross reactive structures. Allergy *42*, 382–390 (1987)
[10] Dietschi R. et al: Zum sogenannten „Sellerie-Karotten-Beifuß-Gewürz-Syndrom". RAST-Resultate mit neuen Gewürzdiscs. Z Hautkr *62*, 524–531 (1987)
[11] Döring H. F. et al: Hauttestergebnisse mit Obstblütenpollenextrakten bei Frühblüher-Pollinotikern. Z Hautkr *62*, 189–195 (1987)
[12] Dreborg S.: Food allergy in pollen sensitive patients. Ann Allergy *61*, 41 (1988)
[13] Dreborg S. et al: Allergy to apple, carrot and potato in children with birch pollen allergy. Allergy *38*, 167–172 (1983)

Betula pendula

[14] EBNER C. et al: Common epitopes of birch pollen and apples. Studies by western and northern blot. J All Clin Immunol *88,*: 588–594 (1991)

[15] EBNER C. et al: Characterization of cross reacting allergens in birch and mugwort pollens and plant – derived food stuff. Allergologie *18*, 391 (1995) (Abstr.)

[16] ERIKSSON N. E.: Food hypersensitivity reported by patients with astma and hay fever. Allergy *33*, 189–196 (1978)

[17] ERIKSSON N. E.: Allergy to pollen from different decidous trees in Sweden. Allergy *33*, 299–309 (1978)

[18] ERIKSSON N. E.: Food hypersensitivity in patients with pollen allergy. Allergy *37*, 437–443 (1982)

[19] ERIKSSON N. E.: Clustering of foodstuffs in food hypersensitivity. An inquiry study in pollen allergic patients. Allergol Immunopathol (Madrid) *12*, 28–32 (1984)

[20] FLOTO C. et al: Prävention von Pollenallergien. Polleninformationsdienstsysteme in Europa. Fischer, Stuttgart, Jena, New York (1994)

[21] FOGLÉ-HANSSON M. et al: The significance of hypersensitivity to nuts in patients with birch pollen allergy. Allergy *48*, 282–284 (1993)

[22] FROSCH P. J. et al: Anaphylaktische Reaktionen auf Bananen. Allergologie *10*, 152–154 (1987)

[23] GALL H. et al: Kreuzallergie zwischen Kiwi, Thiolproteinasen, Pollen und Nahrungsmitteln. Allergologie *13*, 447–451 (1990)

[24] GALL H. et al: Kiwi: ein neues Birkenpollen-assoziiertes Nahrungsmittel. Derm Mschr *179*, 99–104 (1993)

[25] GLÜCK U.: Pollinosis und orales Allergiesyndrom (OAS). HNO *38*, 188–190 (1990)

[26] GROTE M. et al: Immuno-electromicroscopic identification and localization of the antigenic proteins of tree pollen grains. Allergy *43*, 603–613 (1988)

[27] HALMEPURO L. et al: Immunological investigation of possible structural similarities between pollen antigens and antigens in apple, carrot and celery tuber. Allergy *40*, 264–272 (1985)

[28] HALMEPURO L. et al: Cross reactivity of IgE antibodies with allergens in birch pollen, fruits and vegetables. Int Arch Allergy Appl Immunol *74*,235–240 (1984)

[29] HANNUKSELA M .et al: Immediate reactions to fruits and vegetables. Cont Derm *3*,79–84 (1977)

[30] HIRSCHWEHR R. et al: Identification of common allergenic structures in hazel pollen and hazelnuts: A possible explanation for sensitivity to hazelnut in patients allergic to tree pollen. J All Clin Immunol *90*, 927–936 (1992)

[31] HIRSCHWEHR R. et al: Allergens from birch pollen and pollen of the European chestnut share common epitopes. Clin Exp Allergy *23*, 755–761 (1993)

[32] HJELMROOS M. et al: Heterogencity of pollen proteins within individual *Betula pendula*. Int Arch Allergy Immunol *108*, 368–376 (1995)

[33] HORAK F. et al: Die Erreger des Heufiebers. Urban & Schwarzenberg, München, Wien, Baltimore (1979)

[34] IPSEN H. et al: Isolation and immunochemical characterization of the major allergen of birch pollen (*Betula verrucosa*). J All Clin Immunol *72*, 150–160 (1983)

[35] IPSEN H. et al: The NH_2-terminal amino acid sequence of the immunochemically partial identical major allergens of alder (*Alnus glutinosa*) Aln g I, birch (*Betula verrucosa*) Bet v I, hornbeam (*Carpinus betulus*) Car b I and oak (*Quercus alba*) Que a I pollens. Mol Immunol *28*,1279–1288 (1991)

[36] JAROLI E. et al: Monoclonal antibodies against birch pollen allergens: characterization by immunoblotting and use for single-step affinity purification of the major allergen Bet v I. Int Arch Allergy Appl Immunol *90*, 54–90 (1989)

[37] KALVERAM C. M. et al: Hop allergy: cross reactivity to birch pollen. Allergologie *13*, 245 (1990)

[38] KLEINE-TEBBE J. et al: Basophil histamine release in patients with birch pollen hypersensitivity with and without allergic

Betula pendula

symptoms to fruits. Alllergy *47*, 618–623 (1992)

[39] KLEINHANS D.: Allergenspezifisches IgE im Serum (RAST), Hauttests und konjunktive Provokationstests mit häufigen Pollen-Allergenen bei Pollinose-Patienten. Z Hautkr *51*, 609–616 (1976)

[40] KLYSNER S. et al: Various Bet v I isoallergen subsets, visualized by different binding patterns of monoclonal antibodies in 2-D immunoblots of Bet v I pollen extracts. Eur J Allergy Clin Immunol *47*, Suppl, 31 (1992) (Abstr.)

[41] KREMSER M.: Nahrungsmittelallergie – oropharyngeale Reaktionen. Wien Med Wschr *139*,135–139 (1989)

[42] KREMSER M. et al: Zur Häufigkeit der sogenannten „Apfelallergie" („Apfelkontakt-Urtikaria-Syndrom") bei Patienten mit Birkenpollenallergie. Z Hautkr *58*, 543–552 (1983)

[43] LAHTI A. et al: Immediated contact allergy to birch leaves and sap. Cont Derm *6*, 464–465 (1980)

[44] LAHTI A. et al: Allergy to birch pollen and apple, and cross reactivity of the allergens studied with the RAST. Allergy *35*, 297–300 (1980)

[45] LØWENSTEIN H. et al: Hypersensitivity to foods among birch-pollen-allergic patients. Allergy *38*, 577–587 (1983)

[46] ORTOLANI C. et al: The oral allergy syndrome. Ann Allergy *61*, 47–52 (1988)

[47] QUIRCE S. et al: Housewives with raw potato-induced bronchial asthma. Allergy *44*, 532–536 (1989)

[48] REUNALA T. et al: Type IV hypersensitivity reaction in birch-pollen allergic patients with atopic dermatitis. J invest Derm *92*, 506 (1989)

[49] ROESER A. et al: Untersuchungen zur Kreuzreaktivität bei Patienten mit Birkenpollen- und Haselnußallergie. Allergologie *10*,190–193 (1987)

[50] ROSENKRANZ U. et al: Über die Notwendigkeit von Provokationstestungen zum Nachweis aktueller Sensibilisierungen gegen Baumpollen. Allergologie *6*, 378–383 (1983)

[51] SCHÄFER T. et al: Month of birth is not a major determinant of allergic sensitization or atopic disease among Bavarian children. J Allergy Clin Immunol *87*, Suppl, 344 (1991) (Abstr.)

[52] SCHÄPPI G. F. et al: Direct determination of allergens in ambient aerosols: methodological aspects. Int Arch Allergy Immunol *110*, 364–370 (1996)

[53] THIEL C.: Nahrungsmittelallergie bei Pollenallergikern. Allergologie *11*, 397–410 (1988)

[54] THIEL C. et al: Über korrelative Beziehungen bei Kräuterpollen- und Gewürzallergenen. In: RAST 3, Berichtsband, Grosse, Berlin, (1982),178–185

[55] VALENTA R. et al: Homology of the major birch-pollen allergen, Bet v I, with the major pollen allergens of alder, hazel, and hornbeam at the nucleic acid level as determined by cross-hybridization. J All Clin Immunol *87*,677–682 (1991)

[56] VALENTA R. et al: Profilins constitute a novel family of functional plant pan-allergens. J exp Med *175*, 377–385 (1992)

[57] VALENTA R. et al: Recombinant tree and grass pollen allergens for diagnosis and therapy of type I allergy. Allergo J *3*, 90–95 (1994)

[58] VIETHS S. et al: Nahrungsmittelallergie gegen Obst und Gemüse: Eine aktuelle serologische Untersuchung zur Sensibilisierung von Pollenallergikern. Allergologie *15*, 367–379 (1992)

[59] VIK H. et al: Comparative studies on tree pollen allergens III. A purified low monocular weight major allergen from birch pollen (*Betula verrucosa*) isolated by gel permeation chromatography. Int Arch Allergy Appl Immunol *68*, 70–78 (1982)

[60] WAHL R .et al: Immunologische Kreuzreaktionen bei Birken-, Erlen-, Hasel- und Rotbuchenpollen. Allergologie *9*, 59–62 (1986)

[61] WHITE I. R. et al: Contact urticaria to fruit and birch sensitivity. Cont Derm *9*, 164–165 (1983)

[62] WÜTHRICH B.: Birkenpollenallergie in Verbindung mit Unverträglichkeiten gegen

Brassica nigra
verschiedene Obstsorten. Hautarzt ***41***, 583–584 (1990)
[63] WÜTHRICH B. et al: Celery allergy associated with birch and mugwort pollinosis. Allergy ***45***, 566–571 (1990)
[64] WÜTHRICH B. et al: RAST-spezifisches IgE auf Gewürze bei Sensibilisierung gegen Birken-, Beifußpollen und Sellerie. Allergologie ***15***, 380–383 (1992)

Brassica nigra (L.) W. D. J. Koch

Schwarzer Senf, Senfkohl (Engl.: Black mustard, True mustard)

Botanische Information

Familie: Brassicaceae

Herkunft und Verbreitung: Der Senf ist in Süd-, Ost- und Mitteleuropa heimisch und in Nordamerika eingebürgert. Bis vor kurzem wurde er noch in West- und Südeuropa, im Mittelmeerraum, Vorderasien und in verschiedenen Teilen Amerikas kultiviert. Vielfach wird er heute von der für mechanisierte Produktionsmethoden besser geeigneten Art *Brassica juncea* verdrängt.

Verwendung: Das Senföl wird in Speisen und als Brennöl genutzt. Die Samen des Schwarzen und Weißen Senfs stellen eine wichtige Grundlage der Speisesenfherstellung dar. Nur selten dienen sie auch unmittelbar zum Würzen. Sie enthalten das Senfölglykosid *Sinigrin*, das in der Medizin für hautreizende Pflaster verwendet wird.

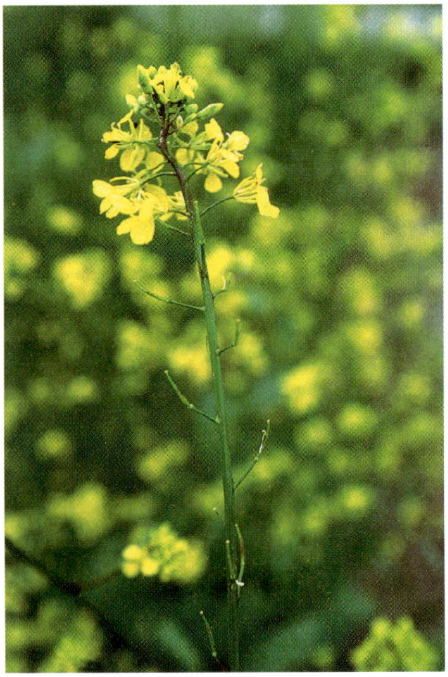

Abb. 26: Brassica nigra

Allergologische Information

Antigencharakterisierung: Die Allergenität ist nicht durch das Allylsenföl bedingt, sondern an die Proteinfraktion gebunden [6]. Nach Reinigung und Charakterisierung fanden DOMINGUEZ et al. das Protein Sa-2 (M 14 kD, pI 10,5), das beständig gegenüber Erhitzung, Säure- und Basenbehandlung, Denaturierung und Proteolyse ist [3].

Sensibilisierungspotenz: Unbekannt, vermutlich mittelstark

Aufgrund der klinischen Beobachtung, daß bereits kleinste Mengen zu schweren anaphylatischen Reaktionen führen, können mögliche Rückschlüsse auf eine relativ starke Potenz dieses Allergens gezogen werden [10, 12]. In mindestens acht Fällen wird über anaphylaktische Reaktionen berichtet [6, 7, 10]. MONREAL dokumentiert zwei Fälle einer anaphylaktischen

Brassica nigra

Reaktion auf Senfsauce [9]. Bei einem Patienten kam es bereits bei der Intrakutantestung zu einem anaphylatischen Schock [10].

Häufigkeit: Selten
Bisher sind nur Einzelfälle beschrieben [6, 8, 10, 12]. Zur Prävalenz liegen wenige Zahlenangaben vor. Bei Atopikern beträgt die Frequenz positiver Hauttestreaktionen 28 % [11]. Bei Patienten mit systemischen Nahrungsmittelreaktionen ist Senf in 1,2 % der Fälle der Auslöser [13]. KAVLI berichtet über drei Fälle einer Kontakturtikaria nach beruflicher Exposition [5].

Testung: Prick- und Intrakutantestungen mit kommerziell erhältlichen Extrakten und Nativmaterial sind möglich. Bei Verdacht einer Kontakturtikaria kann auch ein Scratchtest mit Nativmaterial erfolgen. Der Nachweis spezifischer IgE-Antikörper wird mittels RAST bzw. CAP durchgeführt.

Antigengemeinschaften: Häufig besteht bei Patienten mit einer Senfallergie gleichzeitig eine Sensibilisierung gegenüber anderen Brassicaceae wie Kopf-, Blumen-, China- und Rosenkohl, Brokkoli und Rettich [1, 2, 10].

Bemerkungen: Kreuzblütler enthalten schwefelhaltige Senfölglykoside, aus denen nach hydrolytischer Spaltung die scharf schmeckenden und stechend riechenden Senföle oder Isothiocyanate entstehen. Einige Autoren vermuten im Senföl das verantwortliche Allergen, da beim Reibtest eine deutliche positive Reaktion auftritt [2]. Aufgrund der bekannten hautreizenden Wirkung handelt es sich jedoch in den meisten Fällen um eine rein irritative Reaktion. Senfölglykoside verursachen allergische Spätreaktionen.

Literatur:

[1] BLAISS M. S. et al: Anaphylaxis to cabbage: detection of allergens. Ann Allergy *58*, 248–250 (1987)
[2] BONN C. et al: Nahrungsmittelallergie gegen Brassicaceen. Akt Dermatol *13*, 80–81 (1987)
[3] DOMINGUEZ J. et al: Purification and characterization of an allergen of mustard seed. Ann Allergy *64*, 352–357 (1990)
[4] FISCHER K. et al: Verarbeitungsbedingte Einflüsse auf die Allergenität von Lebensmitteln. Eine Übersicht. Soz Ep-Heft 6, (1993)
[5] KAVLI G. et al: Contact urticaria from mustard in fish-stick production. Cont Derm *17*, 153–155 (1987)
[6] LEANIZBARRUTIA I.: Cutaneous reaction to mustard. Cont Derm *17*, 262–263 (1987)
[7] MALET A. et al: Hypersensitivity to mustard seeds. Allergy *48*, 62–63 (1993)
[8] MEDING B.: Immediate hypersensitivity to mustard and rape. Cont Derm *13*, 121–122 (1985)
[9] MONREAL P. et al: Mustard allergy: two anaphylactic reactions to ingestion of mustard sauce. Ann Allergy *69*, 317–320 (1992)
[10] PANCONESI E. et al: Anaphylactic shock from mustard after ingestion of pizza. Cont Derm *6*, 294–295 (1980)
[11] THIEL C.: Nahrungsmittelallergie bei Pollenallergikern. Allergologie *11*, 397–410 (1988)
[12] WIDSTRÖM J. et al: IgE-mediated anaphylaxis to mustard. Acta Derm-venereol *66*, 70–71 (1986)
[13] WÜTHRICH B.: Zur Nahrungsmittelallergie. Häufigkeit der Symptome und der allergieauslösenden Nahrungsmittel bei 402 Patienten – Kuhmilchallergie – Nahrungsmittel und Neurodermitis atopica. Allergologie *16*, 280–287 (1993)

Brassica oleracea L. var. capitata

Kopfkohl, Weiß- und Rotkohl, Weiß- und Rotkraut (Eng.: Cabbage)

Botanische Information

Familie: Brassicaceae

Herkunft und Verbreitung: Der Anbau des Kopfkohls ist heute, von den alten Anbaugebieten im Mittelmeergebiet, Vorderasien und Europa ausgehend, über die ganze Erde verbreitet. Niederschlagsreiche Gebiete sind für die Kultur besonders geeignet. Westeuropa, die Ostseeländer und das Nichtschwarzerde-Gebiet der GUS sind Hauptanbauzentren. Vorherrschend werden Weißkohlsorten, Rotkohlsorten dagegen nur in Mitteleuropa angebaut.

Verwendung: Weiß- und Rotkohl wird roh zu Salaten, gekocht oder nach Gärung mit Milchsäure zu Sauerkraut verarbeitet. Einige Sorten dienen auch als Viehfutter.

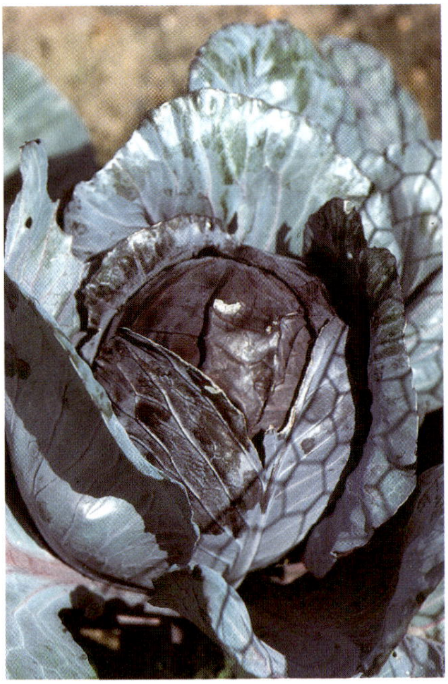

Abb. 27: Brassica oleracea var. capitata

Allergologische Information

Antigencharakterisierung: BLAISS et al. wiesen mittels RAST-Inhibition zwei Proteinfraktionen mit allergener Aktivität (M 45–67 kD, < 45 kD) nach [2].

Sensibilisierungspotenz: Unbekannt, vermutlich schwach
Da keine schweren allergischen Reaktionen beschrieben sind, ist die allergene Potenz als gering einzuschätzen. In Einzelfällen kann eine ausgeprägte Sensibilisierung vorliegen. Hinweisend waren in einem Fall ein stark positiver Pricktest und hoher Titer des spezifischen IgE [2].

Häufigkeit: Sehr selten
Beobachtungen über allergische Reaktionen nach Ingestion liegen vor [2]. Drei Patienten litten unter oralem Pruritus [1, 5]. Über Kontakturtikaria bei einer Patientin mit atopischem Ekzem berichtete CALNAN [4]. BONN und FALKER dokumentieren einen Fall mit Nahrungsmittelallergie auf verschiedene Brassicaceae [3]. Der Pricktest ergab eine positive Reaktion auf Weißkohl.

Testung: Siehe Ausführungen bei *Allium porrum* (S. 385).

Antigengemeinschaften: Siehe *Brassica nigra* (S. 420).

Bemerkungen: Siehe *Brassica nigra* (S. 420).

Literatur:

[1] ANDERSON J. et al: Melon and banana sensitivity coincident with ragweed pollinosis. J All Clin Immunol *45*, 310–319 (1970)

Brassica oleracea

[2] Blaiss M. S. et al. Anaphylaxis to cabbage: detection of allergens. Ann Allergy ***58***, 248–250 (1987)

[3] Bonn C. et al: Nahrungsmittelallergie gegen Brassicaceen. Akt Derm ***13***, 80–81 (1987)

[4] Calkhoven P. G. et al: Cross-reactivity among birch pollen, vegetables and fruit as detected by IgE antibodies is due to at least three distinct cross-reactive structures. Allergy ***42***, 382–390 (1987)

[5] Wüthrich B.: Zur Nahrungsmittelallergie. Häufigkeit der Symptome und der allergieauslösenden Nahrungsmittel bei 402 Patienten – Kuhmilchallergie – Nahrungsmittel und Neurodermitis atopica. Allergologie ***16***, 280–287 (1993)

Carica papaya L.

Papayabaum, Melonenbaum, Mamayabaum, Kressenfeige (Engl.: Common papaw, Melontree, Papaya, Paw-paw)

Botanische Information

Herkunft und Verbreitung: Die Heimat des Papayabaums ist Mittel- bis Südamerika. *Carica papaya* kommt nicht wild vor. Als Ausgangsart wird ein anderes, bis heute nicht bekanntes Taxon vermutet. Der alte Indianername „papaya“ bzw. „apapai“ bedeutet „Baum der Gesundheit“. Die frühen Chronisten des 16. Jahrhunderts priesen die Heilkraft des Milchsaftes bei Verwundungen. Bei Ankunft der Spanier in Peru war die Papayafrucht bereits eine indianische Nutzpflanze. Der Papayabaum wird heute in zahlreichen Sorten in vielen tropischen Ländern (Afrika, Asien) kultiviert und kommt inzwischen auch verwildert vor. Die Einführung auf Hawaii erfolgte wahrscheinlich um 1823.

Verwendung: Das Fruchtfleisch der Papayafrucht wird roh (z.B. in Obstsalat) gegessen oder zu Saft, Konfekt, Marmelade, Paste oder Püree verarbeitet. Es hat einen hohen Gehalt an Vitamin A und C. Der Milchsaft (Latex) der Pflanze enthält sechs Enzyme, von denen Papain und Chymopapain A und B zu den wichtigsten zählen. Sie werden als Fleischweichmacher, zur Klärung von Bier, in der pharmazeutischen Industrie, als Koagulationsmittel für natürlichen Kautschuk und gelegentlich auch in der Kosmetikindustrie (z.B. in Zahnpasta, Kontaktlinsenflüssigkeiten) eingesetzt. Nach Wüthrich [38] und Fränken [12] wird Papain in geringen Mengen im Backgewerbe zur Verbesserung der Dehnbarkeit der Teige und zur Minderung der Teigelastizität

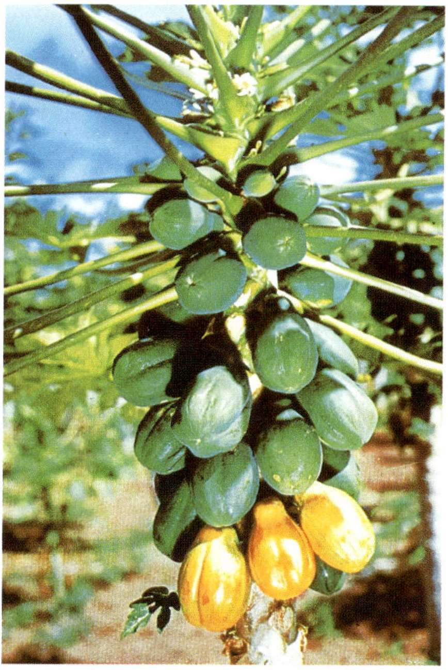

Abb. 28: Carica papaya

verwendet. Darüber hinaus soll Papain allgemein eine Verbesserung der Backeigenschaften bewirken.
In der Medizin dient gereinigtes Papain als Digestivum bei Pepsinmangel, für blutgruppenserologische Enzymtests, zur enzymatischen Fragmentierung von Immunglobulinen, als Anthelminthikum (besonders gegen Bandwürmer) und bei Störungen der Magen- und Darmsekretion. Chymopapain spritzt man zur chemisch-enzymatischen Auflösung des Bandscheibengewebes (Chemonukleolyse) direkt in die Bandscheibe. Infolge der dadurch erzeugten Schrumpfung des knorpeligen Gewebes vermindert sich danach der schmerzhafte Druck wesentlich. Die pharmazeutische Stoffliste verzeichnet mehr als 20 papainhaltige Präparate. Zur fungiziden und anthelminthischen Wirkung siehe auch GIORDANI 1996 und SATRIJA 1995 [16, 32].
Größter Abnehmer für Papayafrüchte sind die USA, gefolgt von Japan. Auch in Europa wird ein steigender Absatz von Papayafrüchten und -saft verzeichnet.
Der Ertrag pro Pflanze kann aus 30–100 Früchten, bei einem Einzelgewicht bis zu 750 g, bestehen. Die Ausbeute an Milchsaft (Papaya-Latex) liegt bei 200–250 kg/ha.

Allergologische Information

Antigencharakterisierung: Papain ist eine Sulfhydrylprotease mit einem Molekulargewicht von 23.000 Dalton, die aus einer Polypeptidkette mit 198 Aminosäuren, drei Disulfidbrücken und einer aktiven Sulfhydrylgruppe besteht [8, 35].

Sensibilisierungspotenz: Stark
Im Pricktest zeigten fünf von sieben Patienten auf eine Konzentration von 0,2 mg/ml stark positive Reaktionen [3]. TARLO verwendete Konzentrationen von 0,1–10 mg/ml und konnte in einem Fall auf die niedrigste Konzentration eine deutlich positive Reaktion beobachten [35]. Als möglicher klinischer Hinweis auf die starke allergene Potenz des Papains ist die Fallbeschreibung einer schweren asthmatischen Reaktion nach bronchialer Provokation mit 0,006 mg Papain zu werten [13]. Die Sensibilisierungsfrequenz, die bei Papain exponierten Arbeitern bis zu 35 % beträgt [4], könnte einen weiteren Hinweis auf die hohe Potenz darstellen.
Tierexperimentell gelang die Sensibilisierung bereits in den dreißiger und vierziger Jahren bei Meerschweinchen und Hunden [5, 9, 17, 36] und wurde unlängst bestätigt [7].

Häufigkeit: Gelegentlich
Die Literatur verzeichnet zwischen 1928 und heute eine größere Zahl von Fallbeschreibungen. Ätiologisch kamen dabei die unterschiedlichsten Expositionsmöglichkeiten zum Tragen, u. a. Herstellung und Abfüllen von Arzneimitteln [5, 11, 26, 37], beruflicher Umgang bei der Produktion und Verwendung von Fleischzartmachern [4, 10, 15, 19, 20, 21, 24, 28], Umgang mit Lebensmitteln und Backwaren [23, 38] sowie Anwendung von Zahnpasta [29].
Eine weitere Sensibilisierungsmöglichkeit stellt die Verwendung von Papain zur Entfernung von Proteinablagerungen in Kontaktlinsenreinigern dar. In den Fallbeschreibungen wird über Pruritus, periorbitales Angioödem, Konjunktivitis und Kontakturtikaria berichtet [6, 19, 31].
Eine berufsbedingte Papain-Sensibilisierung bei einer Kosmetikerin durch eine papainhaltige Creme beobachteten NIINIMÄKI et al. [27].
Nach intradiskaler Injektion von Chymopapain bei der Chemonukleolyse ist bei bis zu 1 % der Patienten mit anaphylaktischen Reaktionen zu rechnen [8]. Schon *vor* der Therapie lassen sich gelegentlich erhöhte IgE-Spiegel auf Chymopapain feststellen [30]. Auch Todesfälle sind bekanntgeworden [1, 8]. Über einen anaphylaktischen Schock berichten ZIMMERLE sowie MOUTON [25, 39].
Zur Häufigkeit einer klinisch relevanten Nahrungsmittelallergie auf Papaya existieren bisher keine verläßlichen Angaben [22]. Die Sensibilisierungsfrequenz für ein Allergikerkollektiv wird von HAVERLY mit 1,2 % angegeben [18]. Im Hauttest liegt diese zwischen 2 % und 6 % [22, 35]. Aussagen zur klinischen Relevanz fehlen.

Testung: Prick- und Intrakutantestlösungen sind noch nicht kommerziell erhältlich. Der

Carica papaya

Nachweis spezifischer IgE-Antikörper erfolgt mittels RAST und CAP. Zur Überprüfung der klinischen Relevanz einer Sensibilisierung ist in Einzelfällen eine nasale bzw. bronchiale Provokation erforderlich. Bei Verdacht einer Nahrungsmittelallergie ist der Pricktest, ggf. die orale Provokation mit der nativen Frucht vorzuziehen. Orale Provokationstestungen mit Papain in Gelatine-Kapseln sind ebenfalls möglich [18]. Zur Verifizierung einer Sensibilisierung durch einen papainhaltigen Kontaktlinsenreiniger ist auch eine Pricktestung mit dem entsprechenden Präparat in Betracht zu ziehen [19].

Antigengemeinschaften: Wie bereits für *Ananas comosus* angeführt (S. 396), bestehen zwischen Papain und Bromelin Antigengemeinschaften: nicht selten liegt bei Patienten mit einer Papain-Allergie auch gleichzeitig eine Sensibilisierung gegenüber Bromelin vor [2]. Eine enge Antigengemeinschaft besteht zwischen den Proteasen Papain und Chymopapain, die seit 1940 bekannt ist [17]. Kleinhans sowie Bernstein berichten über zwei Patienten mit einer Soforttypallergie auf einen enzymhaltigen Kontaktlinsenreiniger, die sowohl auf Papain als auch auf Chymopapain im Pricktest und im RAST positiv reagierten [6]. Gall et al. weisen auf eine Antigengemeinschaft zwischen Papain und Actinidin (Kiwi) hin [14]. Andere Autoren bestätigen diese Ergebnisse. Garmendia stellte bei einem von sechs Patienten mit einer Papain-Sensibilisierung ebenfalls eine klinisch aktuelle Kiwiallergie fest (Prick, RAST)[15].

Bemerkungen: Zur Verhinderung anaphylaktischer Reaktionen bei der Chemonukleolyse bei der Bandscheibenbehandlung wird eine präoperative Überprüfung des spezifischen IgE gegen Chymopapain vorgeschlagen [30].
Die proteolytischen Enzyme der Papayapflanze sind nicht ungefährlich, da schon bei oberflächlicher Reizung des Stammes oder der Blattstiele Spritzer das Auge treffen können, die unheilbare Defekte hervorrufen [4]. Schmidt konnte einen ontogenen Effekt bei Ratten nicht bestätigen [33]. Übersichtsarbeiten liegen von Tarlo 1978, Brock 1984 und Novey 1979 vor [8, 28, 35].

Literatur:

[1] Agre K. et al: DJ Chymodiactin postmarketing surveillance. Dermographic and adverse experience data in 29,075 patients. Spine *9*, 479–485 (1984)

[2] Baur X.: Studies on the specifity of human IgE-antibodies to the plant proteases papain and bromelain. Clin Allergy *9*, 451–457 (1979)

[3] Baur X. et al: Papain-induced asthma: diagnosis by skin test, RAST and bronchial provocation test. Clin Allergy *9*, 75–81 (1979)

[4] Baur X. et al: Clinical symptoms and results of skin test, RAST and bronchial provocation test in thirty-tree papain workers: Evidence for strong immunogenic potency and clinically relevant proteolytic effects of airborne papain. Clin Allergy *12*, 9–17 (1982)

[5] Beecher W. L.: Hyperaesthetic rhinitis and asthma due to digestive ferments. Illinois Med J *59*, 343–344 (1931)

[6] Bernstein D. I. et al: Local ocular anaphylaxis to papain enzyme contained in a contact lens cleaning solution. J All Clin Immunol *74*, 258–260 (1984)

[7] Bernstein D. I. et al: Chymopapain induced allergic reactions. Clin Rev All *4*, 201–213 (1986)

[8] Brock M. et al: Die Chemonukleolyse mit Chymopapain. Dt Ärzteblatt *81*, 2965–70 (1984)

[9] Calcinai M.: La papaina del commercio studiata come sostanza anafilattogene. Boll Ist sieroter milan *18*, 677–682 (1939)

[10] Dolovich J. et al: Human exposure and sensitization to airborne papain. Ann Allergy *38*, 382 (1977) (Abstr)

[11] Eyermann C. H.: Food allergy as a cause of nasal symptom. J Am Med Assoc *91*, 312–314 (1928)

[12] Fränken J. et al: Allergenspektrum und immunpathologische Aspekte des Bäckerasthmas. Allergologie *19*, 21–28 (1996)

[13] Fruhmann G.: Berufsasthma. Münch Med Wschr *23*, 299–303 (1981)

[14] Galli H. et al: Kreuzallergie zwischen Kiwi, Thioproteinásen, Pollen und Nahrungsmitteln. Allergologie *13*, 447–451 (1990)

Carica papaya

[15] GARMENDIA J. et al: Immediate hypersensitivity to papain and kiwi. Allergy *47*, Suppl, 300 (Abstr) (1992)

[16] GIORDANI R. et al: Fungical activity of latex sap from *Carica papaya* and antifungal effect of D-(+)glucosamine on Candida albicans growth. Mycoses *39*, 103–110 (1996)

[17] HAAS R.: Über die Antigengemeinschaften von Papainpräparaten. Biochem Ztschr *305*,280–89 (1940)

[18] HAVERLY R. W. et al: The incidence of hypersensitivity to papain in an allergic population; confirmed by blinded food challenges. J All Clin Immunol *73*, 179 (Abstr) (1984)

[19] KLEINHANSD. et al: Akute allergische Reaktion am Auge durch einen Papain-haltigen Kontaktlinsen-Reiniger. Allergologie *9*, 285–286 (1986)

[20] KÖNIG G. et al: Occupational asthma due to the plant protease papain. Europ J Resp Dis *62*, Suppl 113, 90 (1981)

[21] MANSFIELD L. E. et al: Systemic reaction to papain in a non-occupational setting. J All Clin Immunol *71*, 371–74 (1983)

[22] MANUZZI P. et al.: Orticaria da contatto da kiwi: Un caso clinico. Chron Derm *19*, 351–353 (1988)

[23] MERGET A. et al: Schwergradiges Berufsasthma durch Papain. Allergo J *4*, 365–369 (1995)

[24] MILNE J. et al: Occupational asthma after inhalation of dust of the proteolytic enzyme papain. Br J Indust Med *32*, 302 (1975)

[25] MOUTON C. et al.: The anaphylactic risk of chymopapain: Incidence of specific IgE before and after chemonucleolysis. Proc. ICACI XIII Montreux *9*, 255 (1988)

[26] NAVA C.: Allergic manifestations caused by papain in workers in the pharmaceutical industry. Med Lav *60*, 732–737 (1969)

[27] NIINIMÄKI A. et al: Papain-induced allergic rhinoconjunctivitis in a cosmetologist. J All Clin Immunol *92*, 492–493 (1993)

[28] NOVEY H. S. et al: Papain-induced asthma – physiological and immunological features. J All Clin Immunol *63*, 98–103 (1979)

[29] OSGOOD H.: Atopic sensitivity to caroid papain. J Allergy *16*, 245–250 (1945)

[30] SAGONA M. et al: Pretreatment serum levels of IgE to chymopapain in reactive patients. Ann Allergy *55*, 674–677 (1985)

[31] SANTUCCI B. et al: Contact urticaria from papain in a soft lens solution. Cont Derm *12*, 233 (1985)

[32] SATRIJA F. et al: Anthelmintic activity of papaya latex against patent Helimosomoides polygyrus infections in mice. J Ethnopharmacol *48*, 161–164 (1995)

[33] SCHMIDT H.: Effect of papain on different phases of prenatal ontogenesis in rats. Reprod Toxicol *9*, 49–55 (1995)

[34] SCHNUCK J.: *Carica papaya* studied at the test gardens of French Guiana. Presse Méd *42*, 387–389 (1944)

[35] TARLO S. M. et al: Papain-induced allergic reaction. Clin All Appl Immunol *8*,207–215 (1978)

[36] WALTON R. P. et al.: Immunologic reaction to the enzyme papain. Biochem J *26*, 1750–1752 (1932)

[37] WALZER M.: In: COCA A. F. et al: Asthma and hay fever in theory and practice. Charles Thomas, Baltimore, (1931), 449

[38] WÜTHRICH B.: Zum Allergenkatalog beruflicher Inhalationsallergien. Dermatosen *24*, 123–131 (1976)

[39] ZIMMERLE J. et al: Choc anaphylactique à la chymopapaine. Rev Franc Allergol *27*, 159 (Abstr) (1987)

Chenopodium album L.

Weißer Gänsefuß (Engl.: Lamb's quarter, White goosefoot)

Botanische Information

Familie: Chenopodiaceae

Herkunft und Verbreitung: Der Gänsefuß zählt zu den am weitesten verbreiteten Wildkräutern in Mitteleuropa. Er wächst vor allem auf Schuttplätzen und an Ackerrändern. Hauptverbreitungsgebiete: Europa, Asien, Nordamerika.

Verwendung: Der Weiße Gänsefuß wurde in Indien als Blattgemüse und als Arzneipflanze, in Nordwestindien auch als Körnerfrucht kultiviert. Wahrscheinlich diente er früher in Europa als Mehlfrucht und in Notzeiten als Gemüsepflanze. Noch heute werden die Wildbestände vereinzelt als Blattgemüse genutzt.

Blütezeit. Juni – September

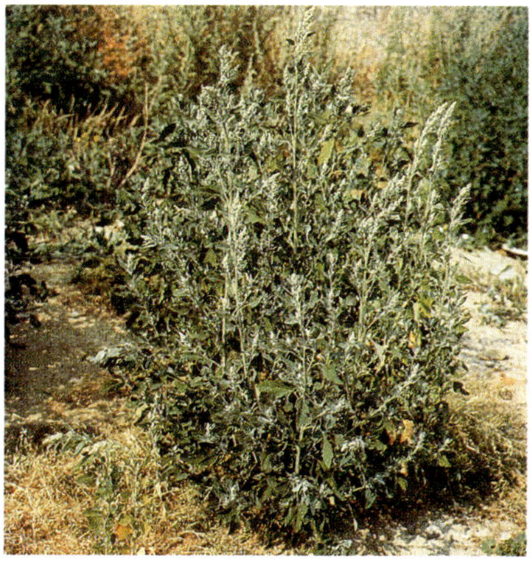

Abb. 29: Chenopodium album

Allergologische Information

Antigencharakterisierung: Das Allergen ist bislang nicht bekannt.

Sensibilisierungspotenz: <u>Schwach</u> bis <u>mittelstark</u>
Genauere Angaben liegen bisher nicht vor. Da jedoch eine Allergie gegen Gänsefußpollen zumeist erst sekundär bei einer polyvalenten Pollensensibilisierung gegenüber Gräser- und anderen Wildkräuterpollen (wie z.B. Beifuß) auftritt, ist anzunehmen, daß der Gänsefuß kein besonders aggressives Allergen enthält [2].

Häufigkeit: <u>Gelegentlich</u>
Aufgrund der weiten Verbreitung von *Chenopodium album* ist eine relativ starke Belastung durch seine Pollen möglich. Er gehört zu den allergologisch wichtigsten Wildkräutern. HORAK fand bei 24 – 27 % der Pollinotiker positive Hautrektionen auf Gänsefußpollen [2]. Andere Autoren ermittelten eine Sensibilisierungsfrequenz von 17–21 %. DÜNGEMANN wies bei 29 % von 1393 Atopikern spezifische IgE-Antikörper im RAST nach [1]. Diese Ergebnisse lassen jedoch keine Aussagen über die klinischen Relevanz zu.

Testung: Siehe allgemeine Anmerkungen (S. 375).

Antigengemeinschaften: Zwischen Gänsefuß und Pollen der übrigen Chenopodiaceae, wie Rübe (*Beta vulgaris*) mit ihren verschiedenen Kulturrassen Zuckerrübe, Rote Rübe und Mangold, Spinat (*Spinacia oleracea*), Salzkraut (*Salsola kali*) und Melde (*Atriplex album*) bestehen enge Antigengemeinschaften. Weitere gemeinsame Antigene finden sich zwischen Gänsefuß und den botanisch nah verwandten Amaranthaceae [2, 3]. Als wichtigster Vertreter ist der Fuchsschwanz-Amaranth (*Amaranthus retroflexus*) zu nennen. Untersuchungen mittels RAST-Inhibition von WEBER [4] ergaben,

Chenopodium album

daß Chenopodium ein alleiniges Antigen sowie mit anderen Chenopodiaceae und Amaranthaceae viele gemeinsame Antigene besitzt.

Bemerkungen: Insbesondere in Nordamerika haben die Chenopodiaceae und Amaranthaceae aufgrund ihrer ubiquitären Verbreitung als Pollinosis-auslösende Pflanze eine sehr große Bedeutung. In Einzelfällen ist bei sehr starker Exposition und nachgewiesener klinisch relevanter Sensibilisierung gegen Gänsefußpollen eine spezifische Hyposensibilisierungsbehandlung zu erwägen.

Literatur:

[1] DÜNGEMANN H.: Karenz-Expositionsprophylaxe. Atemwegs Lungenkrankh ***4***, 7–14 (1978)

[2] HORAK F. et al: Die Erreger des Heufiebers. Urban & Schwarzenberg, München, Wien, Baltimore (1979)

[3] WEBER R. W.: Cross reactivity among pollens. Ann Allergy ***46***, 208–215 (1981)

[4] WEBER R. W. et al: Cross reactivity among weeds of the amaranth and chenopod families. J All Clin Immunol ***61***, 172 (1978) (Abstr.)

Coffea arabica L.

Kaffeepflanze, Kaffeestrauch, Kaffeebaum, Bergkaffee, Arabica-Kaffee (Engl.: Common coffee, Arabian coffee, Arabica coffee, Abyssinian coffee, Brazilian coffee)

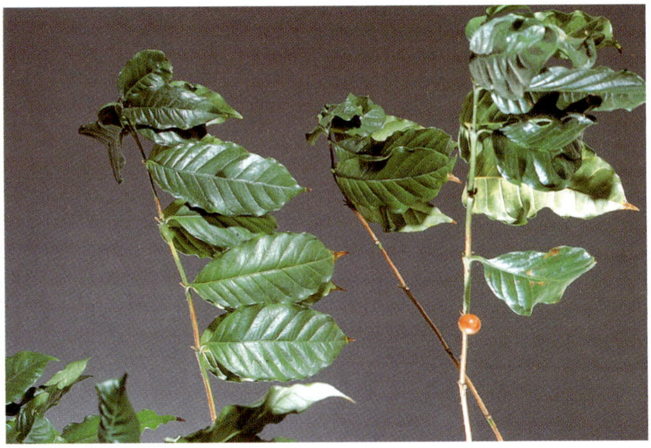

Abb. 30: Coffea arabica

Botanische Information

Familie: Rubiaceae

Herkunft und Verbreitung: Die Kaffeepflanze ist in Südwest-Äthiopien beheimatet. *Coffea arabica* liefert als meistkultivierte Art ca. 70 % des Kaffees der Weltproduktion. Hauptanbau-

Coffea arabica

gebiete sind Brasilien, Kolumbien, Mexiko, Guatemala, Venezuela, Malaysia und Ostafrika.

Verwendung: Die Steinfrüchte der Kaffeepflanze (Kaffeekirschen) bestehen aus zwei bohnenförmigen Samen, die nach Entfernung der Horn- und Samenschale die Kaffeebohnen (Rohkaffee) ergeben. Diese enthalten neben Theobromin und Theophyllin 50 % Proteine, 12,1 % Kohlenhydrate, 17,7 % Lipide, 0,7–2,5 % Koffein sowie Gerbstoffe. Das typische Aroma entwickelt sich erst beim Röstprozeß. Aus dem gemahlenen gerösteten Kaffee wird dann das eigentliche Aufgußgetränk zubereitet. Koffein ist chemisch gesehen ein Purinderivat. Es wirkt erregend auf Hirnrinde, Atemzentrum und Gefäßzentrum; es beschleunigt die Herztätigkeit, wirkt koronarspasmenlösend und diuretisch. Die Gehirndurchblutung nimmt ab. Eine Tasse Kaffee enthält ca. 100 mg Koffein.

Allergologische Information

Antigencharakterisierung: Koffein ist nicht – wie vielfach vermutet – die allergene Noxe des Kaffees. GRONEMEYER und FUCHS wiesen nach, daß die Allergene nicht im gerösteten Kaffee, sondern im Staub der grünen Kaffeebohnen zu finden sind [7, 8]. Die erste Charakterisierung von Rohkaffeeallergenen führten LEHRER et al. 1978 durch [15, 16]. Sie fanden allergene Bestandteile mit molaren Masse zwischen 50 und 500 kD. Mittels Immunoblot gelang MÜSKEN et al. die weitere Charakterisierung. Sie identifizierten drei Banden von < 14,4 kD, 30 kD und 67 kD (pH 4,55–4,8) [19].

Sensibilisierungspotenz: Unbekannt, wahrscheinlich schwach bis mittelstark
Genauere Angaben liegen bisher nicht vor. Einige Autoren schätzen die allergene Potenz als schwach ein [21, 28]. Bei intensiver und langanhaltender Exposition kann es jedoch in Einzelfällen zu einer ausgeprägten Sensibilisierung kommen [9, 11, 19].

Häufigkeit: Selten

Bereits 1941 berichtet STERNBERG über asthmatische Beschwerden durch Umgang mit Rohkaffee [26]. Das Schrifttum verzeichnet zahlreiche Fallbeschreibungen über Rhinokonjunktivitiden und Asthma durch Exposition mit Rohkaffeestaub, u. a. 25 Fälle von OSTERMAN et al. [20, 21, 21], 19 von KARR et al. [1, 10], zehn von de ZOTTI [28], neun von ZUSKIN [29, 30, 31], vier von MÜSKEN et al. [19], zwei von STERNBERG [26] sowie einen weiteren Fall von HERRMANN et al. [9]. Bei Lagerarbeitern, Hafenarbeitern und Angestellten in kaffeeverarbeitenden Betrieben (vor allem Kaffeeröstereien) stellt die Rohkaffeeallergie ein wichtiges Krankheitsbild dar [3, 4, 6, 12, 13, 14, 17, 25, 27]. Die Prävalenz von allergischen Symptomen wird mit 37 % bis 40 % angegeben [21, 29]. Nur in Einzelfällen beobachtet man auch allergische Reaktionen nach *Genuß* von Kaffee [18, 24].

Testung: Prick- und Intrakutantests werden mit kommerziell erhältlichen Extrakten durchgeführt. Der Nachweis spezifischer IgE-Antikörper erfolgt mittels RAST und CAP. Zum Nachweis einer berufsbedingten Soforttypallergie ist in Einzelfällen auch eine nasale bzw. bronchiale Provokation notwendig.

Antigengemeinschaften. Die Angaben zu Antigengemeinschaften sind bisher nicht eindeutig [13, 14]. Bei Rösterei- und Hafenarbeitern wird zwar häufig eine gleichzeitige Sensibilisierung gegenüber Rohkaffee und Rizinus nachgewiesen [1, 2, 5, 10, 11, 22, 23, 28], LEHRER et al. zeigten jedoch, daß beide Allergene immunchemisch nicht identisch sind [15]. Auch im Westernblot ergaben sich keine eindeutigen Hinweise auf gemeinsame Antigene [19]. Da Kaffeesäcke häufig mit Rizinusbohnenstaub *kontaminiert* sind, ist die parallele Sensibilisierung gegenüber beiden Pflanzenstäuben sehr wahrscheinlich durch die gleichzeitige Exposition bedingt [1, 2, 5, 23].

Bemerkungen: Nach OSTERMAN et al. prädestinieren eine atopische Diathese, Rauchen sowie hochgradige und langdauernde Exposition gegenüber Rohkaffee zur Sensibilisierung [21].

Coffea arabica

Literatur:

[1] APOLLONIO A. et al: Sensibilisierung gegen Rohkaffee und Rizinus. Allergy *48*, Suppl 16, 151 (1993)

[2] BERGMANN K. C. et al: Sensibilisierung gegen Rohkaffe und Rizinus. Allergy *48*, Suppl 16, 150 (1993)

[3] BERNTON H. S.: An occupational sensitization – a hazard to the coffee industry. J Am Med Assoc *223*, 1146–47 (1973)

[4] BRUUN E.: Allergy to coffee. An occupational disease. Acta Allergol (Kbn) *11*, 150–154 (1957)

[5] COULSON E. J. et al: Identification of castor bean allergen in green coffee. J Allergy *21*, 555–558 (1950)

[6] GLAUSER T. et al: Allergische Rhinokonjunktivitis durch Staub der grünen Kaffeebohne. Schweiz Med Wschr *122*, 1279–81 (1992)

[7] GRONEMEYER W. et al: Coffee an occupational vapour allergen. In: Occupational Allergy, HE Stenfert Kroese, Leiden, (1958), 302–305

[8] GRONEMEYER W. et al: Gewerbliche Kaffeeallergie. Allergie u. Asthma *4*, 74–80 (1958)

[9] HERRMANN K. et al: Allergie vom Soforttyp auf Rohkaffee. Allergologie *14*, 80 (1991) (Abstr) und J All Clin Immunol *87*, Suppl, 201 (1991) (Abstr)

[10] KARR R. M. et al: Coffee worker's asthma. J All Clin Immunol *61*, 54–65 (1978) und *62*, 143–148 (1978)

[11] KARR R. M.: Bronchoprovocation studies in coffee worker's asthma. J All Clin Immunol *64*, 650–654 (1979)

[12] KAYE M. et al: Allergy to raw coffee, an occupational disease. Canad med Assoc J *84*, 469–472 (1961)

[13] LAYTON L. L. et al: Allergy to green coffee. J Allergy *36*, 84–91 (1965)

[14] LAYTON L. L. et al: Atopic hypersensitivity to a protein of the green coffee bean and absence of allergic reactions to chlorogenic acid, low-molecular-weight components of green coffee, or the roasted coffee. Int Arch Allergy *28*, 116–127 (1965)

[15] LEHRER S. M. et al: Extraction and analysis of coffee bean allergens. Clin Allergy *8*, 217–226 (1978)

[16] LEHRER S. M. et al: Anylysis of green coffee bean and castor bean allergens using RAST inhibition. Clin Allergy *11*, 357–366 (1981)

[17] MARCHISIO M. et al: Metodi di indagine e valutazione del rischio in lavatori esposti a polvere di caffé. Med Lav *71*, 76–81 (1980)

[18] MONERET-VAUTRIN D. A. et al: Choc anaphylactique grave avec arrêt cardiaque au café et à la gomme arabique, potentialisé par un collyre bêta-bloquant. Rev Med Interne *14*, 107–111 (1993)

[19] MÜSKEN H. et al: Allergisches Asthma durch Rohkaffeestaub. Allergologie *15*, 25–28 (1992)

[20] OSTERMAN K. et al: Allergy to coffee bean dust. Allergy *33*, 350 (1978) (Abstr.)

[21] OSTERMAN K. et al: Coffee worker's allergy. Allergy *37*, 313–322 (1982)

[22] OSTERMAN K. et al: Diagnostic tests in allergy to green coffee. Allergy *40*, 336–343 (1985)

[23] PATUSSI V. et al: Allergic manifestations due to castor beans: an undue risk for the dock workers handling green coffee beans. Med Lav *81*, 301–307 (1990)

[24] PRZYBILLA B. et al: Anaphylaxie nach Kaffeegenuß, chronische Urtikaria und Analgetika-Idiosynkrasie. Hautarzt *34*, 73–76 (1983)

[25] SOMAZZI S. et al: Asthma professionel à la poussière de café vert. Méd Hyg *33*, 677–679 (1975)

[26] STERNBERG L. et al: Occupational asthma and vasomotor rhinitis. NY State J Med *41*, 1649–1652 (1941)

[27] URAGODA C. G.: Acute symptoms in coffee workers. J trop Med Hyg *91*, 169–172 (1988)

[28] DE ZOTTI R. et al: Sensitization to green coffee bean and castor bean allergens among dock workers. Int Arch Occup Environ Health *61*, 7–12 (1988)

[29] ZUSKIN E. et al: Respiratory function in coffee workers. Br J Indust Med *36*, 117–122 (1979)

Corylus avellana

[30] ZUSKIN E. et al: Pharmacological characterization of extracts of coffee dusts. Br J Indust Med *40*, 193–198 (1983)

[31] ZUSKIN E. et al: Bronchial reactivity in green coffee bean exposure. Br J Indust Med *42*, 415–420 (1985)

Corylus avellana L.

Hasel, Gemeiner Hasel, Waldhasel, Haselnußstrauch (Engl.: Hazel)

Botanische Information

Familie: Betulaceae

Herkunft und Verbreitung: Der Haselstrauch ist in Süd-, Zentral- und Osteuropa, in Nordamerika, Indien und China mit zahlreichen Sorten häufig und auch kultiviert verbreitet. Größere Kulturen gibt es in Europa seit dem 17. bis 18. Jh. Neben *Corylus avellana* sind noch die südeuropäischen Arten Lambertnuß (*Corylus maxima*) und Baumhasel (*Corylus colurna*) bekannt. Reste kultivierter Haselnüsse fand man im Mittelmeerraum aus der Zeit um 79 v. d. Z.

Verwendung: Die öl- und eiweißreichen einsamigen Früchte (Haselnüsse) werden als Frischobst, für Konditoreierzeugnisse und in der Schokoladenindustrie verwendet. Das Nußöl dient als Speiseöl, seltener für Ölfarben und technische Zwecke. Holz und Früchte waren im Mittelalter als Droge im Gebrauch. Haselruten wurden früher für Flechtwerk in Fachwerkhäusern, Flechtzäunen und zur Korbwarenherstellung verwendet. Ihre wirtschaftliche Bedeutung ist heute gering.

Blütezeit: Februar – März (je nach Witterung bis April)

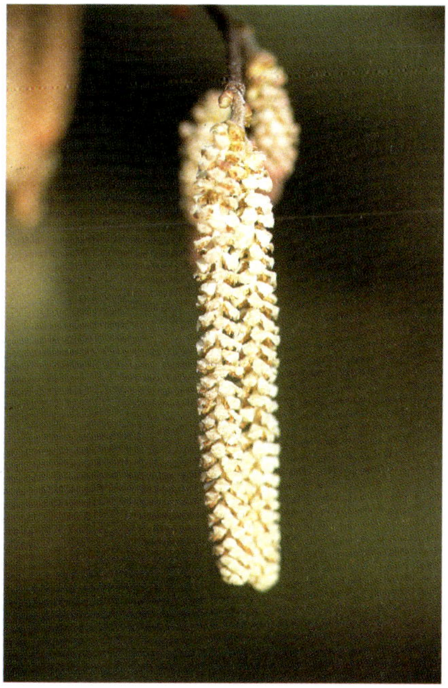

Abb. 31: Corylus avellana

Allergologische Information

Antigencharakterisierung: Das Haupt-Allergen in Haselpollen ist Cor a I (M 17 kD, pl 5,4). VALENTA et al. klonierten vier Isoallergene von Cor a I mit 96–98 %iger Homologie [30]. Ein 18 kD-Protein wurde als weiteres Haupt-Allergen identifiziert [15, 16]. Ein Profilin (M 14 kD) ist sowohl in Hasepolllen – als auch in Haselnuß – Extrakten nachweisbar. Die Allergene sind hitzestabil, da die Allergenität der Haselnuß auch nach Kochen erhalten bleibt [31].

Sensibilisierungspotenz: Stark
Zwischen den Pollen und Nüssen der Hasel besteht eine Differenz in der allergenen Potenz; detaillierte Untersuchungen zur Sensibilisierungsstärke der Haselpollen liegen jedoch nicht vor. Diese kann nur aus empirischen Daten be-

Corylus avellana

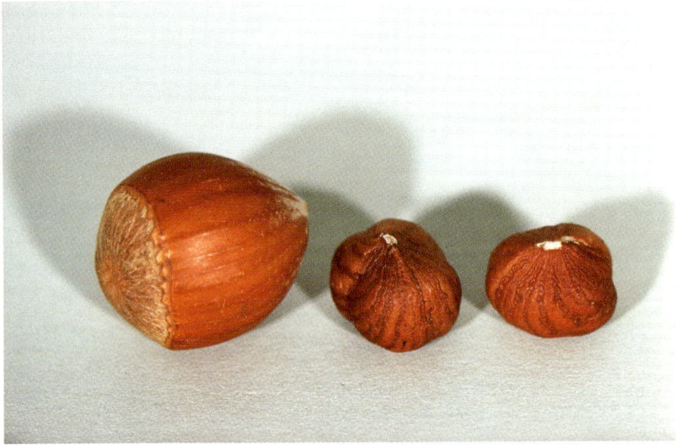

Abb. 31a: Haselnuß

zogen werden. Unter den Baumpollen gelten die Hasel*pollen* als das zweitwichtigste Allergen nach den Birkenpollen (aber vor den Erlenpollen) [17]. Aus der Angabe, daß die Gesamtpollenmenge mit einem Anteil an der Jahrespollenmenge zwischen 0,6–1,3 % vergleichsweise geringer als die der Erlenpollen ist, die Sensibilisierungsfrequenz jedoch höher ausfällt, lassen sich möglicherweise Rückschlüsse auf die höhere Aggressivität des Haselpollenallergens ziehen.

Die Hasel*nuß* kann in Einzelfällen ein hochpotentes Nahrungsmittelallergen darstellen [28]. Beim Vorliegen einer hochgradigen Sensibilisierung genügen bereits geringe Allergenmengen, die z.B. in Süßwaren unterhalb der Deklarationsgrenze von 5 % liegen, um schwere allergische Reaktionen hervorzurufen. Über asthmatische Beschwerden nach dem Verzehr nußhaltiger Schokolade wird berichtet [32]. Die hohe Inzidenz eines Pharynx- und/oder Larynxödems, sowie schwerer anaphylaktische Reaktionen bereits nach perkutaner Allergeninvasion, geben weitere Hinweise auf die starke allergene Potenz der Haselnuß [2, 12].

Häufigkeit: Häufig

In Mitteleuropa gelten die *Pollen* des Haselstrauchs als das zweithäufigste Allergen [17]; in skandinavischen Untersuchungen liegen Haselpollen an dritter Stelle [7]. Je nach Statistik sind zwischen 12 % und 48 % der Pollinotiker gegenüber Haselpollen sensibilisiert [17, 19, 27].

Die Hasel*nuß* ist ein häufiges Nahrungsmittelallergen [28]. Wüthrich führt die Haselnuß mit einer Häufigkeit von 2,5 % als Auslöser systemischer Reaktionen auf [35]. Im Hauttest sind bei 10 % der untersuchten Atopiker positive Reaktionen zu verzeichnen [6]. Besonders häufig findet sich eine Haselnußallergie bei Patienten mit einer Frühblüherpollinosis sowie bei der „pollenassoziierten Nahrungsmittelallergie“ gegenüber Kern- und Steinobst (siehe auch S. 349). Klinisch manifestiert sich die Nußsensibilisierung am häufigsten durch oralen Pruritus, Pharynx- und/oder Larynxödem sowie Rhinitis und Asthma. Die Sensibilisierungsfrequenz bei Patienten mit einer Frühblüherpollinosis wird mit 27 % bis 82 % angegeben [6, 8, 14, 25]. Nach Ortolani leiden 37 % der Patienten mit einem oralen Allergiesyndrom (OAS) unter einer Haselnußallergie [23]. Eine besonders enge Korrelation besteht zwischen Haselnuß und Apfel. So weisen 92 % der Birkenpollenallergiker mit einer Apfelallergie gleichzeitig eine Haselnußallergie auf [9].

Testung: Zwischen Hauttest und RAST zeigt sich eine Korrelation bis zu 71 % [19]. Einige

Corylus avellana

Autoren fordern, jede positive Hauttestreaktion auf Haselpollen mittels Provokation zu überprüfen [26]. ROSENKRANZ konnte nur bei einem Drittel der Patienten mit positivem Hauttest auf Hasel*pollen* eine klinisch aktuelle Sensibilisierung mittels nasaler Provokation nachweisen [26]. Andere Studien ergaben bessere Korrelationen zwischen Hauttest und Provokation: 57 % der Pollinotiker wiesen im Pricktest, 73 % im RAST und 69 % bei der nasalen Provokation positive Reaktionen auf [7]. Zum Nachweis der Sensibilisierung gegenüber Hasel*nüssen* sind Hauttestverfahren mit kommerziellen Extrakten zwar möglich, ergeben jedoch häufig falsch-negative Resultate. ORTOLANI fand im Pricktest mit kommerziellen Extrakten bei 12 %, nach Verwendung von Nativmaterial dagegen bei 51 % der Patienten mit OAS positive Reaktionen [23]. Mittels RAST war bei 55 % eine Sensibilisierung nachweisbar. Somit stellen Hauttestverfahren unter Verwendung von Nativmaterial (Scratch-, Reib- bzw. Pricktest) sowie der RAST bzw. CAP in der Diagnostik der Haselnußallergie die Methode der Wahl dar. Die klinische Relevanz kann in ausgewählten Fällen mit einer oralen Provokation überprüft werden. Aufgrund der starken allergenen Potenz der Haselnuß sollte diese jedoch nur unter stationären Bedingungen erfolgen.

Antigengemeinschaften: Zu den Antigengemeinschaften zwischen Haselpollen und Pollen von Birke, Erle, Hainbuche, Weißbuche und Eiche sei auf die Ausführungen bei *Betula pendula* (S. 414) verwiesen [2, 3, 7,14, 22, 25, 26, 29, 33].Weitere Antigengemeinschaften bestehen zu Ulme, Pappel, Esche und Ahorn [3, 17, 18, 22].

Häufig findet sich eine klinische Assoziation der Haselpollenallergie mit einer Sensibilisierung durch Apfel [8, 9, 11, 12, 20, 21, 23, 25], Birne, Aprikose, Kirsche, Pfirsich und Pflaume [1, 8, 18]. Früher vermutete man Lektine als Grundlage der immunologischen „Kreuzreaktivität" zwischen Frühblüherpollen und Apfel [2, 8, 21]. Neuere Untersuchungen weisen in Haselpollen und Apfel auf ein gemeinsames 17 kd-Protein hin [5, 18]. Eine weitere klinische Assoziation gibt es zur Sensibilisierung gegenüber Haselnuß, Mandel, Walnuß und Paranuß [1, 9, 11, 12, 13, 14, 20, 25, 32]. Antigengemeinschaften zwischen Hasel- und Birken*pollen* sowie Hasel*nuß* konnten bereits immunologisch nachgewiesen werden. Homologien existieren zwischen Cor a I und Bet v I – den Haupt-Allergenen der Hasel- und Birkenpollen – und einem Haupt-Allergen der Haselnuß (18 kD-Protein). Profilin wurde sowohl in Hasel- und Birkenpollen als auch in Haselnußextrakten identifiziert. Es zeigen sich außerdem Assoziationen zwischen den Nüssen selbst, sowie zwischen Haselnuß einerseits und Kern- und Steinobstarten andererseits [1, 9, 14, 32]. Zwischen Haselnuß und der zu den Leguminosen gehörenden Erdnuß bestehen klinische Korrelationen [10, 14, 25, 32], die auch immunologisch nachweisbar sind [25]. Gemeinsame Allergene in Haselnuß, Kiwi, Roggenkorn, Sesam- und Mohnsamen sind nachgewiesen, doch kommen nicht alle Allergene der Haselnuß auch in den anderen oben genannten Pflanzenarten vor [31]. In Skandinavien wird häufig eine Kosensibilisierung gegenüber Haselnuß und den Pollen des Gagelstrauches (*Myrica gale*) beobachtet [6, 7].

Seltener zeigen sich bei Haselpollenallergikern Sensibilisierungen gegenüber Gemüsearten wie z.B. Karotte, Sellerie und Kartoffel [14, 24]. Immunologische Grundlagen dieser Kosensibilisierungen stellt vermutlich das in Haselpollen und diesen Gemüsen gemeinsam vorkommende Panallergen Profilin dar (siehe auch S. 336).

Bemerkungen: GROTE et al. [13] führten Untersuchungen zur Lokalisation der antigenen Proteine innerhalb des Haselpollens durch, wobei der größte Antigenanteil in der Exine und geringere Mengen im Zytoplasma zu finden waren. Über die Herstellung rekombinanter (Iso)allergene berichten WEISS et al. [34].

Literatur:

[1] AMAT P. et al: Hypersensitivity to dried fruit. Proc ICACI *9*, 408 (1988) (Abstr.)

[2] ANDERSEN K. E. et al: An investigation of the possible immunological relationship between allergen extracts from birch pollen, hazelnut, potato and apple. Cont Derm *4*, 73–79 (1978)

Corylus avellana

[3] BELIN L.: Immunological analyses of birch pollen antigens, with special reference to the allergic components. Int Arch Allergy Appl Immunol *42*, 300–322 (1972)

[4] BROSTOFF J.: Anaphylactic reaction to injected hazelnut. Lancet *2*, 459 (1989)

[5] EBNER C. et al: Common epitopes of birch pollen and apples. Studies by western and northern blot. J All Clin Immunol *88*, 588–594 (1991)

[6] ERIKSSON N. E.: Food hypersensitivity reported by patients with asthma and hay fever. Allergy *33*, 189–196 (1978)

[7] ERIKSSON N. E.: Allergy to pollen from different decidous trees in Sweden. Allergy *33*, 299–309 (1978)

[8] ERIKSSON N. E.: Food hypersensitivity in patients with pollen allergy. Allergy *37*, 437–443 (1982)

[9] ERIKSSON N. E.: Clustering of foodstuffs in food hypersensitivity. An inquiry study in pollen allergic patients. Allergol Immunopathol (Madrid) *12*, 28–32 (1984)

[10] EWAN P. W.: Clinical studies of peanut and nut allergy in 62 consecutive patients. Br Med J *312*, 1047–1078 (1996)

[11] FOGLÉ-HANSSON M. et al: The significance of hypersensitivity to nuts in patients with birch pollen allergy. Allergy *48*, 282–284 (1993)

[12] GLÜCK U.: Pollinosis und orales Allergiesyndrom (OAS). HNO *38*, 188–190 (1990)

[13] GROTE M. et al: Immuno-electronmicroscopic identification and localization of the antigenic proteins of tree pollen grains. Allergy *43*, 603–613 (1988)

[14] HERKENRATH C. et al: Gemeinsames Vorkommen einer Allergie gegen Haselpollen und Haselnüsse. Z Hautkr *57*, 1399–1405 (1982)

[15] HIRSCHWEHR R. et al: Identification of common allergic structures in hazel pollen and hazelnuts: A possible explanation for sensitivity to hazelnut in patients allergic to tree pollen. J All Clin Immunol *90*, 927–936 (1992)

[16] HIRSCHWEHR R. et al: Allergens from birch pollen and pollen of the European chestnut share common epitopes. Clin Exp Allergy *23*, 755–761 (1993)

[17] HORAK F. et al: Die Erreger des Heufiebers. Urban & Schwarzenberg, München, Wien, Baltimore (1979)

[18] IPSEN H. et al: Specificity mapping of patients IgE-response towards the tree pollen major allergens Aln g I, Bet v I und Cor a I. Clin Exp Allergy *22*, 391–399 (1992)

[19] KLEINHANS D.: Allergenspezifisches IgE im Serum (RAST), Hauttests und konjunktive Provokationstests mit häufigen Pollen-Allergenen bei Pollinose-Patienten. Z Hautkr *51*, 609–616 (1976)

[20] KREMSER M.: Nahrungsmittelallergien – oropharyngeale Reaktionen. Wien Med Wschr *139*, 135–139 (1989)

[21] KREMSER M. et al: Zur Häufigkeit der sogenannten „Apfelallergie" („Apfelkontakt-Urtikaria-Syndrom") bei Patienten mit Birkenpollenallergie. Z Hautkr *58* , 543–552 (1983)

[22] LØWENSTEIN H.: Cross reactions among pollen antigens. Allergy *35*, 198–200 (1980)

[23] ORTOLANI C. et al: The oral allergy syndrome. Ann Allergy *61*, 47–52 (1988)

[24] PAULI G. et al: The association between respiratory allergies and food hypersensitivities. ACI News *4*, 43–47 (1992)

[25] ROESER A. et al: Untersuchnungen zur Kreuzreaktivtät bei Patienten mit Birkenpollen- und Haselnußallergie. Allerologie *10*, 190–193 (1987)

[26] ROSENKRANZ U. et al: Über die Notwendigkeit von Provokationstestungen zum Nachweis aktueller Sensibilisierungen gegen Baumpollen. Allergologie *6*, 378–383 (1983)

[27] RUDOLPH R. et al: Sensibilisierungen gegen Kleepollen. Allergologie *5*, 246–248 (1982)

[28] THIEL C.: Allergenkarenz bei nutritiver Allergie. In: FUCHS E. et al. (Hrsg): Manuale allergologicum. Dustri, München-Deisenhofen, VII, 1–27 (1988)

[29] VALENTA R. et al: Homology of the major birch-pollen allergen, Bet v I, with the major pollen allergens of alder, hazel, and hornbeam at the nucleic acid level as determined by cross-hybridization. J All Clin Immunol *87*,677–682 (1991)

Corylus avellana

[30] VALENTA R. et al: Recombinant allergens for immunoblot diagnosis of tree-pollen allergy. J All Clin Immunol *88*, 889–894 (1991)

[31] VOCKS E. et al: Common allergenic structures in hazelnut, rye grain, sesam, kiwi and poppy seeds. Allergy *48*, 168–172 (1993)

[32] WAGNER G. et al: Anaphylaktische Reaktion durch Nuß- und Mohnsamenallergie. Notfallmed *7*, 694–696 (1981)

[33] WAHL R. et al: Immunologische Kreuzreaktionen bei Birken-, Erlen-, Hasel- und Rotbuchenpollen. Allergologie *9*, 59–62 (1986)

[34] WEISS C. et al: High-level expression of tree pollen isoallergens in Escherichia coli. Inter Arch All Immunol *110*, 282–287 (1996)

[35] WÜTHRICH B.: Zur Nahrungsmittelallergie. Häufigkeit der Symptome und der allergieauslösenden Nahrungsmittel be 402 Patienten – Kuhmilchallergie – Nahrungsmittel und Neurodermitis atopica. Allergologie *16*, 280–287 (1993)

Cynosurus cristatus L.

Kammgras, Gemeines Kammgras, Herdgras, Wiesengras (Engl.: Dog‘s tail)

Botanische Information

Familie: Gramineae

Herkunft und Verbreitung: Das Kammgras ist in Europa und in Südwestasien heimisch; im nordöstlichen Nordamerika ist es eingebürgert.

Verwendung: Es wird gelegentlich als mittelmäßiges Futtergras kultiviert, dient als Weidepflanze und seltener als Rasengras. Seine bruchfesten Halme werden für Flechtarbeiten verwendet.

Blütezeit: Juni – Juli (Vor- und Nachblüte: Mai – September)

Allergologische Information

Antigencharakterisierung: Das Antigen ist bislang nicht bekannt.

Sensibilisierungspotenz: Mittelstark
Siehe allgemeine Anmerkungen (S. 375).

Häufigkeit: Sehr häufig
Von 338 Graspollenallergikern reagierten 56 Patienten positiv auf *Cynosurus cristatus* [1].

Testung: Siehe S. 354.

Antigengemeinschaften: Siehe S. 336.

Bemerkungen: Siehe S. 375.

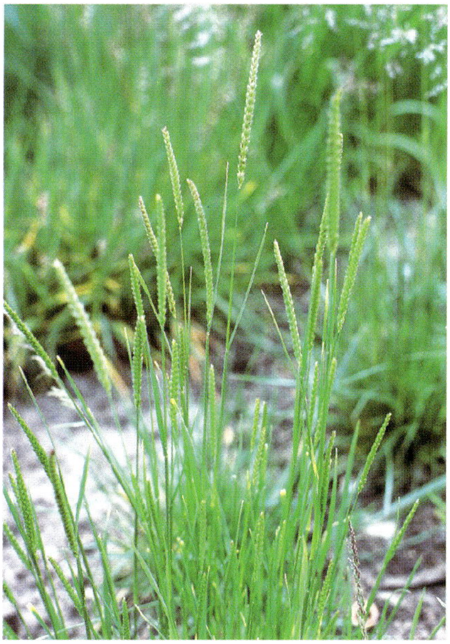

Abb. 32: Cynosurus cristatus

Literatur:

[1] MILNER F. H. et al: Specific sensitivity to individual grass pollens in some hay fever patients. Clin Allergy *2*, 83–89 (1972)

Dactylis glomerata L.

Knäuelgras, Gemeines Knaulgras (Engl.: Orchard grass, Cock's foot)

Botanische Information

Familie: Gramineae

Herkunft und Verbreitung: Das Knäuelgras kommt in den außerarktischen Regionen Europas, Nordafrika und im gemäßigten Asien vor; in Nord- und Südamerika, Australien und Neuseeland nach Einbürgerung weit verbreitet.

Verwendung: Wertvolles und ertragreiches Weide- und Futtergras. Für Schattenlagen ist es auch als Rasengras geeignet.

Blütezeit: Mai – Juli (Nachblüte bis September)

Allergologische Information

Antigencharakterisierung: Das Hauptallergen Dac g I (M 32 kD, pI 6,4) ist bereits isoliert und identifiziert [1]. Zwei weitere Allergene sind Dac g IV und Dac g V (M 27–29 kD, pI 4,7) [3, 7].

Sensibilisierungspotenz: Mittelstark
Siehe allgemeine Anmerkungen (S. 375).

Häufigkeit: Von 338 Gräserpollenallergikern reagierten 53 Patienten positiv auf *Dactylis glomerata* [5]. Düngemann fand im RAST bei 204 von 223 Gräserpollenallergikern bzw. 843 von 876 Probanden mit polyvalenter Sensibilisierung spezifische IgE-Antikörper gegenüber Knäuelgraspollen [2].

Testung: Siehe allgemeine Anmerkungen (S. 336).

Antigengemeinschaften: Bei den Festucoideae sind Kreuzreaktivitäten zwischen den Gruppe I-Allergenen bekannt [6]. Andere Untersucher bestätigten diese Resultate. Sie fanden kreuzreagierende Antikörper zwischen *Dactylis glomerata* und *Cynodon dactylon* (Bermudagras) [4].

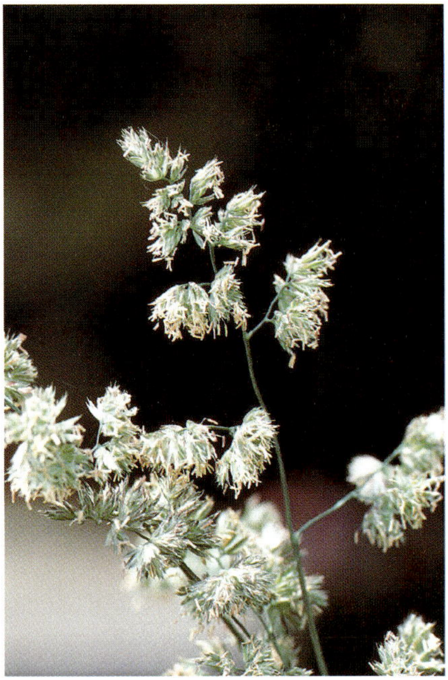

Abb. 33: Dactylis glomerata

Bemerkungen: Siehe allgemeine Anmerkungen (S. 375).

Literatur:

[1] Baur X.: Moleculare structures of allergens. In: Godard P. et al (Eds): Advances in Allergology and Clinical Immunology: Proceeding of the XVth Congress of the European Academy of Allergology and Clinical Immunology. Parthenon Publ Group Ltd, New Jersey, 109–114 (1992)

[2] Düngemann H.: Karenz-Expositionsprophylaxe. Atemwegs Lungenkrankh **4**, 7–14 (1978)

[3] Leduc-Brodard V. et al: Characterization of Dag g 4, a major basic allergen from *Dactylis glomerata*. J All Clin Immunol **98**, 1065–1072 (1996)

Dactylis glomerata

[4] MATTHIESEN F. et al: Characterization of the major allergen of *Cynodon dactylon* (Bermuda grass) pollen, Cyn d I. J All Clin Immunol *88*, 763–774 (1991)

[5] MILNER F. H. et al: Specific sensitivity to individual grass pollens in some hay fever patients. Clin Allergy *2*, 83–89 (1972)

[6] VAN REE R. et al: Variability of cross reactivity of IgE antibodies to group I and V allergens in eight grass pollen species. Clin Exp Allergy *22*, 611–617 (1992)

[7] ROBERTS A. M. et al: N-terminal amino acid sequence homologies of group V pollen allergens. Int Arch Allergy Immunol *98*, 178–180 (1992)

Daucus carota L. ssp. **sativus** (Hoffm.) Arcang.

Gartenmöhre, Karotte, Mohrrübe, Gelbe Rübe, Wurzel (Engl.: Carrot)

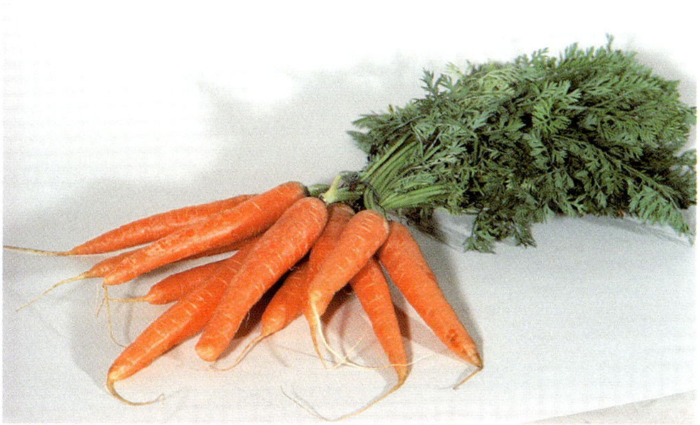

Abb. 34: Daucus carota

Botanische Information

Familie: Umbelliferae

Herkunft und Verbreitung: Die Gartenmöhre stammt wahrscheinlich von asiatischen Wildformen ab und wurde bereits im 1. Jh. n. d. Z. kultiviert. Sie wird in den gemäßigten und subtropischen Gebieten angebaut.

Verwendung: Die Gartenmöhre ist eine wichtige Gemüse- und Futterpflanze. Die Wurzeln enthalten viel Carotin (Provitamin A), das zum Färben von Fetten, Fettprodukten, Nahrungsmitteln und für pharmazeutische und kosmetische Zubereitungen eingesetzt wird. Aufgrund seiner antioxidativen und stabilisierenden Wirkung wird Carotin auch als Lichtschutzmittel in Sonnenschutzpräparaten verwendet. Das ätherische Öl der Früchte findet in der Herstellung von Parfüm und Gewürzextrakten sowie für medizinische Zwecke Verwendung. Der Frischsaft dient als Diuretikum, Trockenzubereitungen werden als Antidiarrhoikum eingesetzt.

Blütezeit: Juni – September

Daucus carota

Allergologische Information

Antigencharakterisierung: LOPEZ et al. stellten mittels SDS-PAGE fünf Antigenbanden – darunter ein Haupt-Allergen mit 18 kD – und bei weiteren Untersuchungen zehn Antigenbanden (M < 14 kD – 66 kD) dar [14]. Ein klinischer Hinweis auf die Thermolabilität der Allergene ergibt sich aus der Beobachtung, daß gekochte Karotten von den Patienten meistens problemlos vertragen werden [14, 16].

Sensibilisierungspotenz: Mittelstark
Einzellfallberichte über ausgeprägte Soforttypreaktionen, Rhinokonjunktivitis und Urtikaria durch Hautkontakt mit rohen Karotten [16] sowie Larynxödem und Bronchospasmus nach Ingestion [14] sind dokumentiert. Einen Hinweis auf die allergene Potenz gibt WÜTHRICH, der die Karotte als zweithäufigsten Auslöser systemischer Soforttypreaktionen anführt [21].

Häufigkeit: Gelegentlich
Die Angaben zur Prävalenz variieren. Bei Atopikern wird bei 2,5 % bis 15 % über allergische Symptome berichtet [4, 18]. Unter den Nahrungsmitteln, die zur Auslösung von systemischen Reaktionen führen, ist die Karotte mit 13,2 % das zweithäufigste Allergen [21]. Im Hauttest zeigen 3 % bis 12, 7 % der Atopiker positive Reaktionen [5, 9, 17]. Eine höhere Sensibilisierungsfrequenz findet sich bei Patienten mit einer Birkenpollen- bzw. einer Sellerieallergie. Nach DREBORG besteht bei 42 % der Birkenpollenallergiker ein Karottenallergie [3]. Laut ERIKSSON weisen 7 %, nach ROESER sogar 47 % der Birkenpollenallergiker eine positive Anamnese auf [5, 20]. Eine Sensibilisierung im Hauttest läßt sich bei 20–23 % bzw. 85–90 % nachweisen [3, 5, 9]. Unter Sellerieallergikern kann bei 52 % bzw. 57 % eine Karottenallergie ermittelt werden [22, 23]. Über eine Kontakturtikaria durch rohe Karotten berichtet MEYNADIER (15).

Testung: Prick- und Intrakutantestungen sind mit kommerziell hergestellten Extrakten möglich. Da durch die Extraktherstellung besonders die thermolabilen Allergene zerstört werden, besitzen Prick- und Scratchtests mit Nativmaterial eine höhere Sensitivität. Es kann auch der Skarifikations-Kammer-Test (Scratch-Chamber-Test) eingesetzt werden [9, 13]. Der Nachweis spezifischer IgE-Antikörper mittels RAST bzw. CAP ist möglich [1, 11, 19]. In Einzelfällen ist eine orale Provokation indiziert. Gelantinekapseln sind nicht zu empfehlen, da zur Auslösung einer oralen Kontakturtikaria ein direkter Allergenkontakt mit der Schleimhaut erforderlich ist.

Antigengemeinschaften: Zwischen Karotte, Sellerie, Fenchel, Petersilie, Pastinak, Anis und Kümmel bestehen Antigengemeinschaften. Über die klinische Assoziation wird mehrfach berichtet [2, 13, 14, 16, 22, 23]. Wie bereits bei *Apium graveolens* (S.400) ausgeführt, kann bei 50 -57 % der Sellerieallergiker gleichzeitig eine Karottenallergie nachgewiesen werden [2, 22, 23]. Den immunologischen Nachweis erbringt LOPEZ, der in Sellerie, Karotte und Anis das bereits oben genannte 18 kD-Allergen identifizierte [14]. Bei Karotte und Salat wurden durch in-vitro-Untersuchungen sieben korrespondierende Antigenepitope ermittelt [10]. Karotte, Sellerie, Gurke und Wassermelone besitzen ein gemeinsames 15 kD-Allergen [12]. Eine weitere Korrelation besteht zwischen Karotte und Birkenpollen [3, 5, 9].
Nach HALMEPURO kommen alle antigenen Determinanten der Karotte auch in Birkenpollen vor [8]. Weitere klinische Hinweise auf Antigengemeinschaften finden sich zu Kartoffel, Haselnuß, Apfel, Beifußpollen und Pfirsich [6, 11, 13].

Bemerkungen: Bei den meisten Patienten äußert sich die Karottenallergie durch oropharyngeale Symptome wie Pruritus, Lippen- und Zungenödem. Seltener werden ein Angioödem und gastrointestinale Beschwerden beobachtet [9].

Literatur:

[1] BERTI C. et al: Allergy to fennel. Allergy *47*, Suppl, 57 (1992)
[2] DIETSCHI R. et al: Zum sogenannten „Sellerie-Karotten-Beifuß-Gewürz-Syndrom". RAST-Resultate mit neuen Gewürzdiscs. Z Hautkr *62*, 524–531 (1987)

Daucus carota

[3] DREBORG S. et al: Allergy to apple, carrot and potato in children with birch pollen allergy. Allergy *38*, 167–172 (1983)
[4] ERIKSSON N. E.: Food hypersensitivity reported by patients with asthma and hay fever. Allergy *33*, 189–196 (1978)
[5] ERIKSSON N. E.: Food hypersensitivity in patiens with pollen allergy. Allergy *37*, 437–443 (1984)
[6] ERIKSSON N. E.: Clustering of foodstuffs in food hypersensitivity. An inquiry study in pollen allergic patients. Allergol Immunopathol (Madrid) *12*, 28–32 (1984)
[7] HALMEPURO L. et al: Immunological investigation of possible structural similarities between pollen antigens and antigens in apple, carrot and celery tuber. Allergy *40*, 264–272 (1985)
[8] HALMEPURO L. et al: Cross-reactivity of IgE antibodies with allergens in birch pollen, fruits and vegetables. Int Arch Allergy Appl Immunol *74*, 235–240 (1984)
[9] HANNUKSELA M. et al: Immediate reactions to fruits and vegetables. Cont Derm *3*, 79–84 (1977)
[10] HELBLING A. et al: Lettuce and carrot allergy: Are they related? J All Clin Immunol *89*, Suppl, 198 (1992) (Abstr.)
[11] HERKENRATH C. et al: Gemeinsames Vorkommen von Allergien gegen Haselpollen und Haselnüsse. Z Hautkr *57* 1399–1405 (1982)
[12] JORDAN-WAGNER D. L. et al: Cross-allergenicity among celery, cucumber, carrot, and watermelon. Ann Allergy *71*, 70–79 (1993)
[13] KAUPPINEN K. et al: Aromatic plants. A cause of severe attacks of angioedema and urticaria. Cont Derm *6*, 251–254 (1980)
[14] LOPEZ M. et al: Anaphylaxis to carrot: cross reactivity of carrot spezific IgE with species from Umbelliferae family. J All Clin Immunol *87*, Suppl, 274 (1991) (Abstr.)
[15] MEYNADIER J. et al: L'urticaire de contact chez l'atopique. A propos de deux observations. Ann Dermatol Venerol *109*, 871–874 (1982)
[16] MUÑOZ D. et al: Anaphylaxis from contact with carrot. Cont Derm *13*, 345–346 (1985)
[17] NIINIMÄKI A. et al: Immediate skin test reactions to spices. Allergy *36*, 487–483 (1981)
[18] ORTOLANI C. et al: The oral allergy syndrome. Ann Allergy *61*, 47–52 (1988)
[19] ORTOLANI C. et al: Comparision of results of skin prick tests (with fresh foods and commercial food extracts) and RAST in 100 patients with oral allergy syndrome. J All Clin Immunol *83*, 683–690 (1989)
[20] ROESER A. et al: Untersuchungen zur Kreuzreaktivität bei Patienten mit Birkenpollen- und Haselnußallergie. Allergologie *10*, 190–193 (1987)
[21] WÜTHRICH B.: Zur Nahrungsmittelallergie. Häufigkeit der Symptome und der allergieauslösenden Nahrungsmittel bei 402 Patienten – Kuhmilchallergie – Nahrungsmittel und Neurodermitis atopica. Allergologie *16*, 280–287 (1993)
[22] WÜTHRICH B. et al: Nahrungsmittelallergie: das „Sellerie-Beifuß-Gewürz-Syndrom". Dtsch Med Wschr *109*, 981–987 (1984)
[23] WÜTHRICH B. et al: Das „Sellerie-Karotten-Beifuß-Gewürz-Syndrom". Hauttest- und RAST-Ergebnisse. Schweiz Med Wschr *115*, 358–364 (1985)

Festuca pratensis Huds. (= Festuca elatior L.)

Wiesenschwingel (Engl.: Meadow fescue)

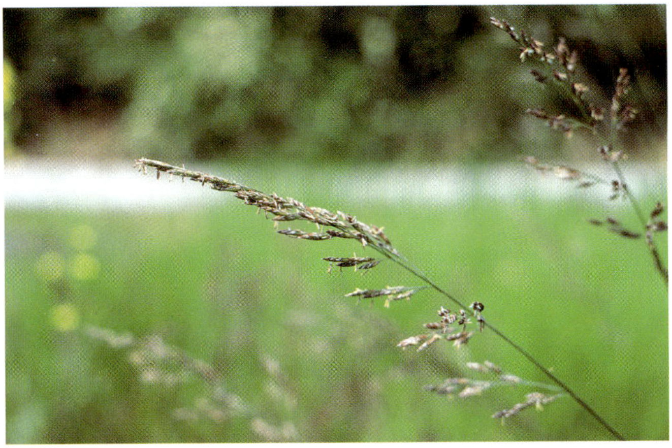

Abb. 35: Festuca pratensis

Botanische Information

Familie: Gramineae

Herkunft und Verbreitung: Der Wiesenschwingel kommt weit verbreitet in Europa und Westasien vor. In Nordamerika ist er eingebürgert.

Verwendung: Er wird als weidefestes Futtergras kultiviert.

Blütezeit: Juni – Juli (Nachblüte bis September)

Allergologische Information

Antigencharakterisierung: Das Hauptallergen Fes e I ist bereits isoliert und charakterisiert [1]; es besitzt vier antigene und zwei allergene Epitope.

Sensibilisierungspotenz: Mittelstark
Siehe allgemeine Anmerkung (S. 375).

Häufigkeit: Sehr häufig
Von 338 Gräserpollenallergikern reagierten 51 Patienten positiv auf *Festuca pratensis* [3]. Mittels RAST ermittelte DÜNGEMANN [2] bei 196 von 223 Gräserpollenallergikern bzw. 841 von 876 Probanden mit polyvalenter Sensibilisierung spezifische IgE-Antikörper gegenüber Wiesenschwingelpollen.

Testung: Siehe S. 354.

Antigengemeinschaften: Die Festucaceae untereinander, aber auch die verschiedenen Avenae-, Agrostideae- und Hordeae-Arten weisen in der Allergenität große Ähnlichkeit auf [5]. Andere Autoren bestätigten diese Ergebnisse. Sie wiesen bei den Festucoideae Kreuzreaktivitäten zwischen den Gruppe-I-Allergenen nach [4].

Bemerkungen: Siehe S. 375.

Literatur:

[1] CHAPMAN M. D.: Purifivation of allergens. Curr Opin Immunol *1*, 647–653 (1989)
[2] DÜNGEMANN H.: Karenz-Expositionsprophylaxe. Atemwegs Lungenkrankh *4*, 7–14 (1978)

Festuca pratensis

[3] MILNER F. H. et al: Specific sensitivity to individual grass pollens in some hay fever patients. Clin Allergy **2**, 83–89 (1972)

[4] REE R. et al: Variability of cross reactivity of IgE antibodies to group I and V allergens in eight pollen species. Clin Exp Allergy **22**, 611–617 (1992)

[5] WEBER R. W.: Cross reactivity among pollens. Ann Allergy **46**, 208–215 (1981)

Ficus benjamina L.

Birkenfeige (Engl.: Weeping fig, Benjamina tree)

Botanische Information

Familie: Moraceae

Herkunft und Verbreitung: *Ficus benjamina* ist in Indien, auf der Malaiischen Halbinsel, dem Malaiischen Archipel, Südchina und in Nordaustralien beheimatet. Die Pflanze wird in Süd- und Südostasien als Wirtsbaum für Lackschildläuse (*Laccifer lacca*), deren lackartige Sekrete der Schellackgewinnung dienen, kultiviert. Den Milchsaft benutzt man zur Herstellung von Kautschuk. In Europa stellt die Birkenfeige eine der populärsten Dekorationspflanzen in Wohn- und Geschäftsräumen, Büros und öffentlichen Gebäuden dar. In unseren Breiten gelangt die Birkenfeige nicht zur Blüte.

Allergologische Information

Antigencharakterisierung: Die Charakterisierung der im Milchsaft (Latex) der Pflanze enthaltenen Allergene gelang AXELSSON et al. im Jahre 1990 (4). Der Proteingehalt des Birkenfeigen-Latex beträgt 1,85 %. Mittels SDS-PAGE und Immunoblot wurden insgesamt elf Allergene identifiziert. Die drei Hauptallergene (M 25, 28 und 29 kD) sind thermolabil und werden bei 60–90° C denaturiert.

Sensibilisierungspotenz: Unbekannt, vermutlich mittelstark

Genauere Untersuchungen liegen bisher nicht vor. Bei beruflich exponierten Personen besteht ein relativ hohes Sensibilisierungsrisiko (bis zu 25 %) (1). Diese Angabe weist auf eine relativ hohe Allergenpotenz hin.

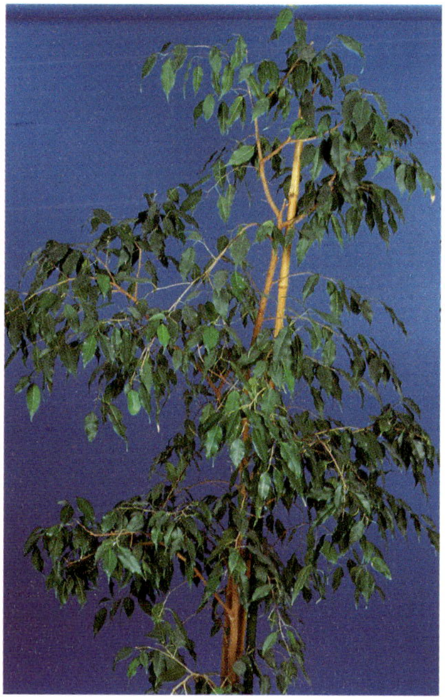

Abb. 36: Ficus benjamina

Häufigkeit: Selten

Die Birkenfeige ist in den letzten Jahren zu einer der beliebtesten Grünpflanzen in Innenräumen geworden. Sie gewinnt als Ursache allergischer Frühreaktionen – sowohl berufsbedingt als auch nicht-beruflich – zunehmend an Bedeutung. Rhinokonjunktivitis und Asthma durch aerogene Exposition sowie urtikarielle Reaktionen nach direktem Pflanzenkontakt wurden mehrfach beobachtet (2, 6, 7, 10, 14, 15). Bei Atopikern liegt die Sensibilisierungs-

Ficus benjamina

frequenz bei 4 % bis 7,6 % (8); in der Hälfte der Fälle besteht eine klinische Relevanz (3, 8). Die Erstbeschreibung erfolgte durch AXELSSON 1985 (1).

Testung: Pricktestlösungen sind kommerziell erhältlich. Der Pricktest kann auch mit Extrakten aus Blättern, Zweigen und Milchsaft durchgeführt werden (1–3). Der Prick-Pricktest erfolgt mit Blättern und Milchsaft (15), der Reibtest nur mit den Blättern. Der Nachweis spezifischer IgE-Antikörper mittels RAST und CAP ist möglich. Zur Überprüfung der klinischen Relevanz können in Einzelfällen auch nasale bzw. bronchiale Provokationstests durchgeführt werden (2). Die Allergene der Birkenfeige finden sich auch im Hausstaub (9).

Antigengemeinschaften: Zwischen sieben verschiedenen Arten der Gattung *Ficus* wurde mittels RAST-Inhibition der Nachweis von gemeinsamen Antigenen erbracht (5). Arten mit größeren Blättern, wie z. B. Gummibaum (*Ficus elastica*), besitzen dagegen weniger gemeinsame Allergene mit *Ficus benjamina* und weisen eine geringere allergene Potenz auf. Kreuzreaktivitäten bestehen auch zwischen Latex (*Hevea brasiliensis*) und der Birkenfeige (9, 11, 12).

Bemerkungen: AXELSSON postuliert folgenden Sensibilisierungsmodus: Durch Abgabe von Feuchtigkeit über die Spaltöffnungen an der Blattunterseite gelangen die im Milchsaft gelösten Allergene an die Blattoberfläche. Sie sammeln sich im Staub auf den Blättern, gelangen in die Luft und führen zu einer aerogenen Sensibilisierung (2). Tatsächlich konnten LANGAUER et al. das Allergen von *Ficus benjamina* mittels RAST-Inhibition und Immunoblot im Hausstaub nachweisen (13). Die hohe Allergenbelastung beruht möglicherweise auf der großen Anzahl vieler kleiner Blätter und der daraus resultierenden großen Gesamtoberfläche, auf der sich der allergenhaltige Staub leicht ansammeln kann. Ein 1,6 m hoher Baum besitzt 1800 Blätter und eine Blattoberfläche von 3,6 m^2.

Literatur:

[1] AXELSSON G. et al.: Allergy to weeping fig – a new occupational disease. Allergy *40*,461–464 (1985)

[2] AXELSSON G. et al.: Occupational allergy to weeping fig in plant keepers. Allergy *42*, 161–167 (1987)

[3] AXELSSON G. et al.: A new indoor allergen from a common non-flowering plant. Allergy *42*, 604–611 (1987)

[4] AXELSSON G. et al.: Characterization of allergenic components in sap extract from the weeping fig (*Ficus benjamina*). Int Arch Allergy Appl Immunol *91*, 130–135 (1990)

[5] AXELSSON G. et al.: Serum reactivity to other indoor ficus plants in patients with allergy to weeping fig (*Ficus benjamina*). Allergy *46*, 92–98 (1991)

[6] AXELSSON G.: Allergy to *Ficus benjamina* in nonatopic subjects. Allergy *50*, 284–285 (1995)

[7] BESSOT J. C. et al.: Allergie respiratoire au *Ficus benjamina*. Rev franc Allergol *33*, 270–273 (1993)

[8] BIRCHER A. J. et al.: *Ficus benjamina*, an ubiquitous allergen of considerable clinical relevance. Allergy *48*, Suppl *16*, 179 (1993) (Abstr)

[9] BIRCHER A. J. et al.: The allergen of *Ficus benjamina* in house dust. Clin Exp Allergy *25*, 228–233 (1995)

[10] BREHLER R. et al.: *Ficus benjamina*-Allergie. Hautarzt *47*, 780–782 (1996)

[11] DELBOURG M. F. et al.: Hypersensitivity to Latex and *Ficus benjamina* allergens. Ann Allergy Asthma Immunol *75*, 496–500 (1995)

[12] HOVANEC-BURNS D. et al.: Cross reactivity between Latex and Ficus allergens. J All Clin Immunol *93*, 283, 725 (1994) (Abst)

[13] LANGAUER S. et al.: Das Allergen von *Ficus benjamina* im Hausstaub. Allergo J *3*, 45 (1984)

[14] SCHMID P. et al.: *Ficus benjaminii* und *Tradescantia albifloxa/fluminensis:* 2 Fälle von nichtblühenden Zimmerpflanzen als Auslöser allergischer Reaktionen. Allergologie *15*, 62 (1992)

[15] SCHMID P. et al.: Severe isolated allergy to *Ficus benjamina* after bedroom exposure. Allergy *48*, 466–467 (1993)

Glycine max (L.) Merr. (= Phaseolus max L.)

Sojabohne (Engl.: Soyabean, amer.: Soybean)

Botanische Information

Familie: Leguminosae

Herkunft und Verbreitung: Die Sojabohne stammt von der in Asien beheimateten Wildform *Glycine soja* ab. Sie wird in Ostasien und in allen gemäßigt warmen Gebieten in verschiedenen Kulturformen angebaut.

Verwendung: Die Samen (Sojabohnen) enthalten 18–25 % Öl, 38–50 % Eiweiß, ca. 20 % Kohlenhydrate und 2 % Lecithin. Sie dienen der Herstellung von Sojasoße, Sojamilch und Sojaquark (Tofu). Das Sojaeiweiß ist das biologisch höchstwertige Pflanzeneiweiß. Es enthält alle essentiellen Aminosäuren und ist zu 97 % verdaulich. In der vegetarischen Ernährung dienen Sojaprodukte als Eiweißaustauschstoff und Fleischersatz (engl.: *„textured vegetable protein"* = TVP). Die asiatische Küche bevorzugt Soja in Soßen (Shoju, Choju) und Sojabohnenpaste (Miso). Soja ist auch Bestandteil der englischen Worcester-Soße. Sojabohnensprossen (Keimlinge) werden roh, erhitzt und als Konservengemüse gegessen. Sojaprodukte dienen als Milchersatzstoff in diätetischen Lebensmitteln und in der kuhmilchfreien Säuglingskost. Als Backmittel wird Sojamehl aufgrund seines hohen Lecithin- und Lipoxygenase-Gehaltes zunehmend verwendet. Sojalecithin ist als Lebensmittelzusatzstoff unter der Nummer E 322 zugelassen. Es besitzt gute Emulgatoreigenschaften und dient in Fertigprodukten als Streck- und Bindemittel. In Teig- und Backwaren reduziert Sojaprotein den Kohlehydratanteil. Das Öl wird als Speiseöl sowie zur Herstellung von Würzen, Seife, Glycerin und Firnis eingesetzt. Die eiweißreichen Preßrückstände (Sojakuchen und -schrot) werden als Viehfutter verkauft. Die Industrie bedient sich des Sojamehls und Sojaproteins in der Anfertigung von synthetischen Fasern, Klebstoffen, Imprägnierungen und im Feuerlöschschaum. Seit Dezember 1995 ist Soja auch in Fleischerzeugnissen zugelassen. Gut 20.000 Nahrungsmittel enthalten inzwischen Sojabestandteile in deklarierter oder nicht-deklarierter Form. Mellenthin & Galensa entwickelten kürzlich eine Methode zum Nachweis von Soja in Fleischprodukten, deren Bestimmung sich an den für *Glycine max* typischen Isoflavonoiden orientiert [20].

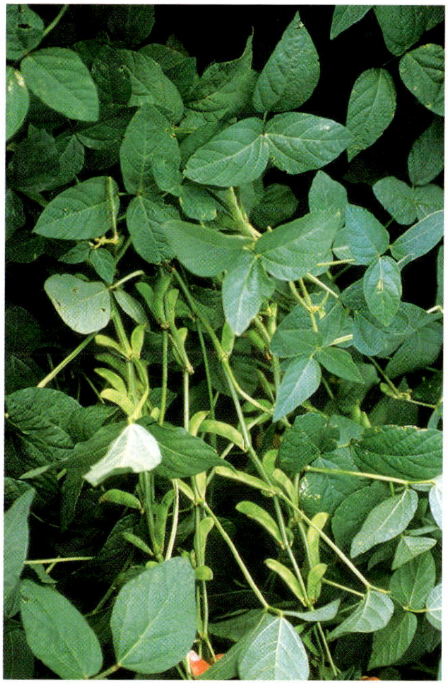

Abb. 37: Glycine max

Allergologische Information

Antigencharakterisierung: Globulinfraktion (80–90 %) und Molkenfraktion (10–15 %) besitzen ein Protein mit allergener Potenz. Die

Glycine max

Globulinfraktion kann in weitere Unterfraktionen unterteilt werden (2S, 7S, 11S und 15S) [25]. MOROZ/YANG identifizierten einen Sojabohnen-Trypsin-Inhibitor (M 20,5 kD) als Allergen [23].BAUR et al. wiesen mittels Immunoblot IgE-reaktive Komponenten (M um 20 kD bzw. 35 kD) nach, wobei die 20 kD-Bande vermutlich dem Sojabohnen-Trypsin-Inhibitor entspricht [2]. GONZALEZ et al. isolierten ein Allergen mit M 8 kD und zwei Haupt-Allergene. Bei Gly m Ia (Protein S 2, M 7,5 kD, pl 6,8) und Gly m Ib (Protein S 1, M 7,0 kD, pl 6,1 – 6,2) handelt es sich um Glykoproteine, die als Isoallergene kreuzreaktive Eigenschaften besitzen [9]. HERIAN et al. fanden bei Patienten mit gleichzeitig bestehender Erdnußallergie IgE-reaktive Proteinbanden mit M 50–60 kD [13]. Eine weitere Bande bei 20 kD ist nicht mit dem Soja-Trypsin-Inhibitor identisch [13].
Nach BURKS et al. ist die thermische Stabilität der verschiedenen Sojabohnenfraktionen unterschiedlich [5]. Die größte Hitzestabilität weist die 2S-Unterfraktion auf [31]. In einem „immobilized digestive enzyme assay" (IDEA), mit dem die chemische Denaturierung der Proteine im Verdauungstrakt imitiert werden kann, zeigte sich eine zehnfache Abschwächung der Allergenität [31]. Spuren von Sojaprotein z. B. in Margarine, Öl und anderen industriell verarbeiteten Lebensmitteln können im Einzelfall allergische Reaktionen auslösen [27]. Nur vollkommen gereinigtes Sojaöl ist nicht mehr allergen wirksam [6].

Sensibilisierungspotenz: Stark
Schon geringe Sojamengen können schwerste allergische Reaktionen auslösen. Auch über generalisierte Urtikaria mit Dyspnoe bis zum anaphylaktischen Schock wird berichtet [12, 19, 22].
DUKE beobachtete das Auftreten eines Asthmas nach Genuß sojahaltiger Kuhmilch. Die Kühe waren mit Soja gefüttert worden [8].
Während einer Asthmaepidemie in Barcelona kam es bei Nicht-Atopikern zu einer ausgeprägten Sensibilisierung mit Auftreten von schweren Asthma-Anfällen z. T. mit Todesfolge [9, 22, 36]. Ein Asthma durch Sojabohnenstaub entwickelte sich des weiteren bei Personen, die in größerer Entfernung von den Sojabohnen-Mühlen wohnten [28].

Häufigkeit: Gelegentlich
Die ersten Fallbeschreibungen stammen aus den Jahren 1930 bis 1940 [8, 25, 28, 35].
Neuere Berichte verzeichnet die Literatur ab 1965 [12, 19, 26, 34]. Im Kindesalter liegt die Sensibilisierungsgfrequenz bei Atopikern zwischen 30 % und 74 % [3, 10, 29]. BOCK stellte bei 10 % der Kinder mit einer Nahrungsmittelallergie eine klinisch relevante Sojaallergie fest [3]. Inzwischen ist Soja in den USA das vierthäufigste und in Frankreich das dritthäufigste pflanzliche Nahrungsmittelallergen* im Kindesalter [29, 33].
Die Häufigkeit der Sojaallergie bei Erwachsenen variiert. MISTERECK wies bei 9,2 % der Nahrungsmittelallergiker eine Sojaallergie nach [21]. WÜTHRICH ermittelte Soja bei 1,0 % als Auslöser von systemischen Reaktionen [39]. Andere Autoren stelllen bei 24 % bis 71 % der Patienten eine Sensibilisierung mittels RAST fest [34]. Über eine inhalative Sojaallergie bei *gleichzeitiger* Nahrungsmittelallergie auf Soja wird in zwei Fällen berichtet [26, 38].
DUKE beobachtete bereits 1934 Asthma bronchiale bei Arbeitern in Sojabohnen-Mühlen [8].
Auch bei Personen in der nähreren Umgebung der Sojabohnen-Mühlen trat Asthma auf [28].
Aus Barcelona wird von 1981 bis 1987 über epidemisches Asthma bronchiale durch Sojabohnenstaub bei der Entladung von Schiffen berichtet [1, 22, 32].
Sojabohnenlecithin gewinnt als berufliches Inhalationsallergen zunehmend an Bedeutung [14, 16, 18]. Die Frequenz der klinischen relevanten Sensibilisierung beträgt bis zu 19 % [14]. Es existieren zahlreiche Einzelfallbeschreibungen einer *beruflich* erworbenen Allergie durch Sojabohnenstaub [15, 25, 37, 38].
GONCALO berichtet über aerogen entstandene Kontakturtikaria, Rhinokonjunktivitis sowie Asthma bronchiale und Ekzeme bei kombinierter Soforttyp- und Spättypsensibilisierung [11].
Auch im Backgewerbe verzeichnet Soja als inhalatives Berufsallergen (Backhilfsstoff) zunehmende Bedeutung. Bäcker mit Atemwegsbeschwerden weisen in 21 % bis 30 % eine Sen-

* Allergen hier synonym für Allergenträger verwendet

Glycine max

sibilisierung auf [2, 14, 30]. DEGENS et al. fanden im RAST bei 11,2 %, im Prick-Test jedoch nur bei 1,1 % eine Sensibilisierung [7].

Testung: Prick- und Intrakutantestungen erfolgen mit kommerziell erhältlichen Extrakten. Der Nachweis spezifischer IgE-Antikörper mittels RAST und CAP ist möglich. Für den Nachweis der klinischen Relevanz einer Nahrungsmittelallergie bietet sich in ausgewählten Fällen eine orale Provokation an. Da Soja ein potentes Allergen ist, sollte diese jedoch nur unter stationären Bedingungen in Notfallbereitschaft erfolgen. Der Nachweis einer berufsbedingten Allergie durch Sojabohnenstaub läßt sich in Einzelfällen auch durch einen nasalen bzw. bronchialen Provokationstest führen [10, 14, 17, 18, 37].

Antigengemeinschaften: Siehe S. 336.

Bemerkungen : Sojabestandteile stellen – ähnlich wie bei der Erdnuß – „verborgene" Allergene dar. Eine Allergenkarenz ist schwierig einzuhalten [19]. GRIMM berichtet über die Verbreitung von Soja in Lebensmitteln und gibt Ratschläge zur Meidung von sojahaltigen Produkten [9, 12, 36]. Soja ist in vielen Süßwaren enthalten, häufig aber nicht deklariert. Hinter der Bezeichnung „Emulgator" , „Stabilisator", „Lecithin" und „pflanzliches Eiweiß" können sich Sojabestandteile verbergen. Im Rahmen der Fleischverordnung und der Verordnung über Milcherzeugnisse unterliegt die Verwendung von Sojaprotein in Deutschland derzeit noch rechtlichen Einschränkungen. Da es derartige Bestimmungen in anderen EU-Ländern bisher nicht gibt, ist im Rahmen des EU-Binnenmarktes weiter mit einer Zunahme sojahaltiger Produkte auf dem deutschen Lebensmittelmarkt zu rechnen.
In gentechnisch veränderten Sojabohnen können Allergene aus anderen Arten auftauchen. Personen mit einer Paranußallergie reagierten 1996 auf transgene Sojabohnen, da Paranüsse für die Genmanipulation verwendet worden waren [24]. Deren Produktion wurde jedoch wieder eingestellt [4].
Versuche zur spezifischen Hyposensibilisierungsbehandlung hatten bisher nur geringen oder gar keinen Erfolg [6, 20]. Die strenge Allergenkarenz stellt daher bei der inhalativen Sojaallergie die einzige Therapiemöglichkeit dar.

Literatur:

[1] ACECES M. et al: Identification of soybean dust as an epidemic asthma in urban areas by molecular marker and RAST analysis of aerosols. J All Clin Immunol *88*, 124–134 (1991)
[2] BAUR X.: Inhalative Allergene und Irritantien am Arbeitsplatz. Allergologie *13*, 134–139 (1990)
[3] BOCK S. A. et al: Studies of hypersensitivity reactions to food in infants and children. J All Clin Immunol *62*, 327–334 (1978)
[4] BROKOW K.: Transfer von Nußallergenen in gentechnisch hergestellte Sojabohnen. Dt Derm *44*, 803 (1996)
[5] BURKS A. W. et al: Allergenicity of peanut and soybean extracts altered by chemical or thermal denaturation in patients with atopic dermatitis and positive food challenges. J All Clin Immunol *90*, 889–897 (1992)
[6] BUSH R. K. et al: Soybean oil is not allergenic to soybean sensitive individuals. J All Clin Immunol *76*, 242–245 (1985)
[7] DEGENS P. O. et al: Sensibilisierung von Bäckern und Kontrollpersonen im Hauttest (Prick) und in der IgE-Bestimmung mittels RAST. Allergologie *17*, 160–163 (1994)
[8] DUKE W. W.: Soybean as a possible important source of allergy. J All Clin Immunol *5*, 300–302 (1933)
[9] FISCHER K. et al: Verarbeitungsbedingte Einflüsse auf die Allergenität von Lebensmitteln. Eine Übersicht. Soz Ep-Heft 6 (1993)
[10] FRIES J. H.: Studies on the allergenicity of soybean. Ann Allergy *29*, 1–7 (1971)
[11] GONCALO M. et al: Immediate and delayed hypersensitivity to garlic and soybean. Am J Cont Derm *3*, 102–104 (1992)
[12] GRIMM I.: Sesam und Soja – seltene Allergene? Allergologie *7*, 133–138 (1984)
[13] HERIAN A. M. et al: Identification of soybean allergens by immunoblotting with

sera from soy-allergic adults. Int Arch Allergy Appl Immunol **92**, 193–198 (1990)
[14] JORDE W. et al: Bäckereirohstoffe als berufsspezifische Allergene. Allergologie *12*, 522–524 (1986)
[15] KIUSSU S. et al: Rhinite allergique professionelle par exposition à la poudre de soja. Rev Franc Allerg *20*, 75–77 (1980)
[16] LAVAUD F. et al: Asthme professionel au soja chez le boulanger. Arch Mal Prof *52*, 41–42 (1991)
[17] LAVAUD F. et al: Lecithin is an areoallergen in baker's asthma. Eur J All Clin Immunol *47*, Suppl, 259 (1992) (Abstr.)
[18] LAVAUD F. et al: Baker's asthma related to soybean lecithin exposure. Allergy *49*, 159–162 (1994)
[19] MATTHIENSEN R. P. et al: Sojaprotein – ein „verborgenes" Allergen. Dtsch Med Wschr *99*, 2175–2177 (1974)
[20] MELLENTHIN O. et al: Sojanachweis in Fleischprodukten mittels Kapillarzonenelektrophorese und Diodenarraydetektion. Dt Lebensmitt Rundsch *92*, 171–175 (1996)
[21] MISTERECK A. et al: Soja – ein häufiges Nahrungsmittelallergen. Allergologie *15*, 304–305 (1992)
[22] MORELL F.: Soybean asthma: from epidemic to diagnosis. In: Advances in Allergology and Clinical Immunology: GODARD P. et al (Eds) Proceedings of the XVth Congress of the European Academy of Allergology and Clinical Immunology. Parthenon Publ Group Ltd, New Jersey, 587–591 (1992)
[23] MOROZ L. A. et al: Kunitz soybean trypsin inhibitor: a specific allergen in food anaphylaxis. New Eng J Med *302*, 1126–1128 (1980)
[24] NORDLEE J. A. et al: Identification of brazil-nut allergen in transgenic soybean. New Engl J Med *334*, 688–692 (1996)
[25] OLSEN A. M. et al: Hypersensitivity to soybean. Proc Staff Meeting Mayo Clinic *11*, 465–468 (1936)
[26] PETERS G. A.: Bronchial asthma due to soybean allergy. Ann Allergy *23*, 270 (1965)
[27] PORRAS O. et al: Detection of soy protein in soy lecithin, margarine and occasionally soy oil. Int Arch All Appl Immunol *78*, 30- 32 (1985)
[28] RUBIN S. S.: Endemic asthma due to soybean dust. J Indiana Med Assoc *33*, 406–407 (1940)
[29] SAMPSON H. A. et al: Food hypersensitivity and atopic dermatitis: evaluation of 113 patients. J Pediat *107*, 669–675 (1985)
[30] SAUER W. et al: Inhalent allergens in modern baking industry. Proc ICACI *9*, 296 (1988) (Abstr.)
[31] SHIBASAKI M. et al: Allergenicity of major component proteins of soybean. Int Arch Allergy Appl Immunol *61*, 441–448 (1980)
[32] SWANSSON M. C. et al: Source of the aeroallergen of soybean dust: a low molecular mass glycopeptide from the soybean tela. J All Clin Immunol *87*, 783–788 (1991)
[33] TAIEB A. et al: The prevalence of food allergy in children with atopic dermatitis. In: RING J. et al (Eds) New Trends in Allergy III. Springer, Berlin, Heidelberg, New York, 259–264 (1991)
[34] THIEL C.: Nahrungsmittelallergie bei Pollenallergikern. Allergologie *11*, 397–410 (1988)
[35] URBACH E.: Allergisches Ekzem, bedingt durch Sojabohnenmehl. Ztsch Hautkrkh *35*, 345 (1931)
[36] VIETHS S. et al: Verarbeitungsbedingte Einflüsse auf das allergene Potential von Lebensmitteln. Die Sojabohnenallergie als Modellbeispiel. Lebensmittelchem *49*, 29–31 (1995)
[37] VIRCHOW C.: Über Sojabohnenallergie. Allerg Asthma *11*, 57 (1965)
[38] WIGHTMAN H. B.: Soybean sensitivity, with a case report. J All Clin Immunol *2*, 601–603 (1938)
[39] WÜTHRICH B.: Zur Nahrungsmittelallergie. Häufigkeit der Symptome und der allergieauslösenden Nahrungsmittel bei 402 Patienten – Kuhmilchallergie – Nahrungsmittel und Neurodermitis atopica. Allergologie *16*, 280–287 (1993)

Hevea brasiliensis (H.B.K.) Muell. Arg.

Parakautschukbaum, Federharzbaum (Engl.: Pararubber tree, Caoutchouc tree)

Botanische Information

Familie: Euphorbiaceae

Herkunft und Verbreitung: Der Parakautschukbaum gehört zur Familie der Wolfsmilchgewächse und stellt die wichtigste Art der Gattung *Hevea* dar. Er ist im Amazonasgebiet heimisch und wird in Südostasien und dem tropischen Afrika kultiviert.
Die ersten Samen des Parakautschukbaums gelangten 1876 durch den Botaniker Sir Henry Wickham nach England, obwohl Brasilien zur Monopolerhaltung die Ausfuhr mit der Todesstrafe bedrohte. Von England aus gelangten dann die ersten Pflanzen in die britische Kolonien in Südostasien und begründeten die dort heute noch bestehenden Kulturen (Plantagengummi), vor allem in Malaysia und Indonesien.

Verwendung: *Hevea brasiliensis* liefert ca. 95 % der Welternte an Naturkautschuk und gilt als der wirtschaftlich bedeutendste Kautschukbaum. Das Holz wird zu Parkett verarbeitet. Der durch Einschneiden der Rinde aus den Milchröhren gewonnene Milchsaft (Latex) besteht aus einer wäßrigen Dispersion von cis-1,4-Polyisopren. Die langkettigen Polymere sind von einer dünnen Schicht aus Phospholipoproteinen umgeben. Latex enthält 20–36 % dispergierten Kautschuk (Polyisopren), 1,2 % Proteine und Phosphoproteine, 2 % Harze, 1 % Fettsäuren, 1 % Kohlenhydrate, 03–0,7 % anorganische Salze und 65 % Wasser. Durch Gerinnung, Räuchern und mechanische Verformung entsteht Naturkautschuk. Ammoniak wird als Antikoagulans und Konservierungsmittel zugesetzt. Naturkautschuk wird durch Zentrifugation konzentriert und in flüssiger Form in die Verarbeitungsländer transportiert. Dort werden Akzeleratoren, Antioxidantien, Bindemittel, Füllstoffe, Weichmacher und Farbstoffe zugefügt. [37]. Durch Vulkanisation entsteht Gummi. Es enthält 93–94 % Polyisopren und – infolge Anreicherung – bis zu 3 % Protein [55, 59, 78].

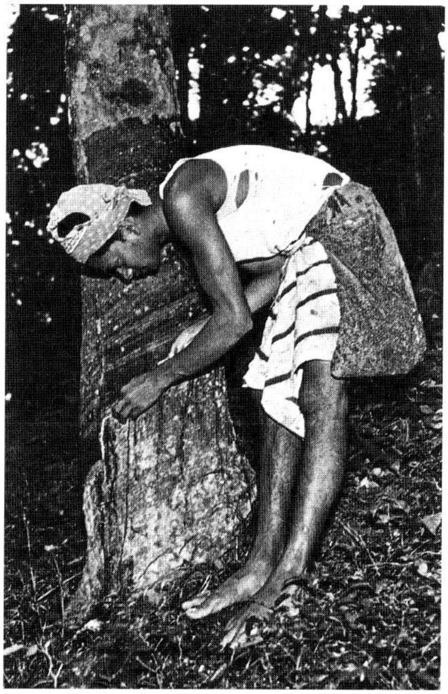

Abb. 38: Hevea brasilienis – Gewinnung des Milchsaftes

Für Latex und sein Produkte finden sich häufig ungenaue Bezeichnungen. Unter dem Begriff „Latex“ werden sowohl der Milchsaft von *Hevea brasiliensis*, Naturkautschuk als auch das latexhaltige Gummiprodukt subsummiert. Nachfolgend wird der Begriff „Latex“ synonym für Naturkautschuk verwendet. „Gummi“ bezeichnet das latexhaltige Endprodukt.
Latex findet bei der Herstellung vieler Produkte des täglichen und medizinische Bedarfs Verwendung (Tab. 7, S. 452). Durch das epidemische Auftreten der HIV-Infektion und die – be-

Hevea brasiliensis

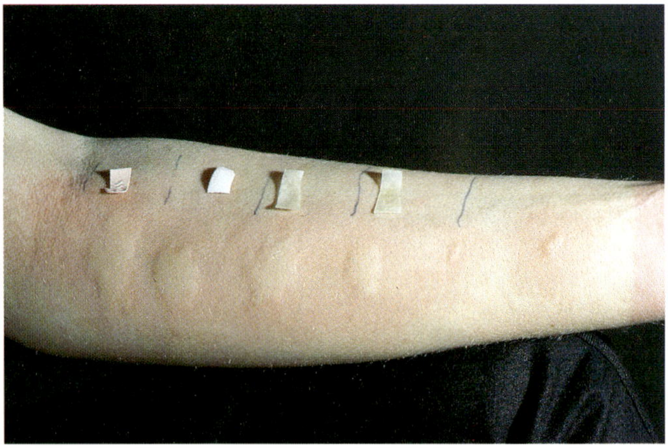

Abb. 39: Latexgummi-Handschuh (Scratchtest)

sonders im Gesundheitswesen notwendige – Prophylaxe der Hepatitis-Infektion wurde die vermehrte Verwendung von Handschuhen und Kondomen erforderlich. Produktion und der Verbrauch latexhaltiger Produkte sind seit 1985 exponentiell gestiegen [55].
Die Weltproduktion an Kautschuk liegt bei über 15 Mill. t; davon sind 6 Mill. t Naturkautschuk. Der Anteil an Operations- und Untersuchungshandschuhen wird im Jahre 1997 die Billionengrenze wahrscheinlich überschreiten (priv. Mitt. Bayer AG).

Allergologische Information

Antigencharakterisierung: ARCHER wies 1960 im Latex ein kristallines Protein (M 10 kD) nach, das er als Hevein bezeichnete [10]. Andere Arbeitsgruppen fanden weitere allergene Proteine mit molaren Massen von 2 kD bis 100 kD im Milchsaft, in Latex mit und ohne Zusatz von Ammoniak, in den Blättern des Parakautschukbaums, in Handschuhen und in Handschuhpuder. Die Zahl der isolierten Allergene und ihr Molekulargewicht differieren aufgrund der unterschiedlichen Antigenquellen, der Isoliertechniken und der verwendeten Patientenseren [55, 70]. Zwischen 1960 und 1996 isolierten und identifizierten Arbeitsgruppen in aller Welt zahlreiche Proteine, die sie für das Hauptallergen hielten [26, 60, 81, 87, 89, 119]. Die Untersuchungen sind gegenwärtig keineswegs abgeschlossen [2, 6, 31, 47, 70, 79, 82, 106, 121, 131]. Auch ein homotetrameres Molekül (aus vier Monomeren bestehend) mit einer molaren Masse von 14,4 bis 14,6 kD ging als „rubber elongation factor“ in die Geschichte der Latexallergie ein. [14, 31, 93]. Hevamin (30 kD) und Prohevein (20 kD) spielen als Allergene ebenfalls eine Rolle [3, 77]. Zur dreidimensionalen Struktur des Hauptallergens Hevein siehe Abb. 40 *. Im Immunoblot bindet Prohevein in 83 % der Fälle an IgE von Latexallergikern. Das 36 kD Protein (Prenyltransferase) und der „rubber elongation factor“ [32, 33] dienen im Latex der Biosynthese der Polyisopren-Einheiten. Möglicherweise führen auch Hydrolyseprodukte, die während des Verarbeitungsprozesses entstehen, zur Spaltung von Proteinen und somit zur Bildung neuer Epitope [62].
Je nach Hersteller und Charge weisen verschiedene latexhaltige Produkte einen unterschiedlichen Allergengehalt auf [64, 121, 130, 131]. Auch hier spielt die Herkunft des Rohlatex und verschiedene Verarbeitungsmethoden sicher eine Rolle [55, 71, 104]. Latexallergene haften auch an Maisstärkekörnern, die als Puder in

* Übersicht in BAUR X et al: Dt Ärzteblatt *94*, A 1499–1501 (1997).

Hevea brasiliensis

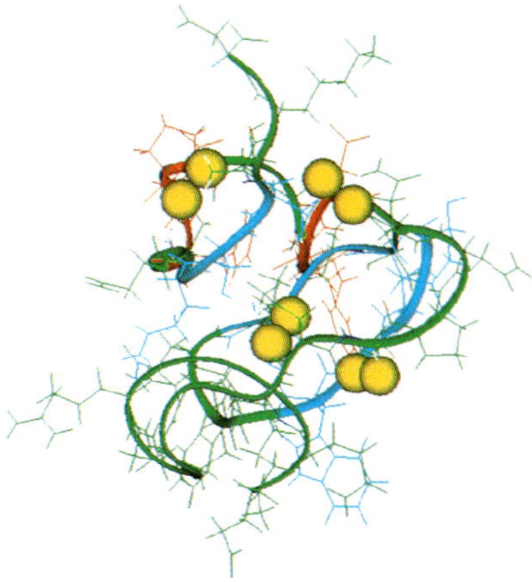

Abb. 40: Struktur des Heveins

Handschuhen verwendet werden und gelangen mit diesen aerogen über größere Strecken bis zu Personen, die mit Latex keinen Umgang haben [31, 43, 60, 100, 117, 124]. Mittels spezifischer monoklonaler Antikörper lassen sich Latexallergene (14,3 kD bzw. 55 bis 65 kD) in verschiedenen Materialien identifizieren und latexspezifische IgE-Antikörper in Patientenseren nachweisen [71, 108]. IgE-Antikörper gegen Latex findet man sogar bei Blutspendern und Asthmatikern in der Stadt Los Angeles. Vermutlich stammen diese aus dem Gummiabrieb von Autoreifen, der in der Außenluft pro Tag etwa 4,5 t beträgt [9, 124].

Sensibilisierungspotenz: Mittelstark
Die Häufigkeit sowie Zunahme der latexbedingten Soforttyp-Reaktionen läßt auf relativ potente Allergene schließen. Konkrete Hinweise gibt der Sensibilisierungsindex, der bei beruflich exponierten Personen 10 % und mehr beträgt [24, 27, 69, 78, 122].Ein erhöhtes Sensibilisierungsrisiko besitzen Atopiker, unter denen nach beruflicher Exposition bis zu 36 % sensibilisiert sind [88]. Auch wenn die Erstbeschreibung einer Latexallergie durch STERN/GRIMM [54, 109] bereits im Jahre 1927 erfolgte (rezidivierendes Asthma durch ein erwärmtes Gummikabel, rezidivierende Kontakturtikaria durch Kautschukprothese), schenkte man bis in die Mitte der 80er Jahre diesem Phänomen kaum weitere Beachtung [36]. Erst nachdem NUTTER 1979 sowie AXELSSON 1987 [12, 91] erste Beobachtungen publizierten, griff man dieses Thema wieder auf. Seither ist eine Vielzahl an Fallberichten über Sofortreaktionen unterschiedlichen Schweregrades veröffentlicht worden. Aus der mehrere 100 Publikationen umfassenden Literatur lassen sich im folgenden nur die wichtigsten nennen.
Die Häufigkeit anaphylaktischer Reaktionen beträgt bei Latexallergikern durchschnittlich 10 % [40, 84]. Der Schweregrad der klinischen Symtomatik hängt vom Expositionsmodus ab. Mukosale, parenterale Expositionen [55], vaginale Entbindungen [75], gynäkologische und zahnärztliche Untersuchungen [12, 30, 40], das Legen von Blasenkathetern [52] und Darmrohren [40], Röntgenkontrasteinläufen [94], um nur einige Beispiele zu nennen, gehen mit einem erhöhten Risiko einer anaphylaktischen Reaktion einher. Am häufigsten tritt eine Anaphylaxie währen intraabdomineller operativer Eingriffe durch Exposition mit latexhaltigen Operationshandschuhen auf [16, 19, 53, 60, 62, 81, 92, 95, 110]. Ein anaphylaktischer Schock nach der Pricktestung [19], sowie mehrerer Fälle systemischer Reaktionen nach der Durchführung eines geschlossenen Epikutantests bzw. Gebrauchstest sind beschrieben [60, 125]. Daß Latexallergene nach Absorption an Puderpartikel als Aeroallergene respiratorische

Hevea brasiliensis

Symptome, Rhinitis, Konjunktivitis, aber auch anaphylaktische Reaktionen auslösen können, muß als weiter Hinweis auf die starke allergene Potenz des Latex gewertet werden [4, 42, 43, 55, 60, 114].

Häufigkeit: Gelegentlich, Tendenz: zunehmend NUTTER gelang im Jahre 1979 der Nachweis einer IgE-vermittelten Kontakturtikaria durch latexhaltige Gummihandschuhe [91]. Während sich die ersten Mitteilungen vornehmlich mit den kontakturtikariellen Reaktionen beschäftigten [23, 39, 44, 46, 47, 66], verzeichnen neuere Publikationen zunehmend auch schwere anaphylaktische Reaktionen [94]. Über die Prävalenz der Latexallergie in der Normalbevölkerung liegen bisher keine epidemiologischen Daten vor. In Reihenuntersuchungen an dermatologischen bzw. allergologischen Patienten wurden im Hauttest zwischen 0,37 % und 11 % eine Sensibilisierung nachgewiesen [48, 88, 99, 113, 119, 120]. Die Inzidenz in der Gesamtbevölkerung (Nichtatopiker) liegt sicher noch unterhalb 1 %. Bei beruflich exponierten Personen, die z.B.im Gesundheitswesen oder in der Herstellung von latexhaltigen Produkten arbeiten, besteht eine erhöhte Prävalenz der Latexallergie [125, 126, 127]. Arbeiter in der Latexhandschuhherstellung wiesen z.B. zu 11 % eine Sensibilisierung im Hauttest und zu 6 % ein allergisches Asthma auf [113]. Bei Beschäftigten im Gesundheitswesen wurde eine Sensibilisierungsfrequenz zwischen 3 % und 10 % festgestellt [27, 78, 111, 118, 127]. Der signifikant höhere Anteil an Frauen im Patientengut dürfte durch ihre hohe Beschäftigungsquote im Gesundheitswesen bedingt sein [60, 95, 125].

Für die Sensibilisierung spielt die atopische Diathese als prädisponierender Faktor eine bedeutende Rolle [27, 49, 60, 115, 118]. Der Anteil der Atopiker beträgt bis zu 75 % [40, 67, 88, 97,]. Neben einer vorgeschädigten Haut, z.B. Bestehen eines chronischen Handekzems, spielt auch die Quellung der Haut bei langem Tragen von Gummihandschuhen eine beträchtliche Rolle [9, 49, 73, 78, 95, 115, 118]. Kinder mit Myelomeningozele und Spina bifida oder einer konnatalen Anomalie des Urogenitaltraktes besitzen ein erhöhtes Risiko, da sie durch latexhaltige Gegenstände im Rahmen der Katheterisierung oder einer Operation vermehrt exponiert sind [21, 53, 87, 88, 128]. Auch wiederholte Operationen bzw. mehrfach durchgeführte ärztliche Eingriffe, bei denen Latexhandschuhe benutzt wurden, erhöhen das Risiko der Latexsensibilisierung [6, 16, 45, 75, 78].

Latexallergiker entwickeln überzufällig häufig eine anaphylaktische Reaktion auf Nahrungsmittel [1, 25, 79]; auch umgekehrt wird eine bestehende Nahrungsmittelallergie als prädikativer Faktor für des Auftreten einer Soforttypallergie auf Latex angesehen [61].

Die Kontakturtikaria stellt bei der Latexallergie die häufigste, meistens sogar die einzige Manifestation dar. Nach Untersuchungen von MÄKINEN-KILJUNEN sowie TURJANMAA wiesen bis zu 50 % der untersuchten Patienten eine Kontakturtikaria auf, während Rhinitis, Konjunktivitis und anaphylaktische Reaktionen höchstens 20 % ausmachten [83, 84, 85, 122].

Testung: Es ist zu empfehlen, bei der Anamnese und Verdacht des Kontaktes mit latexhaltigen Produkten nach ungeklärten anaphylaktoiden Reaktionen, wiederholten operativen Eingriffen, bestehendem Handekzem, Unverträglichkeit bestimmter Nahrungsmittel wie z.B. Avocado und Banane, sowie nach der beruflichen Tätigkeit zu fragen. Ein standardisiertes Screeningverfahren für die Diagnostik der Latexallergie gibt es derzeit noch nicht. Von amerikanischen Autoren werden Hauttests wegen des potentiellen Risikos einer iatrogenen Provokation systemischer anaphylaktischer Reaktionen abgelehnt [62, 63]. Andere Untersucher halten den Pricktest dagegen für die Methode der Wahl [48, 115, 120, 125]. Für besonders Vorsichtige sei folgendes Vorgehen empfohlen: Reibtest, offener und dann geschlossener Epikutantest, Scratchtest, Intrakutantest [27, 49, 58, 67, 125]. Kommerzielle, teilstandardisierte Extrakte aus Latexhandschuhen und Naturlatex stehen zur Verfügung. Der Nachweis spezifischer IgE-Antikörper erfolgt mittels RAST oder CAP [19, 55, 63]. Für die weiterführende Diagnostik stehen ELISA, in-vitro-Histaminfreisetzung, Durchflußzoytmetrie und der Immunoblot zur Verfügung [62, 70, 72].

Hevea brasiliensis

Antigengemeinschaften zwischen Latex *(Hevea brasiliensis)* und anderen Nahrungsmitteln

Nahrungsmittelgruppe	**Deutscher Name**	**Botanische Bezeichnung**	**Pflanzenfamilie**
Exotische Früchte	Avocado Banane Kiwi Papaya Passionsfrucht	*Persea americana* *Musa x paradisiaca* *Actinidia chinensis* *Carica papaya* *Passiflora maliformis*	Lauraceae Musaceae Actinidiaceae Caricaceae Passifloraceae
Nüsse, Samen	Eßkastanie, Marone Walnuß	*Castanea sativa* *Juglans regia*	Fagaceae Juglandaceae

Bei negativem Ausfall des Hauttests und einer in-vitro Diagnostik kann der Gebrauchstest durchgeführt werden [58, 63, 67, 115, 118, 125]. Zur Sicherung einer latexbedingten Berufsallergie ist ein Einzelfällen eine bronchiale Provokation angezeigt [60, 86].

Antigengemeinschaften: Eine klinische Assoziation zwischen der Latexallergie und einer Allergie gegenüber botanisch *nicht*-verwandten Nahrungsmitteln ist seit mehreren Jahren bekannt. In der Literatur mehren sich Berichte über Assoziationen zwischen Latex, Banane, Avocado und Marone (Eßkastanie), gemeinhin als „Latex-Frucht-Syndrom" bezeichnet [1, 5, 18, 22, 25, 28, 29, 30, 38, 48, 68, 76, 77, 83, 90, 101]. Mittels RAST-Inhibition lassen sich kreuzreagierende Antikörper nachwiesen [1, 18, 29, 78, 84, 98]. Latex und Marone besitzen sowohl bei 14 kD als auch 25–30 kD nahezu identische IgE-bindende Proteinbanden [1]. Nur gelegentlich mit Latex assoziierte Nahrungsmittel sind : Kiwi, Papaya, Passionsfrucht (Maracuja) und Melone [18, 20, 25, 27, 74, 79], seltene dagegen Ananas, Aprikose, Buchweizen, Pfirsich, Sellerie, Tomate und Pfeffer [20, 35, 123].

Für eine Antigengemeinschaft zwischen *Hevea brasiliensis* und anderen milchsaftproduzierenden Arten aus der Gattung *Ficus* gibt es etliche Hinweise [17, 34]. *Ficus benjamina* und *Hevea brasiliensis* weisen Gemeinsamkeiten in ihren allergenen Proteinen auf (13 kD, 14 kD, 20 kD, 25 kD, 28 kD und 29 kD) [13] (siehe auch *Ficus benjamina*).

Tabelle 7 nennt medizinische Gegenstände und solche des täglichen Gebrauchs, die Latex enthalten (können).

Eine sehr ausführliche Übersicht über latexhaltige Produkte mit Nennung der Hersteller enthält die „Latextransparenzliste" [103].

Verwendung von Latex als Zusatz
- elastischer Beton (z.B.Strassenbau)
- Brems- und Kupplungsbeläge
- Deckfarben für Leder
- Dispersionsklebstoffe
- Dosenverschlußklebmassen
- Faserleder
- Gummihaar
- Isolation im Sanitärbereich
- Kork- und Holzplatten
- kautschukgebundenes Papier
- nicht gewebte Textilien

Bemerkungen: Die Einführung von Schutzhandschuhen in medizinischen, zahnmedizinischen und pflegerischen Berufen zur Prophylaxe von Infektionen (Hepatitis, HIV) führte zu einer vermehrten Anwendung von latexhaltigen Einmalartikeln (vor allen Dingen Handschuhen), die zu einer deutlichen Zunahme der Soforttypallergie auf die Proteine der latexhaltigen Produkte beitrug. Aktuelle Untersuchungsergebnisse deuten darauf hin, im 14 kD Protein (Gummielongationsfaktor) und Prohevein die Hauptallergene gefunden zu haben. Die als Nebenallergene identifizierten Komponenten Prenyltransferase (38 kD, wasserlöslich) und das Hevein (10 kD) weisen eine ge-

Hevea brasiliensis

Tabelle 7: Mögliches Vorkommen von Latex in medizinischen Gegenständen und solchen des täglichen Gebrauchs

Atemmasken	Gummiknüppel	Portiokappen
Badekappen	Gummisauger (Haushalt)	Radiergummi
Badelatschen	Gummischläuche	Reifen
Bälle	Gummistiefel	Schaumgummi
Bandagen	Gummistopfen (z.B. Infusionsflaschen)	Scheibenwischerblätter
Beatmungsmasken	Gummiunterlagen	Schlauchboote
Blasenkatheter	Gummischwämme	Schlüsselschutzkappen
Bootsmaterialien	Gummizüge in Textilien	Schnuller
Briefmarkengummierung	Hartgummiplatten	Schreibtischunterlagen
Dekubitusringe	Haushaltshandschuhe	Schutzmasken
Dialyseschläuche	Ileostomiebeutel	Schwimmflossen
Dichtungsringe (z.B. Abwasserleitung)	Kabel	Sportschuhe
Drainagen	Kissenfüllungen	Spritzen (Kolbenstopfen)
Duschvorhänge	Kofferdam (Zahnarzt)	Taucheranzüge
Einlaufbestecke	Kompressionsstrümpfe	Taucherbrillen
Einmachgummis	Kondome	Tauchermasken
elastische Binden	Latexhüllen von Röntgenscheiben	Tennisschlägergriffe
Elektrodenkissen	Luftballons	Teppichbodengummierung
Endotrachealtuben	Luftmatratzen	Tropfenfänger
Fensterdichtungen (Auto)	Matratzen	Türdichtungen
Fingerlinge	Miederhöschen	Turnschuhe
Fußmatten	Mundkeile (Bißschutz)	Tympanometer
Gabelbäume (Surfen)	Operationshandschuhe	Uhrarmbänder
Griffe (Tennisschläger, Motorrad, Squashschläger)	Peleusbälle	Untersuchungshandschuhe
Gummibälle	Pessare	Urinbeutel
Gummibänder	Pflaster	Wärmematten
Gummihandschuhe		Wärmflasche
		Zahnwurzelfüllungen

ringere allergene Potenz auf. Das N-terminale Ende des 14 kD Proteins (14 Aminosäuren) gilt als die wichtigste antikörperbindende Sequenz. Solange die relevanten Hauptallergene noch nicht genaustens charakterisiert sind [107], stehen standardisierte Testnoxen für die in-vivo- und in-vitro-Diagnostik nicht zur Verfügung. Andererseits bemüht man sich intensiv, eine Elimination bzw. Verminderung der Allergene in Latexprodukten herbeizuführen. Hierfür bieten sich Modifikationen des Verarbeitungsprozesses an, zu denen die Steigerung der Frequenz und die Dauer des Waschvorgangs zählen sowie die Dampfsterilisation oder eine Strahlenbehandlung. Gelänge es, die Proteinkonzentration auf < 1 % zu senken, wäre schon ein bedeutender Schritt in der Prophylaxe der Latexallergie gelungen [7, 56, 80, 89, 116, 119].

Es empfiehlt sich, bei Risikopatienten prophylaktisch einen Latextest durchzuführen [25, 88]. Bei ungeklärten Narkosezwischenfällen und anaphylaktoiden Reaktionen muß Latex als möglicher Auslöser unbedingt in Erwägung gezogen werden. Es bestehen Bestrebungen der *food and drug administration* (FDA), alle wichtigen Aspekte der Latexallergie in einen Prämedikationskatalog aufzunehmen [41]. Als Alternativprodukte bei Verdacht oder Bestehen einer Latexallergie bieten sich Neopren, Polyurethan, Styrol-Butadien-Polymerisat, Tactylon® (Polymer-Gemisch aus Styren-Ethylen und Butylen-Styren) und Flüssighandschuhe an [19, 78].

Hevea brasiliensis

Bereits der Gebrauch puderfreier Handschuhe kann zur Verminderung der Beschwerden beitragen, da der aerogene Träger für die Latexallergene wegfällt. [60]. Messungen in Räumen, in denen puderfreie Handschuhe verwendet wurden, zeigen deutlich niedrigerer Allergenkonzentrationen als Messungen in Vergleichsräumen (0,02 ng/m^2 gegenüber 39–311 ng/m^2) [112, 114]. Operationen an latexsensitiven Individuen erfordern eine latexfreie Operationsausrüstung und latexfreie Handschuhe. Latexsensibilisierten Patienten sollte ein Allergieausweis mitgegeben werden, in dem nicht nur die alltäglichen Expositionsmöglichkeiten, sondern auch jene des medizinischen Bereichs aufgeführt sind [8].

Einen Milchsaft (Latex) produzieren außer *Hevea brasiliensis* noch eine Reihe anderer Pflanzen und Holzarten tropischer und subtropischer Gebiete. Zumeist spielen sie nur lokal oder in Notzeiten (z.B. Löwenzahnwurzeln währen des 2. Weltkrieges) als Latexlieferant eine Rolle. Bis auf wenige Ausnahmen werden die Latices nicht exportiert. Der Milchsaft des Sapotillbaumes (*Manilkara zapota*) bildete früher als Chicle, Chiclegum bzw. Chiclegutta die Basis für Kaugummi, findet jedoch heute nur noch gelegentlich für diesen Zweck oder für chirurgisches Material Verwendung. Das Holz des Teakbaumes (*Tectona grandis*) erfreut sich ebenfalls – trotz rückläufiger Importmengen- als Möbelholz großer Beliebtheit. Es wird vor allem im Schiffs- und Bootsbau, z.B. für Decksplanken, wegen seiner hohen Druck- und Biegefestigkeit, Dauerhaftigkeit und bemerkenswerten Abriebfestigkeit eingesetzt, die auf den bedeutenden Gehalt an Kautschuk zurückzuführen ist [102].
Zur Zeit überprüft man die Möglichkeit einer spezifischen Hyposensibilisierungsbehandlung. Zur weiteren Vertiefung in das Problem der Gummi- und Latexallergie sei auf „Das Handbuch für die Gummiindustrie“ der Bayer AG [65], „Die Latextransparenzliste“ von Schürer, Fillies und Goerz, „Gummi und Allergie“ von Fuchs, die „Physiology of rubber tree latex“ von d'Auzac und „Allergie durch Latexhandschuhe“ von Heese [58a] hingewiesen [11, 50, 103].

Übersichtsarbeiten aus jüngerer Zeit liegen von Baur, Gall, Hamann, Heese, Levy, Przybilla und Slater vor [15, 51, 56, 57, 58, 78, 96, 105].

Literatur:

[1] Abeck D. et al.: Nahrungsmittelanaphylaxie bei Latexallergie. Hautarzt ***45***, 364–367 (1994)

[2] Alenius H. et al.: IgE immune response to rubber proteins in adult patients with latex allergy. J All Clin Immunol ***93***, 859–863 (1994)

[3] Alenius H. et al.: Prohevein from the rubber tree (*Hevea brasiliensis*) is a major allergen. Clin Exp Allergol ***25***, 659–665 (1995)

[4] Allmers H. et al.: Latexsensibilisierung und Latexallergenkonzentration in der Luft. Allergologie ***19***, 68–70 (1996)

[5] Anderson J. et al.: Melon and banana sensitivity coincident with ragweed pollinosis. J All Clin Immunol ***45***, 310–319 (1970)

[6] Añibarro B. et al.: Associated sensitisation to latex and chestnut. Allergy ***48***, 130–131 (1993)

[7] Anonym: Task force on allergic reactions to latex from the American Academy of Allergy and Immunology. Committee report. J All Clin Immunol ***92***, 16–18 (1993)

[8] Anonym: Empfehlungen der interdisziplinären Arbeitsgruppe „Naturlatex-Allergie“. Dermatosen ***44***, 270–272 (1996)

[9] Anonym: Bericht und Abstracts der 52. Tagung der American Academy of Allergy, Asthma and Immunology 15. – 20. 3. 1996, New Orleans. J All Clin Immunol ***97***, 320–328 (1996)

[10] Archer B. L.: The proteins of *Hevea brasiliensis* (latex). Biochem J ***75***, 236–240 (1960)

[11] d'Auzac et al.: Physiology of rubber tree latex. CRC Press, Boca Raton, Fla ISBN 0–8493–4893–5 (1989)

[12] Axelsson G. et al.: IgE-mediated anaphylactoid reaction to rubber. Allergy ***42***, 46–50 (1987)

[13] Axelsson G. et al.: Characterization of

Hevea brasiliensis

allergic components in sap extract from the weeping fig (*Ficus benjamina*). Int Arch Allergy Appl Immunol *91*, 130–135 (1990)
[14] BAUR X.: Der „rubber elongation factor" ist das Hauptallergen im Latex. Dtsch Ärzteblatt *91*, 911 (1994)
[15] BAUR X. et al.: Reduktion des Allergenrisikos durch Naturgummi-Produkte. Dtsch Ärzteblatt *93*, 827–829 (1996)
[16] BINKLEY K. et al. : Generalized allergic reactions during anesthesia. J All Clin Immunol *89*, 768–774 (1992)
[17] BIRCHER A. J. et al.: The allergen of *Ficus benjamina* in house dust. Clin Exp Allergy *25*, 228–233 (1995)
[18] BLANCO C. et al.: Avocado hypersensitivity. Allergy *49*, 454–459 (1994)
[19] BONNEKOH B. et al.: Anaphylaktische Schockreaktion durch Latex aus medizinischen Schutzhandschuhen. Anästhesiol Intensivmed Notfallmed Schmerzther *28*, 330–335 (1993)
[20] BREHLER et al.: Nahrungsmittelallergie bei Typ-I-Sensibilisierung gegen Latex. Allergologie *18*, 379–382 (1995)
[21] CAPRILES-HULETT A. et al.: Very low frequency of latex and fruit allergy in patients with spina bifida. Ann All Asthma Immunol *75*, 62–64 (1995)
[22] CAREY A. B. et al.: Cross-reactivity of alternate plant sources of latex in subjects with systemic IgE-mediated sensitivity to *Hevea brasiliensis* latex. Ann Allergy Asthma Immunol *74*, 317–320 (1995)
[23] CARILLO T. et al. : Contact urticaria and rhinitis from latex surgical gloves. Cont Derm *15*, 69–72 (1986)
[24] CARILLO T. et al.: Prevalence of latex allergy among greenhouse workers. J All Clin Immunol *96*, 699–701 (1995)
[25] CEUPPENS J. L. et al.: Latex allergy in patients with allergy to fruit. Lancet *339*, 493 (1992)
[26] CHAMBEYRON C. et al.: Study of allergic fractions of latex. Allergy *47*, 92–97 (1992)
[27] CHARPIN D. et al.: Prevalence of latex in nurses working in operating rooms. J All Clin Immunol *87*, Suppl, 269 (1991) (Abstr)
[28] CORDOBA H.: Does high banana consumption increase latex allergy? J All Clin Immunol *95*, 251 (1995)
[29] COSSART C. et al.: Allergy to latex, avocado and banana. Cross reactivity? Allergy *47*, Suppl, 24 (1992) (Abstr)
[30] CRISI B. et al.: Contact urticaria from latex in a patient with immediate hypersensitivity to banana, avocado and peach. Cont Derm *28*, 247–248 (1993)
[31] CZUPPON A. B. et al.: The rubber elongation factor of rubber tree (*Hevea brasiliensis*) is the major allergen in latex. J All Clin Immunol *92*, 690–697 (1993)
[32] DENNIS M. S. et al.: Rubber elongation factor from *Hevea brasiliensis*. J Biol Chem *264*, 18608–18617 (1989)
[33] DENNIS M. S. et al.: Amino acid sequenze of rubber elongation factor protein associated with rubber particles in *Hevea* latex. J Biol Chem *264*, 18618–18626 (1989)
[34] DELBOURG M. F. et al.: Hypersensitivity to latex and *Ficus benjamina* allergens. Ann Allergy Asthma Immunol *75*, 495–500 (1995)
[35] DOMPMARTIN A. et al.: Two cases of fruit allergy following fruit ingestion, with cross sensitivity to latex. Cont Derm *30*, 250–251 (1994)
[36] DOWING J. G.: Dermatitis from rubber glove. New Engl J Med *208*, 196–198 (1933)
[37] EHL W. et al.: Latex-Allergie als IgE-vermittelte Sofortreaktion. Allergologie *11*, 182–187 (1988)
[38] EICHENSEER M.: Nachweis einer Naturlatex-Allergie auf Umwegen. Allergo J *4*, 320–322 (1995)
[39] ESTLANDER T. et al.: Dermatitis and urticaria from rubber and plastic gloves. Cont Derm *14*, 20–25 (1986)
[40] FABRO L. et al.: Anaphylaktische Reaktion auf Latex, ein Soforttypallergen von zunehmender Bedeutung. Hautarzt *40*, 208–211 (1989)
[41] FDA-Mitteilung: Severe adverse reactions to barium enema procedures. J Am Med Assoc *264*, 2863 (1990)
[42] FISHER A. A.: Contact urticaria due to cornstarch surgical glove powder. Cutis *38*, 307–308 (1986)

Hevea brasiliensis

[43] FISHER A. A.: Contact urticaria and anaphylactoid reaction due to cornstarch surgical glove powder. Cont Derm *16*, 224–225 (1987)

[44] FÖRSTRÖM L.: Contact urticaria from latex surgical gloves. Cont Derm *6*, 33–34 (1980)

[45] Franz R. et al.: Allergische Typ-I-Reaktion auf Latex als Ursache schwerer intraoperativer Komplikationen bei zwei mehrfach operierten Kindern. Allergo J *4*, 153–155 (1995)

[46] Frosch P. J. et al.: Contact urticaria to rubber gloves is IgE-mediated. Cont Derm *14*, 241–245 (1986)

[47] FROSCH P. J. et al.: Kontaktallergie auf Gummi, Operations- und Vinylhandschuhe. Hautarzt *38*, 210–217 (1987)

[48] FUCHS T.: Latex allergy. Correspondence. J All Clin Immunol *93*, 951–952 (1994)

[49] FUCHS T. et al.: Immediate-type reactions to rubber products: IgE-mediated? In: RING J et al.: New Trends in Allergy III. Springer, Berlin, 431–436 (1991)

[50] FUCHS T.: Gummi und Allergie. Dustri-Verlag, München-Deisenhofen, 1995

[51] GALL H.: Soforttyp-Allergie auf Latex. TW Dermatologie *26*, 250–254 (1996)

[52] GOETERS C. et al.: Anaphylaktische Reaktion unter Narkose aufgrund einer kombinierten Latex- und Äthylenoxidallergie. Anästhesiol Intensivmed Notfallmed Schmerzther *28*, 326–329 (1993)

[53] GOLD M. et al.: Intraoperative anaphylaxis: an association with latex sensitivity. J All Clin Immunol *87*, 662–666 (1991)

[54] GRIMM: Bemerkungen zu der Mitteilung von Grete STERN über die Überempfindlichkeit gegen Kautschuk als Ursache von Urticaria und Quinkeschem Ödem. Klin Wschr *31*, 1479 (1927)

[55] HAMANN C. P.: Natural rubber latex protein sensitivity in review. Am J Cont Derm *4*, 4–21 (1993)

[56] HAMANN C. P. et al.: Immediated and delayed hypersensitivity to natural rubber latex. Cutis *52*, 307–311 (1993)

[57] HEESE A. et al.: Allergie und Intoleranzreaktionen gegen Latex-Handschuhe im medizinischen Fachbereich. Dtsch Ärzteblatt *86*, B 2409–2414 (1989)

[58] HEESE A. et al.: Allergic and irritant reaction to rubber gloves in medical health services. Spectrum, diagnostic approach, and therapy. J Am Acad Dermatol *25*, 832–839 (1991)

[58a] HEESE A.: Allergie gegen Latexhandschuhe. Ecomed, Landsberg (1997)

[59] JAEGER D. et al.: IgE mediated allergy to latex proteins: clinical relevance, diagnostic procedure and therapeutic aspects. J All Clin Immunol *87*, Suppl, 268 (1991) (Abstr)

[60] JAEGER D. et al.: Latex-specific proteins causing immediate type cutaneous, nasal, bronchial and systemic reactions. J All Clin Immunol *89*, 759–768 (1992)

[61] KELLY K. J. et al.: A case control study of hypersensitivity to latex, ethylene oxide and allergic factors predicting anaphylaxis in pediatric patients undergoing general anesthesia. J All Clin Immunol *89*, Suppl, 226 (1992) (Abstr]

[62] KELLY K. J. et al.: Skin and serologic testing in the diagnosis of latex allergy. J All Clin Immunol *91*, 1140–1145 (1993)

[63] KELLY K. J. et al.: The diagnosis of natural rubber latex allergy. J All Clin Immunol *93*, 813–816 (1994)

[64] KEKWICK R. et al.: The allergenic properties of fresh and preserved *Hevea brasiliensis* latex protein preparations. Clin Exp Immunol *104*, 337–342 (1996)

[65] KEMPERMANN T. et al.: Handbuch für die Gummiindustrie. Bayer AG, Leverkusen 1992

[66] KLEINHANS D.: Contact urticaria to rubber gloves. Cont Derm *10*, 124–125 (1984)

[67] KLEINHANS D.: Allergie vom Soforttyp gegen Latex. Derm u Kosmet *30*, 170–177 (1989)

[68] KÜNZLI M. E. T. et al.: IgE-mediated hypersensitivity to chestnut: cross-reactivity between latex and fruits. Allergologie *18*, 413 (1995) (Abstr)

[69] KUJALA V. M. et al.: Glove-induced dermal and respiratory symptoms among health care workers in one Finish hospital. Am J Ind Med *28*, 89–98 (1995)

Hevea brasiliensis

[70] KURUP V. P. et al.: Immunoglobulin E reactivity to latex antigens in sera of patients from Finland and the United States. J All Clin Immunol *91*, 1128–1134 (1993)

[71] KURUP V. P. et al.: Characterization of a monoclonal antibody against latex protein associated with latex allergy. J All Clin Immunol *92*, 638–643 (1993)

[72] KWITTKEN P. L. et al.: Measurement of human IgE to latex proteins: comparison of flow cytometry and enzyme-linked immunoassays (ELISA). J All Clin Immunol *89*, Suppl, 225 (1992) (Abstr)

[73] KWITTKEN P. L. et al.: Latex hypersensitivity in children: clinical presentation and detection of latex-specific immunoglobulin E. Pediatrics *95*, 693–699 (1995)

[74] LATASA M. et al.: Fruit sensitization in patients with allergy to latex. J invest Allergol Clin Immunol *5*, 97–102 (1995)

[75] LAURENT J. et al.: Latex hypersensitivity after natural delivery. J All Clin Immunol *89*, 779–780 (1992)

[76] LAVAUD F. et al.: Latex allergy in patient with allergy to fruit. Lancet *339*, 492–493 (1992)

[77] LAVAUD F. et al.: Allergy to latex, avocado, pear, and banana: evidence for a 30-kilodalton antigen in immunoblotting. J All Clin Immunol *95*, 557–564 (1995)

[78] LEVY D. A. et al.: Allergy to latex (review). Allergy *47*, 579–587 (1992)

[79] LEYNADIER F. et al.: Anaphylaxis to latex during surgery. Anaesthesia *44*, 547–550 (1989)

[80] LEYNADIER F. et al.: Allergenicity in natural latex surgical gloves. Allergy *46*, 619–625 (1991)

[81] MÄKINEN-KILJUNEN S. et al.: Characterization of latex allergens with immunoelectrophoresis and immunoblotting. J All Clin Immunol. *87*, Suppl, 270 (1991)

[82] MÄKINEN-KILJUNEN S. et al.: Characterization of latex allergens and allergens in surgical gloves and natural rubber by immunoelectrophorethic methods. J All Clin Immunol *90*, 230–235 (1992)

[83] MÄKINEN-KILJUNEN S. et al.: Latex and bananas. Structurally similar antigens and allergens. Allergy *47*, Suppl, 56 (1992) (Abstr)

[84] MÄKINEN-KILJUNEN S. et al.: Banana allergy in patients with immediate type hypersensitivity to natural rubber latex: characterization of cross-reacting antibodies and allergens. J All Clin Immunol *93*, 990–996 (1994)

[85] MÄKINEN-KILJUNEN S. et al.: Latexallergene in verschiedenen Arten von Latex-Handschuhen und Sensibilisierung von Krankenhauspersonal und Patienten. Allergologie *18*, 366–368 (1995)

[86] MARCOS C. et al.: Occupational asthma due to latex surgical gloves. Ann Allergy *67*, 39–323 (1991)

[87] MATHEW S. N. et al.: Latex hypersensitivity: prevalence among children with spina bifida and immunoblotting identification of latex proteins. J All Clin Immunol *89*, Suppl, 225 (1992) (Abstr]

[88] MONERET-VAUTRIN D. A. et al.: Prospective study of risk factors in natural rubber sensitivity. J All Clin Immunol *92*, 668–677 (1993)

[89] MORALES C. et al.: Anaphylaxis produced by rubber glove contact. Clin Exp Allergy *19*, 425–430 (1989)

[90] M'RAIHI L. et al.: Cross-reactivity between latex and banana. J All Clin Immunol *87*, 129–130 (1991)

[91] NUTTER A. F.: Contact urticaria to rubber. Br J Derm *101*, 597–598 (1979)

[92] OEI H. D. et al.: Latex anaphylaxis. Schweiz Med Wschr *121*, Suppl, 88 (1991) (Abstr)

[93] OWNBY D. R. et al.: Fatal anaphylaxis during a barium enema associated with latex allergy. J All Clin Immunol *87*, Suppl, 268 (1991) (Abstr]

[94] OWNBY D. R. : Is rubber elongation factor the major allergen of latex? J All Clin Immunol *92*, 633–635 (1993)

[95] PECQUET C. et al.: Contact urticaria and anaphylaxis to natural latex. J Am Acad Derm *22*, 631–633 (1990)

[96] PRZYBILLA B. et al.: Zur gesundheitlichen Gefährdung durch die Allergie vom Spättyp gegenüber Naturlatex. Allergo J *5*, 185–192 (1996)

Hevea brasiliensis

[97] Reinheimer G. et al.: Prevalence of latex-specific immunoglobulin E antibodies in patients being evaluated for allergy. Ann All Asthma Immunol *74*, 184–187 (1995)

[98] Ross B. D. et al.: Evidence of allergic cross reactivity between banana and watermelon. J All Clin Immunol *87*, Suppl, 274 (1991) (Abstr)

[99] Rüeff F. et al.: Häufigkeit und Relevanz positiver Testbefunde mit natürlichem Latex (NL). Allergo J *3*, 32 (1994) (Abstr)

[100] Rüeff F. et al.: Natural rubber latex as an aeroallergen in the general environment. Cont Derm *35*, 46–47 (1996)

[101] Safadi G. S. et al.: Banana anaphylaxis in latex hypersensitive health care workers. J All Clin Immunol *87*, Suppl, 283 (1991) (Abstr)

[102] Sandermann W.: Chemische Holzverwertung. BLV Verlagsgesellschaft München 1963

[103] Schürer N. Y. et al.: Die Latex-Transparenzliste. Dahlhausen GmbH, Köln 1995

[104] Siler D. J. et al.: Measurement of protein in natural rubber latex. Anal Biochem *229*, 278–281 (1995)

[105] Slater J. E.: Allergic reactions to natural rubber. Ann Allergy *68*, 203–208 (1992)

[106] Slater J. E. et al.: Latex allergens. J All Clin Immunol *89*, 673–678 (1992)

[107] Slater J. E. et al.: Affinity purification of latex antigens. J All Clin Immunol *93*, 644–649 (1994)

[108] Slater J. E. et al.: Immunodetection of latex antigens. J All Clin Immunol *93*, 825–830 (1994)

[109] Stern G.: Überempfindlichkeit gegen Kautschuk als Ursache von Urticaria und Quinkeschem Ödem. Klin Wschr *6*, 1096–1097 (1927)

[110] Sussmann G. I. et al.: Natural latex hyperensitivity reactions. J All Clin Immunol *87*, Suppl, 270 (1991) (Abstr)

[111] Sussman G. L. et al.: Latex allergy in housekeeping personal. Ann All Asthma Immunol *74*, 415–418 (1995)

[112] Swansson M. C. et al.: Occupational respiratory allergic disease from latex. J All Clin Immunol *89*, Suppl, 227 (1992) (Abstr)

[113] Tarlo S. M. et al.: Occupational asthma caused by latex in a surgical glove manufacturing plant. J All Clin Immunol *85*, 626–631 (1990)

[114] Tarlo S. M. et al.: Control of airborne latex by use of powder-free latex gloves. J All Clin Immunol *93*, 985–989 (1994)

[115] Taylor J. et al.: Contact urticaria and anaphylaxis from latex. Cont Derm *23*, 277–278 (1990)

[116] Taylor J. et al.: Selected highlights of the international latex conference: sensitivity to latex in medical devices. Baltimore, MD, November 5–7, 1992. Am J Cont Derm *4*, 101–105 (1993)

[117] Tomazic V. J. et al.: Cornstarch powder on latex products is an allergen carrier. J All Clin Immunol *93*, 751–758 (1994)

[118] Turjanmaa K. et al.: Incidence of immediate allergy to latex gloves in hospital personnel. Cont Derm *17*, 270–275 (1987)

[119] Turjanmaa K. et al.: Comparison of diagnostic methods in latex surgical glove contact urticaria. Cont Derm *19*, 241–247 (1988)

[120] Turjanmaa K. et al.: Rubber contact urticaria: allergenic properties of 19 brands of latex gloves. Cont Derm *19*, 362–367 (1988)

[121] Turjanmaa K. et al.: Condoms as a source of latex allergen and cause of contact urticaria. Cont Derm *20*, 360–364 (1989)

[122] Turjanmaa K. et al.: Frequency of natural rubber latex allergy among US operating nurses using skin prick tests. J All Clin Immunol *95*, 214 (1995)

[123] Voltolini S. et al.: Pepper sensitization in latex-allergic patients. Allergologie *18*, 414 (1995) (Abstr)

[124] Williams P. B. et al.: Latex allergen in respirable particulate air pollution. J All Clin Immunol *95*, 88–95 (1995)

[125] Wrangsjö K. et al.: IgE-mediated allergy to natural rubber in 30 patients with contact urticaria. Cont Derm *19*, 264 (1988)

Hevea brasiliensis

[126] WRANGSJÖ K. et al.: Glove-related skin symptoms among operating theatre and dental care unit personnal. I. Interview investigation. Cont Derm *30*, 102–107 (1994)

[127] WRANGSJÖ K. et al.: Glove-related skin symptoms among operating theatre and dental care unit personnal. II. Clinical examination, tests and laboratory finding indicating latex allergy. Cont Derm *30, 139–143* (1994)

[128] YASSIN M. S. et al.: Evaluation of latex allergens in patients with meningomyelocele. Ann Allergy *69*, 207–211 (1994)

[129] YOUNG M. C. et al.: Latex and banana anaphylaxis. J All Clin Immunol Suppl *89*, 226 (1992) (Abstr)

[130] YUNGINGER J. W. et al.: Extractable latex allergens and proteins in disposable medical gloves and other rubber products. J All Clin Immunol *93*, 836–842 (1994)

[131] ZACHARISEN M. C. et al.: Characterization of latex antigens reacting with antibodies in the sera of patients with allergy to latex. J All Clin Immunol Suppl *89*, 225 (1992) (Abstr)

Lens culinaris Medik. (= **Lens esculenta** Moench., **Ervum lens** L.)

Linse (Engl.: Brown lentil)

Botanische Information

Familie: Leguminosae

Herkunft und Verbreitung: Die Linse ist ursprünglich im Vorderen Orient beheimatet. Sie zählte dort zu den ersten Pflanzen, die man in Kultur nahm. Die weite Ausbreitung auf den Mittelmeerraum und auf Mitteleuropa ist bereits im Neolithikum erfolgt. Die ältesten Kulturformen lassen sich im Osten bereits im 6. Jh. v.d.Z. nachweisen. Später gelangte die Linse nach Asien und Nordafrika, sowie schließlich auch nach Amerika. Die wichtigsten Anbauländer sind Indien, Pakistan, Äthiopien und Rußland.

Verwendung: Bereits in den alten Kulturen Mesopotamiens, Ägyptens, Israels und Persiens diente die Linse als Volksnahrungsmittel. Auch im Alten Testament findet sie Erwähnung.
Linsen enthalten ca. 60 % Kohlenhydrate, 25 % Eiweiß, 1 % Fett, die Vitamine B_1 und B_6, Kalium und Eisen. Die reifen und getrockneten Samen werden zu Suppen und Brei verarbeitet. Im Osten wird auch das Mehl als

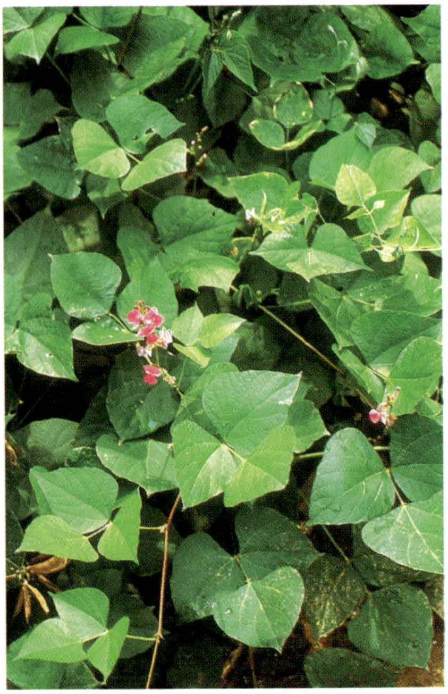

Abb. 41: Lens culinaris

Lens culinaris

Nahrungsmittel und Brotmehl-Zusatz genutzt. In Indien finden die unreifen Hülsen als Gemüse Verwendung. Kraut und Stroh liefern nährstoffreiches Viehfutter.

Blütezeit: Juni – August

Allergologische Information

Antigencharakterisierung: Die Allergene sind bisher nicht bestimmt. Lektine eignen sich nicht als Hilfsmittel bei der IgE-Bestimmung [6].

Sensibilisierungspotenz: Unbekannt, wahrscheinlich schwach bis mittelstark.
In Einzelfällen läßt sich eine ausgeprägte Sensibilisierung nachweisen. Asthmatische Reaktionen nach Inhalation der Kochdämpfe bzw. Staub der getrockneten Hülsenfrüchte werden mehrfach dokumentiert [2, 4, 7].

Häufigkeit: Selten
Die Linsenallergie stellt in Europa eine Rarität dar. In Einzelfällen wird über oropharyngeale Symtome [3], Nausea und Erbrechen [3, 4, 9], Quincke-Ödem, generalisierte Urtikaria [1, 5, 9] und Asthma [2, 4] berichtet. In Ländern, in denen Hülsenfrüchte einen Hauptbestandteil der Ernährung darstellen, zählt sie zu den häufigsten Ursachen einer Nahrungsmittelallergie. NIPHADKAR fand in Indien bei 54 % der Nahrungsmittelallergiker eine Allergie gegenüber Leguminosen. Neun reagierten auf Linsen [8].

Testung: Prick- und Intrakutantests können mit kommerziell erhältlichen Extrakten durchgeführt werden. Der Nachweis spezifischer IgE-Antikörper erfolgt mittels RAST bzw. CAP. In seltenen Fällen ist bei Verdacht eine orale Provokation indiziert.

Antigengemeinschaften: Siehe S. 336.
MARTIN et al. wiesen eine Antigengemeinschaft zwischen Linse und Kichererbse (*Cicer arietinum*) klinisch und immunologisch nach [7].

Bemerkungen: Da in den westlichen Industrieländern vegetarische Kostformen, bei denen Hülsenfrüchte als Proteinlieferant einen großen Stellenwert einnehmen, immer häufiger bevorzugt werden, könnten die Leguminosen – wie die Linse – möglicherweise in nächster Zukunft als Ursache einer Nahrungsmittelallergie auch bei uns eine zunehmende Bedeutung erlangen.

Literatur:

[1] COMBY J.: Anaphylaxie alimentaire. Arch de Méd des Enfants *27*, 239–243 (1924)
[2] FEINBERG S. M. et al.: Asthma from food odors. J Am Med Assoc *98*, 2280–2281 (1932)
[3] GALL H. et al.: Soforttypallergie auf Hülsenfrüchte (Leguminosen). Allergologie *13*, 352–355 (1990)
[4] Grimm I.: Sesam und Soja – seltene Allergene? Allergologie *7*, 133–138 (1984)
[5] JAFÉ K.: Nachweis spezifischer Antikörper in-vitro bei hochgradiger Fisch- und Hefeallergie. Klin Wschr *10*, 304–306 (1931)
[6] KLEINE-TEBBE J. et al.: Lectins do not distinguish between heterogenous IgE molecules as defined by different activity of an IgE-dependent histamine releasing factor. J All Clin Immunol *98*, 181–188 (1996)
[7] MARTIN J. A. et al.: Bronchial asthma induced by legumes. Schweiz Med Wschr Suppl *121*, 82 (1991) (Abstr.)
[8] NIPHADKAR P. V. et al.: Legumes, the most important food allergen in India. Allergy Suppl *47*, 318 (1992) (Abstr.)
[9] THIEL C.: Nahrungsmittelallergie bei Pollenallergikern. Allergologie *11*, 397–410 (1988)

Hevea brasiliensis

Lolium perenne L.

Lolch, Deutsches Weidelgras, Englisches Raygras, Leitergras
(Engl.: Perennial ryegrass, Raygrass, Darnel)

Botanische Information

Familie: Gramineae

Herkunft und Verbreitung: Der Lolch kommt in Europa, Nordafrika und im gemäßigten Asien häufig und weit verbreitet vor; in Nordamerika ist er eingebürgert.

Verwendung: Das Weidelgras ist ein wertvolles Wiesen- und Dauerweidegras, das dichte und trittresistente Rasen bildet und in zahlreichen Sorten im Handel ist.

Blütezeit: Juni – August (Vor- und Nachblüte: Mai – September)

Allergologische Information

Antigencharakterisierung: Bislang sind neun Allergene isoliert und charakterisiert [1,12]. Besonders relevant sind die Allergene I – IV und IX. Das Haupt-Allergen Lol p I ist ein saures Glykoprotein (M 27–35 kD, pI 4,0–6,0). Die Gruppe II- und III-Allergene sind nicht-glykosylierte Proteine mit einem M von 11 kD. Sie enthalten 97 Aminosäurereste, zeigen zu 59 % Sequenzidentität und eine ausgeprägte Kreuzreaktivität. Bei den Gruppe IV-Allergenen (M 57 kD, pI 9) handelt es sich um basische, bei den Gruppe V-Allergenen (M 25–30 kD, pI 5,0–7,0) um saure bis neutrale Proteine.
JAGGI et al. gelang die nähere Charakterisierung des Hauptallergens Lol p IV [4,5]. Die Gruppe X-Allergene (M 12 kD, pI > 9,0) sind biochemisch mit dem Atmungskettenenzym Zytochrom C identisch. Ein Profilin (M 12 kD, pI 4,7/4,8) wurde als kreuzreaktives Allergen in den Pollen von *Lolium perenne* nachgewiesen [9].

Sensibilisierungspotenz: Mittelstark
Siehe allgemeine Anmerkungen (S. 375).

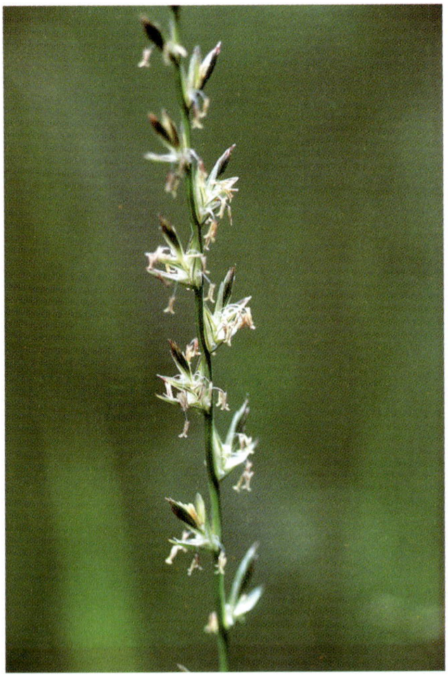

Abb. 42: Lolium perenne

Häufigkeit: Sehr häufig
Von 338 Gräserpollenallergikern zeigten 51 Patienten positive Hauttestreaktionen auf *Lolium perenne* [7]. DÜNGEMANN [3] wies mittels RAST bei 201 von 223 Gräserpollenallergikern bzw. 836 von 876 Probanden mit polyvalenter Sensibilisierung spezifische IgE-Antikörper gegenüber Lolchpollen nach. SUBIZA et al. beobachteten eine Allergie gegenüber Gräsersaft (nach dem Rasenmähen). Im ELISA ließen sich spez. Antikörper gegenüber Lolch nachweisen [11].

Testung: Siehe S. 354.

Antigengemeinschaften: Bei den Festucoideae finden sich Kreuzreaktivitäten zwischen den

Lolium perenne

Gruppe I-Allergenen [8]. Die N-terminalen Aminosäuresequenzen von Lol p I und Cyn d I weisen eine große Homologie auf. Diese Allergene besitzen gemeinsame Epitope, wobei Lol p I verglichen mit Cyn d I noch einige zusätzliche Epitope beherbergt [6]. Zwischen den Allergenen Lol p I, II und III bestehen Kreuzreaktivitäten, wobei ihre C-Termini als kreuzreagierende Strukturen identifiziert werden konnten [10]. Mittels Immunoblot und EIA-Hemmtest lassen sich Antigengemeinschaften zwischen den Pollen von *Lolium perenne* und *Pinus radiata* ermitteln [2].

Bemerkungen: Siehe S. 375.

Literatur:

[1] Blaher B. et al.: Identification of T-cell epitopes of Lol p 9, a major allergen of ryegrass (*Lolium perenne*) pollen. J All Clin Immunol *98*, 124–132 (1996)

[2] Cornford C. et al.: IgE-binding proteins from pine (*Pinus radiata* D. Don.) pollen: evidence for cross reactivity with rye grass (*Lolium perenne*). Int Arch Allergy Appl Immunol *93*, 41–46 (1990)

[3] Düngemann H.: Karenz-Expositionsprophylaxe. Atemwegs Lungenkrankh *4*, 7–14 (1978)

[4] Jaggi K. S. et al.: Allergenic fragments of rye grass (*Lolium perenne*) pollen allergen Lol p IV. Int Arch Allergy Appl Immunol *89*, 342–349 (1989)

[5] Jaggi K. S. et al.: Identification of two distinct allergenic sites on rye grass pollen allergen, Lol p IV. J All Clin Immunol *83*, 845–852 (1989)

[6] Matthiesen F. et al.: Characterization of the major allergen of *Cynodon dactylon* (Bermuda grass) pollen, Cyn d I. J All Clin Immunol *88*, 763–774 (1991)

[7] Milner F. H. et al.: Specific sensitivity to individual grass pollens in some hay fever patients. Clin Allergy *2*, 83–89 (1972)

[8] van Ree R. et al.: Variability of cross reactivity of IgE antibodies to group I and V allergens in eight grass pollen species. Clin Exp Allergy *22*, 611–617 (1992)

[9] van Ree R. et al.: Profilin is a cross reactive allergen in pollen and vegetable foods. Int Arch Allergy Immunol *98*, 97–104 (1992)

[10] van Ree R. et al.: IgE and IgG cross reactivity among Lol p I and Lol p II/III. Allergy *49*, 254–261 (1994)

[11] Subiza J. et al.: Occupational asthma caused by grass juice. J All Clin Immunol. *96*, 693–695 (1995)

[12] Thompson P. J. et al.: Allergens. In: Holgate ST, Church MK (Eds). Allergy. Gower Medical Publishing, London, New York 1993, pp 1.1–1.14

Lycopersicon esculentum Mill. (= Solanum lycopersicum L.)

Tomate, Liebesapfel, Paradiesapfel (Engl.: Tomato)

Botanische Information

Familie: Solanaceae

Herkunft und Verbreitung: Die Tomate ist in Peru und Ecuador beheimatet. Dort wurde sie bereits in präkolumbianischer Zeit angebaut. Im 16. Jh. gelangte sie als Zierpflanze nach Europa. Seit Anfang des 20. Jh. dient sie als Nutzpflanze. Heute wird sie in den meisten Ländern der tropischen bis gemäßigten Zonen in vielen Zuchtsorten kultiviert. Sie ist eine der wirtschaftlich wichtigsten Gemüsearten der Erde.

Verwendung: Die Tomate dient roh und gekocht als Gemüse, zur Gewinnung von Tomatenmark sowie als Grundlage von Tomatenketchup und Gemüsesaft. Sie enthält bis zu 94 % Wasser, nur wenig Kohlenhydrate, Vitamin C (ca. 24 mg) und Vitamine der B-Gruppe. Das im grünen Zustand giftige Alkaloid *Solanin* wird während der Reife abgebaut, bleibt aber in den Stielansätzen erhalten.

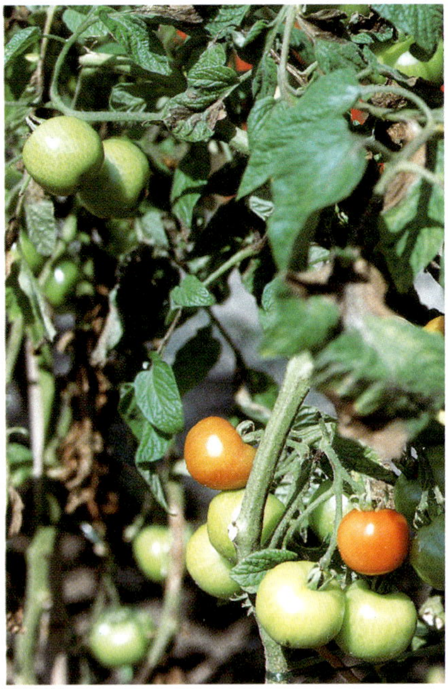

Abb. 43: Lycopersicon esculentum

Allergologische Information

Antigencharakterisierung: Versuche zur Identifizierung und Charakterisierung eines Allergens aus der Globulinfraktion reifer Tomaten führten BLEUMINK et al. [2,3] bereits 1966 und 1967 durch. Hauttests zeigen eine während des Reifungsprozesses steigende Allergenität. BLEUMINK (1970) [4] erklärt dies durch die nicht-enzymatische Bräunungsreaktion während der Reifung und Lagerung. Hitze, Säuren und Enzyme führen nicht zu einer Verminderung der allergenen Aktivität [9]. Untersuchungen neueren Datums liegen nicht vor.

Sensibilisierungspotenz: Unbekannt, wahrscheinlich schwach bis mittelstark.

Bei der Soforttypallergie auf Tomate besteht zumeist eine schwach ausgeprägte klinische Symptomatik. Am häufigsten ist eine orale Kontakturtikaria [16, 17]. Schwere anaphylaktische Reaktionen sind selten. Nur in einem Fall wird über einen anaphylaktischen Schock berichtet [16].

Häufigkeit: Gelegentlich
Die Angaben zur Häufigkeit variieren. 2,3 % bis 40 % der Patienten mit einer Nahrungsmittelallergie zeigen klinische Symptome [1, 6, 16, 17, 20]. WÜTHRICH führt Tomate bei 1,5 % der

Lycopersicon esculentum

Patienten als Auslöser einer systemischen Reaktion an [22]. Die Sensibilisierungsfrequenz im Hauttest liegt zwischen 1,7 % und 66 % [5, 7, 15, 19]. Besonders häufig findet sich eine Sensibilisierung auf Tomaten bei Patienten mit Birkenpollen- [7, 8, 18] bzw. Gräserpollenallergie [15, 21]. HJORTH berichtet über zwei Fälle einer Proteinkontaktdermatitis [12].

Testung: Prick und Intrakutantests mit kommerziell hergestellten Extrakten sind möglich. Einige Autoren [15, 17] halten Prick- und Scratchtests mit Nativmaterial für effizienter, da sie eine höhere Sensitivität als der kommerzielle Pricktest, RAST und CAP besitzen. Vielfach wird auch der Skarifikations-Kammer-Test (Scratch-Chamber-Test) eingesetzt [11]. Nach ORTOLANI beträgt die Sensitivität 31–35 % [16, 17]. Zur oralen Provokation sei auf die Ausführungen bei *Daucus carota* verwiesen (S. 437).

Antigengemeinschaften: Vermutlich bestehen zwischen der Tomate und den botanisch verwandten Arten Kartoffel, Paprika und Aubergine partielle Antigengemeinschaften [20]. Eine immunologische Bestätigung steht noch aus. Auch klinisch finden sich hierzu nur wenige Hinweise. Nur in einem Fall wurde bisher im Hauttest eine gleichzeitige Sensibilisierung gegenüber Tomate und Kartoffel nachgewiesen [13]. In einem anderen Fall zeigte sich eine positive Hauttestreaktion auf Paprika [14]. Eine Tomatensensibilisierung bei Birkenpollenallergikern ist signifikant häufig [7, 11, 18]. HALMEPURO wies die antigenen Determinanten der Tomate auch in Birkenpollen nach [10]. Eine Korrelation zwischen Tomate und Gräserpollenallergie ist ebenfalls mehrfach dokumentiert [15, 16, 21]. RAST-Inhibitions-Untersuchungen weisen auf Antigengemeinschaften zwischen Tomate, Gräserpollen und Erdnuß hin [15]. ORTOLANI beobachtete eine klinische Assoziation zwischen Tomate, Wassermelone und Melone [16].

Bemerkungen: Keine.

Literatur:

[1] BERNSTEIN M. et al.: Double-blind food challenge in the diagnosis of food sensitivity in the adult. J All Clin Immunol *70*, 205–210 (1982)

[2] BLEUMINK E. et al.: Studies on the atopic allergen in ripe tomato fruits. I. Isolation and identification of the allergen. Int Arch All *30*, 132–145 (1966)

[3] BLEUMINK E. et al.: Studies on the atopic allergen in ripe tomato fruits. II. Further chemical characterization of the purified allergen. Int Arch All *31*, 25–37 (1967)

[4] BLEUMINK E.: Food allergy. The chemical nature of substances eliciting symptoms. World Rev Nutrit Dietics *12*, 505–570 (1970)

[5] BOCK S. A. et al.: Studies of hypersensitivity reactions to foods in infants and children. J All Clin Immunol *62*, 327–334 (1978)

[6] ERIKSSON N. E.: Food hypersensitivity reported by patients with asthma and hay fever. Allergy *33*, 189–196 (1978)

[7] ERIKSSON N. E.: Food hypersensitivity in patients with pollen allergy. Allergy *37*, 437–443 (1982)

[8] ERIKSSON N. E.: Clustering of foodstuffs in food hypersensitivity. An inquiry study in pollen allergic patients. Allergol Immunopathol (Madrid) *12*, 28–32 (1984)

[9] FISCHER K. et al.: Verarbeitungsbedingte Einflüsse auf die Allergenität von Lebensmitteln. Eine Übersicht. Soz Ep-Heft 6 (1993), 1–103

[10] HALMEPURO L. et al.: Cross-reactivity of IgE antibodies with allergens in birch pollen, fruits and vegetables. Int Arch Allergy Appl Immunol *74*, 235–240 (1984)

[11] HANNUKSELA M. et al.: Immediate reactions to fruits and vegetables. Cont Derm *3*, 79–84 (1977)

[12] HJORTH N. et al.: Occupational protein contact dermatitis in food handlers. Cont Derm *2*, 28–42 (1976)

[13] KAUPPINEN K. et al.: Aromatic plants. A cause of severe attacks of angioedema and urticaria. Cont Derm *6*, 251–254 (1980)

[14] KUHLWEIN A. et al.: Berufsbedingte Inhalationsallergie gegen Gewürze. Allergologie *7*, 352 (1984)

Lycopersicon esculentum

[15] Martino M. de et al.: Sensitivity to tomato and peanut allergens in children monosensitized to grass pollen. Allergy ***43***, 206–213 (1988)

[16] Ortolani C. et al.: The oral allergy syndrome. Ann Allergy ***61***, 47–52 (1988)

[17] Ortolani C. et al.: Comparison of results of skin prick tests (with fresh foods and commercial food extracts) and RAST in 100 patients with oral allergy syndrome. J All Clin Immunol ***83***, 683–690 (1989)

[18] Roeser A. et al.: Untersuchungen zur Kreuzreaktivität bei Patienten mit Birkenpollen- und Haselnußallergie. Allergologie ***10***,190–193 (1987)

[19] Sampson H. A. et al.: Food hypersensitivity and atopic dermatitis: evaluation of 113 patients. J Pediat ***107***, 669–675 (1985)

[20] Speer F.: Multiple food allergy. Ann Allergy ***34***, 71–76 (1975)

[21] Vieths S. et al.: Nahrungsmittelallergie gegen Obst und Gemüse: Eine aktuelle serologische Untersuchung zur Sensibilisierung von Pollenallergikern. Allergologie ***15***, 367–379 (1992)

[22] Wüthrich B.: Zur Nahrungsmittelallergie. Häufigkeit der Symptome und der allergieauslösenden Nahrungsmittel bei 402 Patienten – Kuhmilchallergie – Nahrungsmittel und Neurodermitis atopica. Allergologie ***16***, 280–287 (1993)

Malus domestica Borkh. (= **Malus pumila** var. **domestica** Schneider)

Apfelbaum (Engl.: Apple tree)

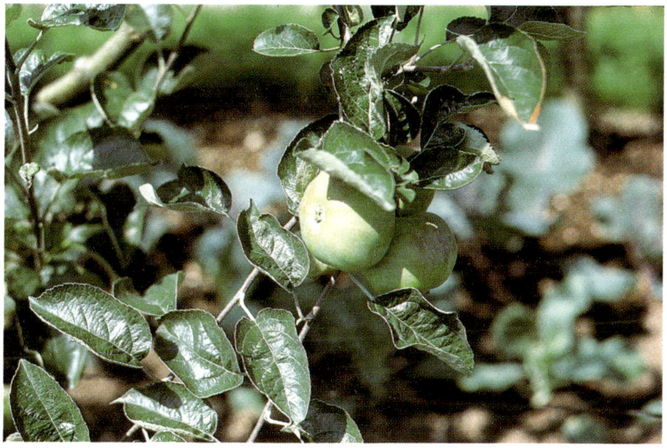

Abb. 44: Malus domestica

Botanische Information

Familie: Rosaceae

Herkunft und Verbreitung: Apfelbäume wurden bereits in der Jungsteinzeit und Bronzezeit in Mitteleuropa angepflanzt. Aus der Varietät Hausapfelbaum sind durch Auslese und Kreuzungen mit anderen Apfelarten die meisten europäischen Kulturapfelsorten hervorgegangen. In Europa gibt es rund 1.600 und auf der Erde annähernd 20.000 Sorten.

Verwendung: Der Apfel dient in erster Linie als Tafelobst; ansonsten zur Herstellung von Saft, Most, Gelee, Kompott und Fruchtsalat. Äpfel enthalten ca. 86 % Wasser, 12 % Kohlenhydrate, 0,3 % Protein, 0,4 % Mineralstoffe, 0,25 % Fruchtsäuren und ca. 12 mg Vitamin C. In der Medizin wird der Apfel roh und gerieben gegen Diarrhoe und als Frischobst gegen Obstipation eingesetzt. Apfelpulver ist in einigen frei verkäuflichen Fertigarzneimitteln als Antidiarrhoikum enthalten. Die Apfelpektine stellen die antidiarrhoisch wirksamen Inhaltsstoffe des Apfels dar. Als Apfelschalen-, Apfelblüten-Tee oder als Saft findet der Apfel bei Erkältungskrankheiten Verwendung.

Blütezeit: Mai

Allergologische Information

Antigencharakterisierung: Die in der älteren Literatur aufgestellten Hypothesen zur möglichen Relevanz der linksdrehenden Apfelsäure [28] bzw. der Lektine [1, 10, 20], werden durch neuere Studien widerlegt. Viele Patienten entwickeln nur nach Verzehr von rohen Äpfeln Beschwerden, während erhitzte, geschälte und geriebene Äpfel sowie Apfelsaft problemlos vertragen werden [18]. Die Stabilität der Allergene vermindert sich jedoch nicht nur durch Erhitzen, sondern bereits während der Lagerung [7]. Dieser Allergenitätsverlust ist durch

Malus domestica

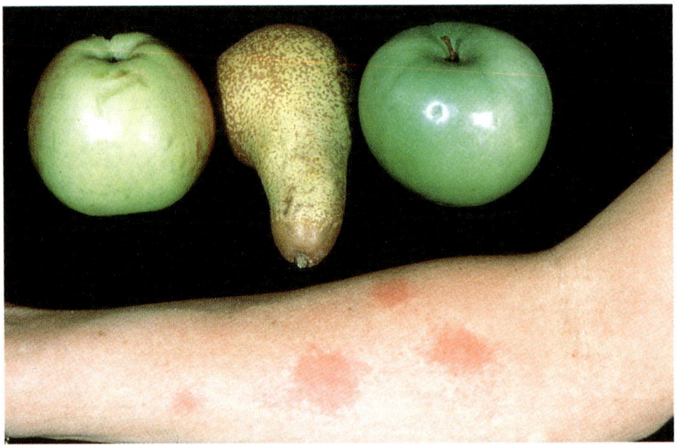

Abb. 45: Unterschiedlich starke Reaktionen im Prick-Prick-Test auf verschiedene Apfelsorten

die enzymatische Bräunung bedingt. Bei mechanischer Zerstörung des Fruchtfleisches werden pflanzliche Phenole freigesetzt, die nach enzymatischer Oxidation an Proteine binden und ihre Allergenität vermindern [4, 30].
Als Haupt-Allergen gilt ein 17–18 kD-Protein und als Neben-Allergen ein 13 kD-Protein [7]. Verschiedene Apfelsorten enthalten sieben Allergenbanden zwischen 12–67 kD, darunter auch das 18 kD-Allergen [30]. Bei etlichen Apfelsorten ist die allergene Potenz mit dem Vorkommen des 18 kD-Proteins positiv korreliert. Die Banden zwischen 30–67 kD bestimmen vermutlich die allergene Potenz der Apfelsorten, die als Sorten „mittlerer" Allergenität eingestuft werden [30].

Sensibilisierungspotenz: Unbekannt, vermutlich mittelstark
Zumeist besteht bei einer Apfelallergie eine schwach ausgeprägte klinische Symptomatik, die sich am häufigsten als „orales Allergiesyndrom" manifestiert [24]. Äpfel werden bei Patienten mit nahrungsmittelbedingten systemischen Reaktionen bei 1,5 % als auslösendes Allergen angegeben [32]. In Einzelfällen beobachtet man eine generalisierte Urtikaria [20] und Anaphylaxie [28]. Nur bei einer ausgeprägten Sensibilisierung stellt der Apfel daher ein potentes Allergen dar. Die allergene Potenz variiert in Abhängigkeit von Sorte und Reifegrand [20] (Abb. 45). BJÖRKSTÉN wies die sortenabhängige Allergenität von fünf Apfelsorten nach [4]. VIETHS et al. beurteilten 16 verschiedene Varietäten, deren Allergenität mit dem Gehalt an 18 kD-Protein direkt korrelierte [30]: Bei der Sorte ‚Golden delicious' ging die Reifung mit einer Steigerung der Allergensynthese einher [30].

Häufigkeit: Häufig
Zahlreiche aktuelle Untersuchungen, die eine hohe Sensibilisierungsfrequenz dokumentieren, sind hinweisend auf die zunehmende Bedeutung dieses Nahrungsmittelallergens. Besonders häufig ist eine Sensibilisierung bei Birkenpollenallergikern festzustellen [4, 8, 10, 15]. Die Sensibilisierungsrate variiert zwischen 26 % und 90 % [6, 15, 19]. Demgegenüber weisen nur 6 % bis 7,7 % [8, 9, 23] der Patienten ohne Birkenpollenallergie eine Sensibilisierung auf. Die Häufigkeit der klinisch relevanten Apfelallergie liegt bei Birkenpollenallergikern zwischen 22 % [8] und 84 % [26]. Als häufigste Manifestation werden oropharyngeale Reaktionen angegeben [12, 18, 20, 24, 28]. Dieses Krankheitsbild nennt man „Apfelkontakturtikaria-Syndrom". Unter Patienten mit

Malus domestica

oralem Allergiesyndrom stellt Apfel mit 45 % das häufigste Allergen dar [24]. Extraorale Symptome kommen bei 17,9 % der Patienten vor [24]. Hierzu zählen rhinokonjunktivale Beschwerden, Larynxödem, generalisierte Urtikaria, Kontakturtikaria, Anaphylaxie sowie Rhinokonjunktivitis [17, 18, 22] und Proteinkontaktdermatitis nach Anfassen, Schälen bzw. Essen von rohen Äpfeln [17, 22].

Testung: Hauttestungen mit den bislang kommerziell erhältlichen Extrakten sind aufgrund der Instabilität der Allergene als ungeeignet anzusehen [20, 25]. Die durch Lagerung entstehenden phenolischen Verbindung führen zur Zerstörung der Allergene [20]. Werden Extrakte jedoch mit einem Konservierungszusatz aus Cystein und Natriumcitrat hergestellt, lyophilisiert und bei -18°C gelagert, weisen sie die größte Allergenstabilität auf [27]. Ihr kommerzieller Einsatz befindet sich in Vorbereitung. Reib-, Scratch-, Prick-, Scratch-Chamber- bzw. Prick-Pricktest mit Nativmaterial weisen eine höhere Sensitivität als der Pricktest mit kommerziellen Extrakten auf [20, 21, 24]. Der Nachweis spezifischer IgE-Antikörper mittels RAST und CAP wird dadurch ermöglicht, daß die allergenen Proteine durch Zugabe von Polyvinylpyrrolidin und Chelatoren in aktiver Form isolierbar gemacht werden [4, 20]. Zur oralen Provokation sei auf die Ausführungen bei *Daucus carota* verwiesen (S. 437).

Antigengemeinschaften: Es finden sich zahlreiche Hinweise auf eine klinische Assoziation zwischen Apfel und Pollen von Birke, Erle, Hasel, Eiche und Hainbuche [4–6, 9, 10, 12, 15, 18, 20, 21, 24, 26, 31] (siehe „pollenassoziierte Nahrungsmittelallergie", S. 349). Mittels RAST-Inhibition lasen sich diese auch immunologisch nachweisen [4, 13, 14, 21]. Es zeigen sich nicht nur kreuzreagierende Allergene in der Frucht, sondern auch in den Apfelpollen [2]. Sie enthalten ein gemeinsames 17 kD-Protein [7, 16]. Ebner et al. wiesen zwischen dem 17–18 kD-Allergen aus Apfel und dem Birkenpollen-Hauptallergen Bet v I gemeinsame Epitope und eine Homologie auf DNA-Ebene nach [7]. Klinische Assoziationen zwischen Apfel, Kirsche, Pfirsich, Aprikose, Mandel, Pflaume, Kiwi, Birne, Nüssen, Kartoffel, Karotte und Tomate sind ebenfalls bekannt [3, 6, 11, 17, 22, 28, 29, 31].

Bemerkungen: Die meisten im Handel erhältlichen Sorten wie z.B. ‚Granny Smith' und ‚Golden delicious' besitzen eine hohe Allergenität, während Sorten mit niedrigerer Allergenität wirtschaftlich unbedeutend sind. Diese interessante Beobachtung läßt vermuten, daß die mikrobiellen Resistenzen – die eine Sorte für intensive landwirtschaftliche und kommerzielle Nutzung besonders geeignet machen – an das Vorkommen des 18 kD-Allergens gebunden sein könnten [30]. Wüthrich gelang es durch spezifische Hyposensibilisierung einer Frühblüherpollinosis die assoziierte Nahrungsmittelallergie auf Apfel bei ca. einem Drittel der Patienten zu bessern [33].

Literatur:

[1] Andersen K. E. et al.: An investigation of the possible immunological relationship between allergen extracts from birch pollen, hazelnut, potato and apple. Cont Derm *4*, 73–79 (1978)

[2] Belin L.: Immunological analyses of birch pollen antigens, with special reference to the allergic components. In Arch Allergy Appl Immunol *42*, 300–322 (1972)

[3] Bessot J. C. et al.: Allergies alimentaires et allergies polliniques: Une curieuse association. Presse Méd *14*, 1171–1172 (1985)

[4] Björkstèn F. et al.: Extraction and properties of apple allergens. Allergy *35*, 671–677 (1980)

[5] Döring H. F. et al.: Hauttestergebnisse mit Obstblütenpollenextrakten bei Frühblüher-Pollinotikern. Z Hautkr *62*, 189–195 (1987)

[6] Dreborg S. et al.: Allergy to apple, carrot and potato in children with birch pollen allergy. Allergy *38*, 167–172 (1983)

[7] Ebner C. et al.: Common epitopes of birch pollen and apples. Studies by western and northern blot. J All Clin Immunol *88*, 588–594 (1991)

Malus domestica

[8] Eriksson N. E.: Food hypersensitivity reported by patients with astma and hay fever. Allergy *33*, 189–196 (1978)

[9] Eriksson N. E.: Allergy to pollen from different decidous trees in Sweden. Allergy *33*, 299–309 (1978)

[10] Eriksson N. E.: Food hypersensitivity in patients with pollen allergy. Allergy *37*, 437–443 (1982)

[11] Eriksson N. E.: Clustering of foodstuffs in food hypersensitivity. An inquiry study in pollen allergic patients. Allergol Immunopathol (Madrid) *12*, 28–32 (1984)

[12] Glück U.: Pollinosis und orales Allergiesyndrom (OAS). HNO *38*, 188–190 (1990)

[13] Halmepuro L et al.: Immunological investigation of possible structural similarities between pollen antigens and antigens in apple, carrot and celery tuber. Allergy *40*, 264–272 (1985)

[14] Halmepuro L. et al.: Cross-reactivity of IgE antibodies with allergens in birch pollen, fruits and vegetables. Int Arch Allergy Appl Immunol *74*, 235–240 (1984)

[15] Hannuksela M. et al.: Immediate reactions to fruits and vegetables. Cont. Derm. *3*, 79–84 (1977)

[16] Ipsen H. et al.: The NH_2-terminal amino acid sequence of the immunochemically partial identical major allergens of alder (*Alnus glutinosa*) Aln g I, birch (*Betula verrucosa*) Bet v I, hornbeam (*Carpinus betulus*) Car b I and oak (*Quercus alba*) Que a I pollens. Mol Immunol *28*, 1279–1288 (1991)

[17] Ketel W. G. van: Skin eruptions caused by vegetables and fruit including pears. Cont Derm *8*, 352 (1982)

[18] Kremser M.: Nahrungsmittelallergie – oropharyngeale Reaktionen. Wien Med Wschr *139*, 135–139 (1989)

[19] Kremser M. et al.: Sellerieallergie und Zusammenhänge mit Allergien gegen andere Pflanzenantigene. Wien Klin Wschr *23*, 38–843 (1983)

[20] Kremser M et al.: Zur Häufigkeit der sogenannten „Apfelallergie" („Apfelkontakt-Urtikaria-Syndrom") bei Patienten mit Birkenpollenallergie. Z Hautkr *58*, 543–552 (1983)

[21] Lahti A. et al.: Hypersensitivity to apple and carrot can be reliably detected with fresh material. Allergy *33*, 143–146 (1978)

[22] Meynadier J. et al.: L'urticaire de contact chez l'atopique. A propos de deux observations. Ann Derm Venerol *109*, 871–874 (1982)

[23] Niinimäki A. et al.: Immediate skin test reactions to spices. Allergy *36*, 487–493 (1981)

[24] Ortolani C. et al. The oral allergy syndrome. Ann Allergy *61*, 7–52 (1988)

[25] Ortolani C. et al.: Comparison of results of skin prick tests (with fresh foods and commercial food extracts) and RAST in 100 patients with oral allergy syndrome. J Allergy Clin Immunol *83*, 683–690 (1989)

[26] Roeser A. et al.: Untersuchungen zur Kreuzreaktivität bei Patienten mit Birkenpollen- und Haselnußallergie. Allergologie *10*, 190–193 (1987)

[27] Rudeschko O. et al.: Untersuchungen zur Stabilität von Apfelallergen-Extrakten. Allergo J *3*, 31 (1994) (Abstr.)

[28] Schüle D. et al.: Anaphylaktische Reaktion bei Apfelgenuß. Diagnostik *8*, 399–402 (1975)

[29] Steurich F. et al.: Kiwi-Allergie. Allergologie *19*, 367–378 (1996)

[30] Vieths S. et al.: Apple allergy: the IgE-binding potency of apple strains is related to the occurence of the 18-kDa allergen. Allergy *49*, 262–271 (1994)

[31] White I. R. et al.: Contact urticaria to fruit and birch sensitivity. Cont Derm *9*, 164–165 (1983)

[32] Wüthrich B.: Zur Nahrungsmittelallergie. Häufigkeit der Symptome und der allergieauslösenden Nahrungsmittel bei 402 Patienten – Kuhmilchallergie – Nahrungsmittel und Neurodermitis atopica. Allergologie *16*, 280–287 (1993)

[33] Wüthrich B. et al.: Nahrungsmittelallergie III. Therapie: Eliminationsdiät, symptomatische medikamentöse Prophylaxe und spezifische Hyposensibilisierung. Schweiz Med Wschr *116*, 1401–1410 (1986)

Parietaria erecta MERT. et W. D. J. KOCH (Parietaria officinalis L. p. p)

Aufrechtes Glaskraut (Eng.: Pellitory, franz.: Pariétaire vitriole)

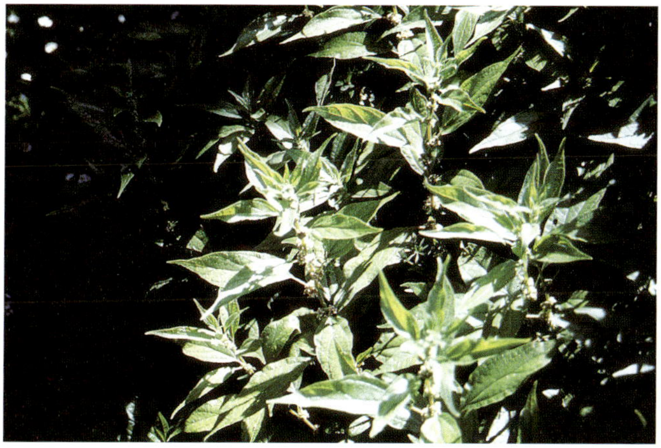

Abb. 46: Parietaria erecta

Botanische Information

Familie: Urticaceae

Herkunft und Verbreitung: Heimisch im ganzen Mittelmeergebiet und eingebürgert in Mitteleuropa, besonders Süd- und Südosteuropa, Spanien, Frankreich, Norditalien, Österreich, Bulgarien, Rumänien, Tschechei, Slowakei und Grenzgebiete zu Rußland. In den USA eingebürgert. Nach England bereits im 16 Jhr. eingeschleppt. In der Bundesrepublik an einigen hundert Standorten bekannt.

Blütezeit: Juli – Oktober

Verwendung: Das Glaskraut war früher offizinell (*Herba parietariae*). Es wurde als Diuretikum, Wundheilmittel sowie bei Rheumatismus und Husten eingesetzt. Die Pharmazeutische Stoffliste verzeichnet heute nur noch ein einziges Präparat (Pellitory extract). Aufgrund der harntreibenden Wirkung wird es gelegentlich noch bei Blasen- und Nierenleiden eingesetzt.

Allergologische Information

Antigencharakterisierung: Die Isolierung und Reinigung des Haupt-Allergens aus dem Glaskraut begannen GIULIANI et al. im Jahre 1987 [8]. Die Quantifizierung mittels monoklonaler Antikörper gelang im Jahre 1995 [3].
Fünf IgE-bindende Banden, die zwischen 7,9 und 9,6 kD liegen, sind bekannt. Par o I a und Par o I b liegen als isoforme Glykoproteine vor. Ein weiteres Antigen von allergologischem Interesse zeigt eine molare Masse von 14,5 kD [6, 9, 11].

Sensibilisierungspotenz: Die sensibilisierende Wirkung des Glaskrautes muß als mittelstark eingestuft werden, da bis zu 52 % der monosensibilisierten Patienten neben einer Rhinokonjunktivitis auch ein Bronchialasthma ent-

Parietaria erecta

wickeln [1]. Die Beobachtung, daß die durch das Glaskraut hervorgerufenen Symptome hartnäckig persistieren, die Patienten auch im Winter noch belästigen und eine Hyposensibillisierung nur unter großen Schwierigkeiten zu recht mäßigen Erfolgen führt [2, 4, 5, 10], spricht ebenfalls für eine recht hohe Sensibilisierungspotenz. Die Menge der produzierten Pollen ist hoch und erreicht in der Luft einen großen Sättigungsgrad.

Häufigkeit: (in Deutschland) Selten
In Frankreich, Italien und in anderen Mittelmeerländern sowie in den USA ist eine Sensibilisierung gegenüber Glaskraut häufig [7, 12, 13].
Eine gleichzeitige Sensibilisierung gegenüber *Parietaria erecta* und *Parietaria judaica* ist in Mittelmeergebiet so häufig, daß eine Differenzierung nicht vorgenommen werden kann. Eine Pollinosis tritt in der Regel nicht vor dem zehnten Lebensjahr auf. Frauen erkranken häufiger als Männer. Im südlichen Italien kann die Inzidenz 80 % bei Pollinotikern erreichen, an der ligurischen Küste sowie im spanischen und französischen Teil des Mittelmeers erreicht sie durchschnittlich nur 25 %. In den USA ist das Glaskraut bereits vor hundertachtzig Jahren von Botanikern nachgewiesen worden. Fälle einer Pollinosis wurden aber erst im Jahre 1971 beschrieben. Aus Großbritannien wird eine Häufigkeit von 13 % gemeldet [1].

Testung: Prick- und Intakutantestungen mit kommerziell hergestellten Extrakten sind durchführbar. Der Nachweis spezifischer IgE-Antikörper erfolgt mittels RAST und CAP.

Antigengemeinschaften: Analysen von Pollenextrakten belegen zwischen den Allergen aus *Parietaria judaica* und *Parietaria erecta* eine hohe Homologie. Kreuzreaktionen mit den Pollen von *Urticaria dioica* (Brennessel) sind wesentlich seltener. Mittels RAST-Inhibition und gekreuzter Immunoelektrophorese (CRIE) sowie Immunoblot-Technik lassen sich auch Antigengemeinschaften zur Familie der Moraceen nachweisen. Besonders in *Morus alba* sind gemeinsame allergene Determinanten gefunden worden.

Bemerkungen: Genetische Studien weisen auf eine hohe Affinität des Hauptallergens Par o I zum HLA-DR 5 hin. Auch die Blätter und Stengel von *Parietaria judaica* besitzen eine gewisse allergene Potenz. Da die *Parietaria erecta*-Pollinosis in unseren Breiten keine besondere Bedeutung hat, sind die einzelnen Literaturstellen nicht durch ausführliche Zitate belegt. Stattdessen sei auf die Übersichtsarbeit von d'AMATO aus dem Jahre 1992 verwiesen [1].
Von Bedeutung ist die *Parietaria*-Pollinosis vor allem für Patienten, die sich während der Blütezeit im Mittelmeergebiet aufhalten, da sie dort wesentlich stärker exponiert sind als im Heimatland.

Literatur:

[1] d'AMATO et al.: Parietaria pollinosis: a review. Allergy *47*, 443–449 (1992)

[2] ARIANO R. et. al: Local intranasal immunotherapy with allergen in powder in atopic patients sensitive *to Parietaria officinalis* pollen. J Invest Allergol Clin Immunol *5*, 126–132 (1995)

[3] AYUSO R. et al.: Quantitation of the major allergen of several *Parietaria* pollens by an anti-Par I monoclonal antibody-based ELISA. Clin Exp Allergy *25*, 993–499 (1995)

[4] BANFI G. et al.: Multicentre evaluation of capture Assay Radim Liquid Allergen for measurement of specific IgE antibodies. Eur J Clin Chem Clin Biochem *33*, 755–759 (1995)

[5] BRUNO G. et al.: Untersuchungen mit *Parietaria*-Allergoiden in der Immuntherapie. Allergologie *13*, 424–432 (1990)

[6] COSCIA M. R. et al.: Bacic isoforms of Par o I, the major allergen of *Parietaria officinalis* pollen. Allergy *50*, 899–904 (1995)

[7] CVITANOVIC S. et al.: Hypersensitivity to *Parietaria officinalis* pollen in newcomers to the area with the plant. Allergy *48*, 592–597 (1993)

[8] GIULIANI A. et al.: Isolation and purification of a major allergen from *Parietaria officinalis* pollen. Allergy *42*, 434–440 (1987)

Parietaria erecta

[9] KAHLERT H. et al.: Characterization of major allergens of *Parietaria officinalis*. Int Arch All Immunol *109*, 141–149 (1996)

[10] NOFERI A.: Difficolta e limiti della iposensibilizzazione specifica nei pazienti sensibilizzati alla *Parietaria officinalis*. Folia Allergol *17*, 256–261 (1970)

[11] ORESTE U. et al.: Purification and characterization of Par o I, major allergen of *Parietaria officinalis* pollen. Int Arch Allergy Appl Immunol *96*, 19–27 (1991)

[12] PANZANI R.: L'asthme pollinique à la parietaire de France. Press Méd *64*, 908–910 (1956)

[13] SERAFINI U: Studies on hay fever with special regard to pollinosis du to *Parietaria officinalis*. Acta Allergol (Kphg) *11*, 3–27 (1957)

Phaseolus vulgaris L. ssp. vulgaris

Gartenbohne, Fisole (Engl.: Common bean, Kidney bean, French bean, Haricot bean)

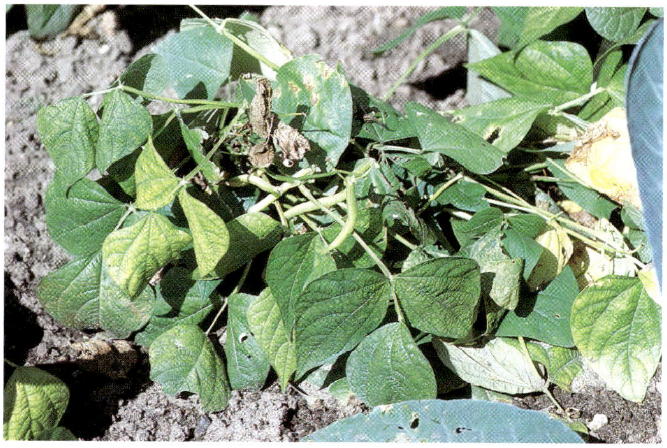

Abb. 47: Phaseolus vulgaris

Botanische Information

Familie: Leguminosae

Herkunft und Verbreitung: Als alte Kulturpflanze ist die Gartenbohne im westlichen Südamerika bis Mexiko beheimatet. Erste Hinweise stammen aus der Zeit von 8600–8000 v. d. Z. Heute wird sie in allen Erdteilen kultiviert.

Verwendung: Die wichtigsten kultivierten Sorten sind die Stangen- (var. *vulgaris*) und die Buschbohne (var. *nanus*). Deren unreife Hülsen (grüne Bohnen) und reife Samen (weiße Bohnen) werden gekocht als Gemüse gegessen. Rohe Bohnen enthalten *Phasin*, einen Giftstoff, dessen Aufnahme Übelkeit, Erbrechen und eine akute Gastroenteritis hervorrufen kann. Nur beim Kochen, nicht jedoch beim Trocknen, wird Phasin zerstört.

Phaseolus vulgaris

Allergologische Information

Antigencharakterisierung: Siehe S. 364.

Sensibilisierungspotenz: Unbekannt, wahrscheinlich schwach.
In Einzelfällen wird eine starke Sensibilisierung beobachtet [6]. Über eine asthmatische Reaktion durch Inhalation der Kochdämpfe berichtet FEINBERG [3]. Von SCHLACKE und FUCHS liegt ein Fallbericht über eine schwere anaphylaktische Reaktion auf Bohnensalat vor [7].

Häufigkeit: Sehr selten
Verglichen mit anderen Leguminosen, z.B. Sojabohne und Erdnuß, ist die Gartenbohne selten Ursache einer Nahrungsmittelallergie. Im Hauttest und im RAST zeigen sich häufiger positive Reaktionen, die jedoch nur in wenigen Fällen eine klinische Relevanz besitzen. Bei Patienten mit systemischen Reaktionen auf Nahrungsmittel spielen Bohnen als auslösendes Allergen nur eine untergeordnete Rolle. Eine Differenzierung der einzelnen Bohnenarten fand bei den Untersuchungen nicht statt [10]. Gräserpollenallergiker zeigen gelegentlich einen positiven Hauttest [6]. THIEL wies mittels RAST bei 15 % der Birkenpollenallergiker eine Sensibilisierung nach [8]. Weitere Einzelfallbeschreibungen liegen von COCA [2] und WIGHTMAN vor [9]. Auch Schluckbeschwerden, Dyspnoe, generalisierte Urtikaria, Nausea und oraler Prurius wurden beobachtet [1, 4, 8].

Testung: Siehe Ausführungen zu *Lens culinaris* (S. 458).

Antigengemeinschaften: Siehe S. 336.
Nach SCHLACKE und FUCHS besteht eine klinische Assoziation zwischen Bohnen und Hirse [7]. Zur weiteren Assoziation zwischen Leguminosen und Gräsern sei auf die Arbeit von GALL sowie THIEL verwiesen [4, 8].

Bemerkungen: Keine.

Literatur:

[1] ANDERSON J. et al.: Melon and banana sensitivity coincident with ragweed pollinosis. J All Clin Immunol *45*, 310–319 (1970)

[2] COCA A. F. et al.: Studies in hypersensitiveness III: A study of atopic reagins. J Immunol *10*, 445–464 (1925)

[3] FEINBERG SM et al.: Asthma from food odors. J Am Med Assoc *98*, 2280–2281 (1932)

[4] GALL H. et al.: Soforttypallergie auf Hülsenfrüchte (Leguminosen). Allergologie *13*, 352–355 (1990)

[5] JACQUELIN A. et al.: Reproduction experimentale des symptomes d'anaphylaxie alimentaire chez l'homme au moyen de la cuti-reaction. Compt rend Sci Biol *84*, 18–19 (1921)

[6] de MARTINO M. et al.: Sensitivity to tomato and peanut allergens in children monosensitized to grass pollen. Allergy *43*, 206–213 (1988)

[7] SCHLACKE K. H. et al.: Soforttypallergie bei Pollinotikern. Allergologie *12*, 64–65 (1989)

[8] THIEL C.: Nahrungsmittelallergie bei Pollenallergikern. Allergologie *11*, 397–410 (1989)

[9] WIGHTMAN H. B.: Soybean sensitivity, with a case report. J All Clin Immunol *2*, 601–603 (1988)

[10] WÜTHRICH B.: Zur Nahrungsmittelallergie. Häufigkeit der Symptome und der allergieauslösenden Nahrungsmittel bei 402 Patienten – Kuhmilchallergie – Nahrungsmittel und Neurodermitis atopica. Allergologie *16*, 280–287 (1993)

Phleum pratense L.

Wiesenlieschgras, Timotheegras, Katzenschweif, Kaminkehrer (Engl.: Thimothy, Cat's grass, Herdsgrass)

Botanische Information

Familie: Gramineae

Herkunft und Verbreitung: Das Lieschgras ist in Europa, Nordafrika und Nordasien heimisch, in Nordamerika eingebürgert.

Verwendung: Häufig als hochwertiges Futter- und Weidegras kultiviert.

Blütezeit: Juni – Juli (Vor- und Nachblüte: Mai – August)

Allergologische Information

Antigencharakterisierung: Bislang wurden die Allergene Phl p I und Phl p IV – VIII isoliert und charakterisiert: Phl p IV/VII (M 54 kD, pl 9,5), Phl p V (M 29–31 kD, pl 4,7) und Phl d VI (M 11 kD, pl 4) [1]. VALENTA et al. sowie VRTALA gelang die rekombinante Herstellung der Allergene Phl p I, Phl p II und Phl p V [21, 22]. MATTHIESEN und LØWENSTEIN isolierten zwei IgE-reaktive Komponenten des Phl p V (Phl p Va bzw. Phl p Vb) mit unterschiedlichem Molekulargewicht (33kD bzw. 29 kD) [12]. Andere Untersucher ermittelten ebenfalls Isoallergene von Phl p V mit einer molaren Masse von 32 bzw. 38 kD [2, 3, 4, 7, 17, 18, 20]

Sensibilisierungspotenz: Mittelstark
Siehe allgemeine Anmerkungen (S. 375).

Häufigkeit: Sehr häufig
Bei 338 Gräserpollenallergikern reagierten 47 Patienten positiv auf *Phleum pratense* [13]. DÜNGEMANN fand im RAST bei 192 von 223 Gräserpollenallergikern bzw. 829 von 876 Probanden mit polyvalenter Sensibilisierung spezifische IgE-Antikörper gegenüber Lieschgraspollen [5]. In der Tränenflüssigkeit von Lieschgrasallergikern ließ sich spezifisches IgE gegen *Phleum pratense* nachweisen [9].

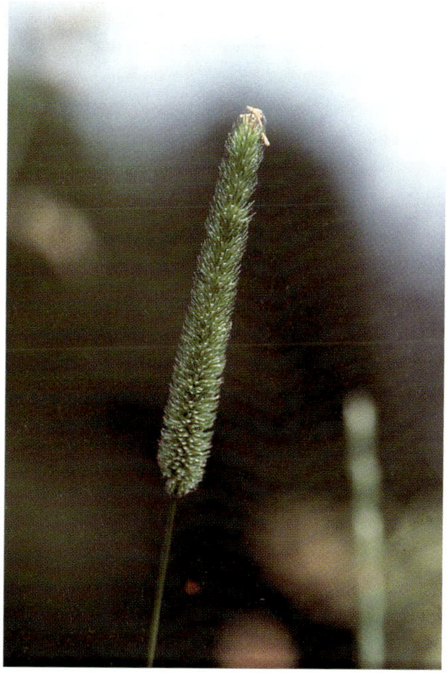

Abb. 48: Phleum pratense

Testung: Siehe S.354.

Antigengemeinschaften: KLYSNER et al. wiesen zwischen den N-terminalen Sequenzen der Gruppe I-Allergene von *Phleum pratense*, *Poa pratensis*, *Secale cereale* und *Cynodon dactylon* eine große Homologie nach [10].Andere Autoren bestätigten diese Ergebnisse und ermittelten bei den Festucoideae Kreuzreaktivitäten zwischen den Gruppe I-Allergenen [19]. Mittels cDNA-Klonierung zeigte LAFFER eine Homologie von Phl p I zu Lol p L und Sec c I [11]. Bei den Gruppe V-Allergenen stellten PETERSEN et al. große Ähnlichkeiten zwischen den Gräserarten fest [16]. FARIOLI wies gemeinsame Antigene (M < 14,4, 25 und 28 kD) bei *Phle-*

Phleum pratense

um pratense, Pfirsich, Pflaume und Kirsche nach [6].

Bemerkungen: In internationaler Kooperation erfolgte bereits 1985 die Etablierung eines Standardextraktes für Lieschgraspollen (100.000 IU) [8]. Eine Hauttestlösung mit optimalen diagnostischen Eigenschaften zum Nachweis einer Wiesenlieschgrassensibilisierung wurde kürzlich entwickelt [23]. Neuere Untersuchungen zur erfolgreichen Hyposensibilisierung mit *Phleum pratense*-Extrakten liegen von OLSEN und NIELSEN vor [14, 15].

Literatur:

[1] BAUR X.: Molecular structures of allergens. In: GODARD P. et al. (Eds): Advances in allergology and clinical immunology: Proceedings of the XVth Congress of the European Academy of Allergology and Clinical Immunology. Parthenon Publ Group Ltd, New Jersey, (1992),109–114

[2] BUFE A. et al.: Identification of clones coding for Phl p V isoallergens using anchor-PCR. Allergy Suppl *47*, 33 (1992) (Abstr.)

[3] BUFE A. et al.: Major allergen Phl p Va (timothy grass) bears at least two different IgE-reactive epitopes. J All Clin Immunol, 173–181 (1994)

[4] BUFE A. et al.: Major allergen Phl p Vb in timothy grass is a pollen RNase. Fed Eur Biochem Soc *363*, 6–12 (1995)

[5] DÜNGEMANN H.: Karenz-Expositionsprophylaxe. Atemwegs Lungenkrankh *4*, 7–14 (1978)

[6] FARIOLI L. et al.: Cross-reactivity between Prunoideae subfamily members and timothy pollen in patients with oral allergy syndrome and hay fever. Allergy Suppl *47*, 247 (1992) (Abstr.)

[7] FISCHER S. et al.: Characterization of Phl p 4, a major timothy grass (*Phleum pratense*) pollen allergen. J All Clin Immunol *98*, 189–198 (1996)

[8] Gjesing B. et al.: The international collaborative study establishing the first international standard for timothy (*Phleum pratense*) grass pollen allergenic extract. J All Clin Immunol *75*, 258–267 (1985)

[9] HOFFMANN-SOMMERGRUBER K et al.: Detection of allergen-specific IgE in tears of grass pollen allergic patients with allergic rhinoconjunctivitis. Clin Exp Allergy *26*, 79–87 (1996)

[10] KLYSNER S. et al.: NH_2-terminal sequences of four immunoaffinity purified grass pollen allergens: Phl p I, Poa p I, Sec c I and Cyn d I. Allergy *47*, 31 (1992) (Abstr.)

[11] LAFFER S. et al.: cDNA cloning of a major pollen allergen of rye (*Secale cereale*) and timothy grass (*Phleum pratense*). Eur J All Clin Immunol Suppl *47*, 29 (1992) (Abstr.)

[12] MATTHIESEN F. et al.: Group V allergens in grass pollens. Purification and characterization of the group V allergen from *Phleum pratense* pollen, Phl p V. Clin Exp Allergy *21*, 297–307 (1992) (Abstr.)

[13] MILNER F. H. et al.:Specific sensitivity to individual grass pollens in some hay fever patients. Clin Allergy *2*, 83–89 (1972)

[14] NIELSEN L. et al.: Antihistamine premedication in specific cluster immunotherapy: a double-blind, placebo-controlled study. J All Clin Immunol *97*, 1207–1213 (1996)

[15] OLSEN O. T. et al.: A double-blind, randomized study investigating the efficacy and specificity of immunotherapy with *Artemisia vulgaris* or *Phleum pratense/Betula verrucosa*. Allergol Immunopathol (Madrid) *23*, 73–78 (1995)

[16] PETERSEN A. et al.: Comparison of grass group V allergens in different pollen species. Allergy Suppl *47*, 33 (1992) (Abstr.)

[17] PETERSEN A. et al.: Characterization of the allergen group VI in timothy grass pollen (Phl p VI). Int Arch Allergy Immunol *108*, 55–59 (1995)

[18] PETERSEN A. et al.: Structural investigation of the major allergen Phl p I on the complementary DNA and protein level. J All Clin Immunol *95*, 987–994 (1995)

[19] van REE R. et al.: Variability of cross reactivity of IgE antibodies to group I and V allergens in eight grass pollen species. Clin Exp Allergy *22*, 611–617 (1992)

Phleum pratense

[20] SCHENK S. et al.: T-cell epitopes of Phl p I, major pollen allergen of timothy grass (*Phleum pratense*): evidence for cross reacting and non cross reacting T-cell epitopes within grass group I allergens. J All Clin Immunol *96*, 986–996 (1995)

[21] VALENTA R. et al.: Recombinant tree and grass pollen allergens for diagnosis and therapy of type I allergy. Allergo J *3*, 90–95 (1994)

[22] VRTALA S. et al.: Immunologic characterization of purified recombinant timothy grass pollen (*Phleum pratense*) allergens (Phl p I, Phl p II, Phl p V). J All Clin Immunol *97*, 781–787 (1996)

[23] WHEELER A. W. et al.: Entwicklung einer Hauttestlösung mit optimalen diagnostischen Eigenschaften für die Diagnose einer Sensibilisierung gegenüber Wiesenlieschgraspollen. H + G *72*, 278–282 (1997)

Pimpinella anisum L. (= Anisum vulgare Gaertn.)

Anis (Engl.: Anise, Aniseed)

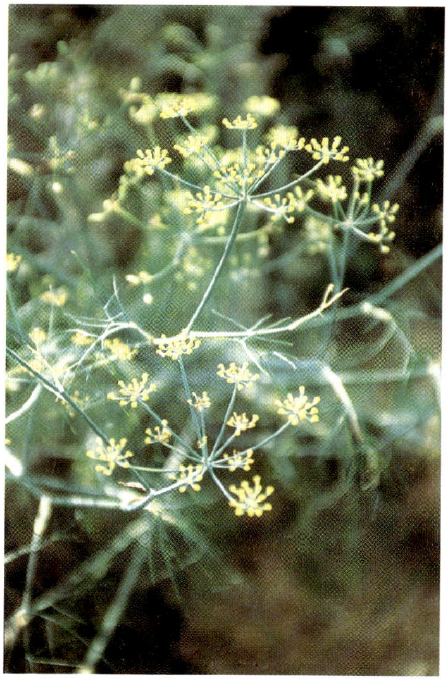

Abb. 49: Pimpinella anisum

Botanische Information

Familie: Umbelliferae

Herkunft und Verbreitung: Der Anis hat vermutlich seinen Ursprung im östlichen Mittelmeerraum. Er wird in Südeuropa, Asien und Südamerika kultiviert.

Verwendung: Schon im Altertum diente Anis als Arznei- und Gewürzpflanze. Die Samen werden zum Würzen von Speisen und Backwaren sowie zur Herstellung von alkoholischen Getränken wie Anisette, Pernod®, Ouzo, Benediktiner®, Boonekamp®, Goldwasser und Raki verwendet. Das ätherische Öl (Anisöl) enthält 80–90 % Anethol. Es wird in der Medizin aufgrund seiner spasmolytischen und sekretolytischen Eigenschaften bei Verdauungsstörungen und Erkältungskrankheiten eingesetzt. Auszüge der Gewürzpflanze dienen zur Parfümherstellung. Anis-Extrakt und Anisöl sind offizinell. Die Stoffliste verzeichnet mehr als 50 Präparate, die Anisfrüchte, den Extrakt oder das Öl enthalten.

Blütezeit: Juni – August

Allergologische Information

Antigencharakterisierung: LOPEZ et al. stellten ein Hauptallergen (M 18 kD) dar, das auch in anderen Umbelliferae vorkommt [2].

Pimpinella anisum

Sensibilisierungspotenz: Unbekannt, wahrscheinlich schwach
Die Angaben zur allergenen Potenz von Anis stützen sich bisher nur auf klinische Beobachtungen.

Häufigkeit: Selten
Die Daten zur Sensibilisierungsfrequenz differieren. Häufig ist eine Sensibilisierung bei Patienten mit einer Beifuß- und/oder Birkenpollenallergie bzw. bei Sellerieallergikern zu beobachten. Bei Kräuterpollenallergikern beträgt die Sensibilisierungsfrequenz 54–76 % [4, 5, 6], bei Birkenpollenallergikern 53 % [4]. Im Scratchtest mit Nativmaterial wiesen 3 % bzw. 18,5 % der latent und 24 % der klinisch aktuell sensibilisierten Sellerieallergiker positive Reaktionen auf [8, 9]. Mittels RAST ließen sich bei 26 % der Sellerieallergiker spezifische IgE-Antikörper gegenüber Anis nachweisen [1]. Bei Patienten mit einer Sensibilisierung gegenüber Birken-, Beifußpollen und Sellerie wurde im Scratchtest bei 66 %, im RAST bei 24 % eine positive Reaktion ermittelt [3].

Testung: Prick- und Intrakutantests mit kommerziell hergestellten Extrakten sind möglich. Da jedoch durch die Extraktherstellung die thermolabilen Allergene zustört werden, besitzen Prick- und Scratchtests mit Nativmaterial eine höhere Sensitivität als der Pricktest mit dem kommerziellen Material. Der Nachweis spezifischer IgE-Antikörper erfolgt mittels RAST bzw. CAP.

Antigengemeinschaften: Zwischen Anis, Sellerie, Fenchel, Petersilie, Pastinak, Karotte, Koriander und Kümmel bestehen Antigengemeinschaften. Über klinische Assoziationen wird vielfach berichtet [1, 3, 6, 8, 9]. Wie bereits bei *Apium graveolens* erwähnt, sind Sellerieallergiker besonders häufig gegenüber Anis sensibilisiert [9]. Nach Lopez besitzen Anis, rohe und gekochte Karotten und roher Sellerie ein gemeinsames 18 kD-Allergen [2]. Van Toorenenbergen vermutet zwischen Anis, Koriander, Sellerie, Curry, Dill und Beifußpollen gemeinsame IgE-bindende Strukturen [7]. Auf eine weitere Korrelation zwischen Anis, Birken- und Beifußpollen macht Thiel aufmerksam [4].

Bemerkungen: Der Verzehr von Kräutern und Gewürzen ist in den letzten Jahren stark angestiegen. Eine Zunahme der Anisallergie ist daher nicht auszuschließen [4].

Literatur:

[1] Dietschi R. et al.: Zum sogenannten „Sellerie-Karotten-Beifuß-Gewürz-Syndrom" RAST-Resultate mit neuen Gewürzdiscs. Z Hautkr *62*, 524–531 (1987)
[2] Lopez M. et al.: Anaphylaxis to carrot: cross reactivity of carrot specific IgE with species from the Umbelliferae family. J All Clin Immunol Suppl *87*, 274 (1991)
[3] Stäger-Kosinski J. et al.: Kreuzallergie zwischen gewissen Pollen und Nahrungsmitteln. Swiss Med *11*, 19–23 (1989)
[4] Thiel C.: Nahrungsmittelallergie bei Pollenallergikern. Allergologie *11*, 397–410 (1988)
[5] Thiel C. et al.: Über korrelative Beziehungen bei Kräuterpollen- und Gewürzallergenen. In: RAST 3, Berichtsband, Grosse, Berlin, (1981), 178–185
[6] Thiel C. et al.: Allergy to spices. Cross reactivity to other allergens. In: Ring J. et al. (Eds): New trends in allergy II. Springer, Berlin, Heidelberg, New York, (1986),159–164
[7] van Toorenenbergen A. W. et al.: IgE-binding antigens in spices that cross react with mugwort pollen. Proc ICACI *9*, 309 (1988) (Abstr.)
[8] Wüthrich B. et al.: Nahrungsmittelallergie: das „Sellerie-Beifuß-Gewürz-Syndrom". Dtsch Med Wschr *109*, 981–987 (1984)
[9] Wüthrich B. et al.: RAST-spezifisches IgE auf Gewürze bei Sensibilisierungen gegen Birken-, Beifußpollen und Sellerie. Allergologie *15*, 380–383 (1992)
[10] Wüthrich B. et al.: Das „Sellerie-Karotten-Beifuß-Gewürz-Syndrom". Hauttest- und RAST-Ergebnisse. Schweiz Med Wschr *115*, 358–364 (1985)

Pisum sativum L. ssp. sativum

Erbse (Engl.: Pea)

Botanische Information

Familie: Leguminosae

Herkunft und Verbreitung: Die Erbse gehört zu den ältesten Kulturpflanzen der Welt. Sie fand sich bereits in den frühen neolithischen Siedlungen im Nahen Osten. Ihre Heimat ist der östliche Mittelmeerraum, Klein- und Vorderasien. Heute wird sie in vielen Zucht- und Kultursorten weltweit kultiviert.

Verwendung: Die eiweiß- und stärkereichen Samen dienen als Gemüse, Grün- und Trockenfutter. In den gemäßigten Zonen ist die Erbse die wichtigste Hülsenfrucht der menschlichen Ernährung. Laub und Stroh werden als Futtermittel verwendet.

Blütezeit: Mai – Juli

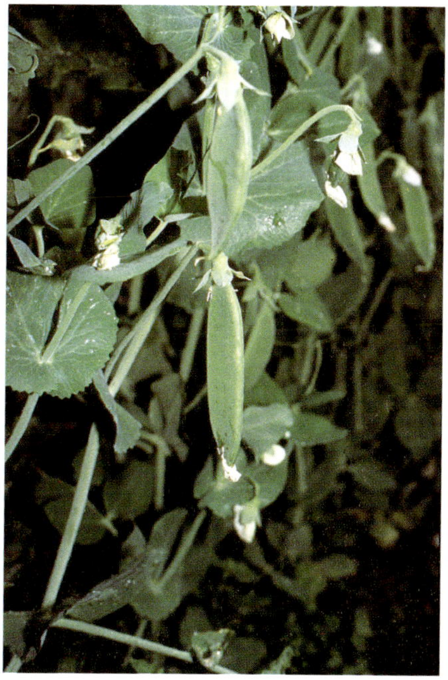

Abb. 50: Pisum sativum

Allergologische Information

Antigencharakterisierung: Siehe S. 364.

Sensibilisierungspotenz: Unbekannt, wahrscheinlich schwach bis mittelstark

Die Angaben zur allergen Potenz stützen sich auf klinische Beobachtungen. In Einzelfällen besteht eine ausgeprägte Sensibilisierung. Asthmatische Reaktionen – sowie gelegentlich auch gleichzeitig Urtikaria und Quincke-Ödem – durch Inhalation der Kochdämpfe bzw. durch Berühren von Erbsen sind bekannt [4, 6, 7]. In einem Fall zeigte sich im Intrakutantest noch bei einer Verdünnung von 10^{-6} eine stark positive Reaktion.

Häufigkeit: Selten

Eine Nahrungsmittelallergie durch Erbse tritt – verglichen mit Erdnuß und Sojabohne – deutlich seltener auf. Bei 5–10 % der Nahrungsmittelallergiker wird über klinische Symptome berichtet [11]. Im Falle systemischer Reaktionen spielt die Erbse mit 0,7 % nur eine untergeordnete Rolle [16]. Eine Sensibilisierung im Hauttest und/oder RAST zeigt sich bei 5 – 16,8 % [3, 10, 12]. Eine höhere Sensibilisierungsfrequenz ist bei Birkenpollen- und Gräserpollenallergikern zu verzeichnen [3, 9]. In sechs Fällen wird über Asthma nach Genuß von Erbsen, oropharyngeale Symptome, Dyspnoe, generalisierte Urtikara und Erbrechen berichtet [5, 14, 15]. Eine orale Kontakturtikaria bei gleichzeitig bestehender Kontakturtikaria durch Weizenkleie beschreiben LANGELAND et al. [8]. ANDERSON berichtet über drei Fälle mit oralem Pruritus [1].

Pisum sativum

Testung: Siehe *Lens culinaris* (S. 458)

Antigengemeinschaften: Siehe S. 336.
GALL et al. ermittelten zwischen Erbse, Erdnuß und Sojabohne Antigengemeinschaften [5]. LANGELAND beobachtete eine klinische Assoziation zwischen Erbse und Weizen [8]. Lektine spielen aus allergologischer Sicht nur eine untergeordnete Rolle [7].

Bemerkungen: ORTOLANI dokumentierte bei 46,2 % der Nahrungsmittelallergiker orale, bei 15,4 % zusätzlich systemische und bei 53,8 % extraorale Symptome [11]. Eine Allergie gegenüber Erbsen ist seit mindestens 1923 bekannt [2]. Über einen Todesfall *im* anaphylaktischen Schock nach Intakutantestung mit Erbsenextrakt berichtet von STARCK [13].

Literatur:

[1] ANDERSON J. et al.: Melon and banana sensitivity coincident with ragweed pollinosis. J All Clin Immunol *45*, 310–319 (1970)

[2] DUKE W. W.: Menière‘s syndrome caused by allergy. J Am Med Assoc *81*, 2179 (1923)

[3] ERIKSSON N. E.: Food hypersensitivity in patient with pollen allergy. Allergy *37*, 437–443 (1982)

[4] FEINBERG S. M. et al.: Asthma from food odors. J Am Med Assoc *98*, 2280–2281 (1932)

[5] GALL H. et al.: Soforttypallergie auf Hülsenfrüchte (Leguminosen). Allergologie *13*, 352–355 (1990)

[6] GRIMM I.: Sesam und Soja – seltene Allergene? Allergologie 7,133–138 (1984)

[7] KLEINE-TEBBE J. et al.: Lectins do not distinguish between heterogenous IgE molecules as defined by differential activity of IgE-dependent histamine releasing factor. J All Clin Immunol *98*, 181–188 (1996)

[8] LANGELAND T. et al.: Contact urticaria to wheat bran bath. Acta Dermato-venereol *62*, 82–83 (1982)

[9] MARTINO M. de et al.: Sensitivity to tomato and peanut allergens in children monosensitized to grass pollen. Allergy *43*, 206–213 (1988)

[10] MAY C. D.: Food sensitivity. Paediatrician *8*, Suppl, 141–153 (1979)

[11] ORTOLANI C. et al.: The oral allergy syndrome. Ann Allergy *61*, 47–52 (1988)

[12] SAMPSON H. A. et al.: Food hypersensitivity and atopic dermatitis: evaluation of 113 patients. J Pediat *107*, 669–675 (1985)

[13] von STARCK Z.: Primäre spezifische Allergie und idiosynkratischer Schock. Mschr Kinderhk *32*, 119–127 (1926) (Tod im anaphylaktischen Schock nach Genuß)

[14] THIEL C.: Nahrungsmittelallergie bei Pollenallergikern. Allergologie *11*, 397–410 (1988)

[15] WIGHTMAN H. B.: Soybean sensitivity, with a case report. J All Clin Immunol *2*, 601–603 (1938)

[16] WÜTHRICH B.: Zur Nahrungsmittelallergie. Häufigkeit der Symptome und der allergieauslösenden Nahrungsmittel bei 402 Patienten – Kuhmilchallergie – Nahrungsmittel und Neurodermitis atropica. Allergologie *16*, 280–287 (1993)

17] ZOHN B.: An unusual case of spinach hypersensitivity. J All Clin Immunol *8*, 381–384 (1937)

Plantago lanceolata L.

Spitzwegerich (Engl.: English plantain)

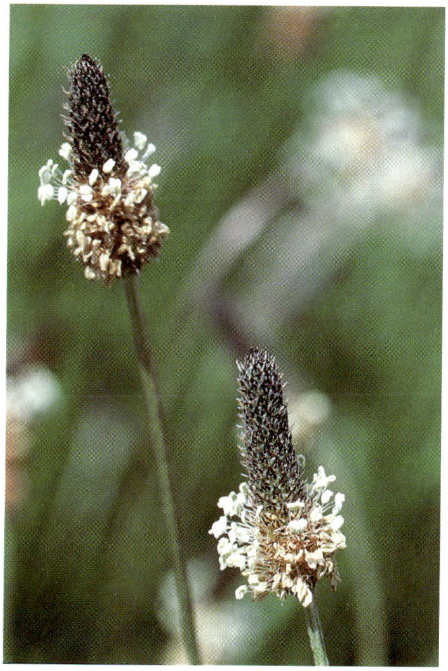

Abb. 51: Plantago lanceolata

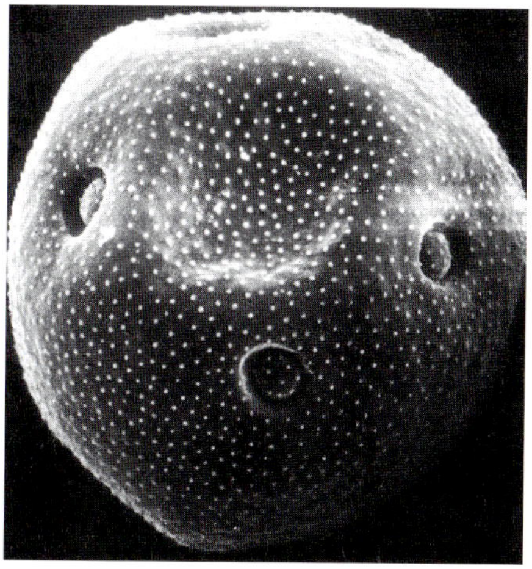

Abb. 51a: Plantago lanceolata – Pollen

Botanische Information

Familie: Plantaginaceae

Herkunft und Verbreitung: Der Spitzwegerich kommt in Europa, Westsibirien, Vorder- und Mittelasien, im Himalaya und in Nordafrika vor; in Nordamerika ist er eingebürgert.

Verwendung: Die getrockneten Blätter enthalten verschiedene Inhaltsstoffe mit sekretolytischer und antitussiver Wirkung (z.B. das Glykosid Aukubin, Schleimstoffe, Gerbstoffe, Karotinoide, Enzyme, Kieselsäure). In der Naturheilkunde dient der Spitzwegerich als Tee bei Erkältungskrankheiten.

Blütezeit: Mai – September

Allergologische Information

Antigencharakterisierung: Eine Charakterisierung der Allergene ist bisher nicht erfolgt.

Sensibilisierungspotenz: Unbekannt, wahrscheinlich schwach bis mittelstark
Genauere Untersuchungen liegen nicht vor. Für die geringere Allergenpotenz der Wegerichpollen gibt es nach Horak und Jäger [2] aufgrund klinischer Beobachtungen mehrere Hinweise: Obwohl der Anteil an der Jahrespollenmenge relativ hoch ist, geht die Sensibilisierung gegenüber Wegerichpollen meistens nur mit einer schwach ausgeprägten Symptomatik einher. Trotz positiver Ergebnisse im Hauttest und bei der Provokation lassen sich nur selten hohe Titer für das spezifische IgE nachweisen.

Plantago lanceolata

Häufigkeit: Gelegentlich bis häufig
Nach HORAK et al. sind bis zu 31 % der Pollinotiker gegenüber Wegerichpollen sensibilisiert [2]. Die Sensibilisierungsfrequenz im Pricktest und/oder im RAST beträgt zwischen 27,6 % und 42 % [1, 3]. Bei Patienten mit einer Kleepollenallergie liegt die Sensibilisierungsrate für Wegerichpollen mit 67,5 % noch höher [5]. Trotz dieser hohen Prozentzahlen dürfte die Häufigkeit der klinisch relevanten Wegerichpollinosis als recht gering einzuschätzen sein.

Testung: Siehe S. 354.

Antigengemeinschaften: Hierzu liegen nur wenige Untersuchungen vor. Aufgrund der engen botanischen Verwandtschaft sind gemeinsame Antigene wahrscheinlich im Großen oder Breitwegerich (*Plantago major*), im Weide- oder Mittleren Wegerich (*Plantago media*) und im Flohwegerich (*Plantago afra*) enthalten [4]. Antigengemeinschaften mit botanisch nicht verwandten Arten sind bisher nicht bekannt.

Bemerkungen: Meistens besteht bei den häufig polyvalent sensibilisierten Wegerichpollenallergikern eine Kosensibilisierung mit anderen häufigen Pollenallergenen, z.B. Gräser-und Kräuterpollen. Eine monovalente Sensibilisierung gegenüber Wegerichpollen ist bislang nicht beschrieben. Aufgrund der langen Blühperiode geht die Wegerichpollenallergie mit einer lang anhaltenden Symptomatik einher.

Literatur:

[1] DÜNGEMANN H.: Karenz-Expositionsprophylaxe. Atemwegs Lungenkrankh *4*, 7–14 (1978)

[2] HORAK J. et al.: Die Erreger des Heufiebers. Urban & Schwarzenberg, München, Wien, Baltimore (1979)

[3] KLEINHANS D.: Allergenspezifisches IgE im Serum (RAST), Hauttests und konjunktivale Provokationstests mit häufigen Pollen-Allergenen bei Pollinose-Patienten. Z Hautkr *51*, 609–616 (1976)

[4] MORGAN M. S. et al.: English plantain and psyllium: lack of cross allergenicity by crossed immunoelectrophoresis. Ann Allergy Asthma Immunol *75*, 351–359 (1995)

[5] RUDOLPH R. et al.: Sensibilisierungen gegen Kleepollen. Allergologie *5*, 246–248 (1982)

Poa pratensis L.

Wiesenrispengras, Wiesenrispe (Engl.: Kentucky blue grass, Common meadow grass, June grass)

Botanische Information

Familie: Gramineae

Herkunft und Verbreitung: Das Wiesenrispengras kommt in Europa, Nordafrika und im gemäßigten Asien vor; in Nordamerika und Australien ist es eingebürgert.

Verwendung: Es stellt eines der wichtigsten Gräser in der mitteleuropäischen Grünlandwirtschaft dar und dient als hochwertiges Futter- und Weidegras. Einige Sorten werden auch für die Anlage von Dauergrasland verwendet.

Blütezeit: Mai – Juli (Nachblüte bis September)

Allergologische Information

Antigencharakterisierung: Bislang sind die drei Allergene Poa p I, Poa p IV und Poa p IX isoliert und charakterisiert [2]. Das Haupt-Allergen Poa p I (M 33/36 kD, pI 6,4/9,1) hat vier antigene Epitope [1]. Poa p IV besitzt vier antigene und drei allergene Epitope. YANG et al. konnten ein Hautallergen (Poa IX) rekombinant isolieren. Es zeigt eine Anzahl klinisch relevanter allergener Determinanten [7].

Poa pratensis

Sensibilisierungspotenz: Mittelstark
Siehe allgemeine Anmerkungen (S.375).

Häufigkeit: Sehr häufig
Bei 338 Gräserpollenallergikern reagierten 49 positiv auf *Poa pratensis* [6]. DÜNGEMANN wies mittels RAST bei 204 von 223 Gräserpollenallergikern bzw. 845 von 876 Probanden mit polyvalenter Sensibilisierung spezifische IgE-Antikörper gegenüber Wiesenrispengraspollen nach [3].

Testung: Siehe S. 354.

Antigengemeinschaften: KLYSNER et al. fanden zwischen den N-terminalen Sequenzen der Gruppe-I-Allergene von *Phleum pratense*, *Poa pratensis*, *Secale cereale* und *Cynodon dactylon* eine große Homologie [4]. Kreuzreagierende Antikörper bestehen zwischen *Cynodon dactylon* und *Poa pratensis* [5]. ZHANG et al. stellten bei der Struktur und Spezifität der Epitope der Poa p IX-ähnlichen Proteine eine große Ähnlichkeit fest [8].

Bemerkungen: Siehe S. 375.

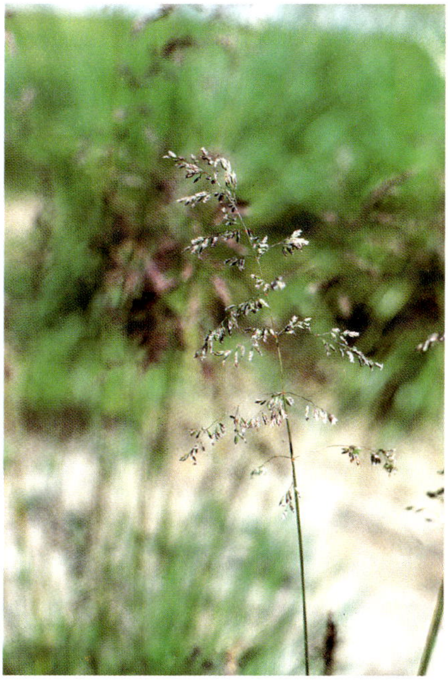

Abb. 52: Poa pratensis

Literatur:

[1] BAUR X.: Molecular structures of allergens. In: GODARD P. et al. (Eds): Advances in Allergology and Clinical Immunology: Proceedings of the XVth Congress of the European Academy of Allergology and Clinical Immunology. Parthenon Publ Group Ltd, New Jersey, (1992),109–114
[2] CHAPMAN M. D.: Purification of allergens. Curr Opin Immunol *1*, 647–653 (1989)
[3] DÜNGEMANN H.: Karenz-Expositionsprophylaxe. Atemwegs Lungenkrankh *4*, 7–14 (1978)
[4] KLYSNER S. et al.: NH_2-terminal sequences of four immunoaffinity purified grass pollens: Phl p I, Poa p I, Sec c I and Cyn d I. Allergy *47*, 31 (1992) (Abstr.)
[5] MATTHIESEN F. et al.: Characterization of the major allergen of *Cynodon dactylon* (Bermuda grass) pollen, Cyn d I. J All Clin Immunol *88*, 763–774 (1991)
[6] MILNE J. et al. Occupational asthma after inhalation of dust of the proteolytic enzyme papain. Br J Ind Med *32*, 302 (1975)
[7] YANG M. et al.: Immunologic characterization of a recombinant Kentucky bluegrass (*Poa pratensis*) allergenic peptide. J All Clin Immunol *87*, 1096–1104 (1991)
[8] ZHANG L. et al.: Allergenic and antigenic cross reactivities of group IX grass pollen allergens. Int Arch Allergy Appl Immunol *96*, 28–34 (1991)

Prunus dulcis (Mill.) D.A. Webb (= Amygdalus communis L.)

Mandelbaum, Knackmandel (Engl.: Almond)

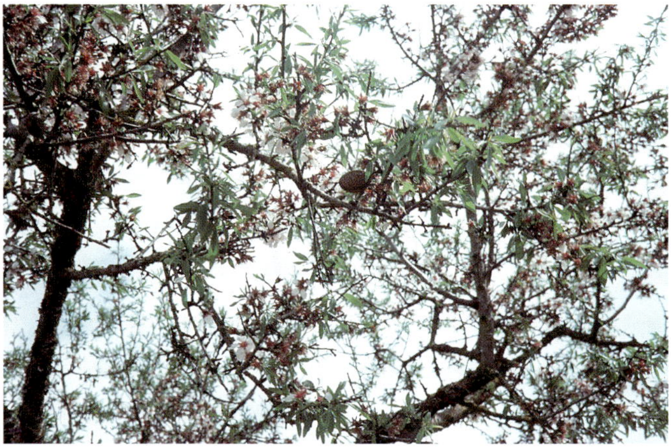

Abb. 53: Prunus dulcis

Botanische Information

Familie: Rosaceae

Herkunft und Verbreitung: Der Mandelbaum ist in Mittel- und Vorderasien beheimatet. Kultiviert und verwildert kommt er in Ostasien, rund um das Mittelmeer, in warmen Regionen Mitteleuropas und in Amerika vor.

Verwendung: Mandeln enthalten bis zu 50 % Öl und 25–35 % Protein, Süßmandeln (var. *sativa*) außerdem noch 10 % Zucker, jedoch nur geringste Mengen Amygdalin. Die Fruchtkerne der Süßmandel werden roh gegessen und zur Herstellung von Konditoreierzeugnissen, Schokolade und Likören eingesetzt. Mandeln bilden die wichtigste Grundlage des Marzipans. Das durch Pressen gewonnene Mandelöl findet als Salbengrundlage Verwendung. Die Preßrückstände ergeben die Mandelkleie, die noch etwa 10 % Mandelöl sowie das Enzym Emulsin enthält. Sie dient als Hautreinigungsmittel in der Kosmetik. Das Bittermandelöl (*Oleum amygdalorum amerum aetherum*) ist offizinell und wird in der Pharmazie für die Herstellung von Parfüms, Kosmetika, Seifen und Essenzen und auch als feines Uhrenöl verwendet.

Blütezeit: März – April

Allergologische Information

Antigencharakterisierung: BARGMANN et al. isolierten mittels Immunoblot verschiedene Allergene (M 15 kD, 45–50 kD und 70 kD). Die Patientenseren wiesen bei den Allergenen sehr unterschiedliche Reaktionsmuster auf.
Durch Erhitzen beim Rösten wird sowohl bei der 70 kD-Bande als auch beim 15 kD-Protein eine signifikante Verminderung der Allergenität, bei der 45–50 kD-Bande dagegen keine Beeinflussung der allergenen Potenz festgestellt. Daher kann nur für einen Teil der Patienten die Allergenität der Mandeln durch Hitzebehandlung gemindert werden [7].

Sensibilisierungspotenz: Stark
Laut THIEL ist die Mandel ein potentiell ge-

Prunus dulcis

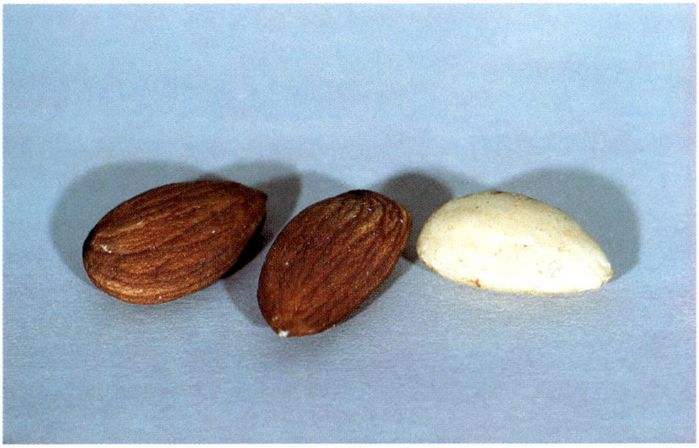

Abb. 53a: Mandeln (Prunus dulcis)

fährdendes Nahrungsmittel, da bereits geringste Allergenmengen schwere allergische Reaktionen verursachen können [18, 19]. Einzelfälle, bei denen hohe Titer des spezifischen IgEs nachgewiesen werden konnten [9, 24], geben Hinweise auf eine ausgeprägte Sensibilisierung.

Häufigkeit: Gelegentlich
Verglichen mit der Haselnußallergie kommen Sensibilisierungen gegenüber Mandeln selten vor [6, 16, 20, 21, 22]. Bei 2,7 % bis 22 % der Nahrungsmittelallergiker treten klinische Symptome nach Mandelverzehr auf [5, 14]. Bei Allergikern finden sich Sensibilisierungsfrequenzen zwischen 62 % und 69 % [3, 10, 12]. AMAT stellte bei 90 % der Patienten mit einer Allergie gegenüber getrockneten Früchten eine gleichzeitige Sensibilisierung gegenüber Mandel fest [1]. WÜTHRICH identifizierte die Mandel bei 1,7 % der Nahrungsmittelallergiker mit systemischen Reaktionen als Auslöser [25]. Eine Sensibilisierung gegenüber Mandel besteht besonders häufig bei Patienten mit einer Allergie auf Birkenpollen, Haselnuß bzw. Leguminosen [4, 5, 8, 9, 10, 13, 24].Über eine allergische Reaktion auf Mandel*pollen* wird nicht berichtet, jedoch wiesen DÖRING et al. bei ca. 80 % Patienten mit Frühblüherpollinosis im Hauttest positive Reaktionen auf Mandelpollen nach [4]. Bei einem Anteil von 0,2–0,3 % an der Jahrespollenmenge [11] dürfte diese Sensibilisierung kaum klinisch relevant sein.

Testung: Prick- und Intrakutantests werden mit kommerziell hergestellten Extrakten durchgeführt. Prick- bzw. Scratchtests mit Nativmaterial sind jedoch vorzuziehen, da diese eine höhere Sensitivität als der kommerzielle Pricktest besitzen [15]. Der Nachweis spezifischer IgE-Antikörper erfolgt mittels RAST und CAP. Zum Nachweis einer Mandelallergie ist in Einzelfällen die orale Provokation indiziert.

Antigengemeinschaften: Es gibt Hinweise auf eine klinische Assoziation zwischen der Sensibilisierung gegenüber Mandel und Frühblüherpollen [4, 10]. Weitere Assoziationen finden sich zu Haselnuß, Paranuß, Walnuß, Erdnuß, Soja und Mohnsamen [9, 13, 24]. Vermutlich bestehen auch zwischen Mandel und Apfel, Kirsche, Pflaume, Pfirsich und Aprikose Antigengemeinschaften. SEIFERT et al. stellen eine Korrelation von Mandel, Kiwi, Sesam und Mohnsamen fest. Mittels RAST-Inhibition lassen sich gemeinsame Allergenfraktionen nachweisen [17, 23].

Bemerkungen: Bei der Mandelallergie steht bei 75 % der Patienten eine oropharyngeale Symptomatik im Vordergrund, bei 16 % sind zusätzlich systemische Reaktionen beschrieben [14].
In einem eigenen Fall kam es bei einem Patienten nach Genuß verschiedener Kuchensorten (Mandelgebäck, marzipanhaltiger Kuchen) und Marzipan wiederholt zu einem anaphylakti-

Prunus dulcis

schen Schock. Nach zunächst psychiatrischer Behandlung („immer wenn er Kuchen aß, fiel er um") wurde er allergologisch untersucht. Die Pricktestung mit Marzipan und Mandel ergab stark ausgeprägte Reaktionen, z.T. mit systemischer Komponente. Eine orale Hyposensibilisierung mit einem wässrigen Auszug aus Mandeln, beginnend mit einem Tropfen des Extraktes (1:20) auf ein Glas Wasser und täglicher Steigerung bis zum Verzehr einer Drittel Mandel (pro Tag), verlief erfolgreich (unveröff.).

Literatur:

[1] AMAT P. et al.: Hypersensitivity to dried fruits. Proc ICACI *9*, 408 (1988) (Abstr.)

[2] BARGMAN T. et al.: IgE binding proteins in almonds (*Prunus amygdalus*). Identification by immunoblot with sera from almond-allergic adults. J Food Sci *57*, 717–120 (1992)

[3] BOCK S. A. et al.: Proper use of skin tests with food extracts in diagnosis of hypersensitivity to food in children. Clin Allergy *7*, 375–383 (1977)

[4] DÖRING H. F. et al.: Hauttestergebnisse mit Obstblütenpollenextrakten bei Frühblüher-Pollinotikern. Z Hautkr *62*, 189–195 (1987)

[5] ERIKSSON N. E.: Food hypersensitivity reported by patients with asthma and hay fever. Allergy *33*, 189–196 (1978)

[6] EWAN P. W.: Clinical study of peanut and nut allergy in 62 consecutive patients. Brit Med J *312*, 1074–1078 (1996)

[7] FISCHER K. et al.: Verarbeitungsbedingte Einflüsse auf die Allergenität von Lebensmitteln. Eine Übersicht. Soz Ep-Heft 6 (1993)

[8] GILLESPIE D. N. et al.: Detection of allergy to nuts by the RAST. J All Clin Immunol *57*, 302–309 (1976)

[9] Häberle M. et al.: Erdnußpaste- ein okkultes Allergen in Schokolade. Allergologie *11*, 22–26 (1988)

[10] HERKENRATH C. et al.: Gemeinsames Vorkommen einer Allergie gegen Haselpollen und Haselnüsse. Z Hautkr *57*, 1399–1405 (1982)

[11] HORAK F. et al.: Die Erreger des Heufiebers. Urban & Schwarzenberg, München, Wien, Baltimore (1979)

[12] MAY C. D.: Food sensitivity. Paediatrician *8*, Suppl, 141–153 (1979)

[13] NORDLEE J. A. et al.: Positive skin test and RAST to peanut and almond in nonallergic individuals. J All Clin Immunol *87*, Suppl, 191 (1991) (Abstr.)

[14] ORTOLANI C. et al.: The oral allergy syndrome. Ann Allergy *61*, 47–52 (1988)

[15] ORTOLANI C. et al.: Comparison of results of skin prick tests (with fresh foods and commercial food extracts) and RAST in 100 patients with oral allergy syndrome. J All Clin Immunol *83*, 683–690 (1989)

[16] SCHLOSS O. M.: A case of allergy to common foods. Am J Dis Child *3*, 341–362 (1912)

[17] SEIFERT H. U. et al.: Immunologische Kreuzreaktionen bei Nüssen,Roggenmehl, Kiwi, Sesam und Mohnsamen. Allergologie *11*, 169–172 (1988)

[18] THIEL C.: Nutritive Allergie – Diagnostik und Therapie. Klinikarzt *12*, 781–791 (1983)

[19] THIEL C.: Allergenkarenz bei nutritiver Allergie. In: FUCHS et al. (Hrsg): Manuale allergologicum. Dustri, München-Deisenhofen, VII 2, 1–27 (1988)

[20] VAUGHAN W. T.: Food allergens. I. J Allergy *1*, 385 und 455 (1930)

[21] VAUGHAN W. T.: Food allergy as a common problem. J Lab Clin Med *19*, 53–63 (1933)

[22] VAUGHAN W. T.: Some observations on food allergy. Am J Dig Dis *1*, 384 (1934)

[23] VOCKS E. et al.: Common allergenic structures in hazelnut, rye grain, sesame seeds, kiwi and poppy seeds. Allergy *48*, 168–172 (1993)

[24] WAGNER G. et al.: Anaphylaktische Reaktion durch Nuß- und Mohnallergie. Notfallmed *7*, 694–696 (1981)

[25] WÜTHRICH B.: Zur Nahrungsmittelallergie. Häufigkeit der Symptome und der allergieauslösenden Nahrungsmittel bei 402 Patienten – Kuhmilchallergie – Nahrungsmittel und Neurodermitis atopica. Allergologie *16*, 280–287 (1993)

Ricinus communis L.

Rizinus, Wunderbaum, Palm Christi, Kreuzbaum (Engl.: Castor bean, Castor oil plant)

Botanische Information

Familie: Euphorbiaceae

Herkunft und Verbreitung: Die Heimat des Wunderbaums ist das tropische Afrika. Er wird sowohl in tropischen und subtropischen Regionen (Südamerika, Afrika, Südostasien) als auch in der gemäßigten Zone kultiviert. Zu den Hauptanbauländern gehören Brasilien und Indien. Gelegentlich ist er in unseren Breiten als Gartengewächs zu finden.

Verwendung: Die Samen enthalten neben 50 %-60 % Rizinusöl und 18–20 % Proteinen den giftigen Eiweißstoff *Rizin* (bestehend aus zwei Hämagglutininen und zwei Toxinen), der bei der Ölgewinnung (Kaltpressen) in den Preßrückstand gelangt. Das Rizin bewirkt innerlich Agglutination der Erythrozyten und Hämolyse, äußerlich appliziert entstehen Haut- und Schleimhautreizungen. Das Rizinusöl (Kastoröl) wird zur Herstellung von Schmierölen, hydraulischen Flüssigkeiten, Polituren, Farben, Lacken, Wachsen, Textilfarben, Druckerschwärze, Seifen, pharmazeutischen Präparaten, Kosmetika, als Brennöl und in der Medizin als Abführmittel genutzt. Die eiweißreichen Extraktionsrückstände (Rizinusschrot) fanden früher als Viehfutter und mit Stickstoff (6 %), Phosphorsäure (2,5 %) und Kali (1,5 %) versetzt – als Dünger Verwendung. Weltweit werden über eine Million t Rizinussamen gesammelt. Ein großes Werk in der Bundesrepublik produzierte 8.000–12.000 t Rizinusschrot, dessen Hauptanteil als Dünger in den Weinbau ging.
Das aus den Samen durch Pressen ohne Wärmezufuhr erhaltene ungiftige Rizinusöl ist in reiner, raffinierter und hydrierter Form in mehr als 200 Präparaten enthalten (Pharmazeutische Stoffliste).

Blütezeit: August – Oktober

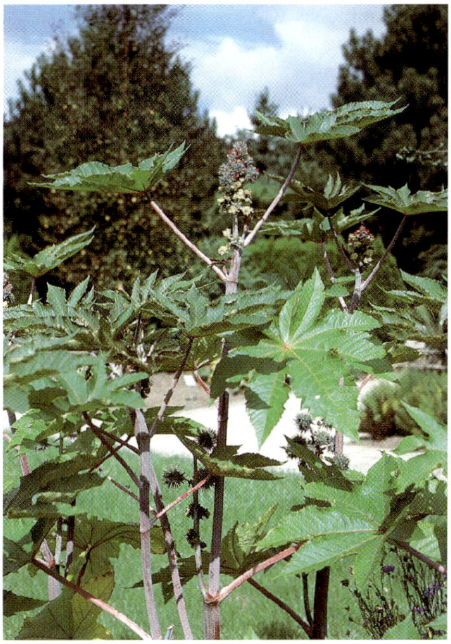

Abb. 54: Ricinus communis

Allergologische Information

Antigencharakterisierung: Das Antigen, erstmalig 1966 von SPIES et al. dargestellt, ist eine wasserlösliche, hitzestabile, dialysable und atoxische Protein-Polysaccharidfraktion [30]. Die Allergenfraktion besitzt eine molare Masse von 14 kD [19]. Mittels IEF bzw. Westernblot stellten PANZANI et al. zwei Hautpallergene des Rizinus dar: Ric c I [alte Nomenklatur: 2s Albumin; ein Speicherprotein (M 14 kD)] und Ric c II, ein schwer wasserlösliches „Kristalloid-Protein", bestehend aus zwei Komponenten (M 47 kD und 51 kD, pl 5,9) [27]. Die mit den Allergenen nicht identischen Toxine (M 30 kD, 33 kD) sind als Atemgift und Kampfstoffe paten-

Ricinus communis

tiert. In hohen Verdünnungen setzt man sie in der Krebstherapie ein.

Sensibilisierungspotenz: Stark
Verschiedene Autoren schätzen das Allergen als hochpotent ein [10, 11, 12, 13, 16, 19, 22, 23, 24]. So verursachten bereits Spuren des Allergens aus den Emissionen der Rizinusmühlen bei Personen in der weiteren Umgebung allergische Symptome [26]. In vielen Fällen fand man eine hochgradige Sensibilisierung, gekennzeichnet durch hohe RAST-Klassen [12,13, 22]. In einem Fall kam es bereits beim Scratchtest mit Rizinusschrot zum Auftreten einer bronchialen Obstruktion. Das Rizinusbohnen*wachs* besitzt eine geringere Potenz als die Rizinusbohne [19].

Häufigkeit: Heute selten, früher gelegentlich
Der erste Fall einer Rizinusallergie wurde 1914 von ALILAIRE beschrieben [1]. Seit dieser Zeit verzeichnet die Literatur bis in die siebziger Jahre eine größere Zahl von weiteren Fallmitteilungen.
FIGLEY et al. berichteten 1928 über eine Asthma-Endemie durch Rizinusschrot in der Umgebung einer Ölfabrik [11]. Gleiche Beobachtungen in der Umgebung von Ölmühlen stammen aus Saõ Paulo und Marseille [8, 20, 31]. ORDMAN beobachtete 1955 nach Exposition mit Rizinusstaub Rhinokonjunktivitis, Asthma bronchiale und Kontakturtikaria [23]. Eine berufsbedingte Sensibilisierung wiesen verschiedene Autoren bei der Untersuchung von Rizinus (Labordiener) sowie Verfütterung und Verkauf von Rizinusschrot nach [6, 15, 21, 25, 29, 32]. Die Düngung der Grünstreifen an der Autobahn mit Rizinusschot führte bei einem technischen Angestellten zu Rhinokonjunktivitis und Urtikaria [12]. Durch Fütterung von Fischen mit rizinusschrothaltigem Futter übertrug man das Allergen auf die Meerestiere [18]. Wie bereits bei *Coffea arabica* erwähnt, sind Kaffeearbeiter durch Kontamination der Kaffeesäcke mit Rizinusstaub exponiert. So entwickelt sich häufig eine gleichzeitige Sensibilisierung gegen Rohkaffee und Rizinus. Dokumentiert ist eine Vielzahl von Fällen zwischen 1930 und 1993 bei Angestellten, die Kaffee verladen mußten sowie bei Mitarbeitern in Kaffeeröstereien [3, 4, 5, 7, 9, 10, 12, 13, 14, 16, 17, 24, 26, 27, 28, 33]. Die Prävalenz der Rizinusallergie beträgt zwischen 9,6 % und 20,5 % [7, 33]. Epidemiologische Studien aus früheren Zeiten liegen nicht vor.
Einem erhöhten Sensibilisierungsrisiko unterliegen Kaffeearbeiter, Transportarbeiter, Chemiker, Laborpersonal sowie Personen, die Umgang mit Düngemitteln in Verkaufsräumen (z.B. Samen-/Tierfutterhandlungen) haben.

Testung: Extrakte für Prick- und Intrakutantests sind kommerziell nicht erhältlich. Reibetest und Pricktest werden z.B. mit Staub- und Düngemittelproben unter Berücksichtigung entsprechender Vorsichtsmaßnahmen durchgeführt. Der Nachweis spezifischer IgE-Antikörper mittels RAST und CAP ist möglich. Zur Überprüfung der klinischen Relevanz ist gegebenenfalls die nasale Provokation indiziert [13]. Nur in speziellen Fällen sollte einen arbeitsplatzbezogene bronchiale Provokation unter stationären Bedingungen vorgenommen werden.

Antigengemeinschaften: Informationen zu Antigengemeinschaften finden sich bei *Coffea arabica* (S. 428)

Bemerkungen: Da Rizinus in Düngemitteln enthalten sein kann, sollte bei Gärtnern und Hobbygärtnern mit allergischen Symptomen auch an eine Sensibilisierung gegenüber Rizinusstaub gedacht werden. CHARPIN nahm bei 42 Patienten eine spezifische Hyposensibilisierungsbehandlung vor, die bei zehn der Patienten zu einer deutlichen und bei weiteren 14 zu einer fraglichen Besserung der Symptomatik führte [7]. Rizinus*öl* wird vom Rizinusallergiker meistens problemlos vertragen, da es weder die Allergene noch die Toxine enthält. Bei Arbeitern in Rizinusmühlen können auch Vergiftungen (engl.: „ricin disease") auftreten, deren Symptome denen eines grippalen Infekts ähneln. Tierexperimentell läßt sich die hohe Sensibilisierungspotenz an Ratten und Kaninchen nachweisen [2]. Im angelsächsischen Sprachgebrauch ist für Rizinus*schrot* der Begriff „pomace" üblich.

Ricinus communis

Literatur:

[1] ALILAIRE E.: Etude sur la ricine. III. Hypersensibilité à la ricine. Ann Inst Pasteur *28*, 605–607 (1914)

[2] AMMA M. K. et al.: Inflammatory response of *Ricinus communis* meal allergens. Indian J Exp Biol *15*, 277–279 (1977)

[3] APOLLONIO A. et al.: Sensibilisierung gegen Rohkaffee und Rizinus. Allergy *48*, Suppl 16, 151 (1993)

[4] BARNARD J. H.: Observations on certain castor bean extracts. J Allergy *1*, 473–474 (1930)

[5] BERGMANN K. C. et al.: Sensibilisierung gegen Rohkaffe und Rizinus. Allergy *48*, Suppl 16, 150 (1993)

[6] BERNTON H. S.: On occupational sensitization to the castor bean. Am J Med Sci *165*, 196–202 (1923)

[7] CHARPIN J. et al.: Allergie respiratoire au ricin dans la région de Marseille. Acta Allergol *14*, 150–160 (1959)

[8] CHARPIN J. et al.: Asthmes professionnels dus aux oléagineux. J Franc Med Chir Thorax *11*, 47–50 (1961)

[9] COULSON E. J. et al.: Identification of castor bean allergen in green coffee. J Allergy *21*, 554–558 (1950)

[10] EBNER H. et al.: Beitrag zur Kenntnis der Rizinus-Allergie. Allergologie *9*, 125–128 (1986)

[11] FIGLEY K. D. et al.: Endemic asthma due to castor bean dust. J Am Med Assoc *90*, 79–82 (1928)

[12] KÄSTNER H. et al.: Inhalative Rizinusschrotallergie. Allergologie *7*, 356 (1984) (Abstr.)

[13] KANERVA L. et al.: Long-lasting contact urticaria from castor bean. J Am Acad Derm *23*, 351–355 (1990)

[14] KARR R. M. et al.: Occupational asthma. J All Clin Immunol *61*, 54–65 (1978)

[15] KATHREN R. L. et al.: New solution for airborne castor bean pomace allergy. Arch Indust Hyg *19*, 23 (1959)

[16] KAUFMANN M.: Allergy to castor bean dust with report of a case. Ann Allergy *8*, 690–694 (1950)

[17] LAYTON L. L. et al.: Cross reactivity in primary respiratory allergy to castor bean (*Ricinus communis*). Int Arch All Appl Immunol *37*, 67–75 (1970)

[18] LAYTON L. L.: Castor bean allergens in tissues of catfish reared on a diet containing castor bean pomace. J Sci Food Agric *28*, 399–404 (1977)

[19] LEHRER S. M. et al.: Detection of castor alllergens in castor wax. Clin Allergy *10*, 33–41 (1980)

[20] MENDES E. et al.: Collective asthma simulating an epidemic, provoced by castor bean dust. J Allergy *25*, 253–259 (1954)

[21] MERGET R. et al.: Seasonal occupational asthma in an agricultural products merchant – a case report. Allergy *49*, 897–901 (1994)

[22] MÜSKEN H. et al.: Allergisches Asthma durch Rohkaffeestaub. Allergologie *15*, 25–28 (1992)

[23] ORDMAN D.: An outbreak of bronchial asthma in South Africa, affecting more than 200 persons, caused of castor bean dust from oil-processing factory. Int Arch Allergy Appl Immunol *7*, 10–24 (1955)

[24] OSTERMAN K. et al.: Diagnostic tests in allergy to green coffee. Allergy *40*, 336–343 (1985)

[25] OUER R. A.: Allergy to castor bean meal. A report of a case of anaphylactic shock and gastrointestinal hemorraghes. Ann Allergy *14*, 367-369 (1956)

[26] PANZANI R. et al.: Allergy to the dust of *Ricinus communis*. Int Arch Allergy Appl Immunol *22*, 350–368 (1963)

[27] PANZANI R. et al.: Identification of the two major allergens in castor bean as the 2s albumin and the cristalloid protein. J Allergy Clin Immunol *75*, 121 (1986)

[28] PATUSSI V. et al.: Allergic manifestations due to castor beans: an undue risk for the dock workers handling green coffee beans. Med Lav *81*, 301–307 (1990)

Ricinus communis

[29] SMALL W. S.: Increasing castor bean allergy in Southern California due to fertilizer. J Allergy *23*, 406–415 (1952)

[30] SPIES J. R. et al.: The chemistry of allergens. XVII. An analysis of CB-1 A from castor bean. Ann Allergy *24*, 499–502 (1966)

[31] STRAUSS A.: Collective asthma due to castor bean allergy in Ourinhos. s. p.: Follow-up study after industrial processing of castor bean was stopped. Rev Inst Med Trop Saõ Paulo *17*, 79–82 (1975)

[32] WORINGER P.: Rizinusallergie. Ztsch f klin Med *143*, 499–509(1944)

[33] de ZOTTI R et al.: Sensitization to green coffee bean (GCB) and castor bean (CB) allergens among dock workers. Int Arch Occup Environ Health *61*, 7–12 (1988)

Rumex acetosa L. (= Acetosa pratensis Mill.)

Wiesen-Sauerampfer, Großer Sauerampfer (Engl.: Sheep sorrel)

Botanische Information

Familie: Polygonaceae

Herkunft und Verbreitung: Der Große Sauerampfer kommt weit verbreitet in Mitteleuropa vor. Er wächst auf nährstoffreichen Wiesen und auf Schuttplätzen.

Verwendung: Die säuerlichen Vitamin C-haltigen Blätter können für Salate und Suppen verwendet werden. Der saure Geschmack der Pflanze beruht auf dem Vorkommen von Oxalsäure. Sauerampfer wird auch zur Herstellung des Kleesalzes Kaliumtetraoxalat benutzt, um Blut- und Rostflecken zu entfernen.

Blütezeit: Juni – August

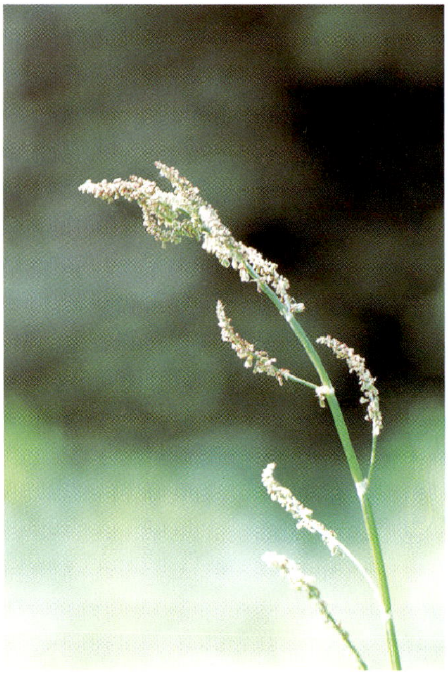

Abb. 55: Rumex acetosa

Allergologische Information

Antigencharakterisierung: Die Allergene sind bislang weder isoliert noch charakterisiert.

Sensibilisierungspotenz: Unbekannt, wahrscheinlich schwach.
Genauere Untersuchungen liegen nicht vor.

Rumex acetosa

Häufigkeit: Selten
Nach HORAK und JÄGER besteht bei ca. 20 % der Pollinotiker eine Sensibilisierung gegenüber Sauerampferpollen. In den meisten Fällen liegt auch gleichzeitig eine Sensibilisierung auf andere Kräuterpollen vor [1]. RUDOLPH konnte im Prick nur bei 6 % der Pollinotiker eine Sensibilisierung ermitteln. Dagegen zeigten 28 % der Patienten mit Kleepollen-Sensibilisierung positive Reaktionen auf Rumexpollen [3]. Eine monovalente Sensibilisierung gegenüber Rumexpollen ist bisher nicht beschrieben.

Testung: Siehe allgemeine Anmerkungen (S. 354)

Antigengemeinschaften: Antigengemeinschaften zwischen den botanisch eng verwandten Arten der Gattung *Rumex* sind möglicherweise vorhanden. Untersuchungen liegen hierzu bisher jedoch nicht vor. Als weitere häufige Arten sind *Rumex acetosella* (Kleiner Sauerampfer) und *Rumex crispus* (Krauser Sauerampfer) zu nennen.

Bemerkungen: Eine Rumexpollenallergie ist aufgrund des Überschneidens der Flugzeit der Gräser- und Ampferpollen anamnestisch schwer zu ermittel. Sie wird meist von der Gräserpollenallergie überdeckt und häufig auch nicht diagnostiziert. Daher ist bei Patienten mit einer Gräserpollinosis die Überprüfung einer möglichen klinischen Relevanz der Sensibilisierung gegenüber Rumexpollen anzuraten [2, 4]

Literatur:

[1] HORAK F. et al.: Die Erreger des Heufiebers. Urban & Schwarzenberg, München, Wien, Baltimore (1979)
[2] MAASCH H. J. et al.: In-vitro Untersuchungen zur allergenen Bedeutung von Sauerampferpollen. Allergologie *6*, 10–12 (1983)
[3] RUDOLPH R. et al.: Sensibilisierungen gegen Kleepollen. Allergologie *5*, 246–248 (1982)
[4] SOLOMON W. R. et al.: Aeroallergens. II. Pollens and the plants that produce them. In: SHELDON J. M. et al. (Eds): A manual of clinical allergy. WB Saunders, Philadelphia, (1967), 340–397

Secale cereale L.

Kulturroggen (Engl.: Cultivated rye)

Botanische Information

Familie: Gramineae

Herkunft und Verbreitung: Der Roggen ist ursprünglich als Wildkraut in Asien beheimatet und wurde vor ca. 6000 Jahren nach Europa eingeführt. Erst sekundär entwickelte er sich zu einer Kulturpflanze. In Nordeuropa (bis Sibirien) ist der Roggen das wichtigste Brotgetreide. Hauptanbaugebiete sind Mitteleuropa, Vorder- und Zentralasien, Nordafrika und Nordamerika.

Verwendung: In Europa wird Roggen als Grünfutter kultiviert, ebenso als Gründüngung. Wirtschaftliche Bedeutung hat der Roggen vor allem als Brotgetreide. Das Stroh dient zur Herstellung von Matten, Papier und Zellstoff. Die Körner werden zur Herstellung von Branntwein, gelegentlich zur Bierbereitung herangezogen. Der Roggen ist Wirtspflanze für den medizinisch verwendeten Mutterkornpilz *Claviceps purpura*.

Blütezeit: Mai – Juli

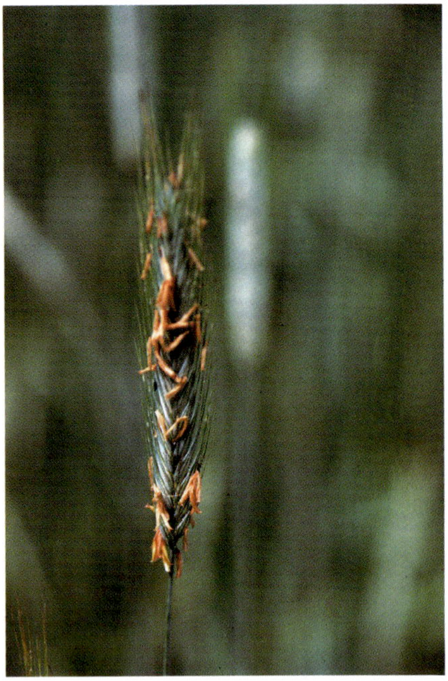

Abb. 56: Secale cerale

Allergologische Information

Antigencharakterisierung: Einige Allergene von *Secale cereale* sind bereits charakterisiert. Das Haupt-Allergen des Roggenpollen Sec c I besitzt die Isoallergene Sec c Ia (M 31 kD) und Sec c Ib (M 28 kD). Die N-terminale Aminosäuresequenz dieser Allergene ist bereits identifiziert [11]. Ein weiteres Haupt-Allergen ist das Sec c V (M 26/27 kD, pl 4,8) [2].
Die Haupt-Allergene des Roggen*mehls* finden sich in der wasserlöslichen Albuminfraktion. Von FRÄNKEN et al. wurde ein 14 kD-Protein als Allergen isoliert und weitere IgE-bindende Komponenten mit M von 70–100 kD sowie 15–121 kD nachgewiesen [5]. URISU et al. identifizierten bei Roggen, Weizen, Reis, Mais und Hirse ein gemeinsam vorkommendes 16 kD-Allergen. Erhitzung vermindert die Allergenität dieses Proteins um über 60 % [21]. Erhitztes Roggenmehl wird zumeist reaktionslos vertragen [24].

Sensibilisierungspotenz: Stark (Pollen) bzw. schwach (Korn)
Zwischen Roggenpollen und Roggenmehl besteht eine deutliche Differenz in der allergenen Potenz. Die allergene Potenz des Roggen*pollens* ist fünfmal so hoch wie die der Wildgräserpollen. Bereits 10–15 Pollen/m^3 Luft reichen zur Auslösung von Symptomen aus. Die hohe Sensibilisierungsfrequenz im Hauttest, die bei Pollinotikern zwischen 91 % und 97 % beträgt, kann als zusätzlicher Hinweis auf die starke allergene Potenz angesehen werden [10, 16].
Roggen*mehl* besitzt eine geringere allergene Potenz, da erst eine massive, langdauernde Ex-

Secale cereale

position zu einer Sensibilisierung führt. Verglichen mit Weizenmehl ist bei beruflich exponierten Personen gegenüber Roggenmehl eine niedrigere Sensibilisierungsfrequenz festzustellen. Verminderte Exposition und geringere allergene Potenz wirken hier nebeneinander. Roggenmehl besitzt eine stärkere allergene Potenz als Roggen*kleie* [7, 9].

Die Literatur verzeichnet nur wenige Berichte über eine Nahrungsmittelallergie auf Roggenmehl. Bei lediglich 2,5 % seiner Patienten mit systemischen allergischen Reaktionen fand WÜTHRICH Roggen als auslösendes Allergen [26].

Häufigkeit: Sehr häufig (Pollen), selten (Korn) Hinsichtlich der Häufigkeit ist zwischen Roggenpollen, Roggenmehl und -kleie sowie roggenhaltigen Produkten als Nahrungsmittelallergenen zu differenzieren. Roggen*pollen* sind in Mitteleuropa neben Gräserpollen die häufigste und bedeutendste Pollinosis-auslösende Ursache [8]. Eine inhalative Soforttypallergie auf Roggen*mehl* und/oder *-kleie* ist dagegen selten. Durch berufsbedingte Exposition mit Getreidestaub unterliegen Landwirte, Landarbeiter, Arbeiter in Getreidemühlen, Bäcker und andere in der Backwarenherstellung beschäftigte Personen einem erhöhten Sensibilisierungsrisiko. Es wird sowohl über Rhinokonjunktvitis und Asthma bronchiale, als auch über ekzematöse Hautveränderungen berichtet [3]. Das „Bäckerasthma" gehört zu den häufigsten beruflich bedingten allergischen Inhalationserkrankungen. Roggenmehl ist im Bäckergewerbe das dritthäufigste Allergen [4, 6, 7, 9, 20]. Die Angaben zur Sensibilisierungsfrequenz schwanken beträchtlich, da sie sich sowohl auf alle Beschäftigten, als auch nur auf Einzelpersonen mit Symptomen bzw. nur die im Rahmen einer Begutachtung untersuchten Bäcker beziehen. Laut DEGENS wurde bei 11 % der untersuchten Bäcker eine Sensibilisierung im Pricktest und bei 28 % im EAST festgestellt. Bei 42 % bzw. 71 % konnte mittels bronchialer Provokation die klinische Relevanz gesichert werden [9, 17].

Nur wenige Angaben finden sich über Roggen als Ursache einer Nahrungsmittelallergie: Nach WÜTHRICH reagieren nur 2,5 % der Nahrungsmittelallergiker auf Roggen [26]. Gräserpollenallergiker zeigen jedoch häufig eine Sensibilisierung gegenüber Roggenmehl. Da für die Hauttestungen Extrakte aus rohem Getreide verwendet werden, Roggen jedoch fast nur erhitzt verzehrt wird, besitzen diese positiven Befunde nur selten eine klinische Relevanz [24]. Das Auftreten einer Proteinkontaktdermatitis beobachtete VEIEN bei vier Bäckern [23].

Testung: Die Diagnostik der inhalativen Soforttypallergie kann durch Prick- und Intrakutantestungen mit kommerziell erhältlichen Extrakten (Roggenmehl bzw. -pollen) bzw. mit Extrakten aus Roggenmehlen, -kleie und Getreidestaub durchgeführt werden [6, 7, 9]. Der Nachweis spezifischer IgE-Antikörper gegenüber Roggenmehl, -kleie, -pollen und -korn erfolgt mittels RAST bzw. CAP. Die klinische Relevanz einer Nahrungsmittelallergie auf Roggen kann durch eine orale Provokation überprüft werden. Zum Nachweis einer berufsbedingten Soforttypallergie durch roggenhaltige Produkte sollte besonders bei Begutachtungen ein nasaler bzw. bronchialer Prvokationstest durchgeführt werden [6, 7, 9].

Antigengemeinschaften: Zwischen dem Kulturgras *Secale cereale* und anderen Gräserarten besteht eine Antigengemeinschaft [1, 15]. KLYSER et al. ermittelten eine Homologie zwischen den N-terminalen Sequenzen der Gruppe-I-Allergenen der Gräser *Phleum pratense*, *Poa pratensis*, *Secale cereale* und *Cyndon dactylon* [11]. Für Sec c I, Phl p I und Lol p I gilt das gleiche [13].Auch aus klinischer Sicht kann auf gemeinsam vorkommende Allergene in Roggenpollen und Roggenmehl geschlossen werden [22]. Zwischen Roggen, Weizen, Hafer, Gerste, Mais, Hirse und Reis bestehen Antigengemeinschaften [1, 14, 21, 22]. URISU et al. identifizierten ein gemeinsam vorkommendes Haupt-Allergen in fünf Getreidearten [21]. SEIFERT et al. ermittelten Antigengemeinschaften zwischen Roggenkorn, Haselnuß, Kiwi, Sesam- und Mohnsamen [19].

Bemerkungen: Beim Berufsasthma stellt die Berufsaufgabe die wichtigste kausale Therapie dar [18]. Eine erfolgreiche Hyposensibilisierungsbehandlung mit Roggenmehlextrakt wurde kürzlich beschrieben [25].

Secale cereale

Literatur:

[1] BALDO B. A. et al.: Grass allergens, with particular reference to cereals. Progr Allergy *30*, Karger, Basel, (1982), 16–66

[2] BAUR X.: Molecular structures of allergens. In: RING J. et al.: New trends in allergy III. Springer, Berlin, Heidelberg, New York, (1991), 57–62

[3] BRUMMER F.: Allergy in flour mills. In: Occupational allergy. HE Stenfert Kroese, Leiden (1959), 36–41

[4] DEGENS P. O. et al.: Sensibilisierung von Bäckern und Kontrollpersonen im Hauttest (Prick) und in der IgE-Bestimmung mittels EAST. Allergologie *17*, 160–163 (1994)

[5] Fränken J. et al.: Analysis of allergic rye and wheat flour components in bakers' asthma disease. J All Clin Immunol *87*, Suppl, 201 (1991) (Abstr.)

[6] HENDRICK D. J. et al.: Bakers' asthma. Clin Allergy Appl Immunol *6*, 241–250 (1976)

[7] HEYER N.: Backmittel als berufsbedingte Inhalationsallergene bei mehlverarbeitenden Bäckern. Allergologie *6*, 389–392 (1983)

[8] HORAK F. et al.: Die Erreger des Heufiebers. Urban & Schwarzenberg, München, Wien, Baltimore (1979)

[9] JORDE W. et al.: Bäckereirohstoffe als berufsspezifische Allergene. Allergologie *12*, 522–524 (1986)

[10] KLEINHANS D.: Allergenspezifisches IgE im Serum (RAST), Hauttests und konjunktivale Provokationstests mit häufigen Pollen-Allergenen bei Pollinose-Patienten. Z Hautkr *51*, 609–616 (1976)

[11] KLYSNER S. et al.: NH_2-terminal sequences of four immunoaffinity purified grass pollen allergens: Phl p I, Poa p I, Sec c I and Cyn d I. Allergy *47*, 31 (1992) (Abstr.)

[12] KUREK M. et al.: Gastric reactivity to flour extracts in food allergy. Allergologie *13*, 245 (1990)

[13] LAFFER S. et al.: cDNA cloning of a major pollen allergen of rye (*Secale cereale*) and timothy grass (*Phleum pratense*). Eur J All Clin Immunol *47*, Suppl, 29 (1992) (Abstr.)

[14] LEZAUN A. et al.: Asthma and contact urticaria caused by rice in a housewife. Allergy *49*, 92–95 (1994)

[15] van REE R. et al.: Variability of cross reactivity of IgE antibodies to group I and V allergens in eight grass pollen species. Clin Exp Allergy *22*, 611–617 (1992)

[16] RUDOLPH R. et al.: Rhinomanometrisch-thermometrische Untersuchungen zur Haut-Schleimhaut-Relation von Roggen-, Weizen-, Gersten- und Haferpollen bei Patienten mit Rhinitis pollinosa. Allergologie *1*, 27–34 (1978)

[17] SAUER W. et al.: Inhalent allergens in modern baking industry. Proc ICACI *9*, 296 (1988) (Abstr.)

[18] SCHULTZE-WERNINGHAUS G.: Bei Bäckerasthma nicht mehr den Beruf wechseln? (Kommentar) Allergo J *3*, 234 (1994)

[19] SEIFERT H. U. et al.: Immunologische Kreuzreaktionen bei Nüssen, Roggenmehl, Kiwi, Sesam und Mohnsamen. Allergologie *11*, 169–172 (1988)

[20] STRAUBE M. D. et al.: Allergene und Irritanzien im Bäckerhandwerk. Allergologie *19*, 494–499 (1996)

[21] URISU A. et al.: 16-kilodalton rice protein is one of the major allergens in rice grain extracts and responsible for cross allergenicity between cereal grains in the Poaceae family. Int Arch Allergy Appl Immunol *96*, 244–252 (1991)

[22] VALERO A. et al.: Comparative study between pollens and cereals in patients with hypersensitivity to wheat flour. Allergy *47*, Suppl, 302 (1992) (Abstr.)

[23] VEIEN N. K. et al.: Causes of eczema in the food industry. Derm Beruf Umwelt *31*, 84–86 (1983)

[24] VOCKS E. et al.: Common allergenic structures in hazelnut, rye grain, sesame seeds, kiwi and poppy seeds. Allergy *48*, 168–172 (1993)

[25] WECKER H. et al.: Erste Ergebnisse der spezifischen Hyposensibilisierungsbehandlung bei der Mehlstauballergie. Allergologie *19*, 521 (1996)

[26] WÜTHRICH B.: Zur Nahrungsmittelallergie. Häufigkeit der Symptome und der allergieauslösenden Nahrungsmittel bei 402 Patienten – Kuhmilchallergie – Nahrungsmittel und Neurodermitis atopica. Allergologie *16*, 280–287 (1993)

Solanum tuberosum L. ssp. tuberosum

Kartoffel, Erdapfel (Eng.: Potato)

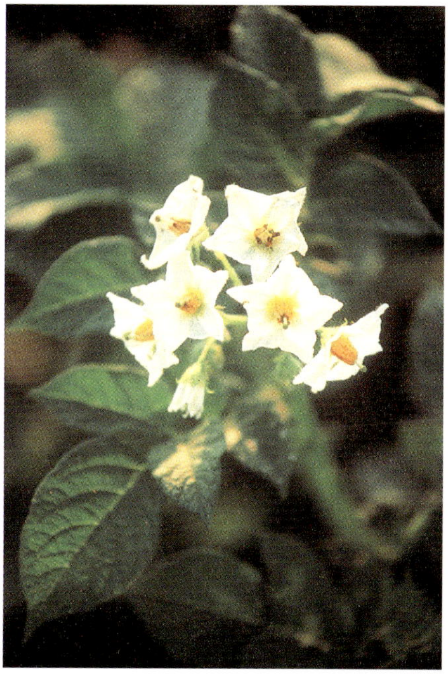

Abb. 57: Solanum tuberosum

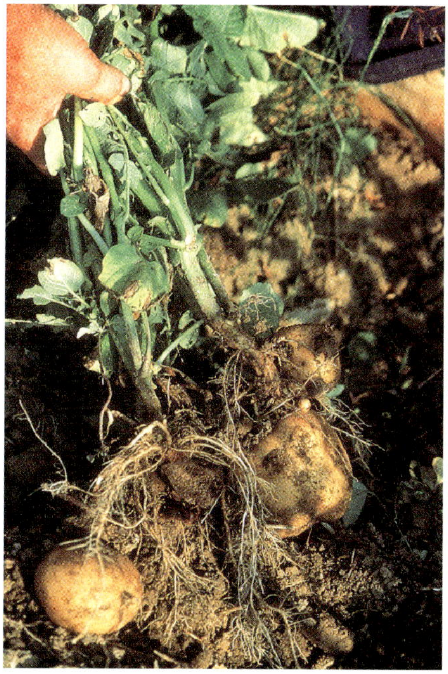

Abb. 57a: Solanum tuberosum

Botanische Information

Familie: Solanaceae

Herkunft und Verbreitung: Die Kartoffel ist ursprünglich in Südamerika beheimatet. Sie gelangte von hier mit den spanischen Eroberern 1526 nach Europa. Seit Ende des 18. Jahrhunderts wird die Kartoffel in weiten Teilen Mitteleuropas kultiviert. Hauptanbaugebiete sind Rußland, Polen, Deutschland, Frankreich und die USA.

Verwendung: Die Kartoffel (Stärkegehalt 10–30 %) stellt in vielen Ländern ein bedeutendes Grundnahrungsmittel dar. Sie enthält die Vitamine B_1, B_2 und C sowie zahlreiche Mineralstoffe. Sie wird als Pell-, Salz- und Bratkartoffel, Kartoffelkloß, und Pommes frites gekocht, gebraten oder fritiert verzehrt. Zahlreiche Fertigprodukte aus Kartoffeln wie Püree, Klöße, Puffer und Chips beherrschen den Markt. Kartoffelmehl wird als Nahrungsmittelzusatzstoff in Joghurt, Käse, Gebäck und geräucherten Fleischwaren verwendet.

Blütezeit: Juni – August

Allergologische Information

Antigencharakterisierung: NATER stellte mittels Elektrophorese zwei thermolabile Allergenfraktionen dar [17]. Andere Autoren identifizierten hitzelabile Proteine (M 14–40 kD) als Allergene [2, 16, 23]. WAHL et al. wiesen in der Kartoffel multiple Allergene (M 16–30 kD

Solanum tuberosum

bzw. 43–65 kD, pI 4,5–5,2) nach [28]. Im Histaminfreisetzungs-Test zeigte sich eine große individuelle Variabilität auf Proteinfraktionen zwischen 10–80 kD. CZUPPON und BAUR isolierten ein weiteres Allergen (M 26 kD) [4].

Sensibilisierungspotenz: Unbekannt, wahrscheinlich schwach bis mittelstark
In zwei Fällen wird über eine ausgeprägte Sensibilisierung berichtet [2, 14]. Im ersten Fall wurden Asthma durch Kartoffeldampf und Erbrechen nach Genuß gekochter Kartoffeln beobachtet. In einem anderen Fall führte sowohl die aerogene als auch die orale Exposition mit rohen, gekochten Kartoffeln, Kochdämpfen und Pollen zu schweren anaphylaktischen Symptomen.

Häufigkeit: Gelegentlich
WÜTHRICH et al. ermittelten die Kartoffel bei 2,7 % der systemischen Reaktionen auf Nahrungsmittel als Auslöser [29]. Bei 5,2 %–15 % der Nahrungsmittelallergiker wird über klinische Symptome berichtet [13, 20]. Die Sensibilisierungsfrequenz im Hauttest liegt zwischen 4 % und 11,8 % [7, 19]. Auffällig häufig sind Birkenpollen- bzw. Haselnußallergiker sensibilisiert [6, 7, 11, 12, 24]. Der häufigste Sensibilisierungsmodus stellt das Schälen von rohen Kartoffeln dar. Für Köche, Gemüsehändler und im Haushalt tätige Personen besteht daher ein erhöhtes Risiko. Es wird auch über Kontakturtikaria, respiratorische Symptome durch aerogene Exposition mit feindispersen Kartoffelpartikeln und Kochdämpfen berichtet [2, 3, 5, 9, 14, 16, 17, 18, 22, 23, 25]. Die Verschlechterung eines vorbestehenden Ekzems durch Kartoffelkontakt ist ebenfalls dokumentiert [3, 18], *Gekochte* Kartoffeln werden in der Regel gut vertragen [3, 16, 18, 22, 23, 25]. Es finden sich nur wenige Einzelfallbeschreibungen zur Nahrungsmittelallergie durch gekochte Kartoffeln [2, 14]. Extraorale Symptome sind mit 90 % am häufigsten [20]; oraler Pruritus gelegentlich [1]; seltener ein Asthma bronchiale durch Kartoffelpollen [2]. PEARSON beobachtete Beschwerden, die nur bei neuen rohen Kartoffeln auftraten, während des Schälens älterer Kartoffeln aber zumeist keine Symptome auslösten [22].

Testung: Prick- und Intrakutantestungen werden mit kommerziell hergestellten Extrakten durchgeführt. Prick- und Scratchtest mit Nativmaterial sind vorzuziehen, da diese eine höhere Sensitivität als der kommerzielle Pricktestextrakt und RAST besitzen [21]. Auch Prick-Pricktest bzw. Skarifikations-Kammertest sind zu empfehlen [11]. Die Diagnostik einer Kontakturtikaria sollte bevorzugt mittels Scratchtest erfolgen [3, 10, 25]. Bei Verdacht einer ausgeprägten Sensibilisierung empfiehlt sich, als erstes den Reibetest anzuwenden [25]. Spezifische Antikörper werden mittels RAST und CAP bestimmt.

Antigengemeinschaften: Eine gleichzeitige Sensibilisierung gegenüber Kartoffel und Tomate im Hauttest ist in einem Fall dokumentiert [15]. SPEER vermutet zwischen Kartoffel, Tomate, Paprika und Aubergine Antigengemeinschaften [26]. Die immunologische Bestätigung steht jedoch noch aus. Nach CASTELLS et al. bestehen Antigengemeinschaften zwischen Kartoffelpollen und Knolle [2]. Die klinische Assoziation zwischen Kartoffel und Birkenpollen ist vielfach belegt [7, 11, 23, 24, 27].Weitere Hinweise auf Antigengemeinschaften finden sich für Karotte, Haselnuß, Sellerie, Beifußpollen und Gräserpollen [8, 12, 15, 23, 27, 30]. Seltenere Assoziationen bestehen zwischen Kartoffel, Banane und Apfel [16, 25].

Bemerkungen: Der Versuch einer oralen Hyposensibilisierung mit Kartoffelextrakten führte während der Beobachtungszeit zu einer Besserung der Beschwerden [14].

Literatur:

[1] ANDERSON J. et al.: Melon and banana sensitivity coincident with ragweed pollinosis. J All Clin Immunol *45*, 310–319 (1970)

[2] CASTELLS M. C. et al.: Allergy to white potato. J Allergy Clin Immunol *78*, 1110–1114 (1986)

[3] CRONIN E.: Immediate type hypersensitivity to potato.
Cont Derm Newsletter No 13, 358 (1973)

[4] CZUPPON A. B. et al.: Recognition of a 26 kD glycoprotein in raw potato extract by IgE and IgG antibodies in atopic patients. J Allergy Clin Immunol *87*, Suppl, 192 (1991) (Abstr.)

Solanum tuberosum

[5] DELGADO J. et al.: Contact urticaria in a child from raw potato.
Cont Derm *35*, 179–180 (1996)
[6] DREBORG S. et al.: Allergy to apple, carrot and potato in children with birch pollen allergy. Allergy *38*, 167–172 (1983)
[7] ERIKSSON N. E.: Food hypersensitivity in patients with pollen allergy.
Allergy *37*, 437–443 (1982)
[8] ERIKSSON N. E.: Clustering of foodstuffs in food hypersensitivity. An inquiry study in pollen allergic patients.
Allergol Immunopathol (Madrid) *12*, 28–32 (1984)
[9] FISHER A. A.: Allergic „protein" contact dermatitis due to foods.
Cutis *16*, 793–796 (1975)
[10] FISHER A. A.: Contact urticaria due to occupational exposures.
In: ADAMS R. M. (ed.): Occupational skin diseases.
Grune & Stratton, New York, London, (1990), 113–116
[11] HANNUKSELA M. et al.: Immediate reactions to fruits and vegetables.
Cont Derm *3*, 79–84 (1977)
[12] HERKENRATH C. et al.: Gemeinsames Vorkommen einer Allergie gegen Haselpollen und Haselnüsse.
Z Hautk *57*, 1399–1405 (1982)
[13] HOFER T. H. et al.: Nahrungsmittelallergie II.
Schweiz Med Wschr *115*, 1437–1442 (1985)
[14] KÄSTNER H. et al.: Soforttypallergie gegen Kartoffeln.
Allergologie *7*, 354 (1984) (Abstr.)
[15] KAUPPINEN K. et al.: Aromatic plants. A cause of severe attacks of angioedema and urticaria.
Cont Derm *6*, 251–254 (1980)
[16] LARKÖ O et al.: Biochemical and clinical studies in an case of contact urticaria to potato.
Cont Derm *9*, 108–114 (1983)
[17] MEYNADIER J. et al.: L'urticaire de contact chez l'atopique. A propos de deux observations.
Ann Dermatol Venerol *109* , 871–874 (1982)
[18] NATER J. P. et al.: Atopic reactions due to raw potatos.
J Allergy Clin Immunol *40*, 202–206 (1967)
[19] NIINIMÄKI A. et al.: Immediate skin reaction to spices.
Allergy *36*, 487–493 (1981)
[20] ORTOLANI C. et al.: The oral allergy syndrome.
Ann Allerg *61*, 47–52 (1988)
[21] ORTOLANI C. et al.: Comparision of results of skin prick tests (with fresh foods and commercial extracts) and RAST in 100 patients with oral allergy syndrome.
J Allergy Clin Immunol *83*, 683–690 (1989)
[22] PEARSON R. S.: Potato sensitivity, an occupational allergy in housewives.
Acta Allergol *21*, 507–514 (1966)
[23]QUIRCE S. et al.: Housewives with raw potato-induced bronchial asthma.
Allergy *44*, 532–536 (1989)
[24] ROESER A. et al.: Untersuchungen zur Kreuzreaktivität bei Patienten mit Birkenpollen- und Haselnußallergie.
Allergologie *10*,190–193 (1987)
[25] ROSTENBERG A. J.: Contact urticaria from food.
Arch Derm *101*, 491–492 (1970)
[26] SPEER F.: Multiple food allergy.
Ann Allergy *34*, 71–76 (1975)
[27] STÄGER-KOSINSKI J.: Kreuzallergie zwischen gewissen Pollen und Nahrungsmitteln.
Swiss Med *11*, 19–23 (1989)
[28] WAHL R. et al.: IgE-mediated allergic reactions to potatoes.
Int Arch Allergy Appl Immunol *92*, 168–174 (1990)
[29] WÜTHRICH B. et al.: Das „Sellerie-Karotten-Beifuß-Gewürz-Syndrom". Hauttest- und RAST-Ergebnisse.
Schweiz Med Wschr *115*, 358–364 (1985)
[30] WÜTHRICH B.: Zur Nahrungsmittelallergie. Häufigkeit der Symptome und der allergieauslösenden Nahrungsmittel bei 402 Patienten – Kuhmilchallergie – Nahrungsmittel und Neurodermitis atopica.
Allergologie *16*, 280–287 (1993)

Triticum aestivum L. emend. Fiori et Peol.

Saatweizen, weicher Weizen (Engl.: Common wheat, soft wheat)

Botanische Information

Familie: Gramineae

Herkunft und Verbreitung: Der Weizen gehört zu den ältesten Kulturpflanzen der Welt. Spuren finden sich bereits in Mesopotamien, Anatolien und im Iran (6. Jh. v. d. Z.). In Europa trat der Saatweizen erstmals im Neolithikum (etwa 300 v. d. Z.) auf. Er wird in Europa, Vorder- und Mittelasien, südlichen Sibirien, Indien, China, Japan, mittleren Nordamerika, Argentinien, Chile, Nordafrika, Südafrika, Südwest- und Südostaustralien und Neuseeland in zahlreichen Sorten als Sommer- und Winterweizen angebaut.

Verwendung: Saatweizen ist der wichtigste Brotweizen. Seine Produktion übertrifft die aller anderen Getreide. Die Körner bestehen aus Keim und Endosperm, in denen Stärke (ca. 70 %) und Eiweiß (10–20 %) gespeichert sind. Das Endosperm, umgeben von einer Aleuronschicht und äußeren Kleieschicht, enthält 100 % Stärke, 72 % Protein und 50 % Lipide. Weizen wird als Brotgetreide, für Backwaren, Grieß, Graupen und Teigwaren, zur Bier- und Branntweinherstellung und als Viehfutter verwendet. Der Hartweizen *Triticum durum* Desf. besitzt einen höheren Proteingehalt und dient zur Herstellung italienischer Teigwaren und anderer Teigwarenspezialitäten (z.B. indischer Chappatis, chinesischer Nudeln, arabischen Couscous). Die Protein- und Stärkefraktion werden in der Nahrungsmittelindustrie vielen Back- und Fertigprodukten sowie Fleischwaren zugesetzt. Das Weizengluten verwendet man für künstliche Aromenprodukte, wie z.B. Glutamat und Fleischersatz. Das Stroh wandert als Flechtmaterial in die Matten-, Korbwaren- und Strohhutherstellung.

Blütezeit: Mai – Juli

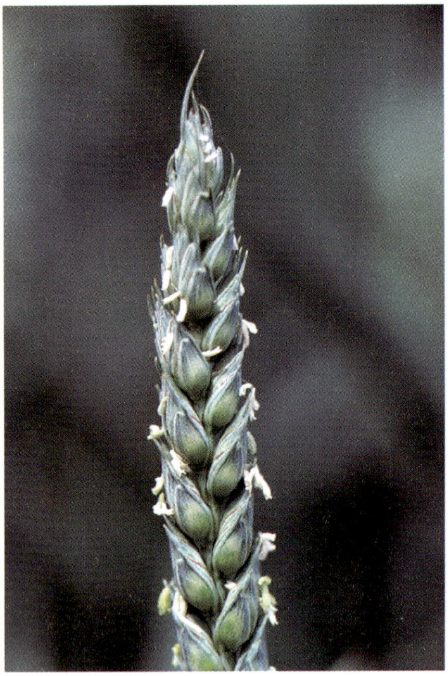

Abb. 58: Triticum aestivum

Allergologische Information

Antigencharakterisierung: Die Allergene des Weizens sind in der Albuminfraktion des Proteins enthalten [19]. Man unterscheidet zwischen wasserlöslichen Albuminen, salzlöslichen Globulinen, ethanol-löslichen Prolaminen und säure- oder alkalilöslichen Glutelinen. Letztere werden als Gliadin bzw. Glutenin bezeichnet. Der Weizenkleber (Gluten) ist ein Komplex aus Gliadin und Gluten. Bislang wurde eine Vielzahl unterschiedlicher Allergene nachgewiesen, als Haupt-Allergen gilt ein α-Amylase-Inhibitor (15 kD) [6]. Die N-terminale Sequenzierung des 15 kD-Allergens zeigt in

Triticum aestivum

den ersten 25 Positionen Übereinstimmung mit der Primärstruktur des α-Amylase-Inhibitors. Es existieren zwei Isoformen. PFEIL et al. fanden mittels Westernblot drei Allergene (M 15, 17 und 47 kD) [18].Nach URISU et al. kommt das in *Secale cereale* gefundene 16 kD-Allergen auch im Weizen vor [26]. Weitere Allergene mit M von 25–35 kD sowie 66 kD sind inzwischen identifiziert [2, 22].

Sensibilisierungspotenz: Schwach bis mittelstark

Aussagen über die allergene Potenz des Weizens lassen sich nur anhand der klinischen Beobachtungen unter Berücksichtigung der Sensibilisierungsfrequenz und des Sensibilisierungsgrades machen. Zu unterscheiden ist hierbei zwischen Weizen als Inhalations- beziehungsweise Nahrungsmittelallergen. Die Potenz des Aeroallergens ist als gering einzuschätzen, da zumeist nur eine massive, langandauernde berufsbedingte Exposition zu einer Sensibilisierung führt. Die Sensibilisierungsfrequenz liegt zwischen 15 und 46 % [11, 19]. Über eine außerberuflich erworbene Mehlallergie wird bislang nicht berichtet. Weizenhaltige Produkte besitzen unterschiedliche Allergenpotenz, die in der Reihenfolge Weizenbraumalz > Weizenmalzmehl > Weizenmehl > Weizenquellmehl > Weizenkleie abnimmt.

Bei atopischen Kindern ist eine Sensibilisierung gegenüber Weizen häufig. Sensibilisierungsfrequenzen bis zu 68 % werden angeführt; eine klinische Relevanz liegt selten vor [2, 17]. Möglicherweise beziehen sich die Angaben zur Sensibilisierung auf Extrakte aus rohem Getreide. Da jedoch die Allergenität zum größten Teil durch Erhitzen verlorengeht, lassen sich aus diesen Daten nicht ohne weiteres Rückschlüsse auf eine klinisch manifeste Allergie durch Verzehr von erhitztem Getreide ziehen. Für eine geringere allergene Potenz von Weizenmehl spricht die geringe Zahl von Publikationen über eine Weizen-Nahrungsmittelallergie. Auch bei Patienten mit systemischen allergischen Reaktionen wurde Weizen lediglich in 2,5 % der Fälle als Auslöser ermittelt [30]. Nur selten wird über eine systemische anaphylaktische Reaktion durch Weizen berichtet [15].

Häufigkeit: Selten

Auch bei der Häufigkeit gibt es Differenzen zwischen Weizen als Auslöser einer Inhalationsallergie und einer Nahrungsmittelallergie. Landwirte, Landarbeiter, Arbeiter in Getreidemühlen, Bäcker und andere in der Backwarenherstellung beschäftigte Personen sind einem erhöhten Sensibilisierungsrisiko ausgesetzt. Am häufigsten beobachtet man Rhinokonjunktivitis und Asthma bronchiale; seltener eine Kontakturtikaria. Über ekzematöse Hautveränderungen wird ebenfalls berichtet [4]. Für Atopiker besteht gleichfalls ein erhöhtes Sensibilisierungsrisiko [8, 19]. Beim „Bäckerasthma“ stellt Weizenmehl das häufigste Allergen dar [1, 5, 7, 8, 9, 11, 12, 13, 19, 23, 24, 27]. Die Angaben zur Prävalenz und Sensibilisierungsfrequenz schwanken beträchtlich. 15 % der Bäcker wiesen eine Sensibilisierung im Pricktest bzw. 38 % im EAST auf [5, 19]. Bei 25 % der im Backgewerbe tätigen Personen sowie bei 46 % bzw. 71 % der Bäcker mit Atemwegssymptomen wurde eine klinische relevante Sensibilisierung festgestellt [1, 5, 10, 18, 22]. Eine Pollinosis durch Weizenpollen beim Bäcker ist möglich, wird jedoch in der Literatur nicht gesondert erwähnt. Eine gleichzeitige Proteinkontaktdermatitis durch Weizen und Roggen beobachtete VEIEN bei vier Bäckern [27].

Obwohl Weizen in Europa das meistverzehrte Getreide ist, liegen nur wenige Arbeiten zur Weizenallergie vor. WÜTHRICH et al. berichteten über systemische Reaktionen durch Weizen bei 2,5 % der untersuchten Nahrungsmittelallergiker [30]. Eine Sensibilisierung ist bei Atopikern im Hauttest häufig festzustellen. Es finden sich Sensibilisierungsfrequenzen von 6,7 % bis 68 % [3, 16, 20, 25]. Besonders Gräserpollenallergiker weisen ein erhöhtes Sensibilisierungsrisiko auf [16]. Da für die Hauttestungen Extrakte aus rohem Getreide verwendet werden, Weizen jedoch gewöhnlich erst nach dem Backen (Erhitzen) verzehrt wird, fehlt diesen Befunden die klinische Relevanz. Über einen Zusammenhang der Weizenallergie mit einer Exazerbation des atopischen Ekzems wird vielfach bei Kindern berichtet [10, 20, 25]. Nach TAIEB et al. ist Weizen bei atopischen Kindern das zweithäufigste pflanzliche Nahrungsmittel-

Triticum aestivum

allergen* [25]. Eine Kontakturtikaria durch Weizenkleie-haltige Badezubereitung bei Kindern mit atopischem Ekzem beobachtete LANGELAND [14].

Testung: Die Diagnostik erfolgt wie bereits beim Roggen (*Secale cereale*) beschrieben.

Antigengemeinschaften: Siehe *Secale cereale* (S. 490).

Bemerkungen: Über die erfolgreiche spezifische Hyposensibilisierungsbehandlung mit Weizenmehlextrakten berichten ARMENTIA und WECKER [1, 28]. SANDIFORD et al. entwickelten ein Nachweisverfahren zur Bestimmung der Weizenmehlantigene in der Luft, dessen Nachweisgrenze zwischen 1–62 mg/ml liegt [21]. Die *Zöliakie* (syn.: Sprue, glutensensitive Enteropathie, Glutenunverträglichkeit) äußert sich klinisch durch Diarrhoe und Malabsorption. Ihr liegt kein IgE-vermittelter Mechanismus zugrunde. Sie darf daher nicht mit einer Nahrungsmittelallergie verwechselt werden.

Literatur:

[1] ARMENTIA A. et al.: Baker's asthma: prevalence and evaluation of immunotherapy with a wheat flour extract. Ann Allergy *65*, 265–272 (1990)

[2] BALDO B. A. et al.: Grass allergens, with particular reference to cereals. Progr Allergy *30*, Karger, Basel, (1982), 16–66

[3] BOCK S. A. et al.: Proper use of skin tests with food extracts in diagnosis of hypersensitivity to food in children.
Clin Allergy *7*, 375–383 (1977)

[4] BRUMMER F.: Allergy in flour mills.
In: Occupational allergy.
H. E. Stenfert Kroese, Leiden, (1959), 36–41

[5] DEGENS P. O. et al.: Sensibilisierungen von Bäckern und Kontrollpersonen im Hauttest (Prick) und in der IgE-Bestimmung mittels EAST.
Allergologie *17*, 160–1630 (1994)

[6] FRÄNKEN J. et al.: The identification of an α-amylase-inhibitor as a major allergen in wheat flour.
Int Arch All Immunol ***104***, 171–174 (1994)

[7] HENDRICK D. J. et al.: Bakers'asthma.
Clin Allergy Appl Immunol *6*, 241–250 (1976)

[8] HENSLEY M. J. et al.: Seasonal variation in nonspecific bronchial reactivity: a study of wheat workers with a history of wheat associated asthma.
Thorax *43*, 103–107 (1988)

[9] HEYER N.: Backmittel als berufsbedingte Inhalationsallergene bei mehlverarbeitenden Bäckern.
Allergologie *6*, 389–392 (1983)

[10] HOPKINS J. G. et al.: Allergic eczema (Eczema initiated by sensitization to foods.)
Am J Dis Child *49*, 1511–1530 (1935)

[11] JORDE W. et al.: Bäckereirohstoffe als berufsspezifische Allergene.
Allergologie *12*, 522–524 (1986)

[12] Kurek M. et al.: Gastric reactivity to flour extracts in food allergy.
Allergologie *13*, 245 (1990)

[13] KUREK M. et al.: Gastric reactivity to flour extracts and Helicobacter pylori associated gastritis in patients with flour allergy.
In: Ring J et al. (Eds): New trends in allergy III.
Springer, Berlin, Heidelberg, New York (1991), 247–254

[14] LANGELAND T. et al.: Contact urticaria to wheat bran bath.
Acta Dermato-venereol *62*, 82–83 (1982)

[15] LEZAUN A. et al.: Asthma and contact urticaria caused by rice in a housewife.
Allergy *49*, 92–95 (1994)

[16] de MARTINO M. et al.: Sensitivity to tomato and peanut allergens in children monosensitized to grass pollen.
Allergy *43*, 206–213 (1988)

[17] MAY C. D.: Food sensitivity.
Paediatrician *8*, Suppl *1*, 141–153 (1979)

[18] PFEIL T. et al.: Western-blot analysis of water-soluble wheat-flour-allergens.
J All Clin Immunol *81*, Suppl, 265 (1988) (Abstr.)

* Allergen hier synonym für Allergenträger verwendet

Triticum aestivum

[19] PRICHARD M. G. et al.: Skin test and RAST responses to wheat and common allergens and respiratory diseases in bakers.
Clin Allergy *15*, 203–210 (1985)
[20] SAMPSON H. A. et al.: Food hypersensitivity and atopic dermatitis: evaluation of 113 patients.
J Pediat *107*, 669–675 (1985) und Br Med J *312*, 1050–1051 (1996)
[21] SANDIFORD C. P. et al.: A rabbit antibody assay to measure wheat flour allergen.
Allergy *47*, Suppl, 55 (1992) (Abstr.)
[22] SANDIFORD C. P. et al.: Partial purification of a 66 kD wheat flour allergen.
J All Clin Immunol *89*, Suppl, 204 (1992) (Abstr.)
[23] SAUER W. et al.: Inhalent allergens in modern baking industry.
Proc ICACI *9*, 296 (1988) (Abstr.)
[24] STRAUBE M. D. et al.: Allergene und Irritanzien im Bäckerhandwerk.
Allergologie *19*, 494–499 (1996)
[25] TAIEB A. et al.: The prevalence of food allergy in children with atopic dermatitis.
In: RING J. et al. (Eds): New trends in allergy III.
Springer, Berlin, Heidelberg, New York, (1991), 259–264
[26] URISU A. et al.: 16-kilodalton rice protein is one of the major allergens in rice grain extracts and responsible for cross allergenicity between cereal grains in the Poaceae family.
Int Arch Allergy Appl Immunol *96*, 244–252 (1991)
[27] VEIEN N. K. et al.: Causes of eczema in the food industry.
Derm Beruf Umwelt *31*, 84–86 (1983)
[28] WECKER Herrn et al.: Erste Ergebnisse der spezifischen Hyposensibilisierungsbehandlung bei der Mehlstauballergie.
Allergologie *19*, 521 (1996)
[29] WILBUR R. D. et al.: Immunologic studies in a case of baker's asthma.
J All Clin Immunol *58*, 366–372 (1976)
[30] WÜTHRICH B.: Zur Nahrungsmittelallergie. Häufigkeit der Symptome und der allergieauslösenden Nahrungsmittel bei 402 Patienten – Kuhmilchallergie – Nahrungsmittel und Neurodermitis atopica.
Allergologie *16*, 280–287 (1993)

Anhang: Pflanzenbestandteile verschiedener Zusammensetzung

Nicht unerwähnt bleiben sollen jene Materialien pflanzlichen Ursprungs, die nur als Gemische bekannt sind. Sie enthalten aber Bestandteile aus verschiedenen Pflanzen (z.B. Pollen) oder Holzarten (z.B. Harze) und spielen bei der Auslösung (unerwarteter) allergischer Frühreaktionen zum Teil eine nicht unerhebliche Rolle.

1.) **Honig**

Nach Genuß von Honig kann es zum Auftreten einer Rhinokonjunktivitis, Erbrechen, Durchfällen, Kontakturtikaria sowie zum anaphylaktischen Schock kommen. Honig kann neben Bienenbestandteilen (Bienengift und Ganzkörperextrakt – nicht vergessen zu testen) auch verschiedene Pflanzenbestandteile enthalten [1, 8, 9, 12, 13].

Nach Untersuchungen von HELBLING [8] lassen sich in Honig Pollen verschiedenster Arten nachweisen, wie zum Beispiel von Löwenzahn, Beifuß, Traubenkraut, Birke und Ahorn. Bei Genuß eines Kaffeelöffels voll Honig werden dabei zwischen 10.000 und 75.000 Pollen aufgenommen, die zu einem gewissen Anteil resorbiert und anschließend im Blut bzw. im Urin nachgewiesen werden können [23]. Besteht eine hochgradige Sensibilisierung, genügt ein flüchtiger Kontakt der Haut mit Honig, um Urtikae entstehen zu lassen [13]. Eine allgemeine Gefährdung für Anwender honighaltiger Kosmetika wird jedoch als gering angesehen [11].

2.) **Kolophonium**

Kolophonium besteht aus einem Gemisch von Harzsäuren, neutralen Anteilen und möglicherweise einigen hochmolekularen Verbindungen (Proteinen, Oligosacchariden). Es wird als Balsamharz aus Fichten, Kiefern und anderen Koniferen gewonnen und fällt bei der Papierherstellung in sehr großen Mengen als Nebenprodukt an. Bei Erhitzen des Kolophoniums kann es zu Rhinitis, Konjunktivitis und häufig auch zu einem Bronchialasthma kommen. Obstruktive allergische Reaktionen, vor allem ein Asthma, beobachtet man fast ausschließlich bei Personen, die als Löter den Kolophoniumdämpfen ausgesetzt sind. Da Lötzinn immer Kolophonium als Fließmittel enthält, beschränken sich die in der Literatur mitgeteilten Fälle fast ausschließlich auf Elektronikarbeiter und Löter [2, 3,4, 5, 6, 10, 17]. Der genaue Pathomechanismus ist bis heute unbekannt. Kontrovers wird diskutiert, ob niedermolekulare Verbindungen (z.B. Abietinsäure) als Antigene auftreten, höhermolekulare Stoffe erst beim Erhitzen des Kolophoniums gebildet werden, oder hochmolekulare Substanzen eine Rolle spielen, die im Kolophonium in geringen Mengen verblieben sind. Spezifische Antikörper des Typs IgE konnten bisher nicht nachgewiesen werden [5].

3.) **Curry**

Eine der ersten klinischen Studien über Curry als nutritives Allergenmaterial liegt von THIEL aus dem Jahre 1981 vor [18]. Von 59 Pollinotikern mit einer verlängerten saisonalen Beschwerdesymptomatik zeigten 61 % im Hauttest positive Reaktionen auf Curry. NIINIMÄKI et al. [15] bestätigten diese Beobachtung. Von den üblicherweise bis zu 12 Komponenten einer Currymischung erwiesen sich Koriander, Kümmel, Cayenne-Pfeffer und Senf als Auslöser der allergischen Reaktionen. Kinder reagieren erst ab dem 12 Lebensjahr [16]. Eine berufliche Exposition, z. B. bei Inhabern einer Imbißstube oder der Tätigkeit in einer Gewürzfabrik, kann ebenfalls zu einer Sensibilisierung führen [7, 19, 20]. Ist die Sensibilisierung gegenüber Curry bzw. dessen Basiskomponenten stark ausgeprägt, wird auch eine Antigengemeinschaft mit Beifuß und Sellerie beobachtet [14, 21, 22]. (Siehe auch Näheres bei den einzelnen oben genannten Pflanzenarten.)

Literatur:

[1] BOUSQUET J. et al.: Food intolerance to honey. Allergy *39*, 73–75 (1984)

[2] BRAUEL P. et al.: Aerogenes Kontaktekzem und Bronchialasthma durch Kolophonium-Sensibilisierung. Arbmed Sozmed Umweltmed *30*, 549–551 (1995)

[3] BURGE P. S. et al.: Occupational asthma in an electronic factory: a case control study to evaluate aetiological factors. Thorax *34*, 300–307 (1979)

[4] BURGE P. S. et al.: Occupational asthma due to unheated colophony. Brit J Indust Med *43*, 559–560 (1986)

[5] CULLEN R. et al.: Immune response to colophony, an agent causing occupational asthma. Thorax *47*, 1050–1055 (1992)

[6] FAWCETT I. W. et al.: Asthma due to inhaled chemical agents – fumes from multicore soldering flux and colophony resin. Clin Allergy *6*, 577–585 (1976)

[7] GOTTMANN-LÜCKERATH J.: Curry und Paprika als Berufsallergene. Allergologie *7*, 353 (1984)

[8] HELBLING A. et al.: Ein ungewöhnlicher Fall von Honigallergie. Allergologie *10*, 252–255 (1987) (auch publiziert in: WÜTHRICH: Nahrungsmittel und Allergie, München, 1996, siehe Literaturstelle Nr. 12)

[9] HOFER T. et al.: Nahrungsmittelallergie. II. Häufigkeit der Organmanifestationen und der Allergie-auslösenden Nahrungsmittel. Schweiz med Wschr *115*, 1437–1442 (1985)

[10] INNOCENTI A. et al.: Asma professionale da sensibilizzazione a vapori di colofonia. Med Lav *69*, 720–722 (1978)

[11] IPPEN H.: Honig-haltige Kosmetika. Dermatosen *41*, 48–49 (1993)

[12] KORTENACKER I. et al.: Anmerkungen zur Honigallergie. In: WÜTHRICH B.: Nahrungsmittel und Allergie. Dustri-Verlag, München-Deisenhofen (1996), 307–309

[13] LOMBARDI P. et al.: Contact urticaria from fish, honey and peach skin. Cont Derm *9*, 422–423 (1983)

[14] MEYER-HAMME S.: Gewürzallergie. Z Hautkr *59*, 776–777 (1984)

[15] NIINIMÄKI A. et al.: Immediate skin test reactions to spices. Allergy *36*, 487–493 (1981)

[16] ROESER A. et al.: Diagnostische Maßnahmen bei Nahrungsmittelallergie vom Soforttyp. In: Kölner RAST-Symposium. G Braun, Karlsruhe, (1984), 78–84

[17] SO S. Y. et al.: Colophony-induced asthma in a poultry vender. Clin Allergy *11*, 395–399 (1981)

[18] THIEL C. et al.: Über korrelative Beziehungen bei Kräuterpollen- und Gewürzallergenen. In: RAST, Bd 3. Grosse-Verlag, Berlin (1981), 178–185

[19] van TOORENENBERGEN A. W. et al.: Occupational allergy in horticulture: demonstration of immediate-type allergic reactivity to Freesia and Paprika plants. Int Arch Allergy Appl Immunol *75*, 44–47 (1984)

[20] VETTER N. et al.: Berufliche Inhalationsexposition mit Gewürzen. Allergologie *11*, 165–168 (1988)

[21] WÜTHRICH B.: Nahrungsmittelallergie. I. Zur Pathogenese, Klinik, Diagnostik. Schweiz Med Wschr *115*, 1428–1436 (1985)

[22] WÜTHRICH B. et al.: Demonstrationen der Dermatologischen Universitätsklinik Zürich. Dermatologica *171*, 142–150 (1985)

[23] WÜTHRICH B.: Zur Honigallergie. Dermatosen *41*, 247 (1993)

7 Tabellarische Übersichten

Tabelle 8 (S. 503 ff.) erfaßt alle bisher beobachteten Soforttypallergie-auslösenden Pflanzen mit botanischen Namen, Familie, deutscher und englischer Bezeichnung, sowie Art der Soforttypreaktionen, z.B. Rhinitis, Asthma, Nahrungsmittelreaktion, Proteinkontaktdermatitis, Kontakturtikaria. Berufsallergene sind entsprechend gekennzeichnet. Auch wenn vornehmlich die für den mitteleuropäischen Raum maßgebenden Spezies im Mittelpunkt stehen, berücksichtigt diese Liste auch Pflanzen aus häufig besuchten Urlaubsländern und sämtliche importierten exotischen Früchte und Gemüse, sowie Gummen, Harze und Samen. Eine Auswahl häufig importierter Nutzholzarten vervollständigt die Aufzählung. Der Tabelle ist ein eigenes Literaturverzeichnis zugeordnet. Dieses berücksichtigt einige ältere Publikationen, wenn möglich auch die Erstbeschreibung. Auf Abbildungen der Pflanzen und klinische Aufnahmen zu den 256 hier dargestellten Arten wurde bewußt verzichtet. Als typische Beispiele seien jedoch stellvertretend im Test erhaltene Frühreaktionen auf Sonnenblumenkernbrot und Nelkenpollen vorgestellt (Abb. 59 und Abb. 60). Zu interessanten sowie unveröffentlichten Fällen geben die mit * versehenen Hinweise auf S. 521 Auskunft.

Dieses Kapitel gibt außerdem noch einmal eine zusammenfassende Übersicht zu *Antigengemeinschaften* zwischen Aeroallergenen und Nahrungsmitteln (Tab. 9, S. 538) und zur *botanischen* Einteilung der wichtigsten allergieinduzierenden Pollen und Nahrungsmittel (Tab. 10, S. 539). Die Charakteristika der bereits isolierten Allergene faßt Tab. 11 (S. 540) zusammen.

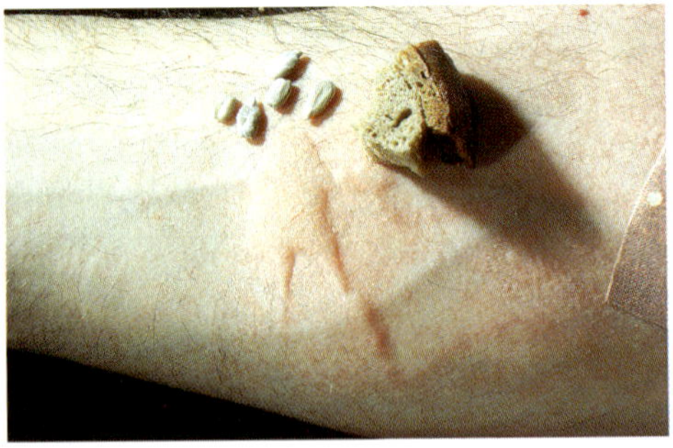

Abb. 59: Sonnenblumenkern-Allergie (Scratch Test)

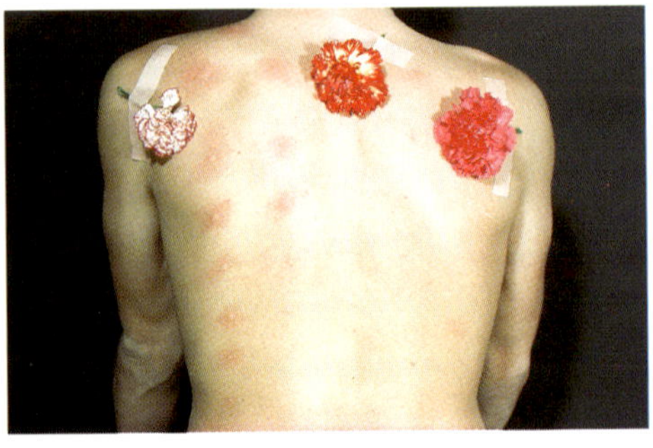

Abb. 60: Nelkenpollen-Allergie

7.1 Aufstellung der bisher beschriebenen Soforttypallergieauslösenden Arten (Tab. 8)

(NM = Nahrungsmittel, * siehe S. 521)

Art, (Familie)	Deutscher Name	Englischer Name	Art der Soforttypreaktion(en)	Literatur
Abies alba Mill. (Pinaceae)	Weißtanne	Whitewood, Silver fir	Holzstaub ⇒ Rhinitis, Asthma (Berufsallergen)	224
Abutilon pictum (Gill. ex Hook. et Arn.) Walp. (Malvaceae)	Schönmalve	Flowering maple	Rhinitis, Asthma (Nektar)	178
Acacia longifolia (Andr.) Willd. var. *floribunda* (Vent.) F. v. Muell. (Leguminosae)	Mimose	Sidney golden wattle	Pollinosis, Asthma (Berufsallergen)	13
Acer campestre L. (Aceraceae)	Feldahorn	Field maple	Pollinosis, NM-Allergie (Pollen im Honig)	360
Acer pseudoplatanus L. (Aceraceae)	Bergahorn	Sycamore	Pollinosis	164, 354
Adianthum capillus-veneris L. (Adiantaceae)	Frauenhaarfarn	Maidenhair fern	Sporen ⇒ Rhinitis, Asthma	141
Alnus incana (L.) Moench. (Betulaceae)	Grauerle	Grey alder	Pollinosis	61
Alnus viridis (Chaix) DC. (Betulaceae)	Bergerle, Grünerle	Green alder	Pollinosis	194
Amaranthus retroflexus L. (Amaranthaceae)	Ackerfuchsschwanz	Common amaranth, Pigweed	Pollinosis	111
Ambrosia psilostachya DC. (Compositae)	Ausdauernde Ambrosie	Western ragweed	Pollinosis	459
Ambrosia trifida L. (Compositae)	Dreilappige Ambrosie	Giant ragweed	Pollinosis	360
Anacardium occidentale L. (Anacardiaceae)	Kaschubaum, Acajubaum	Cashew nut	Nuß ⇒ NM-Allergie	41
Anethum graveolens L. (Umbelliferae)	Dill	Dill	NM-Allergie, Kontakturtikaria	300, 442
Anogeissus latifolia Wall. (Combretaceae)	Yon	Ghatti-gum, Indian-gum, Indian tree	Staub ⇒ Rhinitis, Asthma (Berufsallergen)	139
Armoracia rusticana Ph. Gärtn., B. Mey. et Scheb. (Cruciferae)	Meerrettich	Horseradish	Proteinkontaktdermatitis	191
Artemisia absinthium L. (Compositae)	Wermut, Absinth	Absinth, Common wormwood	NM-Allergie, Asthma	240, 447

Art, (Familie)	Deutscher Name	Englischer Name	Art der Soforttypreaktion(en)	Literatur
Artemisia dracunculus L. (Compositae)	Estragon	Tarragon, Dragon sagewort	NM-Allergie	90
Artocarpus heterophyllus Cam. (=*Artocarpus integrifolius*) auct. non L. f. (Moraceae)	Jackfrucht	Breadfruit, Breadnut, Jack fruit	NM-Allergie	477
Arundo donax L. (Gramineae)	Pfahlrohr, Riesenschilf	Cane reed, Giant reed	Kontakturtikaria, (Berufsallergen)	461
Asparagus officinalis L. (Liliaceae)	Spargel	Asparagus	NM-Allergie	83, 100, 107, 475
Aster sedifolius L. (Compositae)	Aster	Aster	Pollinosis	400, 408
Astralagus gummifer Labill. (Leguminosae)	Tragant	Tragacanth gum	Staub ⇒ Rhinitis, Asthma, (Berufsallergen); NM-Allergie (NM-Zusatzstoff)	60, 96, 139, 140
Atriplex patula L. (Chenopodiaceae)	Melde	Lens scale	Pollinosis	354
Aucoumea klaineana Pierre (Burseraceae)	Okuméholz, Okoumé, Gabun, Gaboon	Gaboon, mahogany, Okoumier, White mahogany	Holzstaub ⇒ Rhinitis, Asthma (Berufsallergen)	224
Avena sativa L. (Gramineae)	Hafer	Oat	Pollinosis, NM-Allergie, Kontakturtikaria	359, 436, 475
Begonia lacinata Roxb. (Begoniaceae)	Schiefblatt, Knollenbegonie	Begonia	Pollinosis (Berufsallergen)	379
Bellis perennis L. (Compositae)	Gänse-blümchen	Daisy	Pollinosis	115, 400
Bertholletia excelsa * Humb. et Bonpl. (Lecythidaceae)	Paranußbaum, Brasilnußbaum	Brazil nut	NM-Allergie	101, 105, 143, 304
Beta vulgaris L. var. *altissima* Döll (Chenopodiaceae)	Zuckerrübe	Sugar beet	Pollinosis; Staub ⇒ Rhinitis, Asthma, (Berufsallergen)	97, 192, 282, 327
Beta vulgaris L. var. *flavescens* DC. (Chenopodiaceae)	Stiel-, Stengel-mangold	Swiss chard	Kochdämpfe ⇒ Rhinitis, Konjunktivitis, Asthma, (Berufsallergen)	197, 323
Bixa orellana L. (Bixaceae)	Orléansstrauch	Annatto tree	NM-Allergie (NM-Zusatzstoff: Norbixin = E 160 b)	303
Bougainvillea buttiana Holtt. et Standl. (Nyctaginaceae)	Bougainvillea	Bougainvillea	Kontakturtikaria	121

Art, (Familie)	Deutscher Name	Englischer Name	Art der Soforttypreaktion(en)	Literatur
Brassica chinensis L. (Cruciferae)	Chinakohl	Chinese cabbage	NM-Allergie	45
Brassica juncea (L.) Czern et Cossiehe ssp. *juncea* (Cruciferae)	Indischer Senf, Sareptasenf	Oriental mustard, Indian mustard, Sarepta mustard	NM-Allergie	151
Brassica napus L.emend. Metzg. var. *napobrassica* (L.) Reckb. (Cruciferae)	Steckrübe	Swede	NM-Allergie	167
Brassica napus L. var.* *napus* (var. *oleifera* Del.) (Cruciferae)	Raps	Raps	Pollinosis; NM-Allergie (Pollen in Honig), Proteinkontaktdermatitis	62, 66, 114, 183, 191, 210, 324
Brassica oleracea L.var. *botrytis* (Cruciferae)	Blumenkohl	Cauliflower	NM-Allergie, Proteinkontaktdermatitis	37, 45
Brassica oleracea L.var. *italica* Plenck. (Cruciferae)	Brokkoli, Spargelkohl	Broccoli	NM-Allergie	37, 45
Bromus hordaceus L. (Gramineae)	Weiche Trespe	Soft-brome	Pollinosis	289
Broussonetia papyrifera (L.) Vent. (Moraceae)	Papiermaulbeerbaum	Paper mulberry	Pollinosis	26
Cajanus cajan (L.) Millsp. (Leguminosae)	Straucherbse, Strauchbohne, Traubenerbse	Pigeon pea, Red gram (Ind.)	NM-Allergie	302
Calamus rotang L. (Palmae)	Rotangpalme, Spanisches Rohr	Rattan cane	Staub ⇒ Rhinitis, Konjunktivitis, Asthma (Berufsallergen)	346
Calendula officinalis L. (Compositae)	Ringelblume	Pot marigold	Pollinosis	149, 400
Callistephus chinensis (L.) Nees (Compositae)	Sommeraster	China Aster	Pollinosis	400
Camellia sinensis (L.) O.* Kuntze (Teaceae)	Teestrauch	Tea	Staub ⇒ Rhinitis, Asthma, (Berufsallergen)	98, 386, 426, 428
Cannabis sativa L. (Moraceae)	Gewöhnl. Hanf	Hemp	Staub ⇒ Rhinitis, Asthma, Kontakturtikaria (Berufsallergen)	261, 444
Capsicum annuum L. (Solanaceae)	Paprika	Spanish pepper	NM-Allergie, Kontakturtikaria, Proteinkontaktdermatitis	153, 161, 363, 378, 412, 415, 417, 418, 419, 467
Capsicum frutescens L. (Solanaceae)	Cayennepfeffer	Cayenne	NM-Allergie	301, 417, 419

Art, (Familie)	Deutscher Name	Englischer Name	Art der Soforttypreaktion(en)	Literatur
Carlina acaulis L. (Compositae)	Silberdistel	Carline thistle (Gattungsname)	Pollinosis	361
Carpinus betulus L. (Betulaceae)	Hainbuche	Hornbeam	Pollinosis	200, 360
Carthamus tinctorius L. (Compositae)	Färberdistel	Safflower	Samen ⇒ Rhinitis	152
Carum carvi L. (Umbelliferae)	Kümmel	Caraway (seed)	NM-Allergie, Kontakturtikaria, Proteinkontaktdermatitis	153, 181, 287, 378, 415
Carya illinoinensis (Wangenh.) K. Koch (Juglandaceae)	Pekannußbaum	Pecan	Pollinosis, NM-Allergie,(anaphylaktischer Schock)	105, 106, 111, 143, 393, 482
Cassia acutifolia Del.* (Leguminoseae)	Sennespflanze, Sennesblatt	Senna leaves	Staub ⇒ Rhinitis, Asthma (Berufsallergen)	19, 128, 184, 277, 367
Castanea sativa Mill. * (Fagaceae)	Marone, Eßkastanie, Edelkastanie	Sweet Chestnut	Pollinosis, NM-Allergie	8, 12, 40, 70, 82, 245, 254
Casuarina cunninghamiana Miq. (Casuarinaceae)	Kasuarine, Känguruhbaum	Australian pine	Pollinosis	135
Ceiba pentandra (L.) * Gaertn. (Bombacaceae)	Kapokbaum, Wollbaum	Kapok tree, Silk-cotton tree	Staub ⇒ Rhinitis, Asthma (Berufsallergen)	58, 427, 429, 430, 431, 453
Cephaelis ipecacuanha (Brot.) A. Rich. (Rubiaceae)	Brechwurzel, Ipecacuanha	Ipecac	Rhinitis, Asthma (Berufsallergen)	180, 267, 326, 329, 330
Ceratonia siliqua L.* (Leguminosae)	Johannisbrotbaum, Karobenbaum	Carob tree, St. John's bread	Staub ⇒ Rhinitis, Asthma (Berufsallergen); NM-Allergie (NM-Zusatzstoff)	56, 96, 119
Chamaecyparis lawsoniana Parl. (Cupressaceae)	Scheinzypresse	Port oxford cypress, Oregon cypress	Pollinosis	407, 480
Chamomilla recutita (L.) Rauschert (Compositae)	Echte Kamille	Wild chamomile	Pollinosis; Teestaub ⇒ Rhinitis, Asthma (Berufsallergen) ; Tee ⇒ NM-Allergie	25, 68, 206, 207, 240, 275, 293, 332, 342, 385, 402, 403
Chlorophora excelsa (Welw.) Benth. (Moraceae)	Iroko, afr. Teakbaum, Kambala	Iroko	Holzstaub ⇒ Rhinitis, Asthma (Berufsallergen)	134, 173, 224
Chrysanthemum frutescens L. (Compositae)	Strauchmargarite	Marguerite, White marguerite	Pollinosis (Berufsallergen)	408

Art, (Familie)	Deutscher Name	Englischer Name	Art der Soforttypreaktion(en)	Literatur
Chrysanthemum morifolium L. Ram. var. *sinense* Makino(Compositae)	Chrysantheme	Chrysanthemum, Jap.: Kiku	Pollinosis, Asthma	38, 281, 407, 424, 467
Chrysanthemum leucanthemum L. (Compositae)	Wiesen-margerite	Oxeye daisy	Pollinosis	447
Cicer arietinum L. (Leguminosae)	Kichererbse	Chickpea, Garbanzo bean	NM-Allergie	1, 18, 106, 109, 302
Cichorium endivia L. (Compositae)	Endivie, Winterendivie, Escariol	Endive	Proteinkontakt-dermatitis (Berufsallergen)	191, 242
Cichorium intybus L. var *foliosum* Hegi (Compositae)	Chicorée, Salatzichorie, Treibzichorie	Witloof chicory, Brussel witloof, French endive	NM-Allergie	46, 475
Cichorium intybus L. var *sativum* DC. (Compositae)	Wurzelzichorie, Zichorienwurzel, Kaffeewurzel-zichorie	Chicory, Coffee chicory, Large rooted chicory	Staub ⇒ Asthma (Berufsallergen) NM-Allergie (Exazerbation des atopischen Ekzems)	212, 350
Cinchona calisaya Wedd. (Rubiaceae)	Chinarinden-baum	Peruvian bark tree	aerogene Kontakturtikaria (Berufsallergen)	92, 185
Cinnamomum verum J.S. Presl (Lauraceae)	Zimt, Ceylonzimtbaum	Cinnamon	NM-Allergie	301, 394, 429
Cistus incanus L. ssp. *creticus* (L.) Heyw. (Cistaceae)	Zistrose	Rock rose	Pollen ⇒ NM-Allergie	216
Citrullus lanatus (Thunb.) Matsum. et Nakai var. *caffer* (Schrad.) Mansf. (Cucurbitaceae)	Wassermelone	Watermelon	NM-Allergie, orale Kontakturtikaria	7, 107, 317, 413, 469
Citrus limon (L.) Burm. f. (Rutaceae)	Zitrone	Lemon	NM-Allergie, orale Kontakturtikaria	475
Citrus x paradisi Macfad. (Rutaceae)	Grapefruit, Pampelmuse	Grape fruit	NM-Allergie, orale Kontakturtikaria	475
Citrus sinensis (L.) Persiehe (Rutaceae)	Orange, Apfelsine	Orange	NM-Allergie (anaphylaktischer Schock), orale Kontakturtikaria	23, 317, 347
Cladonia stellaris (Opiz) Ponz+Vezda (Cladoniaceae)	Rentiermoos	Reindeer moss, Reindeer lichen	Rhinitis, Asthma, Urtikaria	71, 333
Cocos nucifera L. * (Palmae)	Kokospalme	Coconut	Pollinosis, NM-Allergie	208, 221, 452
Corchorus capsularis L. (Tiliaceae)	Jute, Rundkapseljute	Jute, White jute	Staub ⇒ Rhinitis, Asthma (Berufsallergen)	398

Art, (Familie)	Deutscher Name	Englischer Name	Art der Soforttypreaktion(en)	Literatur
Corchorus olitorius L. (Tiliaceae)	Naltajute Langkapseljute	Jew's mallow, Tossa jute	Staub ⇒ Rhinitis, Asthma (Berufsallergen)	398
Coriandrum sativum L. var. *vulgare* (Umbelliferae)	Koriander	Coriander	Rhinitis, NM-Allergie, Proteinkontaktdermatitis (Berufsallergen)	363, 405, 419
Cosmos bipannatus Cav. (Compositae)	Cosmea	Cosmos	Pollinosis	33, 400
Cotoneaster dammeri Schneid. (Rosaceae)	Zwergmispel	Cotoneaster	Kontakturtikaria	227
Crataegus monogyna Jacq. emend. Lindm. (Rosaceae)	Weißdorn	Hawthorn	Pollinosis	396
Crocus sativus L. (Iridaceae)	Safran	Saffron	NM-Allergie	110
Cryptomeria japonica * (L.f.) D. Don (Taxodiaceae)	Japanzeder	Japanese sugi, Japanese cedar	Pollinosis	131, 174, 202, 203, 454, 479
Cucumis melo L. (Cucurbitaceae)	Zucker-, Honig-, Gartenmelone	Melon	NM-Allergie, orale Kontakturtikaria	107, 133, 347, 355, 437, 469
Cucumis sativus L. (Cucurbitaceae)	Gurke	Cucumber	NM-Allergie, (orale) Kontakturtikaria	430, 462, 475
Cucurbita pepo L. * (Cucurbitaceae)	Kürbis	Pumpkin	pollenassoziierte Nahrungsmittelallergie	Noster & Hausen, unveröffentlicht
Cucurbita pepo ssp. *pepo* convar. 'Zucchini' (Cucurbitaceae)	Zucchini	Zucchini	NM-Allergie	475
Cupressus sempervirens L. (Cupressaceae)	Zypresse	Cypress	Pollinosis, Asthma	51, 67, 71, 276
Curcuma longa L. (Zingiberaceae)	Safran-, Gelbwurzel, Kurkuma	Turmeric	NM-Allergie	415
Cyamopsis tetragonolobus (L.) Taub. (Leguminosae)	Guar	Guar, Cluster bean	Staub ⇒ Rhinitis, Asthma (Berufsallergen) (NM-Zusatzstoff = E 412)	30, 96, 218, 250, 274, 290, 468
Cyclamen persicum Mill. * (Primulaceae)	Alpenveilchen	Cyclamen	Pollinosis (Berufsallergen)	214, 379
Cynodon dactylon L. * (Gramineae)	Bermuda-, Hundezahngras	Bermuda grass	Pollinosis	195, 283, 356, 391, 429

Art, (Familie)	Deutscher Name	Englischer Name	Art der Soforttypreaktion(en)	Literatur
Cyperus alternifolius L. (Cyperaceae)	Papyrus	Papyrus	Rhinitis, Konjunktivitis	32
Cyrtomium falcatum (L.f.) K.B. Presl (Aspidiaceae)	Sichelfarn	Holly fern	Sporen ⇒ Rhinitis	141
Dahlia coccinea Cav. (Compositae)	Dahlie	Dahlia	Pollinosis (Berufsallergen)	408
Dendranthema x hortorum (Chrysanthemun x hortorum) (Compositae)	Chrysantheme	Chrysanthemum	Pollinosis, Rhinitis, Asthma, Kontakturtikaria (Berufsallergen)	406, 410, 424
Dianthus caryophyllus L. (Caryophyllaceae)	Gartennelke	Clove pink	Pollinosis	179, 361
Diospyros kaki L. f. * (Ebenaceae)	Kakifrucht, Sharon	Date-plum, Jap. persimon	NM-Allergie, anaphylaktische Reaktion	C. Thiel unveröffentlicht
Dryopteris filix-mas (L.) Schott (Aspidiaceae)	Wurmfarn	Male fern	Sporen ⇒ Rhinitis	141
Echinacea purpurea (L.) Moench. (Compositae)	Purpurfarbener Sonnenhut, Purpursonnenkraut	Purple cornflower	Anaphylaktische Reaktionen nach i.v.-Injektion von Echinacin-Preßsaft	9, 10, 93, 374
Echium vulgare L. (Boraginaceae)	Natternkopf	Viper's grass, Blue devils	Pollen ⇒ NM-Allergie	216
Elettaria cardamomum (L.) Maton (Zingiberaceae)	Kardamom, Malabarkardamom	Cardamom plant, Malabar cardamom	NM-Allergie	90, 301
Elettaria major Sm. (Zingiberaceae)	Cylonkardamom	Cylon cardamom	NM-Allergie	90, 301
Entandophragma cylindricum (Sprague) Sprague (Meliaceae)	Sapelli, Sapeli, Sapellimahagoni	Cedar mahogany, Golden coast cedar, Heary mahogany	Holzstaub ⇒ Rhinitis, Asthma (Berufsallergen)	176, 224
Eruca vesicaria (L.) Cav. ssp. *sativa* (Mill.) Thell. (Cruciferae)	Ölrauke, Rauke, Ruke	Rocket	NM-Allergie, Kontakturtikaria	337
Eucalyptus globulus Labill. (Myrtaceae)	Eukalyptus, Blaugummibaum	Southern blue gum	Pollinosis; Pollen ⇒ Kontakturtikaria	361, 443
Euonymus europaea L. (Celastraceae)	Pfaffenhütchen	Spindle tree, Prickwood	Holzstaub ⇒ Rhinitis, Asthma (Berufsallergen)	186
Euphorbia fulgens Karw. (Euphorbiaceae)	Korallenranke	Scarlet plume	Pollinosis (Berufsallergen)	175
Fagopyrum esculentum Moench. (Polygonaceae)	Buchweizen	Buckwheat	Staub ⇒ Rhinitis, Asthma (Berufsallergen); Samen ⇒ NM-Allergie, Kontakturtikaria	148, 280, 314, 348, 381, 435, 476, 478

Art, (Familie)	Deutscher Name	Englischer Name	Art der Soforttypreaktion(en)	Literatur
Fagus sylvatica L. (Fagaceae)	Rotbuche	Beech	Pollinosis; Holzstaub ⇒ Rhinitis, Asthma (Berufsallergen)	223, 224, 231, 272, 360
Ficus carica L. (Moraceae)	Echter Feigenbaum, Eßfeige	Fig	NM-Allergie	87, 103, 106, 109, 241, 462, 469, 475
Foeniculum vulgare Mill. (Umbelliferae)	Fenchel	Fennel	NM-Allergie	29, 394
Fragaria x magna Thuill. (Rosaceae)	Garten-erdbeere	Strawberry	NM-Allergie, orale Kontakturtikaria, Pollinosis	7, 103, 155, 237
Fraxinus excelsior L. (Oleaceae)	Esche	Ash	Pollinosis; Holzstaub ⇒ Rhinitis, Asthma (Berufsallergen)	223, 224, 231, 255, 306, 370, 371, 455
Freesia-Hybriden (Iridaceae)	Freesien	Freesia	Rhinitis, Konjunktivitis, Asthma (Berufsallergen)	417, 418, 467
Gerbera jamesonii H. Bol. ex. Hook. f. (Compositae)	Gerbera	Gerbera	Rhinitis, Asthma	467
Gloriosa superba L. (Liliaceae)	Kronlilie	Climbing lily (Gattungsname)	Pollinosis	379
Gonystylus bancanus Baill. (Thymelaeaceae)	Ramin	Ramin	Holzstaub ⇒ Rhinitis, Asthma (Berufsallergen)	188, 298, 310
Gossypium hirsitum L. (Malvaceae)	Baumwolle	Cotton	Staub ⇒ Rhinitis, Asthma (Berufsallergen); Samen ⇒ NM-Allergie (Baumwollsamenöl)	27, 58, 171, 271, 390, 411, 432
Gypsophila paniculata L. (Caryophyllaceae)	Schleierkraut	Baby's breath	Rhinitis, Konjunktivitis, Asthma (Berufsallergen)	11, 361, 377, 423
Helenium autumnale L. (Compositae)	Sonnenbraut	Sneezeweed	Pollinosis	400
Helianthus annuus L. (Compositae)	Sonnenblume	Sunflower	Pollinosis; Samen ⇒ NM-Allergie (Sonnenblumenöl)	15, 48, 115, 165, 211, 220, 235, 238, 305, 349, 481, 482
Holcus lanatus L. * (Gramineae)	Wolliges Honiggras	Sweet velvet grass, Yorkshire-fog	Pollinosis	22, 289, 376

Art, (Familie)	Deutscher Name	Englischer Name	Art der Soforttypreaktion(en)	Literatur
Hordeum vulgare L. (Gramineae)	Saatgerste, aus Gerste gewonnener Malz	Barley, Malt	Pollinosis; Mehlstaub ⇒ Rhinitis, Konjunktivitis, Asthma (Berufsallergen); NM-Allergie (u.a. Bier)	31, 72, 160, 226, 309, 338, 350, 375, 401, 445, 472
Humulus lupulus L. (Moraceae)	Hopfen	Hop	Pollinosis, NM-Allergie	344
Indigofera tinctoria L. (Leguminosae)	Indigostrauch	Common indigo, Indian indigo	Staub ⇒ Rhinitis, Konjunktivitis, Asthma (Berufsallergen)	172
Iris germanica L. var. *florentina* Dykes (Iridaceae)	Schwertlilie	Orris root	Staub ⇒ Rhinitis, Asthma	20
Juglans regia L. (Juglandaceae)	Walnußbaum	Walnut	Pollinosis; Holzstaub ⇒ Rhinitis, Asthma (Berufsallergen); Nuß ⇒ NM-Allergie	105, 162, 224, 317, 349, 475
Juniperus sabina L. (Cupressaceae)	Sadebaum	Savin	Pollinosis	328, 454
Khaya anthoteca (Welw.) C. DC. (Meliaceae)	Afrikan. Mahagoni	Acajou blanc, Krala	Holzstaub ⇒ Rhinitis, Asthma (Berufsallergen)	176, 313, 392
Lactuca sativa L. (Compositae)	Salat, Gartensalat, Lattich	Lettuce	NM-Allergie, Kontakturtikaria (Berufsallergen)	4, 125, 242, 348, 351
Lathyrus sativus L. (Leguminosae)	Saatplatterbse, Deutsche Kichererbse	India pea, Khesari	Mehlstaub ⇒ Asthma	434
Laurus nobilis L. (Lauraceae)	Lorbeerbaum	Bay laurel, Sweet bay	NM-Allergie	378, 415
Lawsonia inermis L. (Lythraceae)	Hennastrauch	Henna	Staub ⇒ Rhinitis, Konjunktivitis, Asthma, Kontakturtikaria (Berufsallergen)	84, 126, 172, 270, 331, 395
Lepidium sativum L. (Cruciferae)	Gartenkresse	Cress	NM-Allergie, Proteinkontaktdermatitis	19, 348, 473
Leucanthemum vulgare Lam. (= *Chrysanthemum vulgare* L.) (Compositae)	Margerite	Marguerite	Pollinosis	447
Levisticum officinale W.D.Koch (Umbelliferae)	Liebstöckel, Maggikraut	Garden lovage, Bladder seed	NM-Allergie	414
Ligustrum vulgare L. (Oleaceae)	Liguster, Rainweide	Common privet	Pollinosis	49, 292, 354

Art, (Familie)	Deutscher Name	Englischer Name	Art der Soforttypreaktion(en)	Literatur
Lilium longiflorum Thunb. (Liliaceae)	Lilie	Easter lilly	Rhinitis, Kontakturtikaria	253, 379
Limonium tataricum (L.) * Mill. (Plumbaginaceae)	Meerlavendel, Widerstoß, Statice	Statice, Sea lavender, Tataric statice	Rhinitis, Konjunktivitis, Asthma, Kontakturtikaria (Berufsallergen)	343, 423, 425
Linum usitatissimum L. (Linaceae)	Flachs, Lein	Flax	Pollinosis; Staub ⇒ Rhinitis, Asthma (Berufsallergen) Samen ⇒ NM-Allergie	36, 59, 76, 77, 154, 212, 230, 286, 299, 441, 457
Litchi chinensis Sonn. (Sapindaceae)	Litchibaum, Litchipflaume	Litchi, Lychee	NM-Allergie (anaphylaktischer Schock)	108, 142, 256, 291
Lupinus albus L. (Leguminosae)	Weißlupine	White lupine, Sweet lupine	NM-Allergie (NM-Zusatzstoff)	64
Lupinus angustifolius L. (Leguminosae)	Lupine	Lupine	Pollinosis	360
Lycopodium clavatum L. (Lycopodiaceae)	Bärlapp	Lycopod, Stag's horn-clubmoss	Sporen ⇒ Asthma (Berufsallergen)	166, 213, 251, 297, 340, 362
Mangifera indica L. (Anacardiaceae)	Mangobaum	Mango tree	Pollinosis, NM-Allergie	86, 106, 109, 288, 357, 475
Manilkara zapota (L.) van Royen (= *Achras zapota* L.) (Sapotaceae)	Breiapfelbaum, Sapotillbaum	Chicle tree	NM-Allergie	123, 236
Mansonia altissima Pierre ex A.Chev. (Sterculiaceae)	Mansonia	Mansonia, Bété	Holzstaub ⇒ Rhinitis, Asthma (Berufsallergen)	132, 168, 173, 176, 224, 298, 309
Medicago sativa L. (Leguminosae)	Luzerne	Lucerne	Staub ⇒ Rhinitis, Asthma, Kontakturtikaria, (Berufsallergen)	6, 258, 315, 367
Melissa officinalis L. (Labiatae)	Zitronenmelisse	Balmmint, Lemon balm	NM-Allergie	414
Mentha x piperita L. (Labiatae)	Pfefferminze	Peppermint	Teestaub ⇒ Rhinitis (Berufsallergen); NM-Allergie	240, 448
Mercurialis annua L. (Euphorbiaceae)	Einjähriges Bingelkraut	Annual mercury	Pollinosis, Asthma	3, 136
Morus alba L. (Moraceae)	Weißer Maulbeerbaum	White mulberry	Pollinosis; Staub ⇒ Asthma (Berufsallergen)	111, 295, 296

Art, (Familie)	Deutscher Name	Englischer Name	Art der Soforttypreaktion(en)	Literatur
Musa x paradisiaca L. (Musaceae)	Banane	Banana	NM-Allergie, (anaphylaktischer Schock), Kontakturtikaria	103, 127, 260, 364, 365
Myrica gale L. (Myricaceae)	Gagelstrauch	Bog-myrtle	Pollinosis	177
Myrica pensylvanica Loisel. (Myricaceae)	Pennsylvania-Gagel, „Bayberry"	Southern bayberry, Wax myrthle	Pollinosis	204, 341
Myristica fragrans Houtt. (Myristicaceae)	Muskatnuß-baum	Nutmeg	NM-Allergie	363, 394, 419
Myroxylon balsamum (L.) Harms var. *pereirae* (Royle) Harms (Leguminosae)	Perubalsam-baum	Balsam of Peru, Peru balsam tree	NM-Allergie	122, 412
Narcissus pseudonarcissus L. (Amaryllidaceae)	Narzisse, Osterglocke, Trompeten-narzisse	Wild daffodil, Easter lilly	Zwiebelstaub ⇒ Rhinitis, Asthma (Berufsallergen)	150
Nicotiana tabacum L. (Solanaceae)	Tabak	Tobacco	Asthma, Kontakturtikaria (Berufsallergen)	21, 44, 144, 170, 196, 212, 244, 319, 373, 416, 421, 422, 485
Ocimum basilicum L. (Labiatae)	Basilikum	Sweet basil	NM-Allergie	475
Olea europaea L. * (Oleaceae)	Ölbaum, Olivenbaum	Olive tree	Pollinosis	17, 166, 225, 264, 409, 455, 464
Origanum vulgare L. ssp *vulgare* (Labiatae)	Oregano	Oregano	NM-Allergie	24
Oryza sativa L. (Gramineae)	Reis	Rice	Pollinosis, NM-Allergie, Kontakturtikaria	16, 193, 235, 257, 259, 279, 294, 348, 366, 389, 474
Pachyrrhizus erosus (L.) Urb. (Leguminosae)	Yamsbohne	Yam bean	NM-Allergie	118
Palaquium gutta (Hook.) Baillon (Sapotaceae)	Gutta percha	Gutta percha	Urtikaria, Lippenschwellung, (nach Wurzelkanalfüllung)	54
Panicum miliaceum L. (Gramineae)	Rispenhirse, Echte Hirse	True millet, Common millet	Pollinosis , NM-Allergie	99, 234, 235, 285, 318, 322, 368, 450, 475

Art, (Familie)	Deutscher Name	Englischer Name	Art der Soforttypreaktion(en)	Literatur
Papaver somniferum * L. ssp. *somniferum* (Papaveraceae)	Schlafmohn, Gartenmohn	Opium poppy	NM-Allergie	55, 145, 217, 307, 449, 452
Parietaria judaica L. (Urticaceae)	Mauerglas-kraut	Pellitory of the wall	Pollinosis	2, 5, 80, 316
Pastinaca sativa L. (Umbelliferae)	Pastinak	Parsnip	NM-Allergie	167, 222
Persea americana Mill. (Lauraceae)	Avocado-birne	Avocado	NM-Allergie	40, 70, 159, 234
Petroselinum crispum (Mill.) Nym. ex A. W. Hill (Umbeliferae)	Petersilie	Parsley	NM-Allergie	167, 474
Pfaffia paniculata (Mart.) O. Kuntze (Amaranthaceae)	nicht bekannt	Brazilian ginseng, Para todo	Rhinitis, Asthma (Berufsallergen)	85, 304, 404
Phaseolus coccineus L. (Leguminosae)	Feuerbohne, Prunkbohne	Runner bean	Kochdämpfe ⇒ Rhinitis, Konjunktivitis, Asthma, Kontakturtikaria (Berufsallergen)	278, 323
Phaseolus lunatus L. (Leguminosae)	Mond-, Limabohne	Lima bean	NM-Allergie	466
Phaseolus mungo L. (Leguminosae)	Urdbohne	Black gram, Urad (Ind.)	NM-Allergie	302
Phaseolus radiatus L. (Leguminosae)	Mung-, Jerusalembohne	Mung bean, Green bean	NM-Allergie	18
Philadelphus coronarius L. (Saxifragaceae)	Sommerjasmin, Falscher Jasmin	White syringa, Muck orange	Pollinosis	194
Phillyrea angustifolia L. (Oleaceae)	Steinlinde	Mock privet	Pollinosis	49
Phoenix dactylifera L. * (Palmae)	Dattelpalme	Date palm	Pollinosis	169, 248
Phragmites australis (Cav.) Trin. ex Steud. (Gramineae)	Schilf, Rohr	Reed	Pollinosis	94, 214
Phyllostachys pubescens Mazel ex H. de Lehaie (Gramineae)	Bambus	Gigant bamboo	Kontakturtikaria	232
Picea abies Karsten (Pinaceae)	Fichte	Fir, Norway spruce	Pollinosis; Holzstaub ⇒ Rhinitis, Asthma (Berufsallergen)	214, 224
Pinus pinea L. (Pinaceae)	Pinie	Stone pine, Umbrella pine	NM-Allergie (Pinienkerne)	106, 109, 117, 234
Pinus sylvestris L. (Pinaceae)	Kiefer, Föhre	Scots pine	Pollinosis; Holzstaub ⇒ Rhinitis, Asthma (Berufsallergen)	43, 214, 355

Art, (Familie)	Deutscher Name	Englischer Name	Art der Soforttypreaktion(en)	Literatur
Piper nigrum L. (Piperaceae)	Pfeffer	Pepper	NM-Allergie; Staub ⇒ Rhinitis	301, 356, 378, 415, 417, 419
Pistacia atlantica Desf. (Anacardiaceae)	Atlas-Pistazie	Mt. Atlas mastic tree	Pollinosis	229
Pistacia lentiscus L. (Anacardiaceae)	Mastix-Pistazie, Mastix-Strauch	Mastic tree	Pollinosis	229
Pistacia terebinthus L. ssp. *palaestina* (Boiss.) (Anacardiaceae)	Palästina-Pistazie, Terpentin-Pistazie	Terebinth tree	Pollinosis	229
Pistacia vera L. (Anacardiaceae)	Echte Pistazie	Pistacio tree, Green almond	Pollinosis; Samen ⇒ NM-Allergie	47, 229, 471
Plantago afra L. (Plantaginaceae)	Flohwegerich, Flohsamen	Psyllium seed	Staub ⇒ Rhinitis, Asthma (Berufsallergen); NM-Allergie (anaphylaktische Reaktion)	14, 28, 252, 269, 483
Platanus orientalis L. (Platanaceae)	Platane	Plane tree	Pollinosis	354, 360
Polystichum setiferum (Forssk.) T. Moore ex Woynar (Aspidiaceae)	Schildfarn	Soft shieldfern	Sporen ⇒ Rhinitis, Asthma	141
Populus alba L. (Salicaceae)	Silberpappel	White poplar	Pollinosis	233, 432
Populus deltoides Bartr. ex Marsh (Salicaceae)	nicht bekannt (Baumwollpappel?)	Cottonwood	Pollinosis	111, 432, 458
Populus nigra L. (Salicaceae)	Schwarzpappel	Black poplar	Pollinosis	354, 432
Populus tremula L. (Salicaceae)	Zitterpappel, Espe	Asp(en)	Pollinosis	102, 432
Primula veris L. * (Primulaceae)	Schlüsselblume	Primrose, Cowslip	Pollinosis	137
Prunus armeniaca L. (Rosaceae)	Aprikose, Marille	Apricot	NM-Allergie, orale Kontakturtikaria	91, 147, 437, 439, 440
Prunus avium L. (Rosaceae)	Süßkirsche, Vogelkirsche	Sweet cherry, Wild cherry	Holzstaub ⇒ Rhinitis, Asthma (Berufsallergen); Frucht ⇒ NM-Allergie, orale Kontakturtikaria	224, 317, 325, 356, 437
Prunus cerasus L. (Rosaceae)	Sauer-, Weichselkirsche	Sour cherry, Dwarf cherry	Holzstaub ⇒ Rhinitis, Asthma (Berufsallergen); Frucht ⇒ NM-Allergie, orale Kontakturtikaria	224, 317, 325, 355, 437

Art, (Familie)	Deutscher Name	Englischer Name	Art der Soforttypreaktion(en)	Literatur
Prunus domestica L. (Rosaceae)	Pflaume, Zwetschge	Plum, Wild plum	NM-Allergie, orale Kontakturtikaria	91, 388, 465
Prunus padus L. * (Rosaceae)	Trauben-kirsche	Birch cherry	NM-Allergie	Dr. Fork, München, unveröffentlicht
Prunus persica (L.) Batsch. (Rosaceae)	Pfirsichbaum	Peach	NM-Allergie, orale Kontakturtikaria	262, 265, 437, 451
Psophocarpus tetragonolobus (L.) DC. (Leguminosae)	Goabohne	Winged bean	Kontakturtikaria	266
Pteris vittata L. (Acrostichaceae)	Saumfarn	Longleaf fern (?)	Sporen ⇒ Rhinitis, Asthma	141
Punica granatum L. (Punicaceae)	Granatapfel-baum	Pomegranate	NM-Allergie	106, 109, 199, 263, 321
Pyrus communis L. (Rosaceae)	Birnbaum	Pear	NM-Allergie, orale Kontakturtikaria	88, 228, 355,437, 440
Quercus ilex L. (Fagaceae)	Steineiche	Holly oak, Evergreen oak	Pollinosis	446
Quercus robur L. (Fagaceae)	Stieleiche	Pedunculate oak	Pollinosis; Holzstaub ⇒ Rhinitis, Asthma (Berufsallergen)	224, 310, 311, 347, 354, 367, 392
Raphanus sativus L. var. *niger* (Cruciferae)	Rettich, Radi	Radish	NM-Allergie	45
Raphanus sativus var. *sativus* (Cruciferae)	Radieschen, Radies	Small radish	NM-Allergie	475
Rheum rhabarbarum L. (Polygonaceae)	Rhabarber	Rhubarb	Asthma	107, 330, 429
Ribes rubrum L. (Saxifragaceae)	Rote Johannisbeere	Red currant	NM-Allergie	130
Ribes uva-crispa L. (Saxifragaceae)	Stachelbeere	Gooseberry	NM-Allergie	130
Robinia pseudoacacia L. (Leguminosae)	Robinie, Scheinakazie	False Acacia, Black or Yellow locust	Pollinosis	360
Rosa canina L. (Rosaceae)	Hundsrose	Dog-rose	Pollinosis; Teestaub ⇒ Rhinitis, Asthma, Urtikaria, Anaphylaxie (Berufsallergen)	249
Rosa sp. (Rosaceae)	Gartenrose	Rose	Pollinosis, Kontakturtikaria	33, 234
Rubus sp. (Rosaceae)	Himbeere	Raspberry	NM-Allergie	31

Art, (Familie)	Deutscher Name	Englischer Name	Art der Soforttypreaktion(en)	Literatur
Rudbeckia hirta L. (Compositae)	Rudbeckie Sonnenhut	Black eyed Susan	Pollinosis	400
Salix caprea L. (Salicaceae)	Salweide	Goat willow	Pollinosis; Pollen in Honig	102, 182
Salsola kali L. (Chenopodiaceae)	Salzkraut	Prickly saltwort	Pollinosis	94
Salvia officinalis L. (Labiatae)	Gartensalbei	Sage	NM-Allergie; Tee ⇒ Kontakturtikaria	205, 414
Sambucus nigra L. (Caprifoliaceae)	Holunder	Elder	Pollinosis	360
Saponaria officinalis L. (Caryophyllaceae)	Seifenkraut	Soapwort	Staub ⇒ Rhinitis, (Berufsallergen)	69
Senecio vulgaris L. (Compositae)	Kreuzkraut	Groundsel	Pollinosis	400
Sesamum indicum L. (Pedaliaceae)	Sesam	Sesame	NM-Allergie (anaphylaktische Reaktionen)	79, 156, 209, 215, 235, 273, 290, 358, 397, 420, 433
Shorea wiesneri Schiffn. (Dipterocarpaceae)	Dammarbaum	Philippine red Mahogany, Meranti, Lauan, Seraya	Holzstaub ⇒ Kontakturtikaria, Rhinitis, Konjunktivitis, Asthma (Berufsallergen)	146, 224, 239
Silybum marianum (L.) Gaertn. (Compositae)	Mariendistel	Milk thistle	Samen ⇒ Rhinitis, Konjunktivitis, (Berufsallergen); Tee ⇒ anaphylaktischer Schock	34, 138, 384, 470
Sinapis alba L. ssp. *alba* (Cruciferae)	Weißer Senf	White mustard	NM-Allergie	284, 290, 320, 352
Solanum melongena L. (Solanaceae)	Aubergine, Eierfrucht	Aubergine	NM-Allergie	112, 387
Solidago virgaurea L. (Compositae)	Goldrute	Golden rod	Pollinosis	348, 400, 438
Sorghum halepense (L.) * Persiehe (Gramineae)	Mohrenhirse	Johnson grass	Pollinosis	111, 258, 446
Spathiphyllum wallisii Regel (Araceae)	Einblatt, Friedenslilie	Spathe flower	Rhinitis, Asthma Kontakturtikaria (Berufsallergen)	219
Spinacia oleracea L. (Chenopodiaceae)	Spinat	Spinache	NM-Allergie	95, 308, 356, 484

Art, (Familie)	Deutscher Name	Englischer Name	Art der Sofort-typreaktion(en)	Literatur
Sterculia urens Roxb. (Sterculiaceae)	Karaya	Karaya gum, Sterculia gum, Indian tragacanth	Staub (z.T. in Dauerwelle) ⇒ Rhinitis, Asthma; NM-Allergie (NM-Zusatzstoff)	52, 53, 63, 113
Swietenia macrophylla King (Meliaceae)	Mahagoni, Echtes Mahagoni	Mahogany	Holzstaub ⇒ Rhinitis, Asthma (Berufsallergen)	173, 176, 224, 310
Syringa vulgaris L. (Oleaceae)	Flieder	Lilac	Pollinosis	258, 306, 408, 455
Syzygium aromaticum (L.) Merr. et L.M.Perry (Myrtaceae)	Gewürz-nelkenbaum	Clove	NM-Allergie	301
Tagetes erecta L. (Compositae)	Tagetes, Studentenblume, Sammetblume	(African) Marigold	Pollinosis	33, 400
Tamarindus indica L. (Leguminosae)	Tamarinde	Tamarind	Asthma (Berufsallergen)	129
Tanacetum cinerariifolium (Trev.) Schultz-Bip. (Compositae)	Dalmatinische Insektenblume	Pyrethrum	Rhinitis, Asthma (Berufsallergen)	112, 345
Taraxacum officinale Wiggers (Compositae)	Löwenzahn, Kuhblume	Dandelion	Pollinosis; Pollen in Honig ⇒ NM-Allergie	81, 182, 183
Taxus baccata L. (Taxaceae)	Eibe	Yew tree	Pollinosis	454
Tectona grandis L. (Verbenaceae)	Teakbaum	Teak	Holzstaub ⇒ Rhinitis, Asthma (Berufsallergen)	134, 310, 311, 313, 372
Terminalia superba Eng. et Diels (Combretaceae)	Limba	Limba	Holzstaub ⇒ Rhinitis, Asthma (Berufsallergen)	173, 176, 224, 231, 310, 311, 313
Theobroma cacao L. (Sterculiaceae)	Kakaobaum	Cacao	NM-Allergie	355, 475
Thuja plicata Donn ex D. Don (Cupressaceae)	Lebensbaum	Western red cedar	Pollinosis; Holzstaub ⇒ Rhinitis, Asthma, Konjunkti-vitis, Urtikaria (Berufsallergen)	73, 74, 75, 201
Thymus vulgaris L. (Labiatae)	Thymian	Thyme	NM-Allergie	24, 414
Tieghemella heckelii Pierre ex A. Chev. (Sapotaceae)	Makoré	Makoré, Baku	Holzstaub ⇒ Rhinitis, Asthma (Berufsallergen)	176, 224, 231, 310, 311, 313
Tilia cordata Mill. (Tiliaceae)	Winterlinde	Small-leaved lime	Pollinosis, Kontakturtikaria	89, 334, 354

Art, (Familie)	Deutscher Name	Englischer Name	Art der Soforttypreaktion(en)	Literatur
Tradescantia fluminensis Vell. emend. Brückn. (Commelinaceae)	Tradeskantie, Dreimasterblume	Wandering jew	Asthma, Konjunktivitis, aerogene Kontakturtikaria	369
Trifolium pratense L. (Leguminosae)	Wiesenklee, Rotklee	Red clover	Teestaub ⇒ Rhinitis (Berufsallergen)	39, 258
Trifolium repens L. (Leguminosae)	Weißklee	White clover	Pollinosis	258, 360
Trigonella foenumgraecum L. (Leguminosae)	Bockshornklee	Fenugreek	NM-Allergie	302
Triplochiton scleroxylon K. Schum. (Sterculiaceae)	Abachi	Obeche, Samba, Wawa	Holzstaub ⇒ Rhinitis, Asthma (Berufsallergen)	42, 57, 158, 187, 188, 189, 190, 198, 310, 313, 382, 460
Tulipa sp. (Liliaceae)	Tulpe	Tulip	Zwiebelstaub ⇒ Rhinitis, Kontakturtikaria (Berufsallergen)	243, 253, 463
Ulmus americana L. (Ulmaceae)	Weißulme, Rüster	American elm	Pollinosis	111, 258
Ulmus spc. L. (Ulmaceae)	Ulme	Elm	Pollinosis	35, 354
Urginea maritima L. Baker (Liliaceae)	Meerzwiebel	Sea onion, Squill	Staub ⇒ Asthma (Berufsallergen)	380
Urtica dioica L. (Urticaceae)	Brennessel	Stinging nettle	Pollinosis	50, 275, 391
Vanilla planifolia G. Jacksiehe (Orchidaceae)	Echte Vanille	Common vanilla	NM-Allergie	301
Verbena x hybrida Voss; *Verbena elegans* HBK - 'Cleopatra' (Verbenacae)	Gartenverbene	Verbena hybrids	Pollinosis, Asthma (Berufsallergen)	339
Vicia faba L. (Leguminosae)	Saubohne, Dicke Bohne, Puffbohne	Broad bean	NM-Allergie	18, 356
Vicia sativa L. (Leguminosae)	Futterbohne, Saatbohne, Ackerwicke	Vetch	Staub ⇒ Rhinitis, Asthma (Berufsallergen)	336
Viscum album L. (Lovanthaceae)	Mistel	Misteltoe	Rhinitis	312, 335, 383
Vitis vinifera L. (Vitaceae)	Weinstock, Weinrebe	Wine, Grape	Pollinosis, NM-Allergie, orale Kontakturtikaria	104, 157, 388
Xanthium strumarium L.* (Compositae)	Spitzklette	Cocklebur	Pollinosis	33, 353, 356, 456, 459

Art, (Familie)	Deutscher Name	Englischer Name	Art der Soforttypreaktion(en)	Literatur
Zea mays L. * (Gramineae)	Mais	Corn	Pollinosis; Mehlstaub ⇒ Rhinitis, Asthma, NM-Allergie; Maispuder ⇒ Kontakturtikaria, Proteinkontaktdermatitis (Berufsallergen)	107, 120, 124, 163, 234, 247, 259, 318, 348, 399, 469
Zingiber officinale Rosc. (Zingiberaceae)	Ingwer	Ginger	Staub ⇒ Rhinitis (Berufsallergen); NM-Allergie	107, 246, 419, 429

*

Hinweise zu Tabelle 8

Art	Hinweis(e)	Literatur
Bertholletia excelsa	Paranußallergen wurden in gentechnisch veränderten Sojabohnen gefunden	304
Brassica napsus ssp. *oleifera*	eine der frühesten Beobachtungen stammt von COLLDAHL 1954	Acta Allergol 7, 367
Camellia sinensis	Patient (Teehändler) reagierte im RAST auf *alle* geprüften Teesorten	386
Cassia acutifolia	Eigene Beobachtung: Apothekenhelferin bekam Asthma	unveröffentlicht
Castanea sativa	Antigengemeinschaft mit Latex, Banane, Kiwi, Avocado	245
Ceiba pentandra	Antigengemeinschaften mit Baumwolle (siehe: *Gossypium hirsutum*)	58
Ceratonia siliqua	E 410, Verdickungsmittel in Soßen, Suppen, Speiseeis, Schmelzkäse, Backwaren, Pudding, tiefgefrorenen Erzeugnissen	– – –
Cocos nucifera	Zwei Hautpallergene charakterisiert: 2,9 kD und 158 kD	208
Cryptomeria japonica	Zwei Hauptallergene charakterisiert: Cry j I und Cry j II	174
Cucurbita pepo	1 Fall, NM-Allergie durch Kürbiskerne	Noster, Hausen, unveröffentlicht
Cyclamen persicum	Eigener Fall in einer Cyclamen-Großkultur, Rhinokunjunktivitis	unveröffentlicht
Cynodon dactylon	Hauptallergen: Cyn d I charakterisiert	195
Diospyros kaki	1 Fall: Schweißausbruch, Erbrechen, Durchfall, Kreislaufzusammenbruch nach Genuß (rezidivierend)	Dr. C. Thiel, Wiesbaden, unveröffentlicht
Holcus lanatus	Zwei Allergene (Hol l I, Hol l V) mit 30 kD und 34 kD identifiziert, SCHRAMM G. et al.: Int Arch All Immunol ***110***, 354–363 (1996)	22
Limonium tataricum	Kreuzreaktion auf Schleierkraut	423
Olea europaea	Hauptallergen Ole e I kommt auch in Esche, Flieder und Forsythia vor	455

Art	Hinweis(e)	Literatur
Papaver somniferum	Eigener Fall: 25 J.,weibl. Pat. Mohnbrötchen, NM-Allergie; orale Hyposensibilisierung erfolgreich	unveröffentlicht
Phoenix dactylifera	Die sechs Hauptallergene Pho d I – VI weisen molare Massen von 12, 14,4, 57 und 65–74 kD auf	248
Primula veris	Eigener Fall 1996: Typ I-Allergie: Rhinokonjunktivitis bis zu Asthmaanfällen bei Vermehrung von Primeln durch Pollenübertragung	unveröffentlicht
Prunus padus	NM-Allergie, 1 Fall, 1996	Dr. Fork, München, unveröffentlicht
Sorghum halepense	In den USA eine Vielzahl von Fällen zwischen 1922 und 1971 beschrieben	258
Xanthium strumarium	Positiver Hauttest mit Pollen, „Desensibilisierung" erfolgreich	355
Zea mays	Maispuder ist der Träger der Latexallergene bei aerogener Reaktion auf Gummihandschuhe	399

Literatur zu Kap. 7.1 (Tabelle 8):

[1] ACCIAI M. C. et al.: Skin tests with fresh foods. Cont Derm *24*, 67–68 (1991)

[2] AFERINI C. et al.: Use of monoclonal antibodies in the standardization of *Parietaria judaica* allergenic extracts. Biologicals *23*, 239–247 (1995)

[3] ALEMANY-VALL R.: Casos de polinosis en 1954–1955. Med Clin *26*, 100–108 (1956)

[4] ALONSO M. D. et al.: Occupational protein contact dermatitis from lettuce. Cont Derm *29*, 109–110 (1993)

[5] de AMATO G. et al.: *Parietaria* pollinosis: a review. Allergy *47*, 443–449 (1992)

[6] ANDERSON L. R.: Contact dermatitis from alfalfa and bur clover. Arch Derm *50*, 701 (1944)

[7] ANDERSON J. et al.: Melon and banana sensitivity coincident with ragweed pollinosis. J Allergy Clin Immunol *45*, 310–319 (1970)

[8] AÑIBARRO B. et al.: Associated sensitization to latex and chestnut. Allergy *48*, 130–131 (1993)

[9] ANONYM: Anaphylaktische Reaktion nach i.v.-Injektion von Echinacin-Pressaft. Arznei-Telegramm *7*,68 (1988)

[10] ANONYM: Netzwerk der gegenseitigen Information. Arznei-Telegram vom 20.05.1996, S. 1–4 (Echinacea)

[11] ANTÉPARA I. et al.: Occupational asthma related to fresh *Gypsophila paniculata*. Allergy *49*, 478–480

[12] ANTICO A.: Oral allergy syndrome induced by chestnut (*Castana sativa*). Ann Allergy Asthma Immunol *76*, 37–40 (1996)

[13] ARIANO R. et al.: Pollen allergy to mimosa (*Acacia floribunda*) in a mediterranean area: an occupational disease. Ann Allergy *66*, 253–256 (1991)

[14] ASCHER MS: Psyllium seed sensitivity. J Allergy *12*, 607–609 (1941)

[15] AXELSSON J. G. K. et al.: Anaphylactic reaction to sunflower seed. Allergy *48*, 517–520 (1994)

[16] BABA M. et al.: Pollen in Japan. In: ROTH A. (Ed): Allergy in the world. University Press, Hawaii, Honolulu, (1978), 100–108

[17] BANFI G. et al.: Multicentre evaluation of capture Assay Radium Liquid Allergen for measurement of specific IgE antibodies. Eur J Clin Chem Clin Biochem *33*, 755–759 (1995)

[18] BARNETT D. et al.: Allergic cross reaction among legume food – an in vitro

study. J Allergy Clin Immunol *79*, 433–438 (1987)
[19] BAUR X. et al.: Allergisches Asthma durch *Folia sennae*. Allergologie *6*, 36–38 (1983)
[20] BAZYEAT R. M.: The importance of orris root as an etiologic factor in hay fever and asthma. J Lab Clin Med *13*, 516–522 (1928)
[21] BECKER C. G. et al.: Hypersensitivity to tobacco antigen. Proc Natl Acad Sci *73*, 1712–1716 (1976)
[22] BECKER W. M. et al.: Identification and monecular characterization of allergens of *Holcus lanatus* by means of patients' IgE and monoclonal antibodies. Allergy *47*, Suppl, 34 (1992) (Abstr.)
[23] BENDERSKY G. et al.: Anaphylactoid reaction to ingestion of orange. J Am Med Assoc *17*, 255 (1960)
[24] BENITO M. et al.: Labiatae allergy: systemic reactions due to ingestion of oregano and thyme. Ann Allergy Asthma Immunol *76*, 416–418 (1996)
[25] BENNER M. et al.: Anaphylactic reaction to chamomilla tea. J Allergy Clin Immunol *52*, 307–308 (1973)
[26] BERNTON H. S.: Hay fever and asthma caused by the pollen of the paper mulberry (*Papyrus papyrifera*). J Lab Clin Med *13*, 829–836 (1928)
[27] BERNTON H. S. et al.: Significance of cotton seed sensitiveness. J Allergy *11*, 138–146 (1940)
[28] BERNTON H. S.: The allergenicity of psyllium seed. Med Am Distr Col *39*, 313–317 (1970)
[29] BERTI C. et al.: Allergy to fennel. Allergy *47*, Suppl, 57 (1992) (Abstr.)
[30] BERTLING G. L.: Versteckte Nahrungsmittelallergene. Zur Kenntnis des Guarkernmehls. Allergologie *9*, 413–415 (1986)
[31] de BESCHE A.: Serologische Untersuchungen über allergische Erkrankungen beim Menschen. Acta pathol microbiol Scand *6*, 115–144 (1929)
[32] BESSOT J. et al.: Rhinite pseudoprofessionelle et allergie vraie au pollen du papyrus. Rev Franc Allergol *32*, 208–209 (1992)
[33] BIEDERMANN J.: Sensitivity to flowers. Laryngoscope *47*, 825–828 (1937)
[34] BIRCHER A. J. et al.: Occupational respiratory allergy to the seeds of *Silybum marianum* in a pharmacy employee. Allergo J *2*, 50–51 (1992)
[35] BLACK J. H. et al.: Elm pollen as a complicating factor in hay fever. J Allergy *1*, 501–505 (1930)
[36] Black W. C.: Flax hypersensitivity. J Am Med Assoc *94*, 1064–1065 (1930)
[37] BLAISS M. S. et al.: Anaphylaxis to cabbage: detection of allergens. Ann Allergy *58*, 248–250 (1987)
[38] BLAMOUTIER P.: Un cas de sensibilisation au chrysantheme. Sem Hôp *32*, 2865 (1956)
[39] BLANC P. D. et al.: Herbal tea asthma. Br J Indust Med *43*, 137–138 (1986)
[40] BLANCO C. et al.: Avocado hypersensitivity. Allergy *49*, 454–459 (1994)
[41] BOCK S. A. et al.: Proper use of skin tests with food extracts in diagnosis of hypersensitivity to food in children. Clin Allergy *7*, 375–383 (1977)
[42] BÖCKERS M. et al.: Soforttypallergie auf Abachi-Holz. Allergologie *13*, 71 (1990)
[43] BOGGS H. W.: A case of early spring hay-fever appearently due to pine pollen. Intern Corresp Club Allergy *10*, 20–24 (1946)
[44] BONINI S.: Smoking, IgE and occupational allergy. Brit Med J *284*, 512–513 (1982)
[45] BONN C. et al.: Nahrungsmittelallergie gegen Brassicaceen. Akt Derm *13*, 80–81 (1987)
[46] BORGTS R. et al.: IgE-mediated food hypersensitivity to chicory (witloof). Allergologie *18*, 414 (1995)
[47] BOURRIER T. et al.: „Pistachio“ – a new food allergen in childhood? Allergologie *18*, 413 (1995)
[48] BOUSQUET J. et al.: Occupational allergy to sunflower pollen. J Allergy Clin Immunol *75*, 70–74 (1985)
[49] BOUSQUET J. et al.: Allergy in the mediterranean area. III: Cross reactivity among Oleaceae pollens. Clin Allergy *15*, 439–448 (1985)

[50] BOUSQUET J. et al.: Allergy in the mediterranean area II: Cross reactivity among Urticaceae pollens (*Parietaria* and *Urticaria*). Clin Allergy ***16***, 57–64 (1986)
[51] BOUSQUET J. et al.: Heterogenity of atopy. I. Clinical and immunologic characteristics of patients allergic to cypress pollen. Allergy ***48***, 183–188 (1993)
[52] BOUTRON J. P. et al.: Affections respiratoires professionnelles de mécanism allergique diclendiées par la poudre de karaya en milieu hospitalier. Arch Mal Prof ***48***, 489–490 (1987)
[53] BOWEN R.: Karaya gum as a cause of urticaria. Arch Dermatol ***39***, 506–509 (1939)
[54] BOXER M. B. et al.: Gutta percha allergy in a health care worker with latex allergy. J All Clin Immunol 93, 943–444 (1944)
[55] BRAUN W. et al.: Mohnallergie. Z Hautkr ***63***, 344 (1988)
[56] van der BREMPT X. et al.: Rhinitis and asthma caused by occupational exposure to carob bean flour. J Allergy Clin Immunol ***90***, 1008–1010 (1992)
[57] Bridge J. C.: Annual report of the chief inspector of factories and workshops, London. Her Majesty's Printing Office, London (1937), 65
[58] BROWN G. T.: Cotton seed and kapok sensitization. J Am Med Assoc ***93***, 370–374 (1929)
[59] BROWN G. T.: Linseed meal sensitization. Ann Int Med ***4***, 601–612 (1930)
[60] BROWN E. B. et al.: Allergy (asthma) to ingested gum tragacanth. J Allergy ***18***, 214–215 (1947)
[61] BRÜCKNER V. et al.: Beziehungen zwischen Hauttest und spezifischem IgE (Radio-Allergo-Sorbens-Test) in der Diagnostik inhalativer Allergien. Z Hautkr ***52***, 109–116 (1977)
[62] BUCUR J. et al.: Rape pollen allergy. Scand J Resp Dis ***59***, 222–227 (1978)
[63] BULLEN S. S.: Perennial hay fever from Indian gum (Karaya gum). J Allergy Clin Immunol ***5***, 484–487 (1934)
[64] BUSH R. K. et al.: Sweet lupine (*Lupinus albus*) sensitivity. J Allergy Clin Immunol ***89***, Suppl, 195 (1992) (Abstr.)
[65] BUSSE W. W. et al.: Asthma: definition and pathogenesis. In: MIDDLETON E. Jr. et al. (Eds.): Allergy, 4th ed. CV Mosby, St. Louis, (1993), 1173–1201
[66] BUTCHER R. D. et al.: Evaluation of the allergenic potential of air pollulants. Clin Exp Allergy ***25***, 985–992 (1995)
[67] CAIAFFA M. F. et al.: Cupressaceae allergy in Bari, Italy. Allergy ***16***, Suppl, 179 (1993) (Abstr.)
[68] CASTERLINE C. L.: Allergy to chamomilla tea. J Am Med Assoc ***244***, 330–331 (1980)
[69] CEH M. et al.: Berufssensibilisierungen gegen Radix-saponariae-alba-Pulver. Allergie und Asthma ***9***, 290–293 (1963)
[70] CEUPPENS J. L. et al. Latex allergy in patient with allergy to fruit. Lancet ***339***, 493 (1992)
[71] CHAMPION R. H.: Atopic sensitivity to algae and lichens. Brit J Derm ***85***, 551–557 (1971)
[72] CHANIAL G. et al.: Allergie à un protein de panification chez un jeune boulanger. Bull Soc Franc Derm ***72***, 99–100 (1965)
[73] CHAN-YEUNG M.: Immunologic and nonimmunologic mechanisms in asthma due to Western red cedar (*Thuja plicata*). J Allergy Clin Immunol ***70***, 32–37 (1982)
[74] CHAN-YEUNG M.: Bronchial hyperresponsiveness and level of exposure in occupational asthma due to Western red cedar (*Thuja plicata*). Am Rev Respir Dis ***146***, 1606–1609 (1992)
[75] CHAN-Yeung M: Follow-up study of 323 patients with occupational asthma caused by Western red cedar (*Thuja plicata*). J Allergy Clin Immunol ***79***, 792–796 (1987)
[76] CHARPIN J.: Divers aspects de l'allergie à la graine e lin. In: Occupational allergy. HE Stenfert Kroese, Leiden (1959), 120–124
[77] CHARPIN J. et al.: Asthma professionnels due aux oléagineux. J Franc Med Chir Thor ***11***,47–50 (1961)
[78] CHARPIN J. et al.: L'allergie aux cyprès. Rev Franc Allergol ***30***, 21–26 (1991)
[79] CHIU J. T. et al.: Sesame seed oil ana-

phylaxis. J Allergy Clin Immunol *88*, 414–415 (1991)

[80] Cocchiara R. et al.: Purification of Par j I, a major allergen from *Parietaria judaica* pollen. Int Arch Allergy Appl Immunol *90*, 84–90 (1989)

[81] Cohen S. H. et al.: Acute allergic reaction after composite pollen ingestion. J Allergy Clin Immunol *64*, 270–274 (1979)

[82] de Corres L. F. et al.: Sensitization to chestnuts and bananas in patients with contact urticaria from latex. Cont Derm *23*, 277 (1990)

[83] Courmont P. E.: Anaphylaxie cutanée au suc d'asperges. Lyon Méd *145*, 184–186 (1930)

[84] Cronin E.: Immediate type hypersensitivity to henna. Cont Derm *5*, 198–199 (1979)

[85] Cui J. et al.: What do commercial ginseng preparations contain? Lancet *344*, 134 (1994)

[86] Dang R. W. et al.: Anaphylactic reaction to the ingestion of a mango. Hawaii Med *27*, 149–150 (1967)

[87] Dechamp C. et al.: First report of anaphylaxis due to fresh fig ingestion in a 77 old woman. Allergy *46*, 163 (1993) (Abstr 2388)

[88] Dejobert Y. et al.: A pear induced urticaria. Nouv Dermatol *9*, 732–733 (1990)

[89] Derbes V. J.: The linden (*Tilia*) as a factor in seasonal pollinosis. J Allergy *12*, 502–506 (1941)

[90] Dietschi R. et al.: Zum sogenannten „Sellerie-Karotten-Beifuß-Gewürz-Syndrom". RAST-Resultate mit neuen Gewürzdiscs. Z Hautkr *62*, 524–531 (1987)

[91] Döring H. F. et al.: Hauttestergebnisse mit Obstblütenpollenextrakten bei Frühblüher-Pollinotikern. Z Hautkr *62*, 189–195 (1987)

[92] Dooms-Goossens A. et al.: Airborne contact urticaria due to cinchona. Cont Derm *15*, 258 (1986)

[93] Dorsch W.: Clinical application of extracts of *Echinacea purpurea* or *Echinacea pallida*. Z Ärzt Fortbild Jena *90*, 117–122 (1996)

[94] Düngemann H.: Karenz-Expositionsprophylaxe. Atemwegs Lungenkrankh *4*, 7–14 (1978)

[95] Duke W. W.: Menière's syndrome caused by allergy. J Am Med Assoc *81*, 2179–2181 (1923)

[96] Dummer R. et al.: Chronische Urtikaria, berufsbedingte Rhinokonjunktivitis und Asthma bronchiale bei Typ-I-Sensibilisierung auf Johannisbrotkernmehl (E 410). Allergologie 17, 217–220 (1994)

[97] Dutton L. O.: Beet pollen and beet seed dust causing hay fever and asthma. J Allergy *9*, 607–609 (1938)

[98] Ebihara I.: Study on the inhalative allergy of ciliae of leaves. J Science Labor *51*, 661–665 (1975)

[99] Eckstein G. et al.: Hirse: Ein seltenes nutritives und inhalatives Allergen? Allergo J *3*, 189–191 (1994)

[100] Eng W. et al.: Inhalant allergy to fresh asparagus. Clin Exp Allergy *26*, 330–334 (1996)

[101] Eriksson N. E.: Food hypersensitivity reported by patients with asthma and hay fever. Allergy *33*, 189–196 (1978)

[102] Eriksson N. E.: Allergy to pollen from different decidous trees in Sweden. Allergy *33*, 299–309 (1978)

[103] Eriksson N. E.: Food hypersensitivity in patients with pollen allergy. Allergy *37*, 437–443 (1982)

[104] Esteve P. et al.: IgE mediated hypersensitivity to white grape. Allergy *164* (1993) (Abstr. 2390)

[105] Ewan P. W.: Clinical study of peanut and nut allergy in 62 consecutive patients. Brit Med J *312*, 1074–1078 (1996)

[106] Eyermann C. H.: Food as a cause of nasal symptoms. J Am Med Assoc *91*, 312 (1928)

107] Eyermann C. H.: Food allergy and nasal symptoms. J Allergy *1*, 350–356 (1930)

[108] Fäh J. et al.: Anaphylactic reaction to lychee fruit: evidence for sensitization to profilin. Allergologie *18*, 405 (1995)

[109] Falliers C. J.: Anaphylaxis to Kiwi fruit and related „exotic" items. J Asthma *20*, 193–196 (1983)

[110] FARID R. et al.: Allergy to saffron (*Crocus sativus*). Allergologie *18*, 414 (1995)

[111] FEIN B. T. et al.: A 10 year survey of the hay fever plants and important atmospheric allergens in San Antonio, Texas, metropolitan area. J Allergy Clin Immunol *33*, 141–152 (1962)

[112] FEINBERG S. M.: Pyrethrum sensitzation. J Am Med Assoc *102*, 1557–1558 (1934)

[113] FEINBERG S. M.: Karaya gum asthma. J Am Med Assoc *105*, 505 (1935)

[114] FELL P. J. et al.: Oilseed rape – a new allergen? Clin Exp Allergy *22*, 501–505 (1992)

[115] FERNÁNDEZ C. et al.: Analysis of cross reactivity between sunflower pollen and other pollens of the Compositae family. J Allergy Clin Immunol *92*, 660–667 (1993)

[116] FERNÁNDEZ C. et al: Immunogold probes for light and electron microscopic localization of Ole e I in several Oleaceae pollens. J Histochem Cytochem *44*, 151–158 (1996)

[117] FINE A. J.: Hypersensitivity reaction to pine nuts (Pinon nuts) – Pignolia. Ann Allergy *59*, 183–184 (1982)

[118] FINE A. J.: Hypersensitivity reaction to jicama (Pachyrrhizus, yam bean). Ann Allergy *66*, 173–174 (1991)

[119] FIOCCHI A. et al.: Reactivity to carob seeds in peanut allergic children. Allergologie *18*, 413 (1995) (Abstr)

[120] FISHER A. A.: Contact urticaria and anaphylactoid reaction due to corn starch surgical glove powder. Cont Derm *16*, 224–225 (1987)

[121] FISCHER T.: Bougainvillea contact urticaria. Cont Derm *24*, 376 (1991)

[122] FORSBEK M. et al.: Immediate reaction to patch test with balsam of Peru. Cont Derm *3*, 201–205 (1977)

[123] FRANK D. I.: Angioneurotic edema of the larynx due to sensitivity to chicle. Arch Otolaryngol *32*, 1067–1070 (1940)

[124] FREEMAN G. L.: Oral corn pollen hypersensitivity in Arizona native Americans: some sociologic aspects of allergy practice. Ann Allergy *72*, 415–417 (1994)

[125] FREGERT S et al.: Unsuspected lettuce immediate allergy in a case of delayed metal allergy. Cont Derm *8*, 265 (1982)

[126] FROSCH P. J. et al.: Allergische Reaktionen vom Soforttyp auf das Haarfärbemittel Henna. Allergologie *9*,351–353 (1986)

[127] FROSCH P. J. et al.: Anaphylaktische Reaktionen auf Banane. Allergologie *10*, 152–154 (1987)

[128] FRUHMANN G.: Neue Aspekte des berufsbedingten Asthma bronchiale. Allergologie *6*, 234–237 (1983)

[129] FUCHS E.: Die Allergene – Spektrum und Vorkommen (Typ I). In: FUCHS E. et al. (Hrsg): Manuale allergologicum. Dustrie, München-Deisenhofen, V 7.2, (1988), 1–26

[130] FUCHS T. et al.: Soforttyp-Allergie auf Johannisbeeren und Stachelbeeren. Allergologie *7*, 355 (1984)

[131] FUJISHIMA H. et al.: Allergic conjunctivitis caused by sagi (*Cryptomeria japonica*) pollen out of season. Asian Pac J Allergy Immunol *13*, 113–117 (1995)

[132] GAFFURI E. et al.: Patologia professionale da legno di Mansonia. Folio medica *51*, 569–579 (1968)

[133] GALL J. J. et al.: Soforttypallergie auf Honigmelone. Allergo J *3*, 135–139 (1994)

[134] van GANSE W.: Allergies respiratoires d'origine professionelle provoqueés par les bois exotiques. Arch Mal Prof *29*, 205–212 (1968)

[135] GARCIA J. J. et al.: Sensitivity to Casuarinaceae pollen in Malaga. Allergy *47*, Suppl, 54 (1992)

[136] GARCIA-ORTEGA P et al.: *Mercurialis annua* pollen: a new source of allergenic sensitisation and respiratory disease. J Allergy Clin Immunol *89*, 987–993 (1992)

[137] GEIER J. et al.: Primelallergie vom Soforttyp. Allergy *12*, 41–42 (1989)

[138] GEIER J. et al.: Anaphylaktischer Schock durch einen Mariendistel-Extrakt bei Soforttypallergie auf Kiwi. Allergy *13*, 387–388 (1990)

[139] GELFAND H. H.: The allergenic pro-

perties of the vegetable gums. J Allergy Clin Immunol *14*, 203–219 (1943)

[140] GELFAND H. H.: The vegetable gums by ingestion in the etiology of allergic disorders. J Allergy Clin Immunol *20*, 311–321 (1949)

[141] GELLER-BERNSTEIN C. et al.: Positive skin tests to fern spore extracts in atopic patients. Ann Allergy *58*, 125–126 (1987)

[142] GIANNATTASIO M. et al.: Contact urticaria from litchi fruit. Cont Derm *33*, 67 (1995)

[143] GILLESPIE D. N. et al.: Detection of allergy to nuts by RAST. J Allergy Clin Immunol *57*, 302–309 (1976)

[144] GLEICH G. J. et al.: Allergy to tobacco: an occupational hazard. New Engl J Med *302*, 617–619 (1986)

[145] GLOOR M. et al.: Mohnsamenanaphylaxie. Schweiz Med Wschr *125*, 1434–1437 (1995)

[146] GÖRANSSON K.: Contact urticaria and rhinoconjunctivitis from tropical wood (*Shorea wiesneri*). Cont Derm *6*, 223–224 (1980)

[147] GÖRANSSON K.: Contact urticaria to apricot stone. Cont Derm *7*, 282 (1981)

[148] GÖTHE C. J. et al.: Buckwheat allergy: health food, an inhalation health risk. Allergy *38*, 155–159 (1983)

[149] GOLDMAN I. I.: Anaphylaktischer Schock nach Gurgeln mit dem Extrakt der Kalendula. Klin Med (Moskau) *52*, 142–143 (1974)

[150] GONÇALO S. et al.: Contact dermatitis and respiratory symptoms from *Narcissus pseudonarcissus*. Cont Derm *16*, 115–116 (1987)

[151] GONZÁLEZ de la Peña M. A. et al.: Isolation and characterization of the major allergen from oriental mustard seeds, Bra j I. Int Arch Allergy Appl Immunol *96*, 263–270 (1991)

[152] GOODMAN D. H.: Safflower: utilization and signification in nutrition and allergy. J Allergy Clin Immunol *35*, 38–42 (1964)

[153] GOTTMANN-LÜCKERATH J.: Curry und Paprika als Berufsallergene. Allergologie *7*, 353 (1984)

[154] Grant L. R.: Report of six cases of flaxseed sensitization with review to the literature. J Allergy Clin Immunol *3*, 469–477 (1932)

[155] GRATTAN C. E. H. et al.: Contact urticaria to strawberry. Cont Derm *14*, 191–192 (1986)

[156] GRIMM I.: Sesam und Soja – seltene Allergene? Allergologie *7*, 133–138 (1984)

[157] GROBE J. W.: Ergebnisse von Intrakutantestungen bei Moselwinzern, Weinbauhilfspersonal und Bewohnern von Weinbaugebieten der Mittelmosel. Allergologie *10*, 158–160 (1987)

[158] GRONEMEYER W.: Der sogenannte „Reibtest", seine Anwendung und klinische Bedeutung. Dermatologica *134*, 208–218 (1960)

[159] GRZIESIEK B. et al.: Allergie vom Soforttyp auf Avocado (Frucht von *Persea americana*). Allergologie *7*, 354 (1984)

[160] GUTGESELL C. et al.: Contact urticaria from beer. Cont Derm *33*, 436–437 (1995)

[161] HAFNER J. et al.: Protein contact dermatitis from paprika and curry in a cook. Cont Derm *26*, 51–52 (1992)

[162] HALL H. M.: Walnutpollen as a cause of hayfever. Science *47*, 516 (1918)

[163] HALL H. M.: Hay fever plants in California. Public Health Report *37*, 803–822 (1922)

[164] HALMEPURO L. et al.: Cross reactivity of IgE and antibodies with allergens in birch pollen, fruit and vegetables. Int Arch Allergy Appl Immunol *74*, 235–240 (1984)

[165] HALSEY A. B. et al.: Sunflower oil is not allergenic to sunflower seed sensitive patients. J Allergy Clin Immunol *77*, 122 (1986) (Abstr.)

[166] HANHART E.: Erbklinik der Idiosynkrasien. III. Das idiosynkratische Bronchialasthma. Dtsch Med Wschr *60*, 1799–1801 (1934)

[167] HANNUKSELA M. et al.: Immediate reactions to fruits and vegetables. Cont Derm *3*, 79–84 (1977)

[168] HANSLIAN L. et al.: Feststellung der Hautschäden durch Inhaltstoffe des Holzes. Berufsdermatosen *14*, 41–48 (1966)

[169] Harfi H. A. et al.: Characterization of antigens and allergens of date palm (*Phoenix dactylifera*). Allergy *47*, 535–544 (1992)
[170] Harkary J.: Tobacco skin reactions and their clinical significance. J invest Derm *2*, 257–259 (1939)
[171] Harris C. et al.: Sudden death due to allergy tests? J Allergy *21*, 208–216 (1950)
[172] Hartjen A. et al.: Berufsbedingte Typ-I-Allergie gegen Henna. Allergo J *2*, 17–21 (1993)
[173] Hartmann A. et al.: Durch Holz verursachte Gesundheitsschäden in der Schweiz. Schweiz Med Wschr *110*, 278–281 (1980)
[174] Hashimoto M. et al.: Sensitivity to two major allergens Cry j I and Cry j II in patients with Japanese cedar pollinosis. Clin Exp Allergy *25*, 848–852 (1995)
[175] Hausen B. M. et al.: Berufsbedingte Inhalations-Allergie durch Pollen von *Euphorbia fulgens*. Dtsch Med Wschr *101*, 567–570 (1976)
[176] Hausen B. M. et al.: Woods injurious to human health. W de Gruyter, Berlin, New York (1981)
[177] Hausen B. M. et al.: Inhalative Allergie auf Gagelstrauchpollen (*Myrica gale* L.). Allergologie *7*, 457–460 (1984)
[178] Hausen B. M. et al.: Allergisches Asthma durch den Nektar einer Zimmerpflanze (*Abutilon pictum „Thompsonii"*). Allergologie *11*, 47–51 (1988)
[179] Hausen B. M. et al.: Nelkenpollenallergie. Allergologie *11*, 160–161 (1988)
[180] Hausen B. M. et al.: Berufsbedingte inhalative Allergie auf Ipecacuanha (Brechwurzel). Allergologie *14*, 79 (1991) (Abstr.)
[181] Hegyi E. et al.: Urticarial reaction after patch tests of toothpaste with a subshock condition. Hypersensitivity to caraway seed. Cesk Dermatol *51*, 19–22 (1976)
[182] Helbling A. et al.: Ein ungewöhnlicher Fall von Honigallergie. Allergologie *10*, 252–255 (1987)
[183] Helbling A. et al.: Allergy to honey: reaction to pollen and honey bee allergy. Allergy *47*, 41–49 (1992)
[184] Helin T. et al.: Occupational asthma and rhinoconjunctivitis caused by senna. Allergy *51*, 181–184 (1996)
[185] von Herff D: Sogenannte Arzneimittelidiosynkrasie. Dtsch Med Wschr *63*, 1044–1046 (1937)
[186] Herold D. A. et al.: Occupational wood-dust sensitivity from *Euonymus europaea* (Spindle tree) and investigation of cross reactivity between *Euonymus europaea* wood and *Artemisia vulgaris* pollen (mugwort). Allergy *46*, 186–190 (1991)
[187] Hinojosa M. et al.: Asthma caused by African maple (*Triplochiton scleroxylon*) wood dust. J Allergy Clin Immunol *74*, 782–786 (1984)
[188] Hinojosa M. et al.: Occupational asthma caused by African maple (Obeche) and Ramin: evidence of cross reactivity between these two woods. Clin Allergy *16*, 145–153 (1986)
[189] Hinojosa M. et al.: Contact urticaria caused by Obeche wood (*Triplochiton scleroxylon*). Report of eight patients. Ann Allergy *64*, 476–479 (1990)
[190] Hinojosa M. et al.: Immunotherapy has proved to be effective in the treatment of African maple wood associated asthma. Allergy Clin Immunol *95*, 317 (1995)
[191] Hjorth N. et al.: Occupational protein contact dermatitis in food handlers. Cont Derm *2*, 28–42 (1976)
[192] Hohenleutner et al.: Zuckerrübenpollenallergie als seltene Berufserkrankung. Hautarzt *47*, 462–464 (1996)
[193] van den Hoogenband H. M. et al.: Allergy to rice. Cont Derm *9*, 527–528 (1983)
[194] Horak F. et al.: Die Erreger des Heufiebers. Urban & Schwarzenberg, München, Wien, Baltimore (1979)
[195] Horng-Der S. et al.: Identification of allergens and antigens of Bermuda grass (*Cynodon dactylon*) pollen by immunoblot analysis. Clin Allergy Appl Immunol *18*, 401–409 (1988)
[196] Hosen H.: Tobacco sensitivity. Ann Allergy *29*, 608–610 (1971)

[197] de la Hoz B. et al.: Swiss chard hypersensitivity: clinical and immunologic study. Ann Allergy *67*, 487–492 (1991)

[198] Hunzelmann N.: Typ-I-Sensibilisierung gegen Abachi-Holz bei einem Orgelbauer. Z Hautkr *69*, 640–641 (1994)

[199] Igea J. M. et al.: Adverse reaction to pomegranate ingestion. Allergy *46*, 472–474 (1991)

[200] Ipsen H. et al.: The NH_2-terminal amino acid sequence of the immunochemically partial identical major allergens of alder (*Alnus glutinosa*) Aln g I, birch (*Betula verrucosa*) Bet v I, hornbeam (*Carpinus betulus*) Car b I und oak (*Quercus alba*) Que a I pollens. Mol Immunol *28*, 1279–1288 (1991)

[201] Ishizaki T. et al.: Occupational asthma from Western red cedar dust (*Thuja plicata*) in furniture workers. J Occup Med *15*, 580–585 (1973)

[202] Ishizaki T. et al.: Studies of prevalence of Japanese cedar pollinosis among the residents in a densely cultivated area. Ann Allergy *58*, 265–270 (1987)

[203] Ito H. et al.: Specific IgE to Japanese cypress (*Chamaecyparis obtusa*) in patients with nasal allergy. Ann Allergy *74*, 299–303 (1995)

[204] Jacinto C. M. et al.: Nasal and bronchial provocation challenges with bayberry (*Myrica gale*) pollen extract. J Allergy Clin Immunol *90*, 312–318 (1992)

[205] Jadassohn W. et al. Idiosynkrasie gegen Salbei. Arch f Derm *151*, 93–47 (1926)

[206] Jadassohn W. et al.: Idiosynkrasie gegen Kamillen. Schweiz med Wschr *57*, 868–869 (1927)

[207] Jaeggy E.: Crises d'urticaire et d'asthme provoqueés par cavements á la camomille dermoreáctions. Schweiz Med Wschr *61*, 572–574 (1931)

[208] Jaggi K. S. et al.: Immunochemical characterization of *Cocos nucifera* pollen. J Allergy Clin Immunol *84*, 378–385 (1989)

[209] James C. et al.: Sesame seed anaphylaxis. NY State J Med *91*, 457–458 (1991)

[210] Jarisch R. et al.: Oil seed rape: an increasing problem in pollen allergy. J Allergy Clin Immunol *95*, 163 (1995)

[211] Jimenez A. et al.: Sensitization to sunflower pollen: Only an occupational allergy? Int Arch Allergy Immunol *105*, 297–307 (1994)

[212] Jimenez-Dias C. et al.: Asthma produced by susceptibility to unusual allergens: linseed, insects, tobacco and chicory. J Allergy Clin Immunol *6*, 397–403 (1935)

[213] Juhlin L.: Asthma and rhinitis associated with Lycopodium spores on condoms. Lancet, 563 (1989), I

[214] Juhlin-Dannfelt C.: About the occurence of various forms of pollen allergy in Sweden. Acta Med Scand *26*, 563–577 (1948)

[215] Kägi M. K. et al.: Falafel-burger anaphylaxis due to sesame seed allergy. Lancet *338*, 582 (1991)

[216] Kalveram K. J. et al.: Allergene in eßbaren Pollen. Allergologie *7*, 355 (1984)

[217] Kalyoncu A. F. et al.: Allergy to poppy seed. Allergy *48*, 295 (1993)

[218] Kanerva L. et al.: Occupational allergic rhinitis from guar gum. Clin Allergy *18*, 245–252 (1988)

[219] Kanerva L. et al.: Occupational allergy caused by spathe flower (*Spathiphyllum wallisii*). Allergy *50*, 174–178 (1995)

[220] Kanny G. et al.: Food allergy to sunflower oil in a patient sensitized to mugwort pollen. Allergy *49*, 561–564 (1994)

[221] Karmakara P. R. et al.: *Cocus nucifera* pollen inducing allergy: sensitivity test and immunological study. Ind J Exp Biol *33*, 489–496 (1995)

[222] Kauppinen K. et al.: Aromatic plants. A cause of severe attacks of angioedema and urticaria. Cont Derm *6*, 251–254 (1980)

[223] Kersten W.: Die Bedeutung einzelner Baumpollen bei der Pollinose. Med Klinik *78*, 403–406 (1983)

[224] Kersten W. et al.: Allergische Atemwegserkrankungen in der holzverarbeitenden Industrie. Allergologie *17*, 55–60 (1994)

[225] KESSLER A.: Sensitivity to olive pollen (*Olea europaea*) as a cause of allergic disease. Dapim Refuiim *17*, 3–7 (1958)

[226] van KETEL W. G.: Immediate allergy to malt in beer. Cont Derm *6*, 297–298 (1980)

[227] van KETEL W. G.: Contact urticaria from cotaneaster. Cont Derm *8*, 139 (1982)

[228] van KETEL W. G.: Skin eruption caused by vegetables and fruit including pears. Cont Derm *8*, 352 (1982)

[229] KEYNAN N. et al.: Positive skin tests to pollen extracts of four species of Pistacia in Israel. Clin Allergy *17*, 243–249 (1987)

[230] KINGSBURY G. C.: Asthma produced by a linseed-poultice. Brit Med J *7*, 278 (1885)

[231] KIRSTEN D. et al.: Holzstaub als inhalative Noxe. Z Erkr Atm Org *165*, 235–241 (1985)

[232] KITAJIMA T.: Contact allergy caused by bamboo shoots. Cont Derm *15*, 100–102 (1986)

[233] KLEINHANS D.: Allergenspezifisches IgE im Serum (RAST), Hauttests und konjunktivale Provokationstests mit häufigen Pollen-Allergenen bei Pollinose-Patienten. Z Hautkr *51*, 609–616 (1976)

[234] KLEINHANS D.: Soforttypallergie gegen Mais, Pinienkerne, Hirse, Avocado. Allergologie *10*, 44–45 (1987)

[235] KLEINHANS D.: Soforttyp-Allergie gegen Sesamkörner. Allergologie *10*, 45 (1987)

[236] KLEINMAN A. I.: Allergy to chicle: preliminary report. J Am Med Assoc *104*, 455–456 (1935)

[237] KOBAYASHI T. et al.: Bronchial asthma induced by strawbeery pollen and some epidemiological study of the pollinosis. Jap J Allergol *22*, 699–705 (1973)

[238] KÖSTER W. et al.: Sonnenblumenkern-Allergie. Allergologie *12*, 397–399 (1989)

[239] KONDO T. et al.: Bronchial asthma caused by the constituents of woods. Clin all-round *19*, 1444–1447 (1970)

[240] KOWALEWSKI F.: Rhinokonjunktivitis allergica, ausgelöst durch verschiedene Teesorten. Allergologie *7*, 355 (1984)

[241] KREMSER M.: Nahrungsmittelallergien – oropharyngeale Reaktionen. Wien Med Wschr *139*, 135–139 (1989)

[242] van KROOK G.: Occupational dermatitis from *Lactuca sativa* and *Cichorium*. Cont Derm *3*, 27–36 (1977)

[243] KRÜSSMANN W. et al.: Tulpenallergie vom Soforttyp mit Asthma bronchiale und Rhinokonjunktivitis. Allergologie *10*, 549–551 (1987)

[244] KÜLBS F. et al.: Zur Symptomatologie des Tabakabusus. Zschr kl Med *99*, 259–263 (1924)

[245] KÜNZLI M. et al.: IgE-mediated hypersensitivity to chestnut: Cross reactivity between latex and fruits. Allergologie *18*, 413 (1995)

[246] KUHLWEIN A. et al.: Berufsbedingte Inhalationsallergie gegen Gewürze. Allergologie *7*, 352 (1984)

[247] KUREK M. et al.: Gastric reactivity to flour extracts and Helicobacter pylori associated gastritis in patients with flour allergy. In: RING J. et al. (Eds): New trends in allergy. III. Springer, Berlin, Heidelberg, New York (1991), 247–254

[248] KWAASI A. et al.: Major allergens of date palms (*Phoenix dactylifera*) pollen. Allergy *48*, 511–518 (1993)

[249] KWASELOW A. et al.: Rosehips: a new occupational allergen. J Allergy Clin Immunol *84*, 704–708 (1990)

[250] LAGIER F. et al.: Occupational asthma caused by guar gum. J Allergy Clin Immunol *85*, 785–790 (1990)

[251] LAMBRIGHT G. L. et al: Perennial hay fever from Lycopodium. J Allergy *5*, 590–591 (1934)

[252] LANTNER R. R. et al.: Anaphylaxis following ingestion of a psyllium-containing cereal. J Am Med Assoc *264*, 2534–2536 (1990)

[253] LATHI A.: Contact urticaria and respiratory symptoms from tulips and lilies. Cont Derm *14*, 317–319 (1986)

[254] LAURENT J. et al.: Evidence for chestnut pollinosis in Paris. Clin Exp Allergy *23*, 39–43 (1993)

[255] LELONG M. et al.: Existe-t-il en France une pollinose au frêne? Rev Franc Allergol *32*, 41–42 (1992)

[256] LEPP U. et al.: Allergic shock after ingestion of lychees. Eur J Allergy Clin Immunol *47*, Suppl, 161 (1992) (Abstr.)

[257] di LERNIA V. et al.: Immunologic contact urticaria syndrome from raw rice. Cont Derm *27*, 196 (1992)

[258] LEWIS W. H. et al.: Airborne and allergenic pollen of North America. Johns Hopkins Univ Press, Baltimore, London, (1983), 95–96

[259] LEZAUN A. et al.: Asthma and contact urticaria caused by rice in a housewife. Allergy *49*, 92–95 (1994)

[260] LINAWEAVER W. E. et al.: Anaphylactic shock following banana ingestion. Am J Dis Child *130*, 207–209 (1976)

[261] LINDEMAYR H. et al.: Beruflich erworbene Typ-I-Allergie durch Hopfen und Haschisch. Dermatosen *28*, 17–19 (1980)

[262] LINDSAY J. C.: Food anaphylaxis. Canad Med Assoc J *16*, 58 (1926)

[263] LLEONARD R. et al.: Anafilaxia por la ingesta de granata. Allergol Immunopathol *24*, Suppl *1*, 120, (1996)

[264] LOMBARDERO M. et al.: Monoclonal antibodies against *Olea europaea* major allergen: allergic activity of affinity-purified allergen and depleted extract and development of a radio-immunoassay for the quantification of the allergen. J Allergy Clin Immunol *89*, 884–894 (1992)

[265] LOMBARDI P. et al:Contact urticaria from fish, honey and peach skin. Cont Derm *9*, 422–423 (1983)

[266] LOVELL C. R. et al.: Contact urticaria from winged bean (*Prophocarpus tetragonolobus*). Cont Derm *10*, 314–315 (1984)

[267] LUCZYNSKA C. et al.: Occupational allergy due to inhalation of ipecacuanha dust. Clin Allergy *14*, 169–175 (1984)

[269] MACHADO L. et al.: Respiratory symptoms in Ispaghula-allergic nurses after oral challenge with Ispaghula suspensions. Allergy *39*, 65–68 81984)

[270] MAJOIE I. M. et al.: Occupational immediate-type hypersensitivity to Henna in a hairdresser. Am J Cont Derm *7*, 38–39 (1996)

[271] MALANI G. et al.: Angiedema and urticaria caused by cotton seed protein in whole-grain bread. J Allergy Clin Immunol *82*, 261–264 (1988)

[272] MALESPINE E.: L'eczèma du bois. Ann Hyg publ N S *13*, 313–329 (1935)

[273] MALISH D. et al.: Anaphylaxis after sesame seed ingestion. J Allergy Clin Immunol *67*, 31–38 (1981)

[274] MALO J. L. et al.: Prevalence of occupational asthma and immunologic sensitization to guar gum among employees at a carpet manufacturing plant. J Allergy Clin Immunol *86*, 562–569 (1990)

[275] MANTHEY R. et al.: Clinical relevance of camomilla and nettle pollen. Schweiz Med Wschr *121*, Suppl, 64 (1991) (Abstr.)

[276] MARI A. et al.: Assessment of skin prick test and serum specific IgE detection in the diagnosis of Cupressaceae pollinosis. J Allergy Clin Immunol *98*, 21–31 (1996)

[277] MARKS G. B. et al.: Asthma and allergy associated wih occupational exposure to Ispaghula and Senna products in a pharmaceutical work force. Am Rev Respir Dis *144*, 1065–1069 (1991)

[278] MARSHMAN G. et al.: Contact urticaria from runner bean (*Phaseolus multiflorus*). Cont Derm *24*, 76 (1991)

[279] MATSUDA T. et al.: Purification and properties of an allergic protein in rice grain. Agric Biol Chem *52*, 1465–1470 (1988)

[280] MATSUMURA T. et al.: Six cases of buckwheat asthma. J Asthma Res *1*, 219–227 (1964)

[281] MATSUMURA T. et al.: Bronchial asthma in children in rural districts of Japan with particular reference to occupational asthma in adults. Allergolog Amsterdam, 139–145 (1974) (Exp Med Int Congr Series)

[282] MATSUYAMA R. et al.: Sugar beet pollinosis as an occupational disease. Jap J Allergy *21*, 294 (1972) (Abstr.)

[283] MATTHIESEN F. et al.: Characterization of the major allergen of *Cynodon dactylon* (Bermuda grass) pollen Cyn d I.

J Allergy Clin Immunol *88*, 763–774 (1991)
[284] Menéndez-Arias L. et al.: Primary structures of the major allergen of yellow mustard (*Sinapis alba* L.) seed., Sin a I. Eur J Biochem *177*, 159–166 (1988)
[285] Merkel M. et al.: Anaphylaktischer Schock auf Hirse. Allergo J *3*, 45 (1994)
[286] Meyer G. P.: Asthma. Med Clin North America *8*, 1015–1025 (1924)
[287] Meyer-Hamme S.: Gewürzallergie. Z Hautkr *59*, 776–777 (1984)
[288] Miell J. et al.: Anaphylactic reaction after eating a mango. Brit med J *297*, 1639–1640 (1988)
[289] Milner F. H. et al.: Specific sensitivity to individual grass pollens in some hay fever patients. Clin Allergy *2*, 83–89 (1972)
[290] Moneret-Vautrin D. A. et al.: L'anaphylaxie alimentaire. Nouvelle anquete multicentrique francaise. Ann Gastroenterol Hepatol (Paris) *31*, 256–263 (1995)
[291] Montag G. et al.: Pollen-assoziierte Nahrungsmittelallergie auf Lychee. Allergo J *5*, 139–142 (1996)
[292] Morton J. F.: Plants poisonous to people in Florida and other warm areas. Fairchild Tropical Garden, Miami, (1977), 101
[293] Müller-Scheven A.: Wirkung eines inhalativen Kamilleextrakt-Aerosols auf das normale und hyperaktive menschliche Bronchialsystem. Med Diss, Hamburg (1985)
[294] Müsken H. et al.: Nahrungsmittelallergie auf Reis. Allergologie *14*, 239–242 (1991)
[295] Munoz F. J. et al.: Airborne contact urticaria due to mulberry (*Morbus alba*) pollen. Cont Derm *32*, 61 (1995)
[296] Nakamura S.: Asthma in mulberry workers. Jap J Allergy *18*, 227–231 (1969)
[297] Nakamura S.: Studies in asthma bronchiale. Rep. 4. On the occupational asthma considered to be caused by *Lycopodium* spores among dental technicians. Jap J Allergy *18*, 258–262 (1969)
[298] Nava C.: Pathologia da polveri di legno. Med Lav *66*, 574–578 (1976)
[299] Nicholson D.: Cutaneous reactions to flax and linen in five cases of bronchial asthma and two of hay fever. Cand Med Assoc J *17*, 552–554 (1927)
[300] Niemelä L. et al.: Asthma bronchiale nach Genuß von „Frankfurter Grüne Sauce". Dt Dermatol *34*, 1315–1321 (1986)
[301] Niinimäki A. et al.: Immediate skin test reactions to spices. Allergy *36*, 487–493 (1981)
[302] Niphadkar P. V. et al.: Legumes: the most important food allergen in India. Allergy *47*, Suppl, 318 (1992) (Abstr.)
[303] Nish W. A. et al.: Anaphylaxis to annatto dye: a case report. Ann All *66*, 129–131 (1991)
[304] Nordlee J. A. et al.: Identification of a Brazil-nut allergen in transgenetic soybeans. New Engl J Med *334*, 688–692 (1996)
[305] Noyes J. et al.: Sunflower seed anaphylaxis. J Allergy Clin Immunol *61*, 182 (1978)
[306] Obispo T. M. et al.: The main allergen of *Olea europaea* (Ole e) is also present in other species ot the Oleaceae family. Clin Exp Allergy *23*, 311–316 (1993)
[307] Ockenfels H. M.: Typ-I-Allergie gegen Mohnsamen: Erste Charakterisierung von allergenen Epitopen. Z Hautkr *69*, 201 (1994)
[308] Ockenfels H. M.: Typ-I-Allergie gegen Spinat. Z Hautkr *69*, 200 (1994)
[309] Ockenfels H. M. et al.: Bierallergie: Nachweis einer Typ-I-Sensibilisierung gegen Gerste. Allergo J *3*, 45 (1994) (Abstr.)
[310] Oehling A.: The diagnosis of occupational wood dust allergy. Proceedings of the European Academy of Allergy. HE Stenfert Kroese, Leiden, (1961), 108–115
[311] Oehling A.: Berufsallergie im Holzgewerbe. Allergie Asthma *9*, 312–322 (1963)
[312] Oepen I.: Diagnostik, Therapie und Auslösung allergischer und entzündli-

cher Reaktionen durch unkonventionelle medizinische Verfahren.
Allergologie *10*, 34–39 (1987)

[313] Oertmann C. et al.: Atemwegserkrankungen bei Arbeitern im Holzgewerbe. Allergologie *16*, 334–340 (1993)

[314] Ordman D.: Buckwheat allergy – an investigation of asthma associated with flour substitutes used in the baking industry. S Afr Med J *2*, 737–739 (1947)

[315] Ordman D.: Lucerne as a cause of respiratory allergy in South Africa. S Afr Med J *32*, 1121–1122 (1958)

[316] Oreste U. et al.: Purification and characterization of Par o I, major allergen of *Parietaria officinalis* pollen. Int Arch Allergy Appl Immunol *96*, 19–27 (1991)

[317] Ortolani C. et al.: The oral allergy syndrome. Ann Allergy *61*, 47–52 (1988)

[318] Paetzold F.W. et al.: Soforttypallergie auf Hirse und Mais. Dt Dermatol *39*, 1313–1314 (1991)

[319] Panayotopoulos S. et al.: Antigenic study of *Nicotiana tabacum* and resarch on precipetins against tobacco antigens in the serum of smokers and nonsmokers. Allergol Immunopath *2*, 111–114 (1974)

[320] Panconesi E. et al.: Anaphylactic shock from mustard after ingestion of pizza. Cont Derm *6*, 294–295 (1980)

[321] Panizo C. et al.: Pomegranate sensitization. Allergy *48*, 16 (1993) (Abstr)

[322] Parker J.L. et al.: Anaphylaxis after ingestion of millet seeds. J Allergy Clin Immunol *67*, 78–80 (1981)

[323] Parra F.M. et al.: Bronchial asthma caused by two unrelated vegetables. Ann Allergy *70*, 324–327 (1993)

[324] Parrat D. et al.: Evidence that oilseed rape (*Brassica napus* spp. *oleifera*) causes respiratory illness in rural dwellers. Scott Med J *40*, 74–76 (1995)

[325] Pastorello E.A. et al.: Study of allergenic pattern of cherry and timothy pollen in sera from patients allergic to grass and cherry. Allergy *47*, Suppl, 248 (1992) (Abstr.)

[326] Patterson A.: Asthma produced by ipecac. Boston Med Surg J *29*, 411–413 (1843)

[327] Peck G.A. et al.: Allergy to the pollen of the common sugar beet. J Allergy *30*, 140–150 (1959)

[328] Pence H.L. et al.: Immunotherapy from mountain cedar pollinosis. J Allergy Clin Immunol *58*, 39–50 (1976)

[329] Peschkin M.M.: Ipecac sensitivity and bronchial asthma . J Am Med Assoc *75*, 1133 (1920)

[330] Peschkin M.M.: Bronchial asthma and other allergic manifestations in pharmacists. J Am Med Assoc *82*, 1854–1855 (1924)

[331] Pepeys J. et al.: Asthma due to inhaled chemical agents-persulphate salts and henna in hairdressers. Clin Allergy *6*, 399–404 (1976)

[332] Pevny J.: Kamillen- und Zitronenöl-Allergie. Akt Derm *10*, 56–57 (1984)

[333] Philippe J. et al.: Considerationes sur les allergies sylvaines. Rev Franc Allergol *5*, 95–99 (1965)

[334] Picardo M. et al.: Contact urticaria from *Tilia* (Lime). Cont Derm *19*, 72–73 (1988)

[335] Pichler W.J. et al.: Allergie auf Mistelextrakt (*Viscum album*). Dtsch Med Wschr *116*, 1333 (1991)

[336] Picón S.J. et al.: Occupational asthma caused by vetch (*Vicia sativa*). J Allergy Clin Immunol *88*, 135–136 (1991)

[337] Pigatto P.D. et al.: IgE mediated contact and generalized urticaria from *Eruca sativa*. Cont Derm *25*, 191–192 (1991)

[338] Popp W. H. et al.: Befunde bei der Entstehung einer Mehlallergie am Beispiel einer Quecksilberuntersuchung von Bäckerlehrlingen. Allergologie *11*, 498–502 (1988)

[339] Potter: Immediate and delayed contact hypersensitivity to *Verbena* plants. Cont Derm *33*, 342–346 (1995)

[340] Pradalier A. et al.: Hypersensibilité à la poudre de lycopode. Rev Franc Allergol *24*, 85–86 (1984)

[341] PRINCE H. E. et al.: Hay-fever from southern wax-myrtle: a case report. Ann Allergy *38*, 252–254 (1977)

[342] PÜRSCHEL W. C. et al.: Das allergene Potential der Kamille. Allergo J *5*, 147–152 (1996)

[343] QUIRCE S. et al.: Occupational asthma and contact urticaria from dried flowers of *Limonium tataricum*. Allergy *48*, 285–290 (1993)

[344] RAITH L. et al.: Hop allergy. Cont Derm *11*, 53 (1984)

[345] RAMIREZ M. A.: Pyrethrum – an etiologic factor in vasomotor rhinitis and asthma. J Allergy *1*, 149–155 (1930)

[346] RANNEBERG K. M.: Rezidivierende Rhinokonjunktivobronchitis auf eine seltene exotische Pflanze. Dt Dermatol *33*, 534 (1985)

[347] REBHUN J.: A study of the orange. Ann Allergy *24*, 238–245 (1996)

[348] RICH A. R.: Sensitization in vasomotoric rhinitis. Laryngoscope *32*, 510–516 (1922)

[349] RIEBEL B.: Sonnenblumenkern-Allergie. Hautnah *4*, 91–92 (1989)

[350] RING J.: Exazerbation eines atopischen Ekzems durch löslichen Malzkaffee bei Allergie gegen Malz und Zichorienwurzel. Allergologie *10*, 11–13 (1987)

[351] RINKEL H. J. et al. Occupational dermatitis due to lettuce. J Am Med Assoc *98*, 137–138 (1932)

[352] ROBERTS T. E. et al.: Mustard anaphylaxis. Clin Exp Allergy *20*, 106 (1990)

[353] ROOK A.: Plant dermatitis in general practice. Practitioner *188*, 627–638 (1962)

[354] ROSENKRANZ U. et al.: Über die Notwendigkeit von Provokationstesten zum Nachweis aktueller Sensibilisierungen gegen Baumpollen. Allergologie *6*, 378–383 (1983)

[355] ROWE A. H.: Pine pollen allergy. J Allergy *10*, 377–378 (1939)

[356] ROWE A. H. et al.: Food allergy. Charles C Thomas, Springfield, Ill. (1972)

[357] RUBIN J. M. et al.: Shock following ingestion of mango. J Am Med Assoc *193*, 397–398 (1965)

[358] RUBINSTEIN L.: Sensitivity to sesame seed and sesame oil. N Y State J Med *50*, 343–344 (1950)

[359] RUDOLPH R. et al.: Rhinomanometrisch-thermometrische Untersuchungen zur Haut-Schleimhaut. Relation von Roggen-, Weizen-, Gerste- und Haferpollen bei Patienten mit Rhinitis pollinosa. Allergologie *1*, 27–34 (1978)

[360] RUDOLPH R. et al.: Sensibilisierungen gegen Kleepollen. Allergologie *5*, 246–248 (1982)

[361] RUDOLPH R. et al. Über einen Fall von Schleierkraut-Allergie. Allergologie *6*, 454–456 (1983)

[362] SALÉN E. B.: *Lycopodium* allergy. Acta allergol (Kbhn) *4*, 308–319 (1951)

[363] SASTRE J. et al.: Occupational asthma due to different species. Allergy *51*, 117–120 (1996)

[364] SAYAG J. et al.: Choc anaphylactique à la banane. Rec Franc Allergol *28*, 227–228 (1988)

[365] SAVONIUS B. et al.: Anaphylaxis caused by banana. Allergy *48*, 215–216 (1993)

[366] SCHEITLIN T. et al.: Monovalent rice allergy. Allergologie *18*, 414 (1995)

[367] SCHEVEN H. et al.: Zum Antigenkatalog gewerblicher Inhalationsallergien. Allergie Asthma *9*, 286–290 (1963)

[368] SCHLACKE K. H. et al.: Soforttypallergie auf Hirse und Bohne. Allergologie *12*, 64–65 (1989)

[369] SCHMID P. et al.: *Ficus benjaminii* und *Tradescantia albifloxa/fluminensis*: 2 Fälle von nichtblühenden Zimmerpflanzen als Auslöser allergischer Reaktionen. Allergologie *15*, 62 (1992) (Abstr.)

[370] SCHMID P. et al.: L'allergie au pollen de frêne existe en Suisse, nous l'avons rencontrée. Rev Franc Allergol *32*, 139–140 (1992)

[371] SCHMID-GRENDELMEIER P. et al.: Zur Bedeutung der Eschenpollenallergie. Allergologie *17*, 535–542 (1994)

[372] SCHMIDT H.: Contact urticaria to teak with systemic effects. Cont Derm *4*, 176–177 (1978)

[373] SCHMIDT F.: Gibt es eine Allergie gegen Tabakrauch?. Allergologie *9*, 435–438 (1986)

[374] HÖFER P. S. et al.: Sind pflanzliche Immunstimulantien wirksam und unbedenklich? Dtsch Med Wschr *114*, 1804–1806 (1989)

[375] SCHÖNLEIN K. M. et al.: „Bierallergie" bei Sensibilisierung gegen Gerste. Z Hautkr *70*, 529–530 (1995)

[376] SCHRAMM G. et al.: Identification and characterization of the major allergens of velvet grass (*Holcus lanatus*). Int Arch Allergy Immunol *110*, 354–363 (1996)

[377] SCHROECKENSTEIN D. C. et al.: Allergens involved in occupational asthma caused by baby's breath (*Gypsophila paniculata*). J Allergy Clin Immunol *86*, 189–193 (1990)

[378] SCHROEDER W.: Gewürzallergie. Med Diss, Hamburg (1989)

[379] SCHUBERT H. et al.: Pollinosis als Berufskrankheit bei Gärtnern. Derm Mschr *176*, 97–104 (1990)

[380] SCHULTZE-WERNINGHAUS G. et al.: Berufsbedingter Asthmaanfall mit respiratorischer Insuffizienz und neurologischen Spätfolgen unter Betablocker-Therapie durch Inhalationsallergie gegen Meerzwiebel (*Scilla maritima*). Allergo J *2*, 91–94 (1993)

[381] SCHUMACHER F. et al.: Zur Pizokel-Allergie: ein Beitrag über die Buchweizenallergie. Schweiz Med Wschr *123*, 1559–1562 (1993)

[382] SCHWARTING H. H.: Wawa-Holzallergie. Allergologie *7*, 356–357 (1984)

[383] SEIDEMANN W.: Allergische Rhinitis durch Misteltee. Allergologie *7*, 461–463 (1984)

[384] SEIFERT H. U. et al.: Exotischer Pflanzensamen als Ursache einer Berufskrankheit. Dt Derm *3*, 288–291 (1987)

[385] SENFF H. et al.: Asthma bronchiale durch Inhalation mit Echter Kamille (*Chamomilla recutita*). Allergologie *12*, 51–53 (1989)

[386] SENFF H. et al.: Asthma bronchiale durch Inhalation von Teestaub. Allergologie *12*, 218–220 (1989)

[387] SENFF H. et al.: Typ-I-Allergie auf Auberginen. Allergologie *13*, 232–233 (1990)

[388] SENFF H. et al.: Pflaumen- und Weintraubenallergie – Ein Fallbericht. Z Hautkr *66*, 337–340 (1991)

[389] SHIBASAKI M. et al.: Allergenicity and lymphocyte-stimulating property of rice protein. J Allergy Clin Immunol *64*, 259–265 (1979)

[390] SMITH J. W. S: A case of hypersensitivity to cotton. Mil Surgeon *67*, 317–320 (1930)

[391] SMITH P. M.: Cloning and expression in yeast Pichia pastoris of a biologically active form of Cyn d I, major allergen of Bermuda grass pollen. J Allergy Clin Immunol *98*, 331–343 (1996)

[392] SOSMAN A. J. et al.: Hypersensitivity to wood dust. New Engl J Med *281*, 977–980 (1969)

[393] SQUILLACE B. A. et al.: Fatal food-induced anaphylaxis. J Allergy Clin Immunol *81*, 239 (1988) (Abstr.)

[394] STÄGER-KOSINSKI J. et al.: Kreuzallergien zwischen gewissen Pollen und Nahrungsmitteln. Swiss Med *11*, 19–23 (1989)

[395] STARR C.: Immediate type asthmatic response to henna following occupational exposure in hairdressers. Ann Allergy *48*, 98–99 (1982)

[396] STEINMAN H. K. et al.: Immediate type hypersensitivity to *Crataegus monogyna*. Cont Derm *11*, 131 (1984)

[397] STEURICH F. et al.: Sesamkörner-Allergie. Allergologie *6*, 430–434 (1983)

[398] STEVENS F. A. et a: Sensitisation to jute. J Allergy Clin Immunol *9*, 610–612 (1938)

[399] STINGENI L. et al.: Undesirable effects from latex gloves in hospital health-care personal. J Europ Acad Derm Venerol *7*, 44–48 (1996)

[400] STORCK H.: Allergische Reaktion auf Blumenpollen der Compositen. Int Arch Allergy Appl Immunol *5*, 77–86 (1954)

[401] STROUD C. M.: Allergic dermatitis. J Allergy *2*, 118–124 (1931)

[402] SUBIZA J. et al.: Anaphylactic reaction after the ingestion of camomilla tea: a study of cross reactivity with other Com-

positae pollens. J Allergy Clin Immunol *84*, 353–358 (1989)
[403] SUBIZA J. et al.: Allergic conjunctivitis to camomilla tea. Ann Allergy *65*, 127 (1990)
[404] SUBIZA J. et al.: Occupational asthma caused by Brazilian ginseng dust. J Allergy Clin Immunol *88*, 731–736 (1991)
[405] SUHONEN R. et al.: Allergy to coriander, a case report. Allergy *34*, 327–330 (1979)
[406] SUSUKI S. et al.: *Chrysanthemum* pollinosis in Japan. Int Arch Allergy Appl Immunol *48*, 800–811 (1975)
[407] SUZUKI M. et al.: Purification, characterization and molecular cloning of Cha o I, a major allergen of *Chamaecyparis obtusa* pollen.
Mol Immunol *33*, 451–460 (1996)
[408] SZLISKA C. et al.: Beruflich erworbene Soforttypallergien gegen Blumen, Kräuter und Samen.
Allergologie *13*, 315 (1990)
[409] TAMIR R. et al.: Olive pollen induces asthma response.
Clin Exp Allergy *21*, 329–332 (1991)
[410] TANAKA R. et al.: Occupational dermatitis with simultaneous immediate and delayed allergy to *chrysanthemum*.
Cont Derm *16*, 152–154 (1987)
[411] TAUB S. J.: Cotton seed dermatitis.
J Am Med Assoc *103*, 334–335 (1934)
[412] TEMESVARI E. et al.: Contact urticaria provoked by balsam of Peru.
Cont Derm *4*, 65–68 (1978)
[413] TEMESVARI E. et al.: Contact urticaria from watermelon in a patient with pollen allergy.
Cont Derm *28*, 185–186 (1993)
[414] THIEL C.: Nutritive Allergien – Diagnostik und Therapie.
Klinikarzt *12*, 781–791 (1983)
[415] THIEL C. et al.: Über korrelative Beziehungen bei Käuterpollen- und Gewürzallergenen. In: RAST 3, Berichtsband, Grosse Berlin, (1981), 178–185
[416] THIEL C. et al.: Allergische Konjunktivitis durch Schnupftabak.
Allergologie *7*, 139–140 (1984)
[417] van TOORENENBERGEN A. W. et al.: Occupational allergy in horticulture: demonstration of immediate type hypersensitivity towards Freesia and Paprika plants. Fol Allergol Immunol Clin *30*, Suppl *4*, 117 (1983)
[418] van TOORENENBERGEN A. W. et al.: Occupational allergy in horticulture: demonstration of immediate type allergic reactivity to Freesia and Paprika plants. Int Arch Allergy Appl Immunol *75*, 44–47 (1984)
[419] van TOORENENBERGEN A. W. et al: IgE-antibodies against coriander and other spices. J Allergy Clin Immunol *76*, 477–481 (1985)
[420] TORSNEY P. J.: Hypersensitivity to sesame seed. J Allergy *35*, 514–519 (1964)
[421] TOSTI A. et al.: Contact urticaria to tobacco. Cont Derm *16*, 225–226 (1987)
[422] TULEBAEV R. K. et al.: Allergic changes of the skin and mucons membranes in workers of the tobacco industry.
Vest Derm Venerol No *7*, 63 (1975)
[423] TWIGGS J. Y. et al.: Occupational asthma in a florist caused by the dried plant, baby's breath. J Allergy Clin Immunol *69*, 474–477 (1982)
[424] UEDA A. et al.: Survey on allergic symptoms and their pathogenesis in *Chrysanthemum* growers.
J Jap Assoc Rural Med *35*, 55–66 (1986)
[425] UEDA A. et al.: Immediate type of allergy in statis growers. J Allergy Clin Immunol *90*, 742–748 (1992)
[426] URAGODA C. G.: Tea maker's asthma.
Brit J Indust Med *27*, 181–182 (1970)
[427] URAGODA C. G.: An investigation into the health of kapok workers. Brit J Indust Med *34*, 181–185 (1977)
[428] URAGODA C. G.: Respiratory disease in tea workers in Sri Lanca.
Thorax *35*, 114–117 (1980)
[429] URAGODA C. G.: Asthma and other symptoms in cinnamon workers.
Br J Indust Med *41*, 224–227 (1984)
[430] URBACH E.: Idiosynkrasie durch Nahrungsmittel als Ursache von vasomotorischer Rhinitis und Asthma.
Mschr Ohrenheilk *66*, 160- (1932)

[431] URBACH E.: Klinik und Therapie der allergischen Krankheiten.
W Maudrich Wien (1935)

[432] URBACH E. & P. M. GOTTLIEB: Allergy. Grune & Stratton, New York, (1949), 2n Ed.

[433] UVITSKY I. H.: Sensitivity to sesame seed. J Allergy *22*, 377–378 (1951)

[434] VALDIVIESCO R. et al.: Bronchial asthma caused by *Lathyrus sativus* flour.
Allergy *43*, 536–539 (1988)

[435] VALDIVIESCO R. et al.: Occupational asthma and contact urticaria caused by buckwheat flour.
Ann Allergy *63*, 149–152 (1989)

[436] VALSECCHI R. et al.: L'orticaria da contatto. Descrizione di un caso.
G Ital Dermatol Venerol *122*, 55 (1987)

[437] VAUGHAN W. T.: Food allergy I.
J Allergy *1*, 385–402 (1930)

[438] VAUGHAN W. T. et al.: An assay of goldenrod as a cause of hayfever.
Ann Int Med *6*, 789–794 (1932)

[439] VAUGHAN W. T.: Food allergy as a common problem.
J Lab Clin Med *19*, 53–63 (1933)

[440] VAUGHAN W. T.: Some observatios on food allergy.
Am J dig Dis *1*, 384–387 (1934)

[441] VAZ A.: Un cas d'anaphylaxie mèdicamenteuse.
Arch Med Enfants *27*, 674–675 (1924)

[442] VEIEN N. H. et al.: Causes of eczema in the food industry.
Dermatosen *31*, 84–86 (1983)

[443] VIDAL C. et al.: Contact urticaria to *Eucalyptus* pollen.
Cont Derm *26*, 265 (1992)

[444] VIDAL C. et al.: Bronchial asthma due to *Cannabis sativa* seed.
Allergy *46*, 647–649 (1991)

[445] VIDAL C. et al.: Food induced and occupational asthma due to barley flour.
Ann Allergy Asthma Immunol *75*, 121–124 (1995)

[446] VILLAVECES J. W.: A survey of allergenic plants and pollen in Ventura, California.
Ann Allergy *30* 203–207 (1972)

[447] VIRCHOW C. et al.: Vergleich zwischen RAST und in vivo Tests in der Diagnostik von Compositen-Sensibilisierung.
Prax Pneumol *30*, 11–18 (1976)

[448] VIRCHOW J. C. et al.: Typ-I-Allergie gegen Blätter der Pfefferminze (*Folia Menthae piperitae*). Allergologie *14*, 78 (1991)

[449] VOCKS E. et al.: Mohnallergie – eine seltene Entität?
Allergologie *11*, 503–504 (1987)

[450] Voit C. et al.: Soforttypallergie auf Hirse.
Allergologie *19*, 379–381 (1996)

[451] WADEE A. A. et al.: Fruit allergy: demonstration of IgE antibodies to a 30 kD protein present in several fruit.
J Allergy Clin Immunol *85*, 801–807 (1990)

[452] WAGNER G. et al.: Anaphylaktische Reaktionen durch Nuß- und Mohnallergie.
Notfallmed *7*, 694–696 (1981)

[453] WAGNER H. C. et al.: Kapok: its importance in clinical allergy. J Allergy Clin Immunol *7*, 224–233 (1936)

[454] WAHL P. G. et al.: Eine seltene Sensibilisierung gegenüber Nadelbäumen.
Allergologie *15*, 43–45 (1992)

[455] WAHL R. et al.: Untersuchungen zur Kreuzreaktivität zwischen *Olea auropaea* (Ölbaum-), *Syringa vulgaris* (Flieder-) und *Fraxinus excelsior* (Esche-) Pollen-Allergenextrakten.
Allergologie *14*, 76 (1991) (Abstr.)

[456] WALDHORN R. E. et al.: Burr-bronchitis: a hazard of dirt-bike riding.
New Engl J Med *314*, 390 (1986)

[457] WALKER I. C.: The treatment of patients with bronchial asthma.
J Med Res *36*, 423- (1917)

[458] WARING J. J. et al.: The cotton of the cotton tree: a factor in hay fever.
Color Med. *24*, 218 (1927)

[459] WEBER R. W.: Cross reactivity among pollens. Ann Allergy *46*, 208–215 (1981)

[460] WEBER N. et al.: Asthma bronchiale bei Allergie gegen Abachiholz.
Prax Klin Pneumol *42*, 759–761 (1988)

[461] van der WEGEN-KEIJSER M. H. et al.: Allergy to cane reed in a saxophonist.
Cont Derm *25*, 268–269 (1991)

[462] WELTFRIED S et al.: Contact urticaria from cucumber, pickle and strawberry. Cont Derm *32*, 173–174 (1995)
[463] van der WERFF P. J.: Occupational diseases among workers in the bulb industries. Acta Allerg *14*, 338–355 (1959)
[464] WHEELER A. W.: Hypersensitivity to the allergens of the pollen from the olive tree (*Olea europaea*). Clin Exp Allergy *22*, 1052–1057 (1992)
[465] WHITE I. R. et al.: Contact urticaria to fruit and birch sensitivity. Cont Derm *9*, 164–165 (1983)
[466] WIGHTMAN H. B.: Soybean sensitivity, with a case report. J Allergy Clin Immunol *2*, 601–603 (1938)
[467] van WIJK R. G. et al.: Beroepspollinose bij tuinders. Ned Tijdschr Geneesk *133*, 2081–2083 (1989)
[468] WILDEN I. et al.: Guar – ein verstecktes Nahrungsmittelallergen. In: REIMANN H. J. (Hrsg): Nahrungsmittelallergie. Dustri-Verlag, München (1989), 169–172
[469] WITHERS O. R.: Food allergens. Southern Med J *30*, 918–924 (1973)
[470] WOLLEMANN G. et al.: Berufsbedingte Rhinokonjunktivitis auf Mariendistel (*Silybum marianum* L.). Allergologie *10*, 505–507 (1987)
[471] WÜTHRICH B. et al.: Nahrungsmittelallergie: das „Sellerie-Beifuß-Gewürz-Syndrom". Dtsch Med Wschr *109*, 981–987 (1984)
[472] WÜTHRICH B.: Akut rezidivierendes Quincke-Ödem bei Allergie auf Malzextrakt. Schweiz Med Wschr *114*, 269–271 (1984)
[473] WÜTHRICH B. et al.: Das „Sellerie-Karotten-Beifuß-Gewürz-Syndrom". Hauttest- und RAST-Ergebnisse. Schweiz Med Wschr *115*, 358–364 (1985)
[474] WÜTHRICH B. et al.: Nahrungsmittelallergien. III. Therapie: Eliminationsdiät, symptomatische medikamentöse Prophylaxe und spezifische Hyposensibilisierung. Schweiz Med Wschr *116*, 1401–1410 (1986)
[475] WÜTHRICH B.: Zur Nahrungsmittelallergie. Häufigkeit der Symptome und der allergieauslösenden Nahrungsmittel bei 402 Patienten – Kuhmilchallergie – Nahrungsmittel und Neurodermitis atopica. Allergologie *16*, 280–287 (1993)
[476] WÜTHRICH B.: Wheatburger anaphylaxis due to hidden buckwheat. Clin Exp Allergy *25*, 1263 (1995)
[477] WÜTHRICH B. et al.: IgE-mediated „oral allergy syndrome" (OAS) to jack fruit (*Artocarpus heterophylla*) without cross reactivity with Bet v I und Bet v II. Allergologie *18*, 415 (1995)
[478] YAMADA K. et al.: Immediate hypersensitivity reaction to buckwheat ingestion and cross allergenicity between buckwheat and rice antigens in subjects with high levels of IgE antibodies to buckwheat. Ann Allergy Asthma Immunol *75*, 56–61 (1995)
[479] YASUEDA H. et al.: Isolation and partial characterization of the major allergen from Japanese ceder (*Cryptomeria japonica*) pollen. J Allergy Clin Immunol *71*, 77–86 (1983)
[480] YOO T. J. et al.: Conifer pollen allergy: studies of immunologenicity and cross antigenicity of conifer pollens in rabbit and man. Ann Allergy *34*, 87 (1975)
[481] YUNGINGER J. W.: Use of radioimmunoassay to determine the nature, quantity and source of allergenic contamination of sunflower butter. J Food Protect *46*, 625–628 (1983)
[482] YUNGINGER J. W. et al.: Fatal food-induced anaphylaxis. J Am Med Assoc *260*, 1450–1452 (1988)
[483] ZALOGA G. P. et al.: Anaphylaxis following psyllium ingestion. J Allergy Clin Immunol *74*, 79–80 (1984)
[484] ZOHN B.: An ununsual case of spinach hypersensitivity. J Allergy Clin Immunol *8*, 381–384 (1937)
[485] ZUSSMAN B. M.: Tobacco sensitivity in the allergic population. Ann Allergy *45*, 304–309 (1980)

7.2 Übersicht zu den bisher bekannten Antigengemeinschaften (Tabelle 9)

Nahrungsmittel-gruppe	Deutscher Name	Botanische Bezeichnung	Pflanzenfamilie
Birken-, Erlen- und Haselpollen (Betulaceae)			
Nüsse	Haselnuß	*Corylus avellana*	Betulaceae
	Mandel	*Prunus dulcis*	Rosaceae
	Paranuß	*Bertholletia excelsa*	Lecythidaceae
	Walnuß	*Juglans regia*	Juglandaceae
Kernobst	Apfel Birne	*Malus domestica* *Pyrus communis*	Rosaceae
Steinobst	Pfirsich Kirsche Pflaume Aprikose	*Prunus persica* *Prunus avium* *Prunus domestica* *Prunus armeniaca*	
Gemüse	Kartoffel	*Solanum tuberosum*	Solanaceae
	Karotte Sellerie	*Daucus carota* *Apium graveolens*	Umbelliferae
exot. Früchte	Kiwi	*Actinidia chinensis*	Actinidiaceae
Gräserpollen (Gramineae)			
Gemüse	Tomate Kartoffel	*Lycopersicon esculentum* *Solanum tuberosum*	Solanaceae
Hülsenfrüchte	Erdnuß Soja	*Arachis hypogaea* *Glycine max*	Leguminosae
Getreide	Roggenmehl Weizenmehl	*Secale cereale* *Triticum aestivum*	Gramineae
Beifußpollen (Compositae)			
Gemüse	Sellerie Karotte	*Apium graveolens* *Daucus carota*	Umbelliferae
Gewürze	Anis Dill Kümmel Petersilie	*Pimpinella anisum* *Anethum graveolens* *Carum carvi* *Petroselinum crispum*	
	Kamille	*Chamomilla recutita*	Compositae
	Paprika	*Capsicum anuum*	Solanaceae
	Pfeffer	*Piper nigrum*	Piperaceae
	Schwarzer Senf Weißer Senf	*Brassica nigra* *Sinapis alba*	Cruciferae
Ambrosia-(Ragweed-)pollen (Compositae)			
Gemüse	Gurke	*Cucumis sativus*	Cucurbitaceae
Früchte	Honigmelone Wassermelone	*Cucumis melo* *Citrullus lanatus*	
	Banane	*Musa x paradisiaca*	Musaceae

7.3.
Botanische Einteilung der wichtigsten Pollen- und Nahrungsmitteallergene (Tabelle 10)

Pflanzenfamilie	Pollenallergene	Nahrungmittelallergene	
Betulaceae (Birkengewächse)	Birkenpollen Erlenpollen Haselpollen	Haselnuß	
Chenopodiaceae (Gänsefußgewächse)	Weißer Gänsefuß	Mangold Rote Rübe Spinat	
Compositae (Asteraceae) (Korbblütler)	Beifußpollen Kamillenpollen Löwenzahnpollen Ragweed (Ambrosia)	Chicoree Endivie Kopfsalat	
Cruciferae (Brassicaceae) (Kreuzblütler)	Rapspollen	Blumenkohl Radieschen Rettich	Senf Weißkohl
Cucurbitaceae (Gurkengewächse)	---	Gurke Kürbis	Melone Zucchini
Gramineae (Poaceae) (Gräser)	Gräserpollen Roggenpollen Weizenpollen	Gerste Hafer Hirse Mais	Reis Roggen Weizen
Labiatae (Laminaceae) (Lippenblütler)	Brennesselpollen	Basilikum Majoran Melisse Oregano	Pfefferminze Rosmarin Salbei Thymian
Leguminosae (Fabaceae) (Hülsenfrüchte)	Kleepollen	Bohne Erbse Erdnuß	Linse Sojabohne
Rosaceae (Rosengewächse)	Rosenpollen	Apfel Aprikose Kirsche Mandel	Pfirsich Pflaume Zwetschge
Solanaceae (Nachtschattengewächse)	---	Aubergine Kartoffel	Paprika Tomate
Umbelliferae (Apiaceae) (Doldenblütler)	---	Anis Dill Fenchel Karotte	Kümmel Petersilie Sellerie

7.4 Charakteristika bereits isolierter Allergene (Tabelle 11)

Pollen					
Botanischer Name	Deutsche und (englische) Bezeichnung	Neue Nomen-klatur nach WHO	Alte Nomen-klatur	molare Masse	Iso-elektrischer Punkt (pI)
Alnus glutinosa	Schwarzerle (Alder)	Aln g I		17	5,2
Alnus incana	Grauerle (Alder)	Aln i I	Al 4		
Ambrosia artemisiifolia	Beifußblättrige Ambrosie (Short ragweed)	Amb a I Amb a II Amb a III Amb a IV Amb a V Amb a VI Amb a VII	AgE AgK Ra3 Ra4 (BPA-R) Ra5 Ra6	37,8 38,2 28,0 15,0 5,14	5,0 5,9 8,5 9,6 > 7,0
Ambrosia trifida	Dreiklappige Ambrosie (Giant ragweed)	Amb t V	Ra5G	4,4	
Artemisia vulgaris	Gemeiner Beifuß (Mugwort)	Art v I Art v II Art v III		47 20,35 25–30	
Betula pendula	Weißbirke, Warzenbirke, Hängebirke	Bet v I Bet v II	Ag23 (BV45?) Profilin	17 14	5,2
Carpinus betulus	Hainbuche (Hornbeam)	Car b I		17	
Cocos nucifera	Kokuspalme (Coconut)		Cocos I Cocos IIa Cocos IIb Cocos III Cocos IV Cocos V Cocos VI Cocos VII	 116–200 116–200 29 <10	
Corylus avellana	Hasel (Hazel)	Cor a I Cor a „II“	HIa Profilin	17 (12–18) 14	5,4

Pollen					
Botanischer Name	Deutsche und (englische) Bezeichnung	Neue Nomenklatur nach WHO	Alte Nomenklatur	molare Masse	Isoelektrischer Punkt (pI)
Cryptomeria japonica	Japanzeder (Japanese sugi)	Cry j I Cry j II	SBP	41–45 37	
Cynodon dactylon	Bermudagras (Bermuda grass)	Cyn d I		32, (29)	
Dactylis glomerata	Knäuelgras (Orchard grass)	Dac g I Dac g V 	AgDg1 BG-60a	32 25, 28 60	 9,7
Lolium perenne	Lolch (Rye grass)	Lol p I Lol p II Lol p III Lol p IV Lol p V Lol p X	Rye I, R7 Rye II Rye III HMBA Cytochrom c	27–35 11 11 57 25–30 12	4,0–6,0 5,0–5,3 9,0–9,4 9,0 (9,9) 5,0–7,0 > 9,0
Olea europaea	Olivenbaum (Olive tree)	Ole e I Ole e II	Ag I Ag II	17, 19 8	
Parietaria judaica	Mauerglaskraut (Wall pellitory)	Par j I	(Pj 10)	10–13 13–26	
Parietaria officinalis	Aufrechtes Glaskraut (Wall pellitory)	Par o I		14	
Phleum pratense	Lieschgras (Timothy grass)	Phl p I Phl p IV Phl p V Phl p VI Phl p VII Phl p VIII	 Ag 25 Ag 19 Ag 30 Ag 3	34 54 29, 31 11	 9,5 4,7 4,9
Phoenix dactylifera	Dattelpalme (Date palm)	Pho d I Pho d II Pho d III Pho d VI Pho d V Pho d VI		65–75 57 40 30 14,4 12	
Phragmites communis	Schilf (Reed)	Phr c I		30/32	6,8–7,9
Poa pratensis	Wiesenrispengras (Kentucky blue grass, June grass)	Poa p I Poa p V (Poa p IX) Poa p X	 Cytochrom c	33/36 26, 28	6,4/9,1

Pollen					
Botanischer Name	Deutsche und (englische) Bezeichnung	Neue Nomen-klatur nach WHO	Alte Nomen-klatur	molare Masse	Iso-elektrischer Punkt (pI)
Quercus alba	Eiche (White oak)	Que a I		17	
Salsola pestifer	(Russian thistle)	Sal p I	RT 1	39, 42	
Secale cereale	Kulturroggen (cultivated rye)	Sec c I Sec c V		33 26/27	 4,8

Nahrungsmittel					
Botanischer Name	Deutsche und (englische) Bezeichnung	Neue Nomen-klatur nach WHO	Alte Nomen-klatur	molare Masse	Iso-elektrischer Punkt (pI)
Apium graveolens	Sellerie (Celery, Celeriac)		Profilin	14	
Arachis hypogaea	Erdnuß (Peanut)	Ara h I Ara h II	 Arachin Conarachin Peanut 1 Concanavalin A-reaktives Glykoprotein	63,5 17 170, 330 295 20/30 65	4,55 5,2 4,6
Corylus avellana	Haselnuß (Hazelnut)		 Profilin	18 14	
Glycine max	Sojabohne (Soybean)		Kunitz soybean-trypsin inhibitor	20,5	
Sinapis alba	Gelber Senf (Yellow mustard)	Sin a I	2-S-Albumin	14	

Zu den Latexallergenen siehe S. 447: *Hevea brasiliensis*

Stichwortverzeichnis